全国高等医药院校医学检验技术专业第五轮规划教材

临床生物化学检验

第 5 版

（供医学检验技术专业用）

主　编　鄢盛恺　倪培华

副主编　李洪春　常晓彤　梅传忠　马　洁　褚美芬

编　者　（以姓氏笔画为序）

马　洁（江苏大学医学院）　　　　　　毛达勇（湖北医药学院）

邓益斌（右江民族医学院）　　　　　　孔飞飞（济宁医学院）

田景惠（山东第一医科大学）　　　　　刘利东（广州医科大学）

刘忠民（广州医科大学）　　　　　　　李洪春（徐州医科大学）

吴永华（北京大学第三临床医学院）　　余　楠（南方医科大学）

应后群（南昌大学医学部）　　　　　　沈财成（温州医科大学）

张　玫（四川大学华西临床医学院）　　张丽翠（石河子大学医学院）

陈　安（陆军军医大学）　　　　　　　胡正军（浙江中医药大学）

郗　娟（湖北中医药大学）　　　　　　袁丽杰（厦门医学院）

倪培华（上海交通大学医学院）　　　　梅传忠（蚌埠医科大学）

常晓彤（河北北方学院）　　　　　　　程歆琦（北京协和医学院）

鄢仁晴（遵义医科大学）　　　　　　　鄢盛恺（遵义医科大学）

褚美芬（杭州医学院）

编写秘书　鄢仁晴（遵义医科大学）

中国健康传媒集团·北京

中国医药科技出版社

内 容 提 要

本教材为"全国高等医药院校医学检验技术专业第五轮规划教材"之一。全书共有二十五章,主要从临床生物化学检验项目的来源和去路的代谢机制着手讲解在疾病中的变化,检测技术侧重于临床生化检验常见内容,同时增加了疾病的诊断指南和检验项目的应用规范等知识。重点介绍临床生物化学检验所涉及的相关技术及其应用原理和方法、影响因素和注意事项,物质代谢紊乱,疾病临床生化项目测定与评价等内容。本教材为书网融合教材,即纸质教材有机融合数字教材,教学配套资源(PPT、微课、视频、图片等)、题库系统、数字化教学服务(在线教学、在线作业、在线考试),使教学资源更加多样化、立体化。

本教材主要供全国高等医药院校医学检验技术及相关专业师生教学使用,也可作为临床检验人员日常工作、继续教育和职称考试的工具书,同时也是临床医学专业师生和相关研究人员的必备参考书。

图书在版编目(CIP)数据

临床生物化学检验 / 鄢盛恺,倪培华主编. -- 5 版.

北京:中国医药科技出版社, 2024. 8(2025. 6 重印).

--(全国高等医药院校医学检验技术专业第五轮规划教材).

-- ISBN 978-7-5214-4836-8

Ⅰ. R446. 1

中国国家版本馆 CIP 数据核字第 2024NU4187 号

美术编辑　陈君杞
版式设计　友全图文

出版　**中国健康传媒集团** | 中国医药科技出版社
地址　北京市海淀区文慧园北路甲 22 号
邮编　100082
电话　发行:010 - 62227427　邮购:010 - 62236938
网址　www.cmstp.com
规格　889mm×1194mm $\frac{1}{16}$
印张　27
字数　793 千字
初版　2004 年 2 月第 1 版
版次　2024 年 8 月第 5 版
印次　2025 年 6 月第 3 次印刷
印刷　天津市银博印刷集团有限公司
经销　全国各地新华书店
书号　ISBN 978 - 7 - 5214 - 4836 - 8
定价　**98. 00 元**

获取新书信息、投稿、为图书纠错,请扫码联系我们。

出版说明

全国高等医药院校医学检验技术专业本科规划教材自2004年出版至今已有20多年的历史。国内众多知名的有丰富临床和教学经验、有高度责任感和敬业精神的专家、学者参与了本套教材的创建和历轮教材的修订工作，使教材不断丰富、完善与创新，形成了课程门类齐全、学科系统优化、内容衔接合理、结构体系科学的格局。因课程引领性强、教学适用性好、应用范围广泛、读者认可度高，本套教材深受各高校师生、同行及业界专家的高度好评。

为深入贯彻落实党的二十大精神和全国教育大会精神，中国医药科技出版社通过走访院校，在对前几轮教材特别是第四轮教材进行广泛调研和充分论证基础上，组织全国20多所高等医药院校及部分医疗单位领导和专家成立了全国高等医药院校医学检验技术专业第五轮规划教材编审委员会，共同规划，正式启动了第五轮教材修订。

第五轮教材共18个品种，主要供全国高等医药院校医学检验技术专业用。本轮规划教材具有以下特点。

1.立德树人，融入课程思政 深度挖掘提炼医学检验技术专业知识体系中所蕴含的思想价值和精神内涵，把立德树人贯穿、落实到教材建设全过程的各方面、各环节。

2.适应发展，培养应用人才 教材内容构建以医疗卫生事业需求为导向，以岗位胜任力为核心，注重吸收行业发展的新知识、新技术、新方法，以培养基础医学、临床医学、医学检验交叉融合的高素质、强能力、精专业、重实践的应用型医学检验人才。

3.遵循规律，坚持"三基""五性" 进一步优化、精炼和充实教材内容，坚持"三基""五性"，教材内容成熟、术语规范、文字精炼、逻辑清晰、图文并茂、易教易学、适用性强，可满足多数院校的教学需要。

4.创新模式，便于学生学习 在不影响教材主体内容的基础上设置"学习目标""知识拓展""重点小结""思考题"模块，培养学生理论联系实践的实际操作能力、创新思维能力和综合分析能力，同时增强教材的可读性及学生学习的主动性，提升学习效率。

5.丰富资源，优化增值服务 建设与教材配套的中国医药科技出版社在线学习平台"医药大学堂"教学资源（数字教材、教学课件、图片、微课/视频及练习题等），邀请多家医学检验相关机构丰富优化教学视频，使教学资源更加多样化、立体化，满足信息化教学需求，丰富学生学习体验。

本轮教材的修订工作得到了全国高等医药院校、部分医院科研机构以及部分医药企业的领导、专家与教师们的积极参与和支持，谨此表示衷心的感谢！希望本教材对创新型、应用型、技能型医学人才培养和教育教学改革产生积极的推动作用。同时，精品教材的建设工作漫长而艰巨，希望广大读者在使用过程中，及时提出宝贵意见，以便不断修订完善。

中国医药科技出版社
2025年1月

全国高等医药院校医学检验技术专业第五轮规划教材

◆ 编审委员会 ◆

数字化教材编委会

前言 PREFACE

　　按照教育部关于四年制医学检验技术专业培养方案要求，《临床生物化学检验》（第5版）的编写在坚持"三基""五性"的基础上，以"临床生物化学检验项目"和"临床生物化学检验技术"为主线，既紧紧围绕人才培养目标的实际需要，又体现本学科的前沿知识和发展趋势。

　　本教材是在上一版总体框架基本不变情况下修订完成。与上版相比，全书将原29章的内容调整为25章，有关酶学检测内容重新规划整合，重点突出并注意逻辑性，并新增肿瘤的生物化学检验内容。修订重点是：①根据四年制医学检验技术专业培养目标，调整临床疾病的理论与实践的描述内容，强化临床生物化学检验项目的测定与评价；②对部分章节进行了合并与增减（主要涉及酶活性测定或酶法测定代谢物等内容），全书由原29章变为25章，新增"第二十三章 肿瘤的生物化学检验"，使本课程体系更加完善；③将每章正文前设置的"教学目标与要求"与章末设置的"小结与展望"模块，分别变更为"学习目标"（除保留原知识目标外，新增能力目标与素质目标）与"重点小结"，并在每章末增加"思考题"，以便明确教与学的重点及难点内容。书后附有4个附录和主要参考文献，方便查用。

　　本教材的特色如下：①教材为书网融合教材，配有PPT、微课、视频、习题库和相应知识点二维码等数字化网络增值服务内容，可形成立体化、网络化、开放式的共享效应；②着重介绍了临床生物化学检验所涉及的相关技术，以及这些技术的应用原理和检测方法、影响因素和注意事项，做到举一反三、运用自如；③在阐述临床生物化学检验项目的来源和临床应用的基础上，重点介绍检验项目的测定与评价，以适应岗位需求；④教材配有实验指导，以保证实践教学的要求；⑤每章均融入思政元素（内容），在重点知识点附近设置一个"知识拓展"，以"思维导图"（二维码形式呈现）对本章进行提纲挈领归纳小结，同时在章末增加案例/病例，更加丰富了教材的内容特色与实用性。

　　本教材主要供全国高等医药院校医学检验技术专业师生教学使用，可作为临床医学及相关专业的本科生和研究生的必修课或选修课教材，也可作为临床检验人员日常工作、继续教育和职称考试的参考用书。

　　在本教材编写过程中，得到了编者所在单位及领导的支持和帮助，鄢盛恺和倪培华担任本教材主编，负责全书统稿与定稿工作，李洪春、常晓彤、梅传忠、马洁和褚美芬参加了部分稿件的审稿工作，梅传忠、褚美芬和陈安协助了部分稿件的统稿工作，为本教材定稿付出了艰辛的劳动，在此一并表示真诚的谢意。

　　由于编者能力有限，内容疏漏与不足之处在所难免，恳请广大读者、同行和专家提出宝贵意见，以便进一步修订完善。

编　者
2024年9月

CONTENTS 目录

第一章　绪　论

✏️ 学习目标

1. 通过本章学习，掌握临床生物化学检验的定义与研究的主要内容；熟悉临床生物化学检验在临床医学中的作用及临床生物化学检验工作的执业能力；了解临床生物化学检验发展史。

2. 提升对临床生物化学检验学科的认知能力及本课程的学习和思考能力。

3. 树立为医学检验事业奋斗终身的崇高理想，培养科技报国的爱国情怀；通过对临床生物化学检验理论和技能重要价值的认知，提升职业荣誉感和自豪感，筑牢专业思想，培养爱岗敬业精神。

临床生物化学检验是一门由生物学、物理学、分析化学、生物化学和分子生物学、遗传学、病理学、免疫学、统计学及电子计算机技术等现代科学技术和临床医学等学科相互渗透结合而逐渐形成的理论与实践均较强的应用学科，是高等医药院校医学检验技术专业的核心主干学科。

第一节　临床生物化学检验的性质与任务

PPT

一、临床生物化学检验的性质与内容

国际临床化学与检验医学联合会（International Federation of Clinical Chemistry and Laboratory Medicine，IFCC）将本学科定义为"包含对人体健康和患病时化学状态的研究以及用于诊断、治疗和预防疾病的化学试验方法的应用"，即临床生物化学检验研究健康和疾病状态时机体的生物化学变化，为疾病诊断、治疗监测、疗效评估、预后判断、疾病预防、病情监测和疾病筛选等方面提供信息和决策依据。因此，临床生物化学检验既是一门研究人体健康和疾病的医学基础理论学科，又是一门应用各种科学技术和方法检验人体健康和疾病的医学应用学科。

临床生物化学检验的主要研究内容有两个方面。①理论方面，国外称为临床生物化学（clinical biochemistry），即在对基础生物化学理论认识的前提下，研究疾病时生物化学过程在机体的改变，进而探讨其生物化学指标与疾病发生、发展和转归的关系，这部分内容侧重于研究疾病的生物化学机制与生物化学指标的临床价值。因此，这部分内容又称之为化学病理学（chemical pathology）。②技术方面，国内习惯称临床生化检验（clinical biochemistry test），国外又称为临床化学（clinical chemistry），这部分是以临床生物化学的理论为指导，开发应用各种方法，检测人体体液及组织的某些标志物（化学组分），为疾病诊断、病情监测、疗效观察、预后判断和疾病预防等各个方面提供可靠信息和理论依据，侧重于临床生物化学实验室项目的检测与应用。上述两方面的内容虽然各有侧重，但又密切相关，如果没有临床生物化学理论知识，临床生物化学检验项目的选择就会缺乏科学依据。本教材实际上包含了上述两部分内容。

二、临床生物化学检验的任务与作用

根据本学科性质和研究的主要内容，本课程的主要任务是：在学习临床生物化学基本理论和基本

操作技能的基础上，学习者能够设计和选择本学科各类疾病的临床生物化学检验项目和开发应用临床生物化学检验方法和技术，对检验结果的数据及其临床意义进行评价，达成临床生物化学检验工作的执业能力，用以帮助临床诊断以及采取适宜的治疗，提升职业荣誉感和自豪感，筑牢专业思想，培养爱岗敬业精神。临床生物化学检验在临床医学中所起的作用和地位已日益受到重视，其主要作用如下。

1. 探讨疾病的发生机制　从分子和功能等方面着手探索疾病过程中人体内的生物化学反应及代谢异常。随着分子生物学和其他学科的发展，对疾病的认识进入了核酸和组学（含蛋白质组学、基因组学等）水平。

2. 为疾病的诊断、治疗和预防提供信息　临床生物化学检验及其实验室数据广泛用于疾病诊断和早期诊断、病情判断及预后、治疗效果监测、治疗药物浓度监测，为疾病的综合管理及精准治疗提供决策依据。

3. 与临床沟通、开展临床生物化学检验咨询　在了解和掌握临床生物化学基本理论和基本技术的基础上，增强与临床的沟通，探讨各种生理与病理因素和药物对检验方法的影响；做好样本采集前患者的准备工作、疾病的最佳检验项目组合，解释检测结果的临床意义，有针对性地提出实验室检查建议等，更准确、更有效、更快捷地对疾病进行诊疗。

4. 参与研究开发工作　一方面从分子和功能水平等多方面入手，不断完善反映生物化学反应及代谢异常的现有检测项目和开发新的检测项目；另一方面从方法学角度入手，研发新的检测方法和检测技术，提高检测灵敏度和特异性等。

临床生物化学检验作为检验医学的主干学科之一，其地位已日益受到重视，并已成为任何医院及有关研究部门建设中不可缺少的重要组成部分。它的服务质量直接关系到整个医疗水平的提高和疾病防治的效果。

第二节　临床生物化学检验发展史

PPT

临床生物化学检验成为一门独立的学科还不到百年，因此，它是一门相当年轻的学科，但发展快速。目前，临床生物化学检验已从过去的滴定分析、化合物反应后颜色测定分析等手工操作进入一个全新的自动化微量分析时代。

一、临床生物化学检验学科的形成　微课/视频1

早在三千年前，中国人就发现了疾病可引起体液成分的变化，最早注意到的是尿液中的蛋白质和糖。1846 年发现的 Bence – Jones 蛋白被应用于多发性骨髓瘤的诊断使其成为第一个被报道的肿瘤标志物。1886 年，Hugo Wilhelm von Ziemssen 在德国慕尼黑一所医院建立了最早的临床实验室，美国 Pennsylvania 大学于 1895 年建立了全美第一个临床实验室 William Pepper 实验室。20 世纪初，许多生化学家就开始对人体的化学组成如蛋白质、氨基酸和糖类等以及体液相关成分含量的病理变化进行了系统研究。1918 年，Lichtuitz 首先出版了以 *Clinical Chemistry* 为书名的教科书。1919 年，吴宪在美国哈佛大学 Otto Folin 教授指导下，完成了"一种血液分析系统"的博士论文，奠定了血液化学分析的基础。1920 年他开始了对体液酶的分析。1931 年，美国 Peter 和 Van Slyke 出版了两卷 *Clinical Chemistry* 专著，第一次概括了这段时期的临床生物化学检验有关成就，标志了这一学科的初步形成。

中国临床生物化学的开拓者——吴宪教授（1893—1959）

"Folin – Wu method" 是以中国人名命名的科学方法，这里的"Wu"就是吴宪教授。他和导师合作发明的这一血糖检验方法在国际上沿用长达70年。吴宪被称为我国生物化学和营养学之父，是第一位被诺贝尔科学奖提名的中国科学家。他与 Otto Folin 一同提出的血液分析系统方法是当时临床生物化学方面最重要的贡献。他首创用钨酸除去血液样品中几乎所有蛋白质，最先提出一个言之有理的蛋白质变性理论，提出符合中国实际情况的改变国民营养的膳食方案，并使用标记的抗原应用于免疫化学研究。他毕生致力于科学研究和探索，以科学救国和提高民族健康水平为己任，持之以恒且孜孜不倦，深得人们的敬仰和尊重！

1957 年北京协和医学院刘士豪教授编著的《生物化学与临床医学的联系》是我国第一部临床生物化学专著，对当时临床生物化学检验工作起了重要的指导作用。1960 年，原南京军区总医院建立了结合科研与常规检验任务的"临床生化科"。1979 年、1982 年陶义训教授等分别编写的《临床生化检验》（上、下册）是我国临床生物化学方法学的第一部专著。1989 年康格非教授主编了第一部供高等医学检验专业用的《临床生物化学》教材；1993 年金有余教授主编了第一部与其配套使用的《临床生化检验学》教材。20 世纪 80、90 年代相继出版了不少临床生物化学检验方面的教学和应用参考书。

21 世纪以来，我国高等医学检验专业的教育出现了大发展，相继出版了《临床生物化学与检验》《临床生物化学检验》《临床生物化学检验技术》等多部供高等医学检验专业用的教材，集中展现了临床生物化学检验领域的研究进展和高等医学检验教育的欣欣向荣的可喜局面。

二、临床生物化学检验的发展 🅔 微课/视频 2

在临床生物化学检验发展史上，有几次在概念方面的研究和技术上的重大突破，促进了本学科的进步和发展。

（一）相关学术研究和技术上的重大突破

1. 细胞内环境相对稳定概念的确立　1926 年，Waiter Cannon 提出了内环境相对稳定（homeostasis）一词，取代和发展了 Claude Bernard 关于"细胞内环境恒定"的概念，这对临床生物化学检验的发展起着深远的影响，成为当时实验性研究的指导思想，由 Van Slyke 等人开创的体液、电解质和酸碱平衡这一领域中的理论与实践，以及在临床诊断和治疗中所发挥的作用是一个具有代表性的范例。

2. 比色法和分光光度法的建立　19 世纪和 20 世纪初，血液和尿液中成分测定多采用重量分析和滴定分析法。从 1904 年 Folin 用比色法测定肌酐开始，建立了一系列血液生物化学成分的比色测定法。1924 年北京协和医学院由吴宪教授主持的生物化学系，在血液分析、血滤液制备，以及改进和发展新的比色分析法等方面做了一系列工作，并报告了我国成人血液化学成分的参考区间。20 世纪 30 年代后，由于光电比色计的应用，临床生物化学实验室的分析工作才发生了根本性的改观。

3. 自动化分析和商品化试剂盒的发展　1957 年，Skeggs 首先将连续流动式分析装置（continuous flow analyzer）引入临床实验室，1964 年后使用多通道分析仪（multichannel analyzer）和离心式分析仪（centrifugal analyzer），并加装了微处理系统，为临床设计了各种组合检验（profile test）和组合报告（profile reporting）。20 世纪 70 年代，各种计算机系统控制的全自动生化分析仪在临床实验室开始广泛应用。自动化促进了体外诊断试剂的研发，80 年代初国内出现了第一批质量可靠的生化检验试剂盒。目前，几乎所有的临床生物化学检验项目都有校准品、质控品和试剂盒供应，大大提高了临床生物化学检验工作的质和量。

4. 血清酶测定及酶学检验技术的发展　　1908 年 Wohlgemuth 首先提出测定尿淀粉酶（amylase，AMY 或 AMS）作为急性胰腺炎的诊断指标，以后又开发了碱性磷酸酶（alkaline phosphatase，ALP）和酯酶的测定，但由于当时方法学存在的困难，应用进展缓慢。1954 年 La Due、Karmen、Worblewski 等人先后发现乳酸脱氢酶（lactate dehydrogenase，LD）及丙氨酸氨基转移酶（alanine aminotransferase，ALT）在不少疾病时增高，随后血清酶在临床诊断上的研究与应用十分活跃。检测的方法学有了很大发展，酶活性测定从采用分光光度计的手工监测阶段，跨越到应用自动化分析仪采用自动连续监测时代；同时自动化分析促进了酶法测定的研究与应用，许多过去采用强碱、强酸、火焰等比较激烈的化学反应被弃用，代之以温和、快速、无污染的代谢物酶法测定。

（二）临床生物化学检验的发展现状与趋势

近 30 年，随着生物化学和检验医学的快速发展，特别是各种先进技术的交叉融合，临床生物化学检验有了长足的进步：①技术方面已达到了微量、自动化、高精密度定量及智能化。②内容方面能检测人体血液、尿液，以及各种体液中包括糖、脂、蛋白质、酶、电解质、微量元素、内分泌激素等各种代谢物，以及肝、肾、心、胰等各器官功能的检查，项目达上千种。③开展了有针对性的、以疾病基因及基因表型为研究对象的病因诊断，在感染性疾病、遗传病、复杂性疾病和个体化治疗的检验中发挥重要作用。目前，临床生物化学检验已向高理论、高科技和高水平的方向发展。检验工作不仅基本走向自动化、信息化、智能化和系统化，而且建立了完善的实验室质量管理体系等，有效地提高了工作效率和检验质量。

1. 实验室高新检验技术的发展　　临床生物化学检验的高新技术含量不断增加，例如自动化和信息化已经改变了临床生物化学检验的面貌，全实验室自动化（total laboratory automation，TLA）系统已使得检验更加准确快速。目前生化分析仪的模块化系统、生化免疫一体机乃至 TLA 的广泛应用，使得临床生物化学检测系统的内涵发生了深刻的变化。生物传感技术、干化学技术、生物芯片技术、人工智能技术等，在临床化学领域得到广泛应用。高新检验技术的发展可以将一些十分复杂的试验构思全部完成在生产阶段，而临床实验室只需按操作规程加样和处理，即可在短时间内完成原本繁琐、不易被大多数人掌握的高难度试验。此外，机器学习还可应用于检验结果的解读，科学家们运用支持向量机、广义线性模型、随机森林等算法，建立了血液、尿液等样本中生化检测结果与心脑血管病、肿瘤等疾病的关系模型，并且正在利用检验大数据结合其他检查信息设计"机器人诊断疾病"及"机器人预测疾病"。

2. 快速便携式检验技术的发展　　与大批量样本用高效率的自动化检验仪器相反，即时检验（point of care test，POCT）或个人使用的检验也有了很大发展。①快速检测试条：如血糖、尿微量清蛋白，以及检测急性心肌梗死的肌红蛋白、肌钙蛋白 T 或肌钙蛋白 I 等。②小型化多用途检验仪器：如离子选择性电极、酶电极，以及生物传感器等，已向微型化、针头化发展，再结合芯片技术一起应用，可像临床生理监护仪一样，来监测患者的 pH、离子、气体、酶、有机物、抗生素、维生素及药物的动态变化。这种快速小型化检验技术的发展，非常适合需要及时监测的危重患者和长期治疗监测的慢性疾病患者个人使用。随着 POCT 技术、可穿戴检验设备和 5G 技术的发展，临床生物化学检验将超越时空、做到随时随地检验，更好地为人类健康保驾护航。

3. 临床实验室管理的规范化建设与发展　　随着医疗机构诊疗制度进一步的规范与完善，推进了临床生物化学检验质量管理趋向科学化、现代化及正规化。室内质控（internal quality control，IQC）、室间质评（external quality assessment，EQA）、实验室信息系统（laboratory information system，LIS）、量值溯源的建立和测量不确定度评定等工作，有效地保证了临床生物化学检验质量。规范化发展的另一个重要标志是一大批实验室按国际标准通过了医学实验室国际标准化组织（International Organization for Standardization，ISO）15189 或美国病理家学会（College of American Pathologists，CAP）认可。实验室把经济有效的项目积极应用于医疗实践，大大地推动临床生物化学检验的规范化建设进程。

第三节 临床生物化学检验工作执业能力

PPT

临床生物化学检验实验室执业能力是指在临床生物化学检验领域内，专业人员应具备的一系列技能和知识，以保证能够准确、高效地进行临床检验工作，并为临床诊疗和健康监测提供可靠的实验室依据。

一、临床生物化学检验岗位能力与学习内容

临床生化检验是医学检验的重要组成部分，它主要涉及对血液、尿液、体液等样本中的生物化学成分进行定量或定性分析，以帮助临床疾病诊断、监测疾病进程、评估治疗效果和管理健康状态。从事临床生物化学检验岗位的专业人员除应热爱祖国、忠于人民、遵纪守法，具有科学的世界观、人生观、价值观外，还应具备以下技能与素质。

1. 基础理论知识 掌握化学、生物化学、分子生物学、免疫学、病理学、病理生理学等相关基础理论知识；熟悉人体生理和生化过程，以及疾病状态下这些过程的变化。

2. 实验操作技能 熟练掌握各种生化分析技术，如光谱分析、色谱分析、质谱技术、电泳技术等；按标准操作规程熟练操作各类生化分析仪器，如自动生化分析仪、电解质分析仪、血气分析仪、液相色谱仪、质谱仪、电泳仪等。

3. 质量管理技能 理解并实施实验室质量控制程序，包括室内质量控制和室间质量评价/能力验证试验；识别和解决临床生化检验全过程的质量问题，监测可测量的质量指标，确保检验结果的准确和可靠。

4. 记录与数据管理技能 能够及时准确清晰记录实验过程和结果，提供可靠参考区间和（或）临床决定值，报告危急值，编制规范的检验报告。分析和解读检验数据，将检验结果转为检验信息，为临床解释和采取措施提供综合有用的专业咨询。

5. 研究开发技能 能正确组合配套试验，并对其结果进行评价；能不断研究开发新试验，推出新项目；对检验方法和试剂盒进行选择和评价，了解方法的特点和局限性，主动向临床进行系统介绍。

6. 样本管理技能 熟悉检验项目申请和选择依据，确保项目利用质量；熟悉样本采集、处理、储存和运输的标准操作程序，确保样本质量。

7. 应急处理技能 能够处理实验室紧急情况，如样本污染、仪器故障、试剂和耗材失效、信息宕机、生物危害暴露、消防安全事故等，并采取适当的应对措施。

8. 终身学习理念 跟踪最新的生化检验理论、检验技术和检验研究进展，不断更新知识和技能；参加各类专业教育和培训，提高自身专业能力和水平。

9. 沟通合作理念 能够与实验室团队成员、临床医生和其他医务人员、患者和利益相关者进行主动及有效沟通；能够意识到自身能力的局限性，主动参与跨学科团队，尊重同事和其他医疗人员，有合作精神，协同减少诊断相关检验错误。

10. 守法遵规理念 树立依法执业的法律观念，遵守相关的法律法规和实验室安全规范；理解并遵守医学伦理，保护患者隐私和权益；了解我国保障患者安全和提高医疗质量的管理体系。

临床生化检验岗位的专业人员需要不断学习和实践，以保证自身专业水平和能力能为临床诊疗和健康监测提供及时、准确、可靠的支持。

二、临床生物化学检验知识和技能学习方法

临床生物化学检验知识的学习是一个系统的过程，涉及理论学习、实验技能训练、数据分析和临床应用等多个方面。

1. 基础理论学习 通过阅读教科书和专业书籍，学习化学、生物化学、分子生物学、免疫学、病理学等基础理论；也可通过在线课程学习理解知识点。

2. 持续更新学习 通过阅读专业期刊和专业书籍，跟踪最新的研究进展和技术更新；参加专业线上或线下学习班、研讨会，不断更新知识和技能。

3. 质量和安全学习 通过学习临床实验室质量管理原则和方法，了解如何确保检验结果的质量；通过学习医疗机构管理相关法律法规、规章制度、行业标准和生物安全、数据安全和信息安全管理规范，确保临床实验室运行合法合规。

4. 实验技能训练 通过实验室实践操作，学习各种生化分析技术和仪器的使用；通过实验操作视频学习，了解标准操作流程和注意事项；通过参与临床试验和科学试验设计，加深对理论知识的理解。

5. 数据技能训练 通过医学统计学、大数据及人工智能学习，掌握数据分析基本方法；通过生化检验报告解读练习，理解检验结果的临床意义；通过与临床医生交流，了解检验结果在临床诊断、治疗、管理中的应用。

6. 临床技能训练 通过分析临床实际案例，将理论知识与临床病例相结合，提高解决检验问题的能力；通过参与临床病例讨论，与临床相关科室交流经验，提高解决临床问题的能力。

7. 沟通合作训练 通过参与临床实验室团队、临床医疗团队、患者或其他利益相关者的沟通，提高沟通能力和技巧；通过参与科研团队的项目，提高协同问题解决能力和水平。

通过学习临床生化检验的知识和技能，为成为一名合格的临床生化检验专业人员打下坚实的基础。

第四节　本教材主要内容与学习方法

PPT

一、本教材的主要内容

本教材主要结构包括临床生物化学检验基础理论和常用技术，结合常见疾病介绍各种生化检验项目的检测方法与临床应用等两部分。第一部分以专业技术为主线，着重介绍临床生物化学检验最核心的技术，并从理论上较系统地归纳总结了这些技术在各类生物化学物质测定中的应用原理与方法评价。第二部分主要介绍各类疾病的生物化学指标与疾病发生、发展和转归的关系，以及在疾病诊断中的应用价值，让学生了解临床生物化学检验的目的。

二、本教材的学习方法

临床生物化学检验是医学检验技术专业的主干课程之一，在明确学科性质和主要任务的基础上，要善于利用与本教材配套的实验指导、数字化教材及网络媒体拓展知识面，提高学习效率，注重在接受知识的同时，学习获取知识和创造知识的方法。全书不仅有学习目标、知识拓展、重点小结、思考

题等模块，而且每章及重要知识点设有相关内容二维码，便于抓住重点教与学，结合数字化教材内容加深理解。

（鄢盛恺　倪培华）

书网融合……

| 重点小结 | 题库 | 微课/视频 1 | 微课/视频 2 |

第二章 临床生物化学检验基本知识

📝 **学习目标**

1. 通过本章学习，掌握临床生物化学检验的项目类型、检测系统、室内质量控制、室间质量评价的概念，室内质量控制方法及常见失控原因分析与处理；熟悉临床生物化学检验工作基本流程及影响检验质量的常见因素、检测系统性能的验证与确认；了解室间质量评价的常见失控原因分析与处理。

2. 具有初步从事临床生物化学检验岗位工作的能力；具有全面质量管理意识，以及根据质控规则对失控原因进行初步分析的能力。

3. 树立质量至上的职业使命感；培养求真务实、科学严谨、精益求精的职业素养。

临床生物化学检验工作必须符合整个实验室质量管理体系的要求。同时，由于它又有自己的特殊性，要求从事临床生物化学检验的工作者必须遵循本专业的客观要求，包括临床生物化学实验室内部的管理要求以及样本进入实验室之前（即检验前）的管理要求。

第一节 临床生物化学检验的项目与工作流程

随着医疗卫生事业的快速发展和医学检验技术的不断更新，临床生物化学检验项目在不断增加。根据不同的应用场景，可将其分为常规检验项目、急诊检验项目和特殊检验项目三类，其中常规检验项目约占全部检验项目的 60%；如果按照样本数量计算，常规检验的样本数则占到了全部样本数的80% 左右。急诊检验项目和特殊检验项目，主要服务于危急症、重症患者和特殊患者的诊疗。临床生物化学检验项目的开展，需要建立一套良好的工作流程。

一、临床生物化学检验的项目

国家卫生健康委等 3 部门联合印发的《全国医疗服务项目技术规范（2023 年版）》共列出了临床生物化学检验项目近 300 项。在实际工作中，按照检测项目数分为单项检验和多项检验；按照报告时间的快慢缓急分为常规检验和急诊检验；还有由于样本、技术、管理或需求等原因需要分别对待的特殊检验和床旁检验。

（一）单项检验

单项检验是根据需要单独进行某项目的检测。单项检验具有针对性强或目的明确、经济、快速等特点，深受临床和患者欢迎。可用于以下几个方面。

1. 诊断和治疗 许多单项检验对临床诊断和治疗有非常重要的价值，如单独检测血糖可用于糖尿病的诊断、治疗和调整胰岛素使用的剂量；单独检测尿人绒毛膜促性腺激素（human chorionic gonadotropin，hCG）对诊断早期妊娠和妊娠滋养细胞疾病（如葡萄胎）有重要的参考价值。

2. 评价某器官的生理功能或疾病治疗监测 如在某个时段单独检测血中孕酮含量可用于确定是否排卵，也可用于评价早期妊娠状况或孕激素治疗监测。

3. 了解体内物质排出量 如通过 24 小时尿蛋白定量检测可以比较准确地了解患者一天内从尿液

中丢失的蛋白质总量。

（二）多项检验

将相关联的项目、反映代谢或脏器功能不同方面的项目组合起来一同检测，称之为多项检验。科学合理的检验项目组合可以向临床医师提供比较全面的检验信息，提高临床的诊疗效率。因此，多项检验在临床应用中比较普遍。实验室应在充分征求临床意见的基础上，合理设计项目的"固定组合"，不同级别的医院或不同性质的专科医院，这种"固定组合"可有差别，但其目的都是为了提高临床实验室诊断的价值。

1. 提高疾病诊断敏感度 如将 γ - 谷氨酰基转移酶（γ - glutamyl transpeptidase，γ - GT 或 GGT）、α - L - 岩藻糖苷酶（α - L - fucosidase，AFU）及甲胎蛋白（alpha - fetoprotein，AFP）组合在一起检测，可提高原发性肝癌的诊断敏感度。

2. 认知某器官不同功能状态 如将蛋白质、胆红素、ALT 和 AST 等项目组合成"肝功能试验"，可同时了解肝脏三个方面的状态：蛋白质代谢、胆红素代谢及肝细胞破坏程度。

3. 快速了解患者多方面信息 危急重症患者需要快速诊断与治疗，将总蛋白、清蛋白、葡萄糖、尿素、肌酐、钾、钠、氯、钙、镁、磷、总 CO_2 等项目组合起来一起分析，可同时了解患者蛋白质代谢、糖代谢、肾脏功能、电解质、水、酸碱平衡等多方面情况。

（三）急诊检验

急诊检验是实验室为了配合临床危急症、重症患者的诊断和抢救而实施的一种特需检验。检验者在接到急诊检验样本后必须快速、准确地发出报告，一般要求从接收样本开始至检验结果发出不能超过 2 小时。

危急值（critical value）是指医学检验检查中出现的那些可能危及患者生命的特定数值或特定结果，当这种结果出现时，患者可能正处于有生命危险的边缘状态，此时如能给予及时、有效的治疗，患者生命可以得到挽救；否则，可能会出现不良后果。建立危急值制度是《医疗事故处理条例》中的重要要求之一，也是临床实验室认可的重要条件之一（详见第四章第一节）。

（四）特殊检验

目前，对于特殊检验项目虽没有一个统一定义，但相对于常规检验而言，一般多存在一些特殊的原因。

1. 样本原因 ①较难获得的样本或对样本有特殊要求的检验，如脑脊液、浆膜腔积液、羊水等样本的有关检验。②样本数量过少，见于发病率较低的疾病。由于样本数量少，实验室在选用校准物、质控物、试剂等方面，以及在人员安排、报告时间及质量保证等方面都存在困难，如溶酶体病的丝氨酸蛋白酶测定。

2. 技术原因 ①尽管实验室对检测系统的各种性能进行了评价，但由于检测系统本身的缺陷，导致检测结果的不稳定。②由于检测系统手工操作环节较多，对检验人员的理论和技能要求高，须由通过规范培训的特定人员来操作，如液相色谱分析系统。

3. 管理原因 检验结果可能对患者或社会产生重大影响，需加强或特别管理，如肿瘤标志物或与司法鉴定有关的检验项目。

实验室对特殊生化检验应建立一套切实可行的管理办法，应有严格的技术标准和监督、验证制度，编写详细的作业指导书，选择合适的质量控制方法，对相关人员进行理论和技术培训并由科主任授权，以确保特殊生化检验持续符合质量要求。

（五）即时检验

即时检验（point of care testing，POCT），也称床旁检验，是指在患者床旁进行的一种快速检测的分析模式，能在传统的实验室以外开展。POCT 操作简便、能够快速反馈检验结果，可由未接受过临床实验室学科专门训练的临床医护人员或者患者进行检验。POCT 最主要的特点是快，大幅缩短了检验结果回报时间（turn - around time，TAT）。常用的 POCT 项目主要有血糖、血气和电解质分析、心肌损伤标志物测定等。随着检验技术和仪器的不断开发和完善，POCT 的可检项目越来越多；但 POCT 检验成本偏高，操作者的技术水平参差不齐，质量管理体系和检验标准亟待进一步规范。

二、临床生物化学检验的工作流程

临床生物化学检验的工作流程从"医生填写检验申请单"开始至"检验报告单发出"一般要经过从医生申请、患者准备到质量改进等程序（图 2 - 1）。

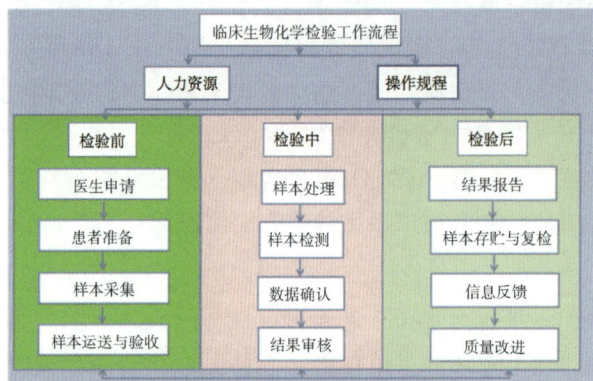

图 2 - 1 临床生物化学检验工作流程

整个工作流程分为三个阶段：检验前、检验中和检验后，其中后面两个阶段主要在实验室内进行；检验前的步骤大多不在实验室内，实验室控制不足，而主要与医生、护士、患者和样本运送等环节相关，其中的任何一个环节发生问题，都可能对检验结果造成影响。因此，医学实验室要实行全面质量管理，即包括检验前、检验中和检验后的质量控制，全体相关医务人员都须参与和配合。

三、影响检验质量的常见因素

临床生物化学检验分为检验前、检验中和检验后三个阶段，每个阶段均存在一些影响检验质量的因素，都可能对检验结果造成影响。

（一）医生申请

检验项目的选择主要由临床医师决定，临床医师在选择检验项目时一般应考虑以下原则。

1. 针对性 根据不同的诊疗目的和各检验项目的诊断价值，针对性地提出检验申请。如怀疑糖尿病时，可申请血糖或葡萄糖耐量试验；如要了解糖尿病患者是否有早期的肾损伤，则可申请尿微量清蛋白或 α_1 微球蛋白检测。

2. 阶段性 根据疾病发生、发展不同阶段，动态选择检验项目。如急性心肌梗死（acute myocardial infarction，AMI）患者，在心肌梗死发生后 2 小时内血清肌红蛋白首先升高，5 ~ 12 小时达到高峰；3 ~ 8 小时血清肌酸激酶（creatine kinase，CK）MB 同工酶（CK - MB）升高，9 ~ 30 小时达到峰值；心肌肌钙蛋白（cardiac troponin，cTn）I 在 1 ~ 6 小时升高，10 ~ 24 小时达到峰值。

3. 时效性 医生应根据患者病情缓急选择检验项目，危急时可选择"急诊检验"。特殊情况下还要对相同检验项目的不同方法进行选择，如疑似"急性心肌梗死"的患者，为了尽快明确诊断，可选择 POCT 检测 cTnT 或 cTnI，比普通化学发光免疫测定节约时间。

4. 经济性　在保证疾病的诊疗要求前提下，医生应根据患者具体病情合理经济地选择检验项目；要防止过度检查，禁止不必要检查，以免增加患者经济负担，浪费医疗资源。

（二）患者准备

饮食、体位、运动、用药、海拔及刺激等因素均对检测结果造成影响，患者准备是检验前最主要的变异因素，其产生的误差已经成为整个检测过程误差的重要来源之一。

1. 饮食　对检测结果的干扰有三个方面：①饮食后的合成代谢或吸收使一些指标升高，如甘油三酯（triglyceride，TG）、AST、葡萄糖等增加5%以上。②食物自身对检测的影响，如咖啡可使淀粉酶（amylase，AMY）、AST、ALT、碱性磷酸酶（alkaline phosphatase，ALP）、葡萄糖等升高；饮酒可使葡萄糖降低，使TG、GGT、高密度脂蛋白胆固醇（high density lipoprotein cholesterol，HDL－C）升高。③餐后采集的血液样本性状可影响检验结果，如乳糜状。所以采血通常选择清晨空腹时，空腹一般指进食后8～12小时，如空腹时间过久，也可能导致某些结果变化，如葡萄糖、蛋白质降低。但在长期饥饿时血清蛋白质、总胆固醇（total cholesterol，TC）、TG及尿素偏低，尿酸、肌酐偏高。

2. 体位　采血时患者一般采用坐位或卧位。体位的改变可影响血液成分在体内的分布。成年人从卧位到立位时其血容量减少约为10%（约10分钟内完成），不含蛋白质的体液通过毛细血管回到各组织，血浆蛋白和一些特定成分相对增加，如血清总蛋白、清蛋白、TC、TG、ALT、甲状腺素等浓度可增高5%～15%。相反，从立位到卧位需要间隔30分钟才导致特定成分变化，如血清钾下降1%；血清钙下降4%；ALT下降9%；TG下降6%；甲状腺素下降11%。长期卧床与尿中尿素排泄增加相关，卧床两周后排泄可增加15%，卧床一周后尿钙的排泄会逐步增加，最大可增加60%左右，钠、钾、磷酸的排泄也会增加，但程度要小得多。氢离子的排泄减少可能是由于骨骼肌的新陈代谢降低所致。

3. 运动　能使血液循环显著加快，引起血液中许多成分在不同体腔间移动，或使机体细胞释放某些物质。血液中特定成分的升高幅度与运动量、运动时间、运动频率及骨骼肌内含量有关。如运动可使血中葡萄糖浓度上升，刺激胰岛素的分泌，使血中无机盐、CK、LD、AST和ALT等升高。剧烈运动可引起血清ALT、酸性磷酸酶增加40%左右。因此酶活性检测前不宜过度运动。

4. 药物　主要从以下两个方面对检验结果产生影响。

（1）药理作用　服用的药物诱发体内特定的生理效应或引起毒副作用，如服用阿司匹林可使血糖升高，服用大量维生素C后，血浆ALP、LD活性升高，而长期服用抗结核的药物可能引起肝功能损害等。不同药物对检验结果的影响尚未完全明确，如有可能，应停药一段时间后再采血检查。

（2）干扰检测方法　某些药物可以从检测原理上对被测物造成物理或化学干扰，如维生素C可干扰基于氧化还原原理的试验结果的正确性。许多临床生物化学检验反应最终是通过反应体系的显色来计算检测结果的，某些药物可使血清颜色加深或呈乳糜状，影响比色而造成结果偏离。输液时所输药物可能会直接影响检测结果。如输注葡萄糖或钾液的患者葡萄糖或钾的检测结果升高，所以如非临床确需急诊检测，应避免在输液时采集检验样本。

5. 海拔　长期生活在高海拔地区人的血清C反应蛋白、尿酸、血红蛋白等增加，而血红蛋白氧饱和度、血氧含量、肾素、雌三醇、转铁蛋白、肌酐清除率等降低。

6. 刺激　尼古丁、乙醇及其他药物的滥用影响部分项目的测定结果，如长期吸烟者血液中一氧化碳血红蛋白、儿茶酚胺、皮质醇含量较不吸烟者明显升高。

（三）样本采集与处理　📱 微课/视频 1～2

临床生物化学检验的样本有血液、尿液、脑脊液及胸腹腔积液等，其中最常用的是血液样本。目前推荐使用真空采血法，即利用真空采血器（包括采血管、采血针、持针器三部分）采集和保存血液，便于安全转运。尿液样本可采取随机尿或定时采集的尿液，24小时收集的尿液应添加相应的防腐剂。脑脊液、胸腹腔积液样本一般由医生无菌操作抽取采集。

1. 血液样本的采集与处理

（1）采集部位　通常采用肘窝部贵要静脉、肘正中静脉、头静脉及前臂内侧静脉、内踝静脉或股静脉，肥胖者也可用腕背静脉，小儿可采颈外静脉血液。动脉采血可从桡动脉、肱动脉或股动脉采集。

（2）采集后处理与采血管的选择　根据检验目的不同，血样本分为全血、血浆和血清样本，大多数生化检验采用血清或血浆，因为血清或血浆中成分与组织间液较为接近，反映生理病理变化较为灵敏。血清需血液凝固后方可析出，为加快血液凝固，特别是环境气温较低时，可采用含促凝剂的采血管以加快血凝。采血管可分为普通管（不含任何添加剂，分离血清）、促凝管（含促凝剂，快速分离血清）、分离胶管（将血清与细胞层分离开，更利于保存）和抗凝管（分离血浆），其中抗凝管中最常用的是含肝素钠或肝素锂的抗凝管。

（3）注意事项　一般采血在早晨空腹或禁食8小时以上进行，血脂检查需空腹12小时后方可采血。紧急或特殊危重症患者可根据需要随时采血，但不宜使用正在静脉输液处或留置针头处的血液，应从输液的另一侧手或输液部位以下静脉抽血。含有抗凝剂或促凝剂的采血管在采血后应轻轻颠倒混匀8~10次，并尽快送检。

2. 尿液样本的采集与处理　尿液样本一般采用晨尿，也可采用随机中段尿；如需要了解机体一天内某种成分的排泄量，则需留取24小时尿。为防止尿液离体后分解变质，特别是环境温度高时分解变质速度更快，可在收集尿液时加入防腐剂，如检测尿中电解质、蛋白质等，可用甲苯防腐；如检测尿液中17-羟皮质类固醇（17-OHCS）和钙等项目，可加盐酸防腐并于样本收集后尽快送检。

3. 脑脊液样本的采集与处理　脑脊液总量为120~180ml。脑脊液样本由临床医师进行腰椎穿刺采集，采集量一般为2~5ml，采集后一般分别置于3支洁净无菌试管内，第1管用于化学和免疫学检查（如蛋白质、葡萄糖等），第2管用于微生物学检查，第3管用于细胞计数和分类计数。脑脊液必须立即送检，以免影响检验结果。

（四）样本运送与验收

应由经过培训且考核合格的人员采用符合生物安全的容器运送样本。送达实验室的样本应由专人验收并记录：申请项目与送检的样本和LIS显示的信息是否相符合；唯一性标识是否正确、无误；样本容器是否正确；样本有无外溢、容器是否破损和污染；抗凝血样本是否有凝块；样本量是否符合要求；样本送达时间是否符合要求等。实验室应制定不合格样本的拒收标准。

（五）设施与环境

实验室的场地、空间、设施及条件必须满足所承担任务和工作流程的需要，且布局合理。实验室应实行封闭式管理，控制非本室人员进入。

实施安全风险评估，针对不同的控制区域，应制定针对性的防护措施及相应的警示。用以保存临床样品和试剂的设施应设置目标温度和允许范围并记录。实验室应有温度失控时的处理措施并记录。患者样品采集设施应将接待/等候和采集区分隔开。同时，实验室的样品采集设施也应满足国家法律法规或者医院伦理委员会对患者隐私保护的要求。应依据所用分析设备和实验过程对环境温湿度的要求，制定温湿度控制要求并记录。应依据用途制定适宜的水质标准，并定期检测。需配置不间断电源（UPS）和（或）双路电源以保证关键设备（如需要控制温度和连续监测的分析仪、冰箱等）的正常工作。

（六）外部服务与供应

实验室必须使用能够保证检验结果准确可靠的试剂、质控物（也称"质控品"）、校准物（也称

"校准品"），以及一切与检验质量有关的服务。

1. 制度管理　实验室应制定选择、购买和使用可能影响服务质量的外部服务和供应品的程序，实验室应建立和维持外部服务与供应品的供应商清单，并对其服务和供应情况进行监控，形成记录并保存。

2. 使用性能验证　对可能影响实验室服务质量的设备及消耗品，在使用前要验证其性能是否达到厂商声称的性能标准和临床使用要求。

（1）试剂盒　实验室只能使用有生产许可证、注册登记证的试剂品种。在对临床样本检测前，实验室必须对试剂进行验证或确认。

（2）参考物质　临床实验室参考物质包括校准物和质控物（详见第三章第三节）。

（七）仪器和设备

1. 检定　是指由法定计量部门或法定授权组织按照规程，通过实验，提供证明来确定仪器或设备的示值误差是否满足规定要求的活动。检定的目的是对仪器或设备进行强制性全面评定，这种全面评定属于量值统一的范畴。通过检定，评定仪器或设备的误差范围是否在规定的误差范围之内。实验室应按国家法规要求对强检设备进行检定并保存检定报告。

2. 校准　指的是在规定条件下，为确定计量仪器或检测系统示值或实物量具或标准物质所代表的量值，与相对应的被测量的已知值之间关系的一组操作。应进行外部校准的设备，如果符合检测目的和要求，可按制造商校准程序进行。应至少对分析设备的加样系统、检测系统和温控系统进行校准。规定仪器的校准周期，或半年一次，或一年一次，但仪器在下列情况之一时应校准：①新购置的仪器在投入使用前；②仪器较长时间停用或经过修复再次使用前；③仪器的关键参数或量值发生改变后，包括仪器维修、更换零部件、更换试剂、质控图出现异常趋势或偏移等；④每年一次全面维护保养后。

3. 验证　校准后的仪器应根据仪器说明书的承诺对各种性能参数进行验证。使用配套分析系统时，可使用制造商的溯源性文件，并制订适宜的正确度验证计划；使用非配套分析系统时，实验室应采用有证参考物质、控制品等进行正确度验证或与经确认的参考方法进行结果比对以证明实验室检验结果的正确度。如以上方式无法实现，可通过以下方式提供实验室检测结果可信度的证明：参加适宜的能力验证/室间质评，且在最近一个完整的周期内成绩合格；与使用相同检测方法的已获认可的实验室或与使用配套分析系统的实验室进行比对，结果满意。

（八）检测系统

由于各实验室间组成检测系统的各因素之间存在较大差异，所以，即使使用完全相同的仪器和试剂，如果使用的校准品、消耗品不同，或者以上供应品完全相同但操作程序和质量控制方法不同，其检测系统也不一样。为了保证不同实验室检验结果之间的可比性，无论实验室采用何种检测系统，其检验结果必须可以溯源到一个共同的量化标准（详见第三章第三节）。

检测系统还要保证完整性和持续有效性。检测系统的完整性是指完全按照有关要求使用指定的校准品、试剂和其他消耗品，根据生产厂家和国家有关标准要求建立操作和质量控制等程序，并对该检测系统进行核实证明检验结果符合有关标准和要求；或者根据国家的有关标准和要求自建检测系统，并经过评估证明自建的检测系统完全符合有关标准和要求。在检测系统运行过程中，实验室应建立保证检测系统的运行环境保持恒定的有效机制，经常对仪器的易损部件进行持续跟踪、观察、监测和评价，根据需要对其进行校准、性能验证和确认，保证检测系统的各种性能持续有效，保证检测系统的检验结果持续符合质量要求。

（九）结果报告

生化检验报告单至少应包括实验室名称、患者基本信息、报告单唯一性标识、样本类型、检验项目及结果、参考区间、申请医生、检验人员与审核人员签名（签章或电子签名）、样本采集时间、验收时间及报告时间，适当时还应包括检验方法、可能影响检验质量的备注信息、适当的解释以及实验室联系电话等。报告单格式应该规范、清晰、整齐，内容全面、正确，检验项目与临床医师的申请单完全相符、无漏检。

第二节　临床生物化学检验的检测系统

PPT

一、检测系统的概念与形式　微课/视频3

（一）检测系统的概念

检测系统是用于检测或评估特定物质存在与否，或对血液、体液等样本中的物质进行定量或定性分析的一组装置或组合，即完成样本检验必需的仪器、试剂、校准品和检测程序等的组合为检测系统。从广义上来看，检测系统也应包含真空采血管、检测用水及配套离心机等要素。临床生物化学检验的检测系统是指完成一个生物化学检验项目测定所涉及的仪器、试剂、校准品、消耗品、操作程序、质量控制程序、设备维护程序及操作人员等的组合。

（二）检测系统的形式

根据构成检测系统各要素的完整性，检测系统可分为配套检测系统和实验室自建检测系统。

1. 配套检测系统　指构成检测系统的各要素按照厂商要求，使用厂商提供仪器及相应配套试剂、校准品，按照操作程序进行检验，开展质量控制，定期保养。生产厂商在向美国食品药品监督局（U. S. food & drug administration，FDA）申报产品许可时，并不是对单独一台仪器的认可，而是对整个系统的认可。按照美国临床实验室改进修正法案（clinical laboratory improvement amendment，CLIA）88（即 CLIA′88），美国实验室必须使用 FDA 认可的检测系统对患者样品进行检测。

2. 实验室自建检测系统　指实验室根据自己的实际情况和意愿自行建立的检测系统，即所谓非配套检测系统。如实验室更换了配套检测系统中的要素，使用其他型号、品牌的试剂和（或）校准品，更换操作程序等，均被认为是自建检测系统。

临床实验室自建项目（laboratory developed test，LDTs）是一类特殊的体外诊断模式或检测系统，通常是指各临床检验部门自行研发、制备验证和使用的检测方法，仅在实验室内部使用，不作为商品出售给其他医学检验部门、医院及个人。我国 2021 年最新发布的《医疗器械监督管理条例》第五十三条规定："对国内尚无同品种产品上市的体外诊断试剂，符合条件的医疗机构根据本单位的临床需要，可以自行研制，在执业医师指导下在本单位内使用。具体管理办法由国务院药品监督管理部门会同国务院卫生主管部门制定"，明确了 LDTs 的定义、范围界定、管理模式，为 LDTs 的开展提供了法律依据。近年来，国家、地方已相继出台一些法规、部门规定或地方政策，鼓励实施 LDTs 试点，探索 LDTs 科学监管及临床使用新策略，以服务于临床诊断。目前，质谱技术、流式细胞术及部分分子诊断 LDTs 在临床多用。

二、检测系统性能的验证与确认

临床实验室应选择预期用途经过确认的检验方法，以确保患者检验项目的临床准确度。临床实验室在引入方法前，应制定程序以验证该方法是否能达到制造商或方法规定的性能要求。若使用自己设计或开发的方法，临床实验室应对超出预定范围使用的方法、修改过的方法等进行确认。方法确认应尽可能全面，并通过性能要求形式等客观证据证实其能满足检验预期用途，确保与临床决策相关结果的有效性。

检测系统的分析性能主要包括精密度、正确度、分析灵敏度、检出限、可报告范围、分析干扰、生物参考区间等指标。检测系统的性能能否被接受，是决定检测系统可否应用于常规工作的前提。无论是完全按照厂家要求建立的国际或国内公认的配套检测系统，还是实验室自建检测系统，在常规应用之前，实验室都必须验证或确认检测系统的各种性能参数评估均符合有关质量要求，方可常规应用。

（一）检测系统的性能验证

验证（verification）指提供客观证据对规定要求已得到满足的认定，即用数据说明是否满足厂商声明或预期用途。所谓"预期用途"一般指实验室如将该系统应用于临床，至少应满足哪些要求。

美国 CLIA′88 明确要求，临床实验室必须监控和评价检测系统的所有质量。实验室在引入未作修改的、FDA 认可或批准的检测系统时，因这些检测系统的性能已经经过严格的评估，临床实验室在使用这样的检测系统报告患者检测结果前，应在自己的实验环境条件下独立完成厂商声明的分析性能验证，以证实在本实验室能达到厂商声明的分析性能，从而保证检验结果的准确可靠。

检测系统的性能验证通常要求临床实验室独立完成。定量检测系统性能验证至少包括重复性试验估计不精密度、方法学比对试验估计不正确度或偏倚、线性试验确定可报告范围及验证参考区间。定性检测系统验证至少包括检出限、符合率和临界值验证。

（二）检测系统的性能确认

确认（validation）是指通过提供客观证据，对特定的预期用途或应用要求已得到满足的认定。对于自建检测系统，或经修改的配套检测系统，实验室都必须对检测系统的分析性能进行全面确认。检测系统的性能确认应尽可能全面，定量检测系统的确认试验应包括精密度、正确度、可报告范围、分析灵敏度、分析特异性、检测限及测量不确定度等。定性检测系统的确认内容应包括临界值、检出限、特异度、阴性符合率等。

"经修改的配套检测系统"指对配套检测系统中的任何一个要素作出改变，如实验室对检验程序的修改、使用目的的改变等。实验室对检验程序的修改包括但不限于：①样品处理说明的改变；②保湿时间和温度的改变；③样品或试剂稀释的改变；④校准品的改变或改变厂商的设定点；⑤方法步骤的改变；⑥终点或终点计算的改变等。对使用目的的改变包括：①使用不同的样品基质（血浆和尿液）；②将检测用于其他目的（过筛和诊断）；③改变分析的类型（如将定性结果当成定量报告）等。检验程序、实验条件、试剂和样本比例或使用目的等的改变可能会影响检测系统的精密度、正确度、灵敏度、特异性或检测范围等性能，因此，对经过修改的检测系统应进行全面评估，经过严格的确认实验证明经修改的检测系统性能可以被接受，方可应用于临床检测。但如能有充分证据证明这种改变对该检测系统的分析性能没有影响，可不认为是检测系统的修改，如 FDA 已经认可了厂商的试剂和（或）校准品可用于另一个厂商生产的仪器，使用这些试剂和（或）校准品不考虑为检测系统的修改；自动或半自动生化分析仪重新处理过的转盘/比色杯，已经通过了处理公司的质量控制检查，并返回到原实验室重新使用，不考虑为检测系统的修改。

新的检测系统在临床实验室常规应用前，需经过性能评估证实符合有关质量要求方可在临床使用。此外，检测系统在运行过程中，由于机械部件的磨损、材料变质或检测系统的构成及运行环境发生变化时，检测系统的各种性能也会随之发生改变。如生化分析仪光源老化或比色杯磨损导致吸光度改变、更换了某些部件，尤其是某些关键部件、关键参数或量值发生改变、仪器的位置或周围的环境发生了改变、仪器经过维修或停用一段时间后再次使用以前；原试剂生产厂家调整了试剂成分或浓度、试剂盒的方法发生改变或更换了其他厂家的试剂等。从严格意义上讲，发生变化后的检测系统已经不是原来的检测系统，实验室应根据具体情况，定期或不定期地对检测系统的性能重新进行验证或确认，以保证检测系统的持续有效性。此外，即便检测系统运行完全正常，也应最少每年进行一次性能验证或评价。

检测系统的分析性能常通过检验程序、分析仪器、校准品和试剂等形成的组合而实现，因此，检测系统的分析性能常可理解为检验程序的分析性能。检验程序性能评价的具体内容详见本书第三章第三节。

第三节　临床生物化学检验的质量保证

PPT

为服务对象提供快速、准确和可靠的检验结果是临床生物化学检验实验室追求的最高目标。要达到这个目标，实验室必须建立一套科学有效的"管理体系（management system）"。根据《医学实验室质量和能力认可准则》（CNAS - CL02：2023），把它定义为："组织中一系列相互关联或相互作用的要素，用于制定方针和目标，以及实现这些目标的过程"。管理体系要素规定了组织的结构、岗位和职责、策划、运行、方针、实践、规则、理念和目标，以及实现这些目标的过程。本节重点介绍质量管理体系中较为重要的室内质量控制和室间质量评价。

一、室内质量控制

IQC 也称室内质控，是质量管理体系中的一个重要环节，指检验人员按照一定的频度连续测定稳定样品中的特定组分，并采用一系列方法进行分析，按照统计学规律推断和评价本批次测量结果的可靠程度，以此判断检验报告是否可发出，及时发现并排除质量环节中的不满意因素。室内质量控制的主要目的是监控检测过程以确认系统工作正常，确保可发出足够可信结果的内部程序。

实验室应制定室内质控的管理程序，包括各级人员的工作职责，选择质控物、质控方法和质控规则，制订质控实施计划和质控结果审核方案，制定失控后的分析和处理措施等。

（一）室内质控的发展历程

1924 年 5 月 16 日，应用工程师 Shewhart 在研究如何提高工业产品的质量时首先使用了质控图，并于 1931 年出版了《产品生产的经济质量控制》一书，提出并系统论述了应用统计工具对产品质量进行控制的思想和方法，被公认为质量管理思想的起源。

1950 年，Levey 和 Jennings 首先将质控图用于临床实验室的质量控制，通过对患者样本做双份测量后计算平均值和极差并绘制质控图。1952 年 Henry 和 Segalove 在其基础上进行了改良，用稳定的参考物质做重复测量，并将各个测量结果直接点在质控图上。在质量控制过程中，使用质控物、将单个测量结果直接标在图上，这种做法发展为当今所熟悉的 Levey - Jennings 质控图，是室内质控的重要内容。

20 世纪 70 年代，Westgard 等提出了许多质量控制规则，如著名的 Westgard 多规则（Westgard multi - rules），发展了系统化的统计质量控制理论，并采用计算机模拟（computer simulation）方式对质量控制规则和方法的性能特征进行设计和评价。至 90 年代，Westgard 等提出了新的质量控制方法设计工具，即操作过程规范（Operation Process Specifications，OPSpecs）图。21 世纪初，Westgard 开始尝试将工业管理上最新提出的六西格玛（six sigma，6σ）质量管理方法应用于临床实验室质量控制。

室内质控在临床实验室的应用和发展，对于提高检测水平、改善检测质量，起到了巨大的推动作用，显著促进了检验医学的发展。

（二）室内质控的统计学理论依据

影响检验结果质量的因素时刻都在变化，决定了检测结果质量具有变异性。检测结果质量变异并非漫无边际，而是在一定范围内按照一定的规律变化，符合随机现象的统计规律。

对于计量特性值（如浓度）测量变异的描述，最常见的是正态分布（图2-2）。正态分布有两个参数，即平均值 $\bar{x}$ 和标准差 s；$\bar{x}$ 是位置参数，s 是变异参数。正态分布曲线是以均值为中心、左右完全对称的钟形曲线；均值位于横轴上方曲线的最高点。正态曲线下的面积有一定的分布规律，如假定正态曲线总面积为1或100%，则理论上 $\bar{x} \pm 1s$、$\bar{x} \pm 2s$、$\bar{x} \pm 3s$ 的面积占总面积的比例分别为68.27%、95.45%、99.73%。

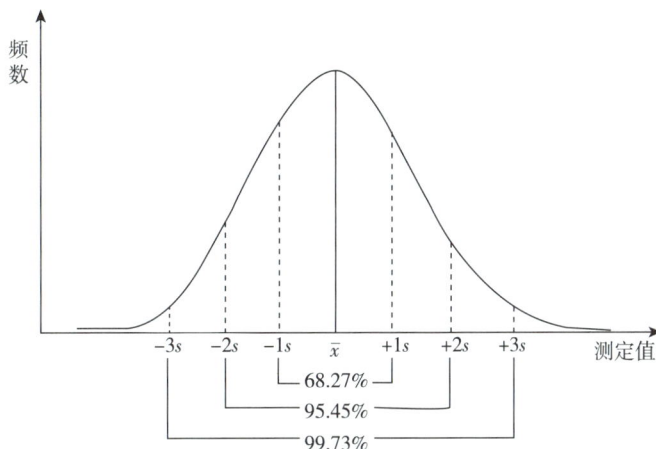

图2-2　正态曲线下的面积分布图

在医学实验室，如果在重复性条件下对同一质控品进行无限多次测量，根据正态分布理论，应有68.27%、95.45%、99.73%的测定值分别落在 $\bar{x} \pm 1s$、$\bar{x} \pm 2s$、$\bar{x} \pm 3s$ 范围内。

（三）室内质控的流程　微课/视频4

1. 准备工作

（1）人员培训　在开展质量控制前，每个实验室检测人员都应对质量控制的重要性、基础知识及基本方法有较充分的了解，并在质量控制的实际工作中不断进行培训提高。

（2）建立标准操作规程　实施质量控制需要有一套完整的标准操作规程（standard operation procedure，SOP），如仪器的使用、维护操作规程，试剂、质控品、校准品等的使用操作规程等。所有临床实验室都应建立一套较完整的SOP。

（3）仪器校准　对测定临床样品的仪器要按一定要求进行校准，校准时要选择合适的（配套的）校准品；如有可能，应保证检测结果能溯源到参考方法和（或）参考物质；对不同的分析项目要根据其特性确立各自的校准频率。

（4）试剂、校准品　应选择稳定性好、批间变异小、质量可靠的试剂与校准品，最好按照仪器生产厂商的建议选择试剂与校准品。

（5）质控品　在质控品选择与使用过程中，应注意：①要选择质量可靠、均一、稳定，瓶间变异小的质控物，且一次性购买足量的同一批号质控物。如条件允许，可储存一年或以上的用量，以减少新老批号交替时同时检测新老批号质控品的麻烦；②尽可能有与人血清一致的基质，以减少基质效应；③添加物（如添加的代谢物和酶制品等）尽可能纯，反应速率尽量与人血清一致；④所选质控品的浓度应在有临床意义的浓度范围内，一般应有两个或三个不同浓度，以便在不同浓度水平检测方法的性能；⑤价格适中；⑥若使用定值质控品，使用说明书上的原有标定值只能作参考，均值和标准差（包括暂定以及常用）必须由实验室通过重复测定来确定。

2. 明确检验项目的质量目标　临床实验室对患者样本进行检测时，必然存在一定分析误差。测量结果与真值的差异是随机误差（random error，RE）和系统误差（systematic error，SE）的总和，即总误差（total error，TE）。临床实验室应为开展所有项目基于可接受临床性能和现今检出能力基础上，建立分析质量目标，即允许总误差（allowable total error，TEa）。制定 TEa 时既应反映临床应用的需求，又不能超过临床实验室所能达到的技术水平。TEa 可以以浓度、百分率或者标准差的形式来表达。

1999 年，斯德哥尔摩国际会议通过了临床实验室建立和评估检验项目的质量目标指导原则，建议设定各检验项目 TEa 可考虑 5 个方面的因素。2014 年，欧洲临床化学和实验室医学联盟（European Federation of Clinical Chemistry and Laboratory Medicine，EFLM）对上述原则进行了简化修订，建议临床实验室设定各检验项目 TEa 可考虑以下 3 方面因素：①临床要求；②生物学变异；③当前技术水平。国内外专业组织分别对某些检验项目质量目标给出指导建议，如《临床化学检验常用项目分析质量标准》（WS/T 403—2024）规定了 80 多项常用临床生化检验项目的质量目标。

3. 建立质控参数 临床实验室的室内质控主要用于监控检测系统的精密度，因此临床实验室需要建立与精密度有关的质控参数，包括均值（mean，$\bar{x}$）、标准差（standard deviation，s）、变异系数（coefficient of variation，CV）、方差（variance）等。

（1）稳定期较长的质控物 均值和标准差必须由实验室使用现行的测量方法进行确定，定值质控物的标定值只能作为参考。当使用新批号质控物时，用新批号质控物替换旧质控物时，先暂定均值和标准差。应在结束使用旧批号质控物之前，将新批号质控物与旧批号质控物同时进行测量。新旧质控物同时测量一个月，可至少获得 20 个新质控物的测量结果，对数据进行离群值检验，计算出平均值和标准差，将此暂定的均值和标准差作为下一个月室内质控图的中心线和质控限；待一个月结束后，将该月的在控结果与前 20 个质控物测量结果汇集在一起，计算累积平均值和标准差，以此累积的均值和标准差作为再下一个月质控图的中心线和质控限依据；重复上述操作，连续 3 至 5 个月，或逐月不断进行累积。

（2）稳定期较短的质控物 在 3~4 天内，每天分析质控物 3~4 瓶，每瓶重复测量 2~3 次。收集数据，计算均值和标准差。对数据进行离群值检验，剔除后重新计算余下数据的均值，并将此作为暂定质控图的中心线。由于该法使用的数据量较小，未考虑检测过程中的变异。因此，可采用以前室内质控得到的加权不精密度（CV%）乘以上述重复测量获得的均值得出标准差，作为暂定标准差。待此月结束后，将该月在控结果与前面建立质控图的质控结果汇集，计算累积的均值和标准差，以此累积的均值和标准差作为下一个月质控图的中心线和质控限；重复上述操作过程，并逐月累积。

4. 质控图的绘制 质控图（control chart）又称质量控制图或控制图，是一种具有质控界限的图形，即针对检验过程质量加以设计、记录，进而评估检验过程是否处于控制状态的统计图。质控限通常由受控测量程序对已知样本（通常为质控品）做重复测量获得的均值（$\bar{x}$）和标准差（s）来确定。质控图的横轴为分析批次，纵轴为质控物的测定值。

依据质量控制的方法和用途不同可有多种形式的质控图，如 Levey – Jennings 质控图、Z – 分数图、Youden 图、Monica 图、均值 – 极差图等，其中又以 Levey – Jennings 质控图和 Z – 分数图最为常用。

（1）Levey – Jennings 质控图 又称常规质控图或 L – J 质控图。以质控物重复测量 20 次的结果，计算 $\bar{x}$ 和 s，确定质控限（$\bar{x}\pm1s$、$\bar{x}\pm2s$、$\bar{x}\pm3s$）。每天随患者样本对相同批号质控物进行检测，将测量结果用圆点（应注意圆点要醒目，不能太小）或其他符号标在质控图上，用直线连接（线条宜粗一些），以纵坐标为浓度单位，横坐标为分析批次，画出 7 条平行线，分别为 $\bar{x}$、$\bar{x}\pm1s$、$\bar{x}\pm2s$ 和 $\bar{x}\pm3s$（图 2 – 3）。为了方便判别控制结果，可用不同颜色线条区分其质控限（如 $\bar{x}$ 为绿色、$\bar{x}\pm1s$ 为蓝色、$\bar{x}\pm2s$ 为橙色、$\bar{x}\pm3s$ 为红色）。

（2）Z – 分数质控图 当每批使用多个浓度水平的质控物时，要在一个质控图上反映这些质控物

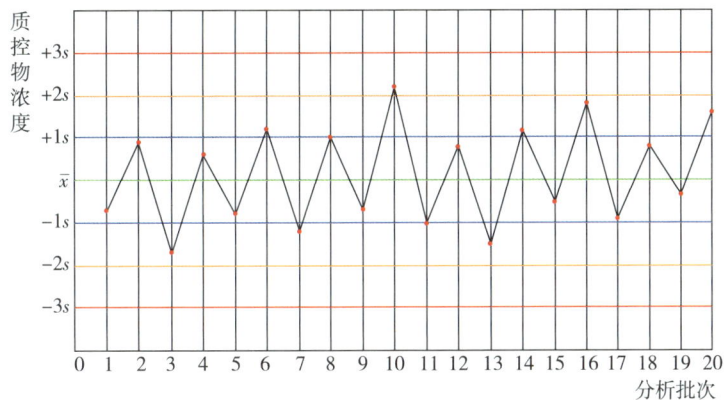

图 2 – 3　Levey – Jennings 质控示意图

的测量结果，用 Levey – Jennings 质控图就不够方便，此时推荐使用 Z – 分数（Z – score）质控图，其最大优点是可以将不同浓度质控物计算值在一张质控图上表示出来。

Z – 分数是由质控物的测定值与其均值之差除以该质控物的标准差而得。

$$Z - 分数 = \frac{x_i - \bar{x}}{s}$$

式中，x_i 表示质控物的测量值；$\bar{x}$ 表示均值；s 表示标准差。例如某质控物的均值为 120，标准差是 4，某次测量值是 124，则 Z – 分数 =（124 – 120）/4 = +1，如同一质控物的另一次测量结果是 112，则 Z – 分数为 – 2。

Z – 分数质控图纵坐标刻度从 – 4 到 +4，平均值为 0，±1、±2、±3 为各界限，横坐标为分析批次，可用不同颜色区分质控限（如 ±2 可用黄线，±3 可用红线），如图 2 – 4 所示。

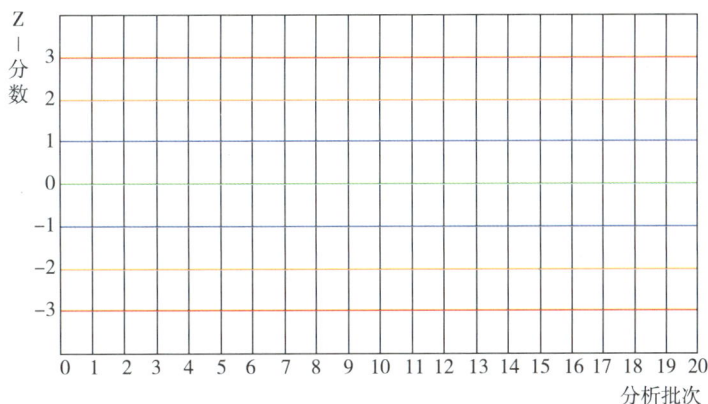

图 2 – 4　Z – 分数质控示意图

5. 质控规则的应用　质控规则（control rule）又称控制规则，是解释质控数据和判断分析批是否在控的标准。质控规则以符号 A_L 表示，其中 A 是质控物测量值超过质控限的个数或特定统计量的缩写，L 是质控限。当质控物测量值超出质控规则的规定时，则判断该分析批（单独批或连续批）为失控。例如 1_{3s} 质控规则表示：在质控物测量值中，有 1 个（A 为 1）超出质控限 $\bar{x} \pm 3s$（L 为 3s），则判断为失控。常用的质控规则有 6 个，包括 1 个警告规则（1_{2s}）和 5 个失控规则（1_{3s}、2_{2s}、R_{4s}、4_{1s}、$10\bar{x}$），其中以 1_{3s} 和 2_{2s} 在临床生化实验室最为常用。

（1）1_{2s} 规则　有一个质控物测量值超出 $\bar{x} + 2s$ 或 $\bar{x} - 2s$ 质控限（图 2 – 5）。在最初 Westgard 多规则质控程序中被用作警告规则，该分析批究竟是否在控需要进一步借助后面的 5 个质控规则进行判定。

（2）1_{3s}规则 有一个质控物测量值超出 $\bar{x} \pm 3s$ 质控限（图2-6），是失控的表现，此规则对随机误差敏感。

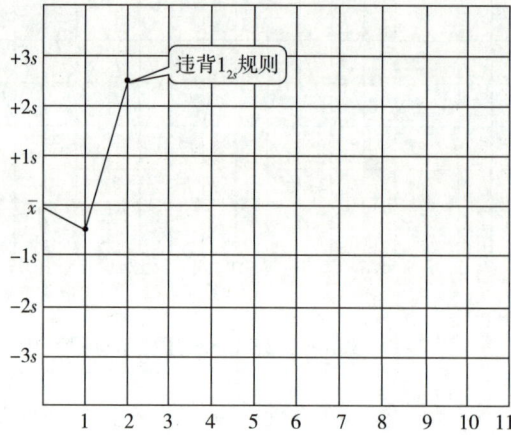

图2-5 1_{2s}规则示意图

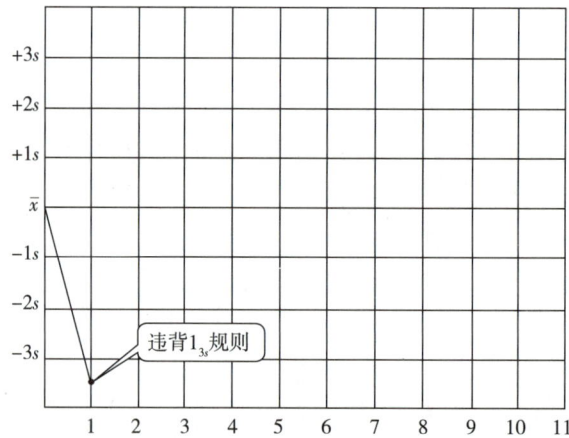

图2-6 1_{3s}规则示意图

（3）2_{2s}规则 连续两个测量值同时超出 $\bar{x} + 2s$ 或 $\bar{x} - 2s$ 质控限，此规则对系统误差敏感，包括图2-7所示的两种情况：①图左同一浓度水平的质控物测量值连续2次同方向超出 $\bar{x} \pm 2s$ 质控限，是失控的表现；②图右2个浓度水平的测量值同方向超出 $\bar{x} - 2s$（若超出 $\bar{x} + 2s$ 一样）质控限，是失控的表现。

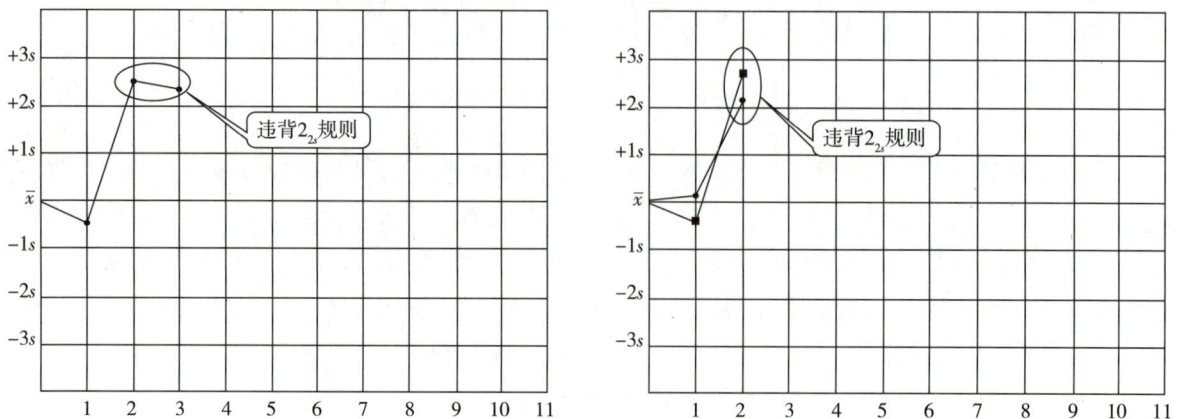

图2-7 2_{2s}规则示意图

（4）R_{4s}规则 同一批内最高和最低测量值之间的差值超过$4s$，是失控的表现（图$2-8$）。如果其中一个测量值超出$\bar{x}+2s$，另一个超出$\bar{x}-2s$，则较容易判断；如果一个测量值超出$\bar{x}+2.5s$，此时就要认真观察另一个是否超出$\bar{x}-1.5s$。此规则对随机误差敏感。

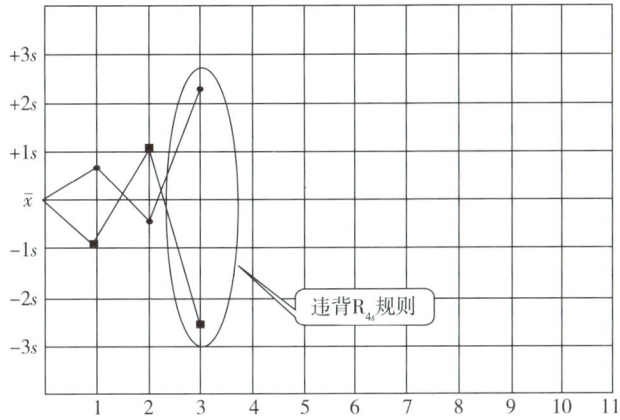

图$2-8$ R_{4s}规则示意图

（5）4_{1s}规则 连续4个测量值同时超出$\bar{x}-s$或$\bar{x}+s$质控限，对系统误差敏感（图$2-9$）。

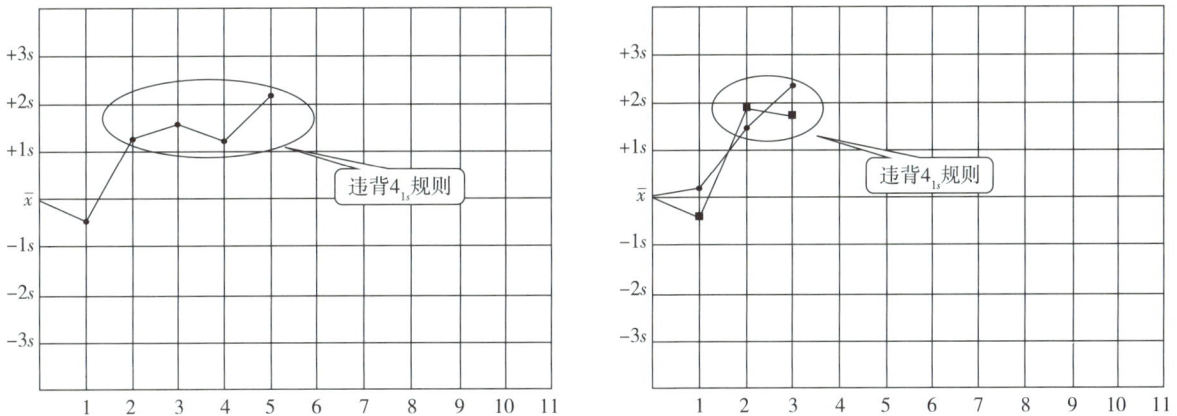

图$2-9$ 4_{1s}规则示意图

（6）$10_{\bar{x}}$规则 连续10个测量值落在均数$\bar{x}$的同一侧，对系统误差敏感（图$2-10$）。

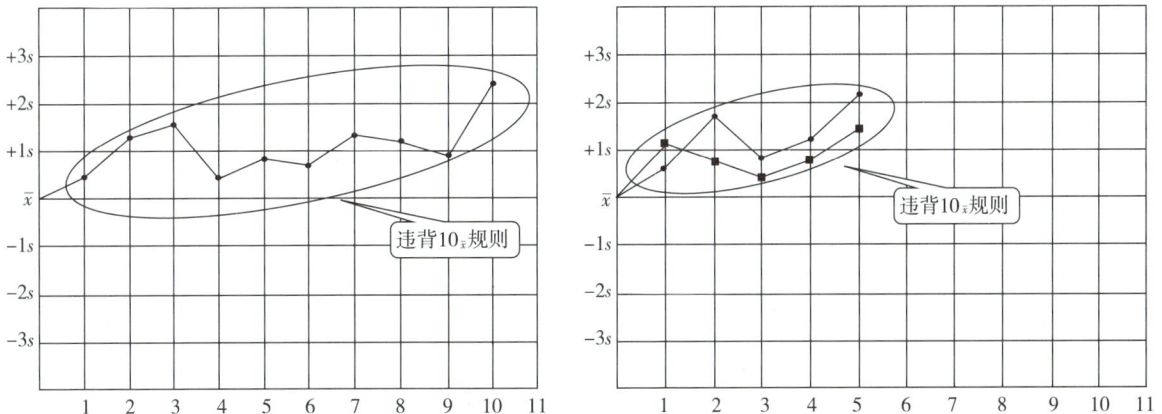

图$2-10$ $10_{\bar{x}}$规则示意图

　　每个实验室应根据自身的技术能力和质量目标制定失控判断标准。下面介绍一般实验室常用的方法。

　　1）常规判断标准　为大多数实验室的判断方法，以 1_{3s}、2_{2s} 和 R_{4s} 为失控限。一般实验室使用两个浓度水平的质控物，只要其中 1 个超出 1_{3s} 质控限，即可确定为失控，因为正常情况下超出 1_{3s} 质控限的可能性很小（0.3%）。两个浓度水平中任一质控物测量值超出 1_{2s} 质控限，不能判为失控。因为同一批次测量中，1 个质控物测量值超出 1_{2s} 的可能性为 5%，两个浓度水平时 2 个质控物测量值中任一个超出 1_{2s} 的可能性是 10%，如以 1_{2s} 质控限作为失控判断标准，可能出现 10% 的"假失控"。同一批内 2 个浓度水平质控物测量值同时超出 $2s$，正常情况下这种可能性很小（0.25%），应属系统误差导致的失控（2_{2s}）。若 2 个质控物测量值误差方向相反，更为少见，属严重随机误差导致的失控（R_{4s}）。

　　2）Westgard 多规则判断标准　Westgard 是美国著名的质量管理专家，提出了经典的多规则质控判断标准。Westgard 建议使用 2 个浓度一高一低的质控物，以 6 个质控规则进行判断，即 1_{2s}、1_{3s}、2_{2s}、R_{4s}、4_{1s}、$10_{\bar{x}}$，其中 1_{2s} 为警告规则，启动其他的质控规则来检查质控数据。如果没有质控数据超过 $2s$ 质控限，则判断分析批在控。如果一个质控测定值超过 $2s$ 质控限，应依次启动 1_{3s}、2_{2s}、R_{4s}、4_{1s} 和 $10_{\bar{x}}$ 规则进一步判断质控测定值是否在控。如均未违背这些规则，则判断该分析批在控；如果违背 1_{3s}、2_{2s}、R_{4s}、4_{1s} 和 $10_{\bar{x}}$ 中的任一规则，则判断该分析批失控。另外，违背的规则可提示分析误差的类型，如可由 1_{3s} 和 R_{4s} 规则检出随机误差，而由 2_{2s}、4_{1s}、$10_{\bar{x}}$ 规则可检出系统误差；当系统误差很大时，也可由 1_{3s} 规则检出。经典 Westgard 多规则逻辑示意图如图 2-11 所示。

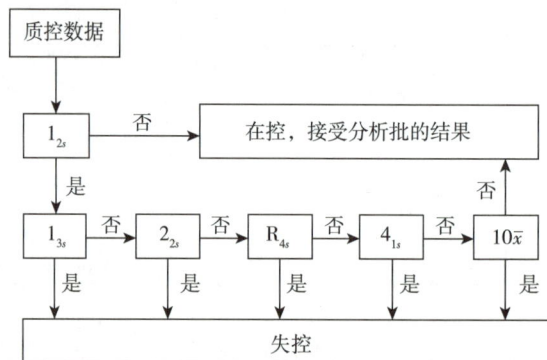

图 2-11　经典 Westgard 多规则逻辑示意图

　　Westgard 多规则在一般情况下是有效的控制方法，但在特殊情况下为了改善它的实用性和可操作性，可适当改变控制规则，甚至可排除一些控制规则。例如可将 4_{1s} 和 $10_{\bar{x}}$ 规则解释为警告规则，用于启动预防性维护过程，修改后的多规则逻辑图如图 2-12 所示。

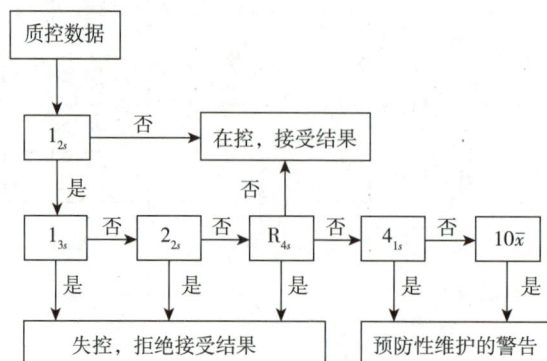

图 2-12　修改后的多规则逻辑示意图

在手工操作情况下，把 1_{2s} 质控规则作为警告规则可减少检验人员的工作量，只需在违反此警告规则时，才检查有无违反其他质控规则。计算机时代可自动进行质控检查，无需使用 1_{2s} 警告规则来启动其他质控规则的检查。为此，Westgard 对经典多规则质控程序做了修正，提出了现代 Westgard 多规则逻辑图（图 2－13）。

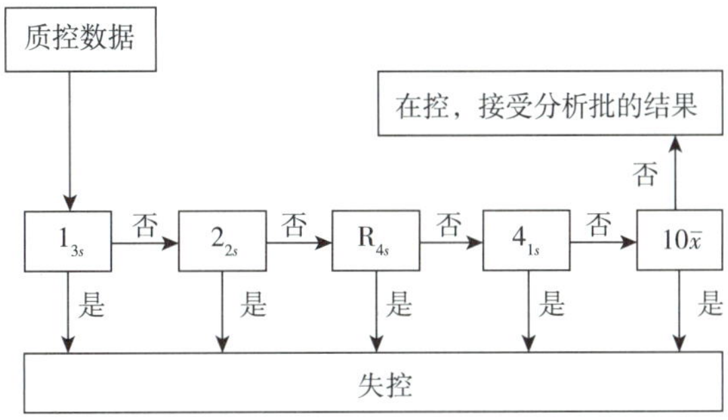

图 2－13 现代 Westgard 多规则逻辑示意图

6. 失控原因分析 实验室应制定符合本室实际的质控规则和方法，以判断质控结果是否在控。当判断为失控时，可通过观察质控图的规律性变化、分析质控数据、分析质控规则等方法查找导致失控的可能原因。

（1）观察质控图的规律性变化 ①曲线漂移：指质控物测量值发生了向上或向下的渐进性变化（图 2－14），提示存在系统误差。这往往是由某个突然出现的新情况引起的，如更换校准品、试剂及变更操作者等。在查找原因时，应注意"漂移"前后哪些因素发生了变动。②趋势性变化：指质控物测量值发生了显著连续向上或向下的改变（图 2－14）。这往往是由一个持续改变的因素造成的，如试剂的挥发、蒸发、吸水、析出沉淀，分光光度计的波长漂移，光电池老化及质控物本身变质等。③精密度变化：测量值围绕均值的变化越来越大（图 2－14），说明测量精密度逐渐下降，应查找确认仪器是否出现故障，人员是否发生变动。④质控图连续多点分布在中心线一侧：若质控物的测量结果连续10 天以上出现在中心线同一侧，应考虑存在系统误差，尽快查找原因，尽早使之恢复到围绕中心线随机分布的状态；在不会给临床带来较大影响的前提下，一般可以照常发出检测报告。⑤周期性或隔天规律性变化：一般与该实验室所处地域或测量人员的更换有关。

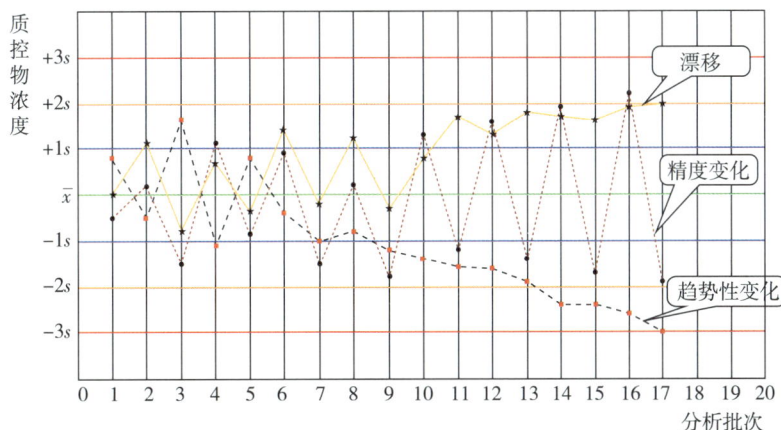

图 2－14 Levey－Jennings 质控图的异常表现

（2）通过有关质控数据对比分析误差 ①月 $\bar{x}$、s 与中心线、质控限的比较：在月初将上月全部质控物测量结果的 $\bar{x}$ 和 s 分别与中心线和质控限进行比较。如上月 $\bar{x}$ 发生偏离，说明正确度发生变化，存在系统误差；如上月s偏离，则说明测量的精密度发生了变化。②月$\bar{x}$、s与以前每月$\bar{x}$、s的比较：将同批质控物在数月中得出的$\bar{x}$和s按月份分析，如果$\bar{x}$逐月上升或下降，可能是质控物不稳定或已变质。如$\bar{x}$基本一致，而s逐月加大，提示精密度下降，应重点从试剂、仪器及管理等方面查找原因。③将每个月的CV和失控现象列表分析：可用于对该项目测量质量的历史性回顾及趋势分析。

（3）分析质控规则，确定误差类型　可根据不同质控规则对不同误差类型敏感性的不同，大致确定误差的类型，区分是系统误差还是随机误差。如1_{3s}是检验控制值分布尾部的质控规则，R_{4s}是检验控制值分布宽度的质控规则，如这两个规则失控，通常属随机误差增大引起失控；2_{2s}、4_{1s}、$10_{\bar{x}}$质控规则对分布均值的漂移敏感，如失控，通常属系统误差增大引起失控。仔细检查质控图上质控数据分布，对提示失控原因也很有帮助。出现系统误差失控时，可观察到每天质控值具有定向的倾向或漂移，随时间而增大，逐渐形成失控。出现随机误差失控则较突然，表现为失控的质控点相对于均值离散度增大。失控原因分析前，尽量先确定误差类型，再区分系统误差倾向和漂移，有利于准确判断失控原因。

（4）根据误差类型分析误差的可能来源　常引起系统误差的原因包括：①恒温系统温度偏倚；②实验环境温/湿度不合适；③试剂或校准物批号更换；④试剂、质控物或校准物变质；⑤光源故障或衰减；⑥反应盘等清洗不净；⑦管路堵塞或漏液；⑧校准值设定错误；⑨因加样器校准或定位错误导致样本或试剂量变化；⑩检验人员更换导致的程序变化等。

常引起随机误差的原因包括：①电压不稳或静电干扰；②试剂或试剂管道中有气泡；③样品中有凝块；④质控物融化或复溶不正确；⑤计时、移液或个人操作差异导致加样重复性差；⑥试剂未充分混匀；⑦孵育温度不稳定等。

（5）查找与近期改变关联的原因　如质控物、试剂或校准物新开瓶、试剂批号更换、仪器维护保养、修改反应参数、更换操作人员等可能会改变检测系统的完整性，应予以常规记录，以方便失控原因的排查。

（6）分析同一检测系统检测的其他项目结果　如是个别项目失控，则可以基本判断检测系统工作正常；如果是多个项目失控，应关注失控项目之间的共同因素，如是否都使用较小或较大样本用量、是否使用相同光源、是否使用相同滤光片、是否使用相同波长比色、是否使用相同检测模式（终点法或连续监测法等）、是否同时进行了校准、是否具有特定且共用的光学组件或机械组件等。

7. 失控后处理　当发现失控时，临床实验室应根据本室制定的失控处理流程进行处理。失控后处理流程一般包括：①立即停止该分析批样本的检测及该分析批次报告的审核和发布；②查找失控的原因，通过检查质控图或违反的质控规则确定误差的类型，并根据误差类型分析失控的原因；③根据失控原因针对性地采取纠正措施；④纠正措施有效性评价，处理后再次做质控验证，如果质控结果在控则表明纠正措施有效；⑤评估失控对样本检测结果的影响，由审核者决定是否发出同失控批次的检验报告，或决定是否回收失控发现前已发出的检验报告，以及是否根据随机原则挑选一定比例的失控前患者样本进行重新测量和验证，以判断失控前测量结果是否可接受；⑥填写失控及处理记录表，交专业组长、科室主任或质控负责人审核、签字；⑦审核者查验处理流程和结果，并对质控合格后的患者样品测量结果进行评价；⑧恢复正常检测工作。

8. 室内质量控制数据的管理

（1）每月室内质控数据统计处理　每月月初，应对上月的所有质控数据进行汇总和统计处理，计算内容至少应包括：①上月每个测量项目所有原始质控数据的$\bar{x}$、s和CV值；②上月每个测量项目除外失控数据后的$\bar{x}$、s和CV值；③上月及以前每个测量项目所有在控数据的累积$\bar{x}$、s和CV值。

（2）每月室内质控数据的保存　每月月初，应将上月的所有质控数据汇总整理后存档保存，存档的质控数据包括：①上月所有测量项目原始质控数据；②上月所有测量项目质控数据的质控图；③上述所有计算的数据（包括$\bar{x}$、s、CV及累积的$\bar{x}$、s、CV等）；④上月的失控记录或失控报告单（包括符合哪一项失控规则、失控原因分析和采取的纠正措施）。

（3）每月上报的质控数据图表 每月月初，应将上月所有质控数据汇总整理后，以汇总表方式上报实验室负责人，上报的质控数据汇总表包括：①所有测量项目质控数据汇总表；②所有测量项目失控情况汇总表。

（4）室内质控数据的周期性评价 每月月初，都要对上月室内质控数据的$\bar{x}$、s、CV及累积$\bar{x}$、s、CV进行评价，查看其与以往各月的$\bar{x}$、s、CV之间是否存在明显差异。如果发现存在显著性差异，就要修正下个月质控图的$\bar{x}$、s。必要时应根据持续质量改进（continuous quality improvement，CQI）原则改换现用的质控方法或质控物。

（5）对室内质控数据进行实验室间比对 若多个实验室共用同一批号的质控物，可制订实验室间比对计划并组织实施。相关统计资料可用来比较本实验室与其他实验室的不精密度和偏倚。

（四）患者数据的质量控制方法

使用质控物进行质控是目前临床实验室最常用的质控方法，属于检验过程质控，存在一定局限性，如：①质控物与临床样本有基质差异，或多或少存在基质效应；②质控物在储存运输过程中可能不稳定；③质控物测定仅能监测检验过程，不能监测检验前误差；④某些质控物价格较昂贵，供货周期较长，在临床实验室内稳定期又短等。

患者检验结果是临床实验室的最终产品，监测和分析这些结果是最直接的质量控制方式，可节省质控成本，提供检验全过程中与质量相关信息，对全过程质控有一定优势。通常有以下采用患者数据的质控方法。

1. 与临床相关性的分析 这一方法是将检验结果与该患者有关信息（如临床表现、治疗效果等）进行相关性比较，来分析检验结果的可靠程度。

2. 与其他试验的相关性比较 一个患者往往要做多项检查，有时某一单个试验结果似乎是合理的，但是几个试验结果结合起来分析就可能发现某个试验结果是不可能的。如果在同一时间将这些试验的结果进行比较，可在将检验结果报告发出之前识别出误差。①正常情况下，由于负反馈的存在，甲状腺激素升高时促甲状腺素相应降低，如不存在这一关系，应怀疑其中一个测量结果是否有误差。②当以摩尔浓度表示时，血样本中阴离子电荷之和应等于阳离子电荷之和。实际工作中，如AG小于10mmol/L或大于20mmol/L，根据计算公式$AG = Na^+ - (Cl^- + HCO_3^-)$，提示上述离子测量结果可能存在误差。③由Henderson-Hasselbach公式可知pH、HCO_3^-和$PaCO_2$之间存在以下关系：$pH = 6.1 + \log([HCO_3^-] / 0.03PaCO_2)$。实验室通过比较由公式计算的$HCO_3^-$理论值与电解质分析仪测定的$HCO_3^-$值来评价血气分析仪测定的$PaCO_2$和pH是否准确。两者结果应该基本一致，差异应<2mmol/L。

3. 实验室内样本双份测定 样本可分成相同的两份并进行分析，双份测定能用于质量控制。这是一种简单的质量控制方法，不需要稳定的质控物。因此，当稳定的质控物不易获得时，此方法也可作为补充的质控方法。双份测定结果的差值可以绘制在极差质控图上，其质控界限可从差值的标准差计算出来。如用同一方法获得双份测定值，这种极差图可监测随机误差，而不是准确度。当用两种不同的实验方法获得双份测定值时，则极差图可同时监测随机误差和系统误差，但不能区分两种类型的误差，尤其当两方法之间存在稳定的系统差别或偏倚时。当发现存在偏倚后，合理的方法是：①对于处理比例的差异需要倍增的因子。②而对于固定的差异则需要加法性因子。实验室内双份测定为监测实验室产生数据的一致性提供了一种方法。

4. 与患者以前试验结果的delta（Δ）检查 对某一具体的患者而言，若情况稳定，则患者前后检验结果也应基本稳定。因此，在患者的情况稳定时，患者前后检验结果之间的差值，即Δ值应该很小。

如果 Δ 值很大并超过预先规定的界限，则表明可能存在下列情况。

（1）患者样品的检验结果确实有了变化。

（2）存在过失误差特别是样品标识的错误。

（3）计算 Δ 值的两结果之一有误差。尽管 Δ 检查方法存在一定的局限性，出现问题不一定就能说明检测过程出现误差，但 Δ 检查方法对检验前或检验后误差是很敏感的，进行 Δ 检查能增强临床实验室和临床医生对检验结果的可信度，减少样品复查次数。

5. 界限检查 通过评价患者检验结果来检查它们是否在生理范围之内。这些界限检查对于检出人为误差（如小数点位数错位）很有帮助。这种检查可与警告限检查相结合用于检出和验证可能出现但不常出现的检验结果。这些警告限与试验方法和受试患者总体的特征有关。

此外，移动均值法主要用于血液学质量控制的方法，又被称为 Bull 算法，其最大缺点是需大批量样本，如每日样本量少于 100 个时，不宜采用此法。近年来，基于患者数据的实时质量控制（patient - based real - time quality control，PBRTQC）方法也越来越受到国内外临床实验室的关注与欢迎。使用患者数据质控方法有其固有缺点，如患者样本稳定性欠佳，难以形成长效质控；部分项目难以获得临床决定值水平样本等。临床实验室可根据质控要求选用合适的患者数据质控方法，作为利用质控物作为传统 IQC 策略的补充。

> **知识拓展** ◀ --
>
> ### 基于患者数据的实时质量控制（PBRTQC）
>
> PBRTQC 是一种使用患者临床样本检测结果以实时、动态连续监控分析过程性能的质量控制方法，有正态均值法（AON）、BULL 法、移动中位数法（movMed）、移动均值法（MA）和指数加权移动均值法（EWMA）等多种算法，且还在进一步研究与完善。该法可早期及时地预警常规分析系统的性能改变，避免发出错误检测报告所造成的质量风险，有效提升检验质量。
>
> PBRTQC 可弥补传统 IQC 存在的问题，如质控材料稳定性差，存在基质效应，以及质控材料检测频率过高造成的成本浪费，或检测频率过低不能持续反映质量控制状态等。但由于 PBRTQC 依赖患者数据，当患者群体发生变化的时候，易干扰 PBRTQC 的判断，故尚不能完全取代现有传统 IQC 策略。PBRTQC 与 IQC 联合应用，可持续全面地监控整个分析检测过程。
> --

二、室间质量评价 🖥 微课/视频 5

EQA 也称能力验证（proficiency testing，PT），指利用实验室间比对，按照预先制定的准则评价参加者的能力。EQA 是多家实验室分析同一样本、由外部独立机构组织收集和反馈实验室上报的结果，并以此来评价实验室对某类或某些检验项目的检验能力。我国主要由国家卫健委临床检验中心和各省、市、自治区与计划单列市成立的临床检验中心组织开展这项活动。

EQA 是一种回顾性评价，参评实验室可根据 EQA 的反馈结果改进本室的检验技术，校正本室检测系统的准确度。EQA 是实验室质量管理体系的重要组成部分，被国内外实验室广泛接受并越来越受到重视。

（一）室间质量评价的目的

室间质量评价的主要目的包括：①帮助参评实验室提高检验质量和检验结果的准确性；②促进参评实验室间检验结果的可比性和一致性，是区域性检验结果互认的基础；③为实验室认证、认可、评审、注册或资质认定等提供依据；④对市场上同类分析检测系统（仪器、试剂等）的质量进行比较，并协助生产单位改进质量等。

（二）室间质量评价的作用

室间质量评价是监控和判断实验室检验能力的有效手段之一，可以帮助参评实验室提高能力和水平，主要作用体现在以下几个方面。

1. 评价实验室的检测能力和检验质量　EQA 可以帮助实验室的管理和技术人员正确判断本实验室的检测能力和检验质量。EQA 结果也可作为实验室检验质量保证的客观证据，以及实验室检测系统准确性、可靠性的依据。

2. 识别问题并采取相应的改进措施　帮助实验室发现质量问题，并采取相应的改进措施是 EQA 最重要的作用之一。将本实验室 EQA 结果与其他参评实验室结果综合比较，可以帮助实验室确定自己在参评实验室中检测水平的高低，如果实验室的检测结果与靶值存在显著差异，则表明该实验室的检测系统可能存在问题，需认真分析原因并采取相应的改进措施。

3. 改进实验方法和分析能力　实验室拟改变实验方法和选购新的分析仪器时，EQA 的相关信息可以帮助实验室做出正确选择。通过分析和比较 EQA 关于方法、仪器、试剂的信息资料，不难识别出符合本实验室要求的实验方法和（或）仪器。

4. 确定重点投入和培训需求　EQA 可以帮助实验室了解自身工作的不足和需要加强培训的检验项目。如实验室参加了血清葡萄糖的 EQA 活动，若连续多次检测结果与成绩不满意，说明该实验室该项目的检测存在较多问题，需要予以更多的关注和投入，并加强对生化室相关技术人员的培训。

5. 支持实验室认可　在实验室认可领域中，EQA 活动越来越受到国际实验室认可组织及各国实验室认可组织的重视，成为实验室认可活动中不可或缺的一项内容。EQA 成绩可反映实验室能否胜任某项检测工作，同时也可弥补实验室认可评审员和技术专家在现场评审中不能全面了解实验室能力的不足。成功的 EQA 结果是实验室能力得到承认的重要依据。

（三）室间质量评价的类型

EQA 计划通常分为 6 种类型，分别是实验室间检测计划、测量比对计划、分割样本计划、已知值计划、定性计划和部分过程计划。目前，我国由各级临床检验中心组织的室间质量评价属于实验室间检测计划，分割样品检测计划和已知值计划在临床实验室也有应用。常见的室间质量评价类型见表 2-1。

表 2-1　室间质量评价的常见类型及特点

特点	实验室间检测计划	分割样本检测计划	已知值计划
质控物来源	组织者提供	临床实验室自留	经参考实验室检测的样本
比对对象	靶值或共议值	同一项目不同监测系统之间	定值
参加实验室数量	多	少	少
应用规模	大	小	小
年组织频率	两次或三次	不定期	不定期
运行周期	长	短	短
组织效率	不灵活	灵活	较灵活

（四）室间质量评价的组织形式

1. 调查方式评价　这是 EQA 最常采用的方法，由组织单位定期向参加单位发出 EQA 活动通知并发放申请表，由拟参加单位填写并按规定交纳质评费用后就可成为正式参加单位。在进行 EQA 时，由组织单位将相同的质评物按期发给各参评实验室，参评实验室在接到质评样本后，根据组织单位的 EQA 计划在规定时间对样本进行测定，完成检验后将结果报送 EQA 组织单位，组织单位对各实验室的检验结果进行评价，并将评价结果及建议再反馈给各参评单位。

2. 现场考察评价 事先不通知被评单位，临时派观察员到被调查的实验室，指定该室用常规方法随同患者样本一起，对已知值或已知结果的样本做规定项目检验，评价其检验水平。

（五）室间质量评价的实施

1. 室间质量评价的工作流程 EQA 的工作流程分为组织者的工作流程和参评实验室的工作流程，分别如图 2－15 和图 2－16 所示。

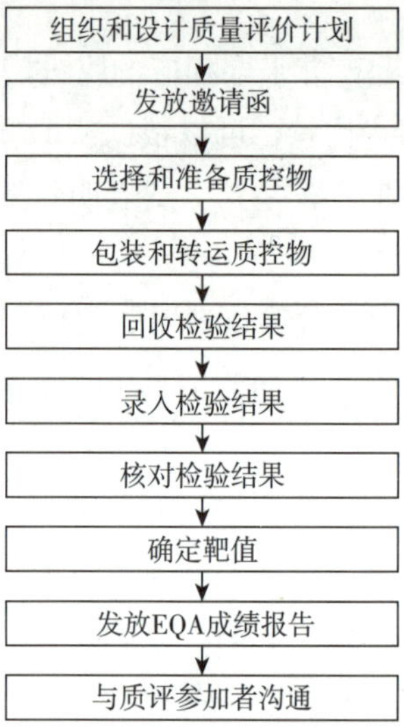

图 2－15　室间质量评价组织者工作流程图

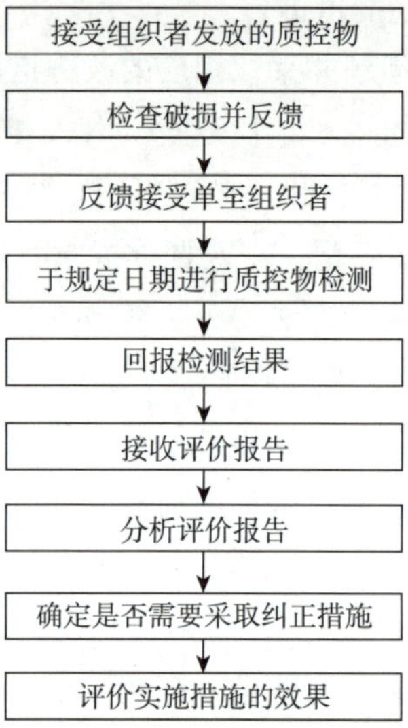

图 2－16　室间质量评价参加者工作流程图

2. 参评实验室对质评物的检验 参评实验室在收到质评物后，应按要求对质评物进行保存。对于冻存的质评物，在检验前应复温足够长的时间；如质评物需要复溶，应使用经校验的移液装置、适当的溶剂进行充分溶解。检验过程中应特别注意以下几点。

（1）**检测方式** 应将质控物视作实验室常规样本，由进行常规工作的人员检测。工作人员应使用实验室的常规检测方法，不得使用其他精密度或正确度更高的特殊方法。

（2）**检测频次** 实验室检测质控物的次数应与常规检测患者样本的次数一致。

（3）**自行测定** 实验室不能将质控物或其一部分送至另一实验室测定，任何实验室如从其他实验室收到该物品必须通知 EQA 提供者。当 EQA 提供者确认某一实验室意图将 EQA 质控物送至其他实验室测定时，则该实验室此次 EQA 成绩定为不满意。

（4）**结果上报** 实验室在规定日期前上报结果，实验室间不得进行检测结果的交流。

（5）**检测过程文件化** 实验室进行质控物检测时，应将样本处理、检测程序以及检测结果报告等文件化。实验室应保存所有记录或复印件至少 2 年。

实验室在对质评物测定时，每一个步骤都应做详细记录，包括样本处理的过程、检测系统的运行环境、所用方法、试剂、质控物、质控数据、质控图趋势等内容，作为实验室室间质评回顾总结和质量管理体系记录的重要资料。

3. 室间质量评价的评价方法 按照以下要点评价实验室结果的准确度。

（1）**质评物的定值** 直接关系到各参评实验室的成绩，只有定值准确才能很好地评价和指导参与实验室的工作，帮助参评实验室提高检验结果的准确性。目前室间质量评价的定值常用两种方法：①由参考实验室用参考方法对质评样品进行定值，以此作为靶值；②根据测定方法将所有参与室间质评活动的实验室结果进行分类统计，计算出总均值，剔除均值 ±3s 的离群值后再计算不同测定方法的均值作为该组方法的靶值。

（2）偏倚评分方法 对于定量测量而言，测量偏倚（measurement bias）是指系统性测量误差的估计值。生化检验多为定量项目，一般以测定结果偏离靶值的程度确定每一分析项目结果的正确性。即对每一个测定项目确定了靶值后，通过使用基于偏离靶值的百分偏倚的固定准则或标准差的个数进行评价。

$$偏倚（bias\%） = \frac{测量值 - 靶值}{靶值} \times 100\%$$

NCCL 推荐使用的准则是《临床实验室室间质量评价要求》（GB/T 20470—2006）中的可接受性能准则，本标准是修改采用了美国 CLIA'88 能力验证的标准要求，2013 年开始常规化学又增加使用《临床化学检验常用项目分析质量标准》（WS/T 403—2024），这些标准皆可在相关资料中查阅。

如果某项目的测定结果距离靶值的百分偏倚在可接受的范围内，得分为 100 分，检验结果可接受；若超出可接受范围，则得分为 0，检验结果不可接受。

对于每一次 EQA 活动，针对某一项目的得分计算公式为：

$$项目得分 = \frac{该项目的可接受结果数}{该项目的总测定样本数} \times 100\%$$

在一次 EQA 活动中，对评价的所有项目，得分计算公式为：

$$所有项目的总得分 = \frac{全部项目的可接受结果数}{全部项目的总测定样本数} \times 100\%$$

4. 室间质量评价的成绩要求

（1）EQA 活动中某一检验项目全部样本中可接受的检测结果的比例应大于等于 80%，否则称为本次活动该项目 EQA 成绩不满意。

（2）每轮次室间质量评价活动中所有检验项目中可接受项目的比例应大于等于 80%，否则称为本轮次活动 EQA 成绩不满意。

（3）在规定的回报时间内实验室未能将检测结果回报给 EQA 提供者，则该轮次活动 EQA 得分为 0，定为 EQA 成绩不满意。

（4）对于同一项目，连续 2 次或连续 3 次中的 2 次活动未能达到满意的成绩，称为不成功的 EQA 成绩。

（5）所有评价的检验项目连续 2 次或连续 3 次中的 2 次活动未能达到满意的成绩，称为不成功的 EQA 成绩。

（6）未参加 EQA 活动则该次得分为 0，定为不满意的 EQA 成绩。只有在下列情况下不予扣分：①由于某些原因 EQA 提供者已要求暂停检测患者样本；②由于某些原因，实验室需暂停检测患者样本，并已通知了 EQA 提供者。

（7）对于不是由未参加而造成的不满意的 EQA 成绩，实验室应及时分析原因及采取纠正措施，并对相关人员进行培训。全部处理过程应有完整记录，且记录至少保存 2 年。

5. 室间质量评价的结果分析与改进

EQA 对临床实验室检验质量的改进具有重要意义，参评实验室在接到组织者反馈的意见后要进行认真分析。即使 EQA 成绩合格，实验室也应监测结果的变化趋势，进一步提高实验室的检验质量。例如，当所有检测结果在靶值的同一侧时，提示正确度存在系统偏差；实验室应分析原因并及时采取措施，以提高本室检验结果的准确性。

当实验室出现 EQA 成绩不合格时，实验室管理者应组织相关人员进行讨论，细心审核 EQA 活动的所有记录和文件，认真分析不合格的原因并采取纠正措施，预防类似问题再次出现。导致室间质量评价结果不合格常见的原因如下。

（1）书写错误　①仪器读数或抄写错误；②报告单未正确显示所用的仪器和（或）方法；③报告单位使用错误或小数点位置错误。

（2）方法学问题　①仪器性能（如温度、空白读数、压力）未达到要求或仪器使用不当，仪器未能定期维护或维护不当；②测量系统校准不正确；③校准品或试剂的复溶和保存不恰当，或超出有效期后仍然使用；④仪器探针未调整好、存在样本携带污染；⑤仪器数据处理功能有问题，试剂/校准品或参数设置存在问题；⑥自动加样器没有被校准到可接受的精密度和正确度；⑦方法灵敏度低，测量结果不精密；⑧结果超出仪器/试剂线性范围；⑨仪器问题质量控制未能检出。

（3）技术问题　①未按要求复溶 EQA 质控物；②质控物复溶后未及时检测；③仪器上样品没有以合理的顺序放置；④在室内质控失控时，仍报告 EQA 检测结果；⑤室内质控数据在可接受限之内，但提示有出现问题的趋势；⑥不恰当的 IQC 质控限或质控规则；⑦用错稀释液或稀释液加量不准；⑧受经验和知识水平所限导致判断错误；⑨样品管标记错误。

（4）EQA 质控物的问题　①基质效应：有些仪器/方法的性能受质控物基质的影响较大，当参评实验室使用该仪器/方法检测，而以所有方法的平均值或参考测量程序均值进行评价时，就有可能出现不合格的结果。②试验物不均匀：分装液体的变异性或不恰当的混匀。③EQA 质控物由于保存不当、细菌污染或溶血，导致分析物分解或变质等。

（5）EQA 组织者的问题　①分组不适当；②靶值不适当，主要原因有 EQA 物品的均匀性较差或保留了离群值；③评价范围不适当；④EQA 组织者数据输入不正确。

实验室如能找到导致室间质评结果不合格的原因并采取纠正措施，将有助于避免此类情况的再次发生及实验室检验质量的持续改进。

三、实验室内部比对与室间比对

（一）实验室内部比对

在同一实验室内，如果同一检验项目有两种或两种以上的检测系统，为了保证不同检测系统之间检验结果的一致性和可比性，需要进行同一实验室不同检测系统的比对。

常用的方法是用被评价的检测系统与本实验室完整有效、被国际（内）公认的检测系统或室间质评成绩合格的检测系统进行比对。比对的实质是两个或多个检测系统所对应的方法的比较实验。待评价或验证的方法为实验方法，参考方法或准确度已知的方法为比对方法。评价方法可按照《用患者样本进行方法学比对及偏倚评估》（CLSI EP 9 - A2），或参照《医疗机构内定量检验结果的可比性验证指南》（WS/T 407—2012）执行。

比对结果不一致时，应分析原因，采取必要的纠正措施并评估纠正措施的有效性。使用不同参考区间的检测系统间不宜进行结果比对。比对记录应由实验室负责人审核并签字，并应保留至少 2 年。

（二）实验室间比对

《医疗机构临床实验室管理办法》指出：医疗机构临床实验室的检验项目如果没有参加室间质量评价，或无室间质量评价可以参加，实验室必须有确保本室检验结果准确性和可靠性的措施或替代方案，其中首选的方法就是进行实验室间比对（inter - laboratory comparison）。实验室间比对是指按照预先规定的条件，由两个或多个独立的实验室对相同或类似的材料进行检验的组织、实施和评价。通过室间比对可以确定实验室能力、识别实验室存在的问题以及与其他实验室的差异，是判断和监控实验室能力的有效手段之一。

实验室比对的要求与评价：①通常使用新鲜患者样本，每次至少 5 份，包括正常和异常水平；

②选择与本实验室同级别或更高级别的实验室进行比对，如使用配套检测系统的实验室、使用相同检验方法的实验室或已获得 ISO 15189 认可的实验室；③比对频率至少每年 2 次；④如为定量项目，应有≥80% 以上的样本比对结果符合要求。

？思考题

答案解析

情境描述 某实验室同时采用两个浓度的质控物对血清清蛋白检测项目进行室内质量控制，并根据质控结果判断该分析批的检测结果是否可靠，以决定该分析批的检测报告是否可以发出。图 2 - 17 为该实验室 2024 年 1 月 19 日—2024 年 2 月 5 日期间血清清蛋白项目的室内质控图。

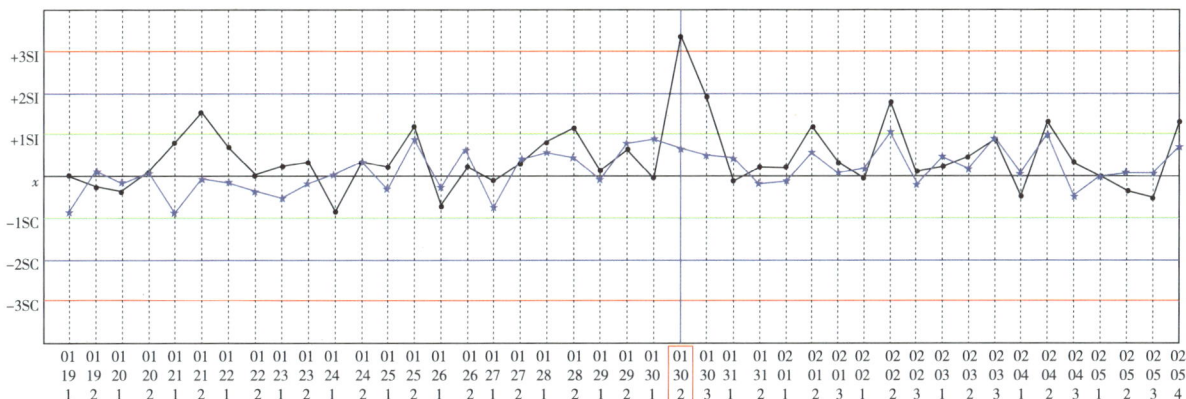

图 2 - 17 某实验室一段时间内血清清蛋白项目的室内质控图

初步判断与处理 根据以上质控图，可以看出图中红色方框所对应的分析批次其中一个浓度质控物的测量值超出了 +3s 质控限。

问题

（1）图中红色方框所对应的分析批次，违犯了何种质控规则？该分析批质控结果是否在控？

（2）该质控规则对何种误差敏感？导致该种误差的常见原因有哪些？

（3）如果发现失控，后续应采取怎样的处理流程？

（田景惠）

书网融合……

重点小结

题库

微课/视频 1

微课/视频 2

微课/视频 3

微课/视频 4

微课/视频 5

第三章　临床生物化学检验方法与试剂盒评价

✏ **学习目标**

1. 通过本章学习，掌握临床生物化学检验的量值溯源、检验方法分级、参考测量系统和测量不确定度的基本概念，方法学评价内容与指标，试剂盒性能指标与评价方法；熟悉生物学变异的分类与来源、测量不确定度的评估与表达、方法学评价的性能判断；了解计量学溯源链、医学实验室认可对临床生物化学检验定量检验程序性能验证的要求，检验试剂盒的分类和特点。

2. 具有开展临床生物化学检验方法学性能评价和试剂盒性能评估的初步能力。

3. 树立成本效益观念，坚持实事求是的科学态度，选择性能优良的检验方法与试剂盒，为患者和体检者提供高质量的检验结果。

在充分了解生物学变异、测量不确定度及量值溯源基本知识的基础上，合理选择和评价临床生物化学检验方法与试剂盒，是临床生物化学检验质量控制的一项重要工作。当建立、改变原有的检测系统或引进新的方法与试剂盒时，应对其技术性能做出正确评价。

第一节　生物学变异

PPT

检验结果的随机变异主要由 3 大因素造成，包括检验前变异、检验变异和生物学变异。其中，检验前变异受到患者准备、样本采集、运输和保存的影响。检验变异指的是检测系统的总误差。生物学变异在很大程度上影响临床检验质量规范及质量目标的制定，并进一步影响检验结果的质量。　📱 微课/视频 1

一、生物学变异分类

生物学变异分为个体内生物学变异和个体间生物学变异两大类。身体内环境稳态点附近的波动称为个体内生物学变异，个体间内环境稳态点的差异称为个体间生物学变异。对某一个检测项目而言，若检测结果存在显著的生物学变异，则需要根据生物学变异建立不同的参考区间。

1. 个体间生物学变异　相当于群体参考区间，即一般所指的参考区间。

2. 个体内生物学变异　相当于个体参考区间，同一个体在不同的时间检测结果有变异。

由于个体内生物学变异小于个体间生物学变异，当某一检测结果在个体参考区间以外但在群体参考区间以内，此时可能已经具有病理意义了。极个别人的个体参考区间的上限、下限大于或小于群体参考区间，其检测结果落在群体参考区间以外时可能不具有病理意义，所以使用个体参考区间进行自身对照比较更具实际意义，如对可疑病例的随访及治疗效果的动态观察。然而个体参考区间一般较难获得，所以目前广泛使用的还是群体参考区间。

对某一个项目而言，检测结果的生物学变异应大于分析变异，否则这种检测方法必须改良，而且这种变异是非病理性造成的，因此熟知生物学变异才能更准确地分析检验报告单。同时实验室及相关部门应建立相应临床状况下的参考区间，并尽量减少生物学变异因素，如受试者采样前的注意事项、采样标准化等。

二、生物学变异来源

生物学变异随每日生物钟、月周期、季节、生长变化而变化，表现为性别、年龄、种族、生物周期及妊娠等引起的变异，此为严格意义上的生物学变异。

1. 性别 大多数临床生物化学检验指标的男女性别差异不大，但因肌肉含量较高，男性血清中AST、CK、乳酸脱氢酶（lactate dehydrogenase，LD 或 LDH）及 γ–GT 等常略高于女性，此外，肌酐、尿酸和血清铁等也明显高于女性。女性 HDL–C、促黄体素等略高于男性。血清 TC 在 50 岁以前男性高于女性，50 岁以后则女性高于男性。

2. 年龄 有些血清酶如 CK、ALP 等青少年明显高于成年人，这与其骨骼生长活跃有关。血清 TC随年龄升高而升高，女性 50 岁以后升高幅度大于男性。

3. 种族 不同国家和地区的人群平均 TC 和低密度脂蛋白胆固醇（low density lipid cholesterol，LDL–C）水平存在较大差异，如韩国人的平均 TC（4.58mmol/L）远低于奥地利人（5.40mmol/L），印度人的平均 LDL–C（2.63mmol/L）远低于瑞士人（3.43mmol/L）。我国汉族人的 TC、HDL–C 高于维吾尔族人群，维吾尔族人的 TG、LDL–C 高于汉族人。

4. 生物周期 血液中的许多被测成分会随时间的变化而变化或发生周期性变化，如血钾峰值期为14~16 时，谷值期为 23~1 时，变化范围是日均值的 5%~10%；铁峰值期为 14~18 时，谷值时间是2~4 时，变化范围是日均值的 50%~70%。这种生理节律日间变化对许多激素测定影响也大，如促肾上腺皮质激素下午到午夜之间的分泌量可能增加 3~5 倍，到清晨增加达到顶峰。对于女性患者，还必须考虑月经周期中激素的周期性变化及妊娠期有些指标的变化。

5. 妊娠 妊娠时胎盘组织可分泌一些酶进入母体血液，如耐热 ALP、LD、亮氨酸氨基肽酶等造成血液中酶浓度的升高。

研究发现，TC、TG、HDL–C、LDL–C、载脂蛋白 A I（apolipoprotein A I，ApoA I）、载脂蛋白B（apolipoprotein B，ApoB）和脂蛋白（a）[lipoprotein（a），Lp（a）]的平均生物学变异分别为6.1%~11%、23%~40%、7%~12%、9.5%、7%~8%、6.5%~10% 和 8.6%。

第二节 临床生物化学检验的测量不确定度

PPT

测量不确定度（measurement uncertainty，MU）可简称为不确定度，ISO VIM：2012 将"测量不确定度"定义为：根据所用到的信息，表征赋予被测量量值分散性的非负参数。即单一测量结果是被测量的最易获得的值，且如果重复测量同一样品，有可能获得其他值。测量结果的 MU 大小宜满足医学决策，从技术上考虑，理想情况下尽可能小。 微课/视频2

一、测量不确定度的来源

对于每个测量程序，确定不确定度评定的技术要求很重要。常见的不确定度的来源如下。

1. 样品的不均匀性，冻干物的复溶程序，如校准品和试剂。

2. 校准品定值的不确定度，再校准。

3. 设备因素、试剂和校准品的不稳定性、批间变异。

4. 临床实验室环境变化。

5. 操作员读取模拟式仪器示值引入的偏移。

6. 手动和半自动方法的手工操作熟练度不同。

7. 与公认校准等级方案的测量偏移。

8. 测量公式，如近似值。

9. 同一被测量的多个测量程序可能有不同的分析性能特征。

10. 在足以涵盖所有测量条件变化的一段时间内检测室内质控物得到的长期不精密度数据（μ_{Rw}）。

11. 终端用户校准品定值的不确定度（μ_{cal}），从制造商获得或由自建测量系统的临床实验室确定。

12. 当在医学上显著的测量偏移可被修正时，需考虑应用的修正因子的不确定度（μ_{bias}）。

测量不确定度与测量误差是两个在测量领域中被广泛提及的概念，他们之间存在以下明显区别。

（1）定义和性质不同　测量误差是指测量结果与真实值之间的差异，它是一个确定的值，可以是正数或负数。而测量不确定度则是一个区间，表示被测量值可能的分布范围，它不具有正负号，是一个无符号的参数。

（2）评定目的不同　测量误差的目的是表明测量结果偏离真实值的程度，而测量不确定度的目的是表明被测量值的分散程度。

（3）评定结果不同　测量误差是一个具体的数值，其值为测量结果减去被测量的真实值，由于真实值未知，往往不能准确得到。而测量不确定度则用标准差或变异系数表示，由人们根据实验、资料、经验等信息进行评定。

（4）影响因素不同　测量误差是客观存在的，不受外界因素的影响，不以人的认识程度而改变。而测量不确定度则与人们对被测量、影响量及测量过程的认识有关。

（5）与测量结果的关系不同　测量误差与测量结果是直接相关的，它是测量结果的一个属性。而测量不确定度与测量结果之间是彼此独立的，它表示的是采用该测量结果所采用的测量程序进行重复观测时，这些重复观测结果的分散程度。

（6）分类方法不同　测量误差根据其性质可分为随机误差与系统误差，而测量不确定度则按照分量的评定方法分为 A 类和 B 类。

二、测量不确定度数据的获取

1. 从实验室外获取数据　实验室可以从国际/国家计量机构参考物质、开发测量程序的厂商那里取得评定测量不确定度所需要的数据。一般情况下，国际/国家计量机构参考物质证书中的不确定度数据可直接引用，或者通过实验室网络确认，确认的数据按下列公式计算该示值的标准不确定度，即以标准差表示的测量不确定度。

$$U_{char} = \sqrt{\frac{s_R^2}{n}}$$

式中，U_{char} 为示值的测量不确定度（标准不确定度）；s_R 为测量复现性（标准差）；n 为实验室数。

利用此公式计算的测量不确定度包括了各种主要影响因素，如样品、仪器、试剂、校准物、质控物、环境和操作人员等。

2. 从实验室常规工作中获取数据　实验室应制订校准和正确度验证计划，可利用国际、国内有证参考物质，评估实验室各检验项目的正确性，获得相应的不确定度分量数据，当然这需要长时间的积累，以保证数据的统计监控状态，而不是靠某一次校准而得来的数据。

3. 从实验室参加能力验证计划中获取数据　上述两个方面均是基于被测量能够溯源至公认的参考系统，通过校准和正确度验证来发现偏移，但大多数医学实验室常规无法计量溯源到公认的参考系统，此时可利用实验室参加 EQA 能力验证所得数据来评定测量不确定度。

三、测量不确定度的评定

测量不确定度的评定应满足如下要求：①应评定测量结果量值的测量不确定度，并保持满足预期用途时。测量不确定度应与性能要求进行比较并形成文件；②应定期评审测量不确定度的评定结果；③对于不能或者无需进行测量不确定度评定的检验程序，应记录未进行测量不确定度评定的理由；④当用户有要求时，临床实验室应向其提供测量不确定度信息；⑤当用户问询测量不确定度时，临床实验室的回复应考虑不确定度的其他来源，包括但不限于生物学变异；⑥当定性检验结果是基于定量输出数据，并根据阈值判定为阳性或阴性时，应用有代表性的阳性和阴性样品估计输出量值的测量不确定度；⑦对于定性检验结果，产生定量数据的中间测量步骤或室内质量控制结果的不确定度也宜视为此过程中的关键（高风险）部分；⑧进行检验方法性能验证或确认时，宜考虑测量不确定度。

测量不确定度的评定方法与步骤包括定义被测量、评定测量精密度、评定试剂和室内质控物批号变化对不确定度的影响、评定临床实验室对同一被测量采用多种测量系统的影响、评定终端用户校准品值的不确定度、评定偏移，最终合成被测量值的不确定度 $\mu_{(y)}$ 等。

1. 定义被测量　被测量的定义至少包括含有分析物的系统、分析物以及量 3 个方面，如静脉全血中的红细胞浓度。

2. 评定测量精密度　理想情况下，测量条件宜始终保持恒定，但在实践中变化是不可避免的。在充分涵盖大多数测量条件变化下，一段时间内获得的临床实验室内不精密度，大多数情况下是测量结果不确定度的最大分量。如可能，宜使用室内质控物获得不精密度数据。

3. 评定试剂和室内质控物批号变化对不确定度的影响　在测量系统使用不同批号的检测试剂时，有关人体样本与室内质控物表现相似的假设并不总是成立。差异通常是由于不同批号的试剂引起的室内质控物相关基质影响发生改变，但该变化并未在人体样本检测中被观察。此外，室内质控物的生产过程也会导致不同批号中被测量的含量存在差异。因此，需要单独收集批号改变前后获得的室内质控物的值并分别计算 μ_{Rw}，只有在认为能兼容的情况下才能将其合并，以计算总 μ_{Rw}。

4. 评定临床实验室对同一被测量采用多种测量系统的影响　检测量较大的临床实验室可使用多个相同的测量系统测定同一被测量，其中任一系统都可能分析人体样本。需分别评定每个测量系统的 μ_{Rw}，然后计算合并的平均值。

5. 评定终端用户校准品值的不确定度　赋值使用的测量程序导致终端用户校准品的值具有不确定度。体外诊断（in vitro diagnostic，IVD）制造商宜根据要求提供 μ_{cal} 值。如制造商为临床实验室，则由临床实验室负责评定。该值需要包含由选定的被测量的所有校准等级引入的不确定度，从最高等级的参考标准开始一直到终端用户 IVD 医疗器械校准品的赋值。

6. 评定偏移　IVD 制造商负责确保其终端用户的测量程序与适当标准相比具有医学可接受的最小测量偏移。如可获得，临床实验室宜通过参加适当的 EQA 计划定期监测测量偏移。如果正在进行的 EQA 监测计划发现了医学上显著的测量偏移，则由 IVD 制造商或临床实验室负责立即采取纠正措施。如果制造商无法纠正不可接受的偏移，则临床实验室在当地法规允许的情况下，通过对结果应用修正因子或重新对校准品赋值来处理此类测量偏移。当临床实验室对医学上显著的测量偏移修正后，临床实验室宜在评定 $\mu_{(y)}$ 的过程中考虑并评定 μ_{bias}。

由于服务对象对检验质量要求越来越高，加上近年来实验室认可对溯源性要求，量值溯源和测量不确定度越来越受到广泛关注，检验结果的溯源性将成为临床实验室的重要质量指标。开展量值溯源工作需要建立参考系统，但建立参考系统要求极高，也是一项花费昂贵的工作，一般临床实验室难于开展，而测量不确定度的确认与计算均十分繁杂，况且目前实验室如报告检验结果的同时报告测量不确定度，临床医生未必能够接受与正确解读，离普及使用尚需时日，但实验室对检验质量的追求永远在路上。

第三节　临床生物化学检验的量值溯源

PPT

量值溯源使检验结果的准确性得以提高，越来越受到广泛重视，这也是不同实验室间检验结果互认的基础。但每一个检测系统，即便是参考测量系统，也会产生测量不确定度。

一、量值溯源的基本概念

1. 溯源性与量值溯源　通过一条具有规定不确定度的不间断的比较链（即溯源链），使测量结果或测量标准的值能够与规定的参考标准（通常是国家计量基准或国际计量基准）联系起来的特性，称为溯源性（traceability）。通过溯源链使测量结果与参考标准联系的过程，称为量值溯源（metrological traceability）。

2. 测量准确度　测量结果与被测量真值之间的一致程度。

3. 校准与检定　校准与检定是实现量值溯源的最主要技术手段。校准指的是在规定条件下，为确定计量仪器或检测系统示值或实物量具或标准物质所代表的量值，与相对应的被测量的已知值之间关系的一组操作。检定是指由法定计量部门或法定授权组织按照规程，通过实验提供证明来确定仪器或设备的示值误差是否满足规定要求的活动。

4. 校准品与一级参考物　校准品也称校准物、参考物（质），指在校准函数中其值用作自变量的参考物质，用于对测量系统校准或对材料赋值。一级参考物是一种稳定而均一的物质，其数值已由决定性方法确定，或由高度准确的若干方法确定，所含杂质也已经定量，属于有证参考物质（certified reference material，CRM），附有证书，又称为基准或原级标准，具有最高的计量学特性，其值不必参考相同量的其他标准，是被指定或普遍承认的标准。

5. 互换性　用不同测量程序测定参考物质时的测定结果之间的数字关系，与测定临床样品时测定结果的数字关系的一致程度，称为互换性（commutability），又称互通性或替换性。

6. 测量方法与测量程序　进行测量时所用的、按类别叙述的逻辑操作次序，称为测量方法。用于特定测量的、根据给定的测量方法具体叙述的一组操作，称为测量程序。测量方法即为实验方法、分析方法，相当于操作原理。一个测量方法可以产生出多个测量程序，测量程序相当于具体操作步骤。通过测量程序可直接得到测量结果，而测量方法则不能，但在实际工作常互用。

7. 国际约定参考测量程序　测量值虽不能溯源至国际单位制（SI），但国际公认可将该测量值作为某确定量参考值的测量程序。

8. 测量不确定度　表征合理赋予被测量之值的分散性，与测量结果相联系的参数。此参数可以是标准差或其倍数，或具有规定置信水平的区间的半宽度。

9. 国际约定校准品　量值不能溯源至SI，由国际约定予以定值的校准品。

二、临床生物化学检验方法分级

临床生物化学检验方法根据其正确度与精密度的不同，可分为三级。

1. 决定性方法（definitive method） 是指准确度最高，系统误差最小，目前没有发现产生误差的原因或在某些方面不够明确的方法。其主要方法包括同位素稀释质谱分析法、中子活化法、重量法等。由于技术要求太高，费用昂贵，因此不直接用于鉴定常规方法，而主要用于评价参考方法和一级参考物。

2. 参考方法（reference method） 是指正确度与精密度已经充分证实的分析方法，干扰因素少，系统误差与重复测定的随机误差相比可以忽略不计，有适当的灵敏度、特异性及较宽的分析测量范围。用于评价常规方法和试剂盒，鉴定二级参考物。

3. 常规方法（routine method） 指性能指标符合临床或其他目的的需要，有足够的精密度、正确度、特异性和适当的分析测量范围，而且经济实用。这类方法经有关学术组织认可后可称为推荐方法（recommended method）。

三、临床生物化学检验参考测量系统

生物样品中待测物的测量需要用到参考测量系统，包括参考物质和参考测量程序。

1. 参考物质（reference material，RM） 又称标准物质或标准参考物质，指具有相对足够均匀和稳定特性的物质，主要用来作为测量系统的校准品或质控物。参考物质是一个比较宽泛的概念，可以是根据 SI 单位直接定义的一级校准品，也可以是试剂盒中一般的校准品或质控物。通常情况下，参考物质是指较高级别的校准品，即 CRM。

ISO 将较高级别的参考物质分为两级：①一级参考物，是一种相对稳定而均一的物质，其数值通常由决定性方法确定，属于 CRM，主要用于确定二级参考物的数值。权威机构赋值的校准品多属于一级参考物。②二级参考物，其稳定性和均一性较一级参考物相对差些，其数值主要由一级参考物和参考方法确定。厂家赋值的校准品多属于二级参考物。

一级参考物和二级参考物均可作为校准品，用于量值传递或正确度评价。而权威机构未赋值的一级参考物质可作为质控物，用于控制测量精密度。但由厂家赋值的质控物不能作为校准品。

参考物质既可以用作校准品，也可以用作质控物，但在一个实验室内，同一参考物质不可以同时用于以上两种目的。

2. 参考测量程序 是指经过充分研究的测量程序，所产生的值具有与其预期用途相称的测量不确定度，尤其用于评价测量同一量的其他测量程序的正确度和确定参考物质的特征。根据准确性不同可分为一级参考测量程序和二级参考测量程序，前者具有最高计量特性。

3. 参考物质与方法之间的关系 一级参考物由决定性方法定值，用于校正决定性方法，评价及校正参考方法以及为二级参考物定值。二级参考物的定值源于一级参考物和参考方法，主要用于常规方法的评价，或为质控物定值和常规测定的结果计算。厂家校准物的定值源于二级参考物和参考方法，用于常规分析。

四、计量学溯源链

1. 基本概念 确保测量结果或测量标准的值能够与规定的参考标准（如国家计量基准或国际计量基准）联系起来的不间断的比较链，称为计量学溯源链（metrologial traceability chain）。这条链由结果开始，通过一系列的比较和校准，将测量结果自下而上追溯到国家计量基准或国际计量基准。

2. 计量溯源性目的 使经校准的常规测量程序所得的结果，理论上等同于按现有校准等级最高水平所得值。反过来说，计量溯源性的目的是将参考物质和（或）参考测量程序的正确度水平传递给一个具有较低计量学水平的测量程序（例如常规测量程序），这样常规测量程序测量结果最高就可以溯源到 SI 单位。计量学溯源链的理想终点是定义到 SI 单位。

3. 五种典型计量学溯源链 根据计量学溯源至 SI 的可能性及测量程序与参考物的计量水平，有五种典型的计量学溯源链：①有可用的一级参考测量程序和一种或多种一级参考物质，如化学抽提法 - Abell - Levy - Brodie - Kendall（ALBK）法测量胆固醇，是能溯源到 SI 单位的最高水平的溯源链；②有国际约定参考测量程序和一种或多种通过该程序定值的国际约定校准物，如高效液相色谱法测定糖化血红蛋白；③有国际约定的参考测量程序，但无国际约定校准物质，如凝血因子；④有一个或多个国际约定校准物质和定值方案，但无国际约定参考测量程序，如蛋白激素、某些抗体和肿瘤标志物，均有世界卫生组织（world health organization，WHO）国际标准物质；⑤既无国际约定参考测量程序又无国际约定参考物质，生产厂商只能自建测量程序和校准品，如散射比浊法测量视黄醇结合蛋白和免疫球蛋白等。

目前临床生物化学检验项目有近 300 个，但可在计量上溯源至 SI 单位的项目不多，只有十分之一左右，比如胆固醇、葡萄糖、肌酐、尿酸、钾、钠、氯、钙等。可用来校准二级参考测量程序和二级校准品，进一步校准生产厂商选定的测量程序和生产厂商工作校准品，再进一步校准生产厂商常规测量程序和厂商产品校准品，最后校准用户常规测量程序，使常规样本的检测结果具有可溯源性，最高可溯源至 SI 单位。但目前大多数项目不能溯源至 SI 单位，有的是没有一级参考测量程序，有的没有国际校准物质，有的两者都没有。如图 3 - 1 所示为完整校准等级和计量上溯源至 SI 单位示意图。在这个溯源示意图中，一级参考测量程序，具有最高计量学特性，如库仑法、重量法测量，能直接溯源至 SI 单位，具有很小的测量不确定度，一级参考物质是高度纯化的被测物质，可由一级参考测量程序直接定值，也可通过其他准确可靠的方法间接定值。

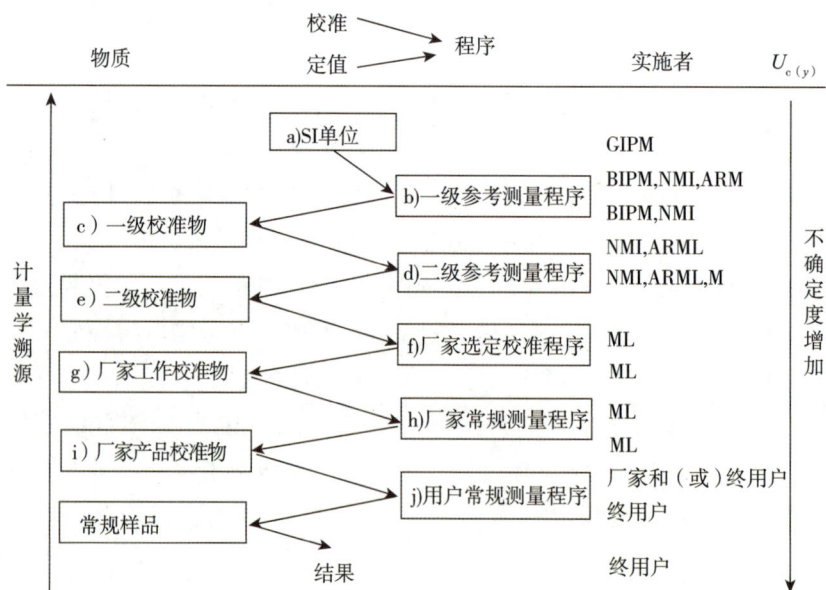

图 3 - 1 溯源至 SI 单位的完整量值溯源图

ARML 为认可的参考实验室；BIPM 为国际计量局；CIPM 为国际计量大会；ML 为生产商实验室；NMI 为国家计量机构；符号 $U_{c(y)}$ 为合成标准测量不确定度。

二级参考测量程序用一级校准品校准，具有较低的测量不确定度，能满足特定要求。一级、二级参考测量程序的建立和一级、二级参考物质的制备要求很高，一般由国际或国家计量机构或参考实验室来完成。

在这个溯源链中，自上而下各环节的溯源性逐渐降低，而测量不确定度则逐渐增加，如果用一级参考测量程序直接测量样品，其测量结果无疑最具溯源性，测量的不确定度最低，但在常规临床生物化学检验中，显然不具备这种条件，因为常规实验室远远达不到参考实验室的要求，而只能依赖所使用的商品试剂盒校准品所赋值的溯源性的等级，而商品试剂盒的生产厂商可以提供其校准品的计量学溯源链。 微课/视频 3

第四节　临床生物化学检验方法的性能评价

PPT

方法学性能评价（evaluation of methodology）是通过实验途径来评价候选方法的性能，说明是否能够满足预期的质量要求。临床实验室引入新的生物化学检验方法或自建新的方法，在用于检测患者样本前必须对其分析性能进行评价，证实其能够满足临床和实验室要求的性能后方可用于临床检测。因此，方法学选择和评价是实验室的重要任务之一。

一、方法学性能评价的内容

方法学评价的内容包括总误差、精密度、正确度、准确度、灵敏度、可报告范围、干扰和基质效应等。

评价目的不同，评价内容就不相同。当评价一个新购进的临床生物化学检验分析仪时，仅需要评价精密度、正确度和分析测量范围；而当评价一个新方法时，需要评价其全部内容。

1. 总误差（total error，TE）　指从样本收集开始到发出报告所有来源的检验误差，由不精密度（随机误差）和偏倚（系统误差）构成。临床检验工作或试剂厂家常常关注 TE 的来源（性质），是来源于随机误差还是系统误差还是都有。临床医生仅关注 TE 是否足够小，是否会导致错误的诊断，而不需要知道误差的来源。

2. 精密度（precision）　是在规定条件下对同一样本多次重复测量结果之间的接近程度。常用标准差（standard deviation，*s*）和变异系数（coefficient variation，CV）表示测定结果的不一致性，即不精密度（imprecision）。

精密度是检测系统最基本的性能，如果精密度差，其他性能评价试验则无法进行。而且医学实验室常常只对样本做单次测量就发出报告，这种情况下，检测系统的精密度就更为重要。

3. 正确度（trueness）　指大批测量结果的均值与真值的一致程度。实际上，只能用与正确度相反的统计量"偏倚（bias）"来表示。注意，正确度和准确度（accuracy）是有明显区别的两个概念，准确度是指单次测量结果与真值之间的一致程度。准确度亦受精密度影响，既正确又精密的测量结果才是准确的，而正确度与精密度无关。

4. 灵敏度　国际纯粹与应用化学联合会（IUPAC）定义的分析灵敏度（analytic sensitivity）是指校准曲线的斜率。

美国临床和实验室标准化协会（clinical and laboratory standards institute，CLSI）发布的 EP17 - A 文件，即《检出限和定量检出限确定方案：批准指南》，将检测系统或方法可检测的最低分析物浓度称为检出限，以此来考察分析灵敏度。

空白限（limit of blank，LoB）、检出限（limit of detection，LoD）和定量检出限（limit of quantitation，LoQ）是用于描述分析灵敏度的指标。LoB 是在规定的条件下，空白样本被观察到的最大检测结果。LoD 是在规定的条件下检出的样本中分析物的最小值。LoQ 是在规定的可接受精密度和正确度条件下，能定量检出样本中分析物的最小值。

5. 可报告范围（reportable range，RR） 包括分析测量范围（analytical measurement range，AMR）和临床可报告范围（clinical reportable range，CRR）。AMR 指患者样本未经任何处理（稀释、浓缩等）由检测系统直接测量得到的可靠范围，亦称线性范围（linear range，LR）。在此范围内，一系列不同样本分析物的测量值与其实际浓度（真值）呈线性比例关系。分析测量范围是一个很重要的性能指标，是指系列分析物浓度与对应的仪器最终输出的检测信号间是否呈恒定比例的性能。CRR 指定量检测项目向临床能报告的检测范围，患者样本可经稀释、浓缩或其他预处理。对于 CRR 大于 AMR 的检验项目，需进行最大稀释试验确定项目的 CRR。对于 CRR 比 AMR 窄的检验项目，需进行最大浓缩试验来确定 CRR。

6. 干扰（interference） 指测定某分析物的浓度或活性时，受其他非分析物影响而导致测定结果增高（正干扰）或降低（负干扰）。干扰影响测量的正确度。

7. 基质效应 一个物质系统中除被测物之外的所有成分，称为基质。基质常常对分析物的分析过程有显著的干扰，并影响分析结果的准确性，例如溶液的离子强度会对分析物活度系数有影响，这种独立于被测物质存在的对测量和可测量数值产生影响的样品特性，称为基质效应（matrix effect）。

微课/视频4

广义的基质效应包括干扰（如血清胆固醇测定中的胆红素、血红蛋白、抗坏血酸等），及未知的或未定性的理化性质（如黏度、pH 等）的影响。

基质偏差（matrix bias）是用于描述基质效应的指标。基质效应的评价前提是：①通常认为新鲜血清无基质效应；②决定性方法或参考方法无基质效应。基质效应的评价原理是以无基质效应的参考系统为基准，来评价常规方法对某样品检测有无偏差。当参考系统与常规方法测定同一批新鲜血清的结果一致时，表示常规方法无方法误差，如有统计学上的差异则该偏差为常规方法的校准偏差（calibration bias）。当参考系统和常规方法测定的是制备物（如室间质评样本）时，往往会得到不一致的结果，这种差异称为调查偏差（survey bias）。调查偏差与校准偏差之差即基质偏差。

二、方法学评价试验

为了使精密度的评价方法趋于规范，在实际工作中更易于操作，CLSI 先后制订了一系列评价方案（evaluation protocols，EP），如《定量测量方法的精密度性能评价》（EP5 - A2）、《用户验证性能的准确性和真实性》（EP15 - A2）、《用户对精密度的验证与偏倚评估》（EP15 - A3）等，主要用于客观评价临床生物化学检验方法、试剂盒和分析仪器的精密度、正确度、特异性、可报告范围、灵敏度等性能。

（一）精密度评价

精密度评价采用重复性试验，可按 CLSI 文件《定量测量方法的精密度性能评价》（EP5 - A2）进行，即对每个浓度水平的被评价样本，每天测两批，每批重复测定 2 次，连续 20 天，共获得 80 个有效实验数据，经计算可同时获得批内精密度、批间精密度、日间精密度和室内精密度（总不精密度），简称 2×2×20 实验方案。该方案既可用于确认测量程序的精密度性能，也可用来验证厂家声明的精密度性能。

1. 目的与判断标准 重复性试验的目的是测定候选方法的随机误差。指标是变异系数 CV、标准差，CV 越小精密度越好，反之则差，故称其为不精密度。用本方案评价可以计算出批内、批间、天间和总不精密度。不精密度的判断标准有以下两项。

（1）推荐标准　CLIA′88 推荐的常规化学分析项目的允许分析误差（allowable analytical error，E_a）见表 3 – 1。一般情况下，E_a 是医学决定水平（X_c）与 CLIA′88 推荐的可接受性能的 1/4 的乘积。不同的 X_c 有不同的 E_a，表 3 – 1 中 E_a 的单位与医学决定水平一致。

表 3 – 1　CLIA′88 推荐的允许误差

分析项目	决定水平（X_c）	可接受性能	允许误差（E_a）
丙氨酸氨基转移酶（ALT）	50U/L	20%	2.5（50×20%×1/4）以下同
天冬氨酸氨基转移酶（AST）	30U/L	20%	1.5
碱性磷酸酶（ALP）	150U/L	30%	11
淀粉酶（AMY）	100U/L	30%	7.5
乳酸脱氢酶（LD）	300U/L	20%	15
肌酸激酶（CK）	200U/L	30%	15
清蛋白（ALB）	35g/L	10%	0.9
总蛋白（TP）	70g/L	10%	1.8
氯（Cl）	90mmol/L	5%	1.1
	110mmol/L	5%	1.4
总胆固醇（TC）	5.18mmol/L	10%	0.129
甘油三酯（TG）	1.81mmol/L	25%	0.113
尿酸（UA）	356.4μmol/L	17%	14.85
铁（IRON）	26.85μmol/L	20%	1.342
镁（Mg）	1mmol/L	25%	0.065
总胆红素（TBIL）	17.1μmol/L	6.84	1.71（6.84×1/4）以下同
	342.1μmol/L	20%	17.1
总钙（Ca）	1.71mmol/L	0.249	0.062
	2.69mmol/L	0.249	0.062
	3.24mmol/L	0.249	0.062
高密度脂蛋白胆固醇（HDL – C）	0.91mmol/L	30%	0.067
	1.68mmol/L	30%	0.127
肌酐（Cr）	88.4μmol/L	30%	7.7
	265.2μmol/L	15%	9.72
葡萄糖（GLU）	2.78mmol/L	10%	0.083
	6.99mmol/L	10%	0.175
	11.0mmol/L	10%	0.278
尿素（UREA）	4.5mmol/L	9%	0.1
钠（Na）	130mmol/L	4.0	1
	150mmol/L	4.0	1
氯（Cl）	90mmol/L	5%	1.1
	110mmol/L	5%	1.4
钾（K）	3.0mmol/L	0.5	0.13
	6.5mmol/L	0.5	0.13
血气 PCO_2	4.66kPa	0.66kPa	0.173
	6.65kPa	0.66kPa	0.173
血气 PO_2	3.99kPa	3s*	0.75s*（3s*×1/4）以下同
	10.64kPa	3s*	0.75s*
	25.94kPa	3s*	0.75s*

分析项目	决定水平（X_c）	可接受性能	允许误差（E_a）
血气 pH	7.35	4%	0.01
	7.45	4%	0.01

注：* 标准差

（2）普通标准　$1.96s \leqslant E_a$，可以初步接受，进一步判断见后述的方法性能判断。其依据是95%的随机误差值为$1.96s$。但该标准比上述推荐标准宽松很多。

2. 评价前准备和样本测定

（1）评价前准备　①对于评价对象和评价方案均应熟悉；②试验用试剂应是同批次配制，或同一批号的商品试剂盒和参考物，仪器也应处于良好的工作状态；③试验用样品一般选择2个（亦可更多），一个在参考区间或在医学决定水平附近，另一个为异常值，被测物在疾病时增高者用高值，降低者用低值；试验样品的介质应与临床样品一致，并应妥善保存，应保证在整个试验过程中稳定；④先做一个初步的批内精密度测定，即一个样品重复测定20次，计算出均值，标准差和变异系数，如果批内精密度不符合生产厂家规定的质量标准，则联系厂家对仪器进行修理或保养，直到批内精密度符合生产厂家规定的质量标准才能进行下面的试验。

批内精密度计算见式3-1。

$$\bar{x} = \frac{\sum x_i}{n}; \quad s = \sqrt{\frac{n\sum x_i^2 - \left(\sum x_i\right)^2}{n-1}}$$

$$CV_{批内}（\%）= \frac{s}{\bar{x}} \times 100 \tag{3-1}$$

式中，$CV_{批内}$为变异系数；x_i为某次测量值；$\bar{x}$为均值；s为标准差；n为样品重复数。

（2）样本测定　用2个样品每天测定2批，批间测定间隔不得少于2小时，每批测定均作2份，至少共测定20天。每批测定至少做一个质控。

3. 统计分析

（1）数据整理　两个样品应独立计算下述各项指标，每个样品的数据及中间计算结果按表3-2、表3-3进行整理。

表3-2　原始实验数据整理表

天数	批1			批2			日均值	日平均值²
	结果1	结果2	均值_批1	结果1	结果2	均值_批2		
1								
...								
Sums							F	G

表3-3　中间计算结果表

天数	批1	批2	（均值_批1 − 均值_批2）²
	（结果1 − 结果2）²	（结果1 − 结果2）²	
1			
...			
Sums	C	D	E

（2）统计计算　首先计算参数A、B和s_r，然后计算批内、批间、天间和总变异系数。

$$A = \sqrt{\frac{\sum_{i=1}^{1}(\overline{x_{i_1}} - \overline{x_{i_2}})^2}{2I}} = \sqrt{\frac{E}{2I}} \qquad (3-2)$$

式中，I 为总天数（20）；$\overline{x_{i_1}}$ 为第 i 天第 1 批测定的平均值；$\overline{x_{i_2}}$ 为第 i 天第 2 批测定的平均值；A 为批间变异估计值。

$$B = \sqrt{\frac{\sum_{i=1}^{1}(\overline{x_{i..}} - \overline{x...})^2}{I-1}} \qquad (3-3)$$

式中，$\overline{x_{i..}}$ 为第 i 天全部测定的平均值；$\overline{x...}$ 为测定总均值；B 为天间变异估计值。再计算标准差和 CV。

$$s_{批内} = s_r = \sqrt{\frac{\sum_{i=1}^{1}\sum_{j=1}^{2}(x_{ij_1} - x_{ij_2})^2}{4I}} = \sqrt{\frac{C+D}{4I}} \qquad (3-4)$$

式中，J 为每天测定的样品数（共 2 个）；x_{ij_1} 为第 i 天内样品 J 的第一次测定结果；x_{ij_2} 为第 i 天内样品 J 的第二次测定结果；s_r 为批内标准差。

$$s_{批间} = s_{rr} = \sqrt{A^2 - \frac{s_r^2}{2}} \qquad (3-5)$$

$$s_{天间} = s_{dd} = \sqrt{B^2 - \frac{A^2}{2}} \qquad (3-6)$$

式中，s_{rr} 为批间标准差；s_{dd} 为天间标准差或日标准差。

$$CV_{批内}（\%）= \frac{\sqrt{s_r^2}}{\overline{X}...} \times 100 \qquad (3-7)$$

$$CV_{总}（\%）= \frac{\sqrt{s_{rr}^2 + s_{dd}^2 + s_r^2}}{\overline{X}...} \times 100 \qquad (3-8)$$

$CV_{批间}（\%）$、$CV_{天间}（\%）$ 的计算类似式 3-7，只是将式中的 s_r 分别替换成 s_{rr}、s_{dd}。

（二）正确度评价

1. 方法比较试验 亦称为方法比对试验，可以测定候选方法的比例系统误差和恒定系统误差。可按 CLSI 文件《用患者样本进行方法学比较和及偏倚评估》（EP9-A2）方案进行，即每天选取 8 份样本，按 1 到 8 的顺序编号，在两台分析仪上按照 1→8 以及 8→1 的顺序重复测定，连续 5 天，共获得 40 个有效数据，经统计分析获得两种方法的相关系数 r 或决定系数 r_2，简称 5×8 实验方案。

（1）目的与要求 评价候选方法所给出的结果是否准确，采用的是方法比较试验。理论上，两种方法间的差异均作为候选方法的偏差，因此比较方法应是参考方法或推荐方法，如该测定没有参考方法或推荐方法亦可用公认的常规方法，但须具备：①比候选方法有更好的精密度；②干扰已知；③与候选方法使用相同的计量单位。

（2）方法比较试验前准备和样本测定

1）试验前准备 ①试验者应熟悉所用的仪器、候选方法、比较方法和评价方案；②试验样品应收集新鲜的正常和异常的临床样品，应有足够宽的浓度范围，各浓度应有合适的比例。如不能及时测定，样品应妥善保存并应在分析物的稳定期内测定。

2）样本测定 ①样品数至少为 40 个，每个样品用 2 种方法分别做双份测定，因此样品应有足够的量，如临床样品的量太少可将 2 份含量相近的样品混合；②每天测定 8 个样品，双份测定时第一次按顺序 1，2……7，8，第二次 8，7……2，1，共测试 5 天。

（3）统计分析

1）数据整理　见表 3-4。

表 3-4　方法比较试验数据整理

样品号（i）	比较方法（X）				候选方法（Y）			
	X_{i1}	X_{i2}	DX_i	DX_i'	Y_{i1}	Y_{i2}	DY_i	DY_i'
1								
...								
40								

表中，$DX_i = |X_{i1} - X_{i2}|$，$DY_i = |Y_{i1} - Y_{i2}|$，$DX_i' = |X_{i1} - X_{i2}| / \overline{X_i}$，$DY_i' = |Y_{i1} - Y_{i2}| / \overline{Y_i}$，$\overline{X_i} = (X_{i1} + X_{i2}) / 2$，$\overline{Y_i} = (Y_{i1} + Y_{i2}) / 2$。

2）离群点的检查　超过下列控制限的数据为离群点数据。只有 1 个离群点数据，可直接剔除后进行统计，如出现 2 个或以上的离群点，应查找原因后剔除、补做。

①DX_i 超过 DX 控制限：DX 控制限 $= 4 \times \overline{DX}$，$\overline{DX} = \sum DX_i / n$

②DY_i 超过 DY 控制限：DX 控制限 $= 4 \times \overline{DY}$，$\overline{DY} = \sum DY_i / n$

③DX_i' 超过 DX' 控制限：DX' 控制限 $= 4 \times \overline{DX'}$，$\overline{DX'} = \sum DX_i' / n$

④DY_i' 超过 DY' 控制限：DY' 控制限 $= 4 \times \overline{DY'}$，$\overline{DY'} = \sum DY_i' / n$

⑤E_{ij} 超过 E 控制限：

$$E_{i1} = |Y_{i1} - X_{i1}|，E_{i2} = |Y_{i2} - X_{i2}|，E = \frac{1}{80} \times \sum_{}^{40} \sum_{}^{2} E_{ij}$$

其中，j 为重复测定次序号（双份测定的第 1 次或第 2 次），n 表示数据的个数，E 控制限 $= 4 \times E$。

⑥E_{ij}' 超过 E' 控制限：

$$E_{i1}' = |Y_{i1} - X_{i1}| / X_{i1}，E_{i2}' = |Y_{i2} - X_{i2}| / X_{i2}，E' = \frac{1}{80} \times \sum_{}^{40} \sum_{}^{2} E_{ij}'$$

E' 的控制限 $= 4 \times E'$

上述①②③④为方法内的离群点检查，⑤⑥为方法间的离群点检查。其中①②⑤为绝对差异检查，③④⑥为相对差异检查。

3）候选方法（Y）与比较方法（X）相关回归分析　相关系数 r 与回归方程的计算如下。

$$r = \frac{\sum \sum (X_{ij} - \overline{X})(Y_{ij} - \overline{Y})}{\sqrt{\sum \sum (X_{ij} - \overline{X})^2 \sum \sum (Y_{ij} - \overline{Y})^2}}$$

式中，X_{ij} 为第 i 号样品第 j 次用比较方法测定的结果；Y_{ij} 为第 i 号样品第 j 次用候选方法测定的结果；$\overline{X}$ 为全部样品用比较方法测定结果的均值；$\overline{Y}$ 为全部样品用候选方法测定结果的均值。

$$b = \frac{\sum \sum (X_{ij} - \overline{X})(Y_{ij} - \overline{Y})}{\sum \sum (X_{ij} - \overline{X})^2}，a = \overline{Y} - (b \times \overline{X})，\overline{Y} = a + (b \times \overline{X})$$

$r \geq 0.975$ 或决定系数 $r^2 \geq 0.95$，说明两种方法的相关性良好。

2. 回收试验 是分析候选方法正确测定加入常规分析样品中的纯分析物的能力，目的是测定比例系统误差，以评价候选方法的正确度。

（1）方法 将被分析的纯品标准液加入样品中，成为分析样品，原样品加入同量的无分析物的溶液作基础样品，然后用候选方法分析，两者测定结果的差值为回收量。

（2）回收率计算 回收率为回收量除以分析样品中纯分析物的浓度，公式如下。

$$回收率（\%）= \frac{T_t - T_b}{c} \times 100 \qquad (3-9)$$

式中，T_t 为分析样品的测定结果；T_b 为基础样品的测定结果；$T_t - T_b$ 为回收量；c 为分析样品中加入的纯分析物的浓度（加入后浓度）。

$$c = \frac{c_0 \times V_0}{TV} \qquad (3-10)$$

式中，c_0 为加入的纯分析物的浓度；V_0 为加入的纯分析物的体积；TV 是总体积。

理想的回收率为 100%，如某法测血钙的回收率为 95.7%，有 4.3% 的比例误差，表明一个含钙真值为 2.50mmol/L 的样品，若用该方法测定，约为 2.39mmol/L（= 2.50mmol/L × 95.7%），误差为 0.11mmol/L（= 2.50mmol/L × 4.3%）。

（3）注意事项 ①准确吸量，因为被分析物的理论值是根据加入标准液体积及原样品的体积计算所得，吸量稍有不准，就会影响结果；②样品中加入标准液后，总的浓度必须在方法的分析测量范围内，一般须加入高、中、低不同浓度做回收试验，计算平均回收率；③加入标准液后，最好使试验样品的被测浓度达到医学决定水平；④加入标准液的体积一般在 10% 以内。若稀释过大，误差将发生改变，甚至消失。

（三）特异性评价

特异性评价采用干扰试验，可按 CLSI 文件《临床生化干扰试验：批准指南》（EP7 - A2）进行，即采用试验方法检测分析待测样品中不同含量干扰物对待测物检测结果的影响关系及其程度。

1. 目的与要求 判断候选方法给出的结果是否受非分析物影响及影响程度，即测定方法的恒定系统误差。①干扰是指在测定某分析物时，受另一非分析物影响而导致测定结果增高（正干扰）或降低（负干扰）；②干扰物质可分为内源性（样品中存在的）和外源性（外界污染的）两类。内源性的干扰物有：血清中固有的代谢产物，如甘油三酯测定时血清中的甘油，肌酐酶法测定时血清中的肌酸等；病理情况下生成的，如胆红素、脂类、蛋白质、血红蛋白等；治疗药物等。外源性干扰有：样品收集中的添加物如抗凝剂、防腐剂、稳定剂，容器和塞子的污染等；试剂中的杂质和杂酶等；③干扰的机制，可有物理作用、化学作用以及非特异反应等；④干扰一般产生恒定系统误差。

2. 试验前准备 ①应做的主要干扰物为患者样品中常出现的黄疸、脂血和溶血；某些药物如维生素 C 等；实验常用的抗凝剂、防腐剂和稳定剂；②质量保证，不存在系统误差；批内精密度在可接受范围内；应不存在前后结果的交叉污染；试验过程有质控监督。

3. 试验方法与操作

（1）"配对差异"试验 即将不同浓度的干扰物加入试验样品中，然后分别测定加与不加干扰物的样品，比较二者有无偏差，并了解干扰物浓度与偏差程度的关系。操作步骤如下：①试验材料应选择混合血清 1 份，分成 2 份，1 份加入干扰物，含量为临床样品中可能出现的最高含量，另一份不加，按比例混合成 5 个不同干扰物浓度（见线性评价），未加入干扰物的组为对照组；②每份样品重复测定 n 次。

（2）用患者样品做偏差分析　用来证实某类患者样品中是否存在未知的干扰物。操作步骤如下：①选择2组患者样品，一组含疑似干扰物为测定组，另一组不含疑似干扰物作为对照组，两组的分析物浓度范围应大致相同，每组样品需20~40个；②两组样品分别用候选方法和比较方法（参考方法）双份测定，并在2小时内完成；③分别比较每组样品，两种方法间的差异。如测定组有差异，对照组无差异说明存在干扰，如两组均无显著差异说明不存在干扰。单用统计学上的差异显著与否来判断干扰存在与否，有时并不确切，因实际测定中随机误差的存在，可能会做出相反的解释，必须结合临床要求的性能来综合判断。

这两种干扰试验各有优缺点，第一种方法的不足之处是试验样品的介质可能与病理样品的介质不一致。第二种方法的不足之处是：①患者通常用多种药物，难以确定干扰物；②不是每种测定项目均有参考方法，而且有的参考方法难以在临床实验室中开展；③参考方法亦可能受某些物质的干扰。两种方法同时使用，会起互补作用。

4. 统计分析　干扰值 = 各组均值 – 对照组均值。各组与对照组作配对 t 检验，可得出某浓度内有无干扰。

如果干扰值 $< E_a$，即使 t 检验差异有显著性，由于干扰物引起的偏差对临床诊断和治疗不产生不良的影响，是可以被接受的。

（四）可报告范围评价

RR 评价可按 CLSI 文件《定量检测系统线性评价：统计方法与批准指南》（EP6 – A 法）即线性试验来评价厂商声明的 AMR，并通过最大稀释度试验来确定 CRR 上限。

1. 目的与要求　线性范围试验能判断某一分析方法测得的浓度或活性值与设定的浓度或活性值之间的比例关系的范围。常规方法应具有较宽的分析测量范围，至少应包含95%的临床样本，包括临床可能出现的高值和低值。太窄后容易导致系统误差。

2. 评价前准备　评价前必须：①熟悉仪器、评价方案和试剂；②评价样品的介质应与实际测定的样品相一致，理想的样品是患者的低值或高值样品，亦可用患者的混合样品加入分析物作为高值样品，用正常人样品作为低值样品。低值样品在必要时可做减量处理：如分析物为酶可以加热，小分子化合物可以透析，脂类可用超离心或多价阴离子沉淀。难以收集或处理低值样品时，还可用收集到的高值样品用生理盐水进行系列稀释得到；③线性评价应有至少5个不同浓度，可选择低值和高值样品各一个，低值样品为1号，高值样品为5号，二者按体积3∶1混匀为2号，等份混匀为3号，1∶3混匀为4号，形成系列评价样品。

3. 样本测定　至少5个不同浓度的样品（X），随机排列，每个样品至少重复测定2次（Y），因此样品应有足够的量，并且分析要求在当天完成。

4. 单项式线性统计分析

（1）数据整理与离群点的检查　4次重复测定结果由高到低排序，以酶法测定肌酐为例（表3–5）。

表3–5　线性评价的测定数据与离群点检查（浓度单位 μmol/L）

样品序号	X_1	X_2	X_3	X_4	X_5
制备浓度	97	760	1422	2084	2746
测定浓度 Y_1	97.5	764	1425	2090	2748
测定浓度 Y_2	97	762	1422	2088	2748
测定浓度 Y_3	96.8	760	1420	2085	2741

样品序号	X_1	X_2	X_3	X_4	X_5
测定浓度 Y_4	96.5	756	1418	2080	2735
极差 $D = Y_1 - Y_4$	1.0	8	7	10	13
$Y_1 - Y_2$	0.5	2	3	2	0
$D_1 = (Y_1 - Y_2)/D$	0.5	0.25	0.43	0.20	0
$Y_3 - Y_4$	0.3	4	2	5	6
$D_2 = (Y_3 - Y_4)/D$	0.3	0.5	0.29	0.50	0.46
界限值 $P_{0.05} = 0.765$, $P_{0.01} = 0.889$					

D_1 和 D_2 中的数据均未超过界限值 $P_{0.05} = 0.765$ 和 $P_{0.01} = 0.889$，本组数据未发现离群点。如出现离群点，剔除后补做。

（2）线性回归分析　$b = 1.0002$，$a = 0.00564$，$Y = 0.00564 + 1.0002X$。

（3）组内变异试验　计算各组内变异均方差（$SS_{组内}$）：$SS_{组内} = \sum Y^2 - (\sum Y)^2/4$，结果见表 3 - 6。

表 3 - 6　组内均方差分析结果

X	X^2	Y	Y^2	$\sum Y^2$	$\sum Y$	$\sum XY$	$SS_{组内}$
		97.5	9506.25				
		97	9409				
		96.8	9370.24				
		96.5	9312.25				
$X_1 = 97$	9409			37597.74	387.8	37616.6	0.53
		764	583696				
		762	580644				
		760	577600				
		756	571536				
$X_2 = 760$	577600			2313476	3042	2311920	35
		1425	2030625				
		1422	2022084				
		1420	2016400				
		1418	2010724				
$X_3 = 1422$	2022086			8079833	5685	8084070	26.75
		2090	4368100				
		2088	4359744				
		2085	4347225				
		2080	4326400				
$X_4 = 2084$	4343056			17401469	8343	17386812	56.75
		2752	7523504				
		2748	7551504				
		2745	7535025				
		2739	7502121				

续表

X	X^2	Y	Y^2	$\sum Y^2$	$\sum Y$	$\sum XY$	$SS_{组内}$
$X_5 = 2746$	7540516			30162154	10984	30162064	90
合计							
28436	57970668	28441.8	57994529.74	57994529.74	28441.8	57982482.6	209.03
$\sum X =$	$\sum X^2$	$\sum Y$	$\sum Y^2$				

$P = $ 最大 $SS_{组内}/$ 总 $SS_{组内} = 90/209.03 = 0.43$；界限值 $P_{0.05} = 0.6841$，$P_{0.01} = 0.7814$；现 $P < P_{0.05}$，组内变异为可接受。

（4）线性失拟误差检查 对非线性误差的估计称为线性失拟误差（lack of fit，LOF），其公式为：

$$\text{LOF} = SS_{剩} - 总\, SS_{组内} \tag{3-11}$$

其中：

$$SS_{剩} = SS_{总} - SS_{回} = \sum (Y - \bar{Y})^2 - \sum (\hat{Y} - \bar{Y})^2 = \left[\sum Y^2 - \frac{\left(\sum Y \right)^2}{n} \right] - \frac{\left[\sum XY - \dfrac{\sum X \sum Y}{n} \right]}{\sum X^2 - \dfrac{\left(\sum X \right)^2}{n}}$$

$SS_{剩}$ 即剩余平方和，表示回归后引入的误差估计量。式中的 $\hat{Y}$ 为回归方程的计算值。

经计算，$SS_{剩} = 230.13$，$\text{LOF} = 230.13 - 209.03 = 21.1$。

$$F = \frac{\text{LOF}/(5-2)}{\dfrac{总\, SS_{组内}}{5 \times (4-1)}} = \frac{5\text{LOF}}{总\, SS_{组内}}$$

方差 $F = 0.505$。界限值 $F_{0.05} = 3.29$，$F_{0.01} = 5.42$；现 $F < F_{0.05}$，说明线性良好。

5. 多项式线性分析 使用上述直线回归受数据的不精密度影响，容易产生错误判断。

多项式线性评价首先是假设数据点是非线性的，在随机误差很小的前提下，假设数据点完整地落在线性或曲线范围内。不论最适曲线是否线性，线性范围内的试验数据点都不受影响。事实上，多项式回归首先是用来评价非线性的。这种方法有两部分：第一步判断非线性多项式拟合数据是否比线性好；第二步是当非线性多项式拟合数据点比线性好时，判断最适非线性模型与线性拟合之间的差值是否小于预先设定的该方法的允许偏差。

（1）多项式回归 评估线性时至少要求 5 个不同浓度水平样品，每个水平重复测定 2 次。先要知道其浓度或各溶液之间的比例关系，不同浓度间可以是等间距或不等间距的（但要知道相互之间的关系）。如 5 个浓度水平的覆盖范围为 20～100mg/dl，等间距时其他浓度分别为 40、60、80mg/dl，可以用 20、40、60、80 和 100 代表 X 值，也可以用 1、2、3、4 和 5。

然后做一次、二次和三次多项式回归分析（表 3-7），可以借助商业统计软件完成。

表 3-7 多项式回归的相关参数

阶别	回归方程	回归自由度（Rdf）
一次	$Y = b_0 + b_1 X$	2
二次	$Y = b_0 + b_1 X + b_2 X^2$	3
三次	$Y = b_0 + b_1 X + b_2 X^2 + b_3 X^3$	4

一次多项式模型为直线，这是判断某种方法是否为线性的最适方程。二次多项式模型代表一种抛物线反应曲线，有增加趋势（曲线上升）或减少趋势（曲线下降）两种。三次多项式模型代表一种

"S"形反应曲线，在测量范围的两端呈非线性。

回归系数用 b_i 表示，在二次多项式模型中，b_2 为非线性系数；在三次多项式模型中，b_2 和 b_3 为非线性系数。计算每个非线性系数斜率的标准误 SE_i（可由回归程序算出），然后进行 t 检验，判断非线性系数是否有统计学意义，即与 0 之间有无显著性差异。一次多项式模型中的 b_0 和 b_1 两个系数不用分析，因为他们不反映非线性。b_2 和 b_3 的统计分析计算公式如下。

$$t = b_i/SE_i \tag{3-12}$$

自由度的计算公式为：$df = L \times R - Rdf$，L 为不同浓度样品数，R 为每个样品重复检测次数，Rdf 为回归自由度，即回归模型中各系数的数量总和（包括 b_0）。例如，三次多项式回归时，$L = 5$，$R = 2$，$Rdf = 4$，$df = 5 \times 2 - 4 = 6$。查 t 值表（双侧 $\alpha = 0.05$），如果没有非线性系数 b_2 和 b_3 是显著的（$P > 0.05$），则认为存在线性关系，分析是完全的，除非有不精密度高的假象造成非线性。如果二次多项式模型的非线性系数 b_2，或三次多项式模型的 b_2 和 b_3 中任一个与 0 比较，都有显著差异（$P < 0.05$），则该组数据存在非线性。要注意这只是统计学上的显著性，只是非线性被检测出来了，而不代表对患者检测结果有多大影响，还要评价非线性度。

（2）非线性度　通过计算回归线标准误差（$Sy.x$），可确定二次多项式或三次多项式的最适模型。$Sy.x$ 是统计分析测量结果与模型的差值，因此，$Sy.x$ 越小，说明该模型越适合数据组。

每一个浓度下的线性偏差（DL_i）计算如下。

$$DL_i = p(X_i) - (b_0 + b_1X_i) \tag{3-13}$$

X_i 为从 X_1 到 X_5；$p(X_i)$ 为最适多项式回归模型在 X_i 处的值；DL_i 为非线性模型与线性模型在每个浓度点的差值。DL_i 的计量单位与 X_i 一致。如果要换算成百分比，则将每个 DL_i 除以该浓度值（已知值）或测量均值（相对浓度）再乘以 100%。DL_i 仅表示该浓度水平处的偏差，而不反映点与点之间的偏差。

将每个浓度水平处的 DL_i 与设定的误差范围比较，如果 DL_i 小于预先设定误差，即使检测到统计学上的非线性，也是不重要的，因为非线性误差小于设定目标方法可认为是线性。如果任一个点 DL_i 超过设定目标，则代表该点可能是非线性，此时按以下两种方法进行处理：①试图找到非线性的原因（样品准备、干扰、仪器定标等）并解决；②观察浓度与响应的散点图，判断非线性是在分析浓度范围的两端或是中间。如果是在两端，试着舍去 DL_i 最大值的浓度点，重新进行统计分析。当然这样会缩小线性范围。

（3）随机误差　线性评估还应考虑随机误差的影响（本方案以重复性来评估）。随机误差来源于随机变异（分析系统的变异），可能会导致非线性的评估能力减低。重复性最好用 L 组样品的所有重复测量结果的混合差异来评价，是一个不依赖于分析物浓度的总平均估计。这是检测方法的"可重复性"，用 s_r 来表示（或用比例误差 CV_r 表示）。如果不同浓度样品间的 s_r 大致相等，则其可重复性较恒定（恒定 s_r）。如果在高浓度处的差值较大，则可重复性大小可能与浓度值成比例变化，此时应用 CV_r 表达。可重复性大小可用方差分析来计算，以误差均方的平方根表示。

2 次重复测定时，可重复性的计算公式如下。

$$s_r = \sqrt{\frac{\sum\limits_{i=1}^{L}\left[r_{i1} - r_{i2}\right]^2}{2 \times L}} \tag{3-14}$$

式中，L 为样品数；r_{i1} 和 r_{i2} 分别为该方法的两次测量结果，或为均值的百分比（但要注意每个浓度处的单位要统一）。如果使用到百分差异，则要用 CV_r，而不能用 s_r。

如果重复测量次数超过 2 次，则随机误差要用方差分析来计算，公式如下。

$$s_r = \sqrt{\frac{\sum\limits_{i=1}^{L}\sum\limits_{j=1}^{R}\left[r_{ij}-r_i\right]^2}{2 \times L}} \qquad\qquad (3-15)$$

式中，R 为为重复测定的次数（$j=1$，2，3…R）；L 为样品数；r_{ij} 为第 i 个样品第 j 次测定的测定值；r_i 为样品 i 平均值。

将 s_r 与重复性的设定目标进行比较（浓度单位或百分比单位）。如果 s_r 超过设定目标，则可能是精密度太低，不足以用来真实、可靠地评价线性关系。这时应检查仪器或操作过程，找到引起精密度低的原因，纠正后重新进行试验。如果方法性能与以前评估重复性时一致，重复测量次数增多一倍，这样可以将均值的标准误降低约 40%。

三、方法学性能评价的判断

候选方法可否被接受，最后根据评价试验中的误差结果进行归纳，做出判断。Westgard 曾经对医学决定水平上的分析误差，采用统计学方法制定出一套判断指标：首先是制定"可允许误差的 95% 限度"，然后将计算各项误差并与其比较，任何一项指标大于可允许误差都不能被接受。

（一）方法学性能标准

性能标准（performance standards，PS）也称分析目标，应根据不同的应用目的（筛选、诊断、预后、监测）而异，由允许分析误差（allowable analytical error，E_a）和医学决定水平（medical decision level，MDL）这两项内容决定。①E_a 为 95% 样品的允许误差限度；②MDL 用 X_c 表示，是临床判断结果具有临床意义的被分析物浓度。

对于每一医学决定水平都应使用在一定 X_c 值下的 E_a 值。以血清葡萄糖测定为例：在 $X_{c_1}=2.8\text{mmol/L}$，$X_{c_2}=6.7\text{mmol/L}$，$X_{c_3}=8.9\text{mmol/L}$ 时，其相应的 E_a 均为 0.56mmol/L，而在 $X_{c_4}=16.8\text{mmol/L}$，相应的 E_a 为 1.4mmol/L。

（二）单值判断指标

单值判断指标较简单，在评价过程中用于初步估量。

1. 计算公式　单值判断指标的计算公式见表 3-8。

表 3-8　单值判断指标

误差类别	判断指标	备注
随机误差（RE）	$1.96S_{TM} < E_a$	S_{TM} 为重复试验的标准差
比例误差（PE）	$(\mid R-100\mid)(X_c/100) < E_a$	R 为平均回收率
恒定误差（CE）	（偏差）$< E_a$	由干扰试验测出
系统误差（SE）	$\mid(a+bX_c)-X_c\mid < E_a$	对比试验回归方程
总误差（TE = RE + SE）	$1.96S_{TM} + \mid(a+bX_c)-X_c\mid < TE_a$	包括随机和系统误差

2. 结果判断　单值判断指标是可接受性能的估计指标。

表 3-8 中的 TE_a 为总允许误差，即美国 CLIA'88 推荐的可接受性能（表 3-1）。$1.96S_{TM} + \mid(a+bX_c)-X_c\mid < TE_a$ 是最低的质量标准，也有使用较高的质量标准 $3S_{TM} + \mid(a+bX_c)-X_c\mid < TE_a$ 或 $4S_{TM} + \mid(a+bX_c)-X_c\mid < TE_a$。

使用单值判断的主要问题是各项试验的样品数都较小，使测定值极可能是分析误差的不可靠测量，最后使试验估计发生错误。因此，只有在假设所有试验结果是绝对正确的前提下，才能进行上述计算。为了在适当的样品数下，能以最小的代价取得试验误差测定的最大可靠性，可用可信区间判断指标。

（三）可信区间判断指标

可信区间判断指标比较复杂，但能对方法性能提供更客观的评价，起最后判断作用。

1. 95%可信区间、可信上限及可信下限　统计学表明，测定结果的可靠性与测定次数有关，次数愈多，结果反映真实性愈强。但实际上，不可能进行大量的测定。在统计学中为了估量分析误差的不确定性，对于每一误差可计算其可信区间，用可信上限与可信下限代替单值的估量，E_U 为误差的可信上限，E_L 为误差的可信下限。假如，$E_U < E_a$，则方法性能为可接受；假如，$E_L > E_a$，则方法必须改进，否则排除；假如 $E_U > E_a$，但 $E_L < E_a$，说明仅有的数据不足以做出任何有关可接受性的结论，还需继续试验以收集更多的数据，以便对分析误差做出较好的估量。

2. 计算公式　可信区间判断指标见表 3 – 9。

表 3 – 9　可信区间判断指标

误差类别	试验	接受指标 $E_U < E_a$	排除指标 $E_L > E_a$
随机误差（RE）	重复性	$1.96S_{TMU} < E_a$	$1.96S_{TML} > E_a$
比例误差（PE）	回收	$\lvert R_U 或_L - 100 \rvert_U X_c/100 < E_a$	$\lvert R_U 或_L - 100 \rvert_L X_c/100 > E_a$ *
恒定误差（CE）	干扰	$\lvert \bar{d} \rvert + t(s_d)/\sqrt{N} < E_a$	$\lvert \bar{d} \rvert - t(s_d)/\sqrt{N} > E_a$ **
系统误差（SE）	方法对比	$\lvert (a + bX_c \pm W) - X_c \rvert_U < E_a$	$\lvert (a + bX_c \pm W) - X_c \rvert_L > E_a$ ***
总误差（TE）	重复性和方法对比	$\sqrt{(1.96S_{TNU})^2 + W^2} + \lvert (a + bX_c) - X_c \rvert < E_a$	$\sqrt{(1.96S_{TNL})^2 + W^2} + \lvert (a + bX_c) - X_c \rvert > E_a$ △

注：$\bar{d}$ 为平均干扰值（偏差）；＊特例为当 $R_U > 100 > R_L$，$PE_L = 0$；＊＊特例为 $t(s_d)/\sqrt{N} > \lvert 偏差 \rvert$，$CE_L = 0$；＊＊＊特例为当 $(a + bX_c + W) > X_c > (a + bX_c - W)$，$SE_L = 0$；△特例为当 $SE_L = 0$，$TE_L = RE_L$。

这些指标在形式上与表 3 – 8 相似，最明显的差别是对每一类型误差用两个判断指标，其一是判断可接受性，其二是判断排除。对 RE、PE 及 CE 的判断指标，仅用了误差估量的上限和下限。SE 和 TE 的判断指标较为复杂，引入了一个新的术语"W"。

W 是回归线可信区间的宽度（与给定的 X_c 相对应的 Y_c 值范围），对于一给定的 X_c，Y_c 的上下可信限由方程 $(a + bX_c) \pm W$ 计算得到。W 计算式如下：

$$W = t(S_y/x)[1/N + (X_c - \bar{X})^2 / \sum (X_i - \bar{X})^2]^{1/2} \qquad (3 – 16)$$

W 的大小取决于选择的百分区间（这里是 95%）和选择的判断值（这里选双侧）。W 也和回归线标准差 $S_{y/x}$ 成正比关系，$S_{y/x}$ 直接反应方法对比数据的不确定性。中括号内的式子表明，在 N 很大，$X_c = \bar{X}$，则 W 很小；若 X_c 无论在哪一方向逐渐偏离 $\bar{X}$，则 $(X_c - \bar{X})$ 之差增大，W 也增大（图 3 – 2）。图中实线为回归线，虚线为可信区间的宽度（W）。

如果候选方法被得出可接受性的结论，那么接着就要进行评价后试验，最后进入方法应用阶段。不要以为一经评价合格的方法就可产生高质量的结果，还须建立质控系统，以便随时发现合格的方法在实施过程中出现的问题，要善于发现其中还存在的不足并进一步改进。

四、医学实验室认可对临床生物化学检验程序性能验证的要求　 微课/视频 5 ~ 6

按照 ISO 15189 认可准则要求，临床生物化学检验程序在常规应用前，应由实验室对未加修改而使用的已确认的检验程序进行独立验证，以证实检验程序的性能指标，应与检验结果的预期用途相关。建议临床实验室可按照《临床化学定量检验程序性能验证指南》（CNAS – GL037）进行检验方法和程序的分析性能验证。

（一）性能验证时机

1. 检验程序常规使用前，应进行分析性能验证。

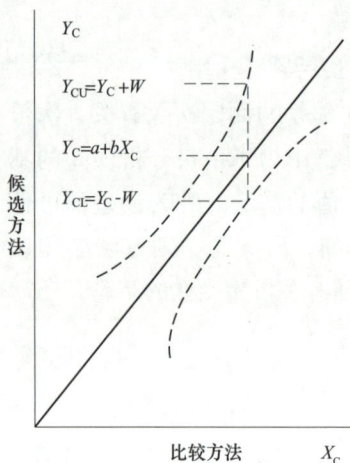

图 3-2 回归直线的可信区间

2. 任何严重影响检验程序分析性能的情况发生后 如仪器主要部件故障、仪器搬迁、设施（如纯水系统）和环境的严重失控等，均应在检验程序重新启用前对受影响的性能进行验证。

3. 常规使用期间，检验程序的任一要素（仪器、试剂、校准品等）变更，如试剂升级、仪器更新、校准品溯源性改变等，应重新进行分析性能验证。

（二）性能验证内容 ⓔ 微课/视频 7~10

至少应包括、精密度、正确度特异性、灵敏度、可报告区间等。实验室应根据不同检验项目的预期用途，选择对检验结果质量有重要影响的参数进行验证。如果使用内部程序，如自建检测系统，应有程序评估并确认正确度、精密度、可报告范围、生物参考区间等分析性能符合预期用途。

（三）性能验证要求

1. 性能指标要求 应不低于国家标准、行业标准或地方法规的要求，如《临床化学常用项目分析质量标准》（WS/T 403—2024）。

2. 检测系统不精密度要求 以能力验证/室间质评评价界限作为 TE_a，重复性精密度 $< 1/4 TE_a$；中间（室内）精密度 $< 1/3 TE_a$；或小于规定的不精密度。

3. 实验室内分析系统间不定期比对（如设备故障修复后）要求 样品数 $n \geq 5$，浓度应覆盖测量范围，包括医学决定水平，至少 4 份样品测量结果的偏差 $< 1/2 TE_a$；或小于规定的偏倚。

4. 实验室内分析系统间定期比对要求 样品数 $n \geq 20$，浓度应覆盖测量范围，包括医学决定水平，计算回归方程，计算在医学决定性水平下的系统误差（偏倚%），应 $< 1/2 TE_a$。

5. 留样再测判断标准 依据检测项目样品稳定性要求选取长期限样品，$n \geq 5$，覆盖测量范围，考虑医学决定水平，至少 4 份样品测量结果的偏差 $< 1/3 TE_a$；

6. 没有标准和室间质评要求时 实验室间结果比对合格标准可依据制造商声明的性能标准而制定。

（四）性能验证判断标准

1. 实验室应根据临床需求制定适宜的检验程序分析性能标准 实验室制定性能标准时宜考虑相关制造商或研发者声明的标准、国家标准、行业标准、地方标准、团体标准、公开发表的临床应用指南和专家共识等。

2. 实验室性能验证的结果应满足实验室制定的判断标准 如果性能指标的验证结果不符合实验室制定的判断标准，应分析原因，纠正后再实施验证。如果验证结果虽符合制造商或研发者声明的性能指标，但不满足实验室制定的判断标准，结果也不可接受。

第五节　临床生物化学检验试剂盒的性能评价

PPT

临床生物化学检验试剂盒是生物医药领域中广泛应用的一种实验工具，它可以用于生物化学检测、分析和诊断。我国生物化学检验试剂研发始于 20 世纪 70 年代初，这也是我国体外诊断事业的起点。1982 年，我国首个自主研发的生物化学检验试剂盒——连续监测法测定 ALT 试剂盒研究成功，标志着我国体外诊断试剂盒研发产业进入起步阶段。经过四十多年发展，我国体外诊断试剂研发行业进入了创新整合新阶段，国产临床生化诊断试剂已逐步实现进口替代。

一、试剂盒的分类与特点

用于检验项目测定的含有使用说明书的所有配套试剂的组合，统称为试剂盒（reagent kit，kit）。根据方法学的不同，临床生物化学检验试剂盒可以分为化学法、酶法、免疫法。根据其物理性状，可以分为固体试剂和液体试剂。根据其组合方法，分为单试剂和双试剂。正在发展的试剂盒的形式还有快速反应试剂、卡式试剂、多项同测组合试剂和浓缩试剂。

（一）固体试剂和液体试剂

试剂盒在使用以前，其主要组分以固体形式存在的（不包括参考物），称固体试剂；以液体形式存在的，称液体试剂。固体试剂是商品试剂发展的早期形式，包括冻干试剂、粉状试剂、干片试剂等形式。

固体试剂的优点是运输方便、保存期长，其缺点是组分均一性较差，瓶间差较大，分装过程中的称量误差和复溶时加入水量的误差都导致瓶间的不均一性，水质的优劣对试剂的稳定性和测定结果的可靠性有相当大的影响。

液体试剂是当前的主要试剂形式，其稳定性高，组分高度均一，瓶间差小，测定重复性好，使用方便。液体试剂无需加入任何辅助试剂及蒸馏水，避免了外源性水质对试剂的影响，性能较稳定，测定结果较为准确。缺点是液体型试剂（尤其是酶试剂）保存时间较短，不便于运输。

（二）单试剂和双试剂

试剂盒在使用时，除参考物外，只有一个试剂的，称为单试剂，如果有两个试剂，则称为双试剂。有时也有三试剂或四试剂，但这种情形很少见。单一试剂的优点是操作简单，其缺点是稳定性较差，抗干扰能力差。如内源性 NH_4^+ 对尿素酶法测定尿素的干扰，维生素 C 和尿酸对 Trinder 反应的干扰，以及内源性丙酮酸对 ALT、AST 测定的干扰等。

双试剂是目前的主要试剂形式，提高了抗干扰能力、试剂的稳定性和均一性，其主要特点如下。

1. 提高了抗干扰反应的能力 在临床生物化学检验测定过程中，血样品除了含有待测物质外，还含有各种酶、有机物、无机盐等物质，这些物质都会干扰或参与测试反应，引起非特异性反应干扰，而双试剂型试剂盒设计的一个主要目的就是为了克服这种干扰反应。在测定过程中，首先让试剂Ⅰ与样品中的干扰物质反应，反应 5 分钟后，再用试剂Ⅱ启动真正的测试反应，从而使测定结果更加准确。

2. 稳定性能优良 目前临床化学检定的许多项目都已用酶法进行测定，这些酶法测定的特异性高、反应温和，无污染，但是酶法生化商品试剂生产的最大技术障碍便是试剂的稳定性问题，为此许多试剂生产厂家推出了冻干、干粉、片剂的酶法试剂，从而解决了成品贮存与运输问题，然而在使用过程中仍然受到了复溶后稳定性的影响。全液体酶法试剂从分配上解决了这一矛盾：①用户可根据每次样品量多少按一定比例配制适量工作液，当天配制当天用完，这样便可减少试剂损失。②如果用户使用的自动生化分析仪有双试剂测定功能，那么，就不必把双试剂混合成工作试剂进行测定，保证了试剂的稳定性。

全液体型临床生物化学检验试剂，在使用过程无需任何辅助试剂及蒸馏水，这就保证避免了外源水质而引起的对试剂的影响，保证了试剂在有效期内的稳定和测定结果的可靠。

3. 试剂组分高度均一 试剂中每一组分均一性是影响试剂测定重复性的一个重要因素。液体型的临床生物化学检验试剂从生产到使用全是液态，这就保证了每一个组分相对均匀，提高了测定的重复性。

二、试剂盒性能评价目的与要求

1. 临床实验室应对所用的检验方法或商品定量试剂盒进行评价　《医学实验室质量和能力的要求第 1 部分通用要求》（GB/T 22576.1—2018/ISO 15189：2012）明确了临床实验室使用厂家已经过严格评估的检验方法或试剂盒之前，还要验证相关分析性能以证实在本实验室能达到厂家声称的分析性能指标，从而保证检验结果准确。

2. 临床实验室应在正式使用商品定量试剂盒前对厂家声称的各项主要分析性能指标进行验证　依据 CLIA'88 要求，临床实验室至少对以下三项主要性能指标进行验证：正确度、精密度和线性（测量区间）。

3. 做好文件记录　临床实验室应保留商品定量试剂盒验证的全部文件和记录，作为选用这些试剂盒或检验方法的依据。如果临床实验室未对选用的试剂盒进行验证，或生产商未对实验室所选用的试剂盒进行分析性能确认，均不恰当。

三、试剂盒性能评价内容与方法

试剂盒的性能指标包括外观、净含量、试剂空白、精密度、正确度和线性（测量区间）。

（一）外观

目测检查，符合生产企业规定的正常外观要求：一般要求试剂无杂质、无絮状物，外包装完整无破损。

（二）净含量

用通用量具测量，液体试剂的净含量应不少于标示值。

（三）试剂空白值

1. 试剂空白吸光度　用指定空白样品测试试剂（盒），在测试主波长下，记录测试启动时的吸光度（A_1）和约 5 分钟（t）后的吸光度（A_2），A_2 测试结果即为试剂空白吸光度测定值，应符合生产企业给定范围。

2. 试剂空白吸光度　变化率对于速率法测试的试剂，用指定空白样品测试试剂（盒），在测试主波长下，记录测试启动时的吸光度（A_1）和约 5 分钟（t）后的吸光度（A_2），计算出吸光度变化值（$|A_2 - A_1|/t$），即为试剂空白吸光度变化率（$A/\min$），应不超过生产企业给定值。

（四）精密度　 微课/视频 11

1. 实验样本类型

（1）质控品或校准品　由于精密度验证需进行 5 天，进行精密度验证的样本应具有很好的稳定性和均匀性。若选用样品为冻干品或干粉，存在瓶间差，宜取多瓶样品复溶，充分混匀后分装在密闭小瓶中，根据质控品或校准品的特性选择相应温度进行冰冻贮存。每天在测量前取出，室温融化后进行精密度实验。

（2）自制样本　应有充分证据证实其具有很好的稳定性和均匀性。

2. 样本浓度要求　①至少含两个浓度水平；②应尽可能与厂家精密度评价时所用样本的浓度一致；③应确定医学决定水平处的精密度，这有助于医师判断病情，如血糖测定，可分别取 7.0mmol/L 和 4.0mmol/L 浓度进行精密度试验，他们分别用于诊断糖尿病和低血糖。

3. 实验方法　采用重复性试验，可按 CLSI 文件《用户验证性能的准确性和真实性》（EP15 – A2）执行，即常规质控在控的条件下，对每个浓度水平的被评价样本，每天测 1 批，每批重复测定 3 次，连续测定 5 天，共获得 15 个数据，简称 3×5 实验方案。

4. 数据处理　分别计算测量值的平均值（$\bar{x}$）、标准差（SD）和变异系数（CV）。CV 不超过生产企业的给定值为精密度可靠。

$$SD = \sqrt{\frac{\sum (x_i - \bar{x})^2}{n - 1}} \tag{3-17}$$

$$CV = \frac{SD}{\bar{x}} \times 100\% \tag{3-18}$$

（五）正确度　📱 微课/视频 12

为了得到正确的试剂盒正确度评价结果，应选用熟悉仪器和检验方法、富有责任心的技术人员进行评价试验。在开始评价试验前应确认仪器处于良好状态，并建立具体可执行的评价方案。至少应包括操作人员、使用的设备、设备的校准、环境条件（温度、湿度、空气污染等）、不同测量的时间间隔、试剂种类与批号等。

1. 正确度评价目的与要求

（1）如果实验室只是要评价厂家的给定值，并以厂家的给定值作为评价的基础，最好选择厂家进行比较的试剂盒。

（2）如果只是更新试剂盒，则实验室应与现在使用的试剂盒进行比较。

（3）如果只是将试剂盒应用到其他仪器，则实验室应重新评价。

2. 实验方法　正确度评价采用比较试验，可按《临床实验室对商品定量试剂盒分析性能的验证》（WS/T 420—2013）执行，具体如下。

（1）样本制备与要求　按厂家要求采集、处理和制备患者样本，其浓度应均匀分布在试剂盒或检验方法的测量区间。样本类型应符合所用试剂盒或检验方法要求。不应使用已知对检验方法或试剂盒有干扰的样本，如溶血、黄疸或乳糜血清。冷冻样本应避免反复融冻。融化后应充分混匀后再进行测量。如果出现颗粒状沉淀，可离心后取上清液测量。

（2）测量要求　测量宜在样本采集当天进行。每个样本测量一次，使测量条件和常规工作接近，不应重复多次测量。应在同一台仪器上同时用两种方法或试剂测量样本，以避免由于测量仪器、时间不同而引起的差异。

（3）实验方案　常规质控在控的条件下，每天严格按要求收集 5 个患者样本，在同一台仪器上用测量和比较检验方法或试剂测量样本，每个样本测量 1 次，连续测定 4 天，共获得 20 个数据。

3. 数据处理　分别计算每个样本测量结果在两个方法间的绝对偏移（b_i）和两个方法间的绝对偏移（$\bar{b}$）。计算值 $\bar{b}$ 正负号应与厂家声称一致，且绝对值≤厂家声称值，则正确度性能指标可靠。按公式（3–19）和（3–20）计算如下。

（1）每个样本测量结果在两个方法间的绝对偏移（b_i）

$$b_i = R_i - R_c \tag{3-19}$$

式中，b_i 为每个样本测量结果在两个方法间的绝对偏移；R_i 为实验方法结果；R_c 为比较方法结果。

（2）两个方法间的绝对偏移（$\bar{b}$）

$$\bar{b} = \frac{\sum_{i=1}^{n} b_i}{n} = \frac{\sum_{i=1}^{20} b_i}{20} \tag{3-20}$$

式中，$\bar{b}$ 为两个方法间的绝对偏移；b_i 为每个样本测量结果在两个方法间的绝对偏移；n 为患者样本数（20）。

（六）线性（测量区间）　e 微课/视频 13

用接近线性区间上限的高浓度（活性）样本和接近线性区间下限的低浓度（活性）样本，混合成至少 5 个稀释浓度（x_i）。分别测试样本，每个稀释浓度测试 3 次，求出每个稀释浓度测定结果的均值（y_i）。以稀释浓度（x_i）为自变量，以测定结果均值（y_i）为因变量求出线性回归方程。按公式（3-21）计算线性回归的相关系数（r）。

$$r = \frac{\sum [(x_i - \bar{x})(y_i - \bar{y})]}{\sqrt{\sum (x_i - \bar{x})^2 \sum (y_i - \bar{y})^2}} \tag{3-21}$$

稀释浓度（x_i）代入求出线性回归方程，按公式（3-22）（3-23）计算 y_i 的估计值及 y_i 与估计值的绝对偏差（A）或相对偏差（B）。

$$A = |y_i - y_i \text{估计值}| \tag{3-22}$$

$$B = \frac{|y_i - y_i \text{估计值}|}{y_i \text{估计值}} \times 100\% \tag{3-23}$$

试剂（盒）线性（测量区间）分析性能应符合如下要求。

1. 线性相关系数 r 应 ≥0.990。
2. 线性偏差应不超过生产企业给定值。

▶ **知识拓展** --

临床生物化学检验试剂盒研发流程

临床生物化学检验试剂盒是生物医药领域中广泛应用的一种实验工具，主要利用生化试剂特有的化学反应/酶促反应或物质结构特点测定样本中物质含量或酶活性的原理研制而成。产品研发是由检验、临床、设计、营销等多个相关领域专家和团队通过多个环节工作共同协作完成，研发过程非常复杂，包括立项准备、产品研制和临床试验研究三个主要阶段，涵盖初步构想与临床生物化学检验项目确定、项目策划与立项、前期预试验研究、试剂盒配方设计、试剂盒生产工艺设计、试剂盒标定与验证、临床试验与评估、注册与上市批准等多个环节。每个环节都需要认真考虑、仔细设计及科学研究与试验，才能确保临床生物化学检验试剂盒在临床应用中取得良好的效果。

? **思考题**

答案解析

情境描述　近日，某医院检验科主任张三计划采购一批 A 试剂厂家的 ALT 试剂盒，代替当前正在使用的 B 试剂厂家的 ALT 试剂盒，因此，要求生化室组长小明对拟计划采购的 A 试剂厂家的 ALT 试剂盒进行性能评价，并将评价结果作为是否采购的决策依据。

初步判断与处理　小明将 C 公司同一批号的 ALT 中值质控品分装到已编号的 20 个样品管中，每天随机抽取 5 个样品管，分别用 A 试剂厂家的 ALT 试剂盒（以下简称"试剂 A"）和 B 试剂厂家的 ALT 试剂盒（以下简称"试剂 B"）在 D 厂家生产的某型号全自动生化分析仪上进行检测，每个样品管重复测量 2 次，连续检测 4 天，具体结果见表 3-10。

表 3 – 10　试剂 A 与试剂 B 检测患者血清 ALT 结果（U/L）

试剂	测量	样本号									
		1	2	3	4	5	6	7	8	9	10
A	第1次	65.0	62.0	60.0	65.0	65.5	62.5	55.0	60.0	65.0	56.0
	第2次	63.5	64.5	65.5	68.5	67.0	63.5	58.5	65.0	65.5	65.5
B	第1次	64.0	64.0	64.0	64.5	66.5	62.5	56.0	61.0	60.5	55.0
	第2次	66.5	65.5	66.5	66.0	64.5	64.5	58.0	58.5	70.0	70.0

试剂	测量	样本号									
		11	12	13	14	15	16	17	18	19	20
A	第1次	55.0	65.5	58.0	60.0	58.0	58.5	62.0	65.0	55.0	60.0
	第2次	53.5	63.0	62.5	62.5	60.5	62.0	65.0	60.5	62.5	65.0
B	第1次	56.5	62.5	60.5	62.0	58.0	65.0	60.0	61.0	63.0	58.5
	第2次	55.5	64.0	57.5	64.5	65.0	60.5	64.5	65.5	65.5	63.5

注：A 试剂厂家的 ALT 试剂盒说明书中，精密度≤6%，绝对偏移（b）为 – 6。

问题

（1）请评价试剂 A 的精密度和正确度。

（2）请比较试剂 A 与试剂 B 检测结果的差异性。

（3）请问试剂 A 性能指标能达到采购要求吗？

（邓益斌）

书网融合……

重点小结

题库

微课/视频 1

微课/视频 2

微课/视频 3

微课/视频 4

微课/视频 5

微课/视频 6

微课/视频 7

微课/视频 8

微课/视频 9

微课/视频 10

微课/视频 11

微课/视频 12

微课/视频 13

第四章 临床生物化学检验项目的应用与评价

1. 通过本章学习，掌握参考区间、医学决定水平、危急值、临界值的概念，诊断试验、金标准的概念，诊断试验的准确性、可靠性与有效性评价的常见指标，ROC 曲线的概念与主要作用；熟悉参考区间的建立、转移与验证，参考区间概念的正确使用，诊断试验性能评价的要求，ROC 曲线的构建与临界值的选择；了解医学决定水平的制定原则，筛查试验的含义，ROC 曲线下面积的计算，诊断试验的临床应用。

2. 具有针对不同的检验项目进行临床应用价值评价的能力，能对检验项目的临床应用参数给予合理的解释。

3. 树立客观理性对待临床生物化学检验项目的临床应用评价的工作作风，倡导科学精神。

如何评判临床生物化学检验结果是否正常，临床生物化学检验对临床诊治究竟有何帮助，检验结果异常是否就一定能判断存在某种疾病，本章将会揭晓这些问题的答案。 ℮ 微课/视频 1

第一节 参考区间、医学决定水平及危急值

PPT

临床医生在对患者进行疾病诊断、治疗方案决定或健康评估时，除需要参考临床实验室提供的检测结果外，还需与合适的参考区间、医学决定水平进行比较。医学检验项目的参考区间是评价受试者检测结果是否正常的一项重要依据，而医学决定水平则在进一步确定病情、判断疗效和预后等方面发挥重要作用。

一、参考区间

（一）参考区间的建立及相关概念

1. 参考区间的建立流程　临床实验室在引进或改进检测系统时，应按相应的流程建立相应的参考区间（图 4-1）。

2. 参考区间建立的相关概念

（1）参考个体（reference individual）　根据设计标准筛选出进行试验的个体，这些个体的健康状况符合要求。确定参考个体的健康状况对于建立合适的参考区间非常重要。按预定标准选择的个体包括：①纳入标准，界定了地区、民族、性别、年龄段等条件的个体。②排除标准，血压异常、患器质性疾病、乙肝阳性、近期有急性感染、输血或手术、用药、妊娠或哺乳史等。

（2）参考总体（reference population）　由所有参考个体组成的集合，为数量未知的假设实体。

（3）参考样本组（reference sample group）　从参考总体中抽样选择的适当数量的参考个体，其足以代表参考总体。

（4）参考值（reference value）　每一个参考个体某检验项目的检测值。

（5）参考值范围（reference value ranges）　所有参考样本组剔除离群值并补充数据后的各个参考

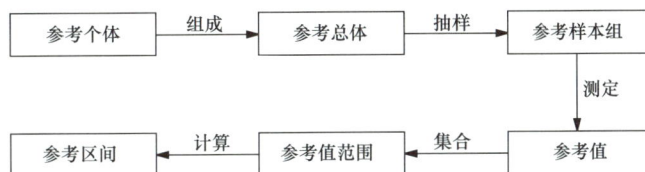

图 4 - 1　建立参考区间的一般流程示意图

值的集合范围，其分布可呈正态或偏态。

（6）参考限（reference limit）　是从参考分布得到的界限，用于描述部分参考值的位置，一般包括上限和下限。

（7）参考区间　生物参考总体的值分布的规定区间，称为参考区间（reference interval），又称为生物参考区间（biological reference interval），以前多称为参考范围。参考区间一般定义为中间 95% 区间，特定情况下，其他宽度或非对称的参考区间更为适宜。双侧正态（均数法）：$\bar{x} \pm 1.96s$，即 $(\bar{x} - 1.96s) \sim (\bar{x} + 1.96s)$；双侧偏态（百分位数法）：2.5% 位数（$P_{2.5}$）的参考限 ~97.5% 位数（$P_{97.5}$）的参考限。单侧正态：$\bar{x} - 1.65s$ 以上或 $\bar{x} + 1.65s$ 以下；单侧偏态：P_5 的参考限以上或 P_{95} 的参考限以下。如健康男性和女性人群血清钠离子浓度值的中间 95% 生物参考区间为 135 ~ 145mmol/L，具体可参见附录 1。

3. 注意事项

（1）当特定的参考区间不再适用服务人群时，应进行适宜的改变并通知用户。实验室在引进新仪器和新试剂盒或进行相应改进后，应对厂商等提供的参考区间进行验证或自行建立参考区间。

（2）参考样本组人数由参考区间上、下限相应的置信区间设置范围决定。参考上、下限 90%、95%、99% 置信区间，所需参考个体数分别为 120、153、198。对于严重偏态分布的结果，参考个体数可以高达 700 个。

（3）离群值的判断与处理，将疑似离群值和其邻近值相减后的绝对值除以极差（最大值 - 最小值），若 ≥1/3 则为离群值。离群值必须剔除，再补足数据。

（4）项目偏高、偏低均属异常的为双侧参考区间，项目只偏低或只偏高属异常的则取单侧参考区间。百分位数法既适用于偏态分布的计算，也适用于正态分布，但常用于偏态分布，而均数法只适用于正态分布的计算。

（5）参考区间是参考值范围的大部分（95%），亦即 95% 的正常人所在范围，二者并不相等。

（6）参考区间的来源有文献报告、试剂厂商提供以及实验室根据适用情况自定。

（二）参考区间的转移与验证　📱 微课/视频 2

1. 转移和验证的概念　建立一个可靠的参考区间非常重要，但需要投入大量的人力、物力和财力。通过一些经济、简便的验证程序，将已建立的参考区间用于另一个新测量程序或实验室即参考区间的转移，又可称为参考区间的调用。参考区间随测定方法种类（测定原理）、试剂厂商、试剂批号、仪器、测量程序及检测人群等的不同而可能不同，并非一成不变，故不能机械地进行比较与套用。对引用厂商和其他实验室或经参考区间转移获得的参考区间，实验室可通过主观评定、小样本和大样本参考个体进行参考区间的验证。

2. 转移的条件和方法　其他实验室的参考区间是否能转移本实验室，除考虑受试人群的可比性外，还应考虑下列情况。

（1）检测系统相同，检测人群相似，通过认真审查原始参考区间研究的有关因素，评价其可接受性，进行主观评定，评审应文件化，评审结果如能接受该参考区间，实验室无需做任何验证试验，参考区间可以直接进行转移。

（2）检测系统相同，检测人群不同，需要进行试验验证后，参考区间可以转移。可进行小样本参考个体的验证：在满足纳入和排除标准的受试者中抽出至少 20 例的参考个体，其应合理地代表该实验室选择的健康群体。如果 20 个结果中落在参考区间之外的不超过 2 个，则原始参考区间能够转移；如果 3 个及其以上的结果落在参考区间之外，则原始参考区间不能够转移，本实验室应重新检查两个参考总体人群是否具有同质性，检查检测程序，从而建立适合本实验室的参考区间。

（3）检测系统不同，检测人群相似，实验室可通过加大样本（约 60 例）进行验证试验，需要利用涵盖正常人与患者样本进行方法学比较试验评估总误差，若在规定的可接受范围内，则参考区间可以转移。

（4）检测系统与检测人群都不同，则需要重新建立本实验室的参考区间。

（三）临床应用参考区间时的注意事项

1. 参考人群的适用性 参考区间的使用对象仅限于符合参考个体要求的人群，要求同质性。

2. 生物学变异 若存在显著的生物学变异，应根据生物学变异的不同如性别、年龄、种族、生物周期及妊娠等划分参考区间。

3. 参考区间概念的衍化历程 参考区间一般仅覆盖研究人群的95%，故不能盲目地判断为正常或异常。参考区间曾被称为"正常值""正常值范围""正常范围"等。"正常范围"等使用不合理的主要原因在于：①不正常的人被纳入"正常"；"正常"给人的感觉是健康，若检测值在其范围内，照此理解即为"正常"。实际上，"正常"是相对的，绝对的健康是不存在的，在每个人身上都可能存在着某种程度的亚健康状态或病理状态。从疾病的发生发展过程来看，从早期的阴性到后期的阳性，都有一个或长或短的过程。参考样本组中可能存在患有某疾病早期的受试者，或者患有与所检验项目无关或暂时无关的另一种疾病，所有这些情况都不属于"正常"，而这些人的检测结果如果按照"正常范围"判断却是"正常"的；②是正常的人被判为"不正常"；参考样本组即正常人群95%的分布范围以外另5%的正常人在此"正常范围"范围之外，如被定为患某病，显然是错误的。由于在使用过程中，"正常范围"的概念容易使人产生误解，在 1969 年由 Grasbeck 等提出了用参考区间代替正常范围。1978 年 IFCC 做了正式推荐。现在国内普遍主张使用参考区间这一概念。

4. 邻近参考区间上、下限结果的判断 当检验结果接近参考区间上、下限时，不要轻易下正常或有病的结论，最好过一段时间复查后，再做比对分析。

5. 参考区间评审的内容 包括参考区间来源（厂商、全国临床检验操作规程等）、检测系统一致性、参考人群适用性等，评审应有临床医生参加。

二、医学决定水平

1. 医学决定水平的概念 医学决定水平（medical decide level，MDL）指对疾病诊断、治疗或预后判断等起关键作用的某一分析物的浓度，即指临床上必须采取措施时的检测水平，又称为临床决定水平（clinical decision level，CDL）或临床决定限。MDL 是临床医生处理患者的"阈值"，检验结果高于或低于该值，医生应制订相应对策，对患者采取适当的治疗措施。

2. 医学决定水平的应用 医学决定水平是临床处理患者的"阈值"，不同于参考区间的参考限（上限或下限）。测量结果高于或低于某个医学决定水平时，医生应采取对策：①制订进一步检查计划；②采取治疗措施；③评估预后。不同指标的医学决定水平的数量、数值不同（附录1）。如血清清蛋白（Alb）有三个 MDL，分别是 20、35、52g/L；其中 20g/L 表示肝病患者的预后不良，35g/L 为检查低清蛋白血症的界值，52g/L 则稍高于参考区间上限，可排除许多假阳性。血清总钙有三个 MDL，分别是 1.75、2.75、3.38mmol/L。1.75mmol/L 作为低血钙抽搐的第一个决定性水平值，等于或低于 1.75mmol/L 时，应加做其他检查以明确患者发生抽搐的可能性，并采取预防措施；2.75mmol/L 作为观察甲状旁腺功能是否亢进的血清钙低限值，等于或高于该值时，应加做其他检查以确诊或排除原发性甲状旁腺功能亢进的诊断；若大于 3.38mmol/L 则考虑为高血钙昏迷，应及时做出诊断，不得延误。

临床医生将会根据医学决定水平做出临床决策，因此要求实验室的测量在医学决定水平处具有更高的精密度和正确度。在质控工作中，质控血清分析物的浓度最好设定在医学决定水平处。在进行方法学性能评价时，最重要的是观察医学决定水平处的精密度、正确度等指标的情况。如餐后两小时血糖在 >11.1mmol/L 时将考虑患糖尿病的可能；因此，11.1mmol/L 代表一个医学决定水平，在该水平处应有更高的精密度、正确度，而高于 11.1mmol/L，如 15.6mmol/L 时则不影响诊断和治疗措施。

三、危急值 ⓔ 微课/视频 3

（一）危急值的概念

危急值（critical value），也称报警值（panic value）或警告值（alert value），是指某些测量结果出现异常时，可能危及患者生命的数值或特定结果。狭义"危急值"仅指临床实验室检验项目的危急值；广义"危急值"包括临床实验室、病理、医学影像学、电生理检查与内镜检查等项目。

检验结果达到危急值时，患者可能正处于有生命危险的边缘状态，必须采取恰当的治疗和某些纠正措施，此时如能给予及时、有效地处理，患者生命可以得到挽救；否则，可能会出现不良后果。需要注意危急值还包含并非危及生命的异常结果。

（二）危急值的确定

危急值项目和危急值水平应由临床实验室与临床医师共同商讨制定，不同临床科室对危急值的要求可能也不一样，必要时应根据不同临床科室（或不同病种）制定危急值，需要注意危急值的确定没有任何统计学的支持。一般情况下，临床生物化学检验"危急值"报告项目应包括血气分析、血清钾、钠、氯、钙、镁、血糖、尿素、肌酐、AMY、cTn、CK－MB、CO_2 等。部分临床生物化学检验危急值见附录 1。

（三）危急值的处理

实验室应建立危急值报告制度。无论是"常规检验"还是"急诊检验"，都可能出现危急值；危急值的报告与急诊报告不同，急诊检验结果不论正常与否必须立即报告，而危急值的项目不一定是急诊做的检验项目，但一旦发现危急值时必须迅速报告。检测结果出现危急值，在 LIS 上会出现危急值提示，发现后应尽快按以下程序处理。

1. 检测系统的相关参数再核实 立即检查室内质控是否在控，操作是否正确，仪器传输是否有误，确认该样本采集是否符合要求。

2. 查看患者近期样本结果 危急样本患者历史检测结果，可以电话询问医生该结果是否与病情相符，必要时重新采集样本进行检测。

3. 危急值报告 确认危急值后，立即用电话、短信等方式报告医生，也可以通过 HIS 发送至医生工作站，如用非电话方式告知临床医师，应确认临床医师已收到危急值报告。对于已离开医院的门诊患者，实验室人员应协助该就诊医师利用各种途径找到患者及时进行进一步诊疗。实验室检测人员应及时记录危急值患者的姓名、科室及床号，包括报告的日期、时间、检验结果、报告人，以及被通知人员及在执行中遇到的任何困难和问题等。

（四）危急值报告的质量监测

1. 危急值通报率 指已通报的危急值检验项目数占同期需要通报的危急值检验项目总数的比例，定期监测反映危急值通报情况，应做到100%。

危急值通报率 = 已通报的危急值检验项目数/同期需要通报的危急值检验项目总数 × 100%

2. 危急值通报及时率 指危急值通报时间（从结果确认到与临床医生交流的时间）符合规定时间的检验项目数占同期需要危急值通报的检验项目总数的比例。定期统计危急值通报及时率，可反映危急值通报是否及时，应做到100%。

危急值通报及时率 = 危急值通报时间符合规定时间的检验项目数/
同期需要危急值通报的检验项目总数 × 100%

四、医学决定水平、参考区间、危急值三者之间的关系

医学决定水平不同于参考区间，医学决定水平是以参考区间为基础，根据早期诊断、疗效观察、流行病学调查、各种目的等，综合分析检验项目的灵敏度、特异度、诊断效率、参考区间与病理值的分布范围及医生的临床经验，制定出医生必须采取措施的医学决定水平，可使检验项目发挥更好的作用。通常情况下，同一检验项目不止一个医学决定水平；有些医学决定水平是通过观察检测结果是否高于或低于该值，对疾病诊断起确认或排除作用，如确诊值；有些则对某些疾病进行分级和分类，如危急值。不是所有的检验项目都有危急值，只有可能危及患者生命的检测数值才称为危急值，危急值是一种特殊的医学决定水平，是累积临床经验而得，它不能用参考值估出，如成年人血糖的危急值为 > 22.2mmol/L 或 < 2.7mmol/L。

从正常人与患者两组人群的理论分布可以说明医学决定水平与参考区间之间的关系（图 4 - 2）。在图 4 - 2B 中，左侧曲线为指标状态良好的正常人群，两箭头之间表示其所得出的参考区间；右侧曲线则为某种疾病的患者。MDL_1、MDL_2 分别为低值、高值医学决定水平，MDL_1 左侧的数值可排除该疾病，MDL_2 右侧的数值可确定患者存在该疾病，处于 MDL_1 与 MDL_2 之间的数值则表明正常人与疾病存在交叉，状态为不确定。

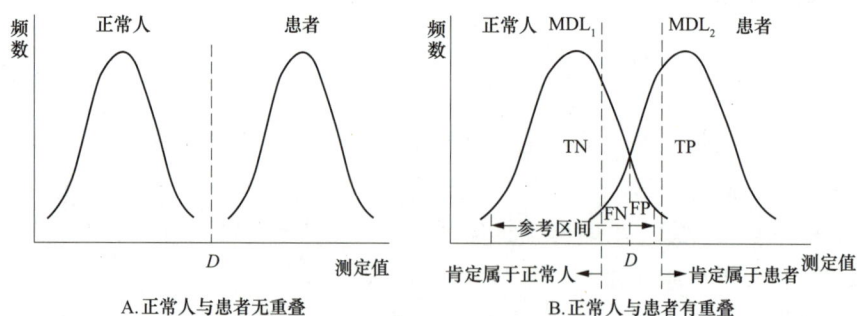

图 4 - 2 正常人和患者分布曲线示意图

MDL. 医学决定水平；D. 临界值；TN. 真阴性；TP. 真阳性；FN. 假阴性；FP. 假阳性

第二节 临床生物化学检验项目的诊断性能评价

诊断试验（diagnostic test）是指临床上用于确定或排除疾病的检查。它的应用范围很广，包括估

计疾病的严重程度和临床过程、疗效评价、副作用监测和预后分析等。临床生物化学检验项目是诊断试验的一部分，是指临床生物化学实验室中用于疾病诊断和监测的项目。筛查试验（screening test），又称筛检试验，是指运用快速、简便的检查在健康人群中找出有病或有缺陷的人。诊断试验广义上包括筛检试验，二者的评价原理相同。诊断试验的诊断性能评价是探讨项目与疾病之间的关系，评价该项目对某种疾病的诊断价值；而诊断试验的技术性能的方法学评价则是探讨方法与项目之间的关系，评价该方法是否适用于其诊断项目。诊断试验分为定性试验和定量试验。定性试验的结果为阳性和阴性，定量试验的结果为一系列连续的计量数据，这些数据可被临界值分为正常和异常两个部分，即判断为阴性和阳性结果，然后进行性能评价。

一、诊断试验研究的基本方法

1. 研究诊断试验诊断价值的方法 评价诊断试验的诊断价值最基本的方法就是和诊断该病的金标准进行同步盲法比较。金标准（gold standard）指当前医学界公认的诊断某种疾病最准确的方法，常用的有活检、尸检、外科手术、影像学检查等，又称确诊试验或标准诊断。但有一些疾病目前尚无金标准，由专业学术委员会或 WHO 制定的临床诊断标准可作为参考标准。

评价时首先要确立金标准（无金标准时，使用参考标准，下同），与被研究的诊断试验同步地测量研究对象（受试者），受试者据金标准划分为"有某病"（患某病，病例组）、"无某病"（非患某病，对照组），据诊断试验划分为"阳性"和"阴性"，再将所得结果与金标准比较分析（表 4 - 1）。

表 4 - 1 诊断试验结果与常见评价指标

诊断试验结果	金标准诊断		总计	指标
	有某病（病例组）	无某病（对照组）		
阳性	TP（a）	FP（b）	TP + FP（$a+b$）	阳性预测值（+PV）= $\dfrac{TP}{TP+FP} \times 100\%$
阴性	FN（c）	TN（d）	FN + TN（$c+d$）	阴性预测值（−PV）= $\dfrac{TN}{TN+FN} \times 100\%$
总计	TP + FN（$a+c$）	FP + TN（$b+d$）	TP + FP + FN + TN（$a+b+c+d$）	
指标	灵敏度（Se）= $\dfrac{TP}{TP+FN} \times 100\%$ 漏诊率 = 假阴性率 = 1 − 灵敏度	特异度（Sp）= $\dfrac{TN}{FP+TN} \times 100\%$ 误诊 = 假阳性率 = 1 − 特异度		准确度（Ac）= $\dfrac{TP+TN}{TP+FP+TN+FN} \times 100\%$ 流行率（P）= $\dfrac{TP+FN}{TP+FN+FP+TN} \times 100\%$

2. 诊断试验结果与患某病之间的关系 一般情况下，由于"正常人"与"患者"的诊断试验的结果分布有部分重叠，因此，根据诊断试验的结果和患某病的情况，分成四类。

（1）真阳性（true positive，TP）指金标准确诊为有某病且诊断试验检出为阳性。

（2）假阳性（false positive，FP）指金标准确诊为无某病且诊断试验检出为阳性。

（3）真阴性（true negative，TN）指金标准确诊为无某病且诊断试验检出为阴性。

（4）假阴性（false negative，FN）指金标准确诊为有某病且诊断试验检出为阴性。

3. 诊断试验的作用 诊断试验提供的数据有两个作用。

（1）对疾病的状态识别，即以阳性结果和阴性结果鉴别有无疾病。

（2）对疾病的状态预测，即阳性结果时患某病可能性的预测和阴性结果时患某病的否定作用的预测。

4. 诊断试验对疾病诊断能力的评价指标 诊断试验对疾病诊断能力的评价指标，是建立或选择一个新的诊断试验的前提和重要依据。

（1）准确性评价指标 对疾病识别的准确性评价指标，又称为真实性评价指标，包括灵敏度、特异度和似然比等。

（2）可靠性评价指标 诊断试验的可靠性评价指标，指重复进行试验得到相同结果的稳定程度，包括变异系数、符合率和 Kappa 指数。

（3）有效性评价指标 对疾病预测的有效性评价指标，包括预测值和流行率等。

二、准确性评价指标

1. 灵敏度与漏诊率 真阳性（TP）例数占金标准确诊为有某病例数的百分比，称为灵敏度（sensitivity，Se）（表 4-1），全称应为诊断试验的诊断灵敏度，又称为真阳性率。

（1）漏诊率 假阴性（FN）例数占金标准确诊为有某病例数的百分比，称为漏诊率（β），又称为假阴性率。

（2）灵敏度 灵敏度 = 1 - 漏诊率。理想的诊断灵敏度为 100%。临床上诊断灵敏度越高则漏诊率越低。灵敏度高的诊断试验主要用于防止漏诊，即防止把有某病弄成阴性（俗称"无病"）。

2. 特异度与误诊率 真阴性（TN）例数占金标准确诊为无某病例数的百分比，称为特异度（specificity，Sp），全称应为诊断试验的诊断特异度，又称为真阴性率。

（1）误诊率 假阳性（FP）例数占金标准确诊为无某病例数的百分比，称为误诊率（α），又称为假阳性率。

（2）特异度 特异度 = 1 - 误诊率。理想的诊断特异度为 100%。临床上诊断特异度越高则误诊率越低。特异度高的诊断试验主要用于防止误诊，即防止把无某病弄成阳性（俗称"有病"）。

3. 尤登指数（Youden index，YI） 为灵敏度和特异度之和减 1，又称正确指数。

$$尤登指数（YI）= Se + Sp - 1 = 1 - \alpha - \beta$$

YI 表示诊断试验发现真正患某病和非患某病者的总能力。其值于 0~1 变动，其值愈大，诊断试验的真实性愈好。

4. 似然比 诊断试验病例组中出现某种检测结果的概率与对照组中出现相应结果的概率之比称为似然比（likelihood ratio，LR）。似然比包括阳性似然比［positive likelihood ratio，+ LR 或 LR（+）］和阴性似然比［negative likelihood ratio，- LR 或 LR（-）］。

（1）阳性似然比 是指诊断试验病例组阳性率与对照组阳性率的比值，即真阳性率与假阳性率之比。说明诊断试验出现阳性结果的机会是不患某病的多少倍。+ LR 提示正确判断为阳性的可能性是错误判断为阳性的可能性的倍数。+ LR 数值越大，提示能够确诊患有该病的可能性越大。因真阳性率为灵敏度，假阳性率与特异度成互补关系，所以，也可表示为灵敏度与（1 - 特异度）之比。

$$阳性似然比 = \frac{灵敏度}{1 - 特异度} = \frac{真阳性率}{假阳性率}$$

$$= \frac{TP}{TP + FN} \div \frac{FP}{FP + TN}$$

真阳性率愈高，则阳性似然比愈大。

（2）阴性似然比 是指诊断试验病例组阴性率与对照组阴性率的比值，即假阴性率与真阴性率之比。说明诊断试验出现阴性结果的机会是不患某病的多少倍。- LR 提示错误判断为阴性的可能性是正确判断为阴性的可能性的倍数。 – LR 数值越小，提示能够否定患有该病的可能性越大。阴性似然比也可表示为（1 – 灵敏度）与特异度之比。

$$阴性似然比 = \frac{1 - 灵敏度}{特异度} = \frac{假阴性率}{真阴性率}$$

$$= \frac{FN}{TP + FN} \div \frac{TN}{FP + TN}$$

真阴性率愈高，则阴性似然比愈小。

似然比可直接判断一个诊断试验的好坏。例如 + LR > 1.0 ，其超过 1.0 的大小是当试验结果为阳性时，试验提示患某病可能性提高能力的一种度量。 + LR = 2.0 ~ 5.0 ，认为该试验不太好；超过 10.0，可认为是好的试验。相反， – LR < 1.0 ，其小于 1.0 的大小是当试验结果为阴性时，试验提示患某病可能性降低能力的一种度量。 – LR = 0.5 ~ 0.2 ，认为该试验不太好，而小于 0.1，可认为是好的试验。

以上指标中，灵敏度和特异度是最基本的指标，似然比和尤登指数是将二者结合起来的指标。

三、可靠性评价指标

可靠性（reliability），是诊断试验在完全相同的条件下进行重复操作得到相同结果的稳定程度，又称重复性（repeatability）、精密度（precision）。

1. 变异系数 评价计量资料可靠性的指标为变异系数。变异系数愈小，可靠性愈好。

2. 符合率 评价计数资料、等级资料可靠性的指标。对同一批受试者两次诊断试验结果均为阳性与均为阴性的人数之和与总人数之比，称为符合率，又称一致率或准确度（accuracy，Ac）。将检测结果列成四格表，然后计算符合率。

$$符合率 = \frac{a + d}{a + b + c + d}$$

符合率既可用于比较两名操作者，也可以比较同一名操作者两次诊断同一组患者结果的稳定程度，还可以比较诊断试验与金标准的符合程度（诊断试验检出的真阳性和真阴性例数之和占全部受试者的百分比）。符合率愈高，试验的可靠性愈好。

3. Kappa 指数 又称为总一致性指数，是评价不同地点或不同操作者对同一诊断试验结果一致性的指标。

$$Kappa\ 指数 = \frac{2(ad - bc)}{(a + b)(b + d) + (a + c)(c + d)}$$

Kappa 指数于 – 1 ~ 1 变动，其数值愈大，诊断试验的一致性愈好。Kappa 指数 = – 1 时，表明完全不一致； – 1 < Kappa 指数 < 0 时，表明观察一致性小于机遇一致性，无意义；Kappa 指数 = 0，表明一致性完全由机遇造成；Kappa 指数 = 1 时，表明两次诊断试验结果完全一致。一般而言，Kappa 指数 ≤ 0.4 时，表明一致性较差；0.4 < Kappa 指数 ≤ 0.6 时，表明中度一致；0.6 < Kappa 指数 ≤ 0.8 时，表明有高度的一致性；Kappa 指数 > 0.8 时，表明有极强的一致性。

影响诊断试验可靠性的因素：①受试者的生物学变异。例如同一操作者以同一方法测量同一受试者的血压，结果可因测量的时间、地点及受试者的情绪等而异，此为受试者的生物学变异；②试验因素所致的差异，包括仪器、试剂以及测定条件等因素所引起的变异；③操作者的变异，包括同一操作者自身的变异（如不同时间、条件时）和不同操作者之间的变异。

提高诊断试验可靠性的方法是加强诊断试验的标准化，如对操作者严格训练，对仪器进行校正、选择同批次试剂、控制室温等。一个诊断试验的可靠性好，不一定准确性就好；而准确性好，不一定可靠性就好。因此，在评价诊断试验时，二者都要加以考虑。

四、有效性评价指标

1. 预测值 一项诊断试验能够确定或排除某疾病存在与否的诊断概率，称为预测值（predictive value，PV），又称预告值，也称为试验后诊断为患某病的可能性即验后概率（posttest probability）。包括阳性预测值（positive predictive value，+PV）和阴性预测值（negative predictive value，−PV）。

（1）阳性预测值 由诊断试验检出的全部阳性例数中，真阳性（TP）例数所占的百分比，称为阳性预测值（+PV），也称为试验后诊断为患某病的可能性（表4−1）。表示确定诊断的概率，又称验后概率。

（2）阴性预测值 由诊断试验检出的全部阴性例数中，真阴性（TN）例数所占的百分比，称为阴性预测值（−PV），也称为试验后诊断为非患某病的可能性，表示排除诊断的概率。

2. 流行率 所有受试者中由金标准划分为有某病的例数所占的百分比，称为流行率（prevalence，P），即 $P = \dfrac{TP + FN}{TP + FN + FP + TN} \times 100\%$，又称患病率，也称为试验前诊断为患某病的可能性即验前概率（pretest probability）。

理想试验的 +PV、−PV 均应为100%，他们都受到流行率、灵敏度、特异度的影响。据各指标定义可以推导出 Bayes 理论公式：

$$+PV = \frac{流行率 \times 灵敏度}{流行率 \times 灵敏度 + (1 - 流行率) \times (1 - 特异度)}$$

$$-PV = \frac{(1 - 流行率) \times 特异度}{(1 - 流行率) \times 特异度 + 流行率 \times (1 - 灵敏度)}$$

可见，流行率、灵敏度、特异度增大时，+PV 增大；流行率下降、灵敏度和特异度增大时，−PV 增大。

阳性预测值受流行率的影响非常大，即随检查人群的不同而改变。即使诊断灵敏度和特异度都达到99%，只有在流行率达到50%时，才有较高的阳性预测值（表4−2）。所以在临床诊断中，应先询问病史，再对有怀疑的患者做诊断试验。同时也说明部分临床上很好的试验，在流行率偏低时用作普查效果并不理想。

表4−2 流行率、灵敏度和特异度对某疾病阳性预测值的影响

流行率（%）	阳性预测值（%）	
	灵敏度 =95 特异度 =95	灵敏度 =99 特异度 =99
0.1	1.9	9.0
1.0	16.1	50.0
2.0	27.9	66.9
5.0	50.0	83.9
50.0	95.0	99.0

还可以根据似然比与流行率（验前概率）的定义推导出以下 Bayes 公式，求出试验后患者患某病可能性，即预测值（验后概率）。

$$+PV = \frac{P \times (+LR)}{(1 - P) + P \times (+LR)}$$

$$-PV = \frac{1 - P}{(1 - P) + P \times (-LR)} = 1 - \frac{P \times (-LR)}{(1 - P) + P \times (-LR)}$$

似然比性质稳定，不因流行率的改变而改变。

五、诊断试验性能评价的要求

1. 金标准使用的可靠性　在使用金标准时必须按其条款进行，确保测试结果的可靠性，避免产生偏倚。

2. 研究对象应有代表性与可比性　根据金标准，用于评价诊断试验的受试者被分为病例组和对照组。受试者应是其总体的一个随机的连续样本（计量资料）或有序样本（等级资料）或平行分类样本（计数资料）。所谓连续样本，就是指对正常人和患者进行随机抽样，其检测值具有连续分布的特点。检测指标可按性别、年龄、身高、生理期、职业和地域等分层抽样，病例组应按各型病例分别抽样。

病例组应包括各型病例，如典型和不典型病例，轻、中、重型病例，早、中、晚期病例，有、无并发症病例，经过治疗与未经过治疗的病例。病例组的来源应交待清楚，以增强可比性。来源包括一般人群、特殊人群、普通门诊或专科门诊，不同来源的患病率有很大差异。

对照组包括健康人和有其他疾病的患者，特别是要有容易被混淆而需要鉴别的其他疾病病例。

受试者的代表性与可比性越好，诊断试验推广的意义越大。

3. 样本含量应足够　诊断试验需要有足够的样本含量，可根据相应的评价指标进行估算。样本量过少，缺乏代表性；过大则增加了工作成本和工作量。

4. 诊断指标与方法　诊断指标与方法应标准、具体、准确和可靠。诊断试验的诊断指标有主观指标（如研究对象的主诉）、半主观指标（或半客观指标，如观察者看到的体征）和客观指标（如用仪器测量的数据）三类指标。观察指标要客观、特异，判断结果要标准、明确、具体。在有联合诊断时，需要将单项诊断与联合诊断的各种评价效果一并报告。

诊断试验的操作方法和注意事项应标准化，以便进行验证。如诊断方法与材料的详细描述，受试者是否需要限制饮食、禁用某种药物、试验前后的注意事项、有无副反应等，都要有具体的规定、明确的标准。必须采用诊断试验的准确性与可靠性指标对其进行评价，以确保诊断真实、可靠。

5. 金标准与诊断试验应同步盲法测量　应将病例组、对照组样本用金标准与待评价诊断方法进行同步盲法测量后进行比较。同步是指同时间、同地区、同人群。盲法即试验操作者不知道哪些被金标准判断为谁有某病、谁无某病。

6. 临界值的选择应合理　诊断试验根据划分诊断试验结果正常与异常的界值即临界值（截断点）可将计量资料转换成结果为阳性或阴性的计数资料，若为计数资料则可直接分类。一般先取多个临界值（按受试者工作特征曲线的构建程序），计算评价指标如灵敏度或特异度等，再进行比较，选取假阴性和假阳性最少时的值确定为最终的临界值。

7. 要控制偏倚　评价一项诊断试验还要排除各种偏倚，如病例组与对照组之间应该在种属、性别、年龄、体重与血压等基础参数和试验条件等各方面均衡一致，才有可比性。

8. 诊断试验应具有临床意义、适用性及实用性　一个新的诊断试验经过评价分析认可后，还需要有明确的临床意义；正确判断的效果和错误判断的后果即适用性；该试验需用何种仪器、试剂，是否安全、方便、费用低廉，患者能否接受，对患者有无损害、有无毒副作用等实用性都应加以考虑。

◢ **知识拓展** ◣

反馈试验

反馈试验是临床实验室内根据行业指南或与临床协商制定的反馈流程而自动或者人工加做的检验项目。根据 ISO 15189 认可准则要求，临床实验室应通过设置反馈试验或者诊断路径，来促进和监测依据循证医学知识形成的专家共识或行业指南在临床的应用，进而提高实验室服务临床的能力。反馈试验的应用范围涉及临床生物化学检验等临床检验各亚专业，反馈试验路径的制定和项目的申请需要有医师资质的人员参与完成，有资质的检验医师可实现实验室直接追加检测项目。积极推广反馈试验，可以促进循证医学证据在临床规范化实践、节省医疗成本、缩短患者诊治时间。反馈试验的应用将为患者提供更加精准、更高质量的医疗服务。

六、提高临床诊断效率的方法

（一）选择高患病率的人群来提高阳性预测值

从前述的 Bayes 公式可知，当诊断方法的敏感度与特异度不变时，阳性预测值随患病率（流行率、验前概率）的提高而提高，因此，临床上可通过询问病史、体格检查或高危人群的筛选等一般的实验室检测手段，减少假阳性病例数来提高患病率，进而提高阳性预测值，使患者得到及时确诊。

（二）利用联合试验来提高诊断灵敏度或特异度

单项诊断试验方法临床应用时很难满足临床需求，因此，可以联合使用两项或多项试验来提高诊断灵敏度或诊断特异度（见表 4-3）。

表 4-3 并联试验与串联试验的区别

诊断试验	试验 A	试验 B	并联试验	串联试验
模式 1	+	+	+	+
模式 2	+	−	+	−
模式 3	−	+	+	−
模式 4	−	−	−	−

1. 并联试验 多项试验中有一项为阳性者就判断为阳性，都为阴性才判断为阴性，又称平行试验。可见并联试验可提高诊断灵敏度，不易漏诊，但降低了特异度，容易造成误诊。

并联试验灵敏度$_{(A+B)}$ = 灵敏度$_A$ + （1 − 灵敏度$_A$）×灵敏度$_B$

并联试验特异度$_{(A+B)}$ = 特异度$_A$×特异度$_B$

并联试验灵敏度$_{(A+B+C)}$ = 灵敏度$_{A+B}$ + （1 − 灵敏度$_{A+B}$）×灵敏度$_C$

并联试验特异度$_{(A+B+C)}$ = 特异度$_A$×特异度$_B$×特异度$_C$

2. 串联试验 多项试验中有一项为阴性者就判断为阴性，都为阳性才判断为阳性，又称系列试验。可见串联试验可提高诊断特异度，不易误诊，但降低了灵敏度，容易造成漏诊。

串联试验灵敏度$_{(A+B)}$ = 灵敏度$_A$×灵敏度$_B$

串联试验特异度$_{(A+B)}$ = 特异度$_A$ + （1 − 特异度$_A$）×特异度$_B$

串联试验灵敏度$_{(A+B+C)}$ = 灵敏度$_A$×灵敏度$_B$×灵敏度$_C$

串联试验特异度$_{(A+B+C)}$ = 特异度$_{A+B}$ + （1 − 特异度$_{A+B}$）×特异度$_C$

七、诊断试验的临床应用

诊断试验如何运用于临床个案的诊疗，尽量减少风险，是临床实践中极为重要的环节。

首先根据诊断试验和临床指南提出进一步需明确诊断的问题（如疾病的分型、分期、需要再进行何种诊断等），其次检索最新的原始文献和评估其科学性（诊断性能评价），然后考虑将其用于当前的患者（文献对患者的诊疗条件与当前的条件是否具有一致性），再估计其临床应用的指标如验前概率、似然比和验后概率等（若进行系列检查则基础患病率提高，前一个试验的验后概率即为下一个试验的验前概率），从而完成该临床个案的诊疗。

现就多项试验的验前概率、验后概率与如何适用于当前的患者举例说明。

【例4-1】 男性患者，40岁，慢性乙肝病史15年，AFP阳性，AFU阳性，经病理学检查为肝细胞型肝癌阳性。文献报道中国人群乙肝患者40岁年龄段的肝癌患病率（验前概率）为1%，诊断肝癌指标的灵敏度和特异度分别如下：AFP为80%和80%，AFU为75%和90%，病理学检查为95%和95%，早期肝癌手术后3年存活率为80%，不手术的3年存活率为50%，手术本身的风险及死亡率为10%。试探讨该患者的诊疗方案。

已知AFP诊断肝癌的灵敏度和特异度分别为80%和80%，根据流行率、阳性似然比（=灵敏度/（1-特异度）=80%/（1-80%）=4）的Bayes理论公式计算出验后概率（+PV）=（1%×4）/[（1-1%）+1%×4]=3.88%。或据流行率、灵敏度、特异度的Bayes理论公式计算出验后概率（+PV）=（1%×80%）/[1%×80%+（1-1%）（1-80%）]=3.88%，表明通过AFP试验将患肝癌的可能性从1%提高到3.88%。进一步做AFU为阳性，已知AFU诊断肝癌的灵敏度和特异度分别为75%和90%，该患者的验前概率为3.88%，据流行率、阳性似然比（=75%/（1-90%）=7.5）的Bayes理论公式计算出验后概率（+PV）=（3.88%×7.5）/[（1-3.88%）+3.88%×7.5]=23.24%。或据流行率、灵敏度、特异度的Bayes理论公式计算出验后概率（+PV）=（3.88%×75%）/[3.88%×75%+（1-3.88%）（1-90%）]=23.24%，表明再通过AFU试验将患肝癌的可能性从3.88%提高到23.24%。

可以推导，上述最后一步的验后概率计算过程合计如下。

$$P_n = \frac{P_1 \times (+LR_1)(+LR_2) \cdots (+LR_n)}{(1-P_1) + P_1 \times (+LR_1)(+LR_2) \cdots (+LR_n)}$$

$$P_2 = \frac{\dfrac{1}{100} \times 4 \times 7.5}{(1 - \dfrac{1}{100}) + \dfrac{1}{100} \times 4 \times 7.5} = \frac{10}{43} \approx 23.26\%$$

最后，该患者经病理学检查阳性，其阳性似然比=95%/（1-95%）=19，将患肝癌的可能性从23.26%提高到86.36%。

$$P_3 = \frac{\dfrac{1}{100} \times 4 \times 7.5 \times 19}{(1 - \dfrac{1}{100}) + \dfrac{1}{100} \times 4 \times 7.5 \times 19} = \frac{627}{726} \approx 86.36\%$$

因为早期肝癌手术后3年存活率提高30%，即（80%-50%），该患者如果及时手术后得到的存活率提高幅度为：86.36%×（80%-50%）=25.91%，而可能出现的害处是：（1-86.36%）×10%=1.36%。因此，对该患者合理的决策是选择及时手术。

PPT

第三节　受试者工作特征曲线

一、受试者工作特征曲线的概念 微课/视频4

以真阳性率（灵敏度）为纵坐标、假阳性率（1-特异度）为横坐标，将相对应的各临界值（截断点）连接起来的折线图称为受试者工作特征曲线（receiver operator characteristic curve，ROC曲线），简称受试者工作曲线（图 4 – 3）。

传统的诊断试验评价方法是根据一个临界值将试验结果分为阳性和阴性两类，再计算灵敏度、特异度、预测值、流行率等指标进行简单评价。ROC 曲线则可以根据多个临界值进行系统的分类评价，使假阳性和假阴性达到最小，且试验结果允许为多个有序分类：正常、大致正常、可疑、大致异常和异常五个等级，或者是多个分段计量结果。因此，ROC 曲线评价方法含有大量有用信息，检验效能较高，适用范围更广。

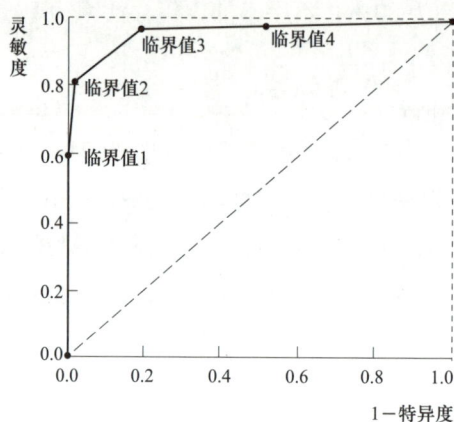

图 4 – 3　ROC 曲线示意图

二、受试者工作特征曲线的构建与曲线下面积的计算 ⓔ 微课/视频 5

根据金标准和诊断试验结果将测量值按大小顺序排列并分段、设定各临界值、划分四格表，再计算各临界值下的真阳性率、假阳性率，以真阳性率为纵坐标、假阳性率为横坐标，将各临界值直线连接，绘制 ROC 曲线，计算曲线下面积（area under the curve，AUC）。

1. 临界值的概念　临界值（cut off value）指划分诊断试验结果正常与异常的界值，又称阈值、分界值、鉴别值、指定值、诊断界值或截断点等。

2. 临界值的选择　临界值高低的确定直接影响诊断试验评价指标。当正常人的分布与患者的分布没有重叠（图 4 – 2A），可以取中间一点（D 点）为临界值，这时假阳性（FP）和假阴性（FN）均为 0，这是一种理想状态，实际上许多诊断试验正常人与患者的分布有交叉（图 4 – 2B）。这时临界值定在哪里是一个值得研究的问题：当 D 向右移动，假阳性减少，假阴性增加，灵敏度降低，特异度增加；反之，当 D 向左移动，假阳性增加，假阴性减少，灵敏度增大，特异度减少。

应当注意的是，在少数情况下正常人的测定值分布高于患者的测定值分布时，如缺铁性贫血患者的血清铁蛋白含量明显低于正常人，此时的临界值制定偏高或偏低后的指标变化情况正好相反。另外，还有低值某一类疾病患者、正常人、高值另一类疾病患者三条交叉分布曲线形式，临界值不同，应分开后按上述方式讨论。

【例 4 – 2】为探讨糖化血清蛋白对糖尿病的诊断价值，收集了无糖尿病的中老年人血清 55 例和有糖尿病的中老年人血清 74 例，测定糖化血清蛋白含量。现选取 4 个临界值（1.30、1.50、1.70、1.90mmol/L），依据这 4 个点，将糖化血清蛋白检测值从小到大分成 5 个部分，分别按 Ⅰ 正常（< 1.30mmol/L）、Ⅱ 大致正常（≥1.30 并 < 1.50mmol/L）、Ⅲ 可疑（≥1.50 并 < 1.70mmol/L）、Ⅳ 轻微异常（≥1.70 并 < 1.90mmol/L）和 Ⅴ 异常（≥1.90mmol/L）5 个等级分类评估患糖尿病的可能性（表 4 – 4）。试做 ROC 曲线，计算 AUC 与标准误（SE）。

表 4 - 4 129 例中老年人糖化血清蛋白检测结果

FMN 结果	I	II	III	IV	V	合计
有糖尿病（人）	1	2	11	16	44	74
无糖尿病（人）	27	18	9	1	0	55

通过诊断试验所获得的资料可分为连续性资料（定量试验资料）和有序分类资料（定性试验资料），本例所测得的糖化血清蛋白检测值为连续性资料，为简化计算，转化成了 5 种有序分类资料的形式。取 4 个临界值 1.30、1.50、1.70、1.90mmol/L，整理出相应的四格表及计算评价指标（表 4 - 5）。

表 4 - 5 糖化血清蛋白在 4 个临界值时的分类评价指标

糖化血清蛋白结果（mmol/L）	≥1.30		≥1.50		≥1.70		≥1.90	
	糖尿病	无糖尿病	糖尿病	无糖尿病	糖尿病	无糖尿病	糖尿病	无糖尿病
阳性	73	28	71	10	60	1	44	0
阴性	1	27	3	45	14	54	30	55
灵敏度 = TP/（TP + FN）	0.9865		(71/74) = 0.9595		0.8108		0.5946	
特异度 = TN/（FP + TN）	0.4909		(45/55) = 0.8182		0.9818		1	
1 - 特异度	0.5091		0.1818		0.0182		0	

根据上面的计算结果，以真阳性率（灵敏度）为纵坐标、假阳性率（1 - 特异度）为横坐标，将相对应的各临界值（截断点）连接起来得到 ROC 曲线（图 4 - 3）。为计算 AUC 及便于观察，将图中的原点、右上角与相邻临界值点相连接。

AUC 与 SE 计算如下（表 4 - 6）。

表 4 - 6 计算 ROC 曲线下面积与标准误的中间结果

金标准	诊断试验分类					合计
	I	II	III	IV	V	
1. 病例组（x_a）	1	2	11	16	44	74（$= n_a$）
2. 对照组（x_n）	27	18	9	1	0	55（$= n_n$）
3. 病例组较大（y_a）	73	71 *	60	44	0	
4. 对照组较大（y_n）	0	27 * *	45	54	55	
5. $x_n y_a + x_n x_a/2$	1984.5	1296	589.5	52	0	3922
6. $x_n(y_a^2 + y_a x_a + x_a^2/3)$	145863	93318	38703	2725.333	0	280609.3
7. $x_a(y_n^2 + y_n x_n + x_n^2/3)$	243	2646	27027	47525.33	133100	210541.3

* 71 = 74 - 1 - 2，余类推

* * 27 = 55 - 0 - 1 - 9 - 18，余类推

$$Q_1 = \frac{\sum [x_n(y_a^2 + y_a x_a + x_a^2/3)]}{n_n n_a^2} = \frac{280609.3}{55 \times 74^2} = 0.9317$$

$$Q_2 = \frac{\sum [x_a(y_n^2 + y_n x_n + x_n^2/3)]}{n_n^2 n_a} = \frac{210541.3}{55^2 \times 74} = 0.9405$$

ROC 曲线下面积 A_z：

$$A_z = \frac{\sum (x_n y_a + x_n x_a/2)}{n_n n_a} = \frac{3922}{55 \times 74} = 0.9636$$

A_z 的标准误（SE）：

$$SE = \sqrt{\frac{A_z(1 - A_z) + (n_a - 1)(Q_1 - A_z^2) + (n_n - 1)(Q_2 - A_z^2)}{n_a n_n}}$$

$$= \sqrt{\frac{0.9636(1 - 0.9636) + (74 - 1)(0.9317 - 0.9636^2) + (55 - 1)(0.9405 - 0.9636^2)}{55 \times 74}}$$

$$= 0.0147$$

可以计算 AUC 95% 的置信区间判断其对该疾病的诊断价值。

本例 A_z 的95% 的置信区间为：$A_z \pm 1.96 \times SE = 0.9636 \pm 1.96 \times 0.0147 = [0.9348, 0.9924]$

该区间大于 0.9，表明糖化血清蛋白对糖尿病的诊断价值较高。

上述计算比较复杂，简化处理的方式是采用 SPSS、SAS 等统计软件。

三、受试者工作特征曲线的主要作用

1. 选择最佳诊断分界点　选择合适的临界值并判断不同临界值之间的诊断效果，ROC 曲线中左上角代表一个完美的诊断试验，此时真阳性率 = 1.00，即所有的患者试验结果均为阳性，假阳性率 = 0，即正常人试验结果均为阴性。但这只是一种理想状态。在实际的诊断试验中，最靠近 ROC 曲线左上角的点是错误最少的临界值，其假阳性和假阴性的总数最少。

2. 真实性判断　根据 ROC 曲线图，判断所建立的诊断试验分界点是否达到合理的灵敏度或特异度。统计学软件可输出 AUC。AUC 的理论取值范围在 1.0 ~ 0.5。在 AUC > 0.5 的情况下，若 AUC 越接近于 1，说明诊断效果越好；AUC 在 0.5 ~ 0.7 有较低准确性；AUC 在 0.7 ~ 0.9 有一定准确性；AUC 在 0.9 以上有较高准确性；AUC = 0.5，说明诊断方法完全不起作用，无诊断价值；AUC < 0.5，不符合真实情况，在实际中极少出现。

3. 选择最佳检验项目　可以将不同检验项目放在同一个 ROC 曲线图中比较，若某一诊断试验 AUC 越大，说明该诊断试验对同种疾病诊断的可靠性越好。

四、受试者工作特征曲线的优缺点

1. ROC 曲线的优点

（1）该方法简洁、直观，将灵敏度与特异度以图示方法结合在一起，可直接观察诊断试验的准确性。

（2）与阳性预测值不同的是 ROC 曲线评价方法与群体患病率无关，但实际工作中取有某病与无某病的例数相近则更好。

（3）ROC 曲线不固定分类界值，允许中间状态存在，利于使用者结合专业知识，权衡漏诊与误诊的影响，选择更好的临界值作为诊断参考值。

（4）提供不同诊断试验之间的直观的比较，ROC 曲线越凸越近左上角或 AUC 越大表明其诊断价值越大。

在例 4 - 2 糖化血清蛋白诊断糖尿病的 4 个临界值中，1.50mmol/L 与 1.70mmol/L 的效果比较接近，虽然 1.70mmol/L 要好一些，但区别不明显，建议在两者之间再选择 1 个点更好，才能更靠近 ROC 曲线 45° 对角线的左上角。

2. ROC 曲线的缺点

（1）当样本数较少时，图形呈锯齿状，即使样本数目大，也可能不光滑平整。

（2）ROC 曲线图上显示的往往不是真正的判断值。

（3）当没用专用软件时，计算和画图均比较繁琐。

答案解析

? 思考题

情境描述 某医院要引入血清 PSA 检测项目用于前列腺癌的诊断,提取了实验室在一定时期内所有测量 PSA 的受检者的信息和测量结果,与血清 PSA 检测前列腺癌的诊断性能研究相关的临床信息如下。①研究对象(≥18 岁):纳入 262 人,于超声引导下行前列腺细针穿刺;②前列腺癌临床诊断标准为病理诊断;③血清 PSA 浓度测量≥4.0ng/ml 的结果为"阳性"。根据前列腺癌临床诊断标准,确诊前列腺癌患者为 9 人,非前列腺癌患者为 253 人。血清 PSA 检测结果:阳性数共 56 人(前列腺癌患者为 7 人),阴性数共 206 人(前列腺癌患者为 2 人)。

初步判断与处理 上述的研究数据,可对此医院引进血清 PSA 检测项目用于前列腺癌的诊断的临床效能进行评价。

问题

(1)据上述信息,诊断试验四格表中的"真阳性(TP)"所指的试验对象。

(2)请给出血清 PSA 检测诊断前列腺癌的诊断特异度的计算公式。

(3)请给出血清 PSA 检测诊断前列腺癌的诊断正确指数(即尤登指数)(保留 2 位小数)的数值。

(梅传忠)

书网融合……

重点小结	题库	微课/视频 1	微课/视频 2	微课/视频 3

微课/视频 4　　微课/视频 5

第五章　临床生物化学检验常用分析技术

✎ 学习目标

1. 通过本章学习，掌握紫外 - 可见光谱分析、免疫浊度分析、电化学分析、电泳分析等技术方法原理及其在临床生物化学检验中的应用和评价；熟悉原子吸收光谱分析、荧光光谱分析、散射光谱分析、离子交换层析、化学发光免疫分析和即时检验技术等的原理及临床应用；了解高效液相层析、亲和层析、酶免疫分析、荧光免疫分析和质谱分析等技术的原理和临床应用。

2. 具有能根据不同被检测物质的特性选择适宜的临床生物化学分析技术的能力。

3. 树立终身学习理念，坚持实事求是的科学态度，养成用优质、实用、合理的检验技术更好为患者服务的精神，不断追求工作优质高效和专业卓越发展。

临床生物化学检验常用分析技术包括光谱分析技术、电化学分析技术、电泳技术、层析分析技术、免疫化学分析技术、质谱分析技术和即时检验技术等，其中，光谱分析技术、电化学分析技术、免疫化学分析技术等已被广泛应用，质谱分析技术和即时检验技术也大量应用于临床生物化学检验，上述分析技术是临床生物化学检验体外诊断仪器和试剂研发和制造的基础。虽然我国体外诊断产业较发达国家起步晚，但随着国家支持力度的加大，已出现了一批具有自主知识产权的优秀体外诊断产品。

第一节　光谱分析技术

PPT

光谱分析技术（spectral analysis technology）是一种通过测量物质与电磁辐射相互作用产生的光谱信号来分析物质的化学或物理性质的技术，它可以揭示物质的结构、组成和特性等信息。光谱分析的基本原理涉及光与物质的相互作用，包括吸收、散射、透射或发射等过程。不同物质对光的相互作用方式不同，这决定了他们产生的光谱特征。根据物质与辐射相互作用的形式，光谱分析技术可分为吸收光谱分析法、发射光谱分析法和散射光谱分析法三大类。

一、吸收光谱分析法

连续光谱中的某些波长的光被物质选择性吸收后产生的光谱被称为吸收光谱（absorption spectrum）；不同物质具有其相对特征的吸收光谱。物质的吸收光谱取决于物质的结构，可分为分子吸收光谱和原子吸收光谱。在临床生物化学检验中，应用吸收光谱原理进行分析的方法主要有紫外 - 可见分光光度法、原子吸收分光光度法。

（一）紫外 - 可见分光光度法

1. 方法概述　紫外 - 可见分光光度法（ultraviolet visible spectrophotometry，UV - VIS）是根据物质分子在 $200 \sim 760$ nm 波长范围内电磁波的吸收特性从而对物质进行定性、定量和结构分析的方法，临床上主要用于对物质进行定量检测。

（1）朗伯 - 比尔定律是吸收光谱法定量分析的基础　朗伯定律说明光吸收与液层厚度的关系，比尔定律说明光吸收与溶液浓度的关系。朗伯 - 比尔定律表达式如下。

$$A = -\lg T = -\lg \frac{I}{I_0} = k \cdot b \cdot c$$

当一束单色光通过溶液后，由于溶液吸收了部分光能，光的强度就会减弱。设入射光强度为 I_0，当透过浓度为 c、液层厚度为 b 的溶液后，透射光强度为 I，透射光强度与入射光强度的比值称为透光度（transmittance），也叫透射率（transmissivity），以 T 表示。A 为吸光度（absorbance，A），为透光度的负对数，表示光被溶液吸收的程度。

（2）k 为吸光常数（absorptivity constant） 有两种表示形式：摩尔吸光系数 ε 和百分比吸光系数 E。在一定波长下，液层厚度为 1cm，若溶液浓度 c 为 1mol/L，测得的 A 值为 ε，若溶液浓度 c 为 1g/dl，则测得的 A 值为 E。ε 和 E 可相互换算：$E = \varepsilon \cdot \dfrac{10}{\text{MW}}$，式中 MW 为相对分子质量。

k 值与多种因素有关，包括入射光波长、溶液温度、溶剂性质及吸收物质的性质等，如 NADH 在 260nm 时 ε 为 15000L/（mol·cm），在 340nm 时为 6220L/（mol·cm）。在上述因素中，若其他因素固定不变，则 k 只与吸收物质的性质有关，可作为该物质吸光能力大小的特征数据。此外，k 也反映了分光光度分析法测定物质的灵敏度，k 越大，方法的灵敏度越高。

（3）朗伯 – 比尔定律的适用条件 ①入射光为单色光。波长范围越大，单色光纯度越低，对朗伯 – 比尔定律的偏离越大；②分子间互不干扰。当溶液浓度很大时，由于溶液分子的相互干扰，该定律不再成立。

（4）朗伯 – 比尔定律的适用范围 不仅适用于分子吸收光谱分析法，也适用于原子吸收光谱分析法。当溶液中有多种吸光物质时，总吸光度等于吸收介质内各吸光物质吸光度的总和，即吸光度具有加和性，这是进行多组分光度分析的理论基础。

$$A_{总} = A_1 + A_2 + \cdots + A_n$$

（5）定量分析方法 根据朗伯 – 比尔定律，物质在一定条件下的吸光度与浓度之间有线性关系。因此，只要实验测得吸光度 A，就可以采用校准曲线法、吸光系数法、对比法计算出待测物质的浓度。

2. 应用范围

（1）定量分析 广泛用于人体各种样本中微量和常量的无机物和有机物质（蛋白质、酶、小分子代谢物等）的测定。

（2）定性和结构分析 紫外吸收光谱还可用于推断空间阻碍效应、氢键的强度、互变异构、几何异构现象等。

（3）反应动力学研究 即研究反应物浓度随时间而变化的函数关系，测定反应速度和反应级数，探讨反应机制。

（4）溶液平衡研究 如测定络合物的组成，稳定常数、酸碱离解常数等。

3. 应用评价及注意事项 UV – VIS 是在临床生物化学检验中应用最为广泛的一类分析技术，其方法具有灵敏度高、测量范围广、分析精密度准确度高、分析速度快、样品用量少、操作简便快速等优点。但是影响光谱分析准确性的因素也不容忽视，既有仪器因素、化学因素，也有主观因素。

（二）原子吸收分光光度法

1. 方法概述 原子吸收分光光度法（atomic absorption spectrometry，AAS）是基于原子蒸气中待测元素的基态原子对与其相同的物质所发射的特征谱线的吸收作用而建立的一种定量分析技术。常用的原子吸收定量方法有校准曲线法、校准加入法和内标法，其中校准加入法因能较好地排除样品中其他成分对测定的影响而最为常用。

2. 应用范围 AAS 的应用范围非常广泛，主要包括以下几个方面。

（1）理论研究　原子吸收可作为物理和物理化学的一种实验手段，对物质的一些基本性能进行测定和研究。

（2）元素分析　应用领域广泛，已成为金属元素分析的强有力工具之一，并在许多领域作为标准分析方法。

（3）有机物分析　利用间接法可以测定多种有机物，例如8 - 羟基喹啉、醇类、醛类、酯类、酚类、氨基酸、维生素 C、葡萄糖、含卤素的有机化合物等。

（4）金属化学形态分析　经气相色谱和液相色谱分离后，以原子吸收光谱加以测定，可以分析同种金属元素的不同有机化合物。例如大气、水体和生物中的烷基铅、烷基硒、烷基汞、有机锌、有机铜等多种金属有机化合物。

3. 应用评价及注意事项　AAS 使用空心阴极灯光源激发产生待测元素的特征谱线，在复杂试样分析中，不经化学分离就能直接测定多种元素，具有灵敏度高、选择性好、操作简便、分析速度快等优点。但由于 AAS 法的分析条件要求较高，操作也比较复杂，临床上一般不作为常规方法使用，而是作为钙、镁定值或新方法建立的参考方法。

二、发射光谱分析法

物质吸收能量后可从基态跃迁至激发态。处于激发态的分子或原子不稳定，当从激发态返回基态时，吸收的能量会以发光的形式释放出来，所发射的光被光谱仪器分解成光谱，称为发射光谱（emission spectrum）。根据被激发的物质不同，发射光谱可分为线状光谱（原子或离子）、带状光谱（分子）及连续光谱（炙热的固体或液体）。发射光谱分析法（emission spectroscopy，ES）是根据每种元素特有的线状光谱来识别或检测各种元素。临床生物化学检验常用的发射光谱分析法有荧光分析法（fluorescence spectrometry，FS）和火焰光度法（flame photometry，FP），后者由于操作复杂，干扰因素多，存在安全隐患，已逐渐被淘汰。

1. 荧光分析法概述　FS 就是利用物质被激发光激发后所发射的荧光的波长和强度对物质进行定性和定量分析的方法。凡能产生荧光的化合物，均可采用 FS 进行定性或定量。常见的 FS 如下。

（1）荧光定量分析法（fluorescent quantitative analysis，FQA）　通常有校准对比法和校准曲线法，如各组分荧光峰相距颇远，可分别在不同波长测定各个组分的荧光强度，即可求出各组分浓度。如果各组分荧光光谱相互重叠，可利用荧光强度的加和性质，测得混合物的荧光强度，再根据被测物质各自在适宜波长处的最大荧光强度，列出联立方程式求算各自的含量。

（2）差示荧光法　为差示分光光度法（differential spectrophoto - metry）的一种，可用于对较高浓度的荧光物质的测定。当待测样品中被测组分浓度过大或过小（吸光度过高或过低）时，测量误差均较大。为克服这种缺点而改用浓度比样品稍低或稍高的校准溶液代替空白试剂来调节仪器的 100% 透光率（对浓溶液）或 0% 透光率（对稀溶液）以提高分光光度法精密度、正确度和灵敏度的方法，称为差示分光光度法，简称 ΔA 法。

2. 应用范围　FS 广泛应用于各领域，在临床生物化学检验方面可用于糖类、胺类、甾族化合物、DNA 与 RNA、酶与辅酶、维生素及无机离子 Ca^{2+}、Cl^-、Fe^{3+}、Zn^{2+} 等测定。

3. 应用评价及注意事项　FS 具有灵敏度高、选择性好、取样量少等优点，该方法灵敏度较 UV - VIS 更高，达 $10^{-10} \sim 10^{-12}$ g/ml，选择性强、使用方便，但应用不及 UV - VIS 广泛，影响因素也较多，如溶剂纯度、荧光物质的浓度等因素都会影响 FS 的准确性。

三、散射光谱分析法

1. 方法概述　当光照射到物质上时，除了可能发生部分光被吸收外，还可能发生反射和散射。当光束通过不均匀媒质时，部分光束将偏离原来方向而分散传播的现象称为散射（scattering）。光与物质的相互作用，除了发生弹性散射，如瑞利散射（Rayleigh scattering）之外，还会发生非弹性散射，即当光与粒子相互碰撞后，发生能量交换，产生新波长的光，这种散射称为拉曼散射（Raman scattering），拉曼散射光波长与入射光波长不一致，称为拉曼效应，所产生的光谱被称为拉曼光谱或拉曼散射光谱（Raman scattering spectra）。

2. 应用范围

（1）瑞利散射在生物化学检验中的应用参见本章免疫浊度分析技术部分。

（2）拉曼散射的频率变化与分子的振动和转动能级直接相关，因此通过分析拉曼光谱，可以获得关于分子结构和化学键的信息，因此，拉曼散射光谱技术已广泛应用于医药、文物、宝石鉴定和法庭科学等领域。①在基础医学研究领域，拉曼光谱作为一种无损、非接触的快速检测技术，可用于包括组织结构及成分（如脂类、蛋白质、糖类、水、DNA、RNA等）的鉴别、细胞的定位、鉴别及分类等；②在临床诊断方面，拉曼光谱可在不损伤细胞的条件下，实时动态地监测细胞分子结构变化，可以对细胞、病毒等进行原位检测分析；可以在分子水平上揭示癌细胞组织结构与正常细胞组织结构之间的差异，为癌症诊断和机制分析提供重要的信息和数据，已经被用于多种组织癌如皮肤癌、乳腺癌等的检测与诊断研究中；可以将光纤包埋在内窥镜中，实现拉曼光谱对空腔组织如肺、胃、结肠等的活体实时检测；③拉曼光谱还可用于无损血液检测、结石成分快速分析等。

3. 应用评价及注意事项　①优点：不需要对样品进行前处理，也没有样品的制备过程，避免了一些误差的产生，并且在分析过程中具有操作简便、测定时间短、灵敏度高等优点。②缺点：因拉曼信号是个弱信号，有些样品直接测试的信号太弱，不容易判别。此外，拉曼散射面积、不同振动峰重叠和拉曼散射强度容易受光学系统参数等因素的影响、荧光现象对傅里叶变换拉曼光谱分析的干扰等，都会对分析的结果产生一定的影响。

第二节　层析分析技术

PPT

层析（chromatography）是"色层分析"的简称，又称色谱，是利用待分离的混合物中各成分对固定相亲和力不同所引起的移动速度差，从而达到将各组分分离，并进行定性与定量分析的技术。所有层析系统都由两相组成：一是固定相，一是流动相。层析技术有多种分类方法，包括根据流动相和固定相的不同分类、根据层析原理分类、根据操作形式分类和根据分离压力分类。这些分类无严格界限，有些名称相互交叉，如亲和层析应属于一种特殊的吸附层析，纸层析是一种分配层析，柱层析可做各种层析。生物化学检验中常用的凝胶层析法、离子交换层析法（ion exchange chromatography，IEC）、亲和层析法（affinity chromatography，AC）和高效液相层析法（high performance liquid chromatography，HPLC）等都通常采用柱层析形式。

一、离子交换层析法 微课/视频1

1. 方法概述　IEC是依据各种离子或离子化合物与固定相离子交换剂的结合力不同而进行分离纯化的方法。IEC的固定相是离子交换剂，是由一类不溶于水的惰性高分子聚合物基质构成，分子中具有解离性基团（交换基，通过一定的化学反应共价结合上某种电荷基团形成的），在水溶液中能与溶液中的其他阳离子或阴离子起交换作用。

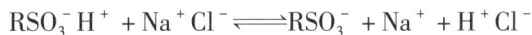

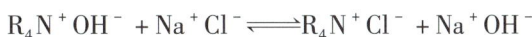

$$RSO_3^- H^+ + Na^+ Cl^- \rightleftharpoons RSO_3^- + Na^+ + H^+ Cl^-$$
$$R_4N^+ OH^- + Na^+ Cl^- \rightleftharpoons R_4N^+ Cl^- + Na^+ OH^-$$

离子交换剂可以分为三部分：高分子聚合物基质、电荷基团和平衡离子。电荷基团与高分子聚合物共价结合，形成一个带电的可进行离子交换的基团；平衡离子是结合于电荷基团上的相反离子，它能与溶液中其他的离子基团发生可逆的交换反应。平衡离子带正电的离子交换剂能与带正电的离子基团发生交换作用，称为阳离子交换剂；平衡离子带负电的离子交换剂能与带负电的离子基团发生交换作用，称为阴离子交换剂。

2. 应用范围　IEC 的应用范围很广，在临床生物化学检验的应用主要有以下几个方面。

（1）纯水处理　在全自动生化分析仪检测过程中，纯水作为生化反应的载体或介质、样品或试剂的稀释液和溶剂、仪器的清洗液以及反应的参与试剂等贯穿于检测的全过程，其纯化质量的高低直接关系到检测结果的可信度。目前国内大部分临床实验室都使用反渗透中央纯水系统。纯水系统工作流程：①原水预处理，除去自来水中绝大部分的杂质；②反渗透膜（reverse osmose membrane，RO）处理，大量去除水中的离子和其他杂质，去除能力通常可大于95%，达到三级纯水（电阻率 >0.2 MΩ·cm）的标准；③去离子水的制备，采用离子交换层析法将三级纯水进一步去离子以达到一级纯水（电阻率 ≥ 10 MΩ·cm）的标准才能用于生化检测。

（2）分离纯化小分子物质　IEC 广泛地应用于无机离子、有机酸、核苷酸、氨基酸、抗生素等小分子物质的分离纯化。例如对氨基酸的分析，基于 IEC 的氨基酸分析仪已成为氨基酸直接分析法的主流。此法可同时对一级、二级氨基酸进行检测，无须柱前、柱后衍生，直接进样；分离效果好，灵敏度高，操作简便；但此类氨基酸分析仪专属性强，价格昂贵，限制了其推广及应用。

（3）分离纯化生物大分子物质　IEC 是依据物质的带电性质不同来进行分离纯化的，是分离纯化蛋白质等生物大分子的一种重要手段。糖化血红蛋白的测定是 IEC 在临床生物化学检验领域应用成功的典范。

3. 应用评价及注意事项　凡是影响离子交换的因素都会影响 IEC 的效果。包括溶液的酸碱度、对交换离子的选择性、被交换物质在溶液中的浓度、温度、溶剂、树脂交联度、交换基团的解离能力等。

二、亲和层析法

1. 方法概述　AC 是利用偶联亲和基团的层析吸附介质为固定相，亲和吸附目标分子，使目标分子得到分离纯化的层析方法。在生物分子中，有些分子的特定结构部位能够同其他分子相互识别并结合，如酶与底物的识别结合、受体与配体的识别结合、抗体与抗原的识别结合，这种结合既是特异的，又是可逆的，改变条件可以使这种结合解除。被固定在基质上的分子称为配体，配体和基质可共价结合，构成亲和层析的固定相，称为亲和吸附剂。

AC 分析时，首先选择与待分离的生物大分子有亲和力物质作为配体，并将配体共价结合在适当的不溶性基质上。将制备的亲和吸附剂装柱平衡，当样品溶液通过亲和层析柱时，待分离的生物分子就与配体发生特异性结合，从而留在固定相上；而其他杂质不能与配体结合，仍在流动相中，并随洗脱液流出，这样层析柱中就只有待分离的生物分子。用适当的洗脱液将其从配体上洗脱下来，就得到了纯化的待分离物质。很多生物大分子可以通过 AC 法加以分离纯化。

2. 应用范围

（1）生物大分子的分离、纯化　①利用抗原、抗体之间高特异的亲和力而进行分离的方法又称为免疫亲和层析；②利用金黄色葡萄球菌 A 蛋白（staphylococcal protein A，SPA）能够与免疫球蛋白 G（IgG）结合，分离各种 IgG；③利用生物素（biotion）和亲和素（avidin）之间具有很强且特异的亲和力，可以用于亲和层析；④利用激素和受体蛋白间的高亲和力分离受体蛋白，目前已经用 AC 方法纯化出了大量的受体蛋白，如乙酰胆碱、肾上腺素、生长激素、吗啡、胰岛素等多种激素的受体；⑤用适当的糖蛋白或单糖、多糖作为配体也可以分离各种凝集素等。

（2）临床生物化学检验项目检测　①利用硼酸亲和层析测定 HbAlc；②在 AFP 异质体（AFP - L₃

检测中，用凝集素处理待测血清，检测凝集素处理前后血清 AFP 的含量差，得到 AFP-L₃ 含量，用于肝癌的预警和评估。

3. 应用评价及注意事项

（1）优点 纯化过程简单、迅速，分离效率高，实验条件温和，设备要求简单。且由于亲和力具有高度的专一性，使得 AC 的分辨率很高，是分离生物大分子的一种理想的层析方法。

（2）缺点 亲和吸附剂通用性较差，针对某一分离对象需要制备专一的吸附剂和建立相应的实验条件，洗脱条件苛刻；配体的选择及其与基质的共价结合需要烦琐的操作步骤。

三、高效液相层析法

1. 方法概述 HPLC 法也称高效液相色谱，是在经典液相层析法的基础上，通过改进填料粒度和增加柱压的方法，即采用高效固定相（填料颗粒小而均匀，$1.7 \sim 10\mu m$）、高压输液泵和高灵敏度的检测器，实现了分析速度快、分离效率高和操作自动化的层析方法，故又称高压液相层析法或高速液相层析法。

HPLC 系统一般由输液泵、进样器、色谱柱、检测器、数据记录及处理装置等组成。其中输液泵、色谱柱、检测器是关键部件。有的仪器还有梯度洗脱装置、在线脱气机、自动进样器、预柱或保护柱、柱温控制器等，现代化 HPLC 系统还包括微机控制系统，进行自动化仪器控制和数据处理。制备型 HPLC 系统还备有自动馏分收集装置。

2. 应用范围 HPLC 是目前应用最多、最广泛的层析分析方法，尤其适用于分析高沸点不易挥发的、受热不稳定易分解的、分子量大、不同极性的有机化合物；生物活性物质和多种天然产物；合成的和天然的高分子化合物等。HPLC 在临床生物化学检测中的应用主要见于治疗药物浓度监测（茶碱、丙戊酸钠、万古霉素、抗菌药物及抗真菌药物等）、血浆游离型甲氧基肾上腺素类物质（metanephrines，MNs）、血/尿儿茶酚胺、血/尿/牛奶中性激素检测、尿液有机酸及多胺检测、维生素及降解产物、有机磷中毒的检测、血清蛋白组指纹图谱等。

3. 应用评价及注意事项

（1）HPLC 的特点 ①高效，可达 5000 塔板/米。在一根柱中同时分离成分可达 100 种；②高压，压力可达 $150 \sim 300 kg/cm^2$。色谱柱每米降压为 $75 kg/cm^2$ 以上；③高速，流速为 $0.1 \sim 10.0 ml/min$；④高灵敏度，紫外检测器灵敏度可达 $0.01 ng/ml$。同时消耗样品少。

（2）HPLC 的优点 与经典液相层析相比：①速度快，通常分析一个样品需 15～30 分钟，有些样品甚至在 5 分钟内即可完成；②分辨率高，可选择固定相和流动相以达到最佳分离效果；③灵敏度高，紫外检测器可达 $0.01 ng/ml$，荧光和电化学检测器可达 $0.1 pg/ml$；④柱子可反复使用，用一根色谱柱可分离不同的化合物；⑤样品用量少、易回收，样品经过色谱柱后不被破坏，可以收集单一组分或做制备。

（3）HPLC 的缺点 ①流动相易挥发、有毒，会造成环境污染；②缺少通用型检测器；③不能替代气相层析完成低沸点的物质的分析；④不能替代中压、低压液相层析去分离、制备有生物活性的生化样品。

四、气相层析法

1. 方法概述 气相层析法（gas chromatography，GC）亦称气体色谱法、气相层析法，是用气体作流动相，混合样品的气流通过固定相时，根据各组分对固定相的吸附强弱不同使不同成分得到分离。

按层析分离原理来分，GC 亦可分为吸附层析和分配层析两类。气固层析的固定相为吸附剂，属于吸附层析，气液层析属于分配层析。按层析操作形式来分，GC 属于柱层析，根据所使用的层析柱粗细不同，可分为一般填充柱和毛细管柱两类。在实际工作中，GC 是以气液层析为主。

2. 应用范围 ①药物分析，例如巴比妥类安眠药分析；②人体激素及代谢产物分析，如雌三醇、儿茶酚胺代谢产物、尿中雌二醇和雌三醇、血浆中睾丸激素、血液中乙醇/麻醉剂等；③氨基酸衍生物，如小儿先天性代谢异常症（有机酸尿症和苯丙酮尿症）的检测；④鉴别厌氧菌的种类，因为不同的厌氧菌可产生不同的有机酸，如丙酸、丁酸、戊酸和己酸等。

3. 应用评价 优点是分离速度快、灵敏度高、应用范围广、样品用量小、分离效能高，是分离复杂混合物的有效工具。缺点是不能对未知物进行定性鉴定。如果将 GC 与其他技术（质谱、光谱、核磁、化学反应等）联用可弥补其不能对未知物进行定性鉴定的不足。

第三节　免疫化学分析技术

PPT

免疫化学（immunochemistry）分析技术就是利用抗原抗体反应的高特异性及示踪剂和标记物的高灵敏度而建立起来的一种微量分析方法。根据是否使用标记物将免疫化学分析分为非标记免疫分析和标记免疫分析，非标记免疫分析在临床生物化学检验中的应用主要是免疫浊度分析技术；标记免疫分析根据标记物的不同又可分为放射免疫分析（radioimmunoassay，RIA）、酶免疫分析（enzyme immuno-assay，EIA）、化学发光免疫分析（chemiluminescence immunoassay，CLIA）、荧光免疫分析（fluoroim-munoassay，FIA）；RIA 因其放射性危害，逐渐被其他三种方法所代替。

一、免疫浊度分析技术

（一）方法概述

1. 基本原理 当光线通过溶液时，其中的悬浮物或胶体颗粒对光线产生的反射、折射、散射（或衍射）和吸收等作用的程度被称为浊度（turbidity）。通过检测溶液浊度大小，对溶液中某种物质含量进行分析的方法称为浊度分析法（turbidometry）。浊度分析法可分为化学浊度法和免疫浊度法（也称免疫比浊法），免疫比浊法是比浊法的一种，属于非标记免疫分析技术。

免疫比浊法可分为：①沉淀反应免疫浊度法为免疫浊度分析的经典方法。在一定条件下，可溶性抗原与抗体在液相中特异性结合，并形成一定大小的抗原-抗体免疫复合物，并产生浊度，通过免疫复合物形成量的测定，即可对液体中微量抗原、抗体和小分子半抗原进行定量；②胶乳增强免疫比浊法为一种带载体的免疫浊度法，其灵敏度较高。该方法选择一种大小适中、均匀一致的胶乳颗粒，先吸附或交联抗体；当他们遇到相应抗原时，则发生聚集。单个胶乳颗粒在入射光波长之内，光线可透过。当两个或更多胶乳颗粒凝聚时，透过光减少；光减少的程度与胶乳凝集量成正比；③速率抑制免疫比浊法是一种竞争性结合或竞争性抑制试验，主要用于半抗原和药物等小分子物质的测定。

2. 光信号检测方法

（1）透射免疫比浊法 也称免疫透射比浊法（immunotarbidimetry，TTA 或 TIA），即在光源的光路 0°角方向测量透射光强度，并研究其与被检测溶液微粒浓度的关系的方法。其关系可用朗伯-比尔定律表示。该方法简单、方便，可在分光光度计及自动生化分析仪上进行测定。

（2）散射免疫比浊法 也称免疫散射比浊法（immunonephelometry，NA 或 NIA），即在光路的 5°~90°角的方向测量散射光强度，并研究其与被测溶液中微粒浓度关系的方法。散射光的强度受入射光的波长大小、偏振度，胶体溶液中颗粒的大小、浓度、质量等因素的影响。当微粒为小颗粒（直径 <1/10 入射光波长）时，微粒对入射光的散射作用为瑞利（Rayleigh）散射，散射光强度与颗粒的浓度和分子量均成正比关系。若颗粒直径略小于入射光波长时发生 Debye 散射，颗粒直径等于或大于入射光

波长则为 Mie 散射。因此，临床上应依据胶体溶液中颗粒的大小选择适当的入射光波长和测光角度。由于检测的散射光信号单纯，其灵敏度和特异度优于透射免疫比浊法，但该方法需在专用的浊度分析仪器上进行。免疫比浊法测定光路见图 5 - 1。 📱 微课/视频 2

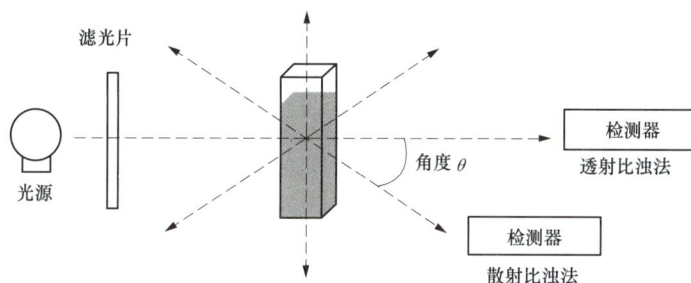

图 5 - 1　免疫比浊法测定光路图

3. 光信号变化量的分析方法

（1）终点比浊法　抗原抗体混合的瞬间便可引发抗原抗体结合反应，经过至少数秒钟的延迟时间后，反应速度加快，最后反应趋于平稳而达到反应终点。检测反应终点与起始点之间浊度信号变化的方法称为终点比浊法。该方法通常是在抗原抗体反应进行到一定时间时检测其浊度，故又称定时比浊法或固定时间比浊法。

（2）速率比浊法　速率指在抗原抗体结合反应过程中，单位时间内两者结合形成复合物的速度。速率比浊法是指在抗原与抗体反应速率的最高峰时测定其复合物的形成量，该峰值的高低与抗原的量成正比。该方法通常应用于散射免疫比浊分析仪上，故常称为速率散射比浊法。

4. 免疫比浊定量分析方法

其基本定量方法为标准比较法。免疫比浊分析的校准曲线（即剂量 - 响应曲线）为非线性曲线。胶乳增强免疫比浊法包括胶乳颗粒增强透射免疫比浊法（particle - enhanced TIA，PETIA 或 PEITA）与胶乳颗粒增强散射免疫比浊法（particle - enhanced NIA，PENIA 或 PTINA），其通过使用纳米胶乳颗粒作为信号放大器，即使少量小分子免疫复合物也能形成浊度，从而提高了检测的敏感性，而且线性范围也比普通免疫比浊法要宽。

（二）应用范围

在临床生物化学检验实验室中，浊度分析已经广泛应用于体液中各种特定蛋白以及一些小分子治疗性药物的检测。血浆中已被分离的蛋白质约 200 多种，这类来源于组织细胞，发挥着重要的生理功能，在疾病状态时又有着特定的病理生理意义的蛋白质，临床上常称为特定蛋白（special protein，prospec）。对其检测具有重要的临床意义。免疫比浊分析临床常规检验项目参见表 5 - 1。

表 5 - 1　免疫比浊分析临床常规检验项目

应用领域	检验项目
免疫功能	IgA、IgG、IgM、IgG 亚型、IgM 亚型、轻链 κ、轻链 λ、补体 C3、补体 C4 等
风湿及类风湿	ASO、类风湿因子、C - 反应蛋白等
肾脏功能	微量清蛋白、转铁蛋白、β_2 - MG、α_1 - MG、IgG 等
炎症状况	C 反应蛋白、α_1 - 酸性糖蛋白、触珠蛋白、铜蓝蛋白、α_1 - 抗胰蛋白酶等
多发性骨髓瘤	免疫球蛋白轻链 κ、免疫球蛋白轻链 λ
营养状况	清蛋白、前清蛋白、转铁蛋白等
脑脊液特定蛋白	α_2 - 巨球蛋白、IgG、IgA、IgM
凝血及出血性疾病	转铁蛋白、触珠蛋白、抗凝血酶 - Ⅲ

续表

应用领域	检验项目
心血管疾病	载脂蛋白 A I、载脂蛋白 B、脂蛋白 a、C 反应蛋白
新生儿相关项目	C 反应蛋白、前清蛋白、IgA、IgG
药物浓度	阿米卡星、卡马西平、庆大霉素、苯巴比妥、苯妥英、普鲁卡因胺、奎尼丁、茶碱、妥布霉素、丙戊酸、普里米酮等

（三）应用评价及注意事项

免疫比浊分析技术同其他免疫学分析技术（如 RIA、EIA 等）相比，最大的优点是校准曲线比较稳定，简便快速，易于自动化，无放射性核素污染，适合大批量样本的检测。缺点是特异性稍差，灵敏度不如可见－紫外分光光度法，特别是对于单克隆蛋白和多态性蛋白的检测准确度稍差，易受脂浊的影响，尤其是低稀释时，脂蛋白的小颗粒可形成浊度，造成假性升高，所以在使用方面受到一定限制。此外，免疫比浊测定还与抗原与抗体的比例、抗体的质量、抗原抗体反应的溶液及增浊剂等因素密切相关。因此，在免疫比浊法测定中应注意的问题包括抗原过剩监测、减少伪浊度、非特异性散射光的影响等。

二、酶免疫分析技术

1. 方法概述   EIA 是一种非放射性的标记免疫分析技术，以酶标记的抗原或抗体作为示踪物，由高活性的酶催化底物显色或发光，达到定性、定量分析的目的。最初应用 EIA 技术多采用辣根过氧化物酶（HRP）标记抗原或抗体，灵敏度不高，后来逐步发展了各种放大体系，如底物循环放大体系、酶级联放大体系、生物素－亲和素放大体系、脂质体或红细胞作为载体的标记物放大体系，以及 PCR－EIA 分析，使灵敏度有很大改进。

根据抗原抗体反应后是否需要分离游离的和结合的酶标记物，EIA 可分为均相酶免疫分析和非均相酶免疫分析。

（1）均相酶免疫分析   是将待测样本、酶标记试剂和底物液加在一起，在免疫反应和酶促反应平衡后，直接测定结果，整个过程无需分离游离的和结合的酶标记物，反应在一个均匀的液相中进行。均相酶免疫分析操作简单、快速、适合在自动生化分析仪上进行。均相酶免疫分析中应用最多的是采用酶增强免疫测定技术（enzyme multiplied immunoassay technique，EMIT），EMIT 法目前可在全自动生化分析仪上测定血液中霉酚酸、利多卡因浓度等。

（2）非均相酶免疫分析   是指酶标抗原（AgE）与抗体（Ab）结合形成的酶标抗原－抗体结合物（AgE－Ab）后，须先将 AgE－Ab 与游离的 AgE 分开，再测定酶活性的变化求出待测物含量的方法。应用最多的是酶联免疫吸附试验（enzyme linked immunosorbent assay，ELISA）。ELISA 类型又可分为双抗体夹心法、双抗原夹心法、竞争法、捕获法等。

2. 应用范围   由于各种抗原成分，包括小分子的半抗原，均可用以制备特异性的抗血清或单克隆抗体，利用抗体作为试剂就可检测样本中相应的抗原，因此，应用 EIA 技术可检测：①抗原，包括体液中的各种蛋白质，尤其是含量极少的蛋白质；②激素，包括小分子量的甾体激素等；③抗生素和药物；④病原体抗原；⑤利用纯化的抗原检测样本中的抗体。

3. 应用评价及注意事项   EIA 法具有特异性强、灵敏度高、稳定性好，可定性和定量检测等优点；采用非放射性标记，避免对人体的放射性伤害和环境污染，且酶标记物较稳定，稳定期可超过 1 年。

EMIT 法通常不需要温育，不需将与抗体结合的标记药物同游离的标记药物分开便可直接测定，产生的信号可用普通的可见 - 紫外分光光度计测定，不需昂贵的仪器设备。缺点是标记酶不像同位素标记物、荧光标记物能直接产生信号，而必须在其他试剂，如酶底物、辅酶的参与下才能完成酶反应，引起吸收光谱等变化后方可进行测定。

三、化学发光免疫分析技术

1. 方法概述　化学发光免疫分析（CLIA）是一种灵敏度高、特异性强、检测快速及无放射危害的分析技术。化学发光是指在化学反应过程中发出可见光的现象。通常是指有些化合物不经紫外光或可见光照射，通过吸收化学能（主要为氧化还原反应），从基态跃迁至激发态。返回基态时，部分能量以光子的形式释放出来从而导致的发光现象。其中包括两个过程，即免疫反应和化学发光反应，发光反应的基本过程为：激发发光试剂→电子激发态中间体→基态 + 光量子（hγ）。化学发光可以分为直接标记化学发光、酶促化学发光、电化学发光（也称场致发光和电致发光）。

（1）直接标记 CLIA　化学发光物质（如鲁米诺、吖啶酯等）中，吖啶酯衍生物是有效的发光标记物，吖啶酯分子中有 N - 羟基琥珀酰亚胺酯活化基团，可与抗体或抗原分子末端的氨基在缓和条件下共价结合，并生成具有化学发光活性强、免疫反应特异性高的标记抗体，这类抗体稳定性好，易于形成广泛推广的商品。

（2）酶促 CLIA　HRP 与碱性磷酸酶（ALP）是两种常见的标记酶，均有相应的化学发光底物。针对直接标记化学发光的闪光型（flash type）的信号持续时间短，容易受到外界干扰等缺点，可在发光系统中加入增强发光剂以增强发光信号，并在较长时间内保持稳定，便于重复测量，从而提高分析灵敏度和准确性。

（3）电化学发光免疫分析（electro - chemiluminescence immunoassay，ECLIA）　是20世纪80年代末期发展起来的一种新型的化学发光免疫分析方法，其发光信号主要是根据三联吡啶钌（［Ru（bpy）$_3$］$^{2+}$）和三丙胺在电场（非化学反应）触发下产生发光的化学发光反应，最大特点是通过电场来精确控制整个分析过程。其技术特点是：①集电子发光技术、超微粒技术、链霉亲和素 - 生物素技术、抗原 - 抗体反应技术、电磁场控制分离技术为一体，其背景噪声信号极小，抗原 - 抗体的高亲和性反应使其特异性极高；②灵敏度可达到 <1pmol/L，显示了 CLIA 特有优越性；③其他如试剂的稳定性、快速反应、操作的自动化程度等等都是 CLIA 所有优点的较为集中的体现。

2. 应用范围　CLIA 可应用于生物工程学、药物学、分子生物学、临床和环境化学等领域，尤其是在临床诊断中应用非常广泛。目前，应用的检测项目涵盖了甲状腺激素、生殖激素、肾上腺/垂体激素、贫血因子、肿瘤标记物、感染性疾病、病毒标志物、糖尿病及心血管系统标志物、骨代谢标志物、过敏性疾病、治疗药物、自身抗体、酶等。

3. 应用评价及注意事项　由于 CLIA 不需要外源性激发光源，避免了背景光和杂散光的干扰，降低了噪声，大大提高了信噪比。具有灵敏度高、线性范围宽、设备简单、操作方便、易于实现自动化和分析快等特点。①灵敏度高，其检测限可达 $10^{-16} \sim 10^{-21}$ mol/L（RIA 为 10^{-12} mol/L）；②线性范围宽，发光强度在 4~6 个量级与测定物质浓度间呈线性关系。这与显色的 EIA 吸光度（OD 值）为 2.0 的范围相比，优势明显，也优于 RIA；③安全性好，彻底消除了放射性危害，环保、安全。到目前为止，还未发现危害性；④试剂有效期长，可长达 1 年以上，RIA 由于放射性同位素的衰变，一般有效期只有一个月，而 EIA 的底物贮存性差，都无法与化学发光相比，有效期长可以降低使用成本，利于推广应用；⑤光信号持续时间长，辉光型的 CLIA 产生的光信号持续时间可达数小时甚至一天。简化了实验操作及测量，容易实现连续、动态、重复测定；⑥分析方法简便快速，绝大多数分析测定均为仅需加入一种试剂（或复合试剂）的一步模式，容易实现自动化；⑦结果稳定、误差小，样品直接自己发光，不需要任何光源照射，免除了各种可能因素（光源稳定性、光散射、光波选择器等）给分析带来的影响，使分析结果灵敏稳定可靠。

四、荧光免疫分析技术

FIA 技术创始于 20 世纪 40 年代，随着荧光检测与免疫分析技术的联合应用，其在微量和超微量分析中的应用越来越广泛。目前在临床上应用较多的 FIA 是荧光偏振免疫分析（fluorescence polarized immunoassay，FPIA）和时间分辨荧光免疫分析（time–resolved fluoroimmunoassay，TRFIA）。

（一）荧光偏振免疫分析

1. 方法概述　FPIA 的原理是：从光源发出的一束光线经垂直起偏器后成为垂直偏振光，样品被垂直偏振光激发而产生偏振荧光，此荧光经检偏器后可测出与样品浓度有关的水平或垂直方向的荧光偏振光强度。FPIA 依据荧光标记抗原和其抗原抗体结合物之间荧光偏振程度的差异，用竞争性方法直接测量溶液中小分子的含量。

2. 应用范围　用于检测血清中的小分子物质如同型半胱氨酸，苯巴比妥、丙米嗪、甲状腺素、黄体酮、地高辛和环孢菌素等多种药物及可卡因等毒品。但目前诸多治疗性药物浓度监测陆续被化学发光免疫分析方法等所替代。

3. 应用评价及注意事项　作为一种均相标记免疫分析技术，FPIA 与其他非均相标记免疫方法相比具有显著的优点：①反应测定在溶液中进行，避免了固相标记过程中反复多次的洗涤步骤，易于实现自动化和提高分析方法的精密度；②检测过程仅需样品、示踪剂和抗体的加入和混匀，数分钟甚至数秒钟孵育后即可测定荧光偏振光强度，速度快，利于批量样品的测试；③溶液的颜色和浑浊影响小；④不需要使用放射性同位素，避免了污物不易处理的难题。缺点：①仅适用于测定分子量小于 160kD 的抗原；②检出限一般在 $0.1 \sim 10ng$，其灵敏度低于 ELISA 法；③对于不同的抗原，首先要制备或得到相应的单克隆或多克隆抗体，这一过程限制了 FPIA 方法的发展。

（二）时间分辨荧光免疫分析

TRFIA 是一种新型的体外超微量分析技术，具有高精度、自动化、大样本快速检测（$1 \sim 2$ 小时出结果）等技术优点；其在灵敏度和准确性方面明显高于 ELISA。

1. 方法概述　TRFIA 利用了具有独特荧光特性的镧系元素及其螯合物为示踪物（代替荧光物质、酶、同位素、化学发光物质），待抗原抗体反应发生后，用时间分辨荧光免疫分析检测仪测定反应产物中的荧光强度，根据产物荧光强度和相对荧光强度的比值，判断反应体系中分析物的浓度，从而达到定量分析。

在通常的荧光测定中，由于待测样品中含有多种荧光成分，背景荧光（来自样品中的胶体颗粒和溶剂分子引起的散射光以及血清中蛋白质和其他化合物发出的非特异性荧光）强度大、干扰强，因此成了荧光分析法大范围推广使用的瓶颈，而 TRFIA 巧妙地利用了镧系元素的荧光特点：①镧系离子螯合物的荧光衰变时间极长，是传统荧光的 $10^3 \sim 10^6$ 倍；②激发光与发射光的之间的 strokes 位移大，可达 290nm，而普通荧光素的 strokes 位移仅为 28nm。这样就几乎完全消除了背景荧光的干扰，继而通过时间延迟和波长分辨，强特异性荧光和背景荧光分辨（故称为时间分辨），使干扰达到几乎为零，成为 20 世纪 90 年代后非放射性免疫分析发展的一个新里程碑。

2. 应用范围 由于 TRFIA 具有独特的优势，其应用范围不断发展已经成为临床及治疗监测和基础医学研究等方面的重要手段。近年来检测项目也不断增多，目前已经推出涵盖传染病、肿瘤标志物、甲状腺功能、性激素类、新生儿筛查和产前筛查的几十种商品化的试剂。

3. 应用评价及注意事项 TRFIA 具有灵敏度高、操作简便、示踪物稳定、标准曲线范围宽、不受样品自然荧光干扰、无放射性污染、多标记等优点，灵敏度超过 RIA 2~3 个数量级。

第四节 质谱分析技术

PPT

一、方法概述

1. 原理 质谱分析（mass spectrometry，MS）是一种测量带电粒子质荷比（mass to charge ratio，m/z）的分析方法。能将目标分子离子化，然后分离和检测分子质量或其片段质量的仪器称为质谱仪，一般由样品导入系统、离子源、质量分析器、检测器、数据处理系统 5 个核心部分组成，其中核心部件为离子源与质量分析器，其基本原理是样品中各组分在离子源中发生电离生成不同质荷比的带电离子，经加速电场的作用，形成离子束，进入质量分析器。在质量分析器中，利用电场和磁场使离子发生相反的速度色散，在电场中，离子束中速度较慢的离子通过电场后偏转大，速度快的偏转小；在磁场中，离子发生角速度矢量相反的偏转，即速度慢的离子依然偏转大，速度快的偏转小；当电场和磁场的偏转作用彼此补偿时，他们的轨道便相交于一点。与此同时，在磁场中的物质还能发生质量的分离，这样就使具有同一质荷比而速度不同的离子聚焦在同一点上，不同质荷比的离子聚焦在不同的点上，将他们分别聚焦而得到质谱图，通过数据分析从而确定其质量。 微课/视频 3

2. 分类

（1）按质谱仪工作原理分类 ①电离方式，包括电子轰击质谱（EI－MS）、化学电离质谱、光电离质谱、阈值电离质谱；②质量分析方式，包括静电磁扇区质谱、四极杆质谱、飞行时间质谱、离子阱质谱、回旋共振质谱。

（2）按质谱分析对象分类 ①无机质谱，包括火花源双聚焦质谱、电感耦合等离子体质谱（ICP－MS）、二次离子质谱、辉光放电质谱；②有机质谱，气相层析－质谱联用（GC－MS），按应用特点又可分为气相层析－四极质谱、气相层析－飞行时间质谱、气相层析－离子阱质谱等；液相层析－质谱联用仪（LC－MS），按应用特点又可分为液相层析－四器极质谱、液相层析－离子阱质谱、液相层析－飞行时间质谱；基质辅助激光解吸飞行时间质谱（MALDI－TOF MS）；傅里叶变换质谱（FT－MS）；③生物质谱，包括电喷雾电离质谱、基质辅助激光解吸电离质谱（MALDI－MS）、快原子轰击质谱、离子喷雾电离质谱，大气压电离质谱。

3. 质谱系统的选择 目前用于生命科学领域的质谱仪多由几种质量分析器串联而成，在空间或时间上实现了母离子选择、母离子碎裂、子离子检测功能并提供了离子碎裂的特征峰。这些特征峰是分子定性的依据，使得质谱检测结果具有极高的特异性。

临床实验室则针对待测物质的物理化学性质不同而采用不同的质谱系统：①对于有挥发性的化合物，如衍生后的有机酸、脂肪酸主要采用 GC－MS。②对于大多数药物、类固醇激素、多肽和蛋白质、氨基酸（衍生化）、维生素等主要采用 LC – MS/MS。③对于多肽、蛋白及寡核苷酸主要采用 MALDI – TOF – MS。④对于元素分析主要采用 ICP – MS。

二、应用范围

MS 技术的临床应用体现在生物体内组分序列分析、结构分析、分子量测定和各组分含量测定，如药物代谢产物的动态分析、癌细胞的蛋白质鉴定、核素标记物的检测等。应用质谱技术检测的临床生物化学检验项目主要有新生儿遗传代谢病筛查、维生素 D 检测、激素检测、药物监测（therapeutic drug monitoring，TDM）、微量元素检测等项目。根据检测的物质类别，具体可分为以下几类。

1. 核酸检测　通过现代生物质谱技术不仅可以测定寡核苷酸的分子质量，通过相关软件分析还可得到序列信息。

2. 小分子生物标志物检测　①目前串联质谱技术已广泛应用于新生儿出生缺陷疾病如氨基酸代谢性疾病、脂肪酸氧化代谢性疾病、有机酸血症等遗传代谢病的筛查、维生素 D 检测、固醇类激素（包括睾酮、脱氢睾酮、雄酮、雌酮、雌二醇和雌三醇等）、痕量/微量元素检测；②作为参考方法在临床检验的量值溯源上发挥着重要作用。核素稀释的 LC – MS 技术是很多生物小分子检测的参考方法，主要分析项目包括氨基酸、脂肪酸、有机酸及其衍生物、单糖类、胆固醇和类固醇、前列腺素、甲状腺素、生物胺、脂类、碳水化合物、维生素、微量元素及胆汁酸等。某些国际组织和制造商都用串联质谱法作为参考方法对某些项目的校准品进行定值，如肌酐、葡萄糖、尿酸、T_4 等。

3. 大分子生物标志物检测　蛋白质是疾病的重要生物标志物，当异常基因产生异常蛋白后，可通过测量代谢物浓度、代谢物组的变化、检测疾病相关异常功能蛋白、结构蛋白、蛋白指纹图谱等供临床诊断参考。肿瘤标志物的测定是生物质谱技术在临床检验应用中最突出和有价值的领域。

4. 治疗药物监测　最早采用 HPLC 法，但因多只能定性且稳定性差，临床现在应用已减少；CLIA 因简便易行，目前在临床应用较多，但其可测定的项目较少。LC – MS 准确快速，近年来，逐渐成为 TDM 的重要手段。几乎涵盖所有药物，而且可以实现多药物同时检测，提高了临床检测工作的效率。目前国际上已经在临床开展的 CLIA 项目包括免疫抑制剂、疼痛治疗药物、抗精神病药物、麻醉药、抗反转录病毒药物等；随着 MS 技术的不断发展和完善，其有望成为药物及其代谢产物检测的"金标准"。

▶ 知识拓展 ◀

液相色谱 – 串联质谱技术在精准医疗中的应用

液相色谱 – 串联质谱（LC – MS/MS）技术具有高灵敏度、高特异性、高分辨率、高效率和结果准确的优点，对临床某些疾病的精准预防及诊治具有重要价值。已广泛应用于：①先天性疾病筛查，如遗传代谢性疾病、先天性肾上腺皮质增生症、胆汁酸合成和排泄障碍等；②辅助内源性物质失衡所致疾病的诊治，如维生素、激素、核苷酸的检测；③疾病生物标志物检测，如肾脏疾病（胱抑素 C）、心血管疾病（同型半胱氨酸、色氨酸和氧化三甲胺）、糖尿病（糖化血红蛋白）、食管癌（d – 甘露糖）、酒精性脂肪肝（果糖和山梨醇）、前列腺癌（锌 – α_2 – 糖蛋白）、脑瘤（2 – 羟基戊二酸）。④药物监测和管理，如治疗药物监测、疼痛药物管理、药物毒物滥用监管。

三、应用评价及注意事项

MS 技术具有高特异性、高灵敏度和高通量等特点，其临床应用还在不断探索中，但质谱仪比较昂贵，需要专业操作人员，还有必不可少的样品前处理过程，以及需要开发和验证方法，这也是 MS 技术目前面临的一些瓶颈问题。

第五节　电化学分析技术

PPT

一、电解质分析技术

（一）方法概述

1. 基本原理　电解质分析技术是指应用电化学分析的原理和技术，采用离子选择性电极（ion - selective electrode，ISE）对体液中电解质进行定量测定的技术。

（1）ISE 基本结构　ISE 是一类用特殊敏感膜制成，对溶液中某种特定离子具有选择性响应的电化学传感器，通常由电极管、内电极、电极内充溶液和电极膜（或称敏感膜）四个部分组成。ISE 电极膜和电极内充溶液均含有与待测离子相同的离子。膜的内表面与具有相同离子的固定浓度电极内充溶液接触，膜的外表面与待测离子接触（图 5 - 2）。

（2）电极电位产生　大多数电极膜电位的产生是基于膜材料与溶液界面发生的离子交换反应。当电极置于溶液中时，由于离子交换和扩散作用，改变了二相中原有的电荷分布，因而形成双电层，其间产生一定的电位差即膜电位。由于内电极的电位固定，所以 ISE 的电位（E_{ISE}）与待测离子的活度（α_i）相关联，并符合 Nernst 方程式。

$$E_{ISE} = K \pm \frac{2.303RT}{nF} \times \lg\alpha_i$$

式中，K 值因不同的电极而异，当测定条件一定时，K 为常数。± 号对阳离子为正号，对阴离子为负号；R 为气体常数；T 为绝对温度；n 为离子电荷数；F 为法拉第常数；α_i 为被测离子活度（$\alpha_i = c_i f_i$，c_i 为离子浓度；f_i 为离子活度系数）。

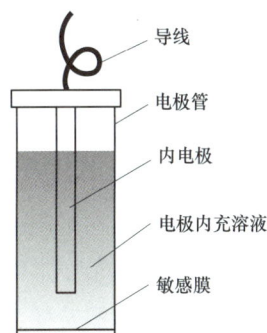

图 5 - 2　离子选择性电极的基本结构

（3）电极电位测量　ISE 的 E_{ISE} 值不能直接测定，必须将 ISE 与参比电极共同浸入待测样品中组成一个原电池，通过测量电池电动势（$E_{电池}$）来测定 E_{ISE} 值。参比电极通常为负极，常用的有甘汞电极和银 - 氯化银电极；ISE 为正极，电池的电动势：

$$E_{电池} = K' \pm \frac{2.303RT}{nF} \times \lg\alpha_i$$

式中，$K' = K - E_{参}$。上式表明，在一定条件下，原电池的电动势与被测离子活度的对数呈线性关系。因此，只要通过测量电池电动势即可求得被测离子活度（或浓度）。此外，还有一些 ISE 与待测离子没有直接的交换平衡，而是通过诸如沉淀或络合平衡，影响膜上有关离子的活度，从而产生膜电位的变化，其电极电位亦符合 Nernst 方程式。

2. 电解质分析的基本方法

（1）样本测定方法　①直接法，指样本不经稀释直接用电极测量离子活度。优点是可采用全血测定，迅速方便，结果准确，不会因样本中水体积所占比例改变而影响结果；②间接法，指样本经一定离子强度缓冲溶液稀释后用电极测量离子活度。与直接法相比，间接法样品用量少；由于样品预先进行稀释，不易堵塞管道；降低了血脂、不溶性蛋白质对电极的污染和损耗，使其寿命延长。但间接法比直接法测定的结果低 2%~3%。

（2）定量分析方法　其基本方法是用标准溶液与待测溶液在相同条件下测定电位值，经与标准溶液比较求得待测溶液的浓度。

1）标准比较法（或直读法）　适用于少量样本的分析，有些能直接读出待测溶液离子浓度。其方法是选择一个与待测溶液浓度接近的标准溶液，用同一支 ISE 在相同测定条件下，测定两溶液的电动势，根据 Nernst 方程，计算待测物浓度。计算公式为：

$$E_x - E_s = \pm \frac{2.303RT}{nF} \times \lg(\alpha_x - \alpha_s)$$

2）标准曲线法　适用于大批量的样本分析。首先制作标准曲线或工作曲线：即用纯物质按浓度递增的规律配制一系列标准溶液，测出各浓度相应的电动势 E，以 E 为纵坐标，对应的 $\lg c_i$ 为横坐标作图；然后在相同的条件下测定待测溶液的电动势，从标准曲线上即可查到待测溶液的活度（或浓度）。③标准加入法，当待测溶液组分较复杂，很难控制相同的离子强度时，选用标准加入法。基本方法是先测定待测溶液的电动势 E_x，然后测定加入标准溶液后的电动势 E_s，最后通过比较加入标准物后溶液电动势的变化值 $\triangle E$、待测物浓度的变化值 $\triangle c$，计算待测物的浓度。此方法要求标准液加入至待测液后，其待测液中的离子强度基本保持不变。

（二）应用范围

在临床生物化学领域中，电解质主要指体液中最常测定的 Na^+、K^+、Cl^-、Ca^{2+}、Mg^{2+}、HCO_3^- 和无机磷等。电解质在机体中具有许多重要的生理功能，及时、准确分析体液中的电解质浓度，是临床生物化学实验室的重要工作内容。基于 ISE 电位测量的电解质分析仪（electrolyte analyzer）由于测量方法简便、快速、不需对样品做预处理、易于自动化等优点，现广泛应用于各级各类临床实验室中。电解质分析结果对于评估机体电解质代谢紊乱状态具有重要价值，如血钠、血钾、血氯测定可提示其增高和减低。此外，还可用于计算阴离子间隙。临床应用详见本书第十三章。

（三）应用评价及注意事项

ISE 法具有良好的准确度、精密度、操作简单、测定快速，可用于自动化分析，已成为临床生物化学检验电解质测定的常规方法。以 ISE 为基础的多功能、多组合的电解质分析仪已在临床生物化学检验中得到广泛应用。但在临床应用的过程中应注意以下问题。

1. 抗凝剂与药物的影响　血样不能使用 EDTA、柠檬酸盐或草酸盐等抗凝剂。这些抗凝剂能与 Ca^{2+}、Mg^{2+} 等离子形成络合物，ISE 对这些络合物没有响应。即使用肝素，其浓度通常也不超过 20 U/ml 血样；因此，临床电解质分析常采用血清作为样本。药物对测量结果的影响有两方面：①药物及其代谢产物能引起患者体内被测物的浓度发生改变，如利尿剂促进 K^+、Na^+、Cl^- 从肾脏排出，使血液中 K^+、Na^+、Cl^- 浓度降低；②药物直接对 ISE 的响应产生影响，如水杨酸盐对 Cl^- 电极响应有干扰，维生素 C 对 K^+ 电极响应有干扰等。

2. 电极保养　各电极敏感膜的选择性响应特性和稳定性直接影响到测量结果，所以电极使用一段时间后就需要保养。

3. 结果审核 出现异常测量结果时，要认真分析复查，必要时与临床取得联系，重新采血检验。主要是对异常结果的分析取舍，如果血糖、HCO_3^-过低，同时伴钾离子过高，往往是血样未经分离而放置时间过长所致；若多项检测结果过低，往往提示样品稀释比例不对，样品中有纤维蛋白凝块或吸样针部分堵塞导致吸样量不足。

二、血气分析技术

（一）方法概述

1. 基本原理 血气分析是指应用电化学分析技术和原理，采用电极对血液中的 pH、$PaCO_2$ 和 PaO_2 进行定量测定的技术。

（1）pH 电极 属玻璃膜电极，由钠玻璃或锂玻璃熔融吹制而成，内参比电极是 Ag/AgCl 电极，电极内充磷酸盐和 KCl 的混合液。pH 检测时通常需与参比电极构成一个电化学电池，通过测量该电池的电动势 E 而获得相应溶液的 pH。pH 电极与甘汞参比电极的结构如图 5－3 所示。根据 *Nernst* 方程式，在一定温度下，玻璃电极的电极电位 $E_{玻}$ 与待测溶液的 pH 有线性关系：

$$E_{玻} = K_{玻} - \frac{2.303RT}{nF} \times pH$$

式中，R 为气体常数；F 为法拉第常数；T 为热力学温度；$K_{玻}$ 在测量条件恒定时为常数。

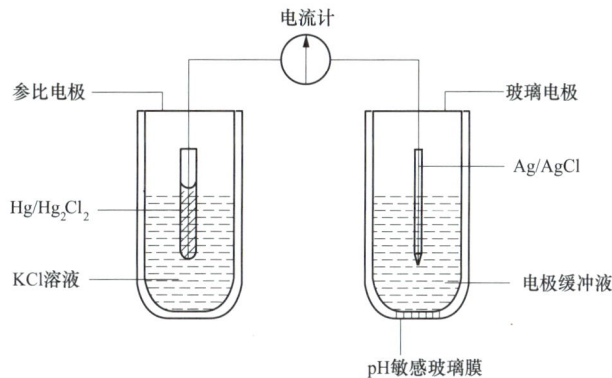

图 5－3 **pH 电极与甘汞电极结构图**

（2）$PaCO_2$电极 属气敏电极，该复合电极由内电极、Ag/AgCl 参比电极、渗透膜、尼龙网和外缓冲液组成。内电极为 pH 玻璃电极。内电极装在有机玻璃圆筒中，塑料套上有气体渗透膜，内装 $PaCO_2$电极外缓冲液（含 $NaHCO_3 - NaCl$）。渗透膜为聚四氟乙烯膜、聚丙烯膜或硅橡胶膜，它将血液样本与 $PaCO_2$电极外缓冲液隔开，只允许血液样品中 CO_2 分子通过，样品液中 H^+ 和其他带电荷的离子不能进入膜内溶液。气体 CO_2 分子在内溶液中酸化后引起 pH 下降，且 pH 的变化与 $\lg PaCO_2$ 有线性关系。$PaCO_2$电极其结构如图 5－4 所示。

（3）PaO_2电极 属气敏电极，也是氧化还原电

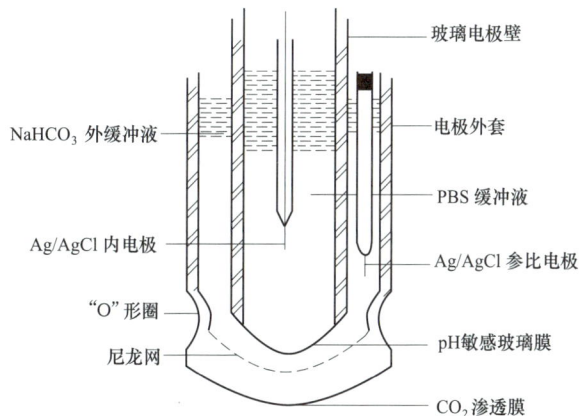

图 5－4 **$PaCO_2$电极结构图**

极，他基于电解氧的原理实现对氧的测量。PaO_2 电极由铂丝阴极与银-氯化银阳极组成。铂丝被封闭在玻璃柱中，前端暴露作为阴极；Ag/AgCl 为电极阳极，位于在玻璃柱的后端。玻璃柱装在一个有机玻璃套内，套的一端覆盖着 O_2 渗透膜，套内空隙充满 PaO_2 电极缓冲液。O_2 渗透膜为约 20 膜的聚丙烯膜或聚四氟乙烯膜，膜外为测量室（图 5-5）。

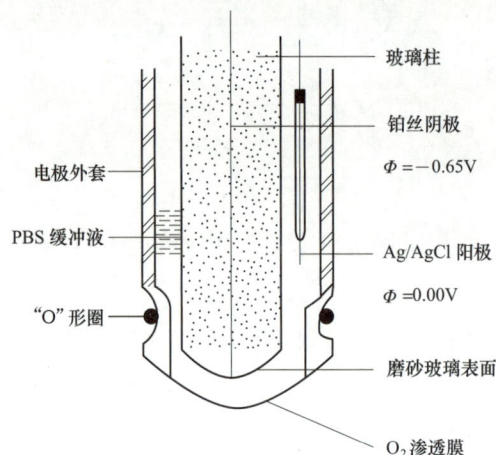

图 5-5　PaO_2 电极结构图

待测溶液中的 O_2 依靠 PaO_2 梯度透过具有选择性通透的电极膜而进入电极。O_2 在铂丝阴极上被还原产生浓度极化现象，在 0.65V 的极化电压下，电极电流的大小取决于铂阴极表面 O_2 量，其线性斜率一般在 $2 \sim 10pA/mmHg\ PaO_2$。

O_2 在铂阴极表面发生的反应如下。

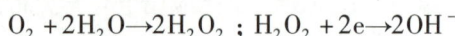

$$O_2 + 2H_2O \rightarrow 2H_2O_2\ ;\ H_2O_2 + 2e \rightarrow 2OH^-$$

当 O_2 浓度扩散梯度相对稳定时，就产生一个稳定的电解电流，称之为极限扩散电流。极限扩散电流的大小决定于渗透到阴极表面氧的多少，后者又取决于膜外的 PaO_2。因此，通过测定电流变化即可测定血液样本中的氧分压。

2. 血气分析的基本方法

（1）依据样本类型不同，可分为动脉血、静脉血和毛细血管血血气分析。不同类型样本血气分析结果的临床意义不同。

（2）定量分析的基本方法为标准比较法。血气分析方法是一种相对测量方法。在测量样品之前，需用标准液及标准气体制作 pH、$PaCO_2$ 和 $PaCO_2$ 电极系统的工作曲线，通常把这一制作或校正工作曲线的过程称为校准（calibration）。pH 系统校准使用 7.383 和 6.840 两种标准缓冲液。PaO_2 和 $PaCO_2$ 电极系统校准使用两种不同比例的 O_2 和 CO_2 混合气体。pH、$PaCO_2$ 和 PaO_2 均包括两点校准和一点校准。校准可以手动或自动执行，其频率由所用仪器类型及仪器状态而定。

（二）应用范围

血气分析广泛应用于呼吸系统和循环系统疾病、物质代谢和酸碱平衡紊乱、昏迷、休克、严重外伤等危急患者的临床抢救、外科手术的监测、临床效果的观察和研究等。血气分析仪提供的常见指标分类如下。

1. 反映肺呼吸功能的指标　①通气功能：PAO_2、$PACO_2$、$PaCO_2$。②换气功能：PaO_2、$PA-aO_2$、PaO_2/FiO_2、PaO_2/PAO_2、V/Q、shunt。

2. 反映血液运输功能的指标　①总气体量：ctO_2、$ctCO_2$。②物理溶解量：PaO_2、cdO_2、$PaCO_2$、$cdCO_2$。③化学结合量：HbO_2、sO_2、P50、$cHCO_3^-$。

3. 反映细胞呼吸功能的指标　PvO_2、$Pa-vO_2$、svO_2、cvO_2。

4. 反映血液酸碱平衡紊乱的指标　pH、pH_{NR}、$PaCO_2$、SB、AB、BB、BE、TCO_2、AG。

（三）应用评价及注意事项

1. 应用评价　气敏电极法具有良好的准确度、精密度、操作简单、测定快速的特点，已成为临床生物化学检验血气分析的常规方法。以气敏电极为基础的血气分析仪已在临床生物化学检验中得到广泛应用。

2. 样本采集及注意事项　参见本书第十三章第二节。

PPT

第六节　电泳分析技术

一、方法概述

（一）基本原理

带电粒子在电场中的移动现象称为电泳（electrophoresis）。利用这种现象对化学或生物化学组分进行分离分析的技术称为电泳技术。

1. 荷电性质与移动方向　机体中的许多生物分子都是两性物质，其荷电性质受介质 pH 的影响。当 pH 在生物分子等电点（isoelectric point，pI）以下时，带正电荷，以上时带负电荷。物质带电性质不同，在电场强度中移动的方向不同。在某个设定的电场中，带电粒子在支持介质中可向与其所带电荷相反的电极方向移动，即带有负电荷的粒子向正极方向移动，带有正电荷的粒子向负极方向移动。

2. 移动的速度与迁移率　假设有一电荷量为 Q、半径为 r 的粒子，在电场强度为 E、黏度为 η 的溶液中移动。粒子运动的动力或电场力 $F = QE$，粒子受到的阻力或黏滞力 F' 粒子受到的阻力。当 $F = F'$ 到时，粒子恒定移动速度 $v = QE/6 = r\eta$。

迁移率（μ）指单位电场强度下带电粒子的运动速度，与带电粒子关系为：

$$\mu = \frac{v}{E} = \frac{Q}{6\pi r\eta}$$

从公式可见，粒子带净电荷量愈多、直径愈小、愈接近球形，在电场中移动速度愈快。

（二）电泳分析的基本方法

1. 电泳的主要分离模式　依据工作原理的不同，电泳分离模式分为移动界面电泳、区带电泳（zone electrophoresis）、稳态电泳（或称置换电泳）等。其中，区带电泳、稳态电泳是临床检验领域中常用技术。常用的电泳分析方法包括醋酸纤维素薄膜电泳、凝胶电泳、等电聚焦电泳、双向凝胶电泳、毛细管电泳等。　微课/视频 4

2. 电泳图谱的定量分析　临床生物化学检验常用的电泳系统中，除电泳单元、染色单元外，还有分析检测装置，例如，由计算机控制的光密度扫描仪，可对样本电泳、染色后的电泳条带直接扫描，绘制曲线图、计算相对面积，得出各电泳条带的相对百分比等。

二、应用范围

目前，电泳技术已广泛用于各种生物分子，如氨基酸、多肽、蛋白质、酶、脂类、核苷、核酸等的分离分析。临床实验室常见的电泳以区带电泳应用最为广泛，主要有血清、尿液和脑脊液样本的蛋白质电泳、同工酶电泳等。

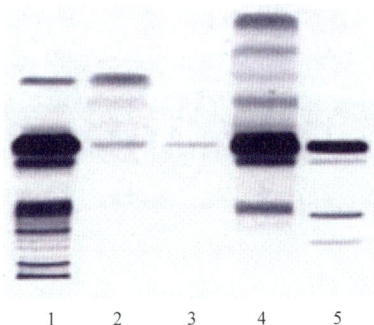

图 5-6　尿蛋白电泳图（SDS-琼脂糖凝胶区带电泳）

1. 非选择性肾小球蛋白尿；2. 肾小管蛋白尿；
3. 生理性蛋白尿；4. 混合性蛋白尿；5. 部分选择性肾小球蛋白尿

（一）蛋白质电泳

1. 血清蛋白电泳　参见本书第九章第一节。

2. 尿蛋白电泳　尿蛋白电泳的主要目的：

①确定尿蛋白的来源；②了解肾脏病变的严重程度。尿蛋白电泳图如图5-6所示。

（二）同工酶电泳

1. 肌酸激酶同工酶电泳 通过电泳分析，CK同工酶可分为CK-MM、CK-MB及CK-BB三种组分。当颅骨损伤时，电泳图上出现明显的CK-BB峰，一般超过总CK的2%。中度心肌梗死时，CK-MB峰变得明显，占总CK的比例在5%~12%。典型肝癌、肺癌患者CK同工酶图谱明显的特征是CK-MM峰表现出"双峰"现象，这个峰除了MM组分外，还存在"巨CK"组分，MM的比例由原来95%以上降到20%~30%。CK同工酶电泳图谱如图5-7所示。

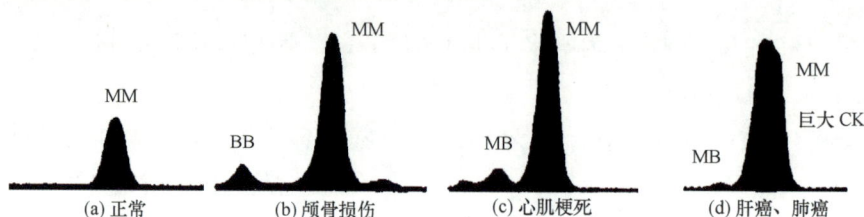

图5-7 CK同工酶电泳图谱

2. CK同工酶亚型电泳 CK-MM亚型（CK-MM$_1$、CK-MM$_2$、CK-MM$_3$）和CK-MB亚型（CK-MB$_1$、CK-MB$_2$）可采用琼脂糖凝胶高压电泳进行快速分析，主要用于AMI的早期诊断，也可用于确定心肌再灌注、溶栓治疗后的病情观察。

3. 乳酸脱氢酶同工酶电泳 LD同工酶电泳主要用于急性心肌梗死（LD$_1$ > LD$_2$）、肺梗死和急性肝炎等的诊断和鉴别诊断。LD同工酶电泳图谱如图5-8所示。

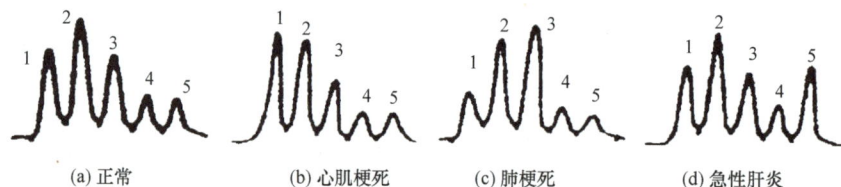

图5-8 LD同工酶电泳图谱

（三）高效毛细管电泳

高效毛细管电泳广泛应用于生物医学，如甄别人类遗传性基因缺陷、基因定量分析、微生物学和病毒学分析等。在临床检验中，主要用于糖、蛋白质和核酸的检测等。

三、应用评价及注意事项

电泳分析技术因其具有分离效率高、快速、微量、操作简便、成本效益高、适用性广的特点，是临床生物化学检验中非常有价值的分析技术。值得注意的是，电泳分析的自动化，减少了手工操作的误差，但电泳分析与其他临床检验一样，要充分了解影响电泳的因素，如待分离物质的性质、缓冲液的性质、电场强度、支持介质的性质、温度等，同时开展全程质量控制，保证电泳分析结果的准确可靠。

第七节 即时检验技术

PPT

POCT是指可在患者身边或就近处，由未接受临床实验室学科训练的临床人员或者患者自己进行的检验，即在传统、核心或中心实验室以外进行的一切检验。因其具有快速、方便、准确等优点，广泛应用于临床检验、慢性病监测、应急反恐、灾害医学救援、食品安全、毒品检验等公共卫生领域，已成为社会卫生保健系统的重要补充部分。 🔲 微课/视频5

一、方法概述

目前临床上常见的POCT技术包括干化学技术、多层涂膜技术、免疫层析技术、选择性电极技术、红外与远红外分光光度技术、生物传感技术、生物芯片技术等。

（一）干化学技术

干化学技术是相对于湿化学技术而言的，是指将多种反应试剂干燥、固定在纸片上，将液体检测样品直接加到不同项目的干燥试剂条上，以被测样品的水分作为反应介质，引起特定的化学反应，从而产生颜色反应，用肉眼观察或仪器检测。干化学技术结构如图5-9所示。

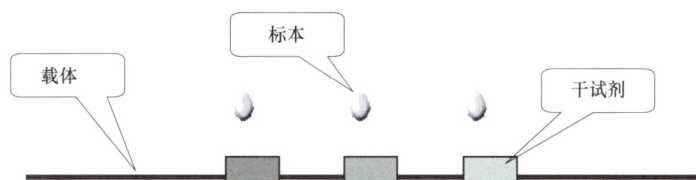

图5-9　干化学技术结构示意图

干化学测定主要具备以下特点：检验速度快，样本无须预处理，操作简便，一般在3~4分钟内即可得出检验结果，无须贮备任何其他试剂或配制任何溶液。它不仅可用于定性检查，还发展成半定量的分析方法，已成为临床检验中一类重要的方法，包括单项检测试纸和多项检测试纸。单项试纸一次只能测一个项目，如血糖检测试纸、血氨检测试纸、尿糖检测试纸等。多项检测试纸一次可以同时检测多个项目，如尿液干化学十项分析。

（二）多层涂膜技术

多层涂膜技术借鉴了干化学技术，从感光胶片制作技术移植而来，将多种反应试剂依次涂布在片基上，制成干片，当样本加到最上层后，样本中的水与待检物质向下一层一层渗透，并将涂层上的化学物质溶解，进而发生颜色变化，以反射光度计进行检测，从而定量分析出待检物质的浓度。采用多层涂膜技术制成的干片，比干化学纸片平整均匀，具有选择性过滤的功能，能减少测定过程中干扰物质的影响，多用于全自动生化分析仪，尤其适合急诊检验。其检测项目也很广泛，如血糖、尿素、肌酐、淀粉酶、胆碱酯酶、胆红素、部分药物等40余项目。

（三）免疫层析技术

1. 胶体金免疫标记技术　又称免疫金标记技术，主要有斑点免疫金渗滤法和斑点免疫层析法。它是用胶体金标记单克隆抗体，可用于快速检测蛋白质类和多肽类抗原，配合小型检测仪，可做半定量和定量分析。

（1）斑点免疫金渗滤法　以硝酸纤维素膜为载体，利用微孔滤膜的可滤过性，使抗原抗体反应和洗涤在一特殊的渗滤装置上，以液体渗滤过膜的方式迅速完成，又称滴金免疫测定法，简称滴金法；该法不需酶参与，更加简便、快速，在临床检验中应用日渐广泛。

（2）斑点免疫层析法　简称免疫层析法，也以硝酸纤维素膜为载体，但利用了微孔膜的毛细血管作用，滴加在膜条一端的液体慢慢向另一端渗移，犹如层析一般。在试剂形式和操作步骤上更为简化，只用一个试剂，只有一步操作。

上述两种试验的共同特点是：简便、快速、单份测定，除试剂外无需任何仪器设备，且试剂稳定，因此特别适用于急诊检验。但这类试验不能准确定量，所以主要限于检测正常体液中不存在的物质（如传染病的诊断）以及正常含量极低而在特殊情况下异常升高的物质（如 HCG 等）。

2. 免疫荧光技术 FIA 是用荧光物质标记抗体而进行抗原定位或抗原含量检测的技术。应用 FIA 的 POCT 仪器的检测系统由一个荧光读数仪和检测板组成（图 5 - 10）。检测板使用的是层析法，分析物在移动的过程中形成免疫复合物的形式。通过检测板条上激光激发的荧光，可同时定量检测以 pg/ml 为单位的检测板条上单个或多个标志物。用于心肌损伤检验项目：肌红蛋白、CK、CK - MB 和 cTnI。由于该方法需要荧光测定，因此，凡是影响荧光的发生及检测的因素，均可以导致结果的偏差。

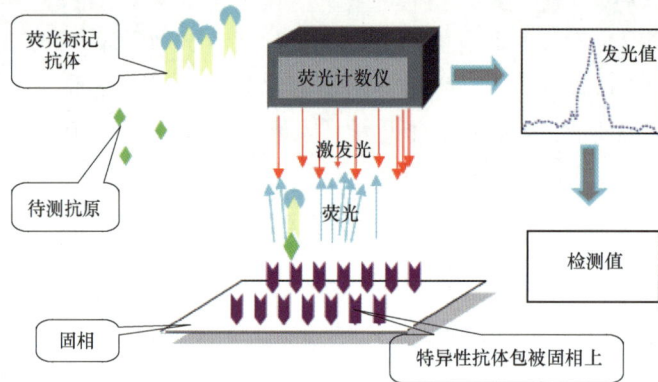

图 5 - 10　免疫荧光技术实验原理示意图

此外，TRFIA 基础上建立的即时检验技术，可应用于疾病的诊断、食品安全和毒品筛查，已成为生物医学研究和临床超微量临床生物化学检验中常用的分析手段之一。

（四）选择性电极技术

选择性电极多层膜法的干片包括两个完全相同的"ISE"，两者均由离子载体（敏感）膜、内部参比层、银/氯化银层、支持层组成，由纸桥（盐桥）相连（图 5 - 11）。测定时，待检样本和参比液同时分别滴加到表层相邻的加样槽内，几分钟后再通过高灵敏度的电压计检测两电极的电位差。电位差与电解液离子活度（浓度）的对数值线性相关，采用插入法与校准曲线对比即可获得待测物质的浓度。

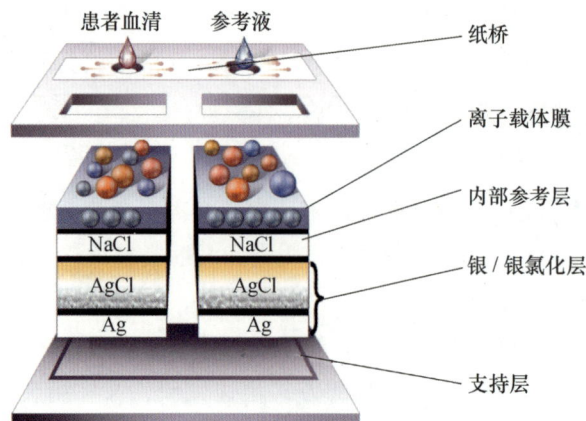

图 5 - 11　选择性电极多层膜结构示意图

基于差示电极法原理的多层膜片系一次性使用，样本用量少，适合替代湿化学法，用于急诊样本检测。这种多层膜法与传统的离子选择电极法（ISE）检测电解质有较大的差别。

（五）红外与远红外分光光度技术

红外和远红外分光光度技术常用于制作经皮检测仪器，用于检测血液中血红蛋白、胆红素和葡萄糖等多种成分。这类床边检验仪器可连续监测患者血液中的目标成分，无需抽血，可避免抽血可能引起的交叉感染和血液样本的污染，降低每次检验的成本和缩短 TAT。但是，这类经皮检测仪器的准确性有待提高。

（六）生物传感技术

新一代 POCT 仪器可利用离子选择电极、底物特异性电极、电导传感器等特定的生物检测器，对生物体液中的分析物进行超微量的分析，如电解质的检测。随着抗体固定技术和特异 DNA 序列的应用，生物传感器探针还将用于激素、药物、细菌、衣原体、病毒（如人类免疫缺陷病毒）等检测。

以干试剂传感器为例，拥有与电流计和光学试验方法相同原理，两种方法合并了膜技术和酶促反应。干试剂传感器中的酶、试剂和缓冲液在试纸条上以非活性干燥的形式存在。当与血液样本结合后，酶被激活。此技术已经用于测量凝血功能，如凝血酶原时间。体外血糖监测系统是干试剂传感器技术的另一个例子。监测器由一个仪表和一个试纸条组成。当试纸条上发生化学反应时，仪表能测量电流的产生和颜色的变化。

另外，组合酶化学、免疫化学、电化学和计算机技术，制成便携式快速检测血气（pH、PCO_2、PO_2 等）和电解质（K^+、Na^+、Cl^- 等）的仪器，也广泛应用于临床。

（七）生物芯片技术

生物芯片技术是将所有试样处理及测定步骤合并于一体，使样品检测和分析连续化、集成化、微型化，分析人员可在很短时间和空间间隔内获取以电信号形式表达的化学信息，以实现对细胞、蛋白、DNA 以及其他生物组分的准确、快速、高通量的检测技术。其特点是在小面积的芯片上同时测定多个项目。目前已经有血气分析芯片、基因芯片、蛋白质芯片、细胞芯片和芯片实验室等（图 5－12）。

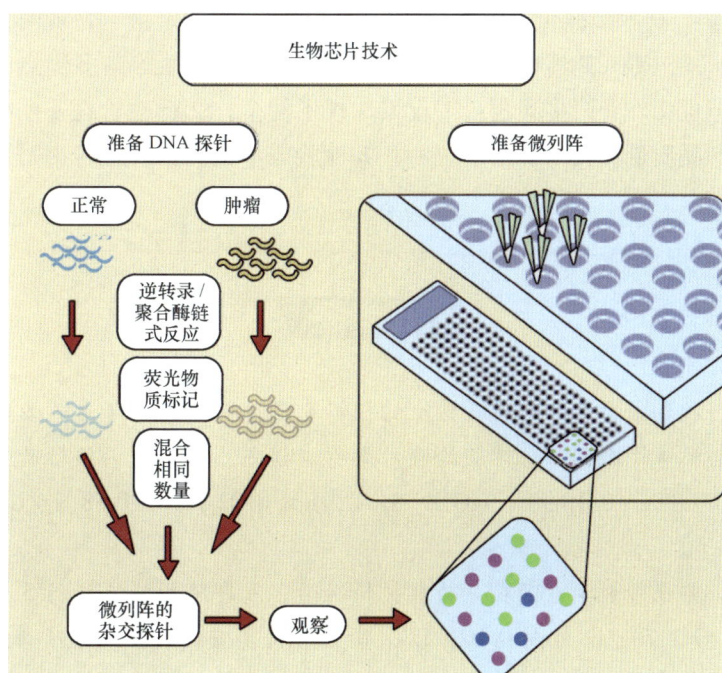

图 5－12 生物芯片技术示意图

生物芯片技术是用微细的加工技术构建的生物传感器芯片。芯片的大小可以是一个镍币大或更小，厚度是几个毫米。不同材料和合成技术用于生产这种传感器芯片。生物传感器芯片有 2 个主要组成部分：传感器/电极和通道。用影印石版术将通道浇铸或蚀刻在材料表面，如硅、石英和塑料。通道引导试验样本流向传感器位置。芯片技术的突出优点是使分析仪器微型化。

二、应用范围

POCT 的特点鲜明，应用领域广泛，既可与医疗直接相关，如医疗领域（医院、社区保健站、诊所、疾控中心、血站）、急救医学领域（"120"救护车、灾害医学救援、野战检验）和健康管理领域（家庭医疗）等，也可与医疗相去较远，如环境监测、食品安全监测、海关检疫、违禁药品筛查、生物反恐等。通过 POCT 平台的检测项目如表 5-2 所示。

表 5-2　POCT 平台的检测项目

领域	临床检验项目
生化	肝功能、肾功能、血气分析、电解质、血脂、心肌标志物、血糖、胆红素、乳酸盐、骨特异性碱性磷酸酶等
临检	血常规、凝血机制、尿常规、粪便隐血、尿微量蛋白等
免疫	肝炎标志物、HIV、梅毒、过敏原、肿瘤标志蛋白等
微生物	微生物的抗原检测、各种病毒的筛检、血清抗体检测等
其他领域	水、食品、餐具、农药、毒品、激素等

三、应用评价及注意事项

1. 理想 POCT 仪器所应具备的特点　①仪器小型化，便于携带；②操作简单；③缩短 TAT；④能获得权威机构的质量论证；⑤检测费用合理；⑥能自动保存所有记录的微型移动系统；⑦仪器试剂检测后不会对环境产生污染。

2. POCT 发展趋势　技术多样化、体积小型化、结果从定性到定量、管理网络化、需求广泛化。

3. POCT 存在的问题　POCT 具有简便、快速、准确和可移动性等诸多优点，在临床获得了越来越多的应用和好评，但也面临着诸多问题：①政策法规不健全；②行政管理不明确；③使用者的质量管理体系不完善；④产品质量和技术要求不统一；⑤检验成本偏高；⑥报告书写不规范；⑦循证医学评估等问题。

? 思考题

答案解析

情境描述　检验科收到来自血液内科黄医生的投诉电话，投诉已确诊为"多发性骨髓瘤"患者的免疫球蛋白检测结果与临床诊断不符，怀疑检测结果存在误差。经调查，该检验报告审核人员为规培生小孙。检测结果如下："IgA 0.10g/L，IgG 3.58g/L，IgM 0.02g/L，TP 88.9g/L，ALB 26.0g/L，Glb 62.9g/L"。

初步判断与处理　临床带教李老师在分析相关情况后，立即将原样本进行 5 倍稀释，复查结果如下："IgA 57.1g/L，IgG 3.70g/L，IgM 0.02g/L"。李老师将复查结果告知临床科室后，组织了专业组人员、规培生和实习生等参加的案例讨论会，对比前、后两份检验报告的结果，分析产生的原因，回顾免疫球蛋白类检验项目的检测方法的特点、临床意义，以及报告审核要点等。

问题

（1）检测结果是否与临床诊断相符？判断依据是什么？

（2）如何监测和处理样本检测过程中的钩状效应？

（3）免疫比浊法的主要影响因素有哪些？

（刘忠民　刘利东）

书网融合……

重点小结	题库	微课/视频 1	微课/视频 2

微课/视频 3	微课/视频 4	微课/视频 5

第六章　临床酶学检验技术

学习目标

1. 通过本章学习，掌握酶活性的国际单位定义，酶活性测定的连续监测法概念和计算公式，酶活性测定最适条件的概念和意义，ALT、AST、ALP、GGT、LD、CK、AMY 及 ChE 的方法原理和评价。熟悉血清酶变化的病理机制，酶动力学参数的含义，电泳法和免疫抑制法测定同工酶的原理；了解其他酶和同工酶的检测技术。

2. 具有定量检测临床常用诊断酶活性的技能，并能解释血清酶活性变化的机制，初步拥有与临床医生沟通的能力。

3. 树立临床酶催化活性测定标准化的理念，培养严谨求实的科学态度、创新意识和批判性思维。

酶（enzyme）是由生物细胞产生的，对其特异底物起高效催化作用的蛋白质，是机体内催化各种代谢反应最主要的生物催化剂（biocatalyst）。其他生物催化剂还包括核酶（ribozyme）、脱氧核酶（deoxyribozyme）。在临床生物化学检验领域，酶主要指化学本质是蛋白质的生物催化剂。

同一种属中由不同基因或等位基因所编码的多肽链单体、纯聚体或杂化体，具有相同的催化作用，但其分子构成、空间构象、理化性质、生物学性质以及器官分布或细胞内定位不同的一组酶称为同工酶（isoenzyme）。凡酶蛋白结构不同的同工酶称为原级同工酶，而将经加工或修饰后的同工酶称为次级同工酶或酶的多种形式。同工酶在组织分布、细胞内定位、发生发育等方面都有可能存在明显差异，与总酶活性相比具有更高的诊断特异性和诊断敏感度。某些同工酶从组织进入体液后在蛋白酶作用下可进一步降解成不同的亚型，如 CK－MM 可分为 MM_1、MM_2 和 MM_3 三种亚型，CK－MB 可分为 MB_1 和 MB_2 两种亚型，测定亚型可能比测定同工酶更有价值。

酶含量的测定可利用免疫化学法测定其蛋白质量（enzyme mass）浓度，也可利用酶促反应来测定酶的催化活性（catalytic activity of enzymes）浓度。血清及体液中酶含量很低，而且因存在不同的同工酶亚基或多种分子形式，直接测定蛋白质含量非常困难。除少数酶或同工酶外，多数通过检测酶的催化活性来反映酶含量。本章主要讨论酶活性测定的基本原理及临床常用诊断酶的测定技术。

第一节　诊断酶学基础

PPT

自从 1908 年 Wohlgemuth 用尿 AMY 诊断急性胰腺炎以来，早期只能用固定时间法测定脂肪酶（lipase，LPS）、ALP、酸性磷酸酶（acid phosphatase，ACP）等少数酶；20 世纪 50 年代 Karmen、La Due、Wroblewski 等建立了连续监测法，可测定 LD，结合酶偶联技术可以测定 ALT、AST、CK 等；到 20 世纪 70 年代已建立了逾百种酶活性的测定方法；1980 年以来同工酶（isoenzyme）及亚型（isoform）广泛应用于临床，以及免疫学技术的发展，可以测定同工酶、酶原和肿瘤标志酶的蛋白质量，使诊断酶学得到了进一步发展。

体液酶含量的测定以血清为主，尿液、脑脊液、胸腹腔积液中酶含量的测定也有其特定的临床价值，测定方法及测定条件与血清酶活性测定基本相同。

一、血清酶的来源与去路

（一）血清酶的来源

除凝血酶和纤溶酶外，血清酶与血浆酶基本一致。根据酶的来源及其在血浆中发挥催化功能的情况，可将血浆酶分成血浆固有酶和非血浆固有酶两大类。

1. 血浆固有酶　生理情况下，在血浆中发挥特定的催化功能，是血浆固有的成分，也称血浆特异酶。如凝血酶原、纤溶酶原、LPL、LCAT、胆碱酯酶（cholinesterase，ChE）、铜蓝蛋白/铜氧化酶（ceruloplasmin，Cp）等，其大多数由肝脏合成，血浆内含量相对较高，发挥一定的功能。当肝脏合成功能减退时，酶含量降低；血清 ChE 测定是反映肝脏合成功能的指标之一。

2. 非血浆固有酶　生理情况下，在血浆中含量很低，只有当细胞更新时才释放入血液，也无特殊生理功能。根据来源方式不同可分为：①外分泌酶，指来源于外分泌腺的酶，如胰（唾液腺）淀粉酶、胰脂肪酶、胃（胰）蛋白酶、前列腺酸性磷酸酶（prostatic acid phosphatase，PAP）等，它们在血液中含量与相应分泌腺的功能有关；②细胞内酶，指在生理情况下存在于各组织细胞中，参与物质代谢，发挥其生理功能。当这些组织细胞因各种原因如缺氧、缺血、炎症等引起细胞通透性改变而释放入血。这类酶种类繁多，大部分无器官专一性，称非器官特异酶；只有小部分来源于特定的组织，称器官特异酶。它们因组织细胞内浓度远远高于血浆，细胞损伤时可导致血浆中浓度显著升高；尤其是肌肉、骨骼、心、肝、肾、红细胞等组织细胞占人体比重大，诊断灵敏度较高。

（二）血清酶的去路

在正常情况下，细胞内酶释放入血后很快被清除，清除机制如下。

1. 肾小球滤过从尿液中排出　是小分子蛋白酶（如 AMY）的主要清除方式。急性胰腺炎后表现为血清 AMY 含量显著升高，随着病情的进展可表现为血清 AMY 水平升高或正常，而尿液 AMY 含量则明显升高。

2. 网状内皮系统清除　LD_5、CK-MM、腺苷酸激酶（adenylate kinase，AK）、AST、苹果酸脱氢酶（malate dehydrogenase，MD）、醇脱氢酶（alcohol dehydrogenase，AD）等是由肝脏受体介导的内吞作用所清除。非特异碱性磷酸酶是由肝脏细胞膜表面的半乳糖特异受体清除，清除速率快，半衰期短；但肝硬化患者清除速率慢，可能是导致其 ALP 升高的原因之一。肿瘤细胞产生的碱性磷酸酶如 Nagao、Regan、Kasahara，其多糖成分是唾液酸，不能被肝脏半乳糖特异受体所清除，半衰期长，可用作肝癌的肿瘤标志物。

3. 血管内失活或灭活　酶一旦离开其赖以生存的细胞内环境，因稀释、蛋白酶分解、解聚或聚合、抑制剂的作用都可使酶失活或灭活。

二、血清酶变化的生理病理机制

（一）生理变化

1. 性别　多数血清酶性别差异不大，但 CK、ALP 及 GGT 等有明显性别差异，男性高于女性。激烈的肌肉运动可使血清中 CK、LD、AST 和 ALT 等活性升高，其原因可能与它们来自肌肉组织有关。

2. 年龄　血清中有些酶（如 ALP）的活性随年龄而变化。新生儿血清中 ALP 略高于成年人，1~5 岁可增至成年人的 2~3 倍，然后逐渐下降，到 10~15 岁，ALP 又明显升高，可达成年人的 3~5 倍，20 岁后才降至成年人值。

3. 饮食　血清中大多数酶不受进食的影响，酶活性测定不一定需要空腹采血。但高脂、高糖饮食可使血清 ALP 活性升高；酗酒可使血清 GGT 升高，多数情况下戒酒后会使 GGT 酶活性下降。

4. 妊娠　妊娠时随着胎盘的形成和长大，胎盘组织可分泌一些酶进入母体血液，如耐热 ALP、LD、亮氨酸氨基肽酶（leucine amino peptidase，LAP）和 ALT 等，引起血清中这些酶升高。在妊娠后期（7~9 月）更为明显。

（二）病理机制

1. 酶合成异常　骨细胞增生、外分泌腺增生、肿瘤的细胞增生都可使酶合成增加，引起血清酶含量升高。相反当实质细胞数量减少、组织大面积坏死等因合成减少而造成血清酶含量减少，如肝脏疾病时血清胆碱酯酶下降。因生理情况下血清酶含量很低，测定酶含量的升高更有价值。

2. 细胞内酶的渗漏　细胞内酶释放入体液的程度依赖于细胞膜的完整性，细胞膜代谢非常活跃，需要细胞内产生的 ATP 供给。任何造成 ATP 供应减少或消耗过多的原因，如缺氧、缺血、能量代谢障碍、氧化物质过多等，都可导致 ATP 缺乏，离子泵功能障碍，引起细胞肿胀；特别是钙离子内流，进一步使膜空隙增大，最终导致细胞内酶外流。影响释放速率与程度的因素有：①细胞内外酶浓度的梯度差；②酶的相对分子量；③酶在细胞内的定位和存在形式。一般来说，小分子、胞浆中酶或膜结合酶容易释放，而线粒体内酶则较迟释放。

3. 酶进入血液的方式　细胞中的酶经过三种途径进入血液：①血细胞和血管内皮细胞中的酶直接进入血液，速率最快；②细胞内酶与组织间隙和血液直接相接触的脏器如肝脾，大部分直接入血，只有小部分进入组织间隙；③其他组织由于存在结构致密的毛细血管，所释放的酶大部分先进入组织液，之后除小部分通过毛细血管壁进入血液外，主要经淋巴系统进入血液，不仅血液中增高程度较低，且升高迟缓。

4. 其他　血管内的抑制作用、清除速率等都影响血清酶的含量。

三、目前常用的诊断酶和同工酶

1961 年国际酶学委员会（enzyme committee，EC）根据酶所催化的反应类型和机制，把酶分为六大类：氧化还原酶、转移酶、水解酶、裂解酶（或裂合酶）、异构酶和合成酶（或连接酶）。目前常用的诊断酶主要集中在前 3 类，见表 6 - 1。

表 6 - 1　目前常用的诊断酶

EC 编号	习惯用名	英语缩写	EC 编号	习惯用名	英语缩写
1. 1. 1. 27	乳酸脱氢酶	LD	2. 7. 3. 2	肌酸激酶	CK
1. 1. 1. 37	苹果酸脱氢酶	MD	3. 1. 1. 3	脂肪酶	LPS
1. 1. 1. 41	异柠檬酸脱氢酶	ICD	3. 1. 1. 8	胆碱酯酶	ChE
1. 1. 1. 49	葡萄糖-6-磷酸脱氢酶	G6PD	3. 1. 1. 47	脂蛋白相关磷脂酶 A_2	Lp - PLA$_2$
1. 4. 1. 3	谷氨酸脱氢酶	GLD	3. 1. 3. 1	碱性磷酸酶	ALP
1. 4. 3. 4	单胺氧化酶	MAO	3. 1. 3. 2	酸性磷酸酶	ACP
1. 11. 1. 7	髓过氧化物酶	MPO	3. 1. 3. 5	5′-核苷酸酶	5′- NT
2. 1. 3. 3	鸟氨酸氨甲酰基转移酶	OCT	3. 2. 1. 1	α-淀粉酶	AMY

续表

EC 编号	习惯用名	英语缩写	EC 编号	习惯用名	英语缩写
2.3.2.2	γ－谷氨酰基转移酶	γ－GT/GGT	3.2.1.30	β－N－乙酰（基）－D 氨基葡萄糖苷酶	NAG
2.4.1.1	糖原磷酸化酶	GP	3.2.1.51	α－L－岩藻糖苷酶	AFU
2.5.1.18	谷胱甘肽转移酶	GST	3.4.23.1	亮氨酸氨基肽酶	LAP
2.6.1.1	天门冬氨酸氨基转移酶	AST	3.5.4.4	腺苷脱氨酶	ADA
2.6.1.2	丙氨酸氨基转移酶	ALT	4.1.2.13	果糖二磷酸醛缩酶	ALD

　　单个酶大多因缺乏特异性而诊断价值比较有限，若同时测定多个酶或和同工酶组成"酶谱"，往往可以判断病变的部位、性质及严重程度，见表6－2。

表6－2　常用诊断酶、同工酶及酶谱的临床应用

疾病	诊断酶/酶谱	同工酶
肝实质细胞损伤	ALT、AST、ALT/AST、ChE	mAST
胆道淤积	ALP、GGT、5′－NT	
肝纤维化	甘氨酰脯氨酸二肽氨基肽酶（GPDA）、脯氨酸氨基肽酶、MAO	
肝癌	AFU、GGT	GGT_2、ALP_1
心肌损伤	CK、AST、HBDH、LD	CK－MB、LD_1
胰腺炎	AMY、LPS、弹力蛋白酶－1、磷脂酶 A_2	P－AMY
骨骼肌疾病	CK、LD、AST、ALD	CK－MM、LD_5
前列腺癌	ACP、PSA	PAP
有机磷中毒	ChE	
结核性胸腹积液	ADA	

第二节　酶活性测定的理论基础 🄴 微课/视频 1

PPT

一、酶活性浓度表示法

　　一般而言，酶促反应速率与生物催化剂的量（酶含量）成正比，酶的活性可用酶促反应的速率来表示，酶促反应的速率即单位时间内底物的消耗量或产物的生成量。各种酶活性单位就是定义反应速率的单位，仅仅是时间或底物（产物）量的单位不同。

（一）酶活性单位

1. 惯用单位　是以方法提出者的姓氏来命名的，根据当时的实验条件，提出各自的时间单位和产物（或底物）量的单位。如 ALT 就有赖氏单位、金氏单位、卡门氏单位和穆氏单位等。惯用单位的时间单位有秒、分钟、小时，产物（底物）单位有 mg、g、mmol、mol 等。

2. 国际单位　1963 年国际生化协会酶学委员会提出国际单位的定义。国际单位（international unit，IU）是指在特定条件下，将 1 分钟内能转化 1 微摩尔底物的酶量定为一个国际单位（μmol/min）。并未规定其他条件如温度、底物浓度等，故省略国际二字（简写由 IU 改为 U）。

3. Katal 单位　1979 年国际生化协会为了使酶活性单位与国际单位 SI 制相一致，提出了 Katal 单位，是指在特定条件下，每秒钟转化 1 个摩尔底物（mol/s）的酶量。国际单位和 katal 间关系如下。

$$1U = 1\mu mol/min = 1 \times 10^{-6}/60s = 16.67nkatal$$

（二）酶活性浓度

酶活性浓度指单位体积样品中的酶活性单位。酶活性单位目前以国际单位使用最广泛，酶活性浓度通常用 U/L 表示。

二、酶促反应动力学 📱微课/视频2

（一）酶促反应方程

酶（enzyme，E）与底物（substrate，S）先形成不稳定的酶 – 底物中间络合物（ES），再生成产物（product，P），单底物酶促反应可用式 6 – 1 来表示。

$$S + E \rightleftharpoons ES \rightarrow E + P \tag{6-1}$$

酶的催化活性可以用酶促反应的速率（v）来表示，即单位时间内的底物的消耗量或产物的生成量。

$$v = d[P]/dt = -d[S]/dt \tag{6-2}$$

假设相同质量的酶蛋白具有相同的催化能力，则酶含量与催化活性成正比例，故酶活性测定可以相对定量酶蛋白浓度。

1913 年，Leonor Michaelis 和 Maud Menten 根据中间产物学说推导了能够表示底物浓度和反应速率关系的公式，称为米氏（米 – 曼氏）方程（Michaelis – Menten equation）。

$$v = \frac{v_{max}[S]}{K_m + [S]} \tag{6-3}$$

（二）酶促反应进程

一个典型的酶促反应过程一般包括三个阶段：延滞期（lag phase）、线性期（linear phase）和非线性期（non – linear phase）。图 6 –1 中三条曲线的横坐标是反应时间，纵坐标分别是 [P]、[S]、$v = \frac{dp}{dt}$，即 [P] 或 [S] 变化曲线的斜率就代表酶促反应的速率，见图中 $v = \frac{dp}{dt}$ 曲线。

1. 延滞期　是指酶促反应开始至达到最大反应速率所需要的时间，包括酶和底物的解离、底物与酶结合位点的结合、酶与辅酶的结合、酶的激活等。

2. 线性期　是指酶促反应速率保持恒定而且斜率最大的时期，不受底物浓度的影响。酶的所有结合位点都被底物结合，[ES] 始终保持最大，形成速率与解离速率达到平衡。此段时间的反应速度就是初速度。

当 [S] $\gg K_m$，代入米氏方程，得 $v = v_{max} = [S]^0 v_{max}$，该反应阶段称为零级反应期（zero order），与底物浓度无关。由于底物消耗量或产物生成量与时间呈线性关系，反应速率恒定不变，故又称线性反应期。根据米氏方程推导过程可知，只有线性期的反应速率才与酶量成正比例。

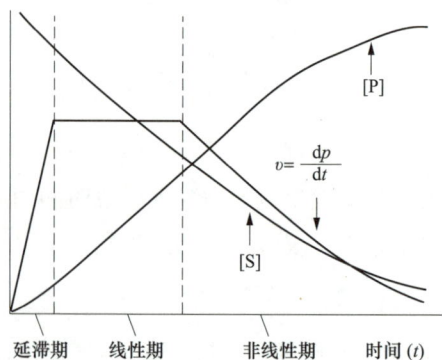

图 6 – 1　酶促反应时间进程曲线

3. 非线性期　随着反应的进行，底物消耗导致底物明显不足以饱和酶的结合位点，酶促反应速率开始明显下降，偏离线性而进入非线性期。其他因素如可逆反应、产物抑制、酶变性失活、酶聚合或解离等因素都可加快进入非线性期。此阶段因 [P] 与时间 t 不成线性关系，酶促反应速率不再与酶量成正比例。

（三）动力学参数

1. 初速度（initial velocity） 指在反应最初阶段底物的消耗量很小（一般在 5% 以内）时的反应速度，用 v_0 来表示；其含义是在整个反应过程中，对时间变量而言，反应速度最大而且保持不变的时间段。

2. 最大反应速率（maximum velocity） 是指当酶的结合位点与底物结合饱和时的反应速率，通常用 v 或 v_{max} 来表示。含义是对底物浓度变量而言，底物足够时酶促反应速率最大。当 $[S] \gg K_m$ 时米氏方程式推导得：$V = K_p[E]$（式中 K_p 为 ES 的解离常数）。即酶促反应的 V 与酶量 $[E]$ 成正比例，是酶活性测定的理论基础。实际工作中，受溶解度和价格等因素影响，一般选择 $[S]$ 为 $10 \sim 20$ 倍的 K_m。

3. 米氏常数（michaelis constant，K_m） 指酶促反应速率为最大反应速率一半时的底物浓度，是反映酶和底物亲和力的指标，单位同底物浓度。

（四）酶偶联反应

酶偶联反应的反应模式如下。

$$A \underset{E_x}{\rightleftharpoons} B \underset{E_a}{\rightleftharpoons} C \underset{E_i}{\rightleftharpoons} D$$

E_x 是待测酶；E_a 是辅助酶；E_i 是指示酶。辅助酶可以一个或多个，也可以不用辅助酶。

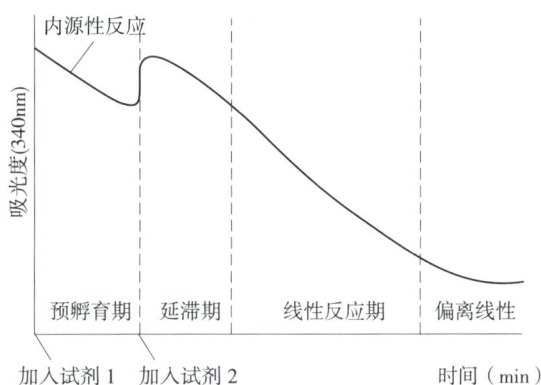

图 6 – 2 IFCC 推荐法测定 ALT 的反应进程

IFCC 推荐法测定 ALT 的反应进程（图 6 – 2）如下。

1. 预孵育期 是指待测酶的酶促反应还没有开始，反应体系中只存在底物 A，尚未加入试剂 2 的反应可以是部分试剂与内源性丙酮酸反应，或者脱辅基酶与辅基孵育的过程。

2. 延滞期 反应开始后，待测酶 E_x（ALT）经过一个短暂的延滞期，开始生成中间产物 B（丙酮酸），随着 B 的增加，E_i（LD）反应速率开始增加，直到与 E_x 的反应速率达到一致（平衡），这段时间为指示酶的延滞期，总延滞期是待测酶、指示酶的延滞期之和；同理，若需要辅助酶反应 E_a，同样需要中间产物 B、C 的堆积，最后才启动指示反应 E_i。总延滞期就是待测酶、辅助酶、指示酶的延滞期之和。所以辅助酶越多，延滞期越长。辅助酶和指示酶是试剂中的酶，也称为工具酶，相对于待测酶而言用量很大，辅助酶的有效反应速率 $[v_a]_{eff} = K[B]$，指示酶有效反应速率 $[v_i]_{eff} = K[C]$，均遵循一级反应动力学，而待测酶则是零级反应动力学。

3. 线性反应期 直到辅助酶和指示酶的反应速率达到待测酶的反应速率，因为没有更多的 $[B]$、$[C]$，永远不可能超过待测酶的反应速率，即进入动力学的线性期，并会维持一定时间，此时，$v_x = $

103

$[v_a]_{eff} = [v_i]_{eff}$。通过监测产物 D 的生成速率或中间产物 C 的消耗速率（即 $[v_i]_{eff}$）来反映 v_x，求出待测酶的酶活性，这就是酶偶联法测定酶活性的理论基础。

4. 偏离线性期 待测酶反应速率随底物的消耗而减小，$[B]$、$[C]$ 生成速率随之下降，是导致偏离线性反应期而进入非线性期的主要原因。

第三节 酶活性的测定方法

PPT

酶催化活性浓度测定的实质就是测定酶促反应的速率。按照仪器工作原理不同分为：分光光度法、旋光法、浊度法、荧光法、放射性核素法、电位滴定法、电极法、量热法等，其中以分光光度法最为常用。分光光度法按监测吸光度的类型不同分为定时法（fixed time assay）和连续监测法（continuous monitoring assay）。

一、定时法

（一）概念

定时法是将酶与底物在特定条件（缓冲液、温度等）下孵育，酶促反应开始进行，经过一定时间后，用终止液终止反应，此时酶促反应已经停止，底物和产物不再变化，通过化学或生物化学的方法测出底物或产物的总变化量，除以时间即可计算出底物消耗速率（$-d[S]/min$）或产物生成速率（$d[P]/min$），将速率换算为 $\mu mol/min$ 便是以国际单位表示的酶活性。

（二）计算

假设某一样品中的酶活性记为 X（U/L），取样品量 V_s（ml）与底物缓冲液 V_r（ml）孵育，t（min）后加入终止液 V_e（ml），检测到产物净吸光度增加为 A，该产物的摩尔消光系数为 ε（可通过标准品测得），比色皿光径为 b（cm）。

$$A = \varepsilon bc \qquad c = \frac{A}{\varepsilon b} \qquad [P] = c \times V_t$$

式中，c 为产物浓度；V_t 为反应总体积；$V_t = V_s + V_r + V_e$，$[P]$ 为产物的总变化量，产物生成速率 v：

$$v = d[P]/min = \frac{[P]}{t} = \frac{\frac{A}{\varepsilon b} \times 10^6 \times V_t \times 10^{-3}}{t} (\mu mol/min) \qquad (6-4)$$

样品中酶活性单位也可表示成速率：

$$v = V_s \times 10^{-3} \times X = V_s \times 10^{-3} \times X (\mu mol/min) \qquad (6-5)$$

由式 6-4 和式 6-5 合并，设 $\frac{A}{t} = \Delta A/min$

$$X = \frac{A \times 10^6}{t \varepsilon b} \times \frac{V_t}{V_s} = \frac{\Delta A/min \times 10^6}{\varepsilon b} \times \frac{V_t}{V_s} (U/L) \qquad (6-6)$$

（三）方法原理

早期的酶活性测定方法都采用定时法，这类方法曾被命名为"终点法""二点法""固定时间法"及"取样法"，特点是加入终止液，终止反应后再检测产物（或底物），可不需考虑对酶催化活性的影响。因此时酶促反应已经终止，显色条件不受限制，甚至可以是强酸或强碱、氧化剂、加热等。定时法的主要优点是简单易行，对试剂要求不高，检测过程中无需恒温设备，用分光光度计即可测定。主要缺点是难以保证反应时间处于线性期，随着保温时间的延续，酶变性失活、逆反应相对严重。

二、连续监测法

（一）概念

连续监测法是将酶与底物在特定条件（缓冲液、温度等）下孵育，每隔一定时间（2~60秒）连续测定酶促反应过程中某一底物或产物的特征信号的变化，从而换算为每分钟的信号变化速率。连续监测法是连续测定多个时间点的速率，选取线性期的速率来计算酶活性，又称速率法。早期以固定时间法为主，连续监测法需要特殊的仪器，随着自动生化分析仪普及，连续监测法成为现在的主流方法。

（二）计算

假设某一样品的酶活性为 X（U/L），取样品量 V_s（ml）与底物缓冲液 V_r（ml）孵育，延滞期为 t_0（min），测定间隔时间为 t_1（min），读数次数为 n，每间隔时间吸光度变化平均值为 A_1，该产物的摩尔消光系数为 ε，比色皿光径为 $b$cm。反应速率分别用产物的生成速率和样品中酶的催化能力来表示。

$$v = \mathrm{d}[P]/\min = \frac{\dfrac{A_1 \times n}{\varepsilon b} \times 10^6 \times (V_s + V_r) \times 10^{-3}}{t_1 \times n}(\mu\mathrm{mol}/\min) \qquad (6-7)$$

$$v = V_s \times 10^{-3} \times X = V_s \times 10^{-3} \times X(\mu\mathrm{mol}/\min) \qquad (6-8)$$

由式 6-7 和式 6-8 合并，$V_t = V_s + V_r$，$\dfrac{A_1}{t_1} = \Delta A/\min$，可得到以下公式。

$$X = \frac{\Delta A/\min \times 10^6}{\varepsilon b} \times \frac{V_t}{V_s}(\mathrm{U}/\mathrm{L}) \qquad (6-9)$$

设 $K = \dfrac{10^6}{\varepsilon b} \times \dfrac{V_t}{V_s}$；则 $X = \Delta A/\min \times K$ $\qquad (6-10)$

式 6-9 就是自动生化分析仪测定酶活性时参数 K 值的计算公式。式（6-6）与式（6-9）两者完全一致，进一步说明定时法和连续检测法区别在于测定速率的方式不同而已。

由于酶活性只与线性期的反应速率成正比例，因此连续监测法测定酶活性比定时法更准确。因为延滞期、非线性期的速率低于线性期，所以定时法测得的平均速率一定低于线性期的速率，测定结果往往偏低。连续监测法的优点是不需终止酶促反应就可直接测定，很容易观察反应的整个过程，可以明确找到反应的线性期，结果准确可靠，样本和试剂用量少，可在短时间内完成测定。但连续监测法在特定条件下进行，要求精确地控制影响反应速率的因素如温度、pH 和底物浓度等反应条件，对仪器要求较高，需要具有恒温装置和连续记录吸光度装置。自动生化分析仪能自动获取规定时间内的信号（如 $\Delta A/\min$），自动判断非线性度（NL%），所以连续监测法更适用于自动化仪器。

（三）分类

连续监测法的特点是在整个反应过程没有终止反应，酶促反应一直进行着，边反应边监测，即使添加某个显色剂也不影响原来的反应体系，根据检测原理不同可以分为以下几种。

1. 人工合成底物

（1）人工合成色素原底物　一些水解酶类或转移酶类经过酶促反应将化合物中的某一基团水解或移去，释放出色素，使无颜色的底物转变为有颜色的产物。把这类底物称为色素原底物，需要人工合成，故称为人工合成色素原底物，利用这类底物测定的酶见表 6-3。

表 6 – 3　人工合成色素原底物与待测酶

人工合成色素原底物	待测酶	产物的毫摩尔吸光系数
4 – 硝基磷酸酚钠盐（PNPP – Na$_2$）	ALP	4 – 硝基酚 PNP（405nm）18.5
3 – 羧基 – γ – L – 谷氨酰对硝基苯胺	GGT	5 – 氨基 – 2 – 硝基苯甲酸（405nm）9.87，pH 为 8.10
2 – 氯 – 硝基苯 – α – 半乳糖 – 麦芽糖苷	淀粉酶（AMY）	2 – 氯酚 2 – CP（405nm，pH 为 6.0）6.1
2 – 氯 – 硝基苯 – α – L – 岩藻糖苷	α – 岩藻糖苷酶（AFU）	2 – CP（405nm，pH 为 6.5）6.2
4 – 硝基苯 – α – L – 岩藻吡喃糖苷	α – 岩藻糖苷酶（AFU）	4 – 硝基酚 PNP（405nm）<6.1
甘氨酰脯氨酰 – 对硝基苯胺 – 对甲苯磺酸	甘氨酰脯氨酸二肽氨基肽酶（GPDA）	对硝基苯胺 4NA（405nm）9.88

（2）人工合成非色素原底物　这类底物虽然也是人工合成，但经酶促反应后不能直接产生色素，需再加入另一种化学试剂与产物反应而显色，若该试剂不影响酶促反应则可在反应开始前加入，通过与酶促反应的某一产物反应生成有特征性的化合物来实现连续监测。如 ChE 催化人工合成的酰基硫代胆碱类底物后，生成的硫代胆碱（SCh）与试剂中 5,5′ – 二硫代 – 双（2 – 硝基苯甲酸）（DTNB）反应，生成黄色阴离子 5 – 巯基 – 2 – 硝基苯甲酸（5 – TNBA）。DTNB 对酶促反应无明显影响，反应一开始就加入试剂中。酰基硫代胆碱虽然也是人工合成底物，但不是色素原底物，其产物本身无色，需与 DTNB 反应后呈色。

ACP 测定，利用人工合成 α – 萘酚磷酸盐做底物，经 ACP 水解后释放萘酚，与试剂中的固红 TR 发生偶氮反应，生成黄色化合物。

2. NAD(P)H 的连续监测　NAD(P)H 在 340nm 处有特异吸收峰，而 NAD(P)$^+$ 只在 260nm 处有明显的吸收峰，340nm 吸光度变化速率主要反映了 NAD(P)H 的生成或消耗速率，可以看成脱氢酶的另一个底物（图 6 – 3）。

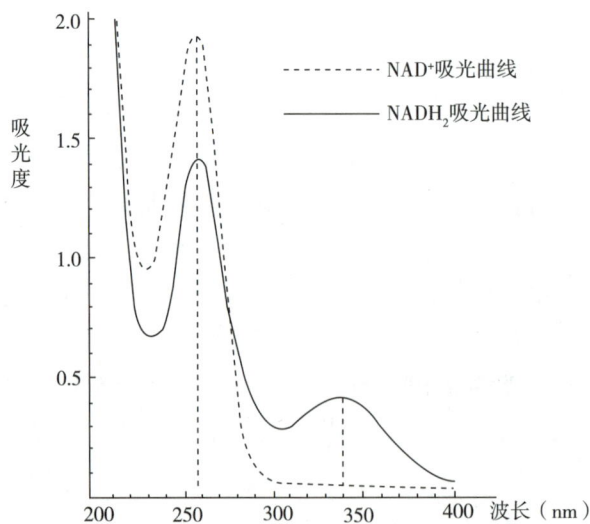

图 6 – 3　NAD(P)H/ NAD(P)$^+$ 吸收曲线

可直接测定氧化还原酶如 LD、葡萄糖 – 6 – 磷酸脱氢酶（G6PD）、α – 羟丁酸脱氢酶（HBD）、醇脱氢酶（AD）、山梨醇脱氢酶（SD）、谷氨酸脱氢酶等（GLD）等；也可利用酶偶联反应间接测定酶活性如 ALT、AST、CK、腺苷脱氨酶（adenosine deaminase，ADA）等（表 6 – 4）。

表 6 – 4 用酶偶联方法来测定的酶

待测酶	方法	辅助酶	指示酶
丙氨酸氨基转移酶	IFCC 推荐法	无	LD
天门冬氨酸氨基转移酶	IFCC 推荐法	LD*	MD
肌酸激酶	IFCC 推荐法	HK	G6PD
腺苷脱氨酶	GLD 偶联法	无	GLD
5′–核苷酸酶	5′–AMP 做底物 ADA–GLD 法	ADA	GLD
淀粉酶	EPS 底物法	无	多功能 α–葡萄糖苷酶
脂肪酶	GK–GPO–POD 法	GK、GPO、共脂肪酶	过氧化物酶（POD）
5′–核苷酸酶	5′–IMP 做底物 PNP–XOD–POD 法	嘌呤核苷酸磷酸化酶（PNP）黄嘌呤氧化酶（XOD）	POD

* LD 并不是真正意义上的辅助酶。

3. Trinder 反应的连续监测 H_2O_2 与 4 – 氨基安替比林（4 – AAP）和酚（P）反应生成红色的醌亚胺，反应如下。

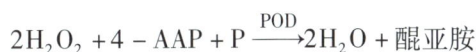

$$2H_2O_2 + 4 - AAP + P \xrightarrow{POD} 2H_2O + 醌亚胺$$

这一反应最初由 Trinder 提出，故称为 Trinder 反应。后来用酚或苯胺的衍生物进行替代，可显著提高方法的灵敏度与呈色的稳定性（表 6 – 5）。

表 6 – 5 常用的苯酚衍生物

化学名	英文缩写
酚	P
2,4 – 二氯酚	2,4 – DCP
2 – 羟 – 3,5 – 二氯苯磺酸	DHBS
N – 乙基 – N – (3 – 甲苯) – N – 乙酰乙二胺	EMAE
N – 乙基 – N – (2 – 羟基 – 3 – 丙磺酰)间甲苯胺	TOOS
3,3′,5,5′ – 四甲基联苯胺	TMB
N – 乙基 – N – (3 – 丙磺酰) – 3,5 二甲氧基苯胺	ESPDMA

（1）LPS 的测定　LPS 酶偶联显色法以 1,2 – 甘油二酯（1,2 – DG）为底物，在 LPS 和单酸甘油酯脂肪酶（MG – LPS）的催化下，水解生成游离甘油（FG）和游离脂肪酸（FFA），甘油通过甘油激酶（GK）作用生成 3 – 磷酸甘油（3 – P – G），再通过甘油磷酸氧化酶（GPO）/过氧化物酶（POD）体系生成红色的醌亚胺。在 550nm 波长处连续监测吸光度的变化即可计算 LPS 活性。

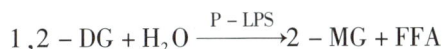

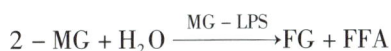

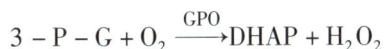

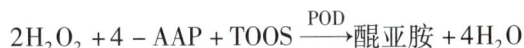

$$1,2 - DG + H_2O \xrightarrow{P - LPS} 2 - MG + FFA$$

$$2 - MG + H_2O \xrightarrow{MG - LPS} FG + FFA$$

$$FG + ATP \xrightarrow{GK} 3 - P - G + ADP$$

$$3 - P - G + O_2 \xrightarrow{GPO} DHAP + H_2O_2$$

$$2H_2O_2 + 4 - AAP + TOOS \xrightarrow{POD} 醌亚胺 + 4H_2O$$

（2）5′–核苷酸酶（5′–Nucleotidase，5′–NT）的测定　5′–NT 水解次黄苷单磷酸生成次黄苷；再通过偶联 PNP 的作用，生成次黄嘌呤；后者在 XOD 氧化下生成尿酸和 H_2O_2；最后在 POD 的作用下 H_2O_2 通过 Trinder 反应，生成紫红色的有色醌，通过监测 546nm 处吸光度上升的速率，即可测得样本中 5′–NT 的活性。其反应式如下：

$$次黄苷单磷酸 + H_2O \xrightarrow{5'-NT} 次黄苷 + 磷酸$$

$$次黄苷 + 磷酸 \xrightarrow{PNP} 次黄嘌呤 + 核糖 - 1 - 磷酸$$

$$次黄嘌呤 + 2H_2O + 2O_2 \xrightarrow{XOD} 尿酸 + 2H_2O_2$$

$$2H_2O_2 + 4 - AAP + TOOS \xrightarrow{POD} 醌亚胺 + 4H_2O$$

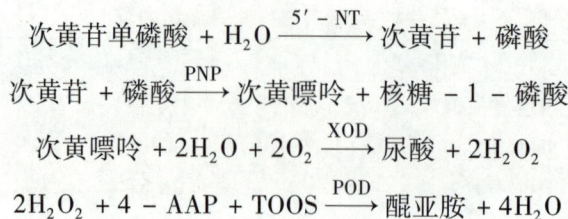

（3）ADA 的测定　ADA 水解腺苷脱氨产生次黄苷，再通过 PNP 的作用生成次黄嘌呤；后者在黄嘌呤氧化酶（XOD）氧化下生成尿酸和过氧化氢；最后在过氧化物酶（POD）的作用下，H_2O_2 氧化 $N-$甲醛$-N-3-$甲基苯胺（EHSPT）生成红色的醌亚胺。通过动态监测 550nm 处吸光度上升的速率来计算 ADA 的活性。

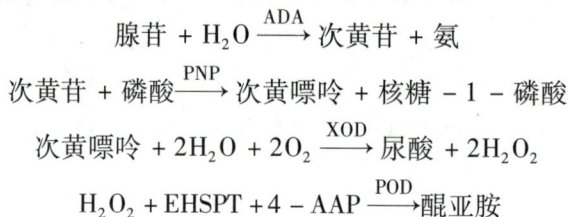

$$腺苷 + H_2O \xrightarrow{ADA} 次黄苷 + 氨$$

$$次黄苷 + 磷酸 \xrightarrow{PNP} 次黄嘌呤 + 核糖 - 1 - 磷酸$$

$$次黄嘌呤 + 2H_2O + 2O_2 \xrightarrow{XOD} 尿酸 + 2H_2O_2$$

$$H_2O_2 + EHSPT + 4 - AAP \xrightarrow{POD} 醌亚胺$$

色素原底物的方法简单，多数不需辅助酶，是较理想的检测方法。但因不是天然底物，底物合成也比较困难，可测定的酶类比较有限，目前仅限于水解酶类和个别转移酶。NAD（P）H 的连续监测法除可直接测定氧化还原酶类外，通过酶偶联反应，也可以测定转移酶、水解酶等，是目前最常用的测定方法。Trinder 反应以往主要用在酶法分析测定代谢物中，较晚用于酶活性测定。

第四节　酶活性测定的最适条件

PPT

酶活性测定用酶促反应速率表示酶含量是一种相对定量的方法，与测定方法、反应条件有关，方法不同，测定结果缺乏可比性。

一、酶活性测定方法的选择

1. 定时法和连续监测法　连续监测法可以选择线性期的反应速率来计算酶活性，测定结果更可靠，而且一般不需做样品空白，干扰相对较小，是首选的方法。随着自动化分析仪的普及，定时法已基本被连续监测法取代。

2. 正向反应与逆向反应　选择正向反应还是逆向反应，原则上选择对底物亲和力大，酶促反应速率快的方向即正向反应为主。此外还应考虑内源性干扰、底物来源、价格、稳定性等因素。例如 CK 测定，以磷酸肌酸为底物的逆向反应是正向反应的 6 倍，而且不受 ATP 酶、内源性肌酸干扰，所以采用逆向反应。

3. 检测底物或检测产物　原则上应选择测定产物的生成量而不是底物的消耗量。因为产物量的变化是从无到有，不像底物是从多到少。如碘淀粉比色法测定 AMY，受光度计量程和溶解度的影响，底物浓度严重不足，无法满足最大反应速率的要求，测定底物消耗量误差大，检测范围窄，这就是此法逐渐被色素原底物法所取代的原因之一。

二、酶活性测定最适条件的确定

IFCC 和我国先后提出了酶活性测定的推荐方法，为血清酶测定的标准化打下了良好的基础。但酶活性测定影响因素多，即使方法相同，测定条件不同甚至试剂来源不同，测定结果也明显不同。按最适条件原则确定反应条件可以最大程度地缩小测定差异。

所谓最适条件（optimum condition）是指能满足酶发挥最大催化效率所需的条件。包括：①合适的底物和最适底物浓度；②理想的缓冲液种类、最适离子强度、反应液的最适 pH；③最适反应温度；④合适的辅因子、激活剂浓度；⑤去除抑制剂；⑥酶偶联反应合适的指示酶和辅助酶的用量；⑦启动模式；⑧合理的测定时间，包括延滞期尽量短并有足够的线性期；⑨合适的样品与试剂的比例；足够的检测范围；⑩校准类型等。

（一）底物种类和浓度

1. 底物种类的选择　不同酶对底物的专一性有很大的区别。ALT 对底物有立体结构选择性，只能催化 L－丙氨酸；若选择 DL－丙氨酸，要达到同样的反应速率，则需 2 倍于 L－丙氨酸的用量。ALP 是一组非特异的磷酸酯酶，可选择底物种类很多。底物选择的原则是：①选择 K_m 最小的底物，最好是酶的天然底物，要使酶达到同样反应速率的底物用量最低；②要有足够的溶解度，如 GGT 测定，过去用 γ－L－谷氨酰对硝基苯胺做底物，由于其溶解度差而被 γ－L－谷氨酰－3－羧基对硝基苯胺所取代；③酶对底物特异性高；④底物稳定性好；⑤较高临床价值的底物，如临床上测定 ACP 主要目的是诊断前列腺癌，所选的底物应对 PAP 有较高的特异性。

2. 底物浓度的确定　对于单底物酶促反应，根据 Michaelis－Menten 方程，若［S］＝$10K_m$，则反应速度达到最大反应速度的 90.9%；若［S］＝$20K_m$，则反应速度达到最大反应速度的 95.2%；只有当［S］无穷大时，反应速度才达到最大反应速度，这在实际工作中是不可能的。因此，底物浓度确定原则是选择［S］＝$10K_m$～$20K_m$，此时反应速度基本达到最大反应速度，测定误差可以接受。

双底物酶促反应与单底物相比更复杂，可以分为乒乓机制、序列有序机制和随机机制等。底物浓度的确定应以酶动力学为基础，在实际工作中可综合底物价格、溶解度等因素，先确定其中一种底物的用量，然后再求出另一底物的用量，但是需要注意的是酶促反应复杂，可逆反应、产物抑制、其他激活剂和抑制剂的存在都影响着最适底物浓度的确定。

（二）缓冲液种类、pH 和离子强度

1. 缓冲液种类　酶促反应很大程度上依赖缓冲液选择是否恰当。根据缓冲液对酶活性的影响可将缓冲液分为活性、惰性和抑制缓冲液三类，缓冲液的选择原则是尽量使用活性缓冲液，而且其 pK_a 与测定 pH 比较接近。理想的缓冲液应具备以下条件：①有足够的缓冲容量；②纯度高，不含有抑制酶活性的杂质；③温度依数性小；④对酶活性表达有促进作用；⑤对酶有稳定作用。

2. 最适 pH　在一系列不同 pH 的最终反应体系中，酶促反应速率达到最大时的 pH 称为最适 pH。最适 pH 并非酶的特征性常数，易受多种因素影响而改变，如缓冲液种类、底物浓度、反应温度、样品与反应试剂的比例、各种防腐剂和其他添加剂等。

3. 离子强度　缓冲液的离子强度也影响着酶的活性，一般选择与生理环境接近的离子强度。离子强度过高，电解质干扰酶和底物结合，酶活性将逐步下降；但离子强度过低也会抑制酶活性。因此，应反复试验来确定合适的离子强度。

（三）反应温度

温度越高，反应活化能越大，酶与底物结合的机会越多，反应速率越快。但是，温度越高，酶的变性失活也会增加，不同酶的最适温度可以不同。在 1986 年以前 IFCC 推荐酶活性测定的温度是 30℃，其优点是能保证一定的反应速度，又不使酶失活。2001 年 IFCC 把测定温度修改为 37℃，现国内外统一规定为 37℃。

（四）辅助因子和激活剂

1. 辅助因子 根据酶催化反应最适条件的要求，有些酶需要与辅助因子形成全酶才具有催化活性。辅助因子是指酶催化反应所需要的一种非蛋白质成分，包括辅酶和辅基等，其浓度确定原则与底物类似。

2. 激活剂 多数是金属离子，可以是酶的活性中心，也可以通过其他机制激活酶的活性。如 Mg^{2+}、Zn^{2+}、Mn^{2+}、Ca^{2+}、Cl^- 等。重金属离子大多是酶的变性剂，金属离子之间往往存在相互拮抗或相互抑制。在酶测定体系中经常加入 EDTA，目的是螯合一部分非必要的离子。

（五）抑制剂

酶活性测定过程中最常见的抑制剂有产物的抑制、底物的抑制、分析器材或试剂中的重金属及体液中的药物等造成的抑制。抑制类型可以是可逆抑制，也可以是不可逆抑制。按最适条件的要求，不管哪种抑制，都要尽量去除。采取的措施包括选用高纯度的原料、高纯净水、器材干净，在反应液中加入金属螯合剂，甚至可以引入一个副反应来去除产物的抑制作用等。

（六）酶偶联法中的辅助酶和指示酶

1. 指示酶与辅助酶的种类 指示酶和辅助酶选择的依据是：①考虑特异性，尤其是指示酶，如果指示酶存在副反应，则使测定结果偏高；②辅助酶越少延滞期越短；③指示酶和辅助酶尽量选择 K_m 小的酶，可以缩短延滞期；④考虑指示酶和辅助酶的最适条件（尤其是最适 pH）尽量与测定酶的"最适条件"接近。整个体系的测定条件必须以测定酶为准；⑤还需考虑价格、来源和纯度及酶的稳定性。来源不同的酶，K_m、辅酶、耐热性都可能有很大的区别，酶试剂的质量很大程度上取决于酶的来源。

2. 指示酶与辅助酶用量的确定 辅助酶或指示酶用量不足的后果是延滞期延长，待测酶的可测范围变窄，严重时不出现线性期。辅助酶或指示酶用量过大，成本增加，杂酶的干扰程度增加。一般可用反复试验法确定工具酶用量。

（七）酶促反应启动模式

1. 底物启动模式 是指样品先与部分试剂（缺乏某个底物）预孵育一定时间，部分消除某些内源性、外源性干扰物以及杂酶的副反应，然后加入这个底物，启动待测酶的酶促反应，此时需要双试剂剂型。IFCC 推荐法多采用此模式。

2. 样品启动模式 是指反应所需的试剂先混合在一起，然后加入样品，依靠样品中的待测酶来启动酶促反应，只在延滞期去除部分干扰物，可采用单一试剂剂型。需要注意的是某些双试剂剂型是基于试剂稳定性考虑，并非将底物单独作为第二试剂，因此，也起不到消除内源性干扰的作用。

（八）延滞期与线性期的确定

在以上条件都确定以后，动力学特征和方法的性能基本确定。动力学特征包括延滞期、线性期和非线性期。

1. 延滞期 可以因酶在样品中所存在的介质不同而略有差别，原因可能是存在内源性干扰物，也可能存在一些抑制剂。延滞期的确定原则是多观察几例浓度不等、病理情况不同的样本，选择延滞期最长者作为确定值。

2. 线性期 线性期的确定离不开酶浓度的可测上限，因为酶浓度越高，在同样时间内消耗底物越多，生成产物越多，底物的不足和产物的抑制将导致非线性期的提前到来。还应考虑非线性度（NL%），一般选择 10% ~ 15%。

（九）样品与试剂比例

样品量与试剂的比例影响方法的灵敏度和检测上限，也与测定误差有关。根据酶活性计算公式不难看出，改变样品与反应液总量的比例就可以改变 K 值。按仪器噪声 0.001 计算，K 值在 3000 ~ 5000 比较合适，否则会造成检测误差加大。

值得注意的是，酶活性的发挥与介质有关，用不合适的溶液稀释来改变样品与试剂比例，测定结果并不一定会成正比例地改变，可能与激活剂、抑制剂、酶的聚解和聚合、酶的稳定性等因素有关。因此，样品与反应液总量的比例一旦选定，就不能随意更改。

（十）校准类型

1. 校准 K 值　酶校准物（enzyme calibrator）和酶参考品（reference material）是用人血清或动物血清作介质，添加人源酶制品或基因工程的酶制品，与血清基质比较接近。酶参考物仅适用于参考实验室使用的 IFCC 的参考方法。目前我国临床实验室基本采用 IFCC 推荐法，试剂盒生产厂家应提供经溯源到参考系统的校准物质，临床实验室通过把校准物定标得到 K 值，称为校准 K 值。 🔲 微课/视频 3

2. 实测 K 值　如对硝基酚、4 - 氯酚、对硝基苯胺等酶促反应产物有基准物质，通过测定一定浓度的标准品计算 K 值，实测仪器的摩尔吸光系数，此时 K 值称为实测 K 值。产物 NAD(P)H 的摩尔吸光系数可以用己糖激酶（HK）法测定葡萄糖标准来间接计算。但产物基准物质毕竟不是待测酶，故适用于无参考物质的情形。

3. 理论 K 值　即无参考方法和参考物质，又无产物的基准物质，可以通过查阅文献将待测物的摩尔消光系数代入 K 值计算公式得出，称为理论 K 值。

酶促反应的影响因素很多，各因素之间有相互影响相互制约，没有绝对的最适条件，但只要按照最适条件的原则，必将缩小各实验室之间的差别。

知识拓展

临床酶测定标准化进展

国内外主要从两方面开展了临床酶测定的标准化活动，一是提出和使用推荐方法或参考方法；二是使用公认的酶校准物或参考方法定值的酶参考物。自 1983 以来，国内外陆续发布了 ALT、AST、GGT、ALP、CK、LD、AMY、ChE 等酶活性测定推荐方法或参考方法并加以实施，由参考实验室用参考方法和参考程序对酶校准物或酶参考物进行定值，并逐级传递，直到应用于临床实验室。极大地推动了临床酶测定方法规范化、一致化及可靠性，使各实验室间对同一种酶的测定结果有可比性、互换性。截至 2024 年 6 月，进入国际检验医学溯源联合委员会酶学参考测量服务列表的 24 家实验室中我国就有 15 家。中国合格评定国家认可委员会也已开展酶学参考实验室的认可。

第五节　同工酶检测技术 🔲 微课/视频 4

PPT

同工酶的测定方法可分为直接法和间接法两类。直接法是指利用同工酶之间酶催化动力学性质或免疫原性的不同，同工酶各组分不需预先分离，直接测定某一种同工酶的方法。多采用化学抑制、免疫抑制、热变性等原理。间接法是依据同工酶之间理化性质（带电性、分子大小、糖链等）的不同先用电泳、凝胶层析和亲和层析等将各种同工酶组分分开，再利用酶催化性质测定同工酶的活性。

一、电泳法

由于各型同工酶的一级结构或空间构象不同，形状也不同，因而带电性质不同，在电场中的电泳迁移率不同，使各型同工酶分离，然后用酶催化性质选择合适的显色系统使区带呈色。同工酶的显色与一般蛋白质不同，需依赖其催化活性，因此，不经过固定步骤，为了防止区带扩散，呈色产物最好为非水溶性。常用的显色系统有：①重氮试剂染料，人工合成的萘酚或萘胺衍生物在酶促反应后产生的萘酚或萘胺与偶氮染料（如固蓝 B）生成难溶于水的有色的重氮化合物。如 ALP、GGT 同工酶的测定。②电子传递染料，脱氢酶反应或脱氢酶偶联的指示反应产生 NAD(P)H，其中 H$^+$ 经吩嗪二甲酯硫酸盐（PMS）传递给四氮唑盐生成不溶性有色的甲䐶（formazan）化合物，如 LD 同工酶测定。

电泳法的优点是选择合适的电泳条件可以获得同工酶谱的全貌，但其显色系统不可能是所有同工酶的最适条件，因此，只是一种半定量的方法。另外，酶与体内的清蛋白、脂蛋白、免疫球蛋白等形成"矫作物"、酶的聚合形式等都使结果判定复杂化。临床实验室使用自动化电泳系统，有配套的商品试剂盒，有效改善了电泳法的操作烦琐、重复性较差等缺点。

二、抑制法

抑制法分为免疫抑制法与化学抑制法两种，免疫抑制法优点是抑制特异性高；缺点是需要制备抗体，测定成本高。如 LD$_1$ 和 CK - MB 测定。CK - MB 同工酶测定的原理是：CK 同工酶分 CK - MM、CK - MB、CK - BB 三种，试剂中含有抗 CK - M 亚基的抗体，与样本中的 CK - MM、CK - MB 结合，使 CK - MM 100% 被抑制，CK - MB 则有 50% 被抑制，若不考虑 CK - BB 的含量，抑制后的酶活性的 2 倍就是原来 CK - MB 的酶活性。该法的缺点是巨型 CK - MM 不被抑制。

化学抑制法是加入一定浓度某些化学试剂选择性抑制某类同工酶，测定抑制前后的酶活性，间接计算出某同工酶的活性。如 750mmol/L 的 1,6 - 己二醇、240mmol/L 的硫氰酸胍能有效地抑制除 LD$_1$ 外其他同工酶的活性来测定 LD$_1$。又如 7.5mmol/L 酒石酸盐只具有部分抑制 PAP 的能力，而对红细胞来源的 ACP 基本完全抑制，测定加入抑制剂前后 ACP 的活性差来反映 PAP 的活性。化学抑制法往往存在待测同工酶同时被抑制或其他同工酶抑制不彻底的缺点。

三、其他方法

（一）热变性

利用各型同工酶对热的稳定性差异的原理来测定同工酶，因特异性较差而较少使用。如碱性磷酸酶同工酶分为四型：肠型、生殖细胞型、胎盘型和非特异组织型。非特异组织型是在酶蛋白合成后，经过不同形式的修饰和加工，形成的肝型、胆型、肾型、骨骼型等酶的多种形式。各型对热稳定性：胎盘型 > 小肠型 > 其他型。若经 65℃ 15 分钟的样品预处理后只留下胎盘型同工酶。

（二）亲和层析法

ALP 的肝型、胆型、肾型、骨骼型等各型同工酶糖链的组成或长度不同。因此，可以利用糖链亲和剂凝集素如麦胚凝集素（WGA）、刀豆凝集素（ConA）等与同工酶结合率的不同，对某型同工酶加以分离后进行测定。其中骨型同工酶与 WGA 有较高的亲和力，结合后形成沉淀，总酶活性减去上清液中未结合部分的酶活性就是骨型同工酶的活性，但是，由于肝型、胆型同工酶也有部分结合特性，因此，测定结果需要校正。

（三）免疫化学法

通过制备同工酶抗体，利用免疫化学法直接对同工酶进行定量，如 PAP、P - AMY、CK - MB 质量等。

第六节 临床常用血清酶及同工酶的检测

PPT

一、丙氨酸氨基转移酶

ALT 催化氨基在氨基酸（氨基供体）与酮酸（氨基受体）之间的转移而形成新的氨基酸，主要分布在肝脏、肾脏中。肝细胞的 ALT 只存在于胞浆中，细胞内外浓度梯度差接近 3000 倍，所以是肝细胞损伤既敏感又特异的指标。除酒精性肝炎、肝硬化和肝癌外，ALT/AST > 1，急性肝炎时，ALT 甚至可升高 100 倍以上。若急性肝炎发作后，ALT 持续升高 6 个月以上诊断为慢性肝炎。重症肝炎时由于大量肝细胞坏死，血中 ALT 可仅轻度增高，后期常明显下降，但胆红素却进行性升高，即所谓的胆酶分离，常是肝坏死的征兆。因 ALT 在反映肝实质细胞损伤敏感性高，常作为健康体检、病情康复、药物毒副作用的监控指标。

（一）方法概述

ALT 测定是通过产物丙酮酸来实现的，方法分为 3 类。

1. 改良赖氏法 以丙氨酸和 α - 酮戊二酸为底物，在 ALT 作用下，生成丙酮酸和谷氨酸，丙酮酸与 2,4 - 二硝基苯肼结合，生成丙酮酸二硝基苯腙，后者在碱性溶液中呈现棕色，颜色深浅与 ALT 活性相关。该法底物 α - 酮戊二酸严重不足，准确性差；显色剂 2,4 - 二硝基苯肼也不足，存在与丙酮酸、α - 酮戊二酸随机性反应的现象，所以精密度也差。

2. 丙酮酸氧化酶法 也是测定丙酮酸，属于定时法，指示反应是 Trinder 反应，优点是在可见光范围内比色，缺点是易受到体内还原性物质的干扰。

3. IFCC 推荐法 1998 年 IFCC 批准了 37℃ 条件下的 ALT 酶活性测定推荐方法，参考物质为有证标准品 CRM426（ALT，酶来源猪心）。

（二）测定原理

IFCC 推荐法测定 ALT，LD 为指示酶，连续监测 NADH 在 340nm 的吸光度下降速率来计算酶活性。中华医学会检验医学分会推荐的参考方法（WS/T 352—2011）基本与 IFCC 法一致，只是不添加 5' - 磷酸吡哆醛。

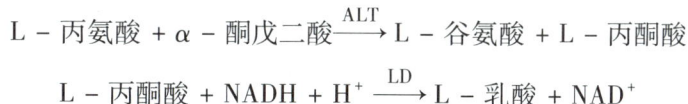

$$L - 丙氨酸 + \alpha - 酮戊二酸 \xrightarrow{ALT} L - 谷氨酸 + L - 丙酮酸$$

$$L - 丙酮酸 + NADH + H^+ \xrightarrow{LD} L - 乳酸 + NAD^+$$

（三）方法学评价

1. 双底物酶促反应 ALT 催化反应遵循乒乓机制，其动力学方程如下。

$$v = \frac{v_{max} \times [S_1][S_2]}{[S_1][S_2] + K_{1m}[S_2] + K_{2m}[S_1]} \qquad (6-11)$$

从文献可查得：ALT 对丙氨酸 $K_{1m} = 21.9\text{mmol/L}$，对 α - 酮戊二酸 $K_{2m} = 0.67\text{mmol/L}$，改良赖氏法 $[S_1] = 200\text{mmol/L}$，$[S_2] = 2.0\text{mmol/L}$，反应速率只达到 $65.2\% v_{max}$；而 IFCC 推荐法 $[S_1] = 500\text{mmol/L}$，$[S_2] = 15.0\text{mmol/L}$，反应速率可达到 $91.9\% v_{max}$。

IFCC 推荐法 α - 酮戊二酸对测定几乎无干扰，因此，α - 酮戊二酸的用量从改良赖氏法的 2mmol/L 提高到 15mmol/L，基本满足了最大反应速率对 α - 酮戊二酸用量的要求，提高了测定准确性。

2. 预孵育 IFCC 推荐法建议试剂中添加 5′ - 磷酸吡哆醛，预孵育的目的是使脱辅基的酶恢复活性，这与我国推荐方法不同。对肿瘤化疗患者和肾病患者（有一部分脱辅基的酶）来说，两种方法测得结果会有明显差别。

3. 底物启动反应 采用双试剂底物启动模式或延长延滞期，可以消除部分内源性丙酮酸和杂酶 GLD 的干扰，但关键要用高纯度的试剂和无氨蒸馏水。

二、天冬氨酸氨基转移酶

AST 以心肌含量最丰富，其次是肝脏。AST 有两种同工酶：可溶性胞浆 AST（s - AST）和线粒体 AST（m - AST），正常人血液中以 s - AST 为主，m - AST 只占一小部分（约12%）。肝中 AST 大部分（70%）存在于肝细胞线粒体中，所以肝脏急性损伤时不如 ALT 敏感，也不如 ALT 特异。血清 AST 在心肌梗死时增高，在发病 6～12 小时之内显著增高，48 小时达到高峰，3～5 天恢复正常。但其敏感性和特异性不如 CK。

AST/ALT 比值（DeRitis 比值）正常约为 1.15；急性肝炎一般 <1；肝炎恢复期，比值逐渐上升；肝硬化时比值可增高至≥2；慢性活动性肝炎由于肝坏死，比值常高于正常；大部分肝癌患者该比值≥3。

（一）方法概述

AST 的检测方法基本同 ALT，也有赖氏法和连续监测法。IFCC 推荐法用苹果酸脱氢酶做指示酶。参考物质有美国标准技术研究院（NIST）的 RM8430（AST 酶参考品）。中华医学会检验医学分会推荐 AST 测定参考方法（WS/T 353—2011），与 IFCC 推荐法的区别也是试剂不含 5′ - 磷酸吡哆醛。

（二）测定原理

IFCC 推荐法测定 AST，以苹果酸脱氢酶（MD）联合 LD 作指示酶，连续监测 NADH 在 340nm 的吸光度下降速率来计算酶活性。

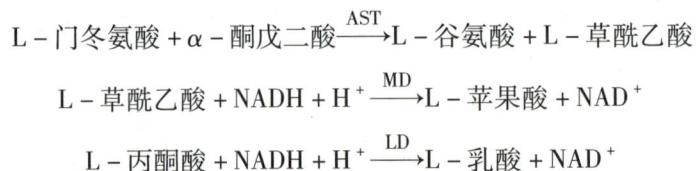

$$L - 门冬氨酸 + \alpha - 酮戊二酸 \xrightarrow{AST} L - 谷氨酸 + L - 草酰乙酸$$

$$L - 草酰乙酸 + NADH + H^+ \xrightarrow{MD} L - 苹果酸 + NAD^+$$

$$L - 丙酮酸 + NADH + H^+ \xrightarrow{LD} L - 乳酸 + NAD^+$$

（三）方法学评价

1. IFCC 推荐法用苹果酸脱氢酶做指示酶，由于产物草酰乙酸不稳定，易转变为丙酮酸，故试剂中加入 LD，实质是两个指示酶。

2. 该法预孵育期较长，达 90 秒，目的是在预孵育期将内源性的丙酮酸转化为乳酸，减少内源性丙酮酸的干扰。

三、肌酸激酶

CK 催化肌酸和 ATP 或磷酸肌酸和 ADP 之间的磷酸转移的可逆性反应，所产生的磷酸肌酸含高能磷酸键，是肌肉收缩时能量的直接来源。CK 主要有 CK - BB、CK - MB 和 CK - MM 这 3 种同工酶，各 CK 同工酶还可进一步分离出数目不等的亚型。

（一）方法概述

CK 测定方法有比色法、酶偶联法、荧光法和化学发光法四大类。临床常用的是酶偶联法，是 IF-CC 推荐的参考方法，也是我国检验学会的推荐方法，并有酶参考物质。以 N - 乙酰半胱氨酸（NAC）

做激活剂，利用 CK 催化的逆反应生成的 ATP，经偶联己糖激酶和 G6PD，使 $NADP^+$ 转变为 NADPH。

（二）测定原理

$$磷酸肌酸 + ADP \xrightarrow{CK} 肌酸 + ATP$$

$$ATP + 葡萄糖 \xrightarrow{HK} ADP + 葡萄糖 - 6 - 磷酸$$

$$葡萄糖 - 6 - 磷酸 + NADP^+ \xrightarrow{G6PD} 葡萄糖 - 6 - 磷酸内酯 + NADPH + H^+$$

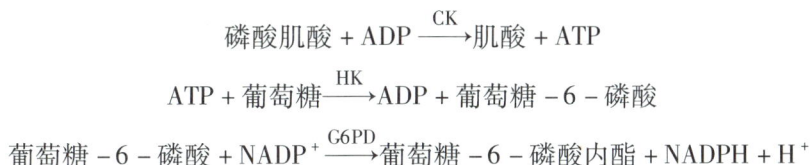

（三）方法学评价

1. 激活剂 CK 是巯基酶，需双硫键维持酶的分子结构，因此需要巯基试剂活化，因激活剂不同测定结果有明显差别，其他方法有使用谷胱甘肽和巯基乙醇。

2. 腺苷酸激酶干扰 虽然红细胞中不含 CK，但含有大量腺苷酸激酶（AK），AK 能催化 ADP 直接转化成 ATP，因反应体系中含有高浓度的 ADP 而造成明显干扰，使 CK 活性假性增高 10U/L 的 AK 约相当于 1U/L 的 CK。为消除其干扰必须使用 AK 抑制剂，常用的 AK 抑制剂以二腺苷 - 5 - 磷酸（AP_5A）和 AMP 联用。采血时应防止溶血并及时分离血清。

3. 稀释 CK 超过 2000U/L 时需用生理盐水稀释，二倍稀释后可使 CK 增高 10%。可能因为血清中的内源性抑制剂因稀释而减少的缘故。

4. NAC 试剂纯度 若有氧化性谷胱甘肽污染，因血清中含有谷胱甘肽还原酶，可将酶偶联反应中产生的 NADPH 重新氧化成 $NADP^+$，导致 CK 活性假性降低。

5. EDTA 的作用 CK 需要 Mg^{2+} 作激活剂，但样品中的 Ca^{2+} 是 Mg^{2+} 的竞争性抑制剂，加入 EDTA 既可以络合样品中的 Ca^{2+}，又能防止 NAC 由于二价离子的催化发生的氧化，有利于试剂的稳定。

四、肌酸激酶同工酶 MB

CK 分子是由脑型亚单位（B）和肌型亚单位（M）组成的二聚体，在骨骼肌含量最高，其次是心肌和脑。CK 在细胞质内主要存在 3 种同工酶，即 CK - BB（CK_1），CK - MB（CK_2）和 CK - MM（CK_3）。在细胞线粒体内还存在另一 CK 同工酶，即所谓线粒体 CK（CK - Mt），也称 CK_4。CK - BB 主要存在于脑组织中；CK - MM 和 CK - MB 存在各种肌肉组织中，不同肌肉这两种同工酶的比例不同：骨骼肌中 98%~99% 是 CK - MM，1%~2% 是 CK - MB；心肌内 80% 左右也是 CK - MM，但 CK - MB 占心肌总 CK 的 15%~25%。各种 CK 同工酶还可进一步分离出数目不等的亚型，如 CK - MM 主要有 $CK - MM_3$、$CK - MM_2$ 和 $CK - MM_1$ 三种亚型。CK - MB 有 $CK - MB_1$ 和 $CK - MB_2$ 2 种亚型。CK - BB 可分为氧化型 CK - BB，中间型 CK - BB 和还原型 CK - BB 3 种，其中氧化型 CK - BB 与 IgG 的亲和力高于其他二型，易形成巨 CK_1。CK - Mt 的寡聚体称为巨 CK_2。

（一）方法概述

CK 同工酶的测定方法有电泳、离子交换层析、免疫抑制法测定酶活性和免疫化学法测定酶质量。化学发光免疫测定 CK - MB 的质量，检测灵敏度和精确度很高，是国内外 AMI 诊疗指南推荐的方法。德国临床化学协会（DGKC）推荐免疫抑制法和酶动力学结合方法，适合于自动生化分析仪。参考物质有 BCR 酶参考品 CRM608（CK - MB，酶来源人心脏）。

（二）测定原理（免疫抑制法）

试剂中含有抗 CK - M 亚基的抗体，与样本中的 CK - MM、CK - MB 结合，使 CK - MM 100% 被抑制，CK - MB 则有 50% 被抑制，若不考虑 CK - BB 的含量，抑制后的酶活性的 2 倍就是原来 CK - MB 的酶活性。

（三）方法学评价

CK－MB 免疫抑制法具有快速、方便、与其他心肌酶学项目一起在生化仪上检测的优点，原理是基于假设：①CK－BB 不存在；②M、B 催化活性一致；③M 亚基完全被抑制，B 亚基活性不受影响。如果 CK－BB 量很高，如脑部疾病、新生儿以及儿童、部分生殖系统疾病、肿瘤疾病等，则会带来巨大误差。在典型的巨肌酸激酶血症病例中（图 6－4），因不能被抗 M 抗体所抑制，测定后结果乘以 2 会产生异常升高的结果。另外溶血时，红细胞中的腺苷激酶（AK）也会使测定结果偏高。所以，心肌损伤标志物应用指南中不建议使用免疫抑制法测定 CK－MB 活性，而改为质量法。

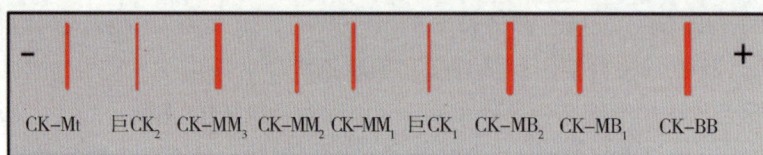

图 6－4　CK 同工酶、亚型及多种分子形式

五、碱性磷酸酶

ALP 是一组对底物特异性不高的磷酸酯水解酶，在碱性条件下水解各种磷酸酯键而释放出无机磷，Mg^{2+}、Co^{2+}、Mn^{2+} 等 2 价离子是该酶的激活剂，而 Zn^{2+} 是其活性中心依赖的结构金属离子，脱 Zn^{2+} 的 ALP 无催化活性。血清中可检出 ALP 五种同工酶及多种分子形式（图 6－5）：非特异组织型（ALPL）可来自肝、肾、骨骼等多种分子形式、肠型、胎盘型、类胎盘型如 Regan、Nagao 等同工酶。生理情况下，血清中 ALP 可来自肝脏、骨骼、肠道和胎盘，表现为生长发育期的儿童 ALP 是成年人的 1.5～7 倍、餐后 ALP 升高、妊娠期 ALP 升高等。病理情况下，ALP 常用来反映胆汁淤积的严重程度，骨型 ALP 同工酶可用来反映成骨细胞的活跃度，（类）胎盘型同工酶也可用于肝癌的辅助诊断。

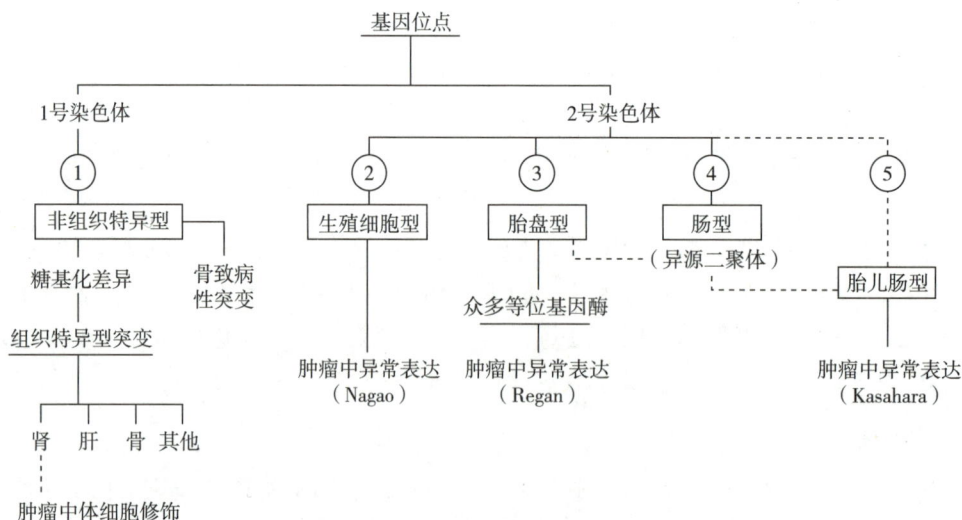

图 6－5　ALP 同工酶及多种分子形式

（一）方法概述

ALP 的检测方法根据底物不同可分为：①布氏（Bodansky）法，以 β－甘油磷酸钠为底物经 ALP 作用后产生磷酸根，通过钼酸铵法定量磷来测定；②金－阿（King－Armstrong）法，以磷酸苯二钠为底物经 ALP 作用后生成酚，通过 4－氨基安替比林显色定量酚来测定；③皮－劳（Bessey－Lowery－Brock）法，以磷酸 4－硝基酚二钠盐为（PNPP）底物，经 ALP 作用后生成黄色的对硝基酚（PNP），

可以连续监测。该法经改良后成为 IFCC 推荐法，也是中华医学会检验医学分会推荐的参考方法（WS/T 351—2011）。ALP 参考物质为欧共体标准局（BCR）的酶参考品 CRM371（ALP，酶来源猪肾），以及日本的 lot001。

（二）测定原理

IFCC 推荐法是以磷酸对硝基酚二钠盐（PNPP）为底物，以磷酸基的受体 2－甲基－2－氨基－1－丙醇（AMP）为缓冲液，生成产物 PNP 在碱性条件下转变成醌式结构呈黄色，于波长 405nm 处连续监测吸光度增高速率，计算 ALP 活性。

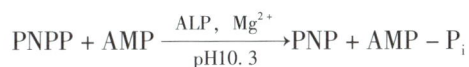

$$PNPP + AMP \xrightarrow[pH10.3]{ALP,\ Mg^{2+}} PNP + AMP - P_i$$

（三）方法学评价

1. 缓冲液种类的影响 ALP 的缓冲液可分为激活型、抑制型（如甘氨酸缓冲液）、惰性型（如碳酸盐缓冲液）。根据最适条件选择的原则，应选择激活型。激活型有 AMP（2－氨基－2－甲基－1－丙醇）、Tris、DEA（二乙醇胺）、N－methyl－D－glucamine（N－甲基－D－葡胺）等，因 AMP 缓冲液具有杂质含量少、温度依数性小等优点而被 IFCC 选定。

2. 缓冲液的离子强度 多数酶活性测定所用的缓冲液离子强度在 $0.1 \sim 0.2mol/L$，而该法 AMP 缓冲液最终浓度达到 $0.75mol/L$，是因为 AMP 除具有缓冲作用外，还作为磷酸基的接受体，类似第二底物。

3. 样本类型 一般用新鲜血清为样本，必须测定血浆样本时，合适的抗凝剂为肝素，避免二价离子被螯合；高脂、高糖饮食可使 ALP 增高，餐后可使 ALP 增高可能因肠型 ALP 释放增加引起。

4. 对色素原底物 PNPP 的纯度有严格要求 酶水解转换率必须 >98%；4－NPP 的摩尔吸光度，311nm 波长，10mmol/L NaOH 介质，25℃，$\varepsilon = 9867 \pm 76\ L/(mol \cdot cm)$

5. 校准物对硝基苯酚要求 色泽为无色到淡黄色；熔点 113～114℃；含水量 <0.1g/100g；摩尔吸光度，溶于 10mmol/L NaOH 中，波长 401nm，24℃，$\varepsilon = (18380 \pm 90)L/(mol \cdot cm)$。

6. 检测波长 PNPP 在 400nm 左右有很强的吸收，理想的检测波长应选择 420nm，此时底物与产物的吸收差别最大，但是 ε 较小。

六、L－γ－谷氨酰基转移酶

GGT 催化 γ－谷氨酰（氨基酸）从一个肽段转移到另一个氨基酸或肽段，双甘肽（甘氨酰甘氨酸）是其理想的接受体，参与体内谷胱甘肽（GSH）的代谢。广泛分布于肾小管近端、肝、胰腺、小肠等多种组织中，定位于细胞膜和胞浆中。血清中的 GGT 主要来自肝胆系统，在肝内外胆汁淤积、原发性肝癌时常显著升高，在胰腺炎、胰腺癌、病毒性肝炎等疾病时可中等程度升高，在酒精性肝炎、严重酗酒、药物如巴比妥类、非酒精性脂肪肝时可轻度升高。

血清中的 GGT 由于其分子电荷及分子大小不同，表现出异质性，此种异质性是酶分子在翻译后修饰所引起，并非由于基因不同产生，因此称为次级同工酶。GGT 分子是由大小两个亚基组成的二聚体，小亚基是酶的催化活性中心，大小亚基来源于单一的前体，均含有唾液酸。肝癌组织中的 GGT 分子会出现唾液酸增加，糖链总数增加及糖链结构改变等一系列变化，致使其等电点偏低，电泳迁移率加快，与植物凝集素的凝集发生改变，因此可用电泳法，色谱法和凝集法来分析 GGT 同工酶应用于肝癌的早期诊断。

（一）方法概述

GGT 的检测方法根据底物不同可分为：①L－γ－谷氨酰－α（β）－萘胺为底物法，GGT 催化 L－

γ-谷氨酰-$\alpha(\beta)$-萘胺反应生成的$\alpha(\beta)$-萘胺与重氮试剂生成不溶于水的紫红色化合物；②L-γ-谷氨酰-对硝基苯胺（GGPNA）为底物法，GGT催化GGPNA反应生成的对硝基苯胺（PNA）在碱性环境下呈黄色，可在405nm处连续监测其生成速率。但该底物溶解度差，达不到最适底物浓度的要求；③以L-γ-谷氨酰-3-羧基-4-硝基苯胺（GCNA）为底物法，因GCNA含有羧基而提高了溶解度，并选用甘氨酰甘氨酸（双甘肽）作谷氨酰基的接受体，同时也是GGT的缓冲液，GGT催化生成的2-硝基-5-氨基苯甲酸在碱性环境下呈黄色，可在410nm处连续监测，该法是IFCC推荐法，也是中华医学会检验医学分会推荐的参考方法（WS/T 417—2013）。参考物质有BCR的酶参考品CRM319（GGT，酶来源猪肾）。

（二）测定原理

以色素原GCNA为底物，甘氨酰甘氨肽为接受体，催化生成的2-硝基-5-氨基苯甲酸在中性或碱性环境下呈黄色，在401~420nm有吸收峰，可以连续监测。

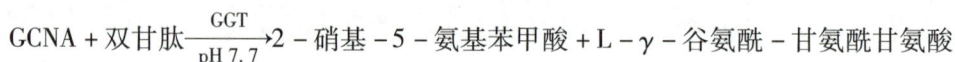

$$GCNA + 双甘肽 \xrightarrow[pH\ 7.7]{GGT} 2-硝基-5-氨基苯甲酸 + L-\gamma-谷氨酰-甘氨酰甘氨酸$$

（三）方法学评价

1. 甘氨酰甘氨酸的作用 以甘氨酰甘氨酸和氢氧化钠为缓冲体系，甘氨酰甘氨酸的作用既作为缓冲液又可看成底物，酶促反应速率比单甘氨酸或3甘氨酸肽可以提高5倍，所以在反应体系中最终甘氨酰甘氨酸浓度达0.15mol/L。

2. 孵育时间和启动模式 由于产物摩尔消光系数较小，样品用量大，样品体积分数0.0909，为了样品和反应液在37℃平衡，故需延长预孵育时间至180秒和采用底物启动模式。

3. 测定波长 产物2-硝基-5-氨基苯甲酸的吸收峰在380nm，底物L-γ-谷氨酰-3-羧基-对硝基苯胺的吸收峰在310nm。在405~410nm处，底物的吸光度降到最低，与产物的吸光度差（ΔA）最大，所以测定波长应选择在405~410nm。405nm附近波长稍有差异，对ε影响较大，最好用酶参考物校准。

4. 原料试剂的纯度 原料试剂的纯度对试剂盒的质量有影响，双甘肽中若有甘氨酸混杂，甘氨酸对GGT有抑制作用；底物中若有D-γ-谷氨酰对硝基苯胺，对GGT也有抑制作用。

七、淀粉酶

α-淀粉酶即α-1,4-D-葡糖4-葡聚糖水解酶，作用于α-1,4-糖苷键，是一种钙依赖性金属蛋白酶，卤族离子有激活作用。主要存在于胰腺和唾液腺中，同工酶分为唾液型（S-AMY）和胰型（P-AMY）。

（一）方法概述

AMY应用于临床历史悠久，根据底物不同分为两大类。一类是以天然淀粉为底物，可测定淀粉水解前后黏度或浊度的改变；也可以测定产物葡萄糖；其中碘淀粉比色法曾广泛使用，是测定底物消耗量的代表方法。因天然淀粉的分子结构和相对分子质量不确定而难以标准化，而且天然淀粉的相对分子质量巨大，底物浓度难以达到10倍K_m，测定的准确性和重复性都较差。另一类是以人工合成的麦芽寡糖苷为底物，与天然底物相比，优点是底物的结构和相对分子质量确定。常用的人工合成底物有麦芽寡糖（三糖、四糖、五糖、七糖等）的对硝基酚或邻（对）氯酚色素原，为了提高底物的稳定性，限制试剂中α-葡萄糖苷酶对底物的水解作用，在非还原端葡萄糖残基接上保护基团如亚乙基、苄基、亚丁基和半乳糖胺等。其中以4,6-亚乙基-4-硝基酚-α-D-麦芽七糖苷（EPS-G$_7$）做底物偶联多功能α-葡萄糖苷酶，简称EPS法，于2006年作为IFCC推荐方法。不同方法参考区间有差异，不具可比性。

（二）测定原理

以 EPS - G_7 为底物，经 α - AMY 催化水解为游离的寡糖（G_5，G_4，G_3）及葡萄糖残基减少的对 - 硝基苯寡糖苷（4 - NP - G_2、4 - NP - G_3 和 4 - NP - G_4）。后者在 α - 葡萄糖苷酶催化下，进一步水解为葡萄糖和对 - 硝基酚。对 - 硝基酚的生成量在一定范围内与 α - AMY 活性成正比。

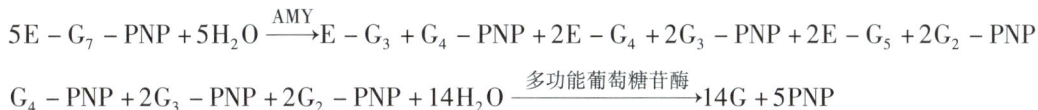

$$5E - G_7 - PNP + 5H_2O \xrightarrow{AMY} E - G_3 + G_4 - PNP + 2E - G_4 + 2G_3 - PNP + 2E - G_5 + 2G_2 - PNP$$

$$G_4 - PNP + 2G_3 - PNP + 2G_2 - PNP + 14H_2O \xrightarrow{\text{多功能葡萄糖苷酶}} 14G + 5PNP$$

（三）方法学评价

1. 转换率 AMY 只能催化 > G_3 的麦芽多糖，而 α - 葡萄糖苷酶只能催化 < G_3 的麦芽糖。而多功能 α - 葡萄糖苷酶对 EPS 的所有降解产物（PNP - G_x）都有相同的转换率，即全部转化为 PNP，与底物的转化量等摩尔，可直接用 PNP 的摩尔吸光系数计算酶活性。在多功能 α - 葡萄糖苷酶应用之前，因转换率不高，一直没被 IFCC 所认可。

2. PNP 的影响 AMY 的最适 pH 在 7.0 左右，PNP 的摩尔消光系数小，检测灵敏度低，也是本法的重要缺点。

3. 抗凝剂 除了肝素，因为螯合钙离子，所有常用的抗凝剂都会抑制 AMY 活性。试剂中氯化钠的作用是提供激活剂氯离子。

4. 底物 将底物麦芽糖苷的非还原端用亚乙基封闭，使之不被偶联酶多功能 α - 葡萄糖苷酶水解，同时也增加了试剂的稳定性。

5. 同工酶 有免疫抑制法测定 P - AMY 应用于临床，其原理是利用试剂中的抗 S - AMY 单克隆抗体抑制 S 型，未抑制的 P 型用 EPS 法测定，但易受巨型 AMY 干扰。

八、乳酸脱氢酶

LD 是由两种不同亚基（M 和 H）组成的四聚体，形成 5 种结构不同的同工酶，其分子形式分别是 H_4、H_3M、H_2M_2、HM_3、M_4，因 H 亚基带电荷较多，对应其电泳区带分别是 LD_1 ~ LD_5，以肝、心肌、肾、肌肉、红细胞含量较多。

（一）方法概述

测定 LD 的方法根据酶促反应方向不同，分为两大类：一类方法是利用正向反应（L→P），以乳酸为底物，测定反应中 NAD^+ 的还原速率。另一类方法是利用逆向反应（P→L），以丙酮酸为底物，测定反应中 NADH 的氧化速率。对选用正向反应或逆向反应曾有争议，正向法测定结果比逆向法低得多，逆向法优点是 NADH 用量少，试剂成本低，反应速率快，灵敏度高。缺点是丙酮酸和 NADH 的稳定性差；过量丙酮酸对 LD 的抑制作用大。目前多采用正向反应，是 IFCC 和我国检验学会的推荐方法。

测定 LD 同工酶的方法主要有三种：电泳法、免疫沉淀法和化学抑制法。免疫沉淀法是分别将抗 M 亚基（或抗 H 亚基）的抗血清，加入待测血清中，抗原抗体形成复合物后在一定条件下可变为不溶性沉淀，离心去除沉淀后测定上清液中酶的活性，可反映 LD_1（或 LD_5）的活性。

（二）测定原理

以正向反应（L→P）连续监测 NADH 的生成速率。

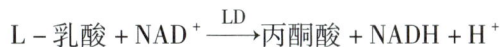

$$L - 乳酸 + NAD^+ \xrightarrow{LD} 丙酮酸 + NADH + H^+$$

（三）方法学评价

1. 底物 乳酸和 NAD^+ 比逆向反应所用的丙酮酸和 NADH 稳定，NAD^+ 较 NADH 含抑制 LD 的杂质少，乳酸对 LD 的抑制作用小于丙酮酸，线性范围较宽，重复性好于逆向反应，但需要的底物浓度较高，反应速率较慢。

2. 缓冲液 30℃时反应的最适 pH 为 8.9，而 Tris 的 pK_a 值为 8.1，与最适 pH 接近，是 30℃时最常用的缓冲液。37℃时最适 pH 为 9.4，故改用 N – 甲基 – D – 葡糖胺做缓冲液。

3. 乳酸盐 乳酸锂因纯度高、稳定性好而首选。

4. NAD^+ 应选择游离酸型与锂盐的混合型（游离酸∶锂盐 = 1∶5）。若单独使用游离酸型，随着反应的进行，pH 下降，而 NAD^+ 本身在 340nm 的光吸收依赖于 pH，导致空白吸光度呈非线性变化。由于 NAD^+ 的用量较大，应特别注意杂质对 LD 的抑制作用，要求在使用前进行纯化。

5. 样本 以血清为宜。当用血浆为样品时，宜采用肝素作抗凝剂，草酸盐对 LD 有抑制作用。红细胞中 LD 活性比血清约高 100 倍，故样品应严格避免溶血。样品采集后，应在 0.5 小时内分离血清，1 小时和 3 小时分离的血清 LD 活性较 0.5 小时分离者分别高 20% 和 30%。LD_4 和 LD_5 对冷不稳定，故样品不宜冰箱存放。

6. 测定条件的选择 M 和 H 亚基的理化性质相差悬殊，很难兼顾。根据临床需要，倾向于心肌梗死的辅助诊断，故测定条件的选择偏向于 H 亚基的最适条件。

九、胆碱酯酶

血清 ChE 是由肝脏合成的一种胆碱酯水解酶，其催化胆碱酯水解的活性最高。根据对底物特异性的差别可将该酶分为两类：一类为乙酰胆碱乙酰基水解酶，即乙酰胆碱酯酶（acetylcholinesterase，EC 33.1.1.7，又称胆碱酯酶 I 或称真胆碱酯酶，缩写 AChE），分布于红细胞、肺、脾神经末梢和大脑灰质，其主要生理功能是迅速水解神经末梢所释放的乙酰胆碱。另一类为酰基胆碱酰基水解酶，通常称为拟乙酰胆碱酯酶（pseudocholinesterase，EC 3.1.1.8，又称胆碱酯酶 II，缩写 PchE，也称 serum cholinesterase，SChE），水解芳基或烷基胆碱酯，分布于肝脏、胰脏、心脏、大脑内质和血清。血清中主要含 PChE，而 AChE 含量甚微。

（一）方法概述

测定血清 ChE 的方法很多，传统上有量压法、pH 电位测量法、荧光法、放射测量法、pH 指示剂分光光度法及羟胺比色法。这些方法用乙酰胆碱作底物，不是 SChE 的理想底物，比较适合测定红细胞中真性胆碱酯酶（AChE）的活力。

德国临床化学联合会（DGKC）推荐硫代胆碱（SCh）– 铁氰化钾指示反应法。该法根据 SCh 使黄色铁氰化钾还原生成接近无色的亚铁氰化钾后，通过监测 A_{405} 的下降来测定 ChE 活性。

$$硫代胆碱 + 2[Fe(CN)_6]^{3-} + H_2O \rightarrow 胆碱 + 2[Fe(CN)_6]^{4-} + H_2O$$

最有可能成为参考方法的是以碘化丁酰硫代胆碱作底物，生成产物硫代胆碱，与 Ellman 试剂即 5 – 硫代 – 2 硝基苯甲酸（DTNB）反应后显色。

（二）测定原理

以丁酰硫代胆碱做底物，可被胆碱酯酶水解为丁酸和硫代胆碱，硫代胆碱与 Ellman 试剂即 DTNB 反应，在 405nm 连续监测吸光度的变化，上升的速率与样品中胆碱酯酶的活力成正比。

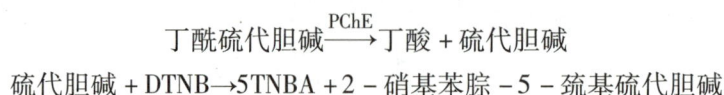

$$丁酰硫代胆碱 \xrightarrow{PChE} 丁酸 + 硫代胆碱$$
$$硫代胆碱 + DTNB \rightarrow 5TNBA + 2 – 硝基苯腙 – 5 – 巯基硫代胆碱$$

（三）方法学评价

1. 常见影响因素 丁酰硫代胆碱法是目前测定血清 ChE 最常用的方法。对胆红素、维生素 C、血红蛋白、甘油三酯的抗干扰能力强。但也有人认为最合适的底物是丙酰硫代胆碱，因为血清 ChE 对丁酰亲和力小，酶活力比丙酰硫代胆碱低。

2. 其他影响因素 由于 ChE 是血浆固有酶，血清中含量高，即使样品、试剂稀释比达到 1∶100 以上，经常会出现因反应速率超过线性范围而需要稀释。但在稀释可疑氨基甲酸酯农药中毒的样品时，由于氨基甲酰化-AChE 的自动活化速率快，用缓冲液稀释会引起抑制酶的恢复。

？ 思考题

答案解析

情境描述 患者，男，79 岁，心内科住院患者，因突发心肌梗死导致心力衰竭入住 ICU，心肌标志物检测结果符合心肌梗死和心力衰竭的诊断。下表是进入 ICU 后常规生化检查部分实验结果。

项目/时间	第一天	第二天	第三天	参考区间	单位
TB	43.7	66.6	98.5	2.2 ~ 23.5	μmol/L
CB	12.4	18.9	26.8	0 ~ 7.3	μmol/L
ALT	478	1658	32 *	5 ~ 50	U/L
AST	423	1835	17 *	8 ~ 49	U/L
LD	355	1054	1342	135 ~ 268	U/L

其中第三天的 ALT、AST 测定结果有仪器报警提示，报警信息是"空白吸光度超限"。

初步判断与处理 结合临床及其他肝功能项目的结果，初步推断 ALT、AST 异常偏低的原因可能是底物耗尽引起的。后经仪器自动稀释 10 倍后重新测定，换算后分别为 4117U/L 和 >4565U/L。

问题

（1）什么是底物耗尽？本思考题中初步推断 ALT、AST 异常偏低的原因可能是底物耗尽引起的，请描述推测的依据。

（2）如何通过观察时间进程曲线来证实底物耗尽现象？

（3）为了避免底物耗尽的现象发生，生化分析仪的分析参数如何设置？

（沈财成）

书网融合……

重点小结	题库	微课/视频 1	微课/视频 2

微课/视频 3	微课/视频 4

第七章 代谢物酶法分析技术

✎ 学习目标

1. 通过本章学习，掌握代谢物酶法分析技术的概念，平衡法和连续监测法测定的理论基础，直接法、酶偶联法（脱氢酶指示系统与过氧化物酶指示系统）及酶循环法测定的方法原理与评价；熟悉酶激活和酶抑制测定的方法原理与评价；了解代谢物酶法分析技术的发展前景。

2. 具有利用酶法定量检测代谢物的技能，理论联系实际，在解释代谢物酶法分析方法原理的同时能够将其灵活应用于临床。

3. 树立勇攀科学高峰的雄心壮志，不断进行方法学设计探索创新，彻底解决体外诊断试剂酶原料国产化问题。

酶法分析（enzymatic method）是以酶促反应为基础，酶作为主要试剂测定酶促反应的底物、辅酶、辅基、激活剂或抑制剂，以及酶偶联法测定酶活性等的一类方法。代谢物酶法分析技术是指用酶法分析的方法来测定人体内代谢物或代谢产物的技术。从 20 世纪初期酶法分析技术就开始应用于临床，到 70 年代得到了较大的发展。自动生化分析仪的普及，使得这种分析技术不仅应用日益广泛，而且发展十分迅速。

酶法分析技术在准确性、精密度、灵敏度和线性范围等方面都优于传统的化学法，主要优点是：①由于酶作用特异性高，成分复杂的血清等体液样品不需进行预处理（提取纯化等步骤）就能直接测定，简化了实验程序；②酶具有高效催化性、反应时间短、分析效率高的特点；③试剂酶的化学本质是蛋白质，没有毒性，环境污染少；酶促反应的条件温和，实验过程没有强酸、强碱、加热煮沸等条件；④操作步骤简单，一般最多加两种试剂，不需要离心等操作，特别适用于自动生化分析仪。因此，酶法分析技术逐步取代了化学法。根据酶促反应的原理不同可以分为平衡法（也称"终点法"）和连续监测法（也称"速率法"）；根据方法设计不同可分为直接法、酶偶联法（脱氢酶指示系统和过氧化物酶指示系统）、酶循环法、酶激活与抑制法。 ⓔ 微课/视频 1

第一节 代谢物酶法分析技术的理论基础

PPT

代谢物酶法分析技术可基于不同的原理来设计方法，但从检测类型来分类，可分为平衡法和连续监测法。下面以单底物酶促反应为例说明其测定的理论基础。

一、平衡法的理论基础

平衡法是指样本中待测物的量有限，经过酶促反应逐渐被消耗，当剩余的底物量很小（<1%～5%）时，指示反应信号（如吸光度）逐渐达到稳定，即通常所说的"终点"，由于未加终止液，酶促反应没有终止，所以称"平衡法"比"终点法"更为合适。平衡法的特点是测定底物的总变化量，对于分光光度法而言，测定吸光度的方式采用终点法（end – point method）。

将米氏方程改写为：

$$v = \frac{-\mathrm{d}[\mathrm{S}]}{\mathrm{d}t} = \frac{v_{\max}[\mathrm{S}]}{K_{\mathrm{m}} + [\mathrm{S}]}$$

$$\frac{-\mathrm{d}[\mathrm{S}](K_{\mathrm{m}} + [\mathrm{S}])}{v_{\max}[\mathrm{S}]} = \mathrm{d}t$$

$$-\mathrm{d}[\mathrm{S}]\left(\frac{K_{\mathrm{m}}}{v_{\max}[\mathrm{S}]} + \frac{1}{v_{\max}}\right) = \mathrm{d}t$$

积分得：

$$t = 2.303\frac{K_{\mathrm{m}}}{v_{\max}}\lg\frac{[\mathrm{S}_0]}{[\mathrm{S}_t]} + \frac{[\mathrm{S}_0] - [\mathrm{S}_t]}{v_{\max}} \qquad (7-1)$$

式中，$[\mathrm{S}_0]$ 为待测物，$[\mathrm{S}_t]$ 为待测物至反应 t 反应时间后剩余的浓度。若反应达到平衡，假设 $\frac{[\mathrm{S}_t]}{[\mathrm{S}_0]}$ = 1%，即 $[\mathrm{S}_0] - [\mathrm{S}_t] \approx [\mathrm{S}_0]$，则可简化为：

$$t = 4.606\frac{K_{\mathrm{m}}}{v_{\max}} + \frac{[\mathrm{S}_0]}{v_{\max}} \qquad (7-2)$$

说明达到平衡所需时间 t 与 K_{m}、$v_{\max}$、$[\mathrm{S}_0]$ 有关，K_{m} 越小、$v_{\max}$ 越大（加入酶量越多）、$[\mathrm{S}_0]$ 越小（待测物越少）则达到平衡所需时间越短。一般情况下，$[\mathrm{S}_0]$ 相对于 $v_{\max}$ 较小，所以平衡时间主要取决于 K_{m} 和 $v_{\max}$。$[\mathrm{S}_0]$ 决定了方法线性范围的上限，当 $v_{\max}$ 和时间 t 选定后，试剂中酶用量 $v_{\max}$ 越大，方法的线性范围越宽。

为计算待测物浓度，常用标准比较法。式 7-2 表明，当标准管与测定管的反应时间 t 相同、酶量即 $v_{\max}$ 相同、同一个酶 K_{m} 相同时，只与 S_0 有关。假设标准管与测定管的起始浓度分别用 c_{s} 和 c_{u} 来表示，平衡后标准管与测定管的吸光度分别用 A_{s} 和 A_{u} 来表示，则计算公式为：

$$\frac{c_{\mathrm{s}}}{c_{\mathrm{u}}} = \frac{A_{\mathrm{s}}}{A_{\mathrm{u}}}$$

A_{s} 和 A_{u} 分别是标准管与测定管的吸光度，代表待测物（底物）转化为产物的量，分别相当于标准管的 $[\mathrm{S}_0 - \mathrm{S}_t]$、待测管的 $[\mathrm{S}_0 - \mathrm{S}_t]$，而不是初始浓度 $[\mathrm{S}_0]$，更不是剩余浓度 $[\mathrm{S}_t]$。

$$\frac{A_{\mathrm{s}}}{A_{\mathrm{u}}} = \frac{标准管[\mathrm{S}_0 - \mathrm{S}_t]}{测定管[\mathrm{S}_0 - \mathrm{S}_t]} \qquad (7-3)$$

式 7-3 就是平衡法测定代谢物浓度的基本原理。显然，要使待测管的 $[\mathrm{S}_0 - \mathrm{S}_t]$ 代表 $[\mathrm{S}_0]$，要求 $[\mathrm{S}_t]$ 越小越好，此时 $[\mathrm{S}_0] - [\mathrm{S}_t] \approx [\mathrm{S}_0]$，即反应基本达到平衡，此时测定误差最小。因此，平衡法准确度的关键是要使酶促反应尽量达到平衡。

在实际工作中，因酶稳定性因素，试剂盒保存或使用过程中造成酶活性下降，对测定结果产生影响。首先会使线性范围变窄，其次标准管与测定管的基质效应越明显，两者反应程度不一致，就会带来较大的测定误差。

二、连续监测法的理论基础

连续监测法测定的是酶促反应速率（通常指的是反应初速度），依据是当底物的消耗量较小时（<5%），酶促反应呈一级反应，此时的反应速率（v）与待测物的浓度成正比例。

根据米氏方程：

$$v = \frac{v_{\max}[\mathrm{S}]}{K_{\mathrm{m}} + [\mathrm{S}]}$$

（1）当 $[\mathrm{S}] \ll K_{\mathrm{m}}$，则 $[\mathrm{S}] + K_{\mathrm{m}} \approx K_{\mathrm{m}}$。

（2）当酶量固定不变时，酶促反应的最大速率 $v_{\max}$ 也不变，此时，酶促反应符合一级反应。

$$v = \frac{v_{\max}[\mathrm{S}]}{K_{\mathrm{m}}} = K[\mathrm{S}]$$

若同时带标准管，则有：

$$\frac{标准管\ v}{测定管\ v} = \frac{标准管[S]}{测定管[S]} \tag{7-4}$$

标准管的[S]与测定管的[S]分别表示为c_s和c_u，速率用$\Delta A/\min$来表示。上式改写为：

$$\frac{标准管\ \Delta A/\min}{测定管\ \Delta A/\min} = \frac{c_s}{c_u} \tag{7-5}$$

式7-5就是连续监测法测定代谢物浓度的原理，其前提条件是测定初速度。随着反应的进行，[S]越来越小，v也越来越小，准确测定反应初速度是很困难的。因此，准确度的关键是测定的速率是初速度，越偏离初速度测定，误差则越大。

实际工作中采取折中的方法，通过测定两个固定时间的吸光度差值，就可以采用标准浓度对照法计算样本浓度，这种方法又称为两点法（two point assay）。因为两点之间既不满足速率也不满足平衡的特点，时间越短越接近初速度，但信号也越小，测定误差越大，因此权衡利弊，选择合适的两点。当K_m很大，短时间酶促反应难以达到平衡时，只能采用连续监测法。脲酶偶联谷氨酸脱氢酶法测定尿素就是典型的例子。

第二节 代谢物酶法分析的方法原理

代谢物酶法分析可分为直接法、酶偶联法、酶循环法、酶激活与抑制法等，最常用的偶联指示系统有脱氢酶指示系统和过氧化物酶指示系统。

一、直接法

有些酶促反应，在相对应的氧化还原酶作用下，底物或产物有特征性吸收峰，通过检测信号改变进行定量分析的方法称为直接法。

尿酸氧化酶UV-VIS法测定是利用尿酸在282～293nm处有吸收峰，而经尿酸氧化酶（UAO）催化生成的尿囊素在此波长几乎不吸收，利用反应前后吸光度的下降来测定尿酸的含量，反应式如下。

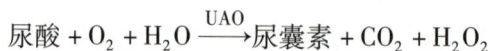

$$尿酸 + O_2 + H_2O \xrightarrow{\text{UAO}} 尿囊素 + CO_2 + H_2O_2$$

胆红素氧化酶法测定是胆红素在胆红素氧化酶（bilirubin oxidase，BOD）作用下生成胆绿素，造成胆红素在450nm处的吸光度下降来测定胆红素的含量，反应式如下。

$$胆红素 + O_2 \xrightarrow{\text{BOD}} 胆绿素 + H_2O$$

乳酸、丙酮酸、酮体、乙醇和碳酸氢根经氧化还原反应，使辅酶在氧化型与还原型之间转换，很容易用分光光度法检测。体内还有很多代谢物可以直接测定，关键是需要相对应的酶。

二、酶偶联法

不难看出，直接法测定代谢物的项目是有限的。酶偶联法若不限制偶联酶的数量，不考虑酶的来源和价格，从理论上讲几乎可以测定所有代谢物，而且每种代谢物可以使用不同的酶而建立多种检测方法，如甘油三酯、肌酐都有多种酶试剂法。指示反应主要分为NAD(P)H系统和过氧化物酶（POD）两大类。

（一）脱氢酶指示系统

脱氢酶反应是氧化型辅酶 I（NAD$^+$）或氧化型辅酶 II（NADP$^+$）与还原型辅酶 NAD(P)H 之间互相转换，测定在 340nm 处吸光度的上升或下降来计算出被测物的浓度。NAD(P)H 的变化量与待测物转化为产物的量成正比。因此，脱氢酶可以直接测定其底物，也可以通过酶偶联技术，偶联一个或多个工具酶，以脱氢酶作指示酶，可以测定更多的代谢物。

1. 乳酸测定 乳酸在 LD 的催化下生成丙酮酸，同时 NAD$^+$ 被还原为 NADH，测定 340nm 波长下吸光度增加的量来进行定量，反应式如下。

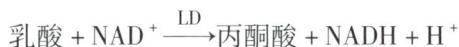

$$乳酸 + NAD^+ \xrightarrow{LD} 丙酮酸 + NADH + H^+$$

利用逆反应也可以测定丙酮酸，丙酮酸在 LD 的催化下生成乳酸，同时 NADH 被氧化为 NAD$^+$，测定 340nm 波长下吸光度下降的量来进行定量，反应式如下。

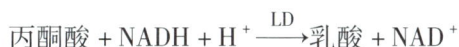

$$丙酮酸 + NADH + H^+ \xrightarrow{LD} 乳酸 + NAD^+$$

2. 唾液酸测定 待测物没有对应的脱氢酶来直接测定，可以偶联一个或多个酶，以脱氢酶作指示反应，其原理与直接法基本相同，除指示酶外，其他酶称为辅助酶。如何选择 NAD$^+$ 和 NADP$^+$ 应根据试剂酶的特性来决定，有的酶要求 NAD$^+$，有的酶要求 NADP$^+$，有的酶则两者均可。

唾液酸（sialic acid，SA）在神经氨酸苷酶（neuraminidase，NA）的作用下生成 N - 乙酰神经氨酸（N - acetylneuraminic acid，NANA），进一步在 NANA - 缩醛酶（NANA aldolase，NANA - ALD）的作用下生成丙酮酸和 N - 乙酰甘露糖胺。丙酮酸在 NADH 存在下由 LD 作用生成乳酸和 NAD$^+$，测定 340nm 处吸光度下降量，从而得出样品中唾液酸的含量，反应式如下。

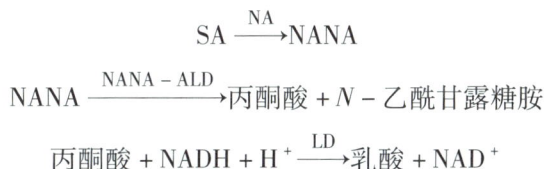

$$SA \xrightarrow{NA} NANA$$

$$NANA \xrightarrow{NANA - ALD} 丙酮酸 + N - 乙酰甘露糖胺$$

$$丙酮酸 + NADH + H^+ \xrightarrow{LD} 乳酸 + NAD^+$$

常用的试剂酶有 LD、GLD、G6PD 和 MD 等。脱氢酶指示系统的主要缺点：①脱氢酶共用辅酶系统，相互干扰严重，虽然体内相对应的底物含量低，但在不同病理情况下，其干扰程度不确定。例如尿素测定，脲酶催化尿素生成氨和二氧化碳，在谷氨酸脱氢酶的催化下，氨与 α - 酮戊二酸及 NADH 反应生成谷氨酸及 NAD$^+$，以 340nm 处 NADH 吸光度的下降速率计算待测样品中的尿素含量。从反应原理看，指示结果的反应是氨的量，实际上测定的是尿素分解生成的氨、内源性氨和外源性氨的总和，使结果偏高。用双试剂法测定是消除其干扰的有效方法；②灵敏度低，有时靠一次脱氢反应不能测定含量较低的代谢物，如体内有意义浓度的胆汁酸、氨和乙醇等。

体液葡萄糖、尿素、肌酐、甘油三酯、胆汁酸、乳酸、丙酮酸、酮体、乙醇等测定可以使用该指示系统。

（二）过氧化物酶指示系统

POD 催化 H$_2$O$_2$ 与 4 - AAP 和酚一起形成红色醌类化合物，该指示反应最早由 Trinder 等人提出，故称为 Trinder 反应。

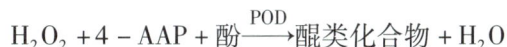

$$H_2O_2 + 4 - AAP + 酚 \xrightarrow{POD} 醌类化合物 + H_2O$$

1. 葡萄糖测定 葡萄糖在葡萄糖氧化酶（glucose oxidase，GOD）的催化下氧化成为葡萄糖酸并同时产生 H$_2$O$_2$，生成的 H$_2$O$_2$ 参与 Trinder 反应，生成醌亚胺色素，在 505nm 波长下比色检测，生成的吸光度与葡萄糖浓度成正比，反应式如下。

$$葡萄糖 + O_2 \xrightarrow{GOD} 葡萄糖酸 + H_2O_2$$

$$H_2O_2 + 4 - AAP + 酚 \xrightarrow{POD} 醌类化合物 + H_2O$$

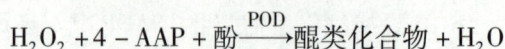

2. 肌酐测定（creatinine，Cr） 在肌酐氨基水解酶的催化下水解生成肌酸（creatine，CRN），再经肌酸酶催化水解生成肌氨酸和尿素。肌氨酸被肌氨酸氧化酶氧化生成 H_2O_2，与 4 - AAP 和 TOOS 反应生成醌亚胺色素。其中，肌酐氨基水解酶、肌酸酶和肌氨酸氧化酶是辅助酶，POD 为指示酶，反应生成的红色醌类化合物可在 546nm 处比色测定，反应式如下。

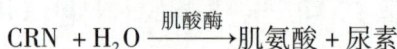

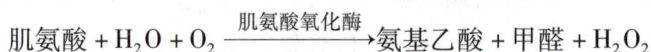

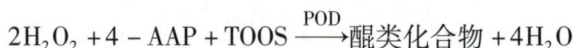

$$Cr \xrightarrow{肌酐氨基水解酶} CRN$$

$$CRN + H_2O \xrightarrow{肌酸酶} 肌氨酸 + 尿素$$

$$肌氨酸 + H_2O + O_2 \xrightarrow{肌氨酸氧化酶} 氨基乙酸 + 甲醛 + H_2O_2$$

$$2H_2O_2 + 4 - AAP + TOOS \xrightarrow{POD} 醌类化合物 + 4H_2O$$

POD 指示系统已广泛用于 Glu、Cr、UA、TC、HDL - C、LDC - C、TG 等项目的测定。

因待测物在血液内含量可以相差上百倍，应选择合适灵敏度的酚类衍生物。表 7 - 1 列举了一些酚类衍生物，这些衍生物有的是为了提高生色基团的稳定性和溶解度、产物的灵敏度和色泽的稳定性。也有些生色基团的产物是蓝色醌类，能很好避免溶血等引起的色素干扰。

表 7 - 1　常用的 Trinder 反应生色基团

化学名	英文缩写	最大吸收波长（nm）
酚	P	500
2,4 - 二氯酚	2,4 - DCP	510
N - 乙基 - N - (3 - 甲苯) - N - 乙酰乙二胺	EMAE	555
N - 乙基 - N - (2 - 羟基 - 3 - 丙磺酰) 间甲苯胺	TOOS	555
N - 乙基 - N - (3 - 丙磺酰) -3,5 二甲氧基苯胺	ESPDMA	585

POD 指示系统的主要缺点是：①催化该反应的 POD 对底物专一性差，样本中其他过氧化物也可一起被转化，使测定结果偏高，但因血清内氧化物含量较低对整个反应而言干扰较小；②反应过程中容易受维生素 C、尿酸、胆红素、谷胱甘肽等还原性物质的干扰，干扰机制有竞争过氧化氢、破坏色素、延迟生色反应等，严重时可使结果出现假性负值。临床上维生素 C 使用比较频繁，溶血和黄疸样本多见，这是该法的主要缺陷。目前一般采用双试剂剂型，在试剂 I 中加入抗坏血酸氧化酶、亚铁氰化钾等来消除维生素 C、胆红素的干扰。

三、酶循环法

酶循环法是建立在底物和产物之间、氧化性辅酶和还原性辅酶之间的循环反应，待测物浓度不变，经过循环使有限的待测物经过酶促反应后，指示产物不断增加，实现对含量较低待测物的测定。每分钟的循环次数决定了检测灵敏度。

（一）脱氢酶 - 辅酶系统 微课/视频 2

脱氢酶 - 辅酶系统中待测物质及其产物作为底物进入循环，反应中用一种脱氢酶（3α - 羟基类固醇脱氢酶）和两种辅酶（Thio - NAD^+ 和 NADH）。在 $395 \sim 415$nm 波长处测定反应中硫代氧化型辅酶 I（Thio - NAD^+）转变为硫代还原型辅酶 I（Thio - NADH）的速率。

该循环反应要求以下条件：①酶对 Thio - NAD^+ 和 NADH 应有高度亲和力；②溶液 pH 和缓冲体系

同时有利于双向反应（底物氧化和还原）；③Thio－NAD$^+$和NADH二者的浓度和配比达最适条件。例如血清胆汁酸测定如图7－1所示。

3α－羟基类固醇脱氢酶（3α－Hydroxysteroid dehydrogenase，3α－HSD）催化胆汁酸和3－酮类固醇之间的反应，正反应对Thio－NAD$^+$的亲和力远远大于辅酶Ⅰ，而逆反应对还原型辅酶Ⅰ的亲和力大于Thio－NADH，在反应系统中有足够的Thio－NAD$^+$和NADH，只要有少量的胆汁酸就可生成少量的3－酮类固醇，并在两者之间构成循环，不断产生Thio－NADH（黄色），控制好条件，反应速率与代测物胆汁酸成正比。胆汁酸在体内的

图7－1 脱氢酶－辅酶系统检测胆汁酸

浓度只有微摩尔的水平，用此循环反应，灵敏度可增加数十倍。底物足够多，时间越长产物越多，直到系统中某一反应物耗尽为止。

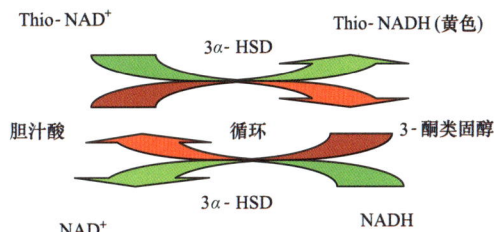

（二）水解酶－脱氢酶系统

水解酶－脱氢酶系统使用两种酶，使底物和产物之间建立循环，例如同型半胱氨酸（homocysteine，HCY）测定。在三（2－羧乙基）膦盐酸盐（TCEP）作用下，氧化型HCY转化为游离型HCY，游离型HCY与S－腺苷甲硫氨酸（S－adenosylmethionine，SAM）经组蛋白甲基转移酶（histone methyltransferase，HMTase）催化反应形成甲硫氨酸（methionine，Met）和S－腺苷同型半胱氨酸（S－adenosyl－1－homocysteine，SAH）。SAH被SAH水解酶（SAHase）水解成腺苷（adenosine，Ado）和HCY，建立HCY的循环反应，从而放大检测信号Ado，Ado的生成量与起始HCY、循环次数成正比。通过偶联ADA－GLDH，测定NADH的转化速率，样本中的HCY浓度与NADH转化速率成正比。在HCY的测定中，指示酶也可以使用亮氨酸脱氢酶，同样也是测定在340nm处吸光度的下降速率，如下式。

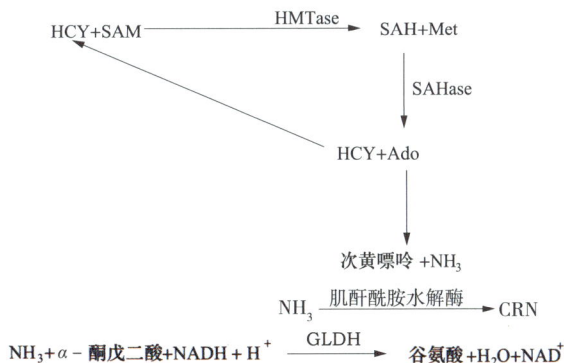

$$HCY+SAM \xrightarrow{\text{HMTase}} SAH+Met$$
$$\downarrow \text{SAHase}$$
$$HCY+Ado$$
$$\downarrow$$
$$次黄嘌呤+NH_3$$
$$NH_3 \xrightarrow{\text{肌酐酰胺水解酶}} CRN$$
$$NH_3+α－酮戊二酸+NADH+H^+ \xrightarrow{\text{GLDH}} 谷氨酸+H_2O+NAD^+$$

（三）合成酶－脱氢酶系统

合成酶－脱氢酶系统进行血氨测定是通过靶物质NH$_4^+$在NAD合成酶和Mg^{2+}存在下催化脱氨－NAD转化为NAD$^+$，亮氨酸脱氢酶将亮氨酸转化为氧化异己酸的同时将NAD$^+$还原为NADH，生成的NH$_4^+$再次进入循环生成NADH，检测340nm处吸光度的变化速率（图7－2）。

酶循环法的特点是：①灵敏度随反应时间的延长而提高；②灵敏度随酶在扩增反应中的用量而提高；③利用酶对底物的特异性，使测定系统简化；④利用四唑盐类的显色反应可实现

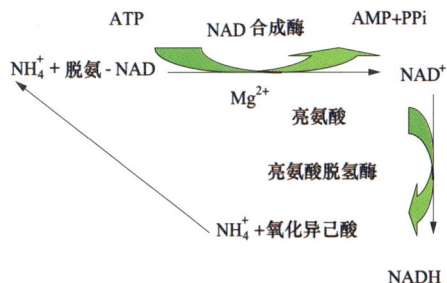

图7－2 合成酶－脱氢酶系统检测血氨

比色测定。

酶循环法灵敏度是目前生物化学检验方法中最高的，可以测定 μmol/L 水平的待测物，但存在下列主要问题：①设计困难，建立循环需要正向反应与逆向反应的底物有合适的比例，酶用量决定了每分钟循环次数，也就决定了方法的灵敏度；②试剂酶的用量是普通酶法的数十倍，费用较高；③酶的特殊底物 Thio–NAD$^+$ 的价格也很高。

四、酶激活与抑制法

（一）酶激活测定法

通过特定机制使酶由无活性变为有活性或使酶活性增加的物质称为酶激活剂。很多酶必需某些无机离子、微量元素或辅酶存在才发挥其催化活性，例如 Mg^{2+} 是多种磷酸化激酶的激活剂。脱去酶中关键的无机离子、微量元素或辅酶之后，酶即失去其催化活性，无活性的酶与样本混合，样本中的无机离子、微量元素或辅酶使该酶重新复活，复活的比例可以反映这些无机离子、微量元素或辅酶的含量。

异柠檬酸脱氢酶法测定血清镁离子，该方法用 EDTA 和乙二醇二乙醚二胺四乙酸（GEDTA）两种金属螯合剂在适宜浓度下抑制钙离子，样本中 Mg^{2+} 通过恢复异柠檬酸脱氢酶（isocitric dehydrogenase，ICD）活性，催化异柠檬酸脱氢的正向反应，使 NADP$^+$ 还原，与镁标准液一起在 340nm 测定吸光度的增加，可测定 Mg^{2+}。与原子吸收法（AAS）和钙镁特法（CMT）相关良好，反应式如下。

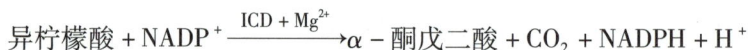

$$异柠檬酸 + NADP^+ \xrightarrow{ICD + Mg^{2+}} \alpha - 酮戊二酸 + CO_2 + NADPH + H^+$$

（二）酶抑制测定法

能够使酶的催化活性下降而不引起酶蛋白构象发生显著变化的物质称为酶抑制剂。将待测物质（酶抑制剂）加入反应体系，此时酶的活性被部分抑制，然后测定体系中剩余酶的活性，通过被抑制的酶的活性即可计算出样本中待测物质的含量。

有机磷是乙酰胆碱酯酶（acetylcholinesterase，AchE）的抑制剂，用标准 AchE 与样本在 37℃ 水浴 10 分钟，测定剩余的 AchE 的活性，被抑制的 AchE 的活性可以计算出样本中有机磷的含量。

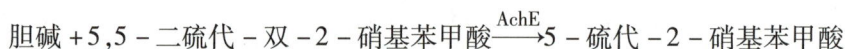

$$乙酰胆碱 \xrightarrow{AchE} 乙酸 + 胆碱$$

$$胆碱 + 5,5 - 二硫代 - 双 - 2 - 硝基苯甲酸 \xrightarrow{AchE} 5 - 硫代 - 2 - 硝基苯甲酸$$

其他测定抑制剂的方法有碱性磷酸酶法测定茶碱。

酶激活和酶抑制测定法是根据一些物质可以激活和抑制酶的活性来间接检测血液中代谢物含量的方法。该法检测灵敏度高，在检测微量元素时有其独特的优势，不需要原子吸收分光光度计，可以在自动生化仪上测定。但是，因缺乏激活剂的动力学理论，以及元素之间的干扰问题影响了该法的特异性，目前临床实际应用并不广泛。

第三节　代谢物酶法分析的方法设计与应用

PPT

代谢物酶法分析诊断试剂的核心原料是试剂酶（也称"工具酶"），即用于酶法分析作为试剂的工具酶，通常要求工具酶应便宜易得，来源要广，酶的质量很大程度上决定了试剂的质量。通过几代人的努力，我国目前已初步实现工具酶的国产替代。

一、代谢物酶法分析的方法设计

(一) 工具酶的质量要求

1. 工具酶概念　工具酶是指作为试剂用于测定化合物浓度或酶活性的一类酶,如酶偶联反应中的指示酶、辅助酶等,这些工具酶是酶法检测试剂的核心,以氧化还原酶居多,其质量是酶法检测试剂质量的决定性因素之一。

2. 工具酶来源　酶法检测试剂中的工具酶主要来自动植物组织提取、微生物发酵工程和基因重组技术。以往通常从生物组织(如兔肌、心肌、猪心、牛肝等)中提取,步骤繁琐,来源受限,且杂质含量高,比活力及产量较低。目前工具酶主要依赖微生物发酵工程,包括高产酶菌种的筛选,发酵工艺确定,一旦形成规模生产后,能获得大量高纯度酶制品,从而降低生产成本。

3. 工具酶的评价指标　工具酶需要严格控制其质量和标准化,以确保酶制剂的质量和稳定性,满足临床生物化学诊断的需求。工具酶的评价指标主要包括该酶的分子量、等电点、比活性、纯度、米氏常数、最适 pH、最适温度、热稳定性、底物特异性、激活剂和抑制剂对酶活性的影响等。以 NAD^+ 依赖的谷氨酸脱氢酶为例,表 7-2 列出了该酶的评价指标。

表 7-2　NAD^+ 依赖的谷氨酸脱氢酶评价指标

评价指标	结果
分子量	260KD
等电点	5.6
比活性	≥100U/mg
纯度	≥90%
米氏常数	
以 NH_3 为底物	9.21×10^{-3} mol/L
以 α-酮戊二酸为底物	4.80×10^{-3} mol/L
以 L-谷氨酸为底物	7.8×10^{-5} mol/L
以 NADH 为底物	1.29×10^{-4} mol/L
以 NAD^+ 为底物	5.89×10^{-4} mol/L
结构	每摩尔酶 6 个亚基
最适 pH	
α-KG→L-Glu	7.5~8.0
L-Glu→α-KG	9.0
最适温度	
α-KG→L-Glu	55℃
L-Glu→α-KG	50℃
稳定性	在 -20℃下稳定至少一年
pH 稳定性	pH 5.0~10.0(25℃,20 小时)
热稳定性	低于 50℃(pH 8.3,10 分钟)
抑制剂	重金属、对氯汞苯甲酸(PCMB)、碘代乙酰胺(IAA)

(1) 酶的比活性　是评价酶纯度的量度,即单位重量的蛋白质中所具有的酶的活力单位数,一般用 U/mg蛋白质表示。酶的比活性越高,酶的纯度越高,可以用来比较酶制剂中单位质量蛋白质的催化能力。

(2) 纯度　工具酶的纯度是影响其活性和稳定性的重要因素,高纯度的工具酶能够提高活力和减少不必要的副反应。检测工具酶纯度主要采用电泳和色谱方法。

（3）米氏常数　工具酶的活性常常通过测定米氏常数来评估，其被称为酶的催化效能常数。米氏常数能够反映出工具酶与底物之间的亲和力以及酶对底物的催化速率。

（二）酶法分析的设计要求

1. 平衡法设计的基本条件

（1）在保证测定线性的前提下，所用酶的 K_m 要尽量小。

（2）酶用量要足够大，以保证反应能在可接受的较短的时间（一般为 1~3 分钟）达到平衡，以保证有较快的反应速率完成测定。

（3）反应朝正反应方向进行，如果反应的平衡常数太低，为使反应朝正反应方向进行，主要有增加底物浓度、偶联反应移去生成物、改变反应 pH 等方法。测定管必须与标准管一起到达平衡以后测定，结果才可靠。

平衡法影响因素相对容易控制，酶量足够，能够在一定时间内达到平衡，结果是可靠的，是目前绝大多数酶法分析技术所采用的方法。但若 K_m 很大，在短时间内不能达到平衡，不得不考虑采用速率法或两点法。

2. 连续监测法设计的基本条件

（1）为了保证有足够的测定线性和较长的反应动态期，所用酶的 K_m 应足够大。如果所用试剂酶 K_m 太小，可在反应体系中加入竞争性抑制剂，以加大 K_m，例如在尿素酶促紫外速率法测定中加羟基脲，在碳酸氢盐酶法测定中加硫氰酸盐等。

（2）酶用量要合适，用多了浪费，用少了可能导致线性期缩短，甚至一级反应丧失。一般认为酶用量比平衡法小。

（3）连续监测法测定误差较大，酶促反应速率受很多因素影响，只有在各种因素很好控制的前提下，反应速率（v）才与待测物的浓度成正比例。

3. 平衡法与连续监测法的反应特性
平衡法与连续监测法这两种方法是相互联系的，因为平衡法开始一段时间也有可能遵循一级反应规律。相反，连续监测法只要时间足够长，也会达到平衡。对于平衡法来说关键是确定达到平衡所需的时间。对于连续监测法来说关键是如何使酶促反应成一级反应。连续监测法和平衡法测定对于测定仪器的要求不同。平衡法测定由于测定的信号较大，加上反应达到平衡，故对于仪器的电噪声和温控要求不严，而连续监测法由于测定的是反应动态过程中的吸光度的改变，检测的信号小，温度对测定的影响很大，这要求仪器的电噪声小，吸光度应读准到 0.0001，温度变化 <0.1%。产物的堆积和样品色原对动态法影响较小，而对平衡测定法影响较大。

连续监测法和平衡法测定比较，连续监测法具有下列优点：①测定时间短，检测速率快，不需把所有底物转化为产物，酶用量比平衡法小，检测成本低；②连续监测法一般不需做样品空白，样本本身因素影响小。平衡法若要将待测物在较短时间内消耗接近完全，必须使用大量的酶。但其优点是试剂酶活性的下降对测定结果影响远没有速率法明显，仅使达到平衡所需时间延长，检测范围变窄。试剂酶活性下降对连续监测法来说有时是致命的，可能导致线性期缩短，甚至一级反应丧失。由于以上种种原因，代谢物酶法分析技术大多选择平衡法。

> ### 知识拓展
>
> #### 酶的定向进化
>
> 酶的定向进化，是指在试管中模拟自然进化过程，通过提高基因突变率和设计特殊的筛选方法，快速获得拥有特定性能的酶，其主要目的如下。①改进催化活性：改变酶的氨基酸序列、结构或催化位点提高酶的催化效率。②增强特异性：改变酶的底物选择性，使其更特异地作用于目标底物。③提

高稳定性：改变酶的结构以增加其热稳定性，或通过引入特定的修饰增强其耐受性。④减少抑制和失活：减少酶对抑制剂的敏感性，降低受到抑制的可能性或避免失活。⑤设计新的催化功能：对酶的结构进行重构或合成新的蛋白酶，使酶能够催化特定的反应。

二、代谢物酶法分析的临床应用

代谢物酶法分析技术是一种快速、灵敏、特异性高的测定方法，在生物医学领域具有广泛的应用，如疾病诊断、药物研发和临床试验等，可通过检测多种生物样本（如血液、尿液等）中特定代谢物的水平，如葡萄糖、胆固醇等，为疾病诊断、治疗、监测提供重要信息。本章涉及的相关代谢物检测项目、主要的试剂酶及主要的临床应用见表7-3。

表7-3　代谢物酶法分析检测项目、主要的试剂酶及主要的临床应用

方法	检测项目	主要的试剂酶	临床应用
直接法	尿酸	尿酸氧化酶	肾脏疾病、痛风诊断
	胆红素	胆红素氧化酶	肝胆疾病诊断
酶偶联法（脱氢酶指示系统）	乳酸	乳酸脱氢酶	糖尿病并发症
	唾液酸	神经氨酸苷酶、NANA-缩醛酶、乳酸脱氢酶	肿瘤的辅助诊断
	葡萄糖	己糖激酶、葡萄糖-6-磷酸脱氢酶	糖尿病诊断、疗效观察
	尿素	脲酶、谷氨酸脱氢酶	肾脏疾病诊断
	HCO$_3^-$	磷酸烯醇式丙酮酸羟化酶、苹果酸脱氢酶	酸碱平衡紊乱诊断
	丙酮酸	乳酸脱氢酶	糖尿病并发症诊断
	羟丁酸	β-羟丁酸脱氢酶	糖尿病并发症诊断
酶偶联法（过氧化物酶指示系统）	葡萄糖	葡萄糖氧化酶	糖尿病诊断、疗效观察
	肌酐	肌酐酰胺水解酶、肌酸酶、肌氨酸氧化酶	肾脏疾病诊断
	尿酸	尿酸酶	肾脏疾病、痛风诊断
	胆固醇	胆固醇酯酶、胆固醇氧化酶	高脂血症诊断、疗效观察
	甘油三酯	脂肪酶、甘油激酶、甘油磷酸氧化酶	高脂血症诊断、疗效观察
	高密度脂蛋白胆固醇	胆固醇酯酶、胆固醇氧化酶	高脂血症诊断、疗效观察
	低密度脂蛋白胆固醇	胆固醇酯酶、胆固醇氧化酶	高脂血症诊断、疗效观察
酶循环法	胆汁酸	3α-羟基类固醇脱氢酶	肝胆疾病诊断
	同型半胱氨酸	组蛋白甲基转移酶、SAH水解酶	心血管疾病诊断
	血氨	NAD合成酶、亮氨酸脱氢酶	肝性脑病诊断
酶激活与抑制法	镁离子	异柠檬酸脱氢酶	骨相关疾病诊断
	钾离子	丙酮酸激酶、乳酸脱氢酶	电解质、酸碱平衡紊乱诊断
	钠离子	β-半乳糖苷酶	电解质、酸碱平衡紊乱诊断
	氯离子	α-淀粉酶	电解质、酸碱平衡紊乱诊断
	铜离子	黄嘌呤氧化酶、超氧化物歧化酶	艾迪生氏病诊断
	锌离子	碳酸酐酶	微量元素缺乏及中毒诊断
	有机磷	乙酰胆碱酯酶	有机磷中毒诊断

？思考题

答案解析

情境描述 患者，男，65岁，因突发心绞痛住院，心肌损伤标志物检查：cTnT 0.005μg/L、CK-MB 142.5U/L、Mb80μg/L；第二天检查肝肾功能、血脂项目基本正常，但空腹血糖为 10.5mmol/L，临床医生反映该患者否认有糖尿病史，申请复查。第三天复查结果空腹血糖为 5.2mmol/L。

初步判断与处理 调出患者入院当天的质控结果，发现当天所有患者血糖的均值明显高于平时的均值，而且发现多例同时做 CK-MB 检测的患者血糖检测结果也偏高的现象。经分析原因确定系自动生化仪上 CK-MB 检测试剂携带污染引起。

问题

（1）血糖的检测使用己糖激酶法，请描述其检测原理。

（2）自动生化仪上 CK-MB 检测试剂携带污染引起血糖检测结果增高的原因是什么？

（马　洁）

书网融合……

重点小结　　　　题库　　　　微课/视频1　　　　微课/视频2

第八章 自动生物化学分析技术

✎ 学习目标

1. 通过本章学习，掌握自动生化分析仪的分析原理，平衡法与连续监测法等分析方法的吸光度变化特点、结果计算和基本分析参数的设置；熟悉分立式生化分析仪的结构组成、特殊分析参数、基本操作步骤、主要的维护保养和分析仪的性能验证；了解干化学分析系统的分析原理，生化分析仪硬件系统的性能检定。

2. 具有熟练操作自动生化分析仪的能力；具备良好的仪器设备常规维护保养和性能评价的能力。

3. 树立正确的价值观，科学处理自动化仪器、检验报告质量与检验人员之间的关系。积极了解我国自动生化分析仪的发展进程，提升民族自豪感。

自动生化分析仪（automatic biochemical analyzer）是以紫外－可分光光度法为主要分析技术，在计算机的控制下自动完成取样（样本稀释与浓缩）、加试剂、混匀、保温反应、吸光度检测、结果计算、可靠性判断、数据显示、数据传输、清洗等步骤的仪器；其主要用于常规生化项目的检测，在疾病诊断、治疗监测、预后判断和健康评估等诸多方面发挥着重要作用。自动生化分析仪的发展和使用不但提高了临床生化检验的质量和效率，降低了劳动强度和人力成本，而且有利于检测标准化与规范化。

第一节 自动生化分析仪类型

PPT

自动生化分析仪可分为连续流动式（continuous flow style）、离心式（centrifugation style）、分立式（discrete style）和干试剂化学式（dry reagent chemistry style）（简称干片式生化分析仪）等不同类型。1957 年美国 Technicon 公司根据 Skeggs 医生提出的设计方案成功地生产了世界上第一台单通道、连续流动式自动生化分析仪，以此为基础发展出分立式生化分析仪；1969 年 Norman Anderson 博士设计出离心式生化分析仪；20 世纪 80 年代美国柯达公司推出了干片式生化分析仪。连续流动式和离心式生化分析仪国内外目前已甚少使用，现在应用最普遍的是分立式生化分析仪，而干片式化学分析系统在急诊领域应用较普遍。自动生化分析仪配备检验前、检验后自动化处理模块等装置后，则可构成实验室自动化检测系统。

一、分立式生化分析仪 e 微课/视频 1

分立式生化分析仪是按手工操作的方式编排程序，并以有序的机械操作代替手工操作，按预设程序依次完成各项操作的生化检测设备。各检测项目在各自独立的反应杯中进行，反应杯具有试管功能，同时又兼作比色杯；其形式多样、灵活、交叉污染小，是目前国内外各种自动生化分析仪的基础形式，已被普遍应用。分立式生化分析仪由机械部分和电脑控制单元所组成，基本结构包括样本架和样本盘、试剂室和试剂瓶、反应杯和反应盘、取样装置和加试剂装置、混匀装置、温浴系统、光学检测系统、清洗系统和计算机控制系统等。

（一）样本架和样本盘

样本盘（sample disc）和样本架（sample rack）是放置样本杯（sample cuvette）或不同规格采血试管的装置。样本盘可放置样本数多，通过转动控制不同样本到特定位置进样。一台分析仪有多个样本架，每个样本架可放置 5 或 10 只样本杯或采血试管，样本架经传送带移动样本至特定位置进样。多数仪器对不同功能的样本架（如急诊、常规、质控、校准、维护等）采用不同颜色和编号进行区分。样本杯或采血管外壁可贴上条形码，分析仪上可安装条形码阅读器，读取条形码上关联信息。

（二）试剂室和试剂瓶

试剂室（reagent chamber）具有冷藏功能，内部装有可放置试剂瓶的转盘（可称为试剂盘），试剂盘转动可使某个试剂瓶到达特定的试剂吸取位置。试剂室也有按试剂架形式设计，以放置大容量任意形状的试剂瓶，试剂瓶不能转动，但由每个试剂瓶内引出一条试剂管路及其喷嘴，故不同试剂间无交叉污染。大型分析仪通常有第一试剂室和第二试剂室，以便于检测某项目时使用双试剂盒，个别分析仪还具有加入第三试剂的功能。

（三）反应杯和反应盘

反应杯（reaction cuvette）由透光性好的硬质塑料或石英玻璃制成，容量 160 ~ 500μl，厚度 0.5 ~ 1.0cm，是样本与试剂进行化学反应的场所，同时也用作比色杯。有些分析仪具有内、外两圈反应杯，众多的反应杯围成一圈组成一个反应盘（reaction disc），反应盘做恒速圆周运动。

（四）取样和加试剂装置

1. 取样装置　由取样针（sample probe）、取样臂、取样管路、取样注射器和阀门组成，能定量吸取样本并加入反应杯。不同分析仪取样容量可有不同，一般为 1.6 ~ 35.0μl，步进 0.1μl。取样针具有液面感应功能和随量跟踪功能，取样针可探测到液面，根据预先设定的取样量下降到预定高度进行取样。探针上的感应器还设有防碰撞报警功能，遇到障碍时取样针立即停止运动并报警。某些取样针还具有凝块探测功能，探测到凝块或发生阻塞时会通过自动报警或加压冲洗以避免错误结果发生。取样注射器采用陶瓷活塞非触壁式吸量器设计，以保证取样的准确性和精密度。

取样针在吸取不同样本时可能产生携带交叉污染，因此所有的自动生化分析仪均采用了防交叉污染（crossing contamination）的措施。绝大多数采用水洗方式，在吸取另一个样本前对样品针内外壁用水进行冲洗；也有的采用空气隔绝或化学惰性液（chemical inertia fluid）等措施防止交叉污染。

2. 加试剂装置　用于定量吸取试剂并加入反应杯，吸取试剂容量一般为 20 ~ 380μl，步进 1 ~ 5μl，取样精度在 ±1μl。加试剂装置有两种类型，一种是组成部件与取样装置类似，试剂针的液面感应系统能检测剩余试剂高度，根据规定试剂瓶的横断面计算试剂余量；与取样针一样，试剂针也具备液面感应、防碰撞功能并有防止试剂间携带交叉污染的措施。另一种为灌注式加试剂装置，每种试剂单独使用一条液体管路和喷嘴，可避免各试剂间的交叉污染。大型自动生化分析仪多具有两组独立的加试剂装置，可同时分别吸取同一个检测项目的第一试剂（R1）和第二试剂（R2），以保证检测效率。有些分析仪的试剂臂里还装有试剂预热部件，可对试剂进行预热。

（五）混匀装置

加入反应杯内的样本与试剂需进行混匀，常用的混匀方式有机械振动、搅拌棒混匀和超声混匀等，目前多数通过搅拌棒（stirring rod）搅拌混匀。搅拌棒形状为扁平棒状或扁平螺旋状，表面涂有特氟隆（Teflon）不粘层，以避免液体黏附，减少交叉污染。常采用多头回旋技术减少泡沫产生；并可设置防止搅拌棒在不同反应液之间携带交叉污染的清洗程序。超声混匀可避免搅拌带来的携带污染，混匀强度可以选择。

（六）温浴系统

分立式生化分析仪的反应杯需浸浴在规定的恒温中（一般固定在 37.0℃），要求温度波动不能超过 ±0.1℃。温浴方式有：①水浴式恒温，即在比色杯周围充盈水，加热器控制水温，其优点是温度均匀、稳定；缺点是升温较慢，开机预热时间长，需加防腐剂来保持水的洁净，并要定期更换循环水和比色杯；②空气浴恒温，即比色杯与加热器之间隔有空气，其优点是升温迅速，保养简单；缺点是温度不稳定，易受外界环境影响；③恒温液循环间接加热法，即在比色杯周围流动一种无味、无污染、惰性、不蒸发的恒温液，用很小的空气狭缝将比色杯与恒温液隔开，恒温液通过加热狭缝中的空气达到恒温目的，兼具有空气浴和水浴的优点；④固体直热，类似于恒温液循环间接加热，只不过反应杯直接置于传热效率高、热容量大的固体杯座中而直接被加热，其优点是升温快，保养简单。

（七）光学检测系统

光学检测系统主要由光源、分光系统和信号检测系统组成。

1. 光源　目前多数生化分析仪采用卤素钨丝灯（halogen tungsten filament lamp）作为光源。卤钨灯在部分紫外区和整个可见光范围内产生较强的连续光谱，噪声低，漂移小，工作波长为 325～850nm，寿命较短，一般为 750 小时。氙灯寿命较长，多在 1000 小时以上，发光强度高，可在紫外区产生一定强度的连续光谱，工作波长为 285～750nm，适合紫外检测；在可见光区也可提供合适的光强，寿命长，但氙灯产生的噪声是整台仪器噪声的重要组成部分。

2. 分光系统　通常采用光栅（raster）分光系统，在 340～800nm 范围内选择 10～12 种固定的单色光，一般应具备的单色光是 340nm、380nm、405nm、450nm、470nm、520nm、570nm、600nm、700nm、750nm 和 800nm。

光栅分光有前分光和后分光两种方式，目前以后分光方式多见。前分光光路系统为：光源→分光元件→单色光→样品→检测器；后分光光路系统为：光源→反应液→分光元件→单色光→检测器。后分光是光源灯直接透过反应液再射到光栅上，色散后取多个固定单色光，同时通过各自的信号传送通路（如光导纤维）传输到对应的信号检测器。后分光的优点是单色器中没有转动部分，降低比色噪声；可同时选择双波长或多波长进行检测，有效降低溶血、脂血因素的干扰，提高检测精度和速度。

无相差蚀刻凹面光栅是当今最先进的全息光栅，是生化分析仪的核心部分。无相差蚀刻凹面光栅将所选择的波长固定刻在凹面玻璃上，即可色散，亦可聚光，可避免杂光干扰，降低故障率，提高检测精度。

3. 信号检测系统　光敏二极管（或其阵列）接收光学系统产生的光信号，将其转变为电信号，由放大电路放大，再通过模数转换电路将模拟信号转换成数字信号，传送到微处理器，后者按各测定项目的分析参数选择其中一个或两个波长的吸光度值，用于计算样本结果。吸光度线性范围可达 0～3.2。

（八）清洗系统

分立式生化分析仪的清洗包括加样清洗和测定清洗。前者主要是对取样针、试剂针等进行清洗以防止交叉污染和携带污染；而后者主要是采用机内清洗反应杯方式以实现循环使用。反应杯的清洗过程包括吸干反应液、注入酸性清洗液、吸干酸性清洗液、注入碱性清洗液、吸干碱性清洗液、注入去离子水（可能有多次）、吸干去离子水、干燥反应杯等步骤。最后进行反应杯的空白吸光度检查，通过检查则此反应杯可继续循环使用。

（九）计算机控制系统

分立式生化分析仪的计算机控制系统多采用配有图形界面的软件或技术平台。部分操作系统固化了检测程序，参数不可改动；部分操作系统则采用开放式设计，用户可自行设定各项分析参数。控制系统按照预设的程序控制仪器自动运行，完成自动开机、系统自检、试剂检测、仪器校准、自动进样、质控测定、样本测定、结果计算、报告传输、数据存储、自动维护等功能，并具有远程通信功能。

二、干片式生化分析仪

干化学分析技术是将测定一个项目所需的试剂固定在具有一定结构的载体上，形成固相试剂，称为干片试剂（dry reagent）。在载体上滴加液态样本，样本中的水分将载体上的试剂溶解，试剂与样本中待测成分发生反应，利用反射光检测该反应的产物，通过反射光强度来判定待测物的浓度。"干化学"技术是相对于经典的"湿化学"技术而言，实际上还是在一定潮湿状态下进行化学反应。

干片式生化分析仪与配套试剂组成一个检测系统，主要结构包括进样器、取样装备、干化学试剂载体、保温器、检测器、微处理器、功能监测器、打印机等。干片式生化分析仪的加样装置与分立式全自动生化分析仪基本相同，但无加试剂装置，不同仪器根据试剂检测原理的不同采用不同的监测器。

（一）干化学试剂片

试剂载体由最简单的二层结构、稍加改进的三层结构发展至比较完善的多层膜（参见本书第五章第七节）。多层膜分为三种类型：一种是基于反射光度法的多层膜；一种是基于差示电位法的离子选择电极多层膜；第三种是基于荧光技术和竞争免疫技术的荧光反射多层膜。

（二）干片式生化分析仪的检测原理

1. 反射光度法 主要采用比色/速率法干片，适用于常规生化项目的测定。其多层膜结构主要分为 5 层，从上至下依次为：①渗透扩散层，为高密度多孔聚合物，其毛细网状结构能使样本溶液快速、均匀地分布至下层。不仅可阻留细胞、结晶和其他小颗粒，还可根据需要使大分子（如蛋白质等）滞留，消除溶液中影响检测反应的干扰物质；②反射层，为白色不透明层，下侧涂布反射系数 $>95\%$ 的物质如 $BaSO_4$，能隔离渗透扩散层中的有色物质避免干扰，同时充当反射背景；③辅助试剂层，主要作用为去除血清中的内源性干扰物，提高结果准确性。例如，尿酸干片辅助试剂层含有抗坏血酸氧化酶，可将抗坏血酸转化，消除其对 Trinder 反应的干扰；④试剂层，即反应层，为亲水性多聚物，固定了该检测项目所需的试剂。可由数层功能试剂层组成，按照反应的顺序涂布不同的化学试剂，使反应按照顺序依次进行。反应区的功能是将待测物通过物理、化学或生物酶学等反应转化为可与显色剂结合的化合物；⑤支持层，为透明的塑料基片，允许反射光完全透过，而样本浓度与反射光强度成反比。另外，在试剂层和支持层之间，可增加一吸水层，能加快样本和试剂的渗透速度。

检测时从仪器内部光源发出一束光透过透明支持层，光在试剂层被有色化合物部分吸收后，在扩散层提供的反射面被反射，反射光经滤光装置后到达光度检测器被读数。透过光由此被转化为电压读数，并计算出分析物浓度。

2. 差示电位法 主要用于电极法干片。基于 ISE 的原理，适用于无机离子（K^+、Na^+、Cl^-）和 CO_2 的测定。多层膜片包括两个完全相同的"ISE"，两者均由离子选择敏感膜、参比层、氯化银层和银层组成，并以盐桥相连。其中一个为"样本"电极，另一个为"参比液"电极。测定时取 $10\mu l$ 血清和 $10\mu l$ 参比液分别加入该两个并列而又分开的电极构成的加样槽内，即可通过电位计测定此两者差示电位的值，从而计算出待测离子的浓度。

3. 荧光反射光度法 主要用于免疫速率法干片。基于荧光技术和竞争免疫反应的原理，适用于药物浓度和微量蛋白质的测定。其结构包括扩散层、光屏层、信号层和基片层。扩散层内含有缓冲剂、表面活性剂等，只允许小分子物质如半抗原通过；光屏层内含有氧化铁，可阻止游离的荧光标记半抗原被激发；信号层内有固相抗体与荧光标记半抗原结合的复合物；基片层起支持作用。样本通过扩散层和光屏层，进入信号层，竞争性地结合固相抗体上的结合位点，从而使一部分荧光标记半抗原被置换下来成为游离荧光标记半抗原，并从信号层扩散到渗透层。在激发光的激发下，由于光屏层的阻挡作用，仅信号层的荧光标记半抗原可被激发而产生荧光，荧光强度与样本中待测半抗原浓度呈负相关，从而确定待测半抗原的浓度。

三、模块式生化分析系统

模块式生化分析仪（modular biochemical analyzer）是指将两台或者两台以上的分析单元（又称模块）组合连接。参与组合的分析单元可以是基于不同分析原理的分析模块，如基于 UV – VIS 原理的生化分析模块，基于 ISE 分析原理的离子分析模块，基于 CLIA 原理的免疫分析模块，实验室可根据需求自由选择。模块式生化分析仪亦可组合样本前处理模块、后处理模块，从而实现实验室自动化系统（laboratory automation systems，LAS）。

LAS 是指利用计算机控制技术、网络技术对实验室的自动检测设备、样本处理设备进行整合，实现检验前、检验和检验后的一系列步骤如标识、分装、去盖、离心、分类、装载、检测、输出、加盖、储存等的自动化；同时结合 LIS 和 HIS，使整个医院快速共享检验信息。LAS 主要由样本前处理系统、样本运送系统、样本分析系统、实验数据/结果处理系统、样本后处理系统和计算机硬件等组成，实现了实验室工作的自动化、标准化、系统化、一体化和网络化。

（一）样本前处理系统

自动化样本前处理系统多连接在自动生化分析仪之前，亦可独立工作；由样本投入部（进样单元）、离心分离部（离心单元）、开盖部（去盖单元）、在线分注部（分杯单元）、条形码生成及粘贴部、样本质量检测系统、样本传输系统等组成。该系统能避免血清（浆）分离、分装、识别、运输等环节的差错发生，并对样本质量进行监测，保证检测结果的准确性，同时缩短检验前 TAT，很大程度节省人力资源。

（二）样本运送系统

利用连接轨道、无线射频识别（radio frequency identification，RFID）等技术实现样本在各分析单元之间有序自动传递和样品追踪，便于快速检测。

（三）样本分析系统

20 世纪 90 年代中期，仪器制造商开始推出模块式分析系统，将如血细胞系统、凝血系统、生化系统、免疫系统等相同或不同的多个分析模块组合连接在一起。各分析模块既有各自控制系统又有共用的控制系统，自动完成所有项目的测定。模块式分析既提高了分析效率，亦可根据实验室样本量变化灵活扩充。

（四）实验数据/结果处理系统

通过计算机系统，建立数据库，结合专家诊断系统等对检测数据自动检查、处理，按照规定的格式形成结果报告。

目前国内大型医学实验室多采用自动审核模式进行报告发放。自动审核（auto – verification），即在遵循操作规程的前提下，计算机系统按照临床实验室设置的已通过验证的规则、标准和逻辑，自动对检测结果进行审核并发布检验报告成为医疗记录的行为。在此过程中，与实验室预设的可接受标准相符的结果自动输入到规定格式的患者报告中，无需任何外加干预。《临床实验室定量检验结果的自动审核》（WS/T 616—2018）规定了临床实验室定量检验结果自动审核程序设计、建立、验证的一般性流程和方法及其应用管理。

（五）样本后处理系统

可将检测完毕的样本进行加盖并低温储存，由闭盖部、样本收存部、样本接收部等构成，需要时可快速准确地找到所需样本。

LAS 有助于整个检测过程的标准化；降低人员被感染的风险；提高整个实验室的效率。理想的 LAS 应具有以下特点。①开放性：应可以与其他厂家的分析仪进行连接。②完整性：具有完整的"检验前–检验–检验后"硬件及软件支持，信息系统完整。③灵活性：系统可以根据场地要求，实现多种摆放方式。④智能性：高度智能与人性化的系统设计。⑤独立性：各功能单元既相互协作又相对独立，可独立运作。

知识拓展

智慧检验医学实验室

智慧检验指利用人工智能技术（artificial intelligence，AI）对医学检验的各种数据进行智能分析和处理，实现检验流程自动化、检验结果精准化和疾病预测智能化的一种新型检验模式。与关注单一仪器或设备内部的功能增强的智能化不同，智慧检验医学实验室是实验室在智能化时代的升级版，更加强调以医疗数据中心为核心，以电子病历、居民健康档案为基础，通过多种信息技术，构建以信息安全、临床应用、检验服务、健康管理等为一体的高效体系。智慧检验医学实验室除了计算机知识和数学算法的应用，还融合了生理学、语言学、社会学等其他学科，实现更全面、综合的智慧检验、智慧管理与智慧服务。

第二节　自动生化分析仪相关分析技术

PPT

自动生化分析仪是融合了光学、电化学、电子学、机械学和计算机学等技术为一体的先进设备，其中分光光度技术是其实现定量测定的重要技术。

一、自动生化分析仪的常用分析方法

基于 Lambert – beer 定律的单波长分光光度技术的应用非常广泛，但传统分光普遍采用前分光方式，难以克服浑浊样本对光的散射和比色杯的背景吸收，使其在高精度测量中受到一定的限制，而自动生化分析仪的后分光和双波长技术可以较好地弥补这一缺陷。

（一）自动生化分析仪的分光光度技术特点

1. 后分光技术　传统的前分光技术指在光源灯和样品杯之间先用光栅分光，通过可调的狭缝取得与样品"互补"的单色光之后，照射到样品杯，再用光电池或光电管作为检测器，测定样品对单色光的吸光度。目前自动生化分析仪多采用后分光技术，即直接以光源灯所发出的混合光作为入射光照射待测溶液，经溶液吸收后的出射光再用全息光栅进行分光，然后将纯度很高的不同波长的单色光折射到光电二极管矩阵上（图 8 – 1）。由于位置不同，矩阵上的每一个光电二极管只接收某个特定波长的单色光。仪器使用前，在编制程序时（厂家或用户）已预先设定好某项试验选用某个波长；仪器工作时，在微机的控制下只接收所选波长的光电管上产生的电信号，并将其转变成相应的吸光度。其优点是可同时选用双波长进行测定，大大降低噪声；光路中无可动部分，无需移动仪器的任何部件，大大

降低了因波长引起误差的可能性。 🅔 微课/视频2

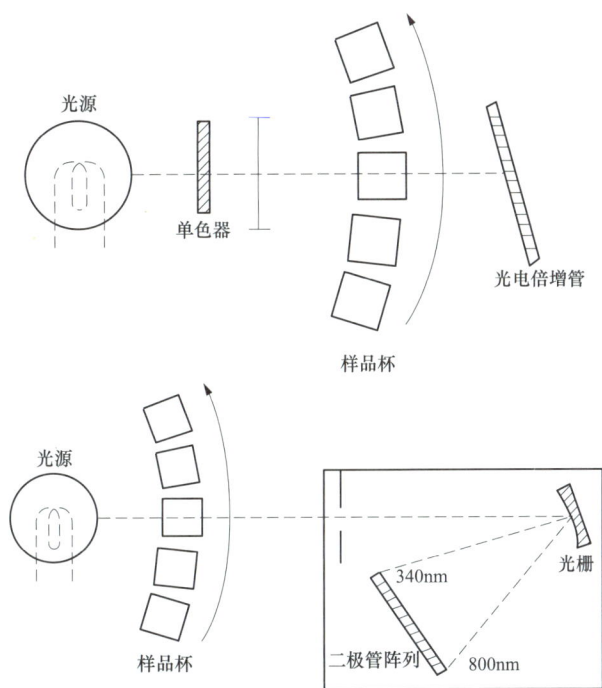

图8-1 前分光（上）与后分光（下）生化分析仪测光原理

2. 双波长测定技术

（1）双波长分光光度法的原理 双波长分光光度法的理论基础是差吸光度和等吸收波长，采用测量波长（又叫主波长 λ_p，primary wavelength）和参比波长（又叫次波长 λ_s，secondary wavelength）同时测定某个样本溶液，以提高测定结果的精密度和准确度。通过双波长或多波长可减少溶液浑浊的影响、共存组分吸收谱线的叠加干扰、比色杯的光学不均一和电源波动等造成的影响。其差吸光度在2.5以内时，线性范围良好。

（2）选择双波长的方法 正确选择双波长是应用双波长测定技术的关键。常用的方法有3种：①根据待测溶液的吸收光谱曲线，选择最大吸收峰对应的波长为 λ_p，吸收曲线下端较为平坦的某一波长为 λ_s；②选待测溶液最大吸收峰对应的波长为 λ_p，选等吸收点的对应的波长为 λ_s。等吸收点是指对于某个波长，尽管待测溶液的浓度不同，但对该波长的光吸收均相等；等吸收点所对应的波长叫作等吸收波长。对于吸收光谱具有吸收峰的物质，同浓度下吸光度相等的两个波长，也是等吸收波长。等吸收波长是双波长测定的理论基础之一。应用这一方法的必要条件是能准确地测定出等吸收点，否则将造成明显的误差；③选反应产物最大吸收峰的波长为 λ_p，选显色剂的最大吸收峰对应的波长为 λ_s，即双波长增敏法：当向一定浓度的显色剂溶液中加入待测物时，由于产物浓度的增大，其吸光度也随之增大；而显色剂则由于不断消耗，其吸光度逐渐减小。如果以 λ_p 为测定波长，λ_s 为参比波长，测得的差吸收光度就是产物吸光度与消耗的显色剂的吸光度之和，从而提高测定的灵敏度。

（3）双波长技术的应用 自动生化分析仪在整个反应的全程监控中，主副波长同时监测，全过程每点主波长吸光度值都同时减去同点副波长吸光度值，结合凹面光栅进行后分光，分光后的各波长由8~16个固定检测器同时接收，对其中的2个波长 λ_1、λ_2 的信息用两个前置放大器进行对数放大，进而求出其吸光度差。

（二）自动生化分析仪的常用分析方法

自动生化分析仪一般采用两类最基本的对反应信号检测分析的方法：平衡法（也称"终点法"）

和连续监测法（也称"速率法"），每类又可分为吸光度升高的正向反应和吸光度下降的负向反应两种；而定时法（fixed time assay）可以看成终点法或连续监测法的特殊形式。不管采用哪一类方法，在化学反应全过程，分析仪均以一定间隔时间测定吸光度值，测定吸光度的时间点称为测光点。吸光度随时间变化的曲线称为时间－吸光度曲线（图8－2）。 微课/视频3

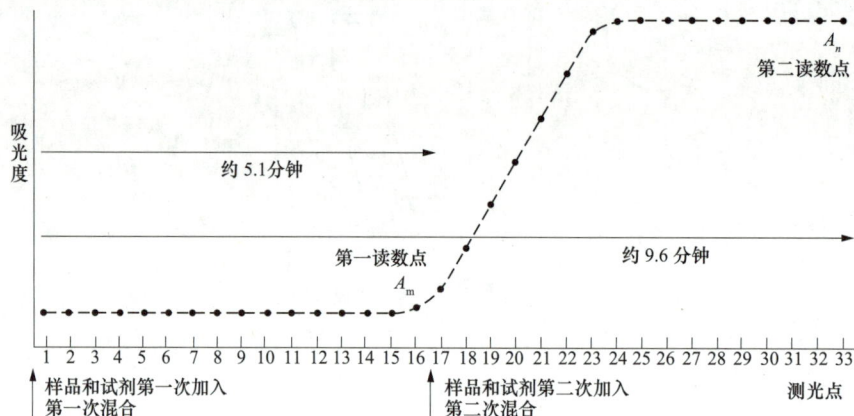

图8－2　平衡法时间－吸光度曲线

1. 平衡法　被测物质在反应过程中被转变为产物后，化学反应达到平衡点（或称终点），根据平衡点（终点）吸光度的大小求出被测物浓度，称为平衡法（终点法）。实际上被测物并没有完全被转变，而是与产物达到一个动态的化学平衡。从时间－吸光度曲线上看（图8－2），到达反应平衡点或终点时，吸光度将不再变化。多数被测物经化学反应后的产物在某一波长处具有光吸收，吸光度升高，称为正向平衡法；少数被测物本身在某波长具有光吸收，经化学反应后吸光度下降，称为负向平衡法。抗原和特异性抗体产生浊度反应，形成的抗原－抗体大分子复合物具有光吸收能力，在生化分析仪中称为透射比浊，采用平衡法。

（1）一点终点法（one point end assay）　又称一点平衡法，在反应到达平衡点即在时间－吸光度曲线上吸光度不再改变时选择一个测光点计算待测物浓度。用于计算结果的测光点称为读数点，如图8－3中取第33点为读数点。计算公式：$c_u = (A_u)_n \times c_s / (A_s)_n$。式中，$c_u$、$c_s$分别为待测物和校准液浓度，$(A_u)_n$、$(A_s)_n$分别为待测物和校准液终点吸光度值。$c_s / (A_s)_n$为校准$K$值（参见本节校准参数部分）。

（2）两点终点法（two point end assay）　又称两点平衡法，常应用于具有双试剂的测定项目中。多数第一试剂通常只含缓冲液等成分，与样本一般不起特异性反应，因此在第二试剂加入前选择一个测光点作为第一读数点，此时的吸光度相当于样本空白。加入第二试剂后与待测物起反应，并经过一定时间反应到达平衡点，此时选择第二个读数点，两个读数点吸光度之差用于计算待测物浓度。如图8－2中，第二试剂在第16点和17点之间加入，则通常取第16点A_m为第一读数点，第33点即最后1个测光点A_n为第二读数点。计算公式：$c_u = [(A_u)_n - a \times (A_u)_m] \times$校准$K$值。式中，$a$为反应液体积校正系数，$a = (V_s + V_{r_1}) / (V_s + V_{r_1} + V_{r_2})$，其中$V_s$、$V_{r_1}$、$V_{r_2}$分别表示样本、第一试剂和第二试剂的体积。目前全自动生化分析仪均具有自动校正反应液体积的功能，不必手工进行校正。校准K值 = $c_s / [(A_s)_n - a \times (A_s)_m]$。

两点终点法能有效减轻样本溶血、黄疸和脂浊等造成的光吸收干扰（图8－3）。目前，大多数代谢物测定试剂盒为双试剂型，均能在加入第二试剂后的2~5分钟内到达反应终点，因此可设定两点终点法。单试剂型的生化测定项目，只能选择一点终点法。

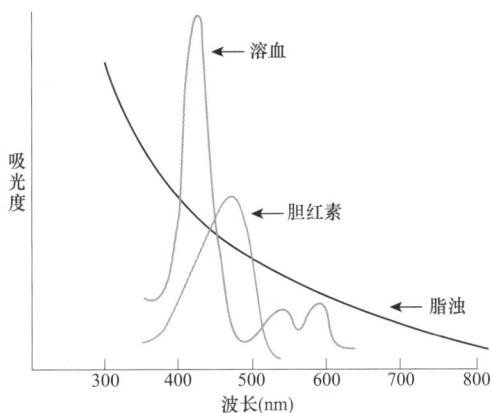

图 8 – 3　溶血、黄疸和脂浊的光谱吸收曲线

定时法（也称"固定时间法"）是指在时间 – 吸光度曲线上选择两个读数点，此两点既非反应初始吸光度亦非平衡点吸光度，这两点的吸光度差值用于结果计算；其计算公式与两点终点法相同。定时法可解决某些化学反应的非特异性问题。例如，苦味酸法测定肌酐，反应的最初 30 秒内，血清中快反应干扰物（如维生素 C、丙酮酸、乙酰乙酸等）能与碱性苦味酸反应；30 秒后的一段时间碱性苦味酸主要与肌酐反应，且此段时间范围内的时间 – 吸光度曲线的线性较好（故也可用连续监测法测定肌酐）；在 80 ~ 120 秒及其以后，碱性苦味酸可与蛋白质以及其他慢反应干扰物质发生反应。故选定反应的 30 ~ 80 秒作为测定时间，有利于提高肌酐分析的特异性和准确度。

2. 连续监测法（continuous monitoring assay）　是指在测定酶活性或用酶法测定代谢产物时，连续选取时间 – 吸光度曲线中线性期内 4 个以上测光点作为读数点，并以其单位时间吸光度变化值（$\Delta A/\min$）计算结果（图 8 – 4）。线性期是指测定时间段内各测光点之间的吸光度差值相等，如图 8 – 5 所示，图中 δ_1 及 δ_5 值偏小，而 $\delta_2 = \delta_3 = \delta_4$，故 A_1 点至 A_4 点为线性段。此线性期对酶促反应的底物而言属零级反应，其间的 $\Delta A/\min$ 即为酶促反应的初速度，其大小与被测酶活性成正比。连续监测法的优点是可以确定线性期，准确计算酶活性，使自动生化分析仪在酶活性测定的准确度方面明显优于手工法。连续监测法也可用于测定呈线性反应的代谢物浓度，一般是采用酶法测定的代谢物。

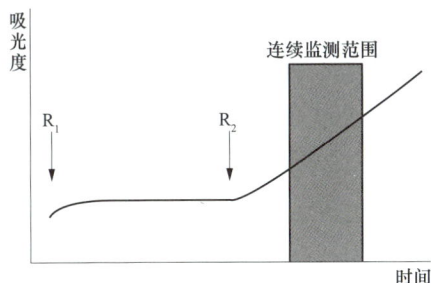

图 8 – 4　连续监测法的线性期

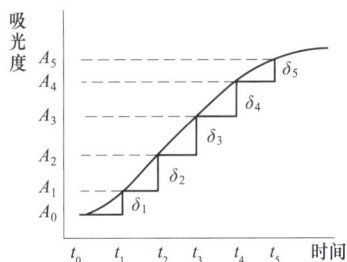

图 8 – 5　单位时间吸光度的变化

连续监测法所测物质的浓度可通过简单的计算公式获得：待测物浓度（或酶活性）= $\Delta A_u/\min \times K$ 值。酶活性测定的 K 值包括理论 K 值、实测 K 值和校准 K 值三种。①理论 K 值：由酶活性的国际单位定义推算得到的一个常数，又称计算因子，可作为分析参数输入到分析仪中，在没有酶校准物的情况下，可采用理论 K 值来计算样本中酶的活性。②实测 K 值：受样本和试剂的加量准确度、比色杯光径准确度，尤其是 ε 的影响，而 ε 受波长、温度的影响较大。因此，在所用生化分析仪的实际波长和温度等条件下，设计特定的试验生成精确浓度的反应指示物如 NADH 等，通过测定此指示物在该生化分

析仪上的吸光度变化而计算得到的 K 值称为实测 K 值。③校准 K 值：用已知酶活性浓度的酶校准物在自动生化分析仪按预设检测程序测定其吸光度变化后通过自动计算获得的 K 值。酶活性测定过程中的分析条件如温度、样本和试剂加注量以及吸光度检测等，可能发生波动或偏差；但若同时进行校准物测定，则会同等程度地影响校准物和待测样本。使用校准 K 值通常优于理论 K 值和实测 K 值。实测 K 值的得出较麻烦，一般仅做一次性测定。目前，可溯源的酶校准物已越来越多，包括 ALT、AST、LD、ALP、GGT、CK、AMY 等，但应按要求与相应的试剂配套使用。

二、自动生化分析仪分析参数的设置 ⓔ 微课/视频 4~5

自动生化分析仪进行项目测定时，都有与手工操作类似的分析参数（analysis parameters），比如样本量、试剂量、分析波长和分析方法等。某些品牌的分析仪使用配套试剂时，其分析参数已经存储在控制电脑硬盘中，用户不能更改，甚至无法看见，这些分析项目称为封闭通道；而允许用户修改或设定分析参数的分析项目称为开放通道。分析参数可分为基本分析参数和特殊分析参数，没有基本分析参数无法测定项目；而特殊分析参数即使不设定也可测定项目，但其与保证测定结果的准确性有关，在不同分析仪上差别很大。

（一）基本分析参数

1. 试验名称（test name） 是测定项目的标示，亦称通道名称，常用项目的英文缩写来表示。

2. 分析方法（measuring method）或方法模式（assay mode） 基本方法为终点法和连续监测法，其他方法均与这两类方法有关。

3. 测定波长 可选择单波长或双波长。

（1）主波长 是被检测物吸收峰处对应的波长，应选择在被测物最大吸收峰附近，尽量避开来自试剂光吸收等的干扰。

（2）次波长 使用次波长目的是：①消除噪声干扰；②减少杂散光影响；③降低样本脂血、黄疸和溶血等干扰。采用双波长测定时，两种波长检测产生的噪声基本上相同，故能消除噪声干扰。次波长设置原则是使干扰物在主、次波长处有尽可能相同的光吸收值，而被测物在主、次波长处的光吸收值有较大差异。次波长一般大于主波长 100nm，主要是考虑降低脂浊干扰。因脂浊的吸收光谱无特异吸收峰，波长越长，吸光度越低，与主波长相差较小（即 100nm）时，两波长因脂浊引起的光吸收比较接近。免疫比浊法测定时次波长的选择，则是距离主波长越远越好，以提高检测的灵敏度。

酶活性测定若采用理论 K 值，部分指示物在次波长也有明显的光吸收，ε 必须进行修正（表 8-1）。

表 8-1 几种常见指示物的摩尔吸光系数

指示物	主波长（nm）	$\varepsilon\ [L/(cm \cdot mol)]$	次波长/nm	$\varepsilon\ [L/(cm \cdot mol)]$
NADH	340	6.22×10^3	380	1.33×10^3
对硝基苯酚	404	1.89×10^4	476	0.2×10^3
对硝基苯胺	404	10.1×10^3	476	0.1×10^3
DTNB	404	13.2×10^3	476	2.8×10^3

4. 反应方向 按吸光度的上升或下降可将反应方向（response direction）分为正向反应和负向反应。

5. 样本量与试剂量 生化分析仪的最小反应总体积通常为 80~500μl 不等。样本量和试剂量的设置主要由样本体积分数（sample volume fraction，SVF）来决定。SVF 是样本体积（V_s）与反应总体积

（V_t）的比值，即 $SVF = V_s/V_t$，V_t 包括所用样本、样本稀释液、试剂、试剂稀释液体积之和。SVF 不宜随意修改，如将高浓度酶样本稀释，SVF 减小，酶可能发生变性失活、抑制或激活、聚合或解离等，但酶活性改变并不与 SVF 成正比例。总反应液量的确定一般选择其允许范围的中值，同时兼顾成本因素和样本量的范围。

6. 反应时间　样本和第一试剂（R1）加入时间通常固定在反应开始时。某些分析仪的第二试剂（R2）只在一个固定时间点加入；有些分析仪的 R2 加入时间点可选；有些生化分析仪甚至可以设定加入第三试剂（R3）的时间点。而一点终点法的读数时间通常取时间 – 吸光度曲线的最后一个测光点；两点终点法的两个读数点通常分别取 R2 加入前的测光点和时间 – 吸光度曲线的最后一个测光点。连续监测法测定如果存在内源性干扰或某些抑制剂，则需要设定延迟时间，并在线性反应期内设置读数时间点。试剂盒说明书中终点法会给出反应达到终点的时间，两点法会给出 t_1 和 t_2，连续监测法会给出反应需要的延迟时间和线性反应时间。生化分析仪操作人员必须将试剂盒规定的测定时间正确地转换为仪器的时间参数。

7. 校准参数　自动生化分析仪以紫外 – 可见分光光度法为分析技术，根据朗伯 – 比尔定律，待测物浓度需与校准品浓度相比较而确定。校准品浓度或酶活性已知，对校准品参与的反应的吸光度进行测定并计算得到校准 K 值的过程称为校准（calibration）。校准分为线性校准和非线性校准。微课/视频 6~7

（1）线性校准　当校准曲线呈直线且通过坐标零点时，可采用一个浓度的校准品；若呈直线但不通过坐标零点，应使用两个以上的校准品。校准方程：

终点法：校准系数 $K = \dfrac{c_s}{A_s}$　　　　　$c_u = a \times K \times A_u + b$

连续监测法：校准系数 $K = \dfrac{c_s}{\Delta A_s/min}$　　$c_u = a \times K \times \Delta A_s/min + b$

式中，c_u 为待测样本浓度；A_u 为待测样本吸光度；c_s 为校准品浓度；A_s 为校准品吸光度；a 为斜率；b 为截距。如果校准验证已证明该标准曲线是线性关系，而且 b 值几乎为 0，即 $c_u = K \times A_u$。

（2）非线性校准　校准曲线呈非线性者，必须使用 3 个以上的校准品（如 5 个或 7 个）。非线性校准曲线若呈抛物线型（图 8 – 6），多考虑采用 logit 方式拟合曲线，根据校准品的个数来选择 logit（3p）、logit（4p）或 logit（5p）；当校准曲线类型不确定或呈图 8 – 7 所示的 S 型时，则多考虑用 splain（样条函数）方式拟合。

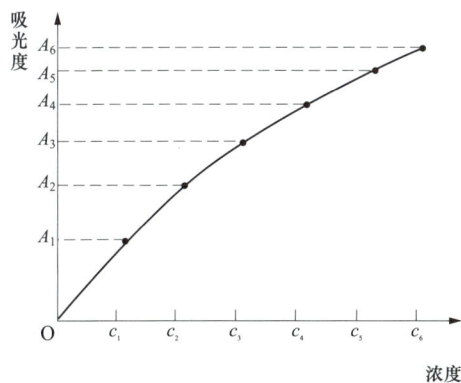

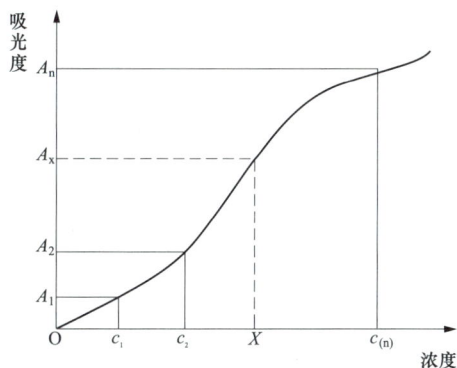

图 8 – 6　非线性校准类型——抛物线型　　图 8 – 7　非线性校准类型——S 型

8. 质控参数　开展生化定量检测时均应进行室内质控，需将质控物放置位置、质控物的名称、批号、测定项目的靶值和标准差等信息设置于生化分析仪中。

9. 线性范围 按说明书提供的参数将线性范围的高、低限设置到生化分析仪中，超过方法的线性范围（linearity range）时仪器可以给出提示或报警信号，此时应增加样本量、减少样本量或稀释样本进行重测。

10. 小数点位数 有些仪器需设置检测结果的小数点位数（decimal point digit）。

11. 参考区间 设定该区间后，生化分析仪可在测定结果处于参考区间之外时自动提示。

（二）特殊分析参数

1. 试剂空白的检查

（1）试剂空白吸光度 是检查试剂质量的一个指标，试剂空白吸光度的改变往往提示该试剂的变质。试剂可因色素原底物分解、氧化变质、久置浑浊等造成吸光度变化，通常试剂空白吸光度的波动在很窄的范围内，其设置一般以试剂说明书为准。将该波动范围输入分析仪，经核查发现试剂空白超限，则报警或"拒绝"。

（2）试剂空白速率监测 采用连续监测法的试剂在反应温度下，其试剂空白吸光度可能发生较为明显的自身分解等变化，影响测定结果的准确性。校准 K 值越大，则影响结果越明显。如设置了此参数，便能在待测物反应的吸光度变化速率中减去试剂空白速率，从而消除或减少这类误差。

2. 线性检查（linear check） 主要用于连续监测法，设定一个非线性度对监测期内的吸光度变化进行线性判断。通过对相邻读数时间点的吸光度差值进行线性回归，计算各点的方差，根据方差值的大小来判断该读数时间是否处于线性期。有些分析仪在此基础上增加了"线性范围扩展"功能，又称自动线性延伸，即对仪器读数时间段内的各个测光点进行自动搜寻，剔除不符合线性的读数点，寻找符合线性度的读数时间段来计算结果，可减少高浓度样本的重复或稀释后检测。

3. 反应限检查 该检查可避免因底物耗尽出现报告低浓度结果的假象。"底物耗尽"是指高浓度的样本（多为酶类项目）在反应的早期或主要读数区间之前就将反应底物耗尽，随后反应的吸光度表现为相对稳定的现象，在速率法中可以看到曲线由陡峭突然变得平缓（图8-8）。故在连续监测法中应设置底物消耗限值（substrate exhaust limit），即反应后吸光度升高（正反应）或下降（负反应）的限值，以监测在读数时间段内是否有足够的底物使反应处于零级反应期。反应限检查是临床生化分析中特别重要的功能，不正确设置或无视仪器反应限检查的报警，会直接将极高浓度结果（如 CK）误报为正常结果。

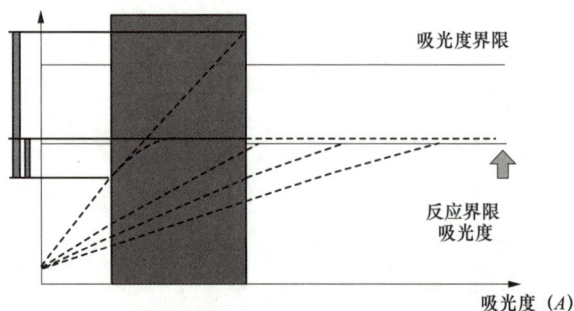

图8-8 反应限检查（底物耗尽吸光度界限）示意图

4. 校准检查 每次校准时分析仪都会给出校准报告的提示信息，包括双份重复性核查、敏感度检查、离散度检查和校准因子核查等。

（1）双份重复性核查 指在做校准包括试剂空白时，分析仪通常都重复两次并计算两次吸光度的差值，若差值超过设定，则提示分析仪状态不良。

（2）敏感度检查　指在分析系统稳定的情况下，一定浓度校准品的吸光度测定值与空白管吸光度（A_B）之差应相对恒定在某一设定范围内。若差值变小，低于敏感度检查下限，可能是 A_B 过高，或者是校准品降解而使其吸光度下降。

（3）离散度检查　指非直线及多点校准的校准曲线中，校准品各浓度在拟合曲线中的吸光度与实测吸光度之差，这一偏移值若大于设定值，仪器便报警提示。

（4）校准系数检查　指在每次校准完成后的校准 K 值与上次的校准 K 值进行比较。正常状态下，K 值应在较小的范围内波动，超过设定范围分析仪会自动报警，有些分析仪设定该范围为 ±20%。

5. 前带现象检查　一般用于免疫透射比浊法测定。抗原抗体反应在抗原过剩时所形成的免疫复合物反而逐渐减少，称为"前带现象"，其典型的校准曲线呈 S 形。常导致高值样本出现显著偏低的结果，这是免疫透射比浊法固有的缺陷。大部分生化分析仪都针对这一潜在问题设置前带现象核查功能。不同仪器核查方式不一，有的采用抗体二次加入法，有的采用抗原二次加入法，有的采用反应完成率法，有的采用限额参数法等不同的方法来监测是否存在前带现象。

6. 血清指数检查　溶血（hemolysis，H）、脂血（lipemia，L）或黄疸（icterus，I）的样本会对测定结果产生干扰。生化分析仪可根据血红蛋白、脂类及胆红素各自的光谱吸收特性，采用比例双波长法对血清中的干扰物质进行相对定量，一般是测定样本在 600nm/570nm、700nm/660nm 和 505nm/480nm 吸光度比值的大小来分别判断样本溶血、脂浊和黄疸程度，即血清指数（LIH 指数）。血清指数在临床上主要有两个方面的应用：①在报告单中提示这些影响因素，帮助临床医生判断结果的可靠性；②由分析仪根据补偿系数对不同测定项目的结果计算时进行矫正。补偿系数主要取决于方法学性能，对不同项目影响不一，一般在配套试剂时才可使用。

7. 样本预稀释　设置样本量、稀释剂量和稀释后样本量，以便在检验前自动对样本进行一定倍数的稀释。

8. 方法学补偿系数　用于纠正不同分析方法或不同测定系统间测定结果的不一致性，有斜率和截距两个参数。　微课/视频 8

第三节　自动生化分析仪的操作程序

一、基本操作步骤

（一）仪器运行前操作

生化分析仪运行前要完成一系列的基本设置。

1. 试验项目设置　对试验项目的名称、编码，试验组合（profile）、试验轮次（round），必要时包括试验顺序等进行设置。

2. 项目参数设置　设定所有测定项目的参数，包括试验间比值、结果核对等参数的设定。

3. 试剂设置　根据有关试验参数，设置各试验的试剂位、试剂瓶规格，必要时设定试剂批号、失效期等。

4. 校准品设置　设置校准品的位置、浓度和数量等。

5. 质控设置　根据质控要求，设置质控物个数、质控规则、质控项目及相应质控参数等。

6. 样本管设置　设置样本管类型、残留液高度（无效腔体积）、识别方式等。

7. 数据通信格式设置　设置数据传输方式，如样本管识别模式（按序列号或条码识别）、结果传输方式（采用批量传输或实时传输）等。

8. 其他设置　如结果报告格式、复查方式及复查标准等。

（二）样本检测常规操作流程 📱 微课/视频 9

1. 开机　正常开机后预热，并进行检测前检查，如纯水供给是否正常、试剂是否充足、清洗剂是否足够等，并进行系统自检，以确认光路与检测系统是否处于正常状态。

2. 设置开始条件　设置日期时间索引、轮次和样本起始号等。

3. 试剂空白检测　以高质量去离子水代替待测样本，测定各项反应的零点吸光度，与该项目定标时所测得的试剂空白比较，观察其变化大小是否超出设定的允许范围，以决定是否重新校准。

4. 仪器校准　根据不同检测项目的稳定性确定不同的校准频度（校准周期），如每日校准、每周校准、每月校准、每两月校准，甚至每六个月进行一次校准等。但在下列情况下必须进行校准：①改变试剂的种类或者更换试剂批号（若实验室能确认改变试剂批号并不影响测定结果，可不进行校准）；②分析仪进行大的预防性维护或者更换关键部件（如灯泡、比色杯、加样针等）；③室内质控出现失控，采取一般性纠正措施后，不能识别和纠正时。设置当日需校准的项目、校准品放置位置及校准品浓度，并将校准品、纯水空白等放置于正确的位置即可进行校准，校准完成后应检查校准是否有效。

5. 质量控制　每批样本测定均应有质控物同时进行监测。生化分析仪的批测定是指一批样本从开始测定到完成测定后停止的整个过程。一般情况下，24 小时作为 1 个生化分析批长度是可以接受的；但期间如果添加或更新了试剂、进行过有可能改变吸光度的维护等操作，均应增加质控物的检测次数，以便及时监测到分析系统的改变。将质控物准备就绪后置于正确位置即可进行质控物测定，随后检查质控结果是否在控。

6. 患者样本检测　为了操作方便，通常在完成质控物的检测并确认结果在控后开始患者样本检测。若没有 LIS 支持双向通信的功能，需预先编制每个样本的检测项目工作菜单，可以采用逐项输入、组合输入或批量输入的方式。若 LIS 支持条形码识别双向通信，则可将准备好的带条形码的样本原始管放置到进样架或样本盘中，由分析仪自动识别所需检测的项目并完成检测。

7. 急诊检验　几乎所有自动生化分析仪都具备"急诊优先"的功能。分析仪可采用急诊样本专用样本架或预留专用进样位以及专用样本号段随时优先插入急诊生化检验。在急诊样本位置放好样本，并输入急诊检验项目后，分析仪就会优先对该样本进行检测。

8. 检测过程监控　在生化分析仪连续工作的过程中，操作人员应注意观察试剂消耗情况，观察分析已完成项目的结果，检查数据传递是否正确、及时等。

9. 日常保养　完成当日样本检测后，按照保养内容有序做完应做的维护保养。

（三）结果审核与报告

1. 检查分析过程中有无出现警示符号（报警信息），依据各种警示符号的含义与作用帮助发现问题和解决问题。

2. 检查校准曲线图形、各校准点吸光度值、计算 K 值等的波动情况，并与历史值进行比较。

3. 运用仪器的相关操作屏（界面），如反应过程监测、反应时间进程曲线、校准追踪、统计、分析数据编辑等对测定结果进行检查、处理。

4. 肉眼观察或使用血清指数了解样本性状，结合反应时间进程曲线及数据、临床资料及疾病诊断等分析患者结果。

5. 确认患者数据的有效性和可靠性后，核发报告。

二、日常维护保养 📱微课/视频10

自动生化分析仪的维护保养对确保检验结果的准确性和日常工作的顺利进行、延长仪器的使用寿命至关重要。在这里以某品牌的自动生化分析仪的维护保养为例，进行简单说明。

1. 每日维护 ①开机保养：将仪器设置为每日自动开机，开机后自动执行空气排空、孵育池水更换、试剂灌注、光密度计检查。②检查各种清洗液是否正确放置以及容量是否充足。③每天用消毒水擦拭仪器的表面，以防止灰尘对仪器的干扰。④将要擦拭的针（包括样本探针、试剂探针、搅拌针）调整到水平方向，用蘸75%乙醇的干净纱布擦拭，再用蘸蒸馏水的干净纱布擦拭，最后用干净纱布擦拭，完成后对整台仪器进行复位。⑤关机保养：每日实验结束后，用绿色冲洗架放入清洗液，仪器执行自动清洗程序。

2. 每周维护 ①开机保养：每周执行空气排空、试剂灌注、比色杯冲洗、比色杯空白检查、孵育池水更换、光度计校准。②用干净的纱布蘸取蒸馏水擦拭 ISE 排废口结晶。③清洁反应杯盖。

3. 每月维护 ①每月月初，在关机后用纱布擦洗孵育池、反应杯的外壁以及过滤网，必要时更换反应杯。②清洁水箱以及冰箱压缩机的过滤网。③清洗样本针、试剂针、搅拌针、冲洗站。

4. 每季维护 更换注射器垫圈。

5. 年度维护 整机内部清洁、除尘、润滑，进行年度校准。

6. 不定期维护 对一些易磨损的消耗部件进行检查与更换：①检查进样注射器是否需要更换、各冲洗管路是否畅通、各机械运转部分是否正常；②彻底清洗比色杯和比色杯轮盘，检查比色杯是否需要更换；③更换光源灯泡；④更换样品探针和试剂探针、搅拌棒；⑤更换电极、蠕动泵管等。

第四节 自动生化分析仪的性能评价

PPT

自动生化分析仪与相应的试剂、校准品等组成分析系统。自动生化分析仪在购置前需评估其整机的应用性能，在投入临床使用前应对分析仪及分析系统进行性能验证或评价。

一、自动生化分析仪的性能指标

（一）准确度和精密度

准确度是一台分析仪器最重要的性能，取决于自动生化分析仪、试剂、校准品等所共同组成的检测系统，而分析仪的结果重现性（精密度）是准确度的前提。分析仪的结构合理性、加样系统（样本、试剂）的准确性、温控系统的稳定性与准确性、计时的精确性、光路系统的性能都是影响检测精密度的重要因素。样本加液系统、试剂加液系统、搅拌棒的交叉污染，反应杯的液体残留也是精密度和准确度的重要影响因素。

（二）分析效率

分析效率是指单位时间内完成的测试总数，用 tests/h 来表示。分析效率与加样周期长短和测试循环有关，不同分析仪的分析效率相差甚远。

1. 加样周期 是指样品针从采集前一个样本开始到采集下一个样本开始所需的时间。采用双针加样、双圈反应盘的分析仪有两套阵列式光电检测器，能同时进行内、外圈反应杯加样。加样周期越短，分析速度越快。目前单个分析单元的常规项目理论测试速度可达 2000tests/h。

2. 测试循环 是指反应杯从这一次使用开始到下一次使用时所需的时间。测试循环与总反应时间有关，一个项目的总反应时间越短，则分析速度越快。

（三）样本携带污染与试剂交叉污染

样本携带污染是指生化分析仪在连续测定过程中，因样品针清洗不彻底，刚检测高值样本随即又检测低值样本，而导致低值样本的测定结果偏高的现象。这对样本针的制造技术和工艺、清洗程序的设置、清洗剂的质量提出了更高的要求。而试剂交叉污染是指在连续测定时，前一个测试项目的试剂中含有某一化学物质，因试剂针清洗不够彻底，该化学物质会被携带加入后一个测试的反应体系中，干扰待测物质的反应，造成后一个测定结果出现明显异常；如总蛋白、酸性磷酸酶试剂中均含有较高浓度的钾离子，若紧随这些项目采用酶法测定血钾离子浓度，如果试剂针清洗不彻底，将会使后者的测定结果明显偏高。

（四）临床适用性

仪器通道数（测定项目数）、试剂盒剂型和组分、波长个数、反应时间、首结果报告时间、开放程度、最小样本量、试剂量和比例、最小反应体积、样本预稀释、测试原理、消耗品价格、用水量、保养成本、样本管要求、急诊功能、复查功能、软件的交互性等都是影响生化分析仪临床适用性的因素。

二、自动生化分析仪的性能验证

生化分析系统的性能包括测定结果的精密度、正确度、线性范围、灵敏度、抗干扰等性能。试剂、校准物配套齐全的生化分析系统投入临床应用前应进行精密度、正确度和线性范围等最基本的性能验证，以证实其达到制造商声明或使用地区相关法规的性能要求。

（一）精密度验证

可参照 CLSI 的《定量测量方法的精密度性能评价》（EP5 – A2）文件进行精密度验证。在室内质控在控的情况下，每天测定 2 批质控物，每批之间至少间隔 2 小时，每批同一浓度的质控物做双份测定，连续测定 20 天，获得 40 对共 80 个测定结果。根据相应的公式可计算出批内不精密度、批间不精密度、天间不精密度和总不精密度。总不精密度可以较客观地反映分析仪的性能和保养情况，也能证实其使用性能是否符合日常临床工作的质量要求。

（二）正确度验证

理论上正确度的验证可以采用回收实验的方法，但在实际工作中，临床实验室较难获得待测物质的分析纯标准物质。即使获得纯的标准物质，也可能因定量添加后反应体系的基质效应问题而与真正临床样本的反应不尽一致。因此，可以通过测定正确度验证质控物，分析其测定结果是否处于允许的误差范围内来判断分析系统的准确度，但因该种质控物价格昂贵、较难获得，一般临床实验室基本无法开展。目前在国内较为可行的办法是通过参加临床检验中心组织的正确度验证计划，判断检测系统的正确度是否符合要求。

（三）线性范围验证

可参照 CLSI 的《定量测量方法的线性评价》（EP6 – A）文件进行线性范围验证。选择患者高值血清以及低值血清，将高值与低值按比例进行线性稀释。通过高值和低值血清以不同比例混合，等距离划分各水平间浓度（也可以不是平均划分），采用厂商指定的或者由实验室证实的推荐稀释液准确稀释患者高值血清形成 5~7 个浓度，每个浓度 2 支复管。在质控结果在控的情况下，短时间内采用随机排列的方式对稀释好的样本进行测定。检查有无明显的误差点，剔除离群点后运用多项回归法处理数据，估计非线性度和随机误差，比较其是否超出预设的允许误差范围，从而判断在高、低值的浓度范围内该项目的检测是否符合线性。

三、自动生化分析仪的性能检定

我国于 2018 年 4 月 1 日正式实行《中华人民共和国医药行业标准 全自动生化分析仪》（YY/T 0654—2017），可据此对生化分析仪的硬件性能进行检定，主要内容如下。

1. 杂散光 用去离子水作参比，在 340nm 波长处测定 50g/L 亚硝酸钠标准溶液的吸光度；也可采用空气作参比，在 340nm 处测定 JB400 型截止型滤光片的吸光度，其值应不小于 2.3。

2. 温度准确度 用高精度测温仪连续测定 20 次比色杯中去离子水温度，求平均温度与温度波动度（20 个测定值的最大值与最小值之差）。平均温度应在设定值的 ±0.3℃内，波动度不大于 ±0.2℃。

3. 吸光度线性范围 对分析仪 340nm 和 450～520nm 范围内任一波长进行线性范围测定。将橙黄 G（Orange G）色素原液稀释成 11 个浓度梯度，每个浓度梯度在分析仪上重复测定 5 次，计算平均吸光度。以相对浓度为横坐标，吸光度平均值为纵坐标，画散点图，用最小二乘法先对前 4 个点进行线性拟合，再计算 5～11 点的相对偏倚。相对偏移在 ±5% 范围内的最大吸光度应不小于 2.0。

4. 吸光度稳定性 以去离子水作参比，测定 340nm 和 600～700nm 波长范围内任一波长的吸光度稳定性。以吸光度为 0.5 的橙黄 G 或硫酸铜标准溶液作样本和试剂，测定时间设为最长反应时间或 10 分钟，测定间隔为仪器的读数间隔或 30 秒，测定上述溶液的吸光度值，计算其最大与最小值之差，其值应≤0.01。

5. 吸光度准确度 以去离子水作空白，340nm 处重复 3 次测定吸光度分别约为 0.5 和 1.0（允许偏差为 ±5%）的重铬酸钾标准溶液，计算 3 次测量值的算术平均值与标准值之差。吸光度为 0.5 的允许误差为 ±0.025，吸光度应为 1.0 的允许误差应为 ±0.07。

6. 吸光度重复性 以 340nm 吸光度为 0.5 的橙黄 G 标准溶液同时作为样本和试剂，加入量为分析仪的最小反应体积，反应时间为分析仪的最长反应时间或 10 分钟，连续测定 20 次，计算其吸光度的变异系数 CV，应≤1.5%。

7. 加样准确度与重复性 采用称量法或比色法检测。前者在恒温恒湿的实验室内按照防蒸发的要求，以分度值为 0.01mg 的电子天平重复称量试剂针或样本针加入一定体积的蒸馏水 20 次，求出均值并除以当时温度下蒸馏水的密度得到实际加入量（μl），计算加样误差。

$$加样误差 = （实际加入量 - 规定加入量）/规定加入量 × 100\%$$

比色法则采用橙黄 G 高浓度原液，分别按仪器样本量设定范围设定规定加样量各 5 次加注到不同比色杯中；手工将比色杯内色素原液用纯水回收到容量瓶中定容，在分光光度计上（478±1nm）测定定容后吸光度。通过与色素原液精确稀释一定倍数后的吸光度进行比较，计算加样误差和变异系数，结果应用样本和试剂加样器加入最小体积，误差不超过 ±5%，CV≤2%。

8. 样本携带污染率 用正常人血清溶解适量橙黄 G，配制 340nm 处吸光度约为 200 的原液（将橙黄 G 原液准确稀释 200 倍，在光度计上测定稀释液在 340nm 相对于去离子水的吸光度，重复测定 20 次，计算 20 次吸光度的平均值，乘以稀释倍数，即为橙黄 G 原液的理论吸光度 A）。以去离子水为试剂，以橙黄 G 原液（A）和去离子水（B）为样本，样本的加入量按最大样本量，按照 A、A、A、B、B、B 的顺序为一组样本，测定反应结束时的吸光度，共进行 5 组样本测定。每一组测定中，第 4 个样本的吸光度为 A_{i4}，第 6 个样本的吸光度为 A_{i6}，i 为该测定组的序号，按照下列公式计算携带污染率，5 组的平均携带污染率应小于≤0.5%。

$$K_i = (A_{i4} - A_{i6}) / \left[A_{原} \times \frac{V_s}{(V_r + V_s)} - Ai_6 \right]$$

9. 项目批内精密度 采用正常值质控血清或新鲜患者血清，针对不同的检测项目，每个项目测定20次，计算不同项目变异系数，如总蛋白为50.0～70.0g/L时CV≤2.5%方可满足要求。

? 思考题

答案解析

情境描述 某医院医学检验科生化组工作人员报告审核时发现多份报告ALT、AST等项目结果连续出现数据报警：>LIN（线性异常），仪器自动复检后结果重复性差，查看仪器状态alarm提示"Cell Blank Out of Limits（10×）"报警。

初步判断与处理 结合设备使用说明书，解读报警信息，进行故障排除。

问题

（1）遇到此类情况如何进行下一步处理？

（2）自动生化分析仪的日常维护保养一般都包括哪些内容？

（3）自动生化分析仪后分光技术有何特点？

（孔飞飞）

书网融合……

| 重点小结 | 题库 | 微课/视频1 | 微课/视频2 | 微课/视频3 |

| 微课/视频4 | 微课/视频5 | 微课/视频6 | 微课/视频7 | 微课/视频8 |

| 微课/视频9 | 微课/视频10 |

第九章　蛋白质和含氮化合物代谢的生物化学检验

✏️ **学习目标**

1. 通过本章学习，掌握血清总蛋白、清蛋白和血尿酸的测定及方法学评价，血浆蛋白电泳组分的临床应用，急性时相反应蛋白的概念，高尿酸血症的发生机制；熟悉主要血浆蛋白质的生理功能及临床应用，原发性和继发性氨基酸代谢紊乱的概念，氨基酸的测定、评价与临床应用；了解苯丙酮酸尿症、酪氨酸尿症、同型胱氨酸尿症及嘌呤核苷酸代谢紊乱。

2. 具有正确检测血清蛋白、尿酸和氨基酸以及进行数据分析和结果解释的能力；具有对典型血清蛋白电泳图谱的分析能力。

3. 树立科学的世界观、人生观和价值观；通过对蛋白类物质分析和解释，培养严谨求实的科学态度、批判性思维和诚信意识，提升职业认同感。

蛋白质（protein）是人体生命活动中最重要的物质之一。许多疾病情况下均存在蛋白质代谢紊乱，血浆蛋白质的种类与含量发生变化，因而可对其进行分析并用于诊断疾病和监测病情等。氨基酸代谢紊乱多是由于参与氨基酸代谢的酶或其他蛋白因子缺乏而引起的遗传性疾病，其发病率虽然很低，但种类多，对其诊断主要依赖于血、尿等体液的氨基酸分析。嘌呤核苷酸代谢紊乱可引起高尿酸血症和痛风，其发病率近年来逐渐上升。

第一节　蛋白质代谢的生物化学检验

PPT

随着检测技术的发展，许多微量血浆蛋白质的分析已变得比较容易，因而血浆蛋白质在临床诊断和病情监测等方面的应用日益广泛。

一、血浆蛋白质及其代谢紊乱

血浆蛋白质是血浆中主要的固体成分，据估计其种类在 1000 种以上，目前已分离出来的血浆蛋白质有 500 多种。这些蛋白质含量差别很大，每升血浆中几十克［如清蛋白（albumin，Alb）］至毫克甚至微克水平。虽然血浆中各种蛋白质的含量、特性、功能差异很大，但在生命活动中的作用是不可替代的。

（一）血浆蛋白质的分类及主要功能

血浆蛋白质含量高、种类多，在血浆中既有共同功能，又具有各自独特功能。目前已知的血浆蛋白质的主要功能有：①维持血浆胶体渗透压。血浆清蛋白分子量小、数量多，是维持血浆胶体渗透压的主要蛋白质，占血浆胶体渗透压的 75%～80%；②运输功能。许多血浆蛋白分子上具有与脂溶性物质结合的位点，脂溶性物质可与这些蛋白质结合成复合物而被运输；另外，血浆中还有一类特殊的运载蛋白，可与激素、维生素、金属离子、药物等结合而运输；③维持酸碱平衡。血浆蛋白质盐与相应蛋白质构成缓冲对，参与血浆 pH 调节；④免疫与防御功能。血浆中的免疫球蛋白（抗体）和补体共同发挥作用，抵御感染；⑤凝血、抗凝血及纤溶等功能。各种凝血因子（除Ⅳ外均为蛋白质）及抗凝血因子在减少出血、防止血管内凝血等方面发挥重要功能。此外，血浆蛋白质还有营养、催化、调控物质代谢等功能。血浆蛋白质的分类及主要功能见表9-1。

表9-1 血浆蛋白质的分类及主要功能

分类	主要功能
运输载体类	
脂蛋白	运输甘油三酯、胆固醇脂、胆固醇、磷脂等
清蛋白	运输游离脂肪酸、胆红素、无机离子、激素、药物等
转铁蛋白	运输铁
结合珠蛋白	结合血红蛋白
血红素结合蛋白	结合血红素
铜蓝蛋白	结合铜
视黄醇结合蛋白	结合视黄醇
甲状腺素结合球蛋白	特异性高亲和力结合甲状腺素
皮质素结合球蛋白	特异性高亲和力结合皮质醇
类固醇激素结合球蛋白	特异性高亲和力结合类固醇激素
凝血与纤溶蛋白类	
纤维蛋白原、凝血酶原、抗凝血酶Ⅲ、纤维蛋白溶酶原等	参与血液凝固、抗凝血、纤维蛋白溶解
免疫球蛋白和补体蛋白类	
Ig：G、A、M、D、E	排除外来抗原
补体：$C_1 \sim C_9$、B因子等	参与机体的防御反应和自身稳定
蛋白抑制物类	
α_1-抗胰蛋白酶、α_2-巨球蛋白等	抑制组织蛋白酶活性
蛋白类激素	
胰岛素、胰高血糖素、生长激素	调节代谢作用

（二）几种主要的血浆蛋白质

1. 前清蛋白（prealbumin，PA）　是由肝细胞合成的一种糖蛋白，在电泳中迁移在清蛋白之前而得名。在血浆中半衰期很短，约2天，因此，在营养不良或肝炎早期时，血浆PA浓度降低，往往早于其他血浆蛋白质的改变，从而具有较高的敏感性。

PA除可作为组织修补材料外，还有运载功能。用分辨率高的电泳技术可将PA进一步分为2~3条区带，其中一种可结合甲状腺素，称之为甲状腺素结合前清蛋白，具有调节甲状腺素代谢和调节甲状腺功能的作用。PA还可与视黄醇结合蛋白形成复合物，具有运输维生素A的作用。PA的临床应用主要有：①作为营养不良的早期指标；②作为肝功能不全的评价指标；③是一种负性急性时相反应蛋白。

2. 清蛋白（albumin，Alb）　又称白蛋白，由肝实质细胞合成，分子量66.3kD，正常时肝脏每天合成11~14.7g，其合成率主要由血浆中Alb水平调节，在血浆中半衰期为15~19天。Alb是血浆中含量最多且唯一不含糖的蛋白质，占血浆总蛋白的57%~68%。

血浆中Alb的主要生理功能：①是重要的血浆营养蛋白。血浆中Alb受食物中蛋白质摄入量的影响，可作为个体营养状态的评价指标；②维持血浆胶体渗透压。血浆Alb分子量小，是维持血浆胶体渗透压的最重要成分，其血浆中浓度下降时可出现水肿、腹腔积液等症状；③是重要的血浆载体蛋白。

Alb 在生理 pH 环境中带负电，每分子可以带 200 个以上负电荷，高度溶水，能运载许多疏水分子，包括长链脂肪酸、胆红素、胆汁酸盐、前列腺素、类固醇激素、无机离子（如 Cu^{2+}、Ni^{2+} 等）、药物（如阿司匹林、青霉素等）；④是两性电解质，具有缓冲酸碱物质的能力。

3. $α_1$ - 抗胰蛋白酶（$α_1$ - antitrypsin，$α_1$ - AT 或 AAT）　是具有蛋白酶抑制作用的急性时相反应蛋白，占血浆中抑制蛋白酶活力的 90% 左右。在醋酸纤维素薄膜电泳中，是位于 $α_1$ 区带的主要组分（约 90%）。血浆中的 AAT 主要由肝细胞合成，单核细胞、肺泡巨噬细胞和上皮细胞也少量合成，肝外合成的 AAT 在局部组织损伤调节中起重要作用。

AAT 的主要生理功能是对抗由多形核白细胞吞噬作用时释放的溶酶体蛋白水解酶，是主要的蛋白酶抑制物（proteinase inhibitor，Pi），其抑制作用有明显的 pH 依赖性，最大活力处于中性和弱碱性，当 pH 4.5 时其活性基本丧失。

AAT 具有多种遗传表型，迄今已分离鉴定的有 33 种等位基因，其中最多见的是 Pi^{MM} 型，占人群的 95% 以上；另外还有两种蛋白称为 Z 型和 S 型，可表现为以下遗传分型：Pi^{ZZ}、Pi^{SS}、Pi^{SZ}、Pi^{MZ}、Pi^{MS}。对蛋白酶的抑制作用主要与血循环中 M 型蛋白的浓度有关，以 MM 型的蛋白酶抑制能力作为 100%，ZZ 型的相对活力仅为 15%、SS 为 60%、MZ 为 57%、MS 为 80%，其他则无活性。如果 M 型 AAT 蛋白缺乏，蛋白水解酶可作用于肺泡壁的弹性纤维而导致肺气肿的发生。90% 的 Pi^{ZZ} 型个体在 20 ~ 40 岁时发生肺气肿，Pi^{SZ} 型的肺部疾病危险性小于 Pi^{ZZ} 型。AAT 缺陷也与肝脏疾病有关。

4. $α_1$ - 酸性糖蛋白（$α_1$ - acid glycoprotein，AAG）　主要由肝实质细胞合成，某些肿瘤组织及脓毒血症时的粒细胞和单核细胞亦可合成。AAG 是血浆中含糖量最高、酸性最强的糖蛋白，含糖量达 45%，包括等分子的己糖、己糖胺和唾液酸。AAG 的肽链结构与免疫球蛋白（immunoglobulin，Ig）轻链可变区及部分重链区、结合珠蛋白 α 链结构类似，说明 AAG 从 Ig 家族演变而来。AAG 分解代谢首先是其唾液酸分子降解，接着蛋白质部分在肝中快速降解。

AAG 在急性炎症时增高，与免疫防御功能有关。AAG 是脂质运载蛋白，能结合黄体酮等类固醇激素和许多药物（如普萘洛尔、利多卡因等），在急性心肌梗死时，AAG 升高后，可使上述药物结合状态增加而游离状态减少，从而使有效血药浓度下降，因而需要增加药物剂量。

5. 结合珠蛋白（haptoglobin，Hp）　又称触珠蛋白，也是一种急性时相反应蛋白和转运蛋白。在醋酸纤维膜电泳及琼脂糖凝胶电泳中位于 $α_2$ 区带。Hp 分子是由 α 链与 β 链组成的 $α_2β_2$ 四聚体，α 链有 $α_1$ 及 $α_2$ 两种，而 $α_1$ 又有 $α^{1F}$ 及 $α^{1S}$ 两种遗传变异体；F 表示电泳迁移率相对为 fast，S 表示 slow，两种变异体的多肽链中只有一个氨基酸残基不同。由于 $α^{1F}$、$α^{1S}$、$α_2$ 三种等位基因编码形成 αβ 聚合体，因此个体之间可有多种遗传表型（表 9 - 2）。

表 9 - 2　结合珠蛋白的遗传表型

表型	亚单位的结构	组成
Hp1 - 1	$(α^{1F})_2β_2$，$α^{1F}α^{1S}β_2$　$(α^{1S})_2β_2$	相对分子质量约为 80 000，α 链含氨基酸残基 83 个，β 链含氨基酸残基 245 个
Hp2 - 1	$(α^{1S}α^2β_2)_n$ $(α^{1F}α^2β_2)_n$	相对分子质量为 120 000 ~ 200 000 的聚合体，由于 n 不同，可以在电泳中出现多条区带
Hp2 - 2	$(α^2β)_n$ $n = 3 ~ 8$	相对分子质量为 160 000 ~ 400 000，由于 n 不同，可在电泳中出现多条区带

Hp 的主要生理功能是结合红细胞溶解过程释放的血红蛋白（Hb），并运输到肝脏单核 - 吞噬细胞系统迅速降解，其氨基酸和铁可被机体再利用。

6. $α_2$ - 巨球蛋白（$α_2$ - macroglobulin，$α_2$ - MG 或 AMG）　是由肝实质细胞与单核 - 吞噬细胞系统合成，分子量约为 720kD，是血浆中相对分子质量最大的蛋白质，半衰期约 5 天，但与蛋白水解酶结合为复合物后清除率加速。AMG 的主要特性是能与多种离子和分子结合，特别是能与蛋白水解酶如纤维蛋白溶酶、胃蛋白酶、糜蛋白酶、胰蛋白酶及组织蛋白酶 D 结合而影响这些酶的活性，是血浆中主要的蛋白酶抑制剂。

AMG 的临床应用不多。肾病综合征等患者低清蛋白血症时，血浆 AMG 含量可显著增高，可能是一种代偿机制以保持血浆胶体渗透压，以及作为小分子蛋白酶抑制剂丢失的代偿。AMG 降低见于严重的急性胰腺炎和进展型前列腺癌治疗前。

7. 铜蓝蛋白（ceruloplasmin，Cp） 是由肝实质细胞合成的一种含铜的 α_2 – 球蛋白，由于含铜而呈蓝色，故称为铜蓝蛋白。95% 的血清铜存在于 Cp 中，其余 5% 呈可扩散状态。在血循环中 Cp 可视为铜的无毒性代谢库。Cp 的主要生理功能与氧化还原反应有关，既能起氧化作用又具有抗氧化作用，能将 Fe^{2+} 氧化为 Fe^{3+}，Fe^{3+} 再结合到转铁蛋白上，使铁不具毒性，对铁的转运和利用非常重要。

大部分肝豆状核变性患者可有肝功能损害并伴有神经系统症状，肝受损者中有 80% 患者血浆 Cp < 100mg/L。

8. 转铁蛋白（transferrin，TRF 或 Tf) 主要是由肝细胞合成的一种单链糖蛋白，能可逆地结合多价阳离子，包括铁、铜、锌、钴等，但只有与铁、铜的结合才有临床意义。每一分子 TRF 可结合两个 Fe^{3+}，$TRF – Fe^{3+}$ 被摄入细胞，以 $TRF – Fe^{3+}$ 复合物的形式运输到骨髓，用于血红蛋白的合成，小部分则运输到各组织细胞，用于合成铁蛋白，以及肌红蛋白、细胞色素等。血浆中 TRF 浓度受食物铁供应的影响，机体在缺铁状态时，血浆 TRF 浓度上升，经铁剂有效治疗后可恢复到正常水平。

9. C 反应蛋白（C – reactive protein，CRP） 由肝细胞合成，是第一个被认识的急性时相反应蛋白。电泳分布在 γ 区带，有时可以延伸到 β 区带，其电泳迁移率易受钙离子及缓冲液成分的影响。因在急性炎症患者血清中出现且可以结合肺炎球菌细胞壁 C – 多糖而命名。

在钙离子存在下，CRP 不仅结合多种细菌、真菌及原虫等体内的多糖物质，还能结合磷酸胆碱、磷脂酰胆碱和核酸。CRP 可以引发对侵入细胞的免疫调理作用和吞噬作用，结合后的复合体具有对补体系统的激活作用，表现炎症反应。血浆 CRP 指标极为灵敏，在急性心肌梗死、创伤、感染、炎症、外科手术、癌肿浸润时迅速增高，一般在心肌梗死发生后 6 ~ 12 小时升高，可达正常水平的 2000 倍。但 CRP 是一项非特异性指标。采用高灵敏度方法准确检测血清样本中低浓度的 CRP 即高敏 C 反应蛋白（high sensitivity C – reactive protein，hs – CRP），发现其轻度升高与冠心病、脑卒中及周围血管病相关联，是动脉粥样硬化性心血管疾病（atherosclerotic cardiovascular disease，ASCVD）一种独立的危险因素及强有力的预测因子（详见本书第十七章第二节）。

10. 人血清淀粉样蛋白 A（human serum amyloid A protein，SAA） 是一种急性时相反应蛋白，属于载脂蛋白家族中的异质类蛋白质，分子量约 12 000。在急性炎症时，经 IL – 1、IL – 6 和 TNF – α 刺激，SAA 在肝脏中由被激活的巨噬细胞和纤维母细胞合成，可升高到最初浓度的 100 ~ 1000 倍，但半衰期短，只有 50 分钟左右。在机体感染、组织损伤、坏死、AS、免疫性疾病和器官移植后排斥反应中，血清浓度均有变化。测定 SAA 的变化对临床诊断上述疾病以及监测病情变化和指导治疗均有重要意义。

（三）急性时相反应蛋白

1. 概念 在急性炎症性疾病如感染、手术、创伤、心肌梗死和肿瘤等情况下，AAT、AAG、Cp、CRP、Hp 以及 α_1 – 抗糜蛋白酶、血红素结合蛋白、C_3、C_4、纤维蛋白原等血浆蛋白浓度会显著升高；而血浆 PA、Alb 与 TRF 则出现相应的降低。这些血浆蛋白质统称为急性时相反应蛋白（acute phase reaction proteins，APP），这种现象称为急性时相反应（acute phase reaction，APR）。AMG 不属于 APP。根据在急性时相反应时血浆中浓度升高或降低可分为两类：一类是在急性时相反应时血浆中浓度升高的蛋白质，称为正向 APP，主要有 CRP、AAG、AAT、Hp、Cp、C_3、C_4 和纤维蛋白原等；另一类是在急性时相反应时血浆中浓度下降的蛋白质，称为负向 APP，如 PA、Alb 和 TRF 等。

2. 临床意义　　APR 是对炎症的一般反应，没有疾病的特异性，常伴有体温和白细胞升高。在复杂的炎症防御过程，尤其是在补体和酶活性的调控中，APP 起一定的作用，这是机体防御机制的一个部分，其详尽机制尚未十分清楚。在损伤和炎症时细胞释放某些生物活性介质，即一些小分子蛋白质，如细胞因子，包括白介素、α 及 β 肿瘤坏死因子、干扰素以及血小板活化因子等，可导致肝细胞中正向 APP 的合成增加，以及负向 APP 在肝细胞中的合成减少。APP 中的不同蛋白升高的速度不同，例如单纯的手术创伤，CRP 及 $α_1$ 抗糜蛋白酶在 6～8 小时内即上升，继之在 12 小时内 AAG 上升。在严重病例继之可见到 AAT、Hp、C_4 及纤维蛋白原的增加，最后 C_3 及 Cp 增加，2～5 天内达到高峰，同时伴有 PA、Alb 及 TRF 的相应下降。如无并发感染，则 Ig 可以没有特殊变化，$α_2$ – MG 亦可无变化。因此，检测 APP 有助于炎症进程的监测和治疗效果的判断，尤其是检测那些升高最早和最多的蛋白质。常用的急性时相反应蛋白的临床意义见表 9–3。

表 9–3　常用的急性时相反应蛋白的临床意义

项目	临床意义
AAT	①AAT 缺陷与肺气肿：AAT ZZ 型、SS 型甚至 MS 表型常伴有早年（20～30 岁）出现的肺气肿。低血浆 AAT 还可发现于新生儿呼吸窘迫综合征；②AAT 缺陷与肝损害：AAT ZZ 型蛋白聚集在肝细胞，可导致肝硬化；③AAT 增加：作为急性时相反应蛋白，AAT 浓度在炎症、感染、肿瘤、肝病时均显著增加，且与炎症程度相关
AAG	①主要作为急性时相反应的指标，在风湿病、恶性肿瘤及心肌梗死等炎症或组织坏死时，一般增加 3～4 倍，3～5 天时出现浓度高峰。AAG 增高亦是活动性溃疡性结肠炎最可靠的指标之一；②糖皮质激素增加，可引起 AAG 升高；雌激素可减少 AAG 的合成；③在营养不良、严重肝损害、肾病综合征以及胃肠道疾病致蛋白严重丢失等情况下，AAG 降低
Hp	①Hp 浓度升高可见于烧伤和肾病综合征引起大量清蛋白丢失的情况下，机体代偿性合成 Hp 增加，血浆 Hp 浓度明显增加；②Hp 浓度下降可见于溶血性疾病；严重肝病患者 Hp 合成降低；雌激素使 Hp 减少
Cp	①主要作为 Wilson 病的辅助诊断指标；②营养性铜缺乏和遗传性铜缺乏（Menkes 综合征）Cp 浓度减少；③Cp 属于急性时相反应蛋白，血浆 Cp 在感染、创伤和肿瘤时增加；④在营养不良、严重肝病及肾病综合征时往往下降
TRF	①在缺铁性贫血时，血浆铁含量减少，TRF 代偿性合成增加，铁饱和度减低；②铁利用障碍性贫血时，血浆铁含量正常或增高，TRF 正常或减低，铁饱和度增高；③在炎症、恶性肿瘤等急性时相反应时，常随着清蛋白、前清蛋白同时下降；④在营养不良及慢性肝脏疾病时下降
CRP	①结合病史监测疾病，如评估炎症性疾病的活动度；②监测系统性红斑狼疮、白血病和外科手术后并发的感染；③监测肾移植后的排斥反应等
SAA	①在机体感染、组织损伤、坏死、动脉粥样硬化、免疫性疾病和器官移植后排斥反应中，血清浓度均有变化；②测定 SAA 的变化对临床诊断上述疾病以及监测病情变化和指导临床治疗均有重要意义

二、蛋白质检测与应用评价

（一）血清总蛋白

1. 方法概述　　血清总蛋白（total protein，TP）测定方法很多，常用的有化学法、物理法和染料结合法。

（1）化学法　　包括凯氏定氮法、双缩脲法和酚试剂法。凯氏定氮法是 1883 年 Kjeldahl 基于蛋白含氮量平均为 16%，根据所测定的氮来换算成蛋白质的量，该法是蛋白质测定公认的参考方法。凯氏定氮法操作麻烦、程序复杂，且样本用量大，不适宜临床大批量的常规检测，目前仅用于蛋白质校正品的定值。双缩脲法是临床测定血清 TP 首选的常规方法。Lowry 法是 1922 年 Folin – Wu 提出福林酚试剂法，利用蛋白质中酪氨酸侧链的酚基可使磷钼酸还原显蓝色，从而对酪氨酸定量，再根据酪氨酸在蛋白质中的含量，计算得到蛋白质的含量。1951 年，Lowry 将该方法进行了改进，提高了方法的灵敏度，达到双缩脲法的 100 倍左右，可用于脑脊液和尿液中微量蛋白质的测定。由于样本中各种蛋白质所含酪氨酸的比例不一致，所以该法测定的准确性不够可靠，现已很少应用。

（2）物理法　应用较多的是 UV – VIS，采用 280nm 和 215/225nm 紫外吸收值，计算蛋白质的含量。该法易受其他对紫外光具有吸收能力的物质干扰，准确性不如双缩脲法，因而不能作为常规方法。但在测定蛋白质时无需加任何试剂，亦无需任何处理，可保留制剂的生物活性，且可回收全部蛋白质，多用于蛋白质的提取纯化。

（3）染料结合法　蛋白质与染料结合的方法是测定蛋白质较灵敏而特异的一类方法，常用的染料有氨基黑、丽春红 S、考马斯亮蓝和邻苯三酚红钼。

2. 测定原理（双缩脲法）　血清中蛋白质的两个相邻肽键（—CO—NH—）在碱性溶液中能与二价铜离子作用产生稳定的紫红色络合物。此反应和双缩脲在碱性溶液中与铜离子作用形成紫红色的反应相似，因此将蛋白质与碱性铜的反应称为双缩脲反应。生成的紫红色络合物颜色的深浅与血清蛋白质含量成正比，故可用来测定蛋白质含量。

3. 方法学评价　双缩脲反应对肽键具有较高的专一性，所受的干扰因素小，最主要的干扰物质是右旋糖酐，血清中的右旋糖酐能与反应混合液中的铜和酒石酸结合形成沉淀，影响测定结果的准确度。其他的干扰物质包括胆红素、血红蛋白、脂浊、某些抗生素和铵盐等。在生化分析仪上采用双试剂两点定时法测定，可以有效消除上述的干扰。本法线性范围 10 ~ 120g/L，灵敏度不高，适合血清 TP 测定，对蛋白质浓度很低的脑脊液和尿液，则该法不是合适的定量方法。

4. 临床意义

（1）血清 TP 增高　①蛋白质合成增加，大多见于多发性骨髓瘤患者，此时主要是异常球蛋白增加，使血清 TP 增加；②血浆浓缩，如急性脱水、休克、慢性肾上腺皮质功能减退等。

（2）血清 TP 降低　①蛋白质合成障碍，当肝功能严重受损时，蛋白质合成减少，以清蛋白降低最为显著；②蛋白质丢失增加，严重烧伤，大量血浆渗出；大出血；肾病综合征尿中长期丢失蛋白质；溃疡性结肠炎可从粪便中丢失蛋白质；③营养不良或消耗增加，营养失调、低蛋白饮食、维生素缺乏症或慢性肠道疾病所引起的吸收不良使体内缺乏合成蛋白质的原料；长期患消耗性疾病可导致血清总蛋白浓度降低；④血浆稀释，如静脉注射过多低渗溶液或各种原因引起的水钠潴留。

（二）血清清蛋白

1. 方法概述　染料结合法是目前临床检测血清 Alb 最常用的方法，常用的染料有溴甲酚绿（bromcresol green，BCG）和溴甲酚紫（bromcresol puple，BCP），其中 BCG 法是目前我国临床上测定血清 Alb 最常用的方法。

2. 测定原理

（1）溴甲酚绿法　Alb 具有与阴离子染料 BCG 结合的特性，而球蛋白与染料结合较晚，故可在控制时间下直接测定血清 Alb。血清 Alb 在 pH 4.2 的缓冲溶液中带正电荷，在有非离子型表面活性剂存在时，可与带负电荷的染料 BCG 结合形成蓝绿色复合物，最大吸收峰在 630nm 波长处，其吸光度与血清 Alb 浓度成正比。球蛋白与 BCG 仅有弱结合。

（2）溴甲酚紫法　阴离子染料 BCP 能与 Alb 结合，产物为绿色化合物，在 603nm 波长处有最大吸收峰。球蛋白不结合 BCP。

3. 方法学评价　BCG 也能与血清中多种蛋白质成分呈色，但呈色程度远弱于 Alb，由于在 30 秒内呈色对 Alb 特异，故 BCG 与血清混合后，在 30 秒内读取吸光度，可明显减少非特异性反应。非离子型表面活性剂可增强 BCG – Alb 复合物的溶解度，消除 BCG 同 Alb 反应时可能产生的沉淀，但其浓度变化可导致敏感度降低和直线性丧失，对测定结果有较大影响。

BCG 法灵敏度高、操作简便、重复性好，既可用作手工操作也可自动化分析，但要注意试剂标准化、标准品的选用、反应时间等，如不严格掌握，将会对测定结果造成严重影响。该法随着显色时间的延长，溶液色泽会加深，因为血清中除 Alb 以外还有与 BCG 迟缓作用的蛋白质。BCG 是一种变色阈较窄的酸碱指示剂，受酸、碱影响较大，故所用的器材必须无酸、碱污染。胆红素和一般脂血对测定无明显干扰，血红蛋白浓度在 1000mg/L 以下无明显的干扰。药物中氨苄西林和卡巴克洛可产生明显的干扰反应。

BCP 法精密度较好，回收率高，而且不易受溶血、黄疸和脂血等临床常见因素的干扰，但线性范围较窄，与牛、猪等动物血清 Alb 的反应性比与人的反应性低，而质控血清往往是动物血清，故其应用受限。

4. 临床意义

（1）血清 Alb 增高　比较少见，当机体严重脱水时，可表现为相对增高，对监测血液浓缩有诊断意义。

（2）血清 Alb 降低　通常与血清 TP 降低的原因大致相同。可见于下述疾病情况：①合成不足，主要见于慢性肝病如慢性肝炎、肝硬化以及重症肝炎早期等；②丢失过多，Alb 从尿中丢失如肾病综合征、慢性肾小球肾炎、糖尿病性肾病等；皮肤丢失如严重烧伤及渗出性皮炎等；胃肠道丢失，如肠道炎症性疾病时因黏膜炎症坏死等；③分解代谢增加，见于组织损伤如外科手术和创伤以及组织分解增加如感染性炎症疾病等；④分布异常，肝硬化导致门静脉高压时，由于 Alb 在肝合成减少和大量漏入腹腔的双重原因，使血浆 Alb 显著下降；⑤无 Alb 血症，是一种罕见的遗传性疾病，属先天性 Alb 合成缺陷，血浆 Alb 含量常低于 1g/L。另外，妊娠者因其血容量增大及胎儿生长所需血清 Alb 下降。

临床实验室多采用计算法获得血清球蛋白（globulin, Glb）含量，即血清 TP 与 Alb 的差值即为血清球蛋白的含量，并可同时计算出清蛋白与球蛋白的比值，即 A/G 比值。慢性肝病以及其他炎症性疾病时，因 Alb 下降和 Ig 升高引起该比值下降，严重者 A/G 比值 <1.0，称为 A/G 比值倒置。

（三）血清特定蛋白质

1. 方法概述　血清中的蛋白质均由氨基酸组成，性质相似，除 Alb 等少数蛋白质有某种特性可利用，使用染料结合法等方法外，其他蛋白质都需制备特异的抗体，采用免疫比浊法、免疫扩散法、CLIA、RIA 等方法测定。通常 mg/L 浓度的蛋白质可以采用免疫比浊法进行检测，μg/L 浓度的蛋白质可采用酶联免疫吸附试验或免疫化学发光法检测，ng/L 浓度的蛋白质可以采用免疫化学发光免疫分析等检测，更加微量的蛋白质或者肽类可以采用质谱法进行检测。目前临床上特定蛋白质测定多采用免疫比浊法，包括 INA 和 ITA。ITA 可在自动生化分析仪中测定，INA 则通常需利用特定蛋白分析仪。

2. 测定原理（免疫比浊法）　利用各种蛋白质的特异性抗体与血清等体液中的特定蛋白质，在特殊缓冲液中快速形成抗原抗体复合物，使反应液出现浊度。当反应液中保持抗体过量时，形成的复合物随抗原量增加而增加，反应液的浊度也随之增加，与一系列浓度的校准品对照，即可计算出样品中该蛋白质的含量。

3. 方法学评价　免疫比浊法检测限为 10～20mg/L，精密度较好，批内变异系数通常 <5%。由于免疫复合物在几分钟到几小时才形成可见的复合物，故需加入促聚剂加速大的免疫复合物形成。抗原或抗体大大过剩时易出现可溶性复合物，造成测定误差。浊度法受血脂影响，尤其是低稀释度时，脂蛋白的小颗粒可形成浊度，使测定值假性升高。

免疫比浊法可以测定多种血清蛋白质，即 Alb、PA、AAT、AAG、Hp、AMG、Cp、TRF、CRP，以及免疫球蛋白包括 IgG、IgM、IgA 和补体 C_3、C_4 等 14 种蛋白质，目前已有国际公认的标准参考物质，以保证各种检测系统中测定结果的一致性。

4. 临床意义　临床意义参见表 9-3。

（四）血清蛋白电泳　📱微课/视频 1

1. 方法概述　1948 年 Wieland 等建立了区带电泳后，相继出现了滤纸、醋酸纤维素薄膜、淀粉凝胶、琼脂糖凝胶、聚丙烯酰胺凝胶等各种类型的电泳方法，并在临床生物化学检验中得到了广泛应用。

1957 年 Kohn 开始将醋酸纤维素薄膜用于血清蛋白电泳分析。血清蛋白电泳（serum protein electropho-resis，SPE）为常规检测项目，目前已有多种自动化电泳分析仪应用于临床常规检测，常用的染色剂有丽春红 S、氨基黑 10B 等，通过光密度扫描仪对染色的区带进行扫描可进行半定量分析，确定样品中不同蛋白质区带的百分含量。

2. 测定原理 因在缓冲液中各种血清蛋白质的颗粒大小、等电点及所带电荷不同，其在电场中移动速度亦不同，基于蛋白质电泳迁移率的差异而予以分离。临床常用醋酸纤维薄膜法及琼脂糖凝胶法电泳，在 pH8.6 的缓冲液中各种血清蛋白质均带负电荷，向阳极泳动，电泳后从阳极开始依次分为清蛋白、α_1 - 球蛋白、α_2 - 球蛋白、β - 球蛋白（有时可出现前 β - 球蛋白区带）和 γ - 球蛋白 5 个或 6 个区带。

3. 方法学评价 醋酸纤维素薄膜电泳具有电泳时间短、染料吸附少等优点，但电泳时水分容易蒸发，醋酸纤维素薄膜不透光，光密度扫描前需先进行透明处理。低浓度的琼脂糖凝胶电泳相当于自由界面电泳，蛋白质在电场中可自由穿透，阻力小，不被凝胶吸附，使蛋白电泳图谱无拖尾现象，分辨清晰，透明度高，故电泳结束后无须进行透明处理。血清蛋白在醋酸纤维素薄膜电泳、琼脂糖凝胶电泳中能分离出 5 ~ 6 条区带，已能满足临床的一般要求。

4. 临床意义 SPE 图谱是了解血清蛋白质全貌的有价值的方法，在某些疾病时可作为较好的辅助诊断指标。

（1）SPE 的正常图谱 血清蛋白在醋酸纤维素薄膜或琼脂糖凝胶电泳后，由正极到负极可依次分为清蛋白、α_1 - 球蛋白、α_2 - 球蛋白、β - 球蛋白、γ - 球蛋白五条区带参见（图 9 - 1A）；有时 β - 球蛋白区带中可分出 β_1 和 β_2 区带，β_1 区带主要是 TRF，β_2 中主要是 C_3；各个区带中多个蛋白质组分可有重叠、覆盖，如 Cp 常被 AMG 及 Hp 所掩盖；两条区带之间也有少量蛋白质，如 IgA 位于 β 和 γ 带之间；某些蛋白质组分染色很浅，如脂蛋白和 AAG，其中的脂质或糖类不能被蛋白染料着色。血清蛋白电泳各组分的含量通常采用各区带的浓度百分比（%）表示，也可将各区带百分浓度与血清总蛋白浓度相乘后，以绝对浓度（g/L）表示。

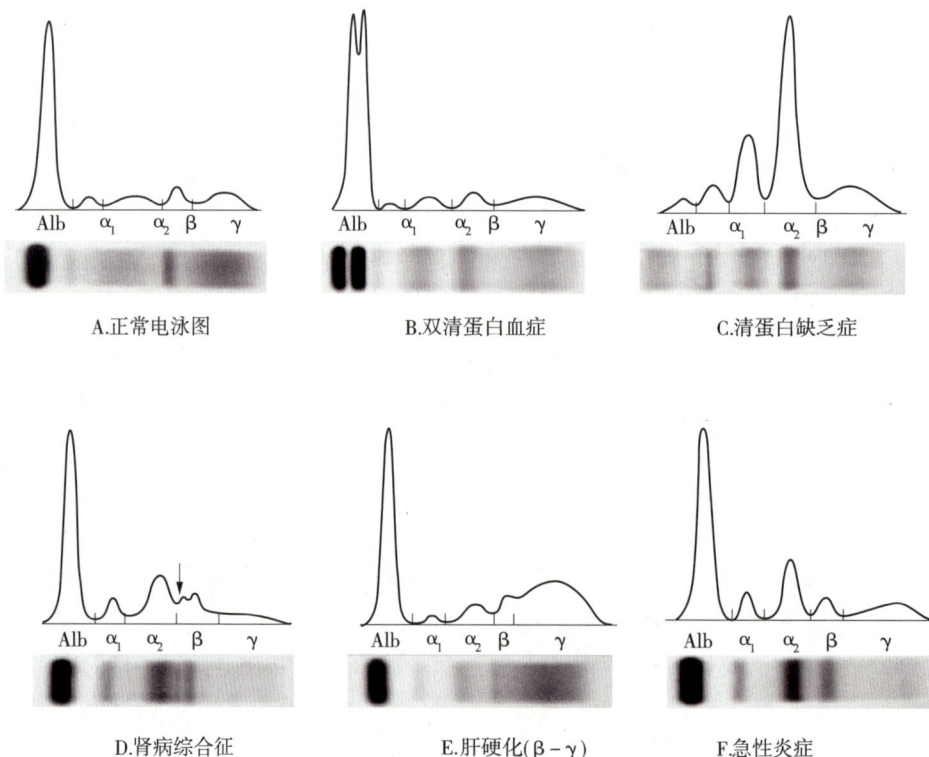

A.正常电泳图   B.双清蛋白血症   C.清蛋白缺乏症

D.肾病综合征   E.肝硬化(β - γ)   F.急性炎症

图 9 - 1 几种典型血清蛋白电泳图谱及其扫描曲线

（2）各电泳区带的主要蛋白质　血浆蛋白质的性质、功能及其与电泳区带的关系见表9-4。

（3）SPE的异常图谱　在疾病情况下，血清蛋白质可以出现多种变化，根据他们在电泳图谱上的异常特征，可将其进行分型，有助于临床疾病的判断。异常SPE图谱的分型及其特征（表9-5）。

表9-4　血浆蛋白质的性质与电泳区带的关系

电泳区带	蛋白质种类	半寿期（天）	分子量（$\times 10^3$）	等电点	含糖量（%）	成年人参考区间（g/L）
前清蛋白	前清蛋白	0.5	54	—	—	0.2 ~ 0.4
清蛋白	清蛋白	15 ~ 19	66.3	4.7	0	40 ~ 55
α_1 - 球蛋白	α_1 - 抗胰蛋白酶	4	51	4.8	10 ~ 12	0.9 ~ 2.0
	α_1 - 酸性糖蛋白	5	40	2.7 ~ 3.5	45	0.5 ~ 1.5
	甲胎蛋白		69			3×10^{-5}
	高密度脂蛋白		200			1.7 ~ 3.25
α_2 - 球蛋白	结合珠蛋白	2	85 ~ 400	4.1	12	0.3 ~ 2.0
	α_2 - 巨球蛋白	5	725	5.4	8	1.3 ~ 3.0
	铜蓝蛋白	4.5	132	4.4	8 ~ 9.5	0.1 ~ 0.4
β - 球蛋白	转铁蛋白	7	79.5	5.5 ~ 5.9	6	2.0 ~ 3.6
	低密度脂蛋白		300			0.6 ~ 1.55
	C_4		206		7	
	β_2 - 微球蛋白		11.8			0.001 ~ 0.002
	纤维蛋白原	2.5	340	5.5	3	2.0 ~ 4.0
	C_3		185		2	0.9 ~ 1.8
γ - 球蛋白	IgA	6	160 ~ 170		8	0.7 ~ 4.0
	IgG	24	160	6 ~ 7.3	3	7.0 ~ 1.6
	IgM	5	900		12	0.4 ~ 2.3
	C 反应蛋白	0.8	115 ~ 140	6.2	0	0.008

表9-5　异常血清蛋白质电泳图谱的分型及其特征

图谱类型	TP	Alb	α_1	α_2	β	γ
低蛋白血症型	↓↓	↓↓	N↑	N	↓	N↑
肾病型	↓↓	↓↓	N↑	↑↑	↑	↓N↑
肝硬化型	N↓↑	↓↓	N↓	N↓	β - γ↑（融合）	
弥漫性肝损害型	N↓	↓↓	↑↓			↑
慢性炎症型		↓	↑	↑		↑
急性时相反应型	N	↓N	↑	↑		N
M 蛋白血症型				在 α - γ 区带中出现 M 蛋白区带		
高 $\alpha_2(\beta)$ - 球蛋白血症型		↓		↑↑	↑	
妊娠型	↓N	↓	↑		↑	N
蛋白质缺陷型				个别区带出现特征性缺乏		

在某些蛋白质异常增多的情况下，电泳图谱可出现异常区带。如高浓度的甲胎蛋白可表现为清蛋白与 α_1 区带间呈一条清晰的区带；CRP 异常增高可出现特殊界限的 γ 区带；单核细胞白血病可出现由于溶菌酶异常增多的 γ 后区带等。在以下异常血清蛋白电泳图谱中，肾病综合征、肝硬化较多见，且最具有特征性，在临床上诊断意义较大（图9-1）。

（4）浆细胞病与M蛋白　血清蛋白电泳正常图谱上显示的宽 γ 区带的主要成分是Ig，包括IgG、

IgA 和 IgM 等，由多株（克隆）浆细胞所产生。Ig 增多可表现为多克隆、单克隆或寡克隆，多克隆增多见于反复或慢性感染、自身免疫性疾病、肝细胞疾病或寄生虫感染，γ 区带呈弥漫性升高。当发生浆细胞病（plasma cell dyscrasia）时，尤其是恶性浆细胞病（包括骨髓瘤、原发性巨球蛋白血症、重链病、原发性淀粉样变性等），异常浆细胞克隆增殖，产生大量单克隆免疫球蛋白或其轻链或重链片段，在患者的血清或尿液中可出现结构单一的 M 蛋白（monoclonal protein），蛋白电泳时即呈现一个色泽深染的窄区带，此区带较多出现在 γ 或 β 区，偶见于 α 区。M 蛋白有三种类型：①免疫球蛋白型；②轻链型；③重链型。 e 微课/视频2

知识拓展

利用蛋白质组学筛选差异蛋白

蛋白质的异常表达与疾病的发生和发展密切相关。蛋白组学是一门研究蛋白质的组成、功能和调控的科学，通过蛋白组学技术可以对蛋白质的表达水平、修饰状态和相互作用进行研究，从而发现与疾病相关的生物标志物，为疾病的早期诊断和治疗提供帮助。蛋白组学能够有效地筛选出在不同条件下表达的差异蛋白，从而揭示生物过程中的分子机制和病理生理变化。蛋白组学差异分析通常涉及多种技术和方法，旨在比较不同样本中蛋白质的表达水平。蛋白组学常用技术包括二维凝胶电泳、液相色谱－串联质谱、标记与非标记定量方法以及蛋白质芯片技术等，从而揭示疾病相关蛋白的动态变化，促进对疾病本质的理解和治疗方法的创新。

第二节 氨基酸代谢的生物化学检验

PPT

机体氨基酸来源于消化道吸收、体内合成和组织蛋白质分解。氨基酸主要作用是合成蛋白质，并可转变为其他含氮的生物活性物质。氨基酸分解代谢的主要途径是脱氨基生成氨和相应的 α－酮酸，80%～90% 的氨合成尿素；20 种氨基酸相应的 α－酮酸由各自的酶系进行氧化分解，途径各异，最后氧化成 CO_2 和 H_2O，释放能量；α－酮酸也可转变糖类和脂肪。小部分氨基酸可在专一性很高的氨基酸脱羧酶的催化下，生成相应的胺和 CO_2。有些氨基酸还有其特殊的代谢途径，并具有重要的生理意义。

一、氨基酸代谢紊乱

氨基酸代谢紊乱一般分为两类，一是由于参与氨基酸代谢的酶或其他蛋白因子缺乏而引起的遗传性疾病，这是原发性氨基酸代谢紊乱；二是与氨基酸代谢有关的器官如肝、肾出现严重病变导致的继发性氨基酸代谢紊乱。遗传性氨基酸代谢紊乱种类很多，多数是某种酶的缺乏引起。当酶缺陷出现在代谢途径的起点时，其催化的氨基酸将在血液循环中增加，称为氨基酸血症（aminoacidemia）。这种氨基酸会从尿中排出，称为氨基酸尿症（aminoaciduria）。当酶的缺陷出现在代谢途径的中间时，则此酶催化反应前的中间代谢产物便在体内堆积，同样使其血和尿浓度增加。当正常降解途径受阻时，氨基酸可通过另外的途径代谢，此时血和尿中可能出现这一途径中的产物。一些氨基酸遗传病的名称和体液的检测结果（表 9－6）。

表 9 - 6　原发性氨基酸代谢紊乱的名称和体液的检测结果

疾病名称	缺乏的酶	血浆中增高的成分	尿液中增高的成分
苯丙酮酸尿症	苯丙氨酸羟化酶	苯丙氨酸、苯丙酮酸	苯丙氨酸、苯丙酮酸
Ⅰ型酪氨酸血症	延胡索酸乙酰乙酸水解酶	酪氨酸、甲硫氨酸	酪氨酸、对羟苯丙酮酸等
尿黑酸尿症	尿黑酸氧化酶	尿黑酸（轻度）	尿黑酸
同型胱氨酸尿症组氨酸血症	胱硫醚合成酶组氨酸酶	甲硫氨酸、同型胱氨酸组氨酸、丙氨酸、苏氨酸、丝氨酸等	同型胱氨酸组氨酸、丙氨酸、苏氨酸、丝氨酸等
甘氨酸血症槭糖尿症（支链酮酸尿症）	甘氨酸氧化酶支链酮酸氧化酶	甘氨酸缬氨酸、亮氨酸、异亮氨酸、相应的酮酸	甘氨酸缬氨酸、亮氨酸、异亮氨酸、相应的酮酸
胱硫醚尿症	胱硫醚酶	胱硫醚	胱硫醚
Ⅰ型高脯氨酸血症	脯氨酸氧化酶	脯氨酸	脯氨酸、羟脯氨酸
精氨酸琥珀酸尿症	精氨酸琥珀酸酶	谷氨酰胺、脯氨酸、甘氨酸等	精氨酸琥珀酸
精氨酸血症	精氨酸酶	精氨酸	精氨酸、胱氨酸
胱氨酸尿症	肾小管碱性氨基酸载体		胱氨酸、精氨酸、赖氨酸、鸟氨酸
二羧基氨基酸尿症	肾小管酸性氨基酸载体		谷氨酸、天冬氨酸
亚氨基甘氨酸尿症	肾小管亚氨基酸载体		脯氨酸、羟脯氨酸、甘氨酸

（一）原发性氨基酸代谢紊乱

1. 苯丙酮酸尿症（phenyl ketonuria，PKU）　是一种常见的氨基酸代谢病，是由于苯丙氨酸代谢途径中的苯丙氨酸羟化酶缺陷，使得苯丙氨酸不能转变成为酪氨酸，导致苯丙氨酸及其酮酸蓄积并从尿中大量排出。临床主要表现为智力低下，惊厥发作和色素减少。本病属常染色体隐性遗传病，其发病率各国不同，我国发病率为 1/16 500。苯丙氨酸转变为酪氨酸的过程如图 9 - 2 所示。

2. 酪氨酸血症　酪氨酸血症可分为Ⅰ型和Ⅱ型，其中Ⅰ型酪氨酸血症（tyrosinemia Ⅰ）是由于酪氨酸分解途径中的延胡索酰乙酰乙酸水解酶（fumarylacetoacetate hydrolase）缺乏引起酪氨酸代谢异常所致。另外，对 - 羟苯丙酮酸氧化酶（p - hydroxyphenylpyruvate oxidase）活性也有下降。酪氨酸在血和尿中水平增加，血中甲硫氨酸浓度也增加；甲硫氨酸增加是由于琥珀酰丙酮抑制甲硫氨酸腺苷转移酶的活性所致。马来酰乙酰乙酸或延胡索酰乙酰乙酸可还原生成琥珀酰乙酰乙酸，后者如再脱羧则成为琥珀酰丙酮，而琥珀酰丙酮可损害肝、肾功能。故Ⅰ型酪氨酸血症又名肝肾型酪氨酸血症。

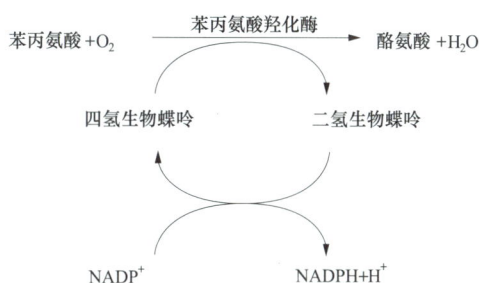

图 9 - 2　苯丙氨酸转变为酪氨酸的过程

3. 同型胱氨酸尿症　含硫氨基酸代谢紊乱最多见的是同型胱氨酸尿症（homocystinuria），是一组以体内同型半胱氨酸增高为特征的代谢紊乱，与胱硫醚 - β - 合成酶和甲硫氨酸合成酶的缺失密切相关。该症患者首先是同型半胱氨酸增加，随之引起同型胱氨酸增加。因此，同型半胱氨酸代谢紊乱与同型胱氨酸尿症密切相关。本病是常染色体隐性遗传病，根据生化缺陷的部分推断本病主要由以下几种原因引起：①胱硫醚 - β - 合成酶缺乏；②甲硫氨酸合成酶缺乏；③食物营养缺乏。

（二）继发性氨基酸代谢紊乱

继发性高氨基酸血症或氨基酸尿症主要发生在肝和肾疾患、蛋白质 - 能量营养紊乱以及烧伤等情形下。如肝功能衰竭时，主要在肝脏降解的芳香族氨基酸（aromatic amino acid，AAA）包括色氨酸、苯丙氨酸和酪氨酸，因降解减少而使其血浆浓度升高；而此时主要在肌肉、肾及脑中降解的支链氨基酸（branched chain amino acid，BCAA）即异亮氨酸、亮氨酸、缬氨酸，非但分解没有减少，反因肝脏降解胰岛素减少致血浆胰岛素含量增高，胰岛素促进 BCAA 进入肌肉而降解增多，导致血浆 BCAA 浓度下降，继而导致 BCAA/AAA 比值下降。继发性肾性氨基酸尿是由于肾小管损害、肾近端小管功能障碍，使氨基酸重吸收减少而引起，见于肾中毒、急性肾小管坏死等。

二、氨基酸检测与应用评价

组成蛋白质的氨基酸除甘氨酸以外，均有一个不对称碳原子（α - 碳原子），α - 碳原子四个不同取代基分别为—COOH、—NH$_3$、—H 和—R 基团（即侧链）。不同侧链的氨基酸具有不同的分子量、解离程度、化学反应和性能，在水溶液中显中性、微酸性或微碱性。氨基酸分析可诊断大多数遗传性氨基酸代谢异常疾病，是目前对遗传性代谢缺陷病进行高危筛查、确定诊断最为有效可靠和广泛应用的方法之一。

（一）体液氨基酸过筛试验

1. 方法概述　包括氨基酸薄层层析和 Guthrie 微生物试验。目前，国外仅有极少数较小的实验室还在做薄层层析法，国内少数中等医院检验科仍在采用 Guthrie 微生物试验筛查 PKU，但均逐渐趋于淘汰。

2. 测定原理

（1）薄层层析法　将混合氨基酸标准液、待检样品和质控样品点加在醋酸纤维薄膜片上，将其放置在合适的溶剂系统中进行层析展开，然后干燥和染色显示层析图谱。

（2）Guthrie 微生物试验　细菌生长需要氨基酸，在琼脂糖培养基中加入能特异针对某种待测氨基酸的竞争性抑制剂，该抑制剂的结构与待测氨基酸相似。将枯草芽孢杆菌的芽孢加到培养基中，血清或尿液样品点到滤纸上，并放到培养基琼脂糖表面，琼脂板孵育后观察细菌生长。若样品中有高浓度的待测氨基酸存在，则氨基酸抑制剂的作用将减弱，便能观察到菌株生长圈。

3. 方法学评价　薄层层析分为单向和双向两种，单向层析一般适用于某一个或一组氨基酸增高时的筛选检测，单向层析的斑点定性较难。如异常结果可进一步用双向层析分离，双向层析更为费时，也根据氨基酸斑点大小和颜色深度判断结果，较为主观。Guthrie 微生物试验中，将系统设计成待检氨基酸超过其诊断值上限时细菌能够生长，则可确定样本中氨基酸浓度已增加到此限值以上，以此来判断氨基酸血症。Guthrie 微生物试验的菌株生长圈及其大小不是很清晰，有时候判断较困难。

4. 临床意义　定性检测氨基酸血症和（或）氨基酸尿症，但只能作为过筛试验。

（二）体液氨基酸定量

1. 方法概述　由于大多数氨基酸不含有芳香环等生色团，缺乏天然的紫外或荧光吸收，无法直接用紫外法检测，需要在柱前或柱后先将氨基酸衍生为具有较强紫外或荧光吸收的衍生物，提高该类物质的检测灵敏度。目前，应用于氨基酸分析的方法主要包括柱后衍生高效阳离子交换色谱法、柱前衍生反相 HPLC 法、高效阴离子交换色谱 - 积分脉冲安培检测法、高效阳离子交换色谱 - 茚三酮柱后衍生方法和 LC - MS/MS 以后者目前临床最常用。

2. 测定原理（LC - MS/MS 法）　血清等样本经去蛋白处理后，上清液中氨基酸经高效液相色谱柱分离后，进入离子源，结构性质不同的氨基酸电离成各种不同质荷比的分子离子和碎片离子，带有样品信息的离子碎片被加速进入质量分析器，不同的离子在质量分析器中被分离并按质荷比大小依次抵达检测器，经记录即得到不同质荷比排列的氨基酸谱。与标准参考物质的质荷比以及峰面积比较来定量各种氨基酸。

3. 方法学评价　柱前衍生法虽飞速发展，但多数衍生反应有不少缺点，如柱寿命较短，同时易受盐类、缓冲剂、洗涤剂和金属离子的干扰，对于基质复杂的样品，测定的准确度和精密度不如柱后衍生法好。而高效阴离子交换色谱 – 积分脉冲安培检测法虽无需进行衍生化反应，但该法目前还处于摸索和完善阶段，不适用于常规临床分析。HPLC 法将分析时间缩短至数十分钟，因此可应用于临床体液氨基酸测定。LC – MS/MS 法对氨基酸的鉴定更加准确，灵敏度也较 HPLC 法高，对各种氨基酸定量分析精密度可达 2.0% ~ 5.0%，线性良好。

4. 临床意义　对遗传性氨基酸代谢紊乱造成的某种氨基酸血症和或氨基酸尿症有较好的诊断价值；对继发性氨基酸代谢紊乱的诊断以及某些疾病时氨基酸代谢的研究，均能提供有价值的信息。

第三节　尿酸代谢的生物化学检验

PPT

核苷酸是组成核酸的基本成分，核苷酸代谢紊乱多发生在嘌呤核苷酸，其合成和分解中最多的代谢紊乱是高尿酸血症，并由此导致痛风。

一、嘌呤核苷酸代谢紊乱

体内嘌呤核苷酸包括腺苷酸（AMP）和鸟苷酸（GMP），其合成有两条途径，第一是利用 5 – 磷酸核糖、氨基酸、一碳单位和 CO_2 等为主要原料，经过一系列酶促反应合成嘌呤核苷酸，称为从头合成途径；第二是利用体内游离的嘌呤碱或嘌呤核苷，经过简单的反应过程，合成嘌呤核苷酸，称为补救合成途径，该途径是依赖相关组织细胞直接提供嘌呤碱或嘌呤核苷，重复利用以合成嘌呤核苷酸。两条途径在不同组织中重要性各不相同，从头合成途径是主要合成途径，肝组织进行从头合成途径，脑、骨髓等则只能进行补救途径合成。尿酸（uric acid，UA）是嘌呤核苷酸分解代谢的终产物。

（一）高尿酸血症

高尿酸血症（hyperuricemia）是指 37℃ 时，血清中尿酸含量男性超过 420μmol/L，女性超过 350μmol/L，是由尿酸排泄障碍或嘌呤代谢紊乱引起。目前高尿酸血症的发病率很高，其病因可分为原发性和继发性两类，以前者为多。原发性高尿酸血症中多数是由多基因遗传缺陷所致，病因尚不十分明确，而与代谢综合征关系密切。继发性高尿酸血症由高嘌呤饮食、肾脏疾病、血液病及药物等原因引起。高尿酸血症的发生机制主要包括以下几个方面。

1. 尿酸排泄障碍　高尿酸血症的形成主要是由肾的清除减退所致。原发性高尿酸血症中 80% ~ 90% 具有尿酸排泄障碍。此类患者肾功能大多正常，仅存在尿酸排泄障碍。

当肾小球滤过率下降、近端肾小管对尿酸的重吸收增加或（和）分泌功能减退时，便导致高尿酸血症。因此，各种肾脏疾病如慢性肾小球肾炎、肾盂肾炎、多囊肾等，因肾小球滤过功能减退使尿酸排泄减少。慢性铅中毒可造成肾小管损害使尿酸排泄受抑制。某些药物如双氢克尿噻、依他尼酸、呋塞咪、小剂量阿司匹林等均可竞争性抑制肾小管分泌尿酸；血液中乳酸或丙酮酸等有机阴离子浓度增高时，肾小管对尿酸的分泌受到竞争性抑制而排出减少，可出现一过性高尿酸血症。

2. 尿酸生成过多

（1）嘌呤合成代谢紊乱　在原发性高尿酸血症的病因中约占 10%，主要原因是嘌呤代谢酶缺陷，其中大多数属多基因遗传缺陷，机制不明。由单酶缺陷引起者仅占 1% ~ 2%。

（2）嘌呤摄入过多　尿酸含量与食物内嘌呤含量成正比。体内 20% 尿酸来源于食物中的嘌呤，摄入的食物内 RNA 的 50%，DNA 的 25% 都要在尿中以尿酸的形式排泄。短时间内从饮食中摄入大量含有嘌呤的食物时，嘌呤不能被组织利用，经氧化生成大量尿酸，超过肾脏排泄能力，导致血液尿酸升高，尤其是对那些肾脏排泄能力本身存在缺陷的患者。故正常人严格限制嘌呤摄入量可使血清尿酸含量降至 $60\mu mol/L$，尿内尿酸排泄可降至 1.2mmol/d。

（3）嘌呤分解增加　内源性嘌呤代谢紊乱较外源性因素更为重要。在骨髓增殖性疾病如白血病、多发性骨髓瘤、红细胞增多症等，体内核酸合成增加和周转加速；恶性肿瘤的化疗和放疗后细胞核破坏过多；溶血性贫血、系统性红斑狼疮、牛皮癣、心肌梗死、肺结核等有旺盛的细胞组织的破坏，均使嘌呤和尿酸生成增多。

（二）痛风

1. 痛风的概念　痛风（gout）是长期嘌呤代谢障碍和（或）尿酸排泄减少，血尿酸增高引起组织损伤的一组临床综合征。以高尿酸血症为特点，以及由此引起的痛风性急性关节炎反复发作、痛风石沉积、痛风石性慢性关节炎和关节畸形，常累及肾引起慢性间质性肾炎和尿酸性肾结石。高尿酸血症和痛风被认为是同一疾病的不同阶段，高尿酸血症是痛风的前期，但并非所有的高尿酸血症最终会发展为痛风，很多人一生中只处于无症状高尿酸血症期，只有 5%~12% 的高尿酸血症最终可发展为痛风。

2. 尿酸结晶与痛风　血浆中尿酸盐以单钠尿酸盐形式存在，其溶解度很低，当血液 pH 7.4 时，尿酸钠的溶解度约为 $420\mu mol/L$，超过此浓度时血浆尿酸已成过饱和状态。当尿酸浓度 >480μmol/L 持久不降，如遇有下列情况即可使尿酸钠呈微小结晶析出：①血浆清蛋白及 α_1-球蛋白、α_2-球蛋白减少；②局部 pH 降低；③局部温度降低。尿酸钠晶体被白细胞吞噬后可促使细胞膜破裂，释放各种炎症介质，引起痛风。

二、尿酸检测与应用评价

1. 方法概述　尿酸测定方法分为尿酸酶 UV-VIS 法、尿酸酶-POD 偶联法及磷钨酸法三类。尿酸酶 UV-VIS 法是根据尿酸在 293nm 处有吸收峰，而尿囊素则没有，因此根据 293nm 处吸光度的下降值对尿酸进行定量（反应式见本书第七章第二节）。该法特异性和抗干扰性好，样本用量少，无需制备无蛋白滤液，而且方法简便快速。但是本法需要高质量的石英比色杯，在使用紫外分光光度计前需对其进行波长校正，还要注意控制反应条件即温度、时间及溶液的 pH 等。磷钨酸法需先制备无蛋白滤液再进行测定，方法繁琐，现在临床已较少应用。目前临床上主要采用尿酸酶-POD 偶联法测定尿酸。

2. 测定原理（尿酸酶-POD 偶联法）　尿酸在尿酸酶催化下，氧化成尿囊素、CO_2 和 H_2O_2。H_2O_2 与 4-AAP 和 3,5-二氯-2-羟苯磺酸（DHBS）在 POD 的作用下，生成醌亚胺化合物，其色泽与样本中尿酸浓度成正比，与同样处理的尿酸标准液比较，可求出血清中尿酸的含量。反应式如下：

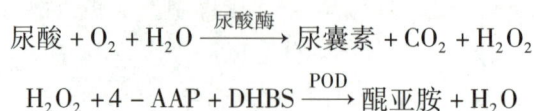

$$尿酸 + O_2 + H_2O \xrightarrow{尿酸酶} 尿囊素 + CO_2 + H_2O_2$$

$$H_2O_2 + 4 - AAP + DHBS \xrightarrow{POD} 醌亚胺 + H_2O$$

3. 方法学评价　尿酸酶-POD 偶联法操作简便，是目前尿酸测定的首选方法。尿酸酶对尿酸催化的特异性高，但 POD 催化反应特异性较差，而且因为血清尿酸浓度较低，因此，一些还原性物质如维生素 C 和胆红素对尿酸测定的负干扰，比起对葡萄糖、胆固醇和 TG 更明显。临床上高胆红素样本较多见，若试剂中加入亚铁氰化钾可部分消除这种负干扰。维生素 C 氧化酶可防止维生素的干扰。

4. 临床意义　目前高尿酸血症和痛风的发病率较高，且仍在增长，其诊断主要依赖于血清尿酸测定，血尿酸增高对痛风诊断最有帮助。

（1）血尿酸增高　①生成过多：见于痛风、白血病、多发性骨髓瘤、真性红细胞增多症、食用富含核酸的食物等。②排出减少：见于急性或慢性肾小球肾炎、肾结核、肾盂积水等肾功能减退者。此外，三氯甲烷中毒、四氯化碳中毒及铅中毒、妊娠反应等，也可引起血尿酸增高。

（2）血尿酸降低　见于恶性贫血、范科尼综合征、使用阿司匹林、先天性黄嘌呤氧化酶和嘌呤核苷磷酸酶缺乏等。

？思考题

答案解析

案例　患者，男，76 岁。

主诉：确诊多发性骨髓瘤 6 年余。

现病史：现患者全身疼痛，疲软，为求进一步治疗，前来就诊入院。实验室检查：血清总蛋白 125.8g/L，清蛋白 24.1g/L，球蛋白 101.7g/L，清/球比值 0.24；血钙 2.68mmol/L；血肌酐 175μmol/L，血尿素 7.6mmol/L，血尿酸 874μmol/L；血常规：Hb 68g/L，WBC 6.9×10^9/L，PLT 82×10^9/L；hs – CRP 16mg/L。

既往史：既往有高血压病史 10 余年，长期服药，有输血史，无输血反应。

基本检查：神志清醒，呼吸平稳，查体合作。全身皮肤黏膜无黄染，全身淋巴结无肿大，心肺听诊无异常发现，腹部平坦，肝脾肋下未触及。

问题

(1) 该患者出现了哪些生化检验项目异常？

(2) 该患者的血清蛋白电泳图谱有何特征？

(3) 多发性骨髓瘤患者血尿免疫固定电泳有何临床意义？

（褚美芬）

书网融合……

重点小结　　　题库　　　微课/视频 1　　　微课/视频 2

第十章 糖代谢紊乱的生物化学检验

✏ **学习目标**

1. 通过本章学习，掌握空腹血糖、口服葡萄糖耐量试验、糖化蛋白、尿清蛋白排泄试验、胰岛素、C-肽、胰岛素抵抗、酮体等检验项目的检测与评价；熟悉糖尿病概念、诊断标准及分型，血糖的来源、去路及调节，代谢综合征的概念；了解低血糖症、先天性糖代谢异常。

2. 具有常规化学和POCT血糖检测的操作能力，进行血糖及相关项目的实验操作、误差分析、结果解读与临床沟通。

3. 树立终身学习理念，培养严谨求实的科学态度、创新意识和批判性思维，提高对糖尿病的正确认知，用良好的专业知识服务社会。

糖是一种常见的碳水化合物，包括蔗糖、果糖、葡萄糖和乳糖等，既是体内能量的重要来源，也是构成机体的重要组成部分。正常的血糖浓度相对恒定，出现过高或过低现象，也即发生了糖代谢紊乱，临床上以糖尿病（diabetes mellitus, DM）最为常见。

第一节 糖代谢紊乱与糖尿病

PPT

一、血糖的调节机制

血糖是指血液中的葡萄糖，通过饮食、肝糖原分解、糖异生等途径进入血液循环，并被各种组织和器官利用，如氧化供能、合成糖原、转换为非糖物质（TG、氨基酸或蛋白质等）及其他糖或糖类衍生物（核糖、氨基多糖等），或当血糖浓度高于肾糖阈时，以尿糖的形式排出。正常情况下，成年人空腹血糖［fasting blood glucose（或 plasma glucose），FBG 或 FPG］在多种因素调节下，血糖的来源和去路保持动态平衡，浓度相对恒定，这对维持机体正常的生理功能有重要的意义。

（一）激素调节

激素调节是维持血糖浓度恒定的主要因素，降低血糖的主要激素包括胰岛素（insulin, INS）和胰岛素样生长因子（insulin-like growth factor, IGF）；升高血糖的激素有胰高血糖素（glucagon）、肾上腺素（epinephrine）、皮质醇（cortisol）和生长激素（growth hormone），此外，甲状腺素、生长激素抑制激素等激素也能影响糖的代谢。

1. 胰岛素 生理作用是促进细胞摄取葡萄糖、促进葡萄糖氧化、促进糖原合成、抑制糖异生、使血糖降低；促进蛋白质和脂肪的合成、抑制蛋白质和脂肪分解。

2. 胰岛素样生长因子 IGF 是一类结构和功能上类似胰岛素的多肽激素，主要包括 IGFⅠ和 IGFⅡ。IGFⅠ又称生长调节素 C，是细胞生长和分化的重要调节因子之一，主要在肝脏合成，其过程受生长激素的调控。IGFⅡ的生理作用尚不清楚。IGF 通过特异的 IGF 受体或胰岛素受体而发挥作用。

3. 胰高血糖素 升高血糖的激素中胰高血糖素最为重要，其是由胰岛 A 细胞产生的一种多肽，含有 29 个氨基酸残基。肝脏是其主要靶器官，通过与特异性受体结合，使细胞内 cAMP 和 Ca^{2+} 的浓度增加，促进肝糖原分解和糖异生，同时促进肝脏生成酮体；脂肪组织是其另一个靶器官，能促进脂肪动员。胰高血糖素的分泌主要受血糖浓度的调节，血糖降低可刺激其分泌，血糖升高则抑制其分泌。

（二）神经系统调节

神经系统调节主要通过下丘脑 – 垂体 – 靶腺轴和自主神经系统调控激素分泌。在下丘脑存在食欲中枢（腹内侧核和外侧核），通过自主神经系统（交感神经和副交感神经），控制激素的分泌从而达到调控血糖水平的目的。

此外，肾脏和肝脏也参与了血糖浓度的调节，其他各种生理因素如饮食、运动、睡眠、月经周期、妊娠及药物等也对血糖浓度有一定的影响。

二、糖尿病与糖尿病分型

FBG 浓度高于 6.1mmol/L 称为高血糖症（hyperglycemia），分为生理性和病理性两类。临床上常见的病理性高血糖有空腹血糖受损（impaired fasting glucose，IFG）、糖耐量减低（impaired glucose tolerance，IGT）和 DM。目前认为 IFG、IGT 均有发生 DM 的倾向，是发生心血管病变的危险因素。本章主要讲述 DM。

1. 糖尿病定义 DM 是一组由于胰岛素的分泌不足或（和）胰岛素的作用低下、导致血糖未充分利用，造成碳水化合物代谢失调的代谢性疾病，其特征是高血糖症。DM 的典型症状是"三多一少"，即多尿、多饮、多食和体重减轻。随着疾病进展，患者可能会引发眼、肾、神经、心脏、血管等组织器官的慢性进行性病变、功能减退甚至衰竭，并有可能引发急性严重代谢紊乱。

2. 糖尿病分型 DM 的发病机制有两种：①胰岛 B 细胞的自身免疫性损伤；②机体产生了胰岛素抵抗，最终引起胰腺功能受损。随着临床证据的积累和检测技术的进步，DM 分型诊断的方式在不断更新。1997 年美国糖尿病协会（ADA）和 1999 年世界卫生组织（WHO）根据病因分型，将 DM 分为 1 型糖尿病（type 1 diabetes mellitus，T1DM）、2 型糖尿病（type 2 diabetes mellitus，T2DM）、其他特殊类型糖尿病和妊娠期糖尿病（gestational diabetes mellitus，GDM）4 种类型，这是目前临床上应用最广泛、被公认的病因分型方法。2019 年 WHO 更新了 DM 的分型诊断建议，旨在方便临床初诊与处理，在上述 4 种类型的基础上，将成人隐匿性自身免疫糖尿病（latent autoimmune diabetes in adults，LADA）和酮症倾向 T2DM 归类为"混合型糖尿病"，且添加了"未分类糖尿病（unclassified diabetes）"，从而将 DM 分为 6 种类型。我国建立的 DM 分型诊断中国专家共识将各型 DM 的主要特点作了归纳（表10 – 1）。

表 10 – 1　各型糖尿病的主要特点

类型	特点
1 型糖尿病（T1DM）	由于胰岛 B 细胞破坏、胰岛素分泌缺乏所致，特征是胰岛功能差，终身需要依赖胰岛素治疗
暴发性 T1DM	①高血糖症状出现 1 周内发展为酮症或酮症酸中毒；②首诊血糖水平 ≥16mmol/L，且 HbA_{1c} < 8.7%；③空腹血 C 肽水平 <100pmol/L 和（或）负荷后血 C 肽水平 <170pmol/L
自身免疫性 T1DM	①糖尿病起病年龄 ≥18 岁；②胰岛自身抗体或胰岛自身免疫 T 细胞阳性；③诊断糖尿病后不依赖胰岛素治疗至少半年。同时具备上述三项可诊断 LADA。而 <18 岁起病并具有上述第②、③项的青少年患者，可诊断为 LADY（青少年发病的成人型糖尿病）。LADA 与 LADY 早期与 T2DM 具有类似代谢特征，其胰岛功能衰退快于 T2DM 而慢于经典性 T1DM
特发性 T1DM	是一类病因未明的 T1DM 亚型。具有 T1DM 的典型临床特征但胰岛自身抗体阴性。可认为是暂时性诊断，对其病因探讨甚为重要

续表

类型		特点
单基因糖尿病		由影响胰岛 B 细胞发育、功能或胰岛素作用的单个基因突变所致
胰岛 B 细胞功能缺陷性单基因糖尿病	NDM	是指 <6 月龄儿童发生的糖尿病，可称为新生儿单基因糖尿病。可分为：①暂时性新生儿糖尿病（TNDM），主要致病基因系染色体 6q24 上的父源印记基因过表达所致；②永久性新生儿糖尿病（PNDM），主要致病基因系编码胰岛 B 细胞 ATP 敏感性钾离子通道的 *KCNJ11* 和 *ABCC8* 基因突变影响胰岛素分泌所致
	MODY	是由单个基因突变影响胰岛 B 细胞功能所致，迄今发现的 MODY 致病基因有 14 种，占临床诊断 MODY 的 60%~70%，以 *HNF1A* - MODY 和 *GCK* - MODY 常见
	线粒体糖尿病	呈母系传递，临床表型具有高度异质性和连续变化特征。绝大多数由 *MTTL1* 基因 3243A > G 突变所致
	遗传综合征单基因糖尿病	Wolfram 综合征最常见。它以严重胰岛素缺乏为特征，符合常染色体隐性遗传，伴视神经萎缩、中枢性尿崩症和神经性耳聋，也被称为尿崩症、糖尿病、视神经萎缩和耳聋（DIDMAD）综合征
	自身免疫单基因糖尿病	迄今已知有 9 个致病基因，包括 *AIRE*、*CTLA4*、*FOXP3*、*IL2RA*、*ITCH*、*LRBA*、*SIRT1*、*STAT1* 和 *STAT3*
胰岛素作用缺陷性单基因糖尿病	严重胰岛素抵抗单基因糖尿病	包括胰岛素受体基因突变、胰岛素受体下游信号转导基因（*PIK3R1*）突变等所致的糖尿病
	脂肪萎缩单基因糖尿病	*AGPAT2* 和 *BSCL2* 是先天性全身性脂肪营养不良的常见致病基因，常在青少年时期发生糖尿病，蛋白尿多见。*LMNA* 或 *PPARG* 基因突变所致的家族性部分性脂肪代谢障碍，表现为出生时体脂正常，至青春期四肢皮下脂肪逐渐消失，肌肉假性肥大，呈库欣面容伴代谢异常
继发性糖尿病		
胰源性糖尿病		任何引起胰腺广泛损伤的疾病均可能导致糖尿病，包括纤维钙化性胰腺病、胰腺炎（含 IgG4 相关性疾病）、胰腺切除、胰腺肿瘤、囊性纤维化、血色病等
内分泌疾病性糖尿病		多种内分泌激素具有拮抗胰岛素作用，如生长激素、皮质醇、儿茶酚胺、胰高糖素、甲状腺激素等。上述激素分泌亢进的疾病，如肢端肥大症、库欣综合征、嗜铬细胞瘤等
药物或化学品诱导所致糖尿病		通过拮抗胰岛素作用（如糖皮质激素）、直接破坏胰岛 B 细胞（如链脲菌素）或活化免疫状态诱导自身免疫损伤胰岛 B 细胞（如免疫检查点抑制剂、α 干扰素）等机制导致糖尿病
感染相关性糖尿病		许多病毒可通过直接破坏或分子模拟方式介导胰岛 B 细胞损伤，导致糖尿病
罕见免疫介导性糖尿病		僵人综合征和胰岛素自身抗体或胰岛素受体自身抗体介导的糖尿病
遗传综合征相关性糖尿病		是由多个基因或染色体异常所致，如 Down 综合征、Wolfram 综合征、强直性肌营养不良症等
妊娠期糖尿病（GDM）		是指与妊娠状态相关的糖代谢异常，但未达到非妊娠人群糖尿病诊断标准，与妊娠中后期的生理性胰岛素抵抗相关
未定型糖尿病		具有疑似单基因糖尿病的特征，但基因检测发现意义未明变异，暂时无法确定病因；需要追踪随访基因数据库的更新情况，进行家系调查及基因功能研究，以确定基因变异的意义
2 型糖尿病（T2DM）		发病原因是胰岛素抵抗及胰岛素分泌相对不足，为排除性诊断，患者在被排除 T1DM、单基因糖尿病、继发性糖尿病、GDM 与未定型糖尿病后，可诊断为 T2DM

三、糖尿病的主要代谢异常

高血糖引起高渗性利尿是 DM 患者多尿的根本原因，而多尿所致的脱水又导致多饮，糖利用障碍所致饥饿感使患者多食，同时大量蛋白质和脂肪分解使患者体重下降。长期高血糖又可引起一系列微血管、神经病变和一些急性并发症，进一步加重体内代谢紊乱。

（一）糖代谢异常

由于胰岛素的绝对或相对不足，INS/胰高血糖素比值降低，机体组织不能有效地摄取和利用血糖，葡萄糖在肝、肌肉和脂肪组织的利用减少，糖原合成减少，肝糖原分解和糖异生加速，导致血糖升高。过高的血糖可经肾排出，引起糖尿，并产生渗透性利尿。

（二）脂代谢异常

INS/胰高血糖素比值降低，一方面脂蛋白脂肪酶活性降低，血液中乳糜微粒和极低密度脂蛋白清除下降，血液中 TG 浓度增加，导致动脉粥样硬化（atherosclerosis，AS）形成。另一方面，二者比值下降，脂肪合成减少，分解加速，血液中游离脂肪酸升高，引起高极低密度脂蛋白血症，促进 AS 形成。再者，当胰岛素极度不足，脂肪组织大量动员分解产生大量酮体，超过机体对酮体的氧化利用能力，造成酮血症，严重时引起酮症酸中毒。

（三）蛋白质代谢异常

INS/胰高血糖素比值降低，蛋白和脂肪合成下降，分解增加，导致体重减轻和生长迟缓等现象；另外肌肉和肝脏蛋白质合成降低，分解增加，糖异生增加，导致血中生糖氨基酸减少，生酮氨基酸增多，这也是酮症酸中毒的原因之一。

四、糖尿病常见并发症的生物化学变化

（一）糖尿病急性并发症

1. 糖尿病酮症酸中毒（diabetic ketoacidosis，DKA）　是 DM 最为严重的急性并发症。T1DM 有自然发生 DKA 的倾向。各种诱因，如感染、手术、外伤或各种拮抗胰岛素的激素分泌增加，使得机体代谢紊乱，脂肪分解加速，游离脂肪酸增加，导致酮体生成增加超过利用，当血浆中酮体超过 2.0mmol/L 时称为酮血症，此时血酮从尿中排除，称为酮尿症。酮体进一步积聚，消耗体内的储备碱，此时机体可发生一系列代谢紊乱，表现为：①血酮体增加；②代谢性酸中毒（pH < 7.35）；③电解质紊乱；④尿酮体阳性；⑤严重时可致昏迷。

2. 高渗性非酮症高血糖状态（hyperosmolar nonketotic hyperglycemic status，HHS）　多见于 60 岁以上老年 T2DM 轻症或少数幼年 T1DM 患者。各种诱因，如应用糖皮质激素、透析、甲状腺功能亢进、烧伤或急性胰腺炎等。特征是高血糖（常 > 33.3mmol/L）、高血钠（常 > 145mmol/L）、高血浆渗透压（常 > 350mOsm/kg H_2O），无明显酮症酸中毒。

3. 糖尿病乳酸酸中毒（diabetic lactic acidosis，DLA）　患者由于 INS 的绝对或相对不足，机体组织不能有效地利用血糖，丙酮酸大量还原为乳酸，引起体内乳酸堆积增多所导致的酸中毒称为乳酸酸中毒。血乳酸浓度是诊断乳酸性酸中毒的特异性指标，主要变现为：①血乳酸明显升高，血乳酸浓度 > 2mmol/L 就应注意鉴别，多超过 5mmol/L，有时可达 35mmol/L；②血 pH 降低，pH < 7.25 时提示有明显的乳酸酸中毒；③乳酸/丙酮酸比值 > 10；④排除其他酸中毒原因。

（二）糖尿病慢性并发症

慢性并发症是 DM 致残、致死的主要原因，主要包括：①大血管并发症，如脑血管、心血管和下肢血管的病变等；②微血管并发症，如肾脏病变和眼底病变；③神经病变，包括感官的感觉神经，支配身体活动的运动神经，以及内脏、血管和内分泌功能的自主神经病变等。

五、先天性糖代谢异常

糖代谢的先天性异常是因为糖代谢途径中的某些酶发生先天性异常或缺陷，导致某些单糖不能转为葡萄糖而在体内贮积，并从尿中排出。多为常染色体隐性遗传，患者症状轻重不等，可伴有血浆葡

萄糖降低，如糖原贮积病、果糖代谢紊乱等。

第二节　糖代谢紊乱生物化学检验项目与评价

PPT

糖代谢紊乱相关的生物化学检测项目在 DM 的诊断、分型和并发症评估等方面均有重要的意义。

一、体液葡萄糖

FBG 是在隔夜空腹（至少 8~10 小时未进任何食物，饮水除外）后，早餐前采集的血液样本，为 DM 诊断最常检测的项目，反映胰岛 B 细胞功能，代表基础胰岛素的分泌功能。在 30~60 岁，血葡萄糖浓度随年龄增大而升高，有研究表明：FBG 浓度每 10 年增高约 0.11mmol/L，餐后血糖浓度每 10 年增高 0.22mmol/L，60 岁以后 FBG 水平不会显著升高。

（一）方法概述

血糖的测定方法很多，主要分为氧化还原法、芳香胺缩合法及酶法三大类。IFCC 推荐的参考方法是己糖激酶（hexokinase，HK）法，我国推荐的常规方法是葡萄糖氧化酶（glucose oxidase，GOD）法。POCT 多采用 GOD 法。

（二）测定原理

1. 葡萄糖氧化酶法　GOD 催化葡萄糖氧化成葡萄糖酸内酯，并释放出 H_2O_2，后者在 POD 的催化下，与色原性氧受体 4-氨基安替比林偶联酚缩合为红色醌类化合物，后一步反应即 Trinder 反应。此化合物的生成量与葡萄糖含量成正比。其反应式如下。

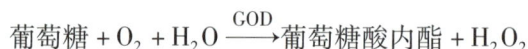

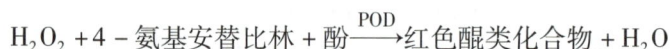

$$葡萄糖 + O_2 + H_2O \xrightarrow{GOD} 葡萄糖酸内酯 + H_2O_2$$

$$H_2O_2 + 4-氨基安替比林 + 酚 \xrightarrow{POD} 红色醌类化合物 + H_2O$$

2. 己糖激酶法　葡萄糖在 HK 和 Mg^{2+} 存在下，与 ATP 反应生成葡萄糖-6-磷酸和 ADP，生成的葡萄糖-6-磷酸在 G6PD 催化下使 $NADP^+$ 还原成为 NADPH。在 340nm 处测定 NADPH 的生成量，与样本中葡萄糖含量成正比。反应式如下：

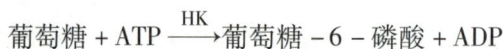

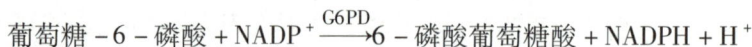

$$葡萄糖 + ATP \xrightarrow{HK} 葡萄糖-6-磷酸 + ADP$$

$$葡萄糖-6-磷酸 + NADP^+ \xrightarrow{G6PD} 6-磷酸葡萄糖酸 + NADPH + H^+$$

（三）方法学评价

GOD 法存在两方面问题：一方面 GOD 催化第一步反应生成的 H_2O_2 是一种强氧化物，如样本中存在的抗坏血酸、丹参、谷胱甘肽、尿酸、胆红素、血红蛋白等还原性物质，都会消耗 H_2O_2，使测定结果偏低；另一方面，POD 是一种非特异性酶，在催化 H_2O_2 同时也催化其他过氧化物，可使测定结果偏高。GOD 法的可报告范围各试剂盒略有不同，不精密度（CV）3.0%、偏倚（B）2.0%、允许总误差（TE_a）7.0%。该方法准确度和精密度均达到临床要求，适用于手工操作和仪器自动化分析，被推荐为血糖测定的常规检验，亦可测定脑脊液葡萄糖浓度。值得注意的是 GOD 只能高特异性催化 $\beta-D-$ 葡萄糖，而 α 和 β 构型葡萄糖各占 36% 和 64%。要使葡萄糖完全反应，必须使 $\alpha-$ 葡萄糖变旋为 $\beta-$ 构型，因此，手工新配制的葡萄糖标准液需放置 2 小时后才能应用。

HK 法中 G-6-PD 特异性高，只作用于 G-6-P，因此该法测定的准确度和精密度很高，是葡萄糖测定的参考方法。其可报告范围各试剂盒略有不同，分析质量目标同 GOD - POD 法。另外，HK 法也用于尿糖定量。本法中，若使用的 G - 6 - PD 来源于酵母，以 NADP$^+$ 作为辅因子；若来源于细菌，则以 NAD$^+$ 作为辅因子。

二、餐后 2 小时血糖

影响餐后血糖的因素有很多，如 INS 分泌、肌肉和肝脏及脂肪组织对 INS 的敏感性、胰高血糖素的分泌、餐前血糖水平、进食种类、运动和情绪等。

餐后 2 小时血糖（2 hour postprandial plasma glucose，2hPPG）是在口服 75g 葡萄糖或 100g 馒头餐后，从第一口饭的时间开始计算，抽取进食后 2 小时的血液样本进行测定。

（一）测定原理

测定原理与方法学评价同体液葡萄糖。

（二）临床意义

对于 DM 患者，2hPPG 是一个非常有价值的监测项目：①反映胰岛 B 细胞的储备功能，若胰岛 B 细胞的储备功能良好，周围组织对 INS 作用敏感，则 2hPPG 应降到 7.80mmol/L 以下。如果胰岛 B 细胞的储备功能良好，但存在明显的胰岛素抵抗（insulin resistance，IR），或 IR 不明显，则 2hPPG 可明显升高；②若 2hPPG >11.1mmol/L，则易发生糖尿病性眼、肾、神经等慢性并发症。对于中年以下和病情不重者，要严格控制 2hPPG 在 7.80mmol/L 以下；对于老年 DM 患者或并发症较重者，2hPPG 可适当放宽至 7.80 ~ 11.10mmol/L；③2hPPG 能较好地反映进食量及使用的降糖药是否合适，这是仅查 FBG 所不能替代的；④2hPPG 测定是诊断 DM 的另一重要项目。实际上 2hPPG 是一种简化的葡萄糖耐量试验（glucose tolerance test，GTT），简单易行，易为患者接受，所以是临床上用于筛选和发现 FBG 低于 DM 诊断界值的 DM 患者的最常用方法。但缺点是：有些 DM 患者服糖后血糖高峰不在 2 小时，而是在 1 小时后，到 2 小时的时候血糖高峰已下降，这样的患者易被漏诊，必要时做 GTT。

三、葡萄糖耐量试验

GTT 是经口服或静脉给予受试者一定负荷量的葡萄糖后，通过测定不同时间的血糖浓度，了解受试者的血糖调节能力，包括口服葡萄糖耐量试验（oral glucose tolerance test，OGTT）和静脉葡萄糖耐量试验（intravenous glucose tolerance test，IGTT），常用前者。

OGTT 是口服一定量葡萄糖后，做系列血葡萄糖浓度测定，以评价机体对血糖调节能力的标准方法。

（一）试验方法

WHO 推荐的标准化 OGTT：试验前 3 天受试者每日食物中含糖量不低于 150g，且维持正常活动，影响试验的药物应在 3 天前停用。试验前应空腹 10 ~ 16 小时，坐位取血后 5 分钟内饮入 250ml 含 75g 无水葡萄糖的糖水（儿童按 1.75g/kg 体重计算，总量不超过 75g）。之后，每隔 30 分钟取血 1 次，共 4 次，历时 2 小时（必要时可延长血样本的收集时间，可长达服糖后 6 小时）。采血同时，每隔 1 小时可留取尿液做尿糖测定。整个试验过程中不可吸烟、喝咖啡、喝茶或进食。根据 5 次血糖水平（空腹时为 0 时间）绘制 GTT 曲线。

血糖浓度测定原理与方法学评价同体液葡萄糖。

（二）葡萄糖耐量曲线

将空腹和服糖后 30 分钟、60 分钟、120 分钟和 180 分钟静脉血浆葡萄糖，绘制成 GTT 曲线图（图

10 - 1）。

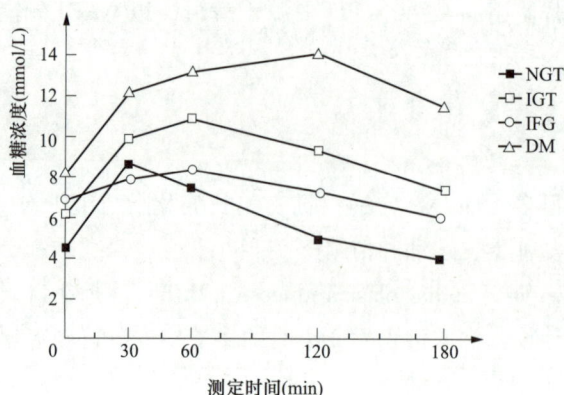

图 10 - 1　口服 GTT 曲线

（三）结果判读

OGTT 结合空腹血糖葡萄糖浓度（fasting plasma glucose，FPG）可协助诊断 DM 及相关状态：①FPG正常（<6.10mmol/L），且 2 小时 PPG <7.80mmol/L 为正常糖耐量（normal glucose tolerance，NGT）；②FPG 介于 6.10~7.00mmol/L，2 小时 PPG <7.80mmol/L 为 IFG；③FPG <7.00mmol/L，2 小时 PPG 介于 7.80~11.10mmol/L 为 IGT；④FPG≥7.00mmol/L，或（和）2 小时 PPG≥11.10mmol/L 为糖尿病性糖耐量。

（四）临床意义

OGTT 在 DM 的诊断中并非必需，因此不推荐临床常规应用。主要用于下列情况：①诊断 GDM；②诊断 IGT；③有无法解释的肾病、神经病变或视网膜病变，其随机血糖 <7.80mmol/L，可用 OGTT 了解糖代谢状况。在此时如 OGTT 异常，不代表有肯定因果关系，还应该排除其他疾病；④人群筛查，以获取流行病学数据。

对不能承受大剂量口服葡萄糖、胃切除后及其他可致口服葡萄糖吸收不良的患者，为排除影响葡萄糖吸收的因素，应进行 IGTT。IGTT 的适应证与 OGTT 相同。当受试者血糖 >14.00mmol/L 时，口服 75g 葡萄糖所致的高糖毒性不仅造成胰岛细胞的损伤，同时有诱发酮症的风险，临床上应避免这种情况发生。

四、糖化蛋白质

糖化蛋白质（glycated protein）是指血液中的葡萄糖通过非酶促、不可逆的形式将其糖基以共价修饰方式结合到蛋白质的氨基酸基团上的方式而形成，其合成的速率主要取决于葡萄糖的浓度。血红蛋白、清蛋白、晶状体蛋白、胶原蛋白等都可发生糖基化反应，由于不同蛋白质的半衰期不同，且糖基化过程进行缓慢，所以糖化蛋白主要是用于评估血糖的控制效果。此外，由于糖化后的蛋白可变性，是引起 DM 慢性并发症的原因之一，可用来估计血管并发症发生的危险度。

（一）糖化血红蛋白

糖化血红蛋白（glycohemoglubin，GHb）在长时间、高浓度血糖存在的条件下，血红蛋白的氨基与葡萄糖进行非酶促反应结合的产物。它们的糖基化位点是血红蛋白 β 链 N 末端的缬氨酸残基，其生成是一个缓慢的、不可逆的过程，生成量与血糖浓度、高血糖存在的时间以及红细胞寿命相关。对 GHb 进行层析分析将成年人血红蛋白分成多种组分，其中 HbA_{1c} 是糖化血红蛋白部分，所以，常常也把

GHb 叫作 HbA_{1c}（图 10 - 2）。

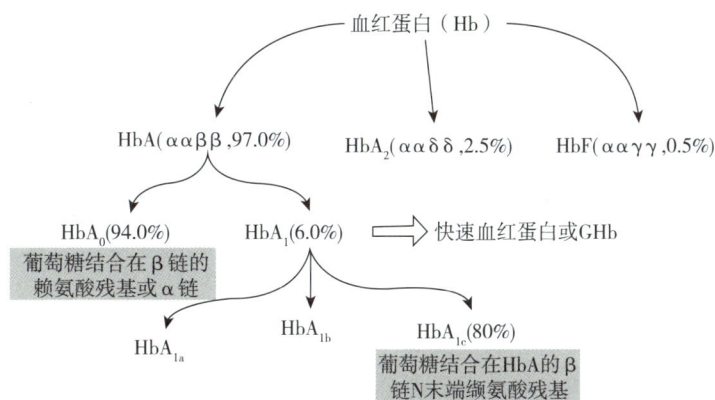

图 10 - 2　血红蛋白的层析分析成分分类示意图

血 HbA_{1c} 浓度与红细胞寿命和该时期内血糖的平均浓度有关，红细胞平均寿命为 90 ~ 120 天，因此，GHb 的浓度反映测定日前即过去 2 ~ 3 个月内受试者血糖的平均水平，不受每天葡萄糖波动的影响，也不受运动、药物或食物的影响。

1. 方法概述　临床实验室 HbA_{1c} 的测定方法按原理可分为两大类，一类是基于糖化与非糖化血红蛋白所带电荷不同，如离子交换层析法、常规电泳和等电聚焦电泳等方法；另一类是基于糖化与非糖化血红蛋白的结构不同，可采用亲和层析、离子捕获法和免疫测定法。临床最常用的是离子交换高效液相层析法，是目前 HbA_{1c} 测定的"金标准"。　 微课/视频 1

2. 测定原理

（1）离子交换层析法　采用弱酸性阳离子交换树脂，在一定离子强度及 pH 条件的洗脱液下，由于 Hb 中各组分蛋白所带电荷不同而分离，得到相应的 Hb 层析谱，其横坐标是时间，纵坐标是百分比。

（2）电泳法　琼脂糖凝胶电泳是利用在酸性（pH6.0）缓冲液中，GHb 和非糖化血红蛋白向负极泳动，含糖基最少的 HbA_{1a} 和 HbA_{1b} 泳动最快，HbA_{1c} 处于中间，HbA_0 迁移速度最慢。

（3）亲和层析法　利用硼酸与 HbA_{1c} 分子上葡萄糖的顺位二醇基反应，形成可逆的五环化合物，使样本中的 HbA_{1c} 选择性地结合于间氨基苯硼酸的琼脂糖珠柱上，而非 HbA_{1c} 则被洗脱。然后用山梨醇解离五环化合物以洗脱 HbA_{1c}，洗脱液在 410nm 处测定吸光度，计算 HbA_{1c} 的百分比。

（4）免疫化学法　通常采用免疫比浊法。

（5）酶法　在蛋白酶的作用下，糖化血红蛋白的 β 链 N 末端被切断并释放糖化二肽。第一反应通过测定 480nm 的吸光度，可求出 Hb 浓度。第二反应中果糖基肽氧化酶（FPOX）作用于糖化二肽，生成 H_2O_2；在 POD 的存在下，H_2O_2 与显色剂产生显色反应，通过测定 660nm 的吸光度可求出 HbA_{1c} 的浓度，进一步计算得出 HbA_{1c}（%）。

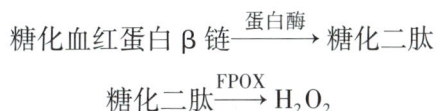

$$糖化血红蛋白\ β\ 链 \xrightarrow{\text{蛋白酶}} 糖化二肽$$

$$糖化二肽 \xrightarrow{\text{FPOX}} H_2O_2$$

3. 临床意义　HbA_{1c} 比例的高低取决于血糖的浓度、血糖与血红蛋白的接触时间，以及红细胞存活时间。

（1）用于评估患者血糖的总体控制情况　中华医学会糖尿病分会推荐目标值是 <6.5%，4% ~ 6% 表示血糖控制良好，6% ~ 7% 表示血糖控制比较理想，7% ~ 8% 表示血糖控制一般，8% ~ 9% 表示控制

较差，>9%表示血糖控制很差。

（2）用于预测 DM 慢性并发症的发生风险　当 HbA_{1c} >7% 时，发生慢性并发症的风险显著增高。

（3）作为 DM 的诊断项目　2010 年 ADA 颁布的 DM 管理指南将糖化血红蛋白≥6.5% 作为 DM 的诊断标准之一。2021 年 4 月 19 日，中华医学会糖尿病分会发布了《中国 2 型糖尿病防治指南》，正式将 HbA_{1c} 纳入 DM 诊断标准。

知识拓展

HbA_{1c} 的标准化进展与检测技术标准体系

2010 年中华医学会检验分会发布了《糖尿病诊断治疗中实验室检测项目的应用建议》，提出 HbA_{1c} 是观察了解糖尿病患者血糖控制水平的重要项目。国务院印发健康中国行动（2019—2030）中首次将糖尿病防治列入专项行动。2020 年中华医学会糖尿病分会、国家医学检验临床医学研究中心联合发起了"中国糖化血红蛋白一致性计划"，以提高我国不同实验室间 HbA_{1c} 检测结果一致性，为我国广泛采用 HbA_{1c} 作为糖尿病诊断标准提供可靠技术保障。在我国，HbA_{1c} 检测技术标准体系主要由《糖化血红蛋白分析仪》（YY/T 1246—2014）和《糖化血红蛋白测定试剂盒（胶乳免疫比浊法）》（YY/T 1605—2018）产品标准、《糖化血红蛋白检测指南》（WS/T 461—2024）方法标准和《糖化血红蛋白分析仪校准规范》（JJF1841—2020）规范标准组成。

（二）糖化血清蛋白

除血红蛋白外，血液中的葡萄糖也与血清蛋白的 N 末端通过非酶促糖基化反应与其他蛋白（如清蛋白、膜蛋白、晶状体）结合形成高分子酮胺化合物。糖化清蛋白（glycated albumin，GA）是指葡萄糖与清蛋白链内赖氨酸残基上的 ε - 氨基结合生成。果糖胺是血浆蛋白酮胺的普通命名，其主要成分是糖化血清蛋白（glycated serum protein，GSP），反映的是血清中总的糖化清蛋白，在清蛋白浓度和半衰期发生明显改变时，会对 GA 产生很大影响，故对于这类患者，果糖胺结果不可靠。因体内 90% 以上 GSP 是 GA，因此 GA 可以反映 GSP 的总体水平。

1. 方法概述　GSP 通常采用硝基四氮唑盐（NBT）还原法检测果糖胺或酶法［（ketoamine oxidase，KAOD，又称糖化氨基酸氧化酶）］测定。GA 检测按原理分为三类：①基于所带电荷不同，有阳离子交换层析法和电泳法；②基于糖化基团结构不同，有亲和层析法和免疫学方法；③化学分析技术，包括比色法和酶法。

2. 测定原理（酶法）　首先使用蛋白酶将 GA 水解生成糖化氨基酸，然后利用特异的 KAOD 将糖化氨基酸分解为葡萄糖酮醛、氨基酸和 H_2O_2，而后 H_2O_2 在色素原 TODB［$N,N,-bis$（4 - sulfobutyl）- 3 - methylaniline，disodium salt］和 4 - AAP 及 POD 作用下，生成蓝紫色色原，色原的生成量与 GA 含量成正比，通过测量 550nm 左右吸光度值，从而求出 GA 浓度。反应式如下。

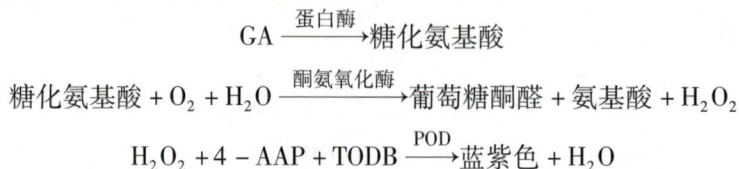

$$GA \xrightarrow{\text{蛋白酶}} 糖化氨基酸$$

$$糖化氨基酸 + O_2 + H_2O \xrightarrow{\text{酮氨氧化酶}} 葡萄糖酮醛 + 氨基酸 + H_2O_2$$

$$H_2O_2 + 4 - AAP + TODB \xrightarrow{\text{POD}} 蓝紫色 + H_2O$$

3. 方法学评价　GA 通常用 GA 占血清清蛋白的百分比来表示。酶法特异性较高、干扰少、线性宽，是理想的 GA 测定方法，可运用于自动化生化分析仪上。

4. 临床意义　清蛋白是血清蛋白的最主要成分，半衰期约 19 天，所以 GA 能反映近 2~3 周的平均血糖水平，被认为是 DM 短期监测的最有用方法。

GA 与 HbA$_{1c}$ 联合测定有助于判断高血糖的持续时间，可作为既往糖尿病史的辅助诊断；当清蛋白浓度和半衰期发生明显变化时，会对 GA 产生很大影响，故对于肝硬化、肾病综合征、异常蛋白血症患者，GA 结果不可靠；而当患者有 Hb 变异（如 HbS 或 HbC 存在）时，会使红细胞寿命下降，GHb 测定结果不可靠。所以，GA 应与 GHb 联合应用，互为补充，才更有价值。

（三）晚期糖基化终末产物

晚期糖基化终末产物（advanced glycation end products，AGEs）是以蛋白质、脂肪及核酸的氨基和还原糖（葡萄糖、果糖、戊糖等）为原料，在生理环境中发生非酶催化反应，生成的稳定的共价化合物。该反应又称为 Maillard 反应。AGEs 在体内积聚会对细胞和组织产生直接和间接的影响，与人体衰老和多种慢性退化性疾病相关。

1. 方法概述 多种方法可以检测血清/血浆或组织中 AGEs，包括免疫荧光法、层析法、ELISA 以及荧光分光光度法等。目前最常用的方法是 ELISA 与层析法。

2. 测定原理（ELISA 法） 通过体外制备的 AGEs 修饰的蛋白制备抗体，采用竞争性 ELISA 法检测血清 AGEs 含量。

3. 方法学评价 ELISA 法具有快速、操作简便、重复性好等特点，最低检测限 0.1mg/L，适合临床常规检验及大样本科研。不足之处是本法不能鉴定被 AGE 修饰的蛋白质种类。

4. 临床意义 体内 AGEs 检测提供了一种比 HbA$_{1c}$ 更长期的 DM 控制指标，对监测长期血糖水平、评估 DM 并发症的程度，以及指导 DM 治疗等有重要意义。随着年龄增长，AGEs 在血清、组织中生成、积累，即使高血糖得到纠正，它也不会转变为正常物质。可通过影响蛋白质和细胞外基质的功能，促进 DM 微血管和大血管病变，参与 DM 慢性并发症、阿尔茨海默病、白内障等多种疾病和衰老的发生、发展。

五、血糖调节物

（一）胰岛素及相关检测

INS 是由胰腺的胰岛 B 细胞合成与分泌的多肽激素。首先合成的是 102 个氨基酸残基的前胰岛素原（preproinsulin），经酶切掉信号肽后，生成 86 个氨基酸的胰岛素原（proinsulin），贮存在 B 细胞高尔基体的分泌小泡内，最后被蛋白水解酶作用后产生活性 INS 和无活性的 31 个氨基酸的 C 肽（C - peptide，CP）（图 10 - 3）。正常人体中胰岛素呈脉冲式分泌，基础分泌量约 1U/h，健康人在葡萄糖的刺激下，胰岛素呈二时相脉冲式分泌：静脉注射葡萄糖后的 1~2 分钟内是第一时相，10 分钟内结束，呈尖而高的分泌峰，代表贮存胰岛素的快速释放；紧接着为第二时相，持续 60~120 分钟，直到血糖水平回到正常，代表了胰岛素的合成和持续释放能力。

采用胰岛素释放试验/C 肽激发试验，即患者空腹时口服定量葡萄糖（或馒头），使血糖升高刺激胰岛 B 细胞释放胰岛素/C 肽，可反应基础状态和葡萄糖刺激下的胰岛素释放功能。该试验常与 OGTT 试验同时进行。

葡萄糖胰岛素钳夹技术（glucose insulin clamp technique，CLAMP）是目前国际公认的评价 IR 的金标准，但方法复杂、设备特殊、费时，限制了在临床上的推广和使用，必要时可用胰岛素敏感指数（insulin sensitivity index，ISI）计算法，公式为：ISI = 1/（空腹血糖×空腹胰岛素），ISI 低说明存在 IR；也可采用稳态模型（homeostasis assessment model，HOMA Model）计算胰岛素抵抗指数（immune reactive insulin，IRI），公式为：Homa - IRI =（空腹血糖×空腹胰岛素）/22.5，IRI 高说明存在 IR。

1. 方法概述 INS 和 CP 的检测方法主要分为 2 类：①免疫法包括 RIA、ELISA、CLIA 以及

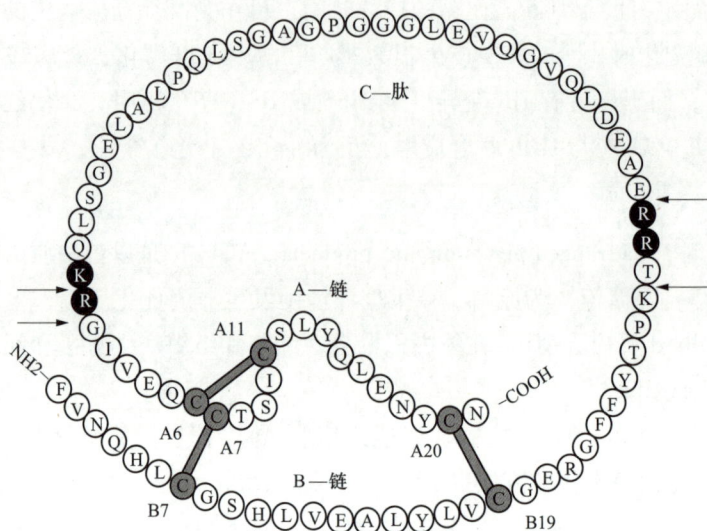

图 10 - 3　胰岛素结构

ECLIA；②非免疫法包括同位素稀释法（IDA）和 HPLC 等。值得注意的是：用外源性 INS 治疗的患者会产生抗胰岛素抗体，可与免疫法使用的抗体竞争，产生干扰。

2. 测定原理　目前多使用 CLIA 或 ECLIA。

3. 临床意义　正常人 INS 分泌常与血糖值呈平行状态，服糖后高峰在 30～60 分钟，通常为空腹值的 5～10 倍，在 180 分钟回落至接近空腹水平。葡萄糖刺激 INS 分泌的动态试验有利于 DM 类型鉴别（图 10 - 4）。

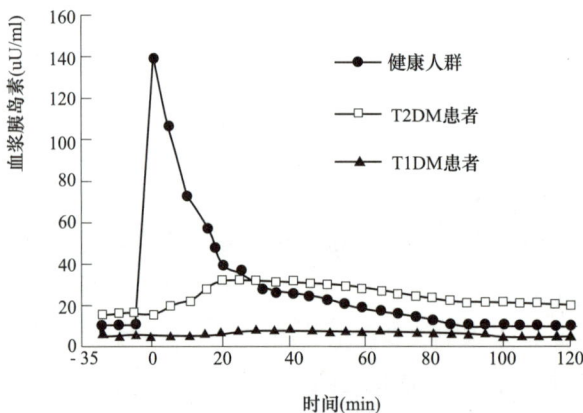

图 10 - 4　葡萄糖刺激胰岛素分泌试验

INS 测定的临床应用：①对空腹低血糖症患者进行评估；②预测 T2DM 的发展并评估患者状况，预测 DM 易感性；③测定血 INS 浓度和胰岛素抗体来评估 IR 机制。

CP 测定能更好地反映 B 细胞功能，还可以：①评估空腹低血糖：某些 B 细胞瘤患者，尤其是存在间歇性 INS 分泌过多时，INS 检测可正常但 C 肽浓度都升高。②当注射 INS 导致低血糖发生时，INS 水平会很高而 CP 降低，这是因为药用 INS 中没有 CP 存在，且外源性 INS 会抑制胰岛 B 细胞的分泌功能。③监测胰腺手术效果：在全胰腺切除术后检测不到血清 CP，而在胰腺或胰岛细胞移植成功后其浓度应该增加。胰岛素释放试验/C 肽激发试验在鉴别 DM 类型上更特异和敏感。

（二）胰岛素原检测

胰岛素原的生物活性仅相当于胰岛素的10%。正常情况下仅少量的胰岛素原（胰岛素的3%）进入血循环。

1. 测定原理 主要采用免疫学方法：RIA、ELISA 和 ECLIA。

2. 临床意义 胰岛素原在评价 IR 及 DM 病情上具有一定作用：①T1DM 由于 INS 合成和分泌极度下降，刚合成的胰岛素原在未转变为 INS 的情况下即释放入血，造成血浆胰岛素原升高；②T2DM 患者，胰岛素原比例和胰岛素原转化中间体都会增加；③GDM 存在明显高浓度水平的胰岛素原，胰岛素样物质（32、33 位氨基酸断裂的胰岛素原）所占的比率增加可作为 GDM 筛查预测项目；④大多数 B 细胞瘤患者都有 INS、CP 和胰岛素原浓度的增加，部分患者只有胰岛素原升高。

六、糖尿病并发症相关项目

（一）酮体检测

酮体（ketone bodies）为乙酰乙酸、丙酮和 β – 羟丁酸的统称，主要来源于游离脂肪酸在肝脏代谢的中间产物，正常情况下以 β – 羟丁酸为主（约占78%），其次为乙酰乙酸（约占20%），丙酮占2%。糖代谢紊乱时，脂肪分解代谢加速，氧化不充分，产生大量酮体，可导致 DKA 乃至昏迷。过多的酮体从尿中排出，称为酮尿。

目前尚无方法能同时检测出血清或尿液中酮体的三种组分。尿酮体常采用试纸法（硝普钠法）对乙酰乙酸和丙酮进行定性或半定量检测。血酮体常用酶法测定血清中 β – 羟丁酸组分。

1. 测定原理（酶法） 在 NAD^+ 存在时，β – 羟丁酸在 β – 羟丁酸脱氢酶（β – HBDH）的催化下，生成乙酰乙酸和 NADH，在波长 340nm 处，测定 NADH 的吸光度，NADH 与血 β – 羟丁酸含量成正比。样本不需处理可直接测定，适用于各型生化分析仪。

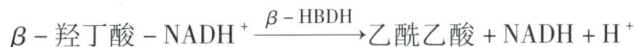

$$\beta – 羟丁酸 – NADH^+ \xrightarrow{\beta – HBDH} 乙酰乙酸 + NADH + H^+$$

2. 临床意义 糖的来源减少（饥饿或频繁呕吐）或利用下降（如 DM、糖原累积病等）可导致酮体形成过多；DKA 时，检测血酮体的半定量或测定血清 β – 羟丁酸含量比检测尿酮体更为准确，但尿酮体检测方便，临床常用于 DM 病情监测。

（二）乳酸和丙酮酸检测

乳酸（lactic acid）是糖代谢的中间产物，由丙酮酸还原而成，主要来源于骨骼肌、脑、皮肤、肾髓质和红细胞。

正常情况下，乳酸/丙酮酸比值为 10 : 1。DM 患者由于 INS 的绝对和相对不足，机体组织不能有效地利用血糖，丙酮酸大量还原为乳酸，导致体内乳酸堆积。临床上常用酶法测定乳酸。

1. 测定原理（酶法） 利用碱性条件下乳酸在 LD 催化下脱氢生成丙酮酸，NAD^+ 转变成 NADH。于 340nm 波长测定 NADH 的吸光度，NADH 与血乳酸含量成正比。

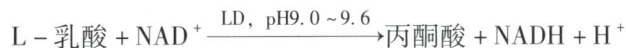

$$L – 乳酸 + NAD^+ \xrightarrow{LD,\ pH9.0 \sim 9.6} 丙酮酸 + NADH + H^+$$

利用乳酸测定的逆反应，可进行丙酮酸检测，原理是在 pH 7.5 的溶液中，丙酮酸在 LD 和 NADH 作用下，生成乳酸和 NAD^+，从 NADH 吸光度的变化值来定量样品中的丙酮酸。

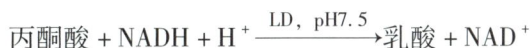

$$丙酮酸 + NADH + H^+ \xrightarrow{LD,\ pH7.5} 乳酸 + NAD^+$$

2. 临床意义 一般认为乳酸浓度超过 5mmol/L 以及 pH < 7.25 时，提示有明显的乳酸性酸中毒。剧烈运动后乳酸浓度会急剧升高，甚至卧床患者活动腿部也会导致乳酸含量显著升高。乳酸/丙酮酸比

值反映了机体的代谢状态，若乳酸/丙酮酸比值＜25，提示糖异生缺陷；若比值≥35，则提示缺氧导致的胞内代谢降低。先天异常伴有乳酸/丙酮酸比值升高常见于丙酮酸羧化酶缺乏症及氧化磷酸化缺陷。

需要注意的是，乳酸和丙酮酸检测对采血要求严格，患者应空腹和静息2小时以上，使血中乳酸处于稳态。抽取静脉血时不能使用压脉带。若使用压脉带，需在穿刺后立即松开压脉带，待血流恢复正常数分钟后再抽血，否则，乳酸会因为糖酵解而快速增加。采血后需立即检测，25℃下，3分钟之内增加20%，30分钟之内增加70%。血中丙酮酸也极不稳定，血液抽出后1分钟浓度就会减低。

（三）尿清蛋白

DM患者有很高的肾脏损害风险，约1/3的T1DM患者最终发展为慢性肾衰，T2DM发展为糖尿病肾病的概率不及T1DM，但因其人数众多，占整个病例的60%。糖尿病肾病早期主要表现为尿微量清蛋白（urinary microalbumin，mAlb）的增加。

1. 测定原理（PETIA法） 常留取24小时尿标本检测尿Alb或以随机尿标本检测尿Alb与尿肌酐比值（urine albnmin creatine ratio，UACR或尿ACR）（详见本书第五章、第十六章）。

2. 临床意义 尿mAlb被公认为是一种灵敏、简便、快速的早期肾脏损伤检测项目，其升高早于DM及高血压、心血管病变、神经性病变等并发症出现之前。有研究显示：尿常规检查中尿蛋白阴性的DM患者，其中2/3已发生清蛋白尿，尿ACR已出现了升高。虽然无任何肾脏病变的体征，但已经是糖尿病肾病早期。尿清蛋白排泄率（urinary albumin excretion rate，UAE）持续＞20μg/min，说明发展为明显肾脏疾病的危险将增加20倍；持续性尿蛋白定性阳性（相当于UAE≥200μg/min），提示已有明显的糖尿病肾病。在T2DM患者，尿Alb增加可预测渐进性肾脏疾病、AS和心血管病死亡率。另外，尿清蛋白是高血压、心血管疾病的独立危险因素。

七、胰岛自身抗体

胰岛自身抗体包括：①抗胰岛细胞抗体（islet cell cytoplasmic antibodies，ICA），针对胰岛细胞内多种抗原的一组抗体，对所有胰岛内分泌细胞的胞浆成分都有作用；②谷氨酸脱羧酶自身抗体（glutamate decarboxylase autoantibodies，GADA），谷氨酸脱羧酶是人及动物体内神经递质γ-氨基丁酸的合成酶，有GAD65和GAD67两种形式。T1DM患者绝大部分为抗GAD65抗体，它和抗酪氨酸磷酸酶-2抗体（IA-2A）是ICA的主要成分；③胰岛素自身抗体（insulin autoantibodies，IAA），主要为IgG，一种与糖尿病发生有关，属于自身抗体；另一种是外源胰岛素治疗后诱导产生的抗体。

组织样本可采用免疫荧光法、组织化学染色法、免疫沉淀化学法等，血液样本可采用CLIA、ELISA、RIA等。

1. 测定原理 CLIA是目前临床实验室最常用方法（详见本书第五章）。

2. 临床意义

（1）ICA阳性 ①预示胰岛B细胞的自身免疫损害，是DM的高危项目；②新发现的T1DM中，其阳性率可达70%~90%，高浓度ICA预示疾病进展的高危险性。

（2）GADA阳性 ①预测T1DM，新发现的T1DM患者中70%~80%可检测出GADA；②GADA和ICA是从T2DM中鉴别诊断成年人隐匿性免疫性糖尿病的两个重要项目；③GADA可作为普查项目，用于筛查和发现T1DM的高危人群和个体。

（3）IAA阳性 ①与T1DM的发生有显著相关性，高滴度者发病快；②与INS制剂的免疫原性有关，为改进DM治疗方案提供重要依据；③是评价药用INS质量（免疫原性和纯度）的可靠项目。

下述几种情况下推荐进行胰岛素自身抗体检测：①某些最初诊断为T2DM，却出现了T1DM的自身抗体并发展为依赖INS治疗者；②准备捐赠肾脏或部分胰腺用于移植的非糖尿病家族成员；③评估

GDM 患者演变为 T1DM 的风险；④从儿童 DM 患者中鉴别出 T1DM，以尽早进行 INS 治疗。

第三节 糖代谢紊乱生物化学检验项目的临床应用

PPT

DM 的临床生物化学检测项目在 DM 的筛查、病因分类、临床诊断和鉴别诊断、疗效评估、病情监测以及病理机制探讨等方面具有重要价值。 📱 微课/视频 2

一、糖尿病的早期筛查

DM 早期筛查项目如下。①血糖：FPG 和 2hPPG。②胰岛素分泌：空腹分泌、脉冲分泌和葡萄糖刺激分泌。③胰岛素自身抗体：ICA、IAA、GADA 和 IA－2A。④基因测序：HLA 的某些基因型。

二、糖尿病的诊断 📱 微课/视频 3

2022 年，中华医学会糖尿病学分会和国家基层糖尿病防治管理办公室颁布了《国家基层糖尿病防治管理指南》，其中高血糖状态分类见表 10－2、DM 诊断标准见表 10－3。

表 10－2 高血糖状态分类

糖代谢分类	静脉血浆葡萄糖（mmol/L）	
	空腹	OGTT 2h
IFG	6.1～7.0	<7.8
IGT	<7.0	7.8～11.1
DM	≥7.0	≥11.1

表 10－3 糖尿病诊断标准

诊断标准	静脉血浆葡萄糖或 HbA$_{1c}$ 水平
典型糖尿病症状	
加上随机血糖	≥11.1mmol/L
或加上 FBG	≥7.0mmol/L
或加上 OGTT 2h 血糖	≥11.1mmol/L
或加上 HbA$_{1c}$	≥6.5%
无糖尿病典型症状者，须改日复查确认	

2023 年 ADA 诊断新标准已公布，并受到充分重视。DM 的诊断主要基于血糖标准，包括 FBG、75g 葡萄糖耐量试验中 2 小时血糖值（2hPG）、HbA$_{1c}$。当满足以下一项时即诊断糖尿病。①FBG 为 7.0mmol/L；②OGTT 2hPG≥11.1mmol/L；③HbA$_{1c}$≥6.5%；④随机血糖≥11.1mmol/L。

三、妊娠期糖尿病的诊断

妊娠期间的 DM 有两种情况，一种为妊娠前已确诊患 DM，称"糖尿病合并妊娠"；另一种为妊娠前糖代谢正常或有潜在糖耐量减退、妊娠期才出现或确诊的 DM，又称为 GDM。ADA 2023 年"妊娠合并糖尿病诊治指南"推荐，对所有计划妊娠的育龄女性备孕期进行高危因素筛查和 DM 筛查。孕 15 周前应针对 DM 高危人群进行筛查，针对备孕期未筛查 DM 的女性，应在首次产前检查时筛查。

GDM 的诊断标准：在妊娠期任何时间行 75g OGTT，5.1mmol/L≤FBG <7.0mmol/L，1 小时血糖≥10.0mmol/L，8.5mmol/L≤2 小时血糖 <11.1mmol/L，任何 1 个点血糖符合上述标准即诊断 GDM。值得注意的是，因妊娠早期 FBG 随孕周会逐渐下降，此时单纯 FBG >5.1mmol/L 者暂不诊断为 GDM，需追踪随访确定。

四、糖尿病并发症的鉴别

DKA 的诊断要点是体内酮体增加和代谢性酸中毒，如尿、血酮体明显强阳性，后者定量多大于 5mmol/L；血 pH 和 CO_2 结合力降低，碱剩余负值增大，阴离子间隙增大；但血浆渗透压仅轻度上升。

HHS 的诊断要点是体内的高渗状态，实验室检查结果为"三高"，即血糖特别高（≥33.3mmol/L）、血钠高（≥145mmol/L）、血渗量高（≥350mOsm/kg H_2O）；尿糖呈强阳性，血清酮体可稍增高，但 pH 大多正常。

DLA 的诊断要点为体内乳酸明显增加（血乳酸浓度 >2mmol/L），pH 降低，乳酸/丙酮酸比值 >10 并排除其他酸中毒原因时可确诊。

DM 慢性并发症的实验室监测项目包括：①血糖与尿糖；②糖化蛋白（包括 GHb 及 GA 等）；③尿 mAlb；④其他并发症评估项目，如肌酐、胆固醇、TG 等；⑤胰腺移植效果评估项目如 INS 和 CP 等。

五、代谢综合征

代谢综合征（metabolic syndrome，MS）是指人体的蛋白质、脂肪、碳水化合物等物质发生代谢紊乱的病理状态，是一组复杂的代谢紊乱症候群，是腹型肥胖、血糖异常、血脂异常和高血压等聚集发病，严重影响机体健康的临床综合征，是心脑血管疾病、DM、痛风等多种疾病的共同病因。中华医学会糖尿病分会 2020 年发布的标准见表 10 - 4，具备表中 5 项组成成分中的 3 项及以上者可诊断为 MS。

表 10 - 4　中华医学会糖尿病分会 2020 年发布的代谢综合征诊断标准

项目	标准
腹型肥胖（即中心型肥胖）	腰围男性≥92cm，女性≥85cm
高血糖	空腹血糖（FPG）≥6.1mmol/L 和（或）2hPPG≥7.8mmol/L，和（或）已确诊糖尿病并治疗者
高血压	收缩压/舒张压≥130/85mmHg，和（或）已确诊高血压并治疗者
TG	空腹 TG≥1.7mmol/L
HDL - C	空腹 HDL - C <1.04mmol/L

六、低血糖症

低血糖症（hypoglycemia）是指血糖浓度低于参考区间下限，临床出现以交感神经兴奋和脑细胞缺糖为主要特点的综合征，一般以血浆葡萄糖浓度低于 2.80mmol/L 时作为低血糖症的标准。临床表现临床症状因人而异，缺乏特异性，主要是交感神经兴奋症状如出汗、神经质、颤抖、无力、眩晕、心悸、饥饿感，以及中枢神经系统症状如意识混乱、行为异常、视觉障碍、木僵、昏迷和癫痫等。主要低血糖类型包括新生儿低血糖、成人空腹低血糖、餐后低血糖、DM 性低血糖。

? 思考题

答案解析

案例 患者，男，29 岁。

主诉：发现口干，多饮多尿 10 天。

现病史：患者 10 天前无明显诱因出现口干、多饮、多尿症状，每日饮水量 3L，尿量较前增多，夜尿次数增多，约 3 次/夜，有明显空腹饥饿感，无消瘦症状，多次自测餐后血糖，最高达 22.0mmol/L。就诊检查空腹血糖 18.2mmol/L，尿糖（4＋），尿酮体（1＋），尿蛋白（4＋）。

既往史：3 年前诊断为"高血压"，口服硝苯地平片，10mg 一天一次，近期未服药。3 年前因"腰椎间盘突出"行 L1/2，L2/3 后外侧入路腰椎融合术，术后恢复可，"双黄连"过敏史。

基本检查：T 36.6℃、BP 150/120mmHg、P 88 次/分、R18 次/分，BMI 29.8kg/m^2，体型肥胖，胸廓对称无畸形，双肺呼吸音清，腹平软，无压痛及反跳痛，肝肋下、剑突下均未及，脾肋下未及，双下肢无水肿。

问题

（1）该患者的初步诊断是什么？

（2）诊断依据有哪些？

（3）进一步检测的建议是什么？

（李洪春）

书网融合……

重点小结　　　　题库　　　　微课/视频 1　　　　微课/视频 2　　　　微课/视频 3

第十一章　脂蛋白代谢紊乱的生物化学检验

学习目标

1. 通过本章学习，掌握血脂检查前应注意的问题，TC、TG、HDL－C、LDL－C、Lp（a）和 ApoAⅠ、ApoB 的测定方法学与评价，血脂水平分层的划分标准；熟悉高脂血症的分型及血液生化特点，各种脂蛋白的组成与结构要点，异常脂蛋白血症的原因，血脂检测项目的合理选择与应用；了解脂蛋白、载脂蛋白的种类与生理功能，脂蛋白受体、与脂蛋白代谢有关的酶类和特殊蛋白质，脂蛋白紊乱与致动脉粥样硬化关系，PL、FFA、Lp－PLA$_2$、RLP－C、sdLDL－C 的测定方法与评价，调脂治疗的目标值，血脂检测的标准化。

2. 具有熟练分析判断并解读血脂检测结果的能力，能主动与医生、护士及相关人员及时有效地沟通。

3. 树立科学的世界观、人生观和价值观，坚持实事求是的科学态度，注重从儿童到老年全生命周期的血脂管理，维护患者的健康利益。

众所周知，低密度脂蛋白胆固醇（low－density lipoprotein cholesterol，LDL－C）水平升高是动脉粥样硬化性心血管疾病（arteriosclerotic cardiovascular disease，ASCVD）的致病性危险因素。面对我国 ASCVD 疾病负担不断上升的趋势，血脂管理刻不容缓。临床血脂检测是从儿童到老年全生命周期血脂管理的重要组成部分，检测结果准确性是有效开展临床血脂异常管理工作的基础。

第一节　血浆脂蛋白代谢紊乱

PPT

脂蛋白代谢是血中脂质、脂蛋白及其受体和关键酶相互作用的代谢过程。在脂蛋白代谢过程中若有一个或多个环节障碍，则可能导致脂蛋白代谢紊乱及异常脂蛋白血症，从而引起动脉粥样硬化（atherosclerosis，AS）疾病。

一、脂蛋白与载脂蛋白的分类和组成特征

血脂是血液中脂类物质的总称，包括中性脂肪即甘油三酯（也称三酰甘油）（triglyceride，TG）、胆固醇（cholesterol，CH）、磷脂（phospholipid，PL）、糖脂、类固醇和非酯化脂肪酸即游离脂肪酸（nonesterified fatty acid，NEFA/free fatty acid，FFA）等。胆固醇包括游离胆固醇（free cholesterol，FC）和胆固醇酯（cholesterol ester，CE），两者合称总胆固醇（totel cholesterol，TC）。由于血浆中 TG 和 CH 都是疏水性物质，必须与血液中的特殊蛋白质和 PL 等一起组成一个亲水性的球形大分子，才能在血液中被运输，并进入组织细胞。这种球形大分子复合物称作脂蛋白。脂蛋白中的蛋白质成分称为载脂蛋白（apolipoprotein，Apo）。

（一）脂蛋白的分类和组成特征

脂蛋白分类的经典方法是超速离心法，将其分为乳糜微粒（chylomicron，CM）、极低密度脂蛋白（very low density lipoprotein，VLDL）、中间密度脂蛋白（intermediate density lipoprotein，IDL）、低密度

脂蛋白（low density lipoprotein，LDL）和高密度脂蛋白（high density lipoprotein，HDL）5大类。此外，在LDL和HDL区带之间有一特殊的脂蛋白——脂蛋白（a）[lipoprotein（a），Lp（a）]，密度为1.050～1.100kg/L。临床上常用琼脂糖凝胶电泳分类，将其分为CM（加样原点处）、β-脂蛋白、前β-脂蛋白和α-脂蛋白4大类。两种分类方法的相应关系如图11-1所示。

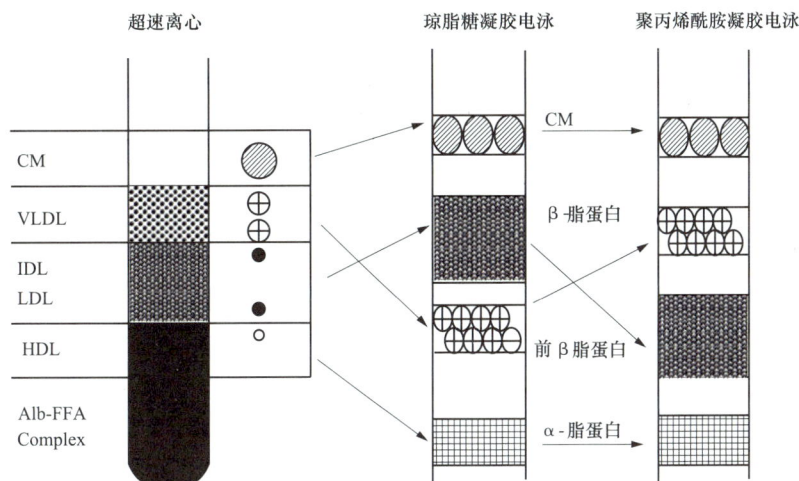

图 11-1 超速离心法与电泳法分离血浆脂蛋白的对应关系

人血浆主要脂蛋白的分类与组成见表11-1。CM主要来源于食物脂肪，颗粒最大，主要功能是转运外源性TG。血中CM的半寿期仅为10～15分钟，进食12小时后正常人血中几乎没有CM，TG恢复至原有水平。VLDL主要功能是转运内源性TG。由于CM和VLDL及其残粒都是以TG为主，所以这两种脂蛋白及其残粒统称为富含TG的脂蛋白（triglyceride-rich lipoprotein，TRL），也称残粒样脂蛋白（remnant-like particles，RLP）。IDL是VLDL向LDL转化过程中的中间产物，正常情况下，血浆中IDL含量很低。LDL的主要功能是将肝合成的内源性CH转运至肝外组织。用超速离心法又可将LDL可分为数目不等的亚组分（2～11种），如小而密LDL（small dense LDL，sdLDL）或称为B型LDL，大而轻LDL或称为A型LDL。LDL还可被氧化生成氧化LDL（oxidized LDL，oxLDL）。HDL是含有ApoA I和A II、PL和CH等的小型脂蛋白颗粒，主要功能是参与胆固醇的逆转运（reverse cholesterol transport，RCT）。HDL也可进一步分为两个亚类：HDL$_2$（1.063～1.125kg/L）和HDL$_3$（1.125～1.210kg/L），两者的差别主要在于HDL$_2$中CE含量较多，而Apo含量则相对较少，后者也常被称为小而密HDL（small dense HDL，sdHDL）。血浆脂蛋白一般呈球状，不易直接测定。由于LDL、HDL中胆固醇含量比较稳定，临床上常通过检测LDL胆固醇（LDL cholesterol，LDL-C）、HDL胆固醇（HDL cholesterol，HDL-C）浓度间接反映血浆LDL、HDL含量。

表 11-1 主要脂蛋白的分类与组成

脂蛋白	密度（kg/L）	颗粒直径（nm）	漂浮率（Sf*）	脂质（%）		主要载脂蛋白	迁移率（琼脂糖电泳）
				TG	胆固醇		
CM	<0.95	80～1200	>400	90	10	ApoB48	原点
VLDL	0.95～1.006	30～80	60～400	60	20	ApoB100、C II、E	前β
IDL	1.006～1.019	23～35	20～60	35	35	ApoB100、E	宽β
LDL	1.019～1.063	18～25	0～20	10	50	ApoB100	β
HDL	1.063～1.21	5～12	0～9	<5	20	ApoA I、A II	α

* Sf值指血浆脂蛋白在温度为26℃，密度为1.063kg/L的NaCl溶液中，达因（dyne）/克（g）力作用下，上浮10^{-13}cm/s，即为1Sf单位[1Sf=10^{-13}（cm·g）/（s·dyne）]。

（二）载脂蛋白分类和组成特征

迄今已发现 20 余种 Apo，如 ApoA I、A II、A IV、A V、B48、B100、C I、C II、C III、D、E、H、J 和 Apo(a) 等。人 Apo 的氨基酸序列、基因结构特点大多已被阐明清楚。各种 Apo 的特征、分布及生理功能见表 11-2。

表 11-2 各种载脂蛋白的特征、分布及生理功能

载脂蛋白	分子量（KD）	主要合成场所	脂蛋白中分布	染色体定位	生理功能
ApoA I	28	肝脏、小肠	HDL、CM	11	LCAT 辅因子，识别 HDL 受体
ApoA II	17	肝脏、小肠	HDL、CM	1	HL 激活剂；识别 HDL 受体
ApoA IV	26	肝脏、小肠	HDL、CM	11	参与 RCT；激活 LCAT
ApoA V	39	肝脏	VLDL、CM、LDL、HDL	11	参与 TG 代谢调节
ApoB100	550	肝脏	VLDL、IDL、LDL	2	参与 VLDL 合成与分解；识别 LDL 受体
ApoB48	275	小肠	CM	2	参与 CM 合成分解；运外源 TG
ApoC I	7	肝脏	CM、VLDL、HDL	19	LCAT 激活剂
ApoC II	9	肝脏	CM、VLDL、HDL	19	LPL 激活剂
ApoC III	9	肝脏	CM、VLDL、HDL	11	LPL、HL 抑制剂；介导 TRL 通过 LRP 摄取
ApoD	33	肝脾、小肠、脑、	HDL	3	逆转运 CE
ApoE	34	肝脏、巨细胞、脑	CM、VLDL、IDL、HDL	19	LDL 受体、LRP 配体；参与 RCT；免疫调节等
Apo(a)	280~800	肝脏	LDL、HDL	6	Lp(a) 结构蛋白；抑制纤溶酶原

二、脂蛋白受体、脂酶和脂质转运蛋白

脂蛋白代谢不仅涉及脂蛋白分子本身，同时也涉及许多脂蛋白分子以外的因素，如脂蛋白受体、一些关键酶及脂质转运蛋白。

（一）脂蛋白受体

1. LDL 受体（LDL receptor，LDL-R） 亦称为 ApoB/E 受体，由五个不同的区域构成，从细胞膜内到细胞膜外依次为：①配体结合结构域；②上皮细胞生长因子前体结构域；③糖基结构域；④跨膜结构域；⑤胞液结构域。LDL-R 途径具有反馈性地调节细胞内 CH 的作用，LDL-R 主要参与 VLDL、IDL 和 LDL 分解代谢，通过摄取 CH 进入细胞内，用于细胞增殖和固醇类激素及胆汁酸盐的合成等。

2. 清道夫受体（scavenger receptor，SR） 分为 A 类清道夫受体（SR-A）和 B 类清道夫受体（SR-B），配体谱广泛，对 oxLDL、LDL、HDL 以及 VLDL 都有较强的亲和性，并参与脂类代谢。研究表明，一方面巨噬细胞的 SR 在 AS 斑块形成机制中起重要作用，另一方面，巨噬细胞通过 SR 清除细胞外液中的修饰 LDL，尤其是 oxLDL，可能是机体的一种防御功能。

3. LDL 受体相关蛋白（LDL receptor related protein，LRP） 是一种内吞性的多功能受体，能识别多种配体（蛋白酶——蛋白酶抑制剂、毒素的受体、某些病毒、乳铁蛋白等）并在体内清除之。以肝实质细胞中 LRP 含量最丰富。由于 LRP 上有多个配体结合位点，能同时与多分子 ApoE 结合，使受体与配体结合的亲和性大大提高，从而保证富含 ApoE 的 CM 残粒、VLDL 残粒能从血浆中快速清除。

4. VLDL 受体（VLDL receptor，VLDL-R） 结构与 LDL-R 类似，也由 5 部分组成，对含有 ApoE 的脂蛋白 VLDL 和 VLDL 残粒有高亲和性，对 LDL 则呈现低亲和性。VLDL-R 在肝内几乎未发现，而是广泛分布在代谢活跃的心肌、骨骼肌、脂肪组织等细胞。

（二）脂酶与脂质转运蛋白

1. 脂蛋白脂肪酶（lipoprotein lipase，LPL） 是脂肪细胞、心肌细胞、骨骼肌细胞、乳腺细胞以及巨噬细胞等实质细胞合成和分泌的一种糖蛋白，分子量为 60kDa，ApoC II 是 LPL 的激活剂，而 ApoC III 则是 LPL 的抑制剂。LPL 催化 CM 和 VLDL 中的 TG 水解，使这些大颗粒脂蛋白逐渐变为分子量较小的残粒，并促使脂蛋白之间转移 CH、PL 及 Apo。

2. 肝脂酶（hepatic lipase，HL） 不需要 ApoC II 作为激活剂，但十二烷基硫酸钠可抑制 HL 活性，而不受高盐及鱼精蛋白的抑制。HL 主要作用于小颗粒脂蛋白如 VLDL 残粒、CM 残粒及 HDL，水解其中的 TG 和 PL，在脂蛋白残粒的清除、LPL 的形成和 RCT 中起重要作用。

3. 卵磷脂胆固醇脂酰转移酶（lecithin – cholesterol acyl transferase，LCAT） 由肝脏合成释放入血液，其作用是将 HDL 中的卵磷脂的 C_2 位不饱和脂肪酸转移给 FC，生成溶血卵磷脂和 CE，使 HDL 变成成熟的球状 HDL 颗粒。LCAT 常与 HDL 结合在一起，在 HDL 表面的活性很高并有催化效应，对 VLDL 和 LDL 几乎不起作用。

4. β－羟－β－甲基戊二酰辅酶 A（3 – hydroxy – 3 – methylglutaryl coenzyme A，HMGCoA） 是 CH 合成的限速酶。Goldstein 和 Brown 阐明其抑制机制认为，细胞内 CH 可作为 HMGCoA 还原酶（HMGCoA reductase，HMGR）的抑制剂，降低其活性，可使肝细胞膜上的 LDL – R 增加，从血中摄取 CH 也增加，从而使血中 CH 水平降低。目前临床常用的他汀类降脂药是使 HMGR 活性降低，从而使血中 CH 水平下降。

5. 胆固醇酯转运蛋白（cholesterol ester transfer protein，CETP） 属于脂质转运蛋白（lipid transfer protein，LTP），是由肝、小肠、肾上腺、脾、脂肪组织及巨噬细胞合成的一种疏水性糖蛋白。CETP 是 RCT 系统中的关键蛋白质。周围组织细胞膜的 FC 与 HDL 结合后，被 LCAT 酯化成 CE，移入 HDL 核心，并可通过 CETP 转移给 VLDL 和 LDL，再被肝脏 LDL 及 VLDL 受体摄入肝细胞，这样就使周围组织细胞的 CE 进入肝脏被清除。

目前认为，血浆 CE 的 90% 以上来自 HDL，主要通过 LCAT 和 CETP 的共同作用而生成，其中约 70% 在 CETP 作用下由 HDL 转移至 VLDL 及 LDL 后被清除。当血浆中 CETP 缺乏时，HDL 中 CE 蓄积 TG 降低，无法转运给 VLDL 及 LDL，出现高 HDL 血症，从而使 VLDL、LDL 中的 CE 减少及 TG 增加。

此外，另有一些 LTP 与脂蛋白代谢有关。如磷脂转运蛋白（phospholipid transfer protein，PTP）可促进 PL 由 CM、VLDL 转移至 HDL。微粒体甘油三酯转运蛋白（microsomal triglyceride transfer protein，MTP）在富含 TG 的 VLDL 和 CM 组装和分泌中起主要作用。

三、血浆脂蛋白代谢

人体内血浆脂蛋白代谢是血中脂质、脂蛋白、载脂蛋白、脂蛋白受体、脂酶、脂质转运蛋白之间相互作用的代谢过程，可分为外源性代谢途径和内源性代谢途径。前者是指饮食摄入的胆固醇和 TG 在小肠中合成 CM 及其代谢过程；而后者则是指由肝脏合成 VLDL、VLDL 转变为 IDL 和 LDL，LDL 被肝脏或其他器官代谢的过程，以及 HDL 的代谢过程（图 11 – 2）。正常人体内脂类物质的产生、消耗或转化等维持动态平衡，所以血脂含量基本不变。

人体 CH 除少部分来自食物外，多数为体内合成（称为内源性胆固醇），占 80% 左右。TG 水平与种族、年龄、性别以及生活习惯（如饮食、运动等）有关，个体内与个体间变异大，人群调查数据比较分散，呈明显的正偏态分布。

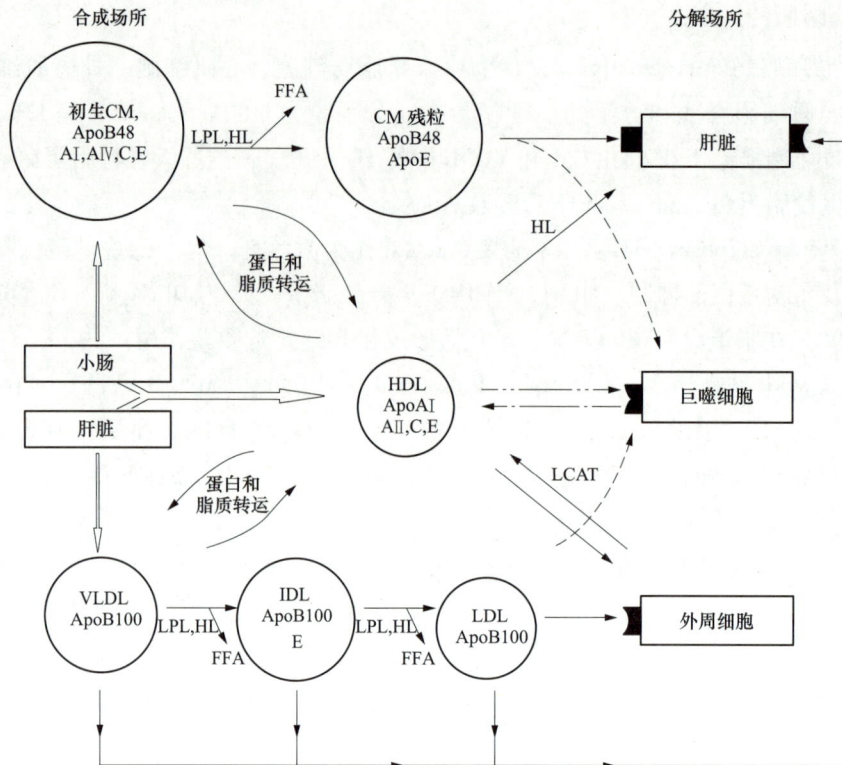

图 11 - 2　脂蛋白代谢示意图

四、脂代谢紊乱与动脉粥样硬化

AS 斑块的发生、发展至成熟是一个渐进的缓慢过程。AS 的危险因素有近 200 种，主要有高脂血症、高血压、吸烟等因素。AS 病因绝非一种因素所致，可能为多种因素联合作用引起。阐述 AS 发病机制的主要学说中以脂源性学说为国内外所公认。

（一）动脉粥样硬化的脂源性学说

AS 的脂源性学说是 1863 年由德国多名病理学家提出的。他们指出，AS 病变主要与脂代谢紊乱密切相关，它的本质是动脉壁对血脂增高的一种反应。目前高脂血症已被公认为是导致 AS 和心脑血管各种疾病的最主要原因。

对脂蛋白而言，凡能增加动脉壁 CH 内流和沉积的脂蛋白如 LDL、oxLDL 等是致 AS 的因素；凡能促进 CH 从血管壁外运的脂蛋白如 HDL，则具有抗 AS 作用，称之为抗 AS 因素。

（二）致动脉粥样硬化的脂蛋白

近年来，提出致动脉粥样硬化脂蛋白谱，从整体上研究脂蛋白与 AS 的关系，包括高 TG、sdLDL 增高和 HDL 水平低下，因此也称脂质三联征。脂蛋白代谢异常所致脂蛋白量和质的改变在 AS 斑块形成中起着极其重要的作用。

1. 残粒脂蛋白　富含 TG 的 RLP 具有致 AS 作用，其组成和颗粒大小决定其致 AS 的性能。如Ⅲ型高脂血症以异常残粒脂蛋白 β - VLDL 积蓄为特征，因为肝脏的残粒受体（ApoB/E 受体）结合率降低，ApoE2/2 和 ApoE 缺失等使残粒清除减少或 β - VLDL 残粒形成增加，经清道夫受体介导摄取进入巨噬细胞引起 AS 的增强作用。

2. sdLDL　是 AS 斑块发展及心肌梗死的危险因素。sdLDL 的形成除了可能与遗传有关外，还依赖于以血浆 TG 起主导作用的脂蛋白交换。sdLDL 与 LDL 受体亲和力较低，在血浆中停留时间较长，所以有更多机会进入动脉内膜下，在内膜下 LDL 必须先被氧化才能被巨噬细胞的清道夫受体清除，而 sdLDL 比大而轻的 LDL 更易被氧化，更易促进泡沫细胞形成，致 AS 能力更强。

3. oxLDL 可通过清道夫受体途径，使巨噬细胞内 CH 大量堆积形成泡沫细胞。oxLDL 能刺激有丝分裂原激活的蛋白激酶的活性，刺激平滑肌生长，还能介导成纤维生长因子 - 1 的释放，促进纤维沉积。oxLDL 对巨噬细胞有毒性，能放大炎性反应并形成进展性斑块的坏死核心，大量细胞外基质的生成和细胞外脂质在坏死中心蓄积，成为 AS 进一步发展的条件。此外 oxLDL 对循环中的单核细胞有趋化作用，对组织中的巨噬细胞的趋化性有抑制作用。对血小板及凝血系统的作用是促使凝血酶形成，引起血小板聚集，促使血栓形成。

4. Lp（a） Lp（a）特殊的抗原成分 Apo（a）具有高度多态性，分子量为 250～800kDa。多态性的来源可能与糖化的程度及其分子多肽键中所含 Kringle 4 - 2（K4 - 2）拷贝数 3～40 个不等数目有关，后者是主要的原因。Apo（a）分子大小与血浆中 Lp（a）的浓度通常成反比，后者主要决定于 Apo（a）的生成率，高分子量表型的血清 Lp（a）水平低，反之则高。对同一个体而言，Lp（a）值极其恒定，新生儿血清 Lp（a）约为成年人的 1/10，出生后六个月已达成年人水平。由于 Apo（a）和纤溶酶原（plasminogen，PLG）具有同源性，因而许多学者认为 Lp（a）在 AS 和血栓形成两者之间起一个桥梁作用。目前，绝大多数研究支持 Lp（a）是 ASCVD 和钙化性主动脉瓣狭窄的独立危险因素。此外，Lp（a）还可通过氧化修饰成氧化 Lp（a），与 oxLDL 一样被 SR 识别结合，诱导刺激单核细胞分化为巨噬细胞并进一步形成泡沫细胞，参与 AS 形成与发展。

（三）抗动脉粥样硬化的脂蛋白

研究发现，血浆 HDL - C 每下降 0.03mmol/L，冠心病事件的相对危险性增加 2%～3%。HDL 可将 CH 从周围组织（包括 AS 斑块）转运到肝脏进行再循环或以胆酸的形式排泄，即 RCT。通过 RCT，可以减少脂质在血管壁的沉积，起到抗 AS 作用。RCT 过程至少涉及胆固醇外流、胆固醇酯化和胆固醇清除等三个环节。

此外，HDL 具有多种非脂代谢功能，起到抗 AS 作用。例如，HDL 含有对氧磷酶（paraoxonase，PON），亦称屏氧酶，具有抗氧化作用，能有效地防止由高价金属离子和细胞诱导的 LDL 氧化修饰，抑制内膜下 oxLDL 生成。HDL 还能抑制内皮细胞黏附因素，防止单核细胞黏附，还能诱导内皮细胞一氧化氮（nitric oxide，NO）的合成，减轻 AS 早期不正常的血管收缩，促进内皮细胞前列环素的合成，抑制 oxLDL 引起的单核细胞迁移等。

第二节　血脂和脂蛋白的检测与评价

PPT

血脂、脂蛋白和其他脂类物质检测各方法原理不同，分析性能、易操作性和分析成本也有差异，血脂常规检测应酌情选择合适的测定方法，要特别重视试剂的合理选择和应用，并且应使检测结果符合一定要求，达到所规定的技术目标。此外，还要注意基质效应（matrix effect）对检测结果的影响。

一、脂质

（一）总胆固醇

1. 方法概述 血清 TC 测定一般可分为化学法和酶法两大类。化学法一般包括抽提、皂化、毛地黄皂苷沉淀纯化和显色比色4个阶段。其中省去毛地黄皂苷沉淀纯化步骤的化学抽提法——ALBK法为目前国际上通用的参考方法。HPLC法也推荐作为我国TC测定的参考方法。化学法曾在很长一段时间在临床常规使用，但由于操作复杂，干扰因素多，现多已不用，而由酶法代替。

目前建议酶法如胆固醇氧化酶-过氧化物酶-4-氨基安替比林和酚法（CHOD-PAP法）作为临床实验室测定血清TC的常规方法。此法快速准确，样本用量小，适合在自动生化分析仪上进行批量测定。

2. 测定原理（CHOD-PAP法）

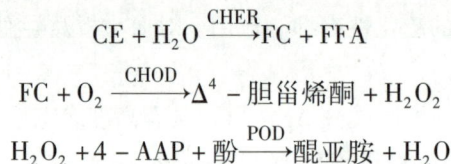

$$CE + H_2O \xrightarrow{CHER} FC + FFA$$

$$FC + O_2 \xrightarrow{CHOD} \Delta^4 - 胆甾烯酮 + H_2O_2$$

$$H_2O_2 + 4 - AAP + 酚 \xrightarrow{POD} 醌亚胺 + H_2O$$

最后一步反应是Trinder反应，生成的红色化合物在500nm波长处有吸收峰，由于吸收峰较平坦，波长在480~520nm范围均可测定。

上述反应式中CHER、CHOD和POD分别为胆固醇酯酶（cholesterol esterase，CHER）、胆固醇氧化酶（cholesterol oxidase，CHOD）和过氧化物酶（peroxidase，POD）。

3. 方法学评价
对于TC测定，建议变异系数（coefficient of variation，CV）<3%，偏倚为±3%以内，允许总误差（allowable total error，TE_a）<9%，测量区间应至少覆盖2.00~10.00mmol/L。酶法测定血清TC时血红蛋白（hemoglobin，Hb）高于2g/L会引起正干扰，胆红素>100μmol/L时有明显负干扰。血中抗坏血酸与甲基多巴浓度高于治疗水平时也使结果偏低。

4. 临床意义
影响TC水平的主要因素如下。①年龄与性别：TC水平常随年龄而上升，但到70岁后不再上升甚或有所下降，中青年期女性低于男性，女性绝经后TC水平较同年龄男性高。②饮食习惯：长期高胆固醇、高饱和脂肪酸摄入可造成TC升高。③遗传因素：与脂蛋白代谢相关酶或受体基因发生突变，是引起TC显著升高的主要原因。空腹或非空腹血样本均可用于TC检测，结果无明显差别。高胆固醇血症是ASCVD的一个重要危险因素，但TC对ASCVD的危险评估和预测价值不及LDL-C精准。TC升高可见于遗传因素和多种临床因素，如各种高脂蛋白血症、梗阻性黄疸、肾病综合征、甲状腺功能减退、慢性肾功能衰竭、糖尿病等。TC降低可见于各种脂蛋白缺陷状态、肝硬化、恶性肿瘤、营养不良、巨幼细胞贫血等。

（二）甘油三酯

1. 方法概述
血清中的TG含量测定，从方法学上大致可分为化学法和酶法两类。目前尚无公认的TG测定的参考方法，三氯甲烷-硅酸-变色酸法（Van Handel-Caslson法）是美国疾病预防与控制中心（Centers for Disease Control and Prevevtion，CDC）测定TG采用的参考方法。方法是用三氯甲烷抽提TG，同时以硅酸处理去除PL、游离甘油、甘油一酯和部分甘油二酯，然后经过皂化、氧化、变色酸显色等步骤测定。此法测定值与游离甘油之和可能与决定性方法的总甘油相近。酶法测定血清TG的主要优点是操作简便，适合自动分析，线性范围较宽，并且灵敏、精密、相对特异性亦较好，因而目前几乎所有临床实验室均采用此法作为TG测定的常规方法。

目前建议甘油磷酸氧化酶-过氧化物酶-4-氨基安替比林和酚法（GPO-PAP法）作为临床实验室测定血清TG的常规方法。

2. 测定原理（GPO-PAP法）

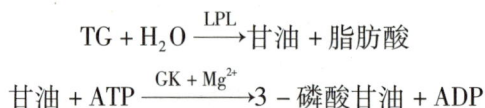

$$TG + H_2O \xrightarrow{LPL} 甘油 + 脂肪酸$$

$$甘油 + ATP \xrightarrow{GK + Mg^{2+}} 3 - 磷酸甘油 + ADP$$

$$3-磷酸甘油 + H_2O + O_2 \xrightarrow{GPO} 磷酸二羟丙酮 + H_2O_2$$

$$H_2O_2 + 4-AAP + 酚 \xrightarrow{POD} 醌亚胺 + H_2O$$

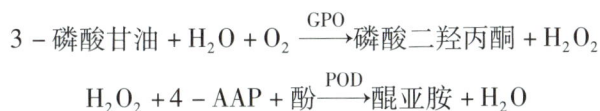

式中，GK、GPO 分别为甘油激酶（glycerol kinase, GK）和甘油磷酸氧化酶（glycerol phosphate oxidase, GPO）。

3. 方法学评价 本法为一步 GPO-PAP 法，缺点是结果中包括游离甘油（FG）。为去除 FG 的干扰，可用外空白法（同时用不含 LPL 的酶试剂测定 FG 作空白）和内空白法（双试剂法为将 LPL 和 4-AAP 组成试剂 2，其余部分为试剂 1）。一般临床实验室可采用一步 GPO-PAP 法，有条件的实验室应考虑开展游离甘油的测定或采用两步酶法。 🅔 微课/视频 1

对于 TG 测定，建议 CV < 5%，偏倚为 ±5% 以内，TE_a < 14%，测量区间应至少覆盖 0.30 ~ 10.00mmol/L 范围。LPL 除能水解 TG 外，还能水解甘油一酯和甘油二酯（血清中后两者约占 TG 的 3%），亦被计算在 TG 中，实际上测定的是总甘油酯；干扰因素与 TC 测定类同，胆红素 >100μmol/L 或抗坏血酸 >170μmol/L 时出现负干扰。血红蛋白的干扰是复杂的，它本身的红色会引起正干扰。溶血后，红细胞中的磷酸酶可水解磷酸甘油产生负干扰。当 Hb < 1g/L 时表现为负干扰；>1g/L 时表现出正干扰，但 Hb≤2g/L 时干扰不显著，明显溶血样本不宜进行 TG 测定。血中抗坏血酸与甲基多巴浓度高于治疗水平时也使结果偏低。

4. 临床意义 TG 除受遗传因素影响外，后天因素也有明显影响，并与种族、年龄、性别以及生活习惯（如饮食、运动等）有关。TG 水平个体内与个体间变异均较大，同一个体的 TG 水平受饮食和不同时间等因素的影响，故同一个体在多次测定时，TG 值可能有较大差异。人群中血清 TG 水平呈明显的偏态分布。无论血脂有无异常，餐后 TG 水平都可增高（约 0.28mmol/L）；若非空腹血清 TG≥ 4.52mmol/L，则需采集空腹样本进行血脂检测以评估 TG 浓度。血清 TG 升高多见于肥胖、代谢综合征、酗酒。血清 TG 水平轻至中度升高患者，其发生 ASCVD 的风险增加。当 TG 重度升高时，常可伴发急性胰腺炎。TG 降低可见于慢性阻塞性肺疾病、脑梗死、甲状腺功能亢进、甲状旁腺功能亢进、营养不良、吸收不良综合征、先天性 α-β 脂蛋白血症等。还可见于过度饥饿、运动等。

（三）磷脂

PL 并非单一的化合物，而是含有磷酸基和多种脂质的一类物质的总称。血清中 PL 主要包括：①卵磷脂（60%）和溶血卵磷脂（2%~10%）；②磷脂酰乙醇胺等（2%）；③鞘磷脂（20%）等。PL 是脂肪代谢的中间产物，在血液中并非独立存在，而是与其他脂质一起参与脂蛋白的形成和代谢。另外，PL 也是构成和维持细胞膜成分和功能的重要物质。

1. 方法概述 血清 PL 定量方法包括测定无机磷化学法和酶法两大类。化学测定法包括：①抽提分离；②灰化；③显色后比色三个阶段。酶法可分别利用磷脂酶 A、B、C、D 等 4 种酶作用，多用磷脂酶 D（Phospholipase D, PLD），PLD 特异性不高，可作用于含有卵磷脂、溶血卵磷脂和鞘磷脂以及胆碱的 PL（这三种 PL 约占血清总磷脂的 95%），加水分解，测定其产物，对 PL 进行定量。目前建议酶法如胆碱氧化酶-过氧化物酶-4-氨基安替比林和酚法（COD-PAP 法）法作为临床实验室测定血清 PL 的常规方法。此法快速准确，样本用量小，适合在自动生化分析仪上做批量测定。

2. 测定原理（COD-PAP 法）

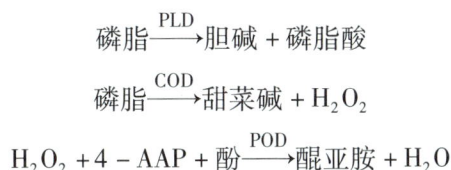

$$磷脂 \xrightarrow{PLD} 胆碱 + 磷脂酸$$

$$磷脂 \xrightarrow{COD} 甜菜碱 + H_2O_2$$

$$H_2O_2 + 4-AAP + 酚 \xrightarrow{POD} 醌亚胺 + H_2O$$

3. 方法学评价 推荐采用液体双试剂，高特异性酶促反应，反应能迅速达终点，使用简便，可直接用于自动生化分析仪。以早晨空腹 12 小时采血为宜，在 4℃ 分离血清（浆）尽快测定。如不能及时进行测定可放置 4℃ 3 天，−20℃ 半年。技术要求：具有较好准确度和精密度，批内 CV < 5%、批间 CV < 10%；线性范围应达 12.8mmol/L；稳定性好，基本不受高胆红素、抗坏血酸、Hb、葡萄糖、尿酸及各类抗凝剂的干扰。

4. 临床意义 正常人 CH/PL 比值平均为 0.94，高胆固醇血症时也常有高磷脂血症，但 PL 的增高可能落后于 CH；TG 增高时 PL 也会增高。血清 PL 增高常见于胆汁淤积（可能与 Lp−X 增高有关）、高脂血症、LCAT 缺乏症、甲状腺功能减退、脂肪肝、肾病综合征等。急性感染、甲状腺功能亢进、营养障碍等时血清 PL 会下降。另外，PL 及其主要成分的检测，对未成熟儿（胎儿）继发性呼吸窘迫症出现的诊断有重要意义。基于 LC−MS 技术的代谢组学研究，可实现对血浆中的磷脂谱（如神经酰胺）的系统分析，有助于进一步了解机体磷脂变化与代谢变化之间的关联，阐明相关代谢性疾病的病理生理机制。

（四）游离脂肪酸

FFA 是指血清中未与甘油、胆固醇等酯化的脂肪酸，主要是为 C10 以上的长链脂肪酸，又称 NEFA。主要包括油酸（C18：1）占 54%，软脂酸（C16：1）占 34%，硬脂酸（C18：0）占 6%，是其主要的 FFA。另外还有月桂酸（C12：0）、肉豆蔻酸（C14：0）和花生四烯酸（C20：4）等含量很少的脂肪酸。与其他脂质比较，正常血清中 FFA 含量少，占总脂肪酸含量的 5%～10%，极易受脂代谢、糖代谢和内分泌功能等因素影响，血中 FFA 半寿期为 1～2 分钟，极短。血清中的 FFA 是与清蛋白结合进行运输，属于一种极简单的脂蛋白。

1. 方法概述 测定血清 FFA 法主要有滴定法、比色法、原子吸收分光光度法、高效液相色谱法和酶法等。前四种方法为非酶法测定，其中前三种方法准确性差，高效液相色谱法仪器太昂贵，不便于批量操作。现一般多以液体双试剂酶法测定（主要用脂肪酶测定），可分别测定产物乙酰 CoA、AMP 或辅酶 A（CoA）。酶法测定简便快速，结果准确可靠，可直接用于自动生化分析仪，易于批量检测。近年来，LC−MS/MS 技术可更高效、精准地检测多种 NEFA 含量。

2. 测定原理（酶法）

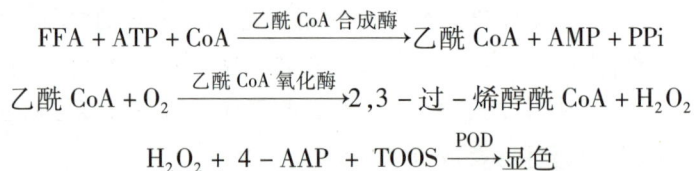

$$FFA + ATP + CoA \xrightarrow{\text{乙酰 CoA 合成酶}} 乙酰\ CoA + AMP + PPi$$

$$乙酰\ CoA + O_2 \xrightarrow{\text{乙酰 CoA 氧化酶}} 2,3-过-烯醇酰\ CoA + H_2O_2$$

$$H_2O_2 + 4-AAP + TOOS \xrightarrow{POD} 显色$$

TOOS 为 $N-$乙酰$-N-$（$2-$羟$-3-$硫代丙酰）$3-$甲苯胺的缩写。

3. 方法学评价 FFA 测定必须注意各种影响因素，以早晨空腹安静状态下采血为宜，在 4℃ 分离血清尽快测定。贮存的样本仅限于 24 小时内，若保存 3 天，其值约升高 30%，使结果不准确。此时样本应冷冻保存。肝素可使 FFA 升高，故不可在肝素治疗时（后）采血，也不可用肝素抗凝血作 FFA 测定。技术要求：批内 CV < 5%、批间 CV < 10%；线性范围至少应达 3.0mmol/L；稳定性好，基本不受高胆红素、Hb、TG 等干扰物质影响。

4. 临床意义 空腹血浆 FFA 几乎全部来自脂肪细胞内 TG 水解，但餐后血浆 FFA 40%～50% 来自食物脂肪 CM 中的 TG 被 LPL 水解，脂肪的利用被胰岛素抑制，在富含碳水化合物餐后 FFA 浓度下降。因而，FFA 有助于反映机体脂质代谢、糖代谢及内分泌功能状态，对探索 ASCVD、糖尿病等发病机制及防治策略具有重要意义。FFA 增高主要见于糖尿病（未治疗）、甲状腺功能亢进、肢端肥大症、库欣病、肥胖、重症肝疾患、褐色细胞瘤，急性胰腺炎等。FFA 降低主要见于甲状腺功能减退、垂体功能减低、胰岛瘤、艾迪生病等。

二、脂蛋白

（一）高密度脂蛋白胆固醇

1. 方法概述　曾有许多方法测定血清 HDL - C，大致可分为超速离心法、电泳法、色谱法、沉淀法和匀相法等。超速离心结合 ALBK 法为 HDL - C 测定的参考方法。硫酸葡聚糖 - 镁沉淀法（dextran sulfate method，DS 法）结合 ALBK 法被美国胆固醇参考方法实验室网络（The Cholesterol Reference Method Laboratory Network，CRMLN）作为指定的比较方法（designated comparison method，DCM 法）。1995 年国内曾推荐磷钨酸镁沉淀法（PTA - Mg^{2+} 法），但此法的主要缺点是样本需预先离心处理，结果易受温度、pH 和高 TG 影响。

目前建议用双试剂的匀相法（homogeneous method）作为临床实验室血清 HDL - C 的常规测定方法。可供选择的方法主要有：清除法（clearance method）包括反应促进剂 - 过氧化物酶清除法（SPD 法）和过氧化氢酶清除法（CAT 法），PEG 修饰酶法（PEGME 法），选择性抑制法（PPD 法）。免疫分离法（IS 法）包括 PEG/抗体包裹法（IRC 法）和抗体免疫分离法（AB 法）。匀相法的最大优点是使用方便，不需样品处理，分析性能良好，但部分方法可能特异性不高。

2. 测定原理（SPD 法）　利用脂蛋白与表面活性剂的亲和性差异进行 HDL - C 测定。加入试剂 1，在反应促进剂（合成的多聚物/表面活性剂）的作用下，血清中 CM、VLDL 及 LDL 形成可溶性复合物，它们表层的 FC 在 CHOD 的催化下发生反应生成 H_2O_2，在 POD 的作用下，H_2O_2 被清除。加入试剂 2，在一种特殊的选择性表面活性剂作用下，只有 HDL 颗粒成为可溶，所释放的 CH 与 CHER 和 CHOD 反应，生成 H_2O_2，并作用于 4 - AAP 色原体产生颜色反应。反应式如下。

$$CM、VLDL、LDL + 反应促进剂 \rightarrow CM、VLDL、LDL 的可溶性复合物$$

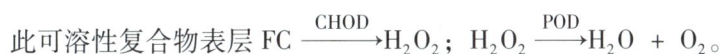

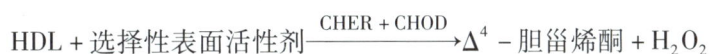

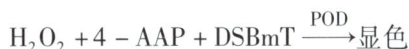

$$此可溶性复合物表层 FC \xrightarrow{CHOD} H_2O_2；H_2O_2 \xrightarrow{POD} H_2O + O_2。$$

$$HDL + 选择性表面活性剂 \xrightarrow{CHER + CHOD} \Delta^4 - 胆甾烯酮 + H_2O_2$$

$$H_2O_2 + 4 - AAP + DSBmT \xrightarrow{POD} 显色$$

DSBmT 为 N,N - 双（4 - 磺丁基）- 间甲苯胺二钠盐的缩写

3. 方法学评价　对于 HDL - C 测定，建议 CV < 4%，偏倚为 ±5% 以内，TE_a < 13%，测量区间应至少覆盖 0.30 ~ 2.50mmol/L，回收率应为 90% ~ 110%，基本不受其他脂蛋白和干扰物质的干扰。

4. 临床意义　HDL - C 易受遗传因素的影响。严重营养不良者，伴随血清 TC 明显降低，HDL - C 也低下。肥胖者 HDL - C 也多偏低。吸烟可使 HDL - C 下降。糖尿病、肝炎和肝硬化等疾病状态可伴有低 HDL - C。高 TG 血症患者往往伴有低 HDL - C。而运动可使 HDL - C 稍有升高。通常情况下血清 HDL - C 水平与 ASCVD 发病风险呈负相关。但也需注意，HDL - C 水平过高（如 > 2.07mmol/L）被定义为过高 HDL - C，与全因死亡增加相关。

（二）低密度脂蛋白胆固醇

1. 方法概述　测定方法包括超速离心法、电泳法、色谱法、公式计算法、沉淀法和匀相法等。超速离心结合 ALBK 法为 LDL - C 测定的参考方法。公式计算法曾是国际上使用最普遍的 LDL - C 测定方法，目前在部分国家仍广泛使用。这类方法在 TG < 2.8mmol/L 的情况下有一定的可靠性，但不能用于 TG ≥ 4.5mmol/L 或某些异常脂蛋白血症的样本，结果的可靠性也受 TC、TG 和 HDL - C 三项指标测定质量的影响。此法常用公式是 Friedewald 公式，即 LDL - C = TC - HDL - C - TG/2.2（mmol/L）。其优势

是无须检测、计算简便，但结果在极低 LDL – C、高 TG 和非空腹时可靠性较差。新型 Martin – Hopkins 公式：LDL – C = TC – HDL – C – TG/可调因子，可根据 TG 和非 HDL – C 浓度动态调整TC/VLDL – C比值，提高了 LDL – C 在各种条件下的准确性，包括极低 LDL – C（<1.8mmol/L）和非空腹样本，建议最好在 TG（2.0~4.5）mmol/L 的范围内使用，但是该公式很复杂，目前尚难推广使用。1995 年国内曾推荐聚乙烯硫酸沉淀法（PVS 法）作为 LDL – C 测定的常规方法，但此法的主要缺点是样本需预先离心处理，结果易受高 TG 影响。

目前建议用匀相法作为临床实验室血清 LDL – C 的常规测定方法。可供选择的方法主要有表面活性剂清除法（SUR 法）、过氧化氢酶清除法（CAT 法）、可溶性反应法（SOL 法）、保护性试剂法（PRO 法）和环芳烃法（CAL 法），这类方法使用方便，可分析高 TG 样品，但部分方法可能存在特异性问题。

2. 测定原理（SUR 法） 试剂 1 中的表面活性剂 1 能改变 LDL 以外的脂蛋白（HDL、CM 和 VLDL 等）结构并解离，所释放出来的微粒化胆固醇分子与胆固醇酶试剂反应，产生的 H_2O_2 在缺乏偶联剂时被消耗而不显色，此时 LDL 颗粒仍是完整的。加试剂 2（含表面活性剂 2 和偶联剂 DSBmT），它可使 LDL 颗粒解离释放胆固醇，参与 Trinder 反应而显色，因其他脂蛋白的胆固醇分子已除去，色泽深浅与 LDL – C 量成比例。反应式如下。

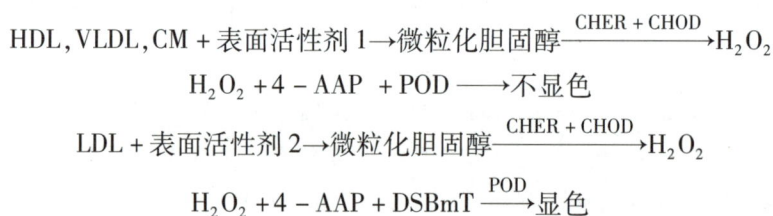

$$HDL, VLDL, CM + 表面活性剂1 \rightarrow 微粒化胆固醇 \xrightarrow{CHER + CHOD} H_2O_2$$

$$H_2O_2 + 4 – AAP + POD \longrightarrow 不显色$$

$$LDL + 表面活性剂2 \rightarrow 微粒化胆固醇 \xrightarrow{CHER + CHOD} H_2O_2$$

$$H_2O_2 + 4 – AAP + DSBmT \xrightarrow{POD} 显色$$

3. 方法学评价 对于 LDL – C 测定，建议 CV <4%，偏倚为 ±4% 以内，TE_a <12%，测量区间应至少覆盖 0.50~10.00mmol/L，基本不受其他脂蛋白和干扰物质的干扰。

4. 临床意义 影响 TC 的因素均可同样影响 LDL – C 水平。LDL – C 升高是导致 AS 的主要致病性危险因素，LDL – C 升高可见于家族性高胆固醇血症（familial hypercholesterolemia，FH）、家族性 ApoB 缺陷症、混合性高脂血症、甲状腺功能减退、肾病综合征等。LDL – C 降低可见于家族性无 β 或低 β - 脂蛋白血症、营养不良、甲状腺功能亢进、消化吸收不良、肝硬化、慢性消耗性疾病、恶性肿瘤等。

三、载脂蛋白

（一）载脂蛋白 A I 与载脂蛋白 B

1. 方法概述 尚无公认的血清 ApoA I 和 ApoB 测定的参考方法。临床实验室早期多采用火箭电泳法测定血清中 ApoA I/ApoB 的含量，以后相继出现 ELISA 及免疫浊度法包括 ITA 和 INA。目前建议免疫浊度法作为临床实验室测定血清 ApoA I、ApoB 的常规方法，首选 ITA 法，其次为 INA 法。

2. 测定原理（ITA 法） 血清 ApoA I/ApoB 与试剂中的特异性抗人 ApoA I/ApoB 抗体相结合，形成不溶性免疫复合物，使反应液产生浑浊，在波长 340nm 测出吸光度，代表浑浊程度，以浊度的高低代表血清样本中 ApoA I/ApoB 的含量。采用符合国际标准（WHO – IFCC）的校准血清多点定标（5~7 点），用 log – logit 多元回归方程所作的剂量 – 响应曲线计算血清样本中 ApoA I/ApoB 含量。

3. 方法学评价 对于 ApoA I、ApoB 测定，建议 CV <3%，偏倚为 ±5% 以内，测量区间应至少覆盖 0.50~2.0g/L。基本不受其他脂蛋白和干扰物质的干扰。可根据自动分析仪反应进程曲线确定读取终点时间，一般以 8~10 分钟为宜。

4. 临床意义 正常人群 ApoA I 水平多在 1.20~1.60g/L，女性略高于男性。ApoA I 是 HDL 颗粒的主要蛋白质成分（占 65%～75%），而其他脂蛋白中 ApoA I 极少，所以血清 ApoA I 可以反映 HDL 颗粒水平，与 HDL－C 呈明显正相关，其临床意义也大体相似。但 HDL 是一系列颗粒大小与组成不均一的脂蛋白，病理状态下 HDL 亚类与组成往往发生变化，则 ApoA I 的含量不一定与 HDL－C 成比例，同时测定 ApoAI 与 HDL－C 对病理发生状态的分析更有帮助。少数情况如家族性高 TG 血症患者 HDL－C 往往偏低，但 ApoA I 不一定低。此外，ApoA I 缺乏症（如 Tangier 病）、家族性低 α 脂蛋白血症、鱼眼病等血清中 ApoA I 与 HDL－C 极低。ApoA I 升高主要见于妊娠、雌激素疗法、锻炼、饮酒。

正常人群中血清 ApoB 在 0.80～1.10g/L。正常情况下，每一个 LDL、IDL、VLDL 和 Lp(a) 颗粒中均含有 1 分子 ApoB。ApoB 有 ApoB48 和 ApoB100 两种亚类，前者主要存于 CM 中，后者主要存在 LDL 中。除特殊说明外，临床常规测定的 ApoB 通常指的是 ApoB100。血清 ApoB 主要反映 LDL 颗粒水平，与血清 LDL－C 水平呈明显正相关，两者的临床意义相似。在某些情况下，如高 TG 血症时，由于 TRL 及残粒、sdLDL 颗粒增多，此时 ApoB 含量高而 CH 含量相对较少，故可出现 LDL－C 虽然不高，但血清 ApoB 增高的所谓"高 ApoB 血症"。因此，ApoB 与 LDL－C 同时测定有利于临床 ASCVD 风险判断。ApoB 降低主要见于 I 型高脂血症、雌激素疗法、肝病、锻炼及感染等。

（二）脂蛋白（a）

1. 方法概述　因 Apo(a) 具有明显多态性，不同 Apo(a) 异构体不同，导致不同 Lp(a) 检测方法得到结果并不完全一致。目前尚无公认的血清 Lp(a) 测定的参考方法。早期检测血浆 Lp(a) 多采用电泳法，由于方法灵敏度差，主要用于定性检测。Lp(a) 定量方法很多，临床实验室主要用 ELISA 法和免疫浊度法。目前建议免疫浊度法作为临床实验室测定血清 Lp(a) 的常规方法。试剂所用抗体应为多克隆抗体或混合数株识别 Apo(a) 上不同抗原位点的单克隆抗体。首选 ITA 法，其次为 INA 法。需要注意部分 Lp(a) 测定方法可能存在较明显的特异性问题。

2. 测定原理（ITA 法）　血清（血浆）中的 Lp(a) 与鼠抗人 Lp(a)［Apo(a)］单克隆抗体引起抗原抗体反应，产生浊度。根据其浊度求出 Lp(a) 的浓度。采用多点定标（5～7 点），用 log－logit 多元回归方程所作的剂量－响应曲线计算血清样本中 Lp(a) 含量。

3. 方法学评价　ITA 法灵敏度高，便于自动化批量检测。基于校准物可溯源到 WHO/IFCC SRM 2B 参考物质的 Lp(a) 检测体系可避免因 Apo(a) 多态性、检测方法采用抗体的反应性及校准品差异所导致的定量误差，较好解决了常规检测系统结果可比性问题，其以 nmol/L 为结果报告单位。但目前商品化试剂盒仍多以 mg/L 单位进行结果报告。因此，在尚无法完全统一为 nmol/L 单位之前，两类检测体系及结果报告单位均可使用，且 nmol/L 结果与 mg/L 结果之间不可直接换算或进行转换。此外，测定血浆 Lp(a) 中 CH［Lp(a)－C］的方法，可避免或减少因为 Apo(a) 多态性不同所造成的 Lp(a) 定量的不准确性。测定方法有超速离心法、麦胚血凝素法和琼脂糖凝胶电泳法，后两种方法在临床应用较广。

对于 Lp(a) 测定，建议 CV＜4%，偏倚为 ±10% 以内，测量区间应至少覆盖 5～800mg/L 或 7～240nmol/L，基本不受其他脂蛋白和干扰物质的干扰。同 ApoA I、ApoB 相似，可根据自动分析仪反应进程曲线确定读取终点时间，一般以 8～10 分钟为宜。

4. 临床意义　血清 Lp(a) 浓度主要与遗传有关，正常人群中 Lp(a) 水平呈明显偏态分布，且有地域和种族差异。通常以 300mg/L 为切点，高于此水平者 ASCVD 风险增加。Lp(a) 升高是冠心病、缺血性脑卒中、外周血管疾病及钙化性主动脉瓣狭窄等的独立危险因素。此外，Lp(a) 增高还可见于多种炎症反应、肾病综合征、糖尿病肾病、妊娠和服用生长激素等。

四、其他脂质与脂蛋白亚组分

（一）脂蛋白相关磷脂酶 A_2

脂蛋白相关磷脂酶 A_2（lipoprotein – associated phospholipase，Lp – PLA$_2$）是一种在血液和 AS 斑块中发现的非钙依赖丝氨酸酯酶，是水解磷脂类的酶家族（超家族）中的重要一员。Lp – PLA$_2$进入血管壁后通过水解氧化卵磷脂参与 LDL 的氧化修饰，产生溶血卵磷脂和氧化 FFA 而触发炎性反应，促进 AS 斑块的形成。

1. 方法概述　可通过测定血清（浆）Lp – PLA$_2$活性及质量两种方式反映 Lp – PLA$_2$水平，临床上推荐测定血清 Lp – PLA$_2$质量，目前已有可供临床检测使用的商品化试剂盒。主要采用有发光免疫测定和 ELISA 法，分别以上转发光免疫分析和 ELISA 为代表。

2. 测定原理（ELISA 法）　采用双抗体夹心 ELISA 法测定血清 Lp – PLA$_2$水平，包被抗体为鼠抗人 Lp – PLA$_2$（2C10）抗体，酶标抗体为结合有 HRP 的抗人 Lp – PLA$_2$（4B4）抗体。

3. 方法学评价　Lp – PLA$_2$受生理变异很小，基本不受体位改变和日常活动的影响，故样本采集时无需固定体位和时间，但测定前 2 小时应避免剧烈运动。Lp – PLA$_2$检测样本可采用 EDTA – K$_2$、肝素抗凝血浆、枸橼酸钠抗凝血浆及血清均可。抽血后尽快分离出血浆（清）并及时进行测定，样本（2~8）℃可保存 1 周，−20℃可贮存 3 个月。技术指标为：具有较好准确度，批内 CV <5%、批间 CV <10%；分析灵敏度达 1.30μg/L；检测范围为 90 ~897μg/L；基本不受高胆红素、Hb、TG 等干扰物质影响。

4. 临床意义　研究提示，随 Lp – PLA$_2$水平升高，冠心病和脑卒中风险增加，尤其是老年人和无症状的 ASCVD 高危人群。因此，Lp – PLA$_2$可用于无症状 ASCVD 高危人群的筛查。已接受他汀治疗且胆固醇水平控制较好的患者，检测 Lp – PLA$_2$水平可提高心血管病事件风险预测价值。发生急性血栓事件的患者，包括 ACS 和缺血性脑卒中患者，检测 Lp – PLA$_2$有助于远期风险评估，如与 hs – CRP 联合检测可提高预测价值。

（二）残粒样脂蛋白胆固醇

RLP 是富含 TG 脂蛋白的水解产物。空腹状态下，残粒样脂蛋白胆固醇（ramnant lipoprotein cholesterol，RLP – C）亦称残粒样颗粒胆固醇（remnant – like particles cholesterol，RLP – C）或残粒胆固醇（ramnant cholesterol，RC）水平代表 VLDL 及 IDL 中的胆固醇；非空腹状态下，RLP – C 水平还包括餐后 CM 及其残粒中的胆固醇。

1. 方法概述　以往常用超速离心法、琼脂糖凝胶电泳或 3% 聚丙烯酰胺凝胶电泳（polyacrylamide gelelectrophoresis，PAGE）或 2%~16% 梯度 PAGE 分离 TRL/RLP 进行分析，以测定 RLP – C。也可采用公式估算：RLP – C = VLDL3 – C + IDL – C 或 RLP – C = TC-HDL – C-LDL – C。目前临床上多用免疫分离法即按 Apo 免疫特性分离和测定 RLP – C，可以快速简便地用于评价脂蛋白残粒的水平。目前已有可供临床检测使用的商品化试剂盒。

2. 测定原理（免疫分离法）　将 ApoB100 单抗（JI – H 抗体，不与 ApoB48 反应）（识别除富含 ApoE 颗粒外所有含 ApoB100 的脂蛋白）和 ApoAⅠ单抗（可以识别所有的 HDL 和新合成的含 ApoAⅠ的 CM）结合到琼脂糖珠上，当与血浆混合时，所有 LDL、HDL、新生的 CM 和大部分 VLDL 结合到琼脂糖珠上，上清液中仅为富含 ApoE 的 VLDL（VLDL – R）和 CM – R，用高灵敏度的胆固醇或 TG 测定方法可分别测得 RLP – C 与 RLP – TG 含量。已有在此基础上用高灵敏度的酶循环法测定 RLP – C 含量方法报道，并且反应过程可在自动生化分析仪上完成，方法快速简便，适用于临床实验室常规测定。

3. 方法学评价 最好用空腹 12 小时静脉血分离血清或血浆（EDTA-K$_2$抗凝），6 小时内完成测定。如不能及时测定可放置 4℃ 3 天，-20℃ 半年，避免反复冻融。技术指标主要为：具有较好准确度，批内 CV <5% 、批间 CV <10%；检测线性达 2.44mmol/L，分析灵敏度达 0.05mmol/L，与超速离心法具有良好的相关性；基本不受其他脂蛋白和干扰物质影响。

4. 临床意义 美国 FDA 最初批准 RLP-C 仅用于 III 型高脂血症的诊断，现已批准用于 ASCVD 危险性评估。2018 年，JAS 的 ASCVD 预防指南也将 RLP-C 作为 ASCVD 危险因素纳入了常规血脂筛查。RLP-C 水平升高见于家族性高脂血症、冠状动脉疾病、糖尿病、晚期肾病、脂肪肝、颈动脉狭窄、心肌梗死等。

（三）小而密低密度脂蛋白胆固醇

1. 方法概述 早期利用密度梯度凝胶电泳法定性检测 sdLDL，之后相继开发 HPLC、自动垂直密度梯度离心（vertical auto profile，VAP）、核磁共振波谱分析（nuclear magnetic resonance，NMR）及匀相法实现对 sdLDL-C 的定量测定。sdLDL-C 的匀相法检测技术可实现对样品的直接测定，满足高通量和快速检测的要求。

2. 测定原理（匀相法） 试剂 1 的特异性表面活性剂 1 作用于样本中除 sdLDL 的脂蛋白胆固醇，使其在 CHER、CHOD 作用下生成 H$_2$O$_2$，被过氧化氢酶（catalase，CAT）清除。试剂 2 中的过氧化氢酶抑制剂抑制 CAT，特异性表面活性剂 2 将样本中的 sdLDL-C 暴露，并在 CHER、CHOD 的作用下生成 H$_2$O$_2$，参与 Trinder 反应而显色，色泽深浅与 sdLDL-C 含量成正比。

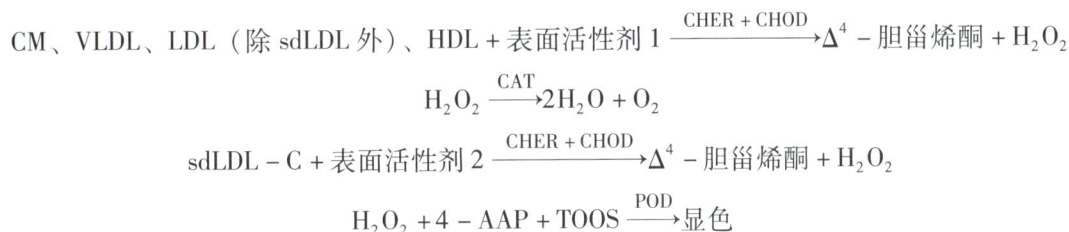

$$CM、VLDL、LDL（除 sdLDL 外）、HDL + 表面活性剂 1 \xrightarrow{CHER+CHOD} \Delta^4-胆甾烯酮 + H_2O_2$$

$$H_2O_2 \xrightarrow{CAT} 2H_2O + O_2$$

$$sdLDL-C + 表面活性剂 2 \xrightarrow{CHER+CHOD} \Delta^4-胆甾烯酮 + H_2O_2$$

$$H_2O_2 + 4-AAP + TOOS \xrightarrow{POD} 显色$$

3. 方法学评价 最好用空腹 12 小时静脉血分离血清或肝素抗凝血浆，4 小时内完成测定。如不能及时测定可放置 2~8℃ 7 天，避免反复冻融。技术指标主要为：具有较好准确度，批内 CV <5% 、批间 CV <8%；检测线性达 2.80mmol/L，分析灵敏度达 0.10mmol/L，基本不受高胆红素、Hb、TG 等干扰物质影响。

4. 临床意义 LDL 亚型中 sdLDL 与 AS 关系更为密切，被认为是 LDL 促进 AS 发生、发展的主要亚型。正常人群中血清 sdLDL-C 多在 0.20~1.40mmol/L 范围内。sdLDL-C 测定有助于 ASCVD 风险评估及相关疾病严重程度的判断，有望改进传统的 ASCVD 风险评估模型。

五、临床血脂检测的规范化与标准化

临床血脂检测是血脂管理的重要组成部分，检测结果准确是有效开展临床血脂异常管理工作的基础。多种因素影响血脂检测的准确性，包括受试者和样品情况、检测系统等，需要重视《中国临床血脂检测指南》对临床血脂检测全过程（包括检验前阶段、检验阶段、检验后阶段）的要求，以促进血脂检测的进一步规范化与标准化。

（一）临床血脂检测过程各阶段的规范化要求 微课/视频 2

1. 检验前阶段 ①检验前阶段影响血脂检测的因素主要包括生物学因素、行为因素、临床因素及样品因素，应采取措施减少检验前因素对血脂检测结果的影响；②早期发现血脂异常和监测其水平变化，是有效实施 ASCVD 防治措施的重要基础；③推荐采用空腹血清样品进行临床血脂检测以减少样品类型对结果的影响；④非空腹血脂检测主要适用于 ASCVD 风险评估、观察急性心肌梗死患者发病时血脂状况、诊断高甘油三酯血症、筛查 FH 患者，儿童、老年患者等特殊人群以及其他一些特殊状况时了解血脂水平。

2. 检验阶段 ①目前建议临床常规采用酶法进行血清 TC、TG 测定，匀相法进行血清 HDL-C、LDL-C 测定，免疫比浊法进行血清 ApoA I 、ApoB 和 Lp（a）测定；②临床实验室应对血脂检测系统的精密度和正确度等性能指标进行定期验证及日常监测；③临床实验室应进行内部质量控制，定期参加国家或地区认可的室间质量评价计划，重视血脂检测的标准化和一致性。

3. 检验后阶段 ①临床血脂检验结果报告中除了要向医生或患者提供准确、及时和可靠的检测数据外，还应包括解释结果所必需的信息；②国内外主张以显著增高冠心病危险的血脂水平作为血脂异常划分标准，同时也根据危险水平进行干预及制定治疗目标；③血脂合适水平和异常切点主要适用于一般普通人群；④血脂检测项目是 ASCVD 危险因素指标，不是诊断指标；对血脂测定结果的解释，需考虑生物学变异和临床指征，并结合其他危险因素进行综合判断分析。

（二）影响血脂准确测定的因素

1. 生物学因素 血脂水平存在个体间、年龄、性别、种族之间的差异。研究发现，TC、TG、HDL-C、LDL-C、ApoA I 、ApoB 和 Lp（a）的平均生物学变异分别为 6.1%～11%、23%～40%、7%～12%、9.5%、7%～8%、6.5%～10% 和 8.6%。因此，若初次测定血脂异常，建议间隔 1～2 周再测 1 次，2 次的差异若 <15%，可取平均数作为个体基线水平。

2. 行为因素 如饮食、肥胖、吸烟、紧张、饮酒、饮咖啡和锻炼等。长期中等强度有氧运动可降低体内脂质过氧化物和自由基水平，降低 ASCVD 的发病率。

3. 临床因素 ①疾病继发：内分泌或代谢性疾病、肾脏疾病、肝胆疾病及其他。②药物诱导：抗高血压药，免疫抑制剂及雌激素等。

4. 样本收集与处理 如禁食状态、血液浓缩、抗凝剂与防腐剂、毛细血管与静脉血、样本贮存等。

建议采取以下措施减少检验前因素对血脂检测结果的影响：①采集样品前受试者处于稳定代谢状态，至少 2 周内保持日常饮食习惯和稳定体重；②采集样品前受试者 24 小时内不进行剧烈身体活动；③采集样品前受试者禁食 8～12 小时（非空腹血脂测定除外）；④用静脉血作血脂测定样品，抽血前受试者坐位休息至少 5 分钟，除特殊情况外，受试者取坐位接受抽血（坐位的血脂水平高于卧位）；⑤静脉穿刺时止血带使用不超过 1 分钟；⑥血液样品保持密封，尽量避免振荡；⑦用血清作血脂分析样品，血液样品在 1～2 小时内离心，分离血清；⑧及时分析血清样品，尽量避免样品存放，若必须贮存，需保持样品密封，短期（3 天内）可存于 4℃，长期需存于 -70℃ 以下，应避免样本反复冻融。此外，抽血前最好停用影响血脂的药物数天或数周，否则应记录用药情况。妊娠后期各项血脂都会增高，应在产后或终止哺乳后 3 个月查血才能反映其基本血脂水平。急性冠状事件发生后，应在 24 小时内抽血检查，否则因脂蛋白的结构或浓度改变而影响结果的准确性。

需要注意的是，进行非空腹血脂检测时，要考虑不同检测方法学对结果的影响及其主要适用场景。由于非空腹血脂检测异常切点与空腹样本不同，非空腹样品应在最终报告中加以标注以提示检验人员审核报告、临床医生使用此非空腹血脂检测结果时注意，特别是在申请血脂检测时即做好标注并能在检测申请单中体现。

（三）血脂检测的量值溯源及标准化 🇪 微课/视频3

血脂检测的标准化的核心是量值溯源。即在建立一个可靠的参考系统作为正确度基础的情况下，通过标准化计划将正确度转移到常规测定中去，使常规测定结果可溯源到参考系统所提供的正确度基础上来。

1. 血脂检测的参考系统　国际上已建立较完整的 TC、TG、HDL－C 和 LDL－C 测定的参考方法，研制了 TC 和 TG 的一级（纯度）和二级（血清基质）参考物质，并建立了基于同位素稀释气相色谱质谱法（isotope dilution gas chromatography－mass spectrometry，ID－GC/MS）和同位素稀释液相色谱质谱法（isotope dilution liquid chromatography－mass spectrometry，ID－LC/MS）等原理的参考方法。HDL－C、LDL－C 也建立了参考方法和二级参考物质。ApoAI、ApoB 和 Lp(a) 测定的标准化问题非常复杂，目前尚无公认的参考方法。美国 CDC 建立了 ApoAI测定的高效液相色谱质谱法（high performance liquid chromatography mass spectrometry，HPLC－MS）候选参考方法，正在研发基于 ID－LC/MS 的 Lp(a) 候选参考方法。二级参考物质为 WHO/IFCC ApoAI（冻干血清，编号 SP1－01）、ApoB（冰冻血清，编号 SP3－08）和 Lp(a)（编号 IFCC SRM 2B）。我国现已建立较完整的 TC、TG、HDL－C 和 LDL－C 测定的参考系统，其他项目测定的参考系统正在建立中。目前国内外公认的血脂与脂蛋白分析参考系统见表 11－3。

表 11－3　血脂与脂蛋白测定的参考系统

项目	1 级参考材料	参考方法	2 级参考材料
TC	纯胆固醇 NIST SRM911C 我国 GBW09203C	ALBK 法（CDC） HPLC 法（我国 JCTLM 认证） ID－LC－MS/MS 法（我国 JCTLM 认证） ID－GC－MS 法（NIST、CDC 等）	NIST SRM909C、SRM1951C 我国 GBW09138、GBW09145～09148、GBW 09178C～09180C、GBW（E）090995～090999
TG	NIST SRM1595 我国 GBW09149	二氯甲烷/硅酸/变色酸法（CDC）（NCEP 推荐） ID－LC－MS/MS 法（我国 CDC 比对方法） ID－GC－MS 法（NIST、CDC 等）	NIST SRM909C、NIST SRM1951C 我国 GBW09145～09148、GBW 09178C～09180C、GBW（E）090995～090999
HDL－C	同 TC	超离心/肝素 Mn^{2+}/ALBK 法（CDC）（NCEP 推荐）	NIST SRM1951C 我国 GBW09178C～09180C、GBW（E）090995～090999
LDL－C	同 TC	β 定量法（CDC）（NCEP 推荐）	NIST SRM1951C 我国 GBW09178C～09180C、GBW（E）090995～090999
ApoAI	纯化的 ApoAI BCR CRM393	暂无	WHO/IFCC SP1－01 CDC 用 RIA 法为对比方法定值 我国 GBW09193～09196
ApoB	超离心纯化的 LDL（d 1.030～1.050）	暂无	WHO/IFCC SP3－08 NWLRL 用 INA 法为对比方法定值；我国 GBW09193～09196
Lp(a)	2 份超离心纯化 Lp(a)	暂无	WHO/IFCC SRM 2B NWLRL 用 ELISA 法为对比方法定值

　　注：NCEP 为美国国家胆固醇教育计划，NIST 为美国标准物质研究院，WHO 为世界卫生组织，NWLRL 为美国西北脂质研究实验室，CAP 为美国病理家学会，JCTLM 为国际检验医学溯源联合委员会，RIA 为放射免疫测定，SRM 为标准参考物质，CRM 为有证标准物质，GBW 为国家一级标准物质，GBW（E）为国家二级标准物质。

2. 血脂检测的标准化计划　主要有应用参考物质和应用参考方法 2 种方式，各有其优缺点。应用参考物质相对简便，是目前最常用的方式，如美国 CDC－国家心肺血液研究所血脂标准化计划和我国国家卫生健康委员会临检中心的血脂正确度验证计划等；但参考物质种类和浓度水平有限，还可能存在基质效应。应用参考方法，即用参考方法和常规方法同时分析有代表性的、足够数量的、分别取自不同个体的新鲜样品，是最有效的标准化方式。如美国 CDC 的 CRMLN 血脂标准化计划，但此方式比较复杂，受有无参考方法和足够量新鲜临床样本的限制。ApoAI、ApoB 的标准化计划与 Lp(a) 标准化计划类似，所进行的工作主要是一系列的检测系统校准程序（通常分为 3 个阶段），主要面向试剂或检测系统生产厂家和血脂参考实验室。

第三节 血脂和脂蛋白检验项目的临床应用

PPT

临床血脂检测是发现血脂异常、评估 ASCVD 风险和确定干预策略的基础。早期检出血脂异常并监测其水平变化，是评估 ASCVD 风险并有效实施 ASCVD 防治措施的重要基础。临床血脂检测的基本项目为 TC、TG、LDL－C、HDL－C，ApoAⅠ、ApoB、Lp(a) 等项目已被越来越多临床实验室作为常规血脂检测项目。其他如 sdLDL－C、oxLDL、RLP－C、FFA、磷脂、Lp－PLA$_2$，脂蛋白颗粒或亚组分分析及非 HDL－C 等项目的临床检测也日益受到关注。

一、异常脂蛋白血症

高脂血症（hyperlipidemia）是指血浆中 CH 和（或）TG 水平升高。由于血脂在血中以脂蛋白形式运输，实际上高脂血症也可认为是高脂蛋白血症（hyperlipoproteinemia，HLP）。因血浆中 HDL－C 降低也是一种血脂代谢紊乱，故有人认为用异常脂蛋白血症（dyslipoproteinemia）能全面准确反映血脂代谢紊乱状态。高脂血症因使用时间长且简明通俗，所以仍然广泛沿用。

目前有关高脂蛋白血症的分型方法有多种，临床常用的有下述 3 种。

1. 基于是否继发于全身系统性疾病分型 可分为继发性高脂血症和原发性高脂血症两种。前者是指由于全身系统性疾病所引起的血脂异常，主要有糖尿病、肾病综合征、甲状腺功能减退症，其他疾病有肾功能衰竭、肝脏疾病、系统性红斑狼疮等。此外，某些药物如利尿剂、β－受体阻滞剂、糖皮质激素等也可能引起继发性血脂升高。在排除了继发性高脂血症后，即可诊断为原发性高脂血症。已知部分原发性高脂血症是由于先天性基因缺陷所致，例如 LDL 受体基因缺陷引起 FH 等。

2. WHO 分型 1967 年 Fredrickson 等用改进的纸电泳法分离血浆脂蛋白，将高脂血症分为 5 型，即Ⅰ、Ⅱ、Ⅲ、Ⅳ和Ⅴ型。1970 年 WHO 以临床表型为基础分为 6 型，将原来的Ⅱ型又分为Ⅱa 和Ⅱb 两型，如表 11－4 所示。血浆静置实验也有助于分型判断，即将血浆在试管内放置 4℃ 冰箱 12～24 小时后，观察血清浑浊程度等情况，再确定分型。若出现奶油上层，即 CM 增加；若下层为浑浊，即 VLDL 增加；如果 LDL 增加，血浆仍呈透明状态。

表 11－4　高脂蛋白血症的 WHO 分型及特征

型别	增加的脂蛋白	血浆脂质	血浆载脂蛋白	血浆静置试验	电泳	原因	临床所见发病时期及病症
Ⅰ型	CM	TC 正常或↑ TG↑↑↑	B48↑A↑ C↓↑	奶油上层 下层透明	原点深染	LPL 活性降低 ApoCⅡ缺乏	儿童期；肝、脾大，腹痛、胰腺炎
Ⅱa型	LDL	TC↑ TG 正常	B100↑	透明或 轻度浑浊	深β带	LDL 受体缺陷或活性降低；LDL 异化障碍	儿童期至成年；肝、脾大，冠心病（发病率最高）
Ⅱb型	LDL，VLDL	TC↑↑TG↑	B↑CⅡ↑ CⅢ↑	少有浑浊	深β带 深前β带	VLDL 合成旺盛 VLDL→LDL 转换亢进	儿童期至成年；肝、脾大，冠心病（发病率最高）
Ⅲ型	IDL	TC↑↑ TG↑↑	CⅡ↑CⅢ↑ E↑↑	奶油上层 下层浑浊	宽β带	LDL 异化速度降低	成年；肝、脾大（少见），冠心病（发病率高）
Ⅳ型	VLDL	TC 正常或↑ TG↑↑	CⅡ↑CⅢ↑	浑浊	深前β带	VLDL 合成亢进 VLDL 处理速率变慢	成年；肥胖、腹痛、脾大，冠心病（中等发病率）
Ⅴ型	CM VLDL	TC↑ TG↑↑	CⅡ↑ CⅢ↑↑ E↑↑	奶油上层 下层浑浊	原点及前β带深染	LPL 活性低下 VLDL，CM 处理速率低下	儿童期至成年；肥胖、肝、脾大，腹痛、胰腺炎、冠心病（比较稀少）

3. 简易临床分型 WHO 的分型方法对指导临床上诊断和治疗高脂血症有很大的帮助，但也存在不足之处，其最明显的缺点是过于繁杂，难以在临床推广。从实用角度出发，血脂异常可进行简易分为高胆固醇血症、高甘油三酯血症、混合性高脂血症（TC、TG 均升高）及低高密度脂蛋白血症四型。

二、血脂筛查

血脂筛查是提高血脂异常早期检出率和知晓率的有效方式，血脂筛查/检测的频率应依据年龄、ASCVD 风险及治疗措施监测的需要而定。

按照《中国血脂管理指南（2023 年）》，血脂筛查的频率和检测项目建议如下。

1. 检查频率 <40 岁成年人每 2 ~ 5 年进行 1 次血脂检测（包括 TC、LDL – C、HDL – C 和 TG），≥40 岁成年人每年至少应进行 1 次。

2. ASCVD 高危人群 应根据个体化防治的需求进行血脂检测。

3. Lp(a) 的检测 在上述人群接受的血脂检测中，应至少包括 1 次 Lp(a) 的检测。

4. 学生的常规体检项目之一 血脂检测应列入小学、初中和高中体检的常规项目。

5. FH 的早期检出率 FH 先证者的一级和二级亲属均应进行血脂筛查，增加 FH 的早期检出率。

血脂检查的重点对象为：①有 ASCVD 病史者；②存在多项 ASCVD 危险因素（如高血压、糖尿病、肥胖、吸烟）的人群；③有早发 ASCVD 家族史者（指男性一级直系亲属在 55 岁前或女性一级直系亲属在 65 岁前患 ASCVD），或有家族性高脂血症患者；④皮肤或肌腱黄色瘤及跟腱增厚者。

三、血脂水平的划分

近 20 年以来国内外主张以显著增高冠心病危险的水平作为血脂水平异常划分标准，同时也根据危险水平进行干预及制定治疗目标。《中国临床血脂检测指南》《中国血脂管理指南（2023 年）》所述的血脂合适水平和异常切点，即我国普通人群血脂水平分层标准即中国 ASCVD 一级预防低危人群主要血脂指标的参考标准，建议采用其中的血脂水平分层切点（表 11 – 5）。其中，非高密度脂蛋白胆固醇（non – high density lipoprotein – cholesterol，非 HDL – C）指除 HDL 以外其他脂蛋白中含有 CH 的总和，可通过计算获得（非 HDL – C = TC – HDL – C）。通常情况下，由于血浆中 IDL、Lp(a) 等脂蛋白中 CH 含量较少，故非 HDL – C 主要包括 LDL – C 和 VLDL – C（即非 HDL – C = LDL – C + VLDL – C），其中 LDL – C 占 70% 以上。

表 11 – 5 我国 ASCVD 一级预防低危人群血脂水平分层标准

分层	TC	LDL – C	HDL – C	TG	非 HDL – C	Lp (a)
理想水平	<5.18（200）	<2.59（100）		<1.7（150）	<3.37（130）	<300
合适水平		2.59 ~ 3.37（100 ~ 130）			<4.14（160）	
边缘升高	5.18 ~ 6.22（200 ~ 240）	3.37 ~ 4.14（130 ~ 160）		1.7 ~ 2.3（150 ~ 200）	4.14 ~ 4.92（160 ~ 190）	
升高	≥6.22（240）	≥4.14（160）		≥2.3（200）	≥4.92（190）	≥300
降低			<1.04（40）			

注：Lp(a) 单位为 mg/L，余为 mmol/L（mg/dl）。血脂项目的不同单位相互转换系数为 TC、HDL – C、LDL – C：1mg/dl = 0.0259mmol/L；TG：1mg/dl = 0.0113mmol/L。

由于国内临床实验室生化检验项目繁多，且习惯将许多项目的检验结果集中于同一张检验报告单上，将表11-5的划分标准全部列入不太实际。建议有条件的单位，最好能将血脂测定结果单独列出，采用上述标准进行报告。目前已有单位进行检验报告单的改革，利用实验室信息系统将血脂项目如 LDL-C 水平分层报告。如果暂时有困难，则可采用表11-6的建议，在报告单中列出合适范围。

🄔 微课/视频4

表11-6 对检验报告单上血脂"参考区间"的建议*

项目	法定单位	原用单位	单位换算（原用单位→法定单位）
TC	3.11~5.18（或6.22）mmol/L	120~200（或240）mg/dl	mg/dl × 0.0259→mmol/L
TG	0.57~1.70mmol/L	50~150mg/dl	mg/dl × 0.0113→mmol/L
HDL-C	1.04~1.55mmol/L	40~60mg/dl	mg/dl × 0.0259→mmol/L
LDL-C	1.81~3.37mmol/L	70~130mg/dl	mg/dl × 0.0259→mmol/L
ApoA I	1.20~1.60g/L	120~160mg/dl	mg/dl × 0.01→g/L
ApoB	0.80~1.20g/L	80~120mg/dl	mg/dl × 0.01→g/L
Lp(a)	0~300mg/L	0~30mg/dl	mg/dl × 10→mg/L

*注：不用"参考值"，可用"期望值""临界范围"。

四、血脂检验项目的合理选择与应用

TC、TG、LDL-C、HDL-C 是临床上筛查血脂异常患者和服用降脂药物疗效评估的基本项目组合。对于部分血脂检测对象，特别是：①疑为 ASCVD 但常规血脂检测结果正常或 TC/LDL-C 水平降低者；②中青年心脑血管病患者；③有早发 ASCVD 家族史者；④直系亲属中有低 ApoA I、或高 ApoB、或高 Lp(a) 者；⑤FH 或其他遗传性血脂异常患者；⑥轻到重度 TG 升高、糖尿病、肥胖、代谢综合征患者等，应考虑增加 ApoA I、ApoB 和 Lp(a) 等检测项目，以进一步识别受检者体内的致 AS 脂蛋白负荷。值得一提的是，血浆静置实验、脂蛋白电泳是粗略判定血中脂蛋白是否异常增加的简易方法，可作为高脂血症的一种初筛实验。一些特殊检查项目，如其他 Apo（A II、C I、C II、C III 和 E）、CETP、LPL、LCAT 测定等，多用于科研或临床特殊病例研究。

需要注意的是，对于常规血脂检测未见异常所致 ASCVD 风险评估漏检、ASCVD 患者找不到涉及血脂病因，或者血脂异常患者调脂治疗后仍存在 ASCVD 剩余风险等情况，特别是他汀类降脂药物治疗反应不佳或 LDL-C 已达目标值但仍存在 ASCVD 剩余风险人群或颈动脉斑块 ASCVD 高危人群，可进一步进行低密度脂蛋白颗粒（LDL particle，LDL-P）、RLP-C 等血脂及脂蛋白亚组分检测，更有利于 ASCVD 风险评估。VAP、NMR 等血脂检测新技术的临床应用价值日益受到关注。此外，血脂相关基因检测可用于诊断 FH 患者（如检测到 LDLR、ApoB、前蛋白转换酶枯草溶菌素9（proprotein convertase subtilisin/kexin type 9，PCSK9）和 LDLR 衔接蛋白1基因的致病性突变）或辅助个体化降脂治疗（ApoE、溶质载体有机阴离子转运蛋白家族1B1、细胞色素 P_{450} 酶系统等基因型可影响个体对他汀类药物治疗的反应性），这些也是临床目前关注的焦点。

▶ **知识拓展** ◀

LDL-P 检测的临床应用

目前检测外周血 LDL 的方式有两种，一种检测 LDL 携带的胆固醇浓度即 LDL-C，另一种是基于 VAP、NMR 等检测 LDL 颗粒浓度即 LDL-P。LDL-P 是指每单位体积中 LDL 颗粒的数量，而不是常规测定的每体积 LDL-C 质量。由于 LDL 颗粒大小不均，LDL-C 和 LDL-P 并不完全呈一致性，常会导致相当大一部分面临 ASCVD 风险的人群没有被早期识别并干预，可能涉及心血管风险被低估或高估，此时 LDL-P 可能比 LDL-C 更好评估和预测 ASCVD 剩余风险。

造成 LDL-C 和 LDL-P 不一致可能的原因是 LDL 颗粒大小的异质性，较大的 LDL 往往比较小的 LDL 携带了更多的胆固醇，因此在相同的 LDL-C 水平下，sdLDL 为主的患者其 LDL-P 水平高于大而轻 LDL 为主的患者，可能面临更大的 ASCVD 风险。另外，在他汀类药物治疗中，LDL-C 通常不足以反映心血管风险的控制情况，而基于 LDL-P 数量的监测则可以更好地评估剩余风险。

国际上部分血脂指南建议将非 HDL-C 作为 ASCVD 一级预防和二级预防的首要目标，非 HDL-C 治疗目标值比 LDL-C 目标值约高 0.8mmol/L（30mg/dl）。目前各国血脂管理指南均强调临床上应根据个体 ASCVD 危险程度决定是否启动药物调脂治疗，将 LDL-C 作为首要干预靶点，而非 HDL-C 与 ApoB 可作为次要治疗靶点。推荐非 HDL-C 与 ApoB 对于极高危者治疗达标值分别 <2.59mmol/L、<0.80g/L。《中国血脂管理指南（2023 年）》推荐 LDL-C 是防治 ASCVD 的首要干预靶点，非 HDL-C 为次要干预靶点。应根据个体的 ASCVD 风险确定相应的 LDL-C 及非 HDL-C 目标值，基线风险越高，LDL-C 目标值则应越低。低危、中高危、极高危、超高危患者的 LDL-C 推荐目标值分别为 <3.37mmol/L、<2.59mmol/L、<1.81mmol/L、<1.42mmol/L，后两者同时要较基线降低幅度 >50%。强调健康的生活方式是降低 LDL-C 及非 HDL-C 的基础，而他汀类药物是降胆固醇治疗的基石，推荐降 LDL-C 治疗以中等剂量他汀类药物为初始治疗，必要时联用胆固醇吸收抑制剂和（或）PCSK9 抑制剂的达标策略，强调了降脂药物的联合应用与更严格降脂目标设定的意义。

此外，血脂异常的治疗过程中要按要求定期复查血脂水平，对采取饮食控制等非药物治疗者，开始 3~6 个月应复查血脂水平，如血脂控制达到建议目标值，则继续非药物治疗，但仍需每 6 个月至 1 年复查 1 次，长期达标者可每年复查 1 次。首次服用降脂药物者，应在用药 4~6 周内复查血脂、肝酶和肌酸激酶。如血脂参数能达到目标值，且无药物不良反应，逐步改为每 3~6 个月复查 1 次。如治疗 1~3 个月后，血脂仍未达到目标值，需及时调整降脂药物剂量或种类或联合应用不同作用机制的降脂药物。每当调整降脂药物种类或剂量时，都应在治疗 4~6 周内复查。治疗性生活方式改变和降脂药物治疗必须长期坚持，才能有更佳的临床获益。

❓ 思考题

答案解析

案例　患者，女，42 岁。

主诉：发现皮肤黄色斑块 12 年，胸闷 4 年，反复发作胸痛 1 年。

现病史：急诊心电图检查示心肌缺血。血压 138/90mmHg，心率 74 次/分，节律齐，无心脏杂音。血脂测定结果为 TG 1.6mmol/L，TC 9.2mmol/L，HDL-C 1.0mmol/L，LDL-C 7.5mmol/L。

家族史：其父亲有冠心病，58 岁时死于心肌梗死；母亲有高血压，现年 68 岁。哥哥有高脂血症，两个妹妹中一个有胆固醇增高。

基本检查：双侧上眼睑有扁平黄色瘤，手指、足跟肌腱处见结节状黄色瘤，两眼有明显的角膜弓。

问题

（1）如按 WHO 的分型标准，该患者可诊断为哪一型高脂血症？

（2）如结合症状、家族史与血脂测定结果，临床上应考虑为哪种家族性高脂血症？

（3）如要进一步确诊病因，需进行哪种实验室检查？

（鄢盛恺）

书网融合……

| 重点小结 | 题库 | 微课/视频 1 | 微课/视频 2 |

| 微课/视频 3 | 微课/视频 4 |

第十二章 微量元素和维生素代谢紊乱的 生物化学检验

1. 通过本章学习，掌握主要微量元素（铁、锌、碘、铜、硒）和维生素（维生素 A、维生素 D、维生素 B_1、维生素 B_{12}、维生素 C）的测定原理和方法；熟悉主要微量元素和维生素的生物学作用、临床应用；了解微量元素和维生素的代谢。

2. 具有开展微量元素和维生素项目检测和检验结果初步分析能力；具有熟练操作、保养相应检测仪器的能力。

3. 树立系统思维意识，建立宏量与微量物质对于人体构成中均具有重要作用的判断，培养批判性思维能力。

微量元素（trace element）和维生素（vitamin）虽然在人体中含量很少，但对机体的新陈代谢、生长发育、能量供应等影响较大且无可替代。微量元素与维生素的缺乏和过量都会对机体产生不良影响，继而出现疾病。体内微量元素及维生素的功能复杂多样，他们与体内其他物质之间既相互作用、彼此协同，又相互拮抗，从而保持着动态平衡状态。

第一节 微量元素代谢紊乱的生物化学检验

PPT

一、微量元素的分类、代谢及生理功能

人体内化学元素有 80 余种，其中碳、氢、氧、氮、钙、硫、磷、钠、钾、氯和镁 11 种元素，是人体不可缺少的宏量元素（major element）。占人体总重量的 1/10 000 以下，每人每日需要量在 100mg 以下的元素称为微量元素。微量元素的需求量虽然很小，但种类多，且生理作用广泛而重要（表 12 - 1）。其中对维持人的生命、保持正常生理功能所必需的，缺乏时会导致某种疾病或严重功能不全的微量元素称为必需微量元素（essential trace element）。本节重点介绍临床重点关注的部分必需及有害微量元素。

表 12 - 1 微量元素的分类

类别	微量元素
必需微量元素	铁（Fe）、铜（Cu）、锌（Zn）、锰（Mn）、钼（Mo）、钴（Co）、钒（V）、铬（Cr）、锡（Sn）、氟（F）、碘（I）、硒（Se）、镍（Ni）、锶（Sr）
可能必需微量元素	硼（B）、铋（Bi）、铷（Rb）、硅（Si）
非必需的无害微量元素	锆（Zr）、钛（Ti）、铌（Nb）、钡（Ba）
非必需的有害微量元素	铍（Be）、镉（Cd）、汞（Hg）、铅（Pb）、铝（Al）、砷（As）

（一）必需微量元素

1. 铁

（1）铁的代谢 铁（ferrum，Fe）是人体内含量最多的必需微量元素，总量为 3 ~ 5g。约 70% 的

铁存在于血红蛋白、肌红蛋白、血红素酶类、辅助因子及运载铁中，称为功能性铁；其余30%的铁作为体内贮存铁，主要以铁蛋白和含铁血黄素的形式存在于肝、脾和骨髓中。铁主要通过粪便、肾脏和汗腺排泄，其中90%从肠道排出。

（2）铁的生理功能　①维持正常造血功能。铁在骨髓造血细胞中与卟啉结合形成高铁血红素，再与珠蛋白结合生成血红蛋白；②参与体内氧的转运、交换和组织呼吸过程；③增强免疫功能。④影响其他微量元素（比如铜）代谢。

2. 锌

（1）锌的代谢　成年人体内含锌（zinc，Zn）2~2.5g，前列腺、肝脏、肾脏和肌肉含锌量约占体内总量的50%，其中以前列腺含量最高。血液中的锌约80%存在于红细胞的碳酸酐酶内。锌主要由粪便、尿、乳汁及头发排泄，失血也是锌丢失的重要途径。

（2）锌的生理功能　①锌可作为多种酶的功能成分或激活剂，与200多种酶的活性有关；②锌是DNA聚合酶的必需组成部分；③锌参与维生素A的代谢调节；④锌能增强机体免疫功能。

3. 碘

（1）碘的代谢　正常人体内含碘（iodine，I）20~25mg。碘主要从食物中摄入，食物中的无机碘溶于水形成碘离子，以消化道吸收为主。吸收后的碘有70%~80%被摄入甲状腺细胞内贮存、利用。碘主要通过肾脏排泄。

（2）碘的生理功能　碘主要通过甲状腺素发挥其生理作用。

4. 铜

（1）铜的代谢　正常人体内一般含铜（cuprum，Cu）70~100mg，大部分以结合状态存在。铜主要存在于肌肉、骨骼和肝，少量分布于血液中，微量存在于含铜的酶类。铜主要在小肠被吸收，少量由胃吸收。铜主要随胆汁进入肠道排出，少量随尿排泄。

（2）铜的生理功能　①构成含铜酶和铜结合蛋白：许多含铜酶作为氧化酶。②参与铁代谢和红细胞生成：铜能促进肠道 Fe^{3+} 转变成 Fe^{2+}，增强铁的吸收。铜蓝蛋白具有铁氧化酶的活性，能将 Fe^{2+} 氧化成 Fe^{3+}，后者与转铁蛋白结合，有利于铁的运输。

5. 硒

（1）硒的代谢　人体内硒（selenium，Se）的总量为14~21mg。食物中的硒主要在十二指肠吸收，以含硒氨基酸即硒半胱氨酸的形式存在。体内硒主要分布于肝、胰腺、肾和脾等的软组织中。硒大多经尿排出，占55%~60%。

（2）硒的生理功能　①以硒半胱氨酸形式参与多种酶的组成；②参与辅酶A和辅酶Q的合成；③刺激淋巴细胞产生抗体；④硒的抗氧化作用，可降低氧化损伤；⑤银、汞、镉金属中毒时硒可与其形成复合物而起解毒作用。

其他必需微量元素的生理功能归纳在表12-2中。

表12-2　其他必需微量元素的生理功能

元素	含量（g）	吸收部位	转运载体	主要生理功能
氟	2.6	小肠上段	红细胞，清蛋白	防龋齿、促生长、参与氧化还原和钙磷代谢
锶	0.32	未明确	红细胞，β-球蛋白	维持血管功能和通透性，骨骼和牙齿组成成分
锰	0.02	十二指肠	转铁蛋白	参与糖代谢，增强蛋白质代谢，合成维生素，防癌
钒	0.018	胃肠道	未明确	刺激骨髓造血，促生长，参与胆固醇和脂肪代谢
锡	0.017	呼吸道，皮肤	未明确	促进蛋白质和核酸合成，促进生长，催化氧化还原
镍	0.01	呼吸道	清蛋白	参与细胞激素和色素的代谢，刺激造血，激活酶
铬	0.006	回肠，十二指肠	运铁蛋白，α_1-球蛋白	增强胰岛素作用，调节胆固醇、糖和脂肪代谢
钼	0.005	呼吸道，消化道	红细胞，钼-铜蛋白	组成氧化还原酶，抗铜贮铁，维持动脉弹性
钴	0.003	十二指肠，回肠	α_1-球蛋白	造血，维生素 B_{12} 的成分，促进核酸和蛋白质合成

（二）有害微量元素

有害微量元素所引起的疾病愈来愈受到人们的重视，特别是由于工业界大量使用或开采金属、合金等而使其暴露在环境中，造成不少职业和环境性疾病。

1. 铅（lead，Pb）　是一种具有神经毒性的重金属元素，主要从消化道、呼吸道和皮肤进入人体，随血液循环流至全身。铅主要分布于肝、肾、脾、胆、脑中。大部分铅经肾脏随尿排出。

铅中毒的危害主要表现在对神经系统、血液系统、心血管系统、骨骼系统等的伤害。铅对多个中枢和外围神经系统中的特定神经结构有直接的毒害作用，使铅中毒者的心理发生变化、智力下降、感觉功能障碍。铅还可引起卟啉代谢紊乱，抑制血红蛋白的合成。

2. 汞（mercury，Hg）　俗称水银。有机汞和甲基汞均可通过呼吸道、消化道、皮肤进入人体，蓄积的部位主要是肾脏。汞的排泄主要通过尿液，但排出缓慢。

汞属剧毒物质，其作用主要通过汞与酶的各种活性基团，特别是巯基（—SH）有高度亲和力，可与之结合使酶失活，影响细胞的正常代谢；由于在体内清除过程中，汞会在肾内积聚，因此，肾会遭受最多的毒性损伤。汞中毒的临床表现主要见于消化道症状和肾脏损伤。

3. 砷（arsenic，As）　本身毒性不大，但其化合物如三氧化二砷毒性很大。砷经呼吸道、消化道及皮肤吸收。砷主要由尿、粪排泄。

砷化物的毒性作用，主要是与人体细胞内酶分子中的巯基相结合，致使酶功能发生障碍，影响细胞的正常代谢，引起神经系统、毛细血管和其他系统的功能性和器质性病变。

二、微量元素的检测与评价

（一）样本的采集和预处理

1. 样本的采集　常用于测定微量元素的样本有两类：组织样本包括各器官组织、毛发和指甲；体液样本包括全血、血清、尿液和精液。样本的采集一般遵循三个原则：针对性，适时性，代表性。

（1）血液样本　血液是临床上最常用的检测样本，可以按需求选择全血、血浆、血清、白细胞、血小板、红细胞等。常用的是血清，通常为早晨空腹静脉血，采血后应即刻检测，若需放置，应在4℃冷藏，在－20℃和－80℃超低温可保存更长时间。溶血会造成某些微量元素检测结果假性偏高。

（2）尿液样本　尿液可反映体内微量元素的代谢和排泄状况。但尿液样本影响因素较多，且浓度偏低。根据需要可采集24小时尿、1小时尿、晨尿等。

（3）毛发和指甲样本　包括头发、胡须、腋毛和指甲等，其中头发是常用样本。不同部位的毛发样本，其测定结果相差几十倍，且头发易和环境的微量元素结合，样本处理的过程对结果影响较大；另外，头发只能反映既往某一时间段的变化情况，而不能反映近期变化。因而，以头发为样本检测微量元素的含量有一定局限性。

（4）唾液样本　唾液反映体内微量元素经机体代谢后被排泄的状况。唾液微量元素受个体、年龄、性别、季节、饮食、节律性和精神等因素影响，因而采样应在早晨空腹时进行。

2. 样本预处理　是微量元素分析过程中质量控制的重要环节，根据检测元素、样本种类、待测元素的性质、含量、仪器性能及测定方法等，选用简便、快速、安全、回收率高、空白值低和重现性好的预处理方法。

（1）稀释法　是最常用的预处理方法之一，常用于血清、唾液、尿液等体液样本，纯水、稀酸溶液、有机溶剂和含体液样本改进剂的溶液都可作为样本的稀释剂。

（2）高温干灰化法　多用于不溶于水的样本，特别是难熔元素的检测。样本在炉中高温下，有机物经氧化挥发被除去，包括微量元素在内的金属元素及其化合物则以灰化形式被保留。本方法操作简单，一般不加试剂，污染小，空白值低，能处理批量样本，临床应用较为广泛。

（3）常压湿消化法　是将样本和混合氧化液置于敞口的容器中，在一定条件下加热煮沸水解或回流消化的方法。该法无需特殊设备，适用于一些难以消化的样品、毛发和组织样品。对含汞、砷、银、镍等的临床样品效果令人满意。

除上述常用方法外，还有燃烧法、低温灰化法、水解法、微波消化法等多种处理方法，在临床实际检查中应综合多方面因素选择。

影响准确测定微量元素的关键因素之一是污染，严格的防污染措施必须从样本采集开始，直到分析过程的始终。

（二）微量元素检测方法

随着微量元素研究和应用的不断发展，人体微量元素的检测在高灵敏度、高准确度、高精密度和超痕量分析等方面迅速发展。常用分析方法主要有以下几种。

1. 紫外－可见分光光度法　操作简便，易于推广，但极易污染，而且灵敏度很低。

2. 原子吸收光谱法　方法简便、灵敏、准确，应用广泛，已成为目前微量元素检测的最常用方法。其缺陷在于不能直接测定非金属元素，测定不同元素需要更换光源，不能同时测定多种元素。

3. 电感耦合等离子体发射光谱法（inductively coupled plasma – atomic emission spectrometry, ICP – AES）　具有灵敏、准确、快速、干扰少，且能进行多元素同时检测的优点，是目前微量元素检测的常用方法，但仪器结构复杂，价格昂贵。

4. 电感耦合等离子体质谱法（inductively coupled plasma mass spectrometry, ICP – MS）　具有检出限低、动态线性范围宽、干扰少、分析速度快、可进行多元素同时测定及可提供精确的同位素信息等优点。目前国内外均有应用此法测定人体血液、血浆、血清、尿液等生物样本中微量元素的临床应用及标准，已为越来越多临床实验室所采用。

5. 中子活化分析法（neutron activation analysis, NAA）　是微量元素检测分析中灵敏度最高的一种方法。该方法可对同一样品同时进行多元素检测，试样无需分离，用量小，干扰少，简便快速，但由于中子源放射性强，成本高，多用于科研。

6. 酶活性恢复法　是近年发展最迅速、最简便、最特异的方法，许多微量元素都可以被准确检测。

其他检测微量元素的方法还有荧光分析法、ISE 法、HPLC 法、电位溶出法和极谱法（含伏安分析法）等。

（三）主要微量元素检测

1. 血清铁和总铁结合力 微课/视频 1

（1）方法概述　血清铁的测定方法主要有分光光度法、AAS 法和溶出伏安法等。血清总铁结合力（total iron – binding capacity, TIBC）是指血清中运铁蛋白能与铁结合的总量。正常人血循环中的运铁蛋白约 30% 被饱和。通常用测定 TIBC 的方法来间接测定转铁蛋白的水平。血清铁和 TIBC 的百分比称为铁饱和度。

（2）测定原理（亚铁嗪比色法）　血清中的铁以 Fe^{3+} 形式与运铁蛋白结合成复合物，在酸性介质中铁从复合物中解离出来，再被还原剂还原成二价铁，并与亚铁嗪直接作用生成紫红色复合物，在 562nm 处有吸收峰，与同样处理的铁标准液比较，即可求得血清铁含量。将过量铁标准液加到血清中，使之与未带铁的转铁蛋白结合，多余的铁被轻质碳酸镁粉吸附除去，然后测定血清中总铁含量，即为 TIBC。

（3）方法学评价　分光光度法是作为测定血清铁的首选方法，其既可以自动化分析也可以手工操作。在测定中应注意：样本应及时分离血清，不能溶血；所有试管等都应避免铁污染。

（4）临床意义　体内铁含量异常主要包括铁缺乏和铁中毒两类。①缺铁：如铁缺乏症与缺铁性贫血，常见于机体铁需要量增加、摄入不足或吸收障碍。根据缺铁程度可分为三阶段，第一阶段为铁减少期；第二阶段为红细胞生成缺铁期，又称无贫血缺铁期阶段；第三阶段为缺铁性贫血期。②铁中毒：如果铁在体内储存过多也会中毒，铁中毒有急性和慢性之分。急性铁中毒的发生多见于儿童，多因误服铁制剂造成，死亡率达 20% 左右。慢性铁中毒是长期过量服用铁制剂，或从食物中摄取了过多的铁造成。

2. 铜

（1）方法概述　血清铜的测定方法主要有 AAS 法、比色法和酶法等。

（2）测定原理（双环己酮草酰二腙比色法）　加稀盐酸于血清中，使血清中与蛋白质结合的铜游离出来，再用三氯醋酸沉淀蛋白质，滤液中的铜离子与双环己酮草酰二腙反应，生成稳定的蓝色化合物，与同样处理的标准液比较，即可求得血清铜含量。

（3）方法学评价　双环己酮草酰二腙比色法选择性较好，但灵敏度低，血清用量大且需去蛋白质，不易自动化。AAS 法灵敏、准确，但仪器昂贵。

（4）临床意义　①铜缺乏：缺铜的主要原因有摄入不足、吸收不良、丢失过多等。铜缺乏易患疾病有贫血、骨质改变、冠心病、白癜风和女性不孕症等。②铜中毒：急性铜中毒常因为结晶硫酸铜烧伤或意外误服引起，也有食用被污染的水和食物造成。急性铜中毒开始产生胃肠道刺激症状，溶血作用特别明显，尿中出现血红蛋白，严重时可出现肾功能衰竭及尿毒症、休克。慢性铜中毒多见于长期接触铜尘、铜烟的工人，可引起咳嗽、咳痰等呼吸系统症状，甚至可引起尘肺；眼睛接触铜盐可发生结膜炎和眼睑水肿；铜尘可致接触性和过敏性皮肤病变。

3. 锌

（1）方法概述　锌的测定方法有比色法、荧光光度法、极谱分析法、阳极溶出伏安法、AAS 法和中子活化法等。

（2）测定原理（碳酸酐酶激活法）　Zn^{2+} 是碳酸酐酶（CA）的辅助因子，用吡啶 - 2,6 - 二羧酸透析可将 CA 中的 Zn^{2+} 去除，得到脱辅基 CA（apoCA）；用 5% 三氯醋酸沉淀血清蛋白质，上清液采用脱辅基 CA 与血清 Zn^{2+} 混合将 CA 激活，测定脱辅基 CA 被激活的活性，即可计算血清锌的含量。

（3）方法学评价　AAS 法是测定血清锌的推荐方法，结果准确、可靠，但该法因血清用量大、需专用昂贵仪器而难以推广。极谱分析法准确性、检测性能不如 AAS 法，也需要特定的仪器设备。酶法测定精确、敏感且特异性强，无其他金属离子干扰，与采用 AAS 法精密度、正确度相当。

（4）临床意义　①锌缺乏：引起锌缺乏的主要原因有摄入量不足、吸收不良或需求量增大。缺锌可影响核酸和蛋白质的合成和其他生理功能，可造成消化功能减退、生长发育滞后、免疫机能降低和智能发育延迟等。②锌中毒：锌中毒可能发生于大量口服、外用锌制剂，长期使用锌剂治疗，以及空气、水源、食品被锌污染等。临床表现为腹痛、呕吐、腹泻、厌食、昏睡、倦怠、消化道出血等症状。

临床其他微量元素检测的常用方法见表 12 - 3。

表 12 – 3　其他微量元素的检测方法

元素	样本	检测方法
碘	血清、全血	UV – VIS 法、ICP – MS 法
硒	血清、血浆、全血、尿	荧光光度法、AAS 法、ICP – MS 法
铝	血清、血浆、全血、24 小时尿液	AAS 法、UV – VIS 法、荧光分析法、ICP – MS 法
锰	血清、血浆和全血	AAS 法、发射光谱法、UV – VIS 法
铬	血清、血浆、全血	AAS 法、ICP – MS 法
镍	血清、血浆、尿液	AAS 法、ICP – AES 法、ICP – MS 法
钴	血清、血浆、全血、尿液	AAS 法、ICP – MS 法、发射光谱法
铅	手指血、静脉血、尿液	二硫腙络合比色法、AAS 法、阳极溶出伏安法、ICP – MS 法
钼	血清、血浆、尿液	AAS 法、ICP – MS 法

目前临床常用的是基于极谱法、火焰原子吸收法、电位溶出法结合溶出伏安法或 ICP – MS 法的微量元素分析仪，可同时或单独自动检测锌、铁、钙、镁、镉、铅、铜、锰、磷等。

三、微量元素检测的临床应用

测定人体微量元素，确定必需元素的营养状况，判断有害元素在体内的蓄积，对了解和监视环境质量，探讨病因、评估病情、疾病诊断、治疗以及预防等，都具有十分重要的意义。本部分重点介绍除铁、铜、锌外的其他微量元素检测的临床应用。

（一）碘

1. 碘缺乏　是指由于长期碘摄入不足所引起的一类疾病。由于这些病具有地区性特点，故称为地方性甲状腺肿和地方性克汀病。地方性甲状腺肿以甲状腺代谢性肿大，不伴有明显甲状腺功能改变为特征。地方性克汀病是全身性疾病，其临床表现是生长发育迟缓、身材矮小、智力低下、聋哑、神经运动障碍及甲状腺功能减退等。

2. 碘过量　通常发生于摄入含碘量高的饮食，以及在治疗甲状腺肿等疾病中使用过量的碘剂等情况。常见的碘过量有高碘性甲状腺肿、碘性甲状腺功能亢进等。

▶ 知识拓展 ◀

碘水平评估的检验项目——尿碘

碘是维持人体正常生理活动的必需微量元素，参与甲状腺激素的合成，与人体生长发育、新陈代谢密切相关。其摄入量不足会发生不同程度的碘缺乏病，摄入过量会引起高碘甲状腺肿、碘中毒或碘过敏病等。人体中的碘主要通过肾，从尿中排出。以往主要采用砷铈催化分光光度法进行尿碘检测，现多用 ICP – MS 法，不仅灵敏度大大提高，而且降低了对环境及专业人员产生危害的可能性。

检测尿碘是反映碘水平的最佳项目：①指导孕产妇科学补碘，避免胎儿、婴幼儿智力发育受损，同时还可以避免孕产妇出现甲状腺疾病；②指导儿童科学补碘，避免影响骨骼、肌肉、神经和生殖系统的发育；③有助于甲状腺疾病辅助诊断和治疗；④有助于指导体检人员科学补碘或减少碘食物。

（二）硒

1. 硒缺乏　营养不良、硒摄取不足或遗传缺陷等因素可引起硒缺乏症。硒不足常引起人类的多种疾病，如肿瘤、心血管疾病，心肌坏死等。如诱发克山病心肌病变、加重艾滋病患者的免疫缺陷，并且低血硒易致乳腺癌、肝癌、肺癌、大肠癌、皮肤癌等。

2. 硒中毒 急性硒中毒多由于误服或职业接触所致，主要表现为头晕、头痛、恶心、无力、脱发和指甲脱落、高热、手指震颤等。慢性中毒主要由于长期小剂量接触造成。减少职业接触是防止硒中毒的主要办法。

（三）其他微量元素

其他微量元素的主要缺乏症和过多归纳在表 12 - 4 中。

表 12 - 4　其他微量元素的缺乏症、过多

元素	主要缺乏症	主要过多
氟	龋齿，骨质疏松，贫血	氟斑牙，氟骨症，骨质增生
锶	骨质疏松，抽搐症，龋齿	关节痛，大骨节病，肌肉萎缩
锰	软骨，神经紊乱，生殖受抑	乏力，帕金森病，心肌梗死
钒	固醇高，生殖低下，贫血，冠心病	结膜炎，鼻咽炎，心肾受损
锡	抑制生长	贫血，胃肠炎，影响寿命
镍	生长慢，肾衰，磷脂代谢异常	咽痛，皮肤炎，白血病，肺癌
铬	糖尿病，心血管病，高血脂	损伤肝肾，皮肤炎，致癌
钼	心血管病，克山病，生长慢，龋齿	脱毛，痛风，贫血，侏儒症
钴	心血管病，贫血，脊髓炎，气喘	心肌病变，心力衰竭，高血脂

第二节　维生素代谢紊乱的生物化学检验

PPT

维生素是调节人体各种新陈代谢过程必不可少的，人体不能合成或合成甚少，必须由食物供给的一类微量低分子有机化合物。常见的佝偻病、口角炎、恶性贫血、夜盲症等都与维生素代谢紊乱有关。

一、维生素的分类与功能

维生素种类很多，目前已确认的有 30 余种，其中对维持人体健康和促进发育至关重要的有 20 余种。按溶解性能可将其分成两大类：脂溶性维生素和水溶性维生素。

（一）脂溶性维生素

脂溶性维生素均为非极性，具有疏水的异戊二烯衍生物，在食物中与脂肪共存，在肠道中与脂肪共同吸收，在体内往往与脂蛋白或特殊的结合蛋白结合而被运输。一些重要的脂溶性维生素的生理功能见表 12 - 5。

表 12 - 5　重要的脂溶性维生素的活性形式和生理功能

脂溶性维生素	活性形式	主要生理功能
维生素 A （抗干眼病维生素）	11 - 顺视黄醛、视黄醇、视黄酸	参与视紫质的合成，维持视觉；维持上皮生长与分化；促进生长发育；抑癌作用；维持机体免疫功能
维生素 D （抗佝偻病维生素）	$1,25 - (OH)_2D_3$	促进钙磷吸收，调节钙磷代谢；促进骨盐代谢与骨的正常生长；调节基因转录；对骨细胞具有多种作用
维生素 E （生育酚）	生育酚	抗氧化，维持生物膜结构与功能；维持生育功能；促进蛋白质更新合成；调节血小板黏附和聚集作用
维生素 K （凝血维生素）	2 - 甲基 - 1,4 - 萘醌	参与凝血因子 Ⅱ、Ⅶ、Ⅸ、Ⅹ 的合成；参与骨钙代谢

（二）水溶性维生素

水溶性维生素与脂溶性维生素不同，在化学结构上相互差别很大，主要作用是构成酶的辅因子直接影响某些酶的催化作用。一些重要的水溶性维生素的生理功能见表12-6。

表12-6　重要水溶性维生素的活性形式和生理功能

水溶性维生素	活性形式	主要生理功能
维生素 B_1（硫胺素）	TPP	是α-酮戊二酸氧化脱羧酶和磷酸戊糖转酮醇酶的辅酶；抑制胆碱酯酶；维持神经、肌肉功能
维生素 B_2（核黄素）	FMN FAD	构成黄素酶的辅酶成分；参与体内氧化-还原反应过程；抗氧化活性
维生素 PP（烟酸 + 烟酰胺）	NAD^+ $NADP^+$	构成以 NAD 和 NADP 为辅基的脱氢酶类的成分，参与细胞生物氧化过程；增强胰岛素的效能
维生素 B_6（吡哆醇、吡哆醛、吡哆胺）	磷酸吡哆醛及其胺	参与多种酶反应；构成氨基酸脱羧酶、ALA 合酶和转氨酶的辅酶，参与氨基酸分解、血红素合成
泛酸（遍多酸）	CoA	构成辅酶 A 的组成成分，参与体内酰基的转移作用
生物素	羧化酶辅酶	构成羧化酶的辅酶，参与体内 CO_2 的固定和羧化过程
叶酸	FH_4	以 FH_4 的形式参与一碳单位的代谢，与蛋白质和核酸合成、红细胞和白细胞成熟有关
维生素 B_{12}（钴胺素）	甲基钴胺素 5′-腺苷钴胺素	与四氢叶酸协同参与甲基的转移；作为甲基丙二醛单酰辅酶 A 变位酶的成分
维生素 C（抗坏血酸）	抗坏血酸	参与羟化反应，促进胶原合成、类固醇的羟化、氨基酸的代谢及神经递质的合成；参与解毒和造血作用；促进抗体的合成、抗病毒和防癌作用

二、维生素的检测与评价 🅔 微课/视频 2

1. 样本处理　维生素的检测是一项较为复杂的工作。在分析过程中应采取一些必要的措施，如避光、冷冻、干燥、隔绝氧气、通入惰性气体以及仔细选择合适的溶剂等。水溶性维生素检测样本处理大体上包括溶剂提取、酶处理、酶提取等步骤；脂溶性维生素检测样本处理一般按萃取、皂化、提取、初纯化四个步骤进行。所有样本提取后应尽快地完成分析测定。

2. 测定方法　维生素测定的主要方法有：①荧光法；②分光光度法；③HPLC 法；④微生物定量法；⑤其他方法，还包括 LC-MS/MS 法、GC 法、薄层层析法、流动注射分析法、毛细管电泳分析等。目前临床上有些维生素测定常采用 CLIA 法，比如 25-羟基维生素 D_3、叶酸、维生素 B_{12} 等。临床主要维生素的测定方法与评价见表12-7。

表12-7　主要维生素的测定方法与评价

检测名称	测定方法	方法学评价
维生素 A	分光光度法；荧光法、HPLC 法、LC-MS/MS 法	HPLC 法特异，不受β-胡萝卜素和六氢番茄红素的干扰，是目前测定视黄醇的推荐方法
25-羟基维生素 D_3	放射竞争性蛋白结合（RBP）法、RIA 法、CLIA 法、ECLIA 法、HPLC 法、LS-MS/MS 法等	RBP 法快速、灵敏、准确、标本用量少，因放射性而很少使用
维生素 E	荧光法、HPLC 法、LS-MS/MS 法	荧光法迅速、灵敏、精密。胆固醇、胡萝卜素和维生素 A 无干扰。HPLC 法比荧光法更精密、更准确
维生素 B_1	血清用 HPLC 法、尿液用荧光法	荧光法简单、快捷，但铁氰化钾有剧毒
维生素 B_{12}	微生物法、RIA 法、CLIA 法、ECLIA 法和 HPLC 法、LS-MS/MS 法等	微生物法麻烦费时，需无菌技术。CLIA 法敏感、准确、技术简单，已常规使用

检测名称	测定方法	方法学评价
维生素 C	分光光度法、荧光法、HPLC 法、LS – MS/MS 法	分光光度法以 2,4 – 二硝基苯肼最常用。HPLC 法能测定氧化形式和还原形式，是推荐方法
叶酸（维生素 B_9）	微生物法、荧光法、HPLC 法、CLIA 法、ECLIA 法、RBP 法、LS – MS/MS 法	RBP 法简单、快速、精密，临床应用最广泛

> **知识拓展**

LC – MS/MS 检测维生素已逐步成为首选方法

　　在不同临床场景中通过检测血清维生素水平，有助于疾病诊治和明确维生素补充策略，改善临床结局。目前国内外仅对维生素 D、维生素 B_6、维生素 B_9 及维生素 B_12 开发了传统的免疫学检测方法，且无法区分亚型，比如维生素 D_2、维生素 D_3 以及在婴幼儿中含量较高的 Epi 同分异构体，常会出现假阳性或假阴性结果。而水溶性维生素大多以离子形态存在于水溶液中，在反相色谱柱上保留能力较差，并且各种水溶性维生素的特性不完全相同，普通检测器很难满足对各种待测物都有较高灵敏度的要求。LC – MS/MS 基于不同分子量和质荷比对目标离子进行定性和定量，已成为维生素检测的"金标准"，其以样品量小、快速、高分辨率、高灵敏度、高特异性及可以同时检测多种维生素等优点被越来越多的临床实验室所采用。

三、维生素检测的临床应用

　　1. 维生素缺乏症　当维生素供给不足、摄入量不足、机体吸收利用率降低，或需要量相对增高，都会引起维生素缺乏症（表 12 – 8）。

　　2. 维生素中毒　水溶性维生素不易引起机体中毒，但非生理性大剂量摄入，有可能干扰其他营养素的代谢。脂溶性维生素大量摄入时，可导致体内积存过多而引起中毒（表 12 – 8）。

表 12 – 8　维生素缺乏病及维生素过量的毒性作用

维生素	缺乏	过量
维生素 C	坏血症	无酸的维生素 C 引起的副作用较少，但过量的维生素 C 会削弱人体的免疫能力，而且滥用维生素 C 可能会加快动脉硬化
生物素	鳞屑皮炎、忧郁	
维生素 B_12	恶性贫血、高同型半胱氨酸血症、神经脱髓鞘	哮喘、荨麻疹、湿疹、面部浮肿、寒战等过敏反应
叶酸	巨幼细胞贫血、同型半胱氨酸血症	损害神经系统
烟酸	糙皮症	由烟酸而不是酰胺引起的皮肤潮红；肝功能不正常；可能有非典型囊样斑状水肿
维生素 B_2	口角炎、舌炎、阴囊炎	肾功能障碍
维生素 B_1	脚气病、末梢神经炎	乏力、头痛等
维生素 B_6	高同型半胱氨酸血症	周围感觉神经病
维生素 A	夜盲症、眼干燥症、皮肤粗糙	神经、肝与皮肤损伤，高脂与高钙血症，骨与软组织钙化
维生素 D	佝偻病、骨软化症、骨质疏松症	高钙血症、高钙尿症、高血压、软组织钙化
维生素 E	未成熟早产儿和某些新生儿的溶血性贫血及接触高压氧引起的溶血性贫血（罕见）	可抑制生长，干扰血液凝固等
维生素 K	低凝血酶原血症	天然的维生素 K_1 是无毒的；合成的维生素 K 的化合物可引起出血、溶血性贫血及其他疾病

? 思考题

答案解析

案例1 患者，女，36岁。

主诉：发现双侧腋下生长包块1月。

现病史：患者1月前发现双侧腋下有一肿物，入院诊断"副乳房"。查肿瘤标志物：铁蛋白 < 1.0ng/ml（参考区间：14.0~233.1ng/ml，检测范围1.0~2000ng/ml），其余结果正常。

既往史：无。

基本检查：双侧腋窝下包块，无压痛，活动度可，不伴有胀痛，无局部红肿热痛及橘皮样改变。实验室检查：红细胞计数 4.10×10^{12}/L；血红蛋白78g/L（↓）；血细胞比容0.259（↓）；平均红细胞体积63.2 fl（↓）；平均红细胞血红蛋白量19.0pg（↓）；平均红细胞血红蛋白浓度300g/L（↓）；红细胞体积分布宽度18.5%（↑）；血清铁3.84μmol/L（7.80~32.20μmol/L）。

问题

（1）如样本做出非常异常结果，检验人员需要怎么做？

（2）如只有铁蛋白结果极低，没有其他信息可见，这张检验报告可以直接审核吗？需要注意什么？

（3）结合血常规结果，是否还需要对铁蛋白进行复查？

案例2 患者，女，65岁。

主诉：近1月体重下降10余斤，上腹痛、乏力。

现病史：张某某，女，65岁，因"黑便10余天"入院。

既往史：无

基本检查：贫血貌，精神可，胸廓对称无畸形，双肺呼吸音清，未闻及干湿性啰音。实验室检查：维生素 B_{12} < 83.00pg/ml（↓），铁蛋白160.71ng/ml，叶酸16.51ng/ml，WBC 2.59×10^9/L（↓），NEU 63.4%，RBC 1.65×10^{12}/L（↓），HCT 0.21（↓），Hb 66g/L（↓），MCV 122fL（↑），PLT 106×10^9/L（↓）。

问题

（1）如遇到这样的血常规结果，检验人员该怎么处理？

（2）如此的血常规结果，检验人员考虑临床诊断是什么？建议临床医生加测哪些检验项目？

（3）巨幼细胞贫血的概念、临床表现和实验室检查的表现有哪些？

（胡正军）

书网融合……

重点小结　　　题库　　　微课/视频1　　　微课/视频2

第十三章 体液与酸碱平衡紊乱的生物化学检验

✎ 学习目标

1. 通过本章学习，掌握钠、钾、氯、渗透压测定及方法学评价，钠、钾、氯平衡紊乱的常见原因，血气样本对检测结果的影响；熟悉水平衡紊乱的类型，酸碱平衡紊乱常用诊断指标的意义，钠、钾、氯平衡紊乱的特点，酸碱平衡的调节和诊断；了解体液电解质的分布特点，水平衡调节。

2. 具有分析体液与酸碱平衡紊乱状态，判断血钾、血钠、血 pH 的危急值，以及熟练操作、保养及维护电解质分析仪、血气分析仪能力。

3. 树立服务意识，珍视生命，养成善于发现问题的习惯，培养严谨求实的科学态度和批判性思维，维护急症患者的健康利益。

水和电解质是维持生命基本物质的组成部分。体内的水和溶解于其中的电解质、小分子有机物和蛋白质等总称为体液。机体通过神经 – 体液机制的调节保持体液容量、电解质、渗透压和酸碱度的相对稳定，为维持细胞生存和正常生理功能提供重要基础。一些全身性的病理原因及某些医源性因素等可使体内水、电解质改变，超出机体的调控能力，和（或）调节系统功能障碍，会导致体液容量、组成和酸碱度的变化，从而发生水、电解质和酸碱平衡紊乱。因此，及时发现和纠正水、电解质和酸碱平衡紊乱是临床诊断和治疗疾病的重要任务之一。

第一节 体液平衡及代谢紊乱的生物化学检验

PPT

体液以细胞膜为界分为细胞内液（intracellular fluid，ICF）和细胞外液（extracellular fluid，ECF）。ECF 因存在部位不同分为血浆和细胞间液（interstitial fluid）。体液中的水具有促进物质代谢、调节体温、润滑作用、结合水的作用，电解质具有维持体液晶体渗透压和酸碱平衡，维持神经、肌肉、心肌细胞的静息电位，参与新陈代谢、保持体内液体正常分布的作用，其中主要阳离子有钠（Na^+）、钾（K^+）、钙（Ca^{2+}）和镁（Mg^{2+}），主要阴离子有氯离子（Cl^-）、碳酸氢根（HCO_3^-）、磷酸根（HPO_4^{2-}，$H_2PO_4^-$）、硫酸根（SO_4^{2-}）以及有机阴离子（如乳酸、蛋白质），见表 13 – 1。各部分体液中阳离子当量总数和阴离子当量总数相等，保持电中性。

表 13 – 1　体液中电解质与水的分布

阳离子成分（单位）	血浆	细胞间液	细胞内液	阴离子成分（单位）	血浆	细胞间液	细胞内液
水（L）	3.5	10.5	28	Cl^-（mmol/L）	3	114	1
Na^+（mmol/L）	142	147	15	HCO_3^-（mmol/L）	27	30	10
K^+（mmol/L）	5	4	150	蛋白质（mmol/L）	16	1	63
Ca^{2+}（mmol/L）	5	2.5	2	有机酸（mmol/L）	5	7.5	–
Mg^{2+}（mmol/L）	2	2	27	$H_2PO_4^-$（mmol/L）	2	2	100
—	—	—	—	SO_4^{2-}（mmol/L）	1	1	20
总阳离子（mmol/L）	154	155.5	194	总阴离子（mmol/L）	154	155.5	194

一、水平衡

人体内总体水约 2/3 分布在 ICF，1/3 存在于 ECF。水平衡由水增加和水排出两部分的调节来维持。水增加主要由摄入水，体内物质氧化产生水及肾小管重吸收水 3 部分组成，而水由尿液、呼吸、皮肤蒸发、肠道排出，通过内分泌调节达到平衡。而一旦平衡失调，会发生水平衡紊乱，水平衡紊乱往往伴随体液中电解质的改变及渗透压的变化。

二、电解质平衡

（一）人体内钠

钠（sodium，natrium）主要来源于食物中的 NaCl。Na^+ 是细胞外液主要阳离子，在维持细胞外液容量、酸碱平衡、渗透压和细胞生理功能方面起重要作用。细胞外液中可能由于钠、水任一含量的变化而引起 Na^+ 浓度的改变，造成钠平衡紊乱，并常伴有水代谢紊乱。

（二）人体内钾

钾（potassium，kalium）来自食物，90% 在消化道以离子的形式吸收，80%～90% 经肾脏排泄。钾主要参与酸碱平衡的调节、维持细胞内液的渗透压、维持肌肉神经的应激性和参与细胞内物质的合成代谢等。

（三）人体内氯

氯（chlorine，Cl）的来源主要是食物中的 NaCl，肾脏是氯的主要排出器官，氯在体内的变化基本与钠一致。机体为了重吸收碳酸氢盐，通过从尿中排出氯以维持平衡，氯与血中碳酸氢盐水平成反比。氯参与调节机体的水、电解质、渗透压和酸碱平衡，以及胃液中胃酸的生成。

三、水、电解质平衡的调节

（一）水、钠的调节

机体的水、钠平衡影响细胞外液的渗透压和容量。水平衡主要由渴觉中枢及抗利尿激素调节，维持血浆渗透压；而钠平衡主要受醛固酮调节，维持细胞外液的容量及组织灌流。

1. 渴觉调节 血浆晶体渗透压升高（>295mmol/L），有效循环血量减少，血管紧张素Ⅱ增多刺激位于下丘脑视上核的渴觉中枢，产生渴感。

2. 抗利尿激素调节 血浆渗透压升高、血容量减少、血压降低时可刺激渗透压感受器、容量感受器和压力感受器，促使抗利尿激素（antidiuretic hormone，ADH）释放，ADH 能促进肾远曲小管和集合管重吸收水，使细胞外液渗透压降低、血容量增加、血压升高。

3. 醛固酮调节 醛固酮作用于肾远曲小管和集合管重吸收水和 Na^+，补充循环血量，同时促进 K^+ 和 H^+ 的排出。血 Na^+ 浓度降低和 K^+ 浓度升高都可以刺激醛固酮分泌，促进肾脏保 Na^+ 排 K^+。

（二）钾平衡的调节

钾平衡依靠钾的跨细胞转移和肾、结肠排钾来调节。

1. 钠－钾泵调节 胰岛素、β肾上腺素受体激活、血钾升高、碱中毒可刺激 Na^+-K^+-ATP 酶活性，将钾逆浓度差摄入细胞内。酸中毒、细胞外液渗透压升高、剧烈运动肌肉收缩时可促进细胞内钾外移。

2. 肾脏排钾的调节 醛固酮可升高 $Na^+ - K^+ - ATP$ 酶活性，增加 Na^+ 的重吸收，促进肾小管上皮细胞管腔膜上钾离子通道的开放；细胞外液钾浓度升高刺激肾上腺皮质分泌醛固酮。

3. 结肠排钾的调节 摄入的钾正常情况 90% 由肾脏排出，约 10% 由肠道排出，当出现肾衰竭、肾小球滤过率明显降低时，结肠排钾量达到 34%。结肠上皮细胞类似于远曲小管上皮细胞泌钾的方式向肠道排泌。

四、水、电解质的检测与评价

（一）血清钠

1. 方法概述 血清钠测定可选用 AAS 法、火焰分光光度法（flame spectrophotometry，FS）、ISE 法或 UV - VIS 法、酶法进行。FS 法具有仪器结构简单、操作方便、特异性好等优点，但存在安全隐患，目前 FS 法在临床上已较少采用。临床实验室常用 ISE 法。

2. 测定原理

（1）ISE 法 分为直接法、间接法（详见本书第五章第五节）和多层膜干片法。钠电极离子交换膜的主要成分是硅酸锂，对 Na^+ 具有高选择性响应，产生的电位与 Na^+ 浓度成比例。分析系统的校准是使用 Na^+ 的校准液检测钠电极和参比电极表面电位变化的差值，作为计算因素用作样本的计算。

（2）酶法 Na^+ 是 $\beta -$ 半乳糖苷酶激活剂，采用掩蔽剂掩蔽 K^+，$\beta -$ 半乳糖苷酶水解邻 - 硝基酚 $-\beta - D -$ 半乳糖苷（o - nitrophenyl $-\beta - D -$ galactopyranoside，ONPG），生成邻 - 硝基酚。邻 - 硝基酚在 420nm 波长吸收光谱的生成速率与 Na^+ 浓度成正比。

3. 方法学评价

（1）ISE 法 ①ISE 法测定钠是目前临床检测中最常用的方法，具有样本用量少、快速准确、重复性好、特异性强、操作简便等优点。缺点是电极具有一定的寿命，需要定期更换。②ISE 法误差来源于电极选择性减弱、蛋白质沉积，以及电解质排斥效应。血浆中固体物质部分（血脂和蛋白质）约占总体血浆的 7%，而水相占 93%，电解质都存在于水相中，因固体物质改变，引起水相改变，导致电解质测定结果不真实的情况称为电解质排斥效应。间接 ISE 法使用了高离子强度的稀释液来稀释样本，稀释液可以控制离子的活度系数，使之成为一个常数。直接 ISE 法不需要稀释样本，其活度与水相中的浓度直接相关，结果不会受影响。多层膜干片法具有快速无交叉污染、操作灵活、携带方便等特点。

（2）酶法 该法测定钠的优点有精密度和准确度与 FS 法相关性良好（$r = 0.985$），简便、精确、重复性好、特异性强等。缺点是价格较贵。

（3）样本对检测结果的影响 血清、尿液均可测定钠。脂血样本采用离子选择电极方法测定，会导致假性降低，采用高速离心后取下层清液测定可减小误差。红细胞中所含 Na^+ 仅为血浆中的十分之一，溶血不会引起血清 Na^+ 检测结果的显著误差。样本可以在 2~4℃ 或冰冻存放。尿钠浓度在一天中变化比较大，故需要留取 24 小时的全部尿液。

4. 临床意义

（1）低钠血症 指血清 $Na^+ < 135mmol/L$，由钠减少或水增多引起。常见原因有：①肾性因素如渗透性利尿、肾上腺功能低下、肾素生成障碍以及急、慢性肾功能衰竭；②非肾性因素如呕吐、腹泻、肠瘘、大量出汗和烧伤等；③ADH 分泌失调；④假性低钠血症见于高脂血症（TG 高于 16.5mmol/L）与高球蛋白血症（多见于多发性骨髓瘤）等。

（2）高钠血症 指血清 $Na^+ > 145mmol/L$，由摄入钠过多或水丢失过多引起。常见原因有：①高渗性脱水，输入过多高张盐水、原发性醛固酮增多症、尿崩症；②肾排泄钠减少和（或）钠的摄入量过多，如右心力衰竭、肾病综合征、急性和慢性肾衰竭、库欣综合征等。

（二）血清钾

1. 方法概述　血清钾测定同血清钠，选用 AAS、FS、ISE 或 UV – VIS 法进行。临床实验室常用 ISE 法。

2. 测定原理

（1）离子选择电极法　钾电极采用含有缬氨霉素的中性载体膜，对 K^+ 具有很高的选择性。

（2）酶法　采用掩蔽剂掩蔽 Na^+，用 GLD 消除内源性 NH_4^+ 的干扰，利用 K^+ 对 PK 的激活作用来测定 K^+ 的浓度。K^+ 能增强色氨酸酶的活性，测定该酶活性间接计算得到 K^+ 浓度。

3. 方法学评价

（1）药物的影响　某些药物可使钾离子经肾脏或消化道排泄增多或减少，使钾向细胞内转入或转出，引起血钾异常。利尿药、激素类药物、某些抗生素、维生素、胰岛素等药物可引起血钾降低。抗肿瘤药物、氯化钾、头孢噻吩等药物可引起血钾升高。

（2）严重的白细胞增多症会引起血钾假性降低，骨骼肌活动肌肉中钾会释放入血导致血钾升高。

（3）样本对检测结果的影响　①样本的采集和处理：血清、血浆和其他体液均可作为钾测定的样本。血浆钾比血清低 0.1 ~ 0.7mmol/L，因为血液凝固时血小板破裂会释放出一部分 K^+。测定血钾的样本在采血和处理过程中应避免溶血，因为红细胞内的钾浓度约为血清钾浓度的 20 倍。②样本放置时间和保存温度：血液样本应及时分离，全血样本放置时间和温度对血钾有明显的影响。如全血样本放置时间过长，体外红细胞能量代谢受到抑制，导致红细胞膜上 Na^+ – K^+ – ATP 酶不能正常运转，从而不能将红细胞内逸出的钾转运到细胞内，造成血清钾假性增高。如果全血样本保存在 4℃，糖酵解被抑制，红细胞膜上的 Na^+ – K^+ – ATP 酶活性降低，不能维持细胞内外 K^+ 平衡，而造成细胞内钾外移，使测定结果增高。而全血样本保存在 37℃，会因糖酵解 K^+ 进入细胞而导致假性降低。

4. 临床意义

（1）低钾血症　指血清 $K^+ < 3.5mmol/L$。常见原因有钾摄入不足、钾排出增多、细胞外钾进入细胞内和血浆稀释。

（2）高钾血症　指血清 $K^+ > 5.5mmol/L$。常见原因有钾摄入过多、钾排泄障碍、细胞内钾向细胞外转移。

（三）血清氯

1. 方法概述　测定血清氯的方法有核素稀释质谱法、恒电流库仑法、硫氰酸汞比色法、ISE 法和酶法。核素稀释质谱法是决定性方法，恒电流库仑法是参考方法，临床常用的检测方法为 ISE 法。

2. 测定原理

（1）离子选择电极法　氯电极是由氯化银、氯化铁 – 硫化汞为膜性材料制成的固体膜电极，对样本中 Cl^- 有特殊响应。

（2）硫氰酸汞比色法　血清中 Cl^- 与硫氰酸汞反应形成非游离的氯化汞和游离的硫氰酸离子，硫氰酸离子再与铁离子反应形成一种浅红色的硫氰酸铁复合物，在 480nm 波长进行比色。

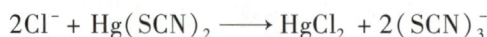

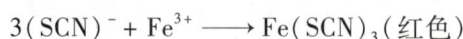

$$2Cl^- + Hg(SCN)_2 \longrightarrow HgCl_2 + 2(SCN)_3^-$$

$$3(SCN)^- + Fe^{3+} \longrightarrow Fe(SCN)_3（红色）$$

（3）酶法　Cl^- 活化无活性的 AMY，活化的 AMY 作用于 2 – 氯 – 4 – 硝基酚 – α – 半乳糖基麦芽糖苷（$Gal – G_2 – \alpha – CNP$），使其水解生成 2 – 氯 – 4 – 硝基酚（CNP），在 405nm 检测 CNP 的生成速率可计算出 Cl^- 浓度。

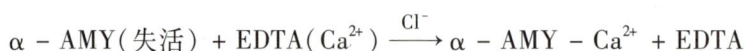

$$\alpha – AMY（失活） + EDTA（Ca^{2+}）\xrightarrow{Cl^-} \alpha – AMY – Ca^{2+} + EDTA$$

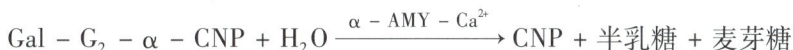

$$Gal - G_2 - \alpha - CNP + H_2O \xrightarrow{\alpha - AMY - Ca^{2+}} CNP + 半乳糖 + 麦芽糖$$

3. 方法学评价

（1）ISE 法是目前 Cl^- 最常用的测定方法，具有简便、快速、准确等优点。

（2）酶法反应温和无污染，特异性、精密度和线性范围均较好，且测定结果与恒电流库仑法和离子选择电极法均有很好的相关性。

（3）硫氰酸汞比色法，血清中高球蛋白会产生浑浊，吸光度随温度升高而增加。

（4）可同时测定尿液氯离子，尿氯浓度在一天中变化比较大，故需要留取 24 小时的全部尿液。

4. 临床意义 血清 Cl^- 增高常见于高钠血症、高氯型代谢型酸中毒、过量输注生理盐水等；血清 Cl^- 减低在临床上较为多见，常见于氯化钠摄入不足或丢失过多。

（四）渗透压

渗透压是指支配生物膜两侧水穿过膜，使其达到一定平衡的压力，与溶解在其中带电荷或不带电荷的颗粒数成比例。血、尿、脑脊液均可测定渗透压。

1. 方法概述 目前常用的血浆渗透压测定的方法为冰点下降法，即应用冰点渗透压仪，通过测定溶液冰点下降率来计算渗透压。由于血浆中主要渗透物质是 Na^+、Cl^-、葡萄糖和尿素，因此，血浆渗透压也可以采用公式计算：血浆渗透压计算值（$mOsm/kgH_2O$）$= 1.86 \times (C_{Na^+}) + C_{Glu} + C_{Urea} + 9.9$，其中 9.9 为经验值，代表血浆中其他渗透物质如 Ca^{2+} 和蛋白质。

2. 测定原理 冰点下降法根据冰点渗透压仪所采用的拉乌尔冰点原理，即任何溶液单位体积所溶解的溶质的颗粒总数（摩尔浓度）相同，则溶液冰点下降的数值亦相同，利用高灵敏的感温元件（热敏电阻）测量不同溶液的结冰点，测定冰点下降率来计算渗透压。

3. 方法学评价 冰点下降法具有检测精密度高、操作简便、样品用量少和对样品无变性作用等优点，被作为血浆渗透压测定的"金标准"。在无冰点渗透压仪时，也可选用合适的公式计算血浆渗透压浓度值。

4. 临床意义 ①增加：表示体内水分的减少或溶质量的增加。多见于糖尿病高渗性昏迷、尿崩症、中暑高热、高渗性脱水等。②降低：表示体内水量的增加或溶质的减少。多见于心力衰竭、低蛋白血症、低钠血症、肾衰竭少尿期、低渗性脱水等。

五、水、电解质检测的临床应用

血清钾、钠、氯测定是临床应用较多的组合检测项目之一，有助于电解质平衡和酸碱平衡紊乱的判断，常用于临床电解质失衡的诊断和治疗效果监测。通过测定血、尿样本的渗透压和钾钠氯，可有效诊断临床相关疾病和监测补液效果。

（一）水平衡紊乱

水平衡紊乱在临床常见的症状为脱水。机体水总量减少，体液容量减少称为脱水，根据水和钠丢失的比例和渗透压的改变，可将脱水分成低渗性脱水、高渗性脱水、等渗性脱水。

1. 高渗性脱水 水丢失多于钠丢失，细胞外液渗透压升高。多见于：①水摄入不足，进食和饮水困难；②水丢失过多，如高热、大量出汗、甲状腺功能亢进及大面积烧伤；③尿崩症或肾小管对抗利尿激素不敏感；④大量使用利尿剂；⑤高蛋白含盐饮食；⑥未控制的糖尿病；⑦呕吐、腹泻及消化道引流，过度通气。特点：细胞外液量和细胞内液量均减少，尿量减少，血 $Na^+ > 150mmol/L$。

2. 等渗性脱水 水丢失和钠丢失基本平衡。常见于消化液的丢失，大量抽放胸腔积液、腹腔积液、大面积皮肤烧伤。特点：细胞外液量减少，细胞内液正常，血浆渗透压正常，表现出尿少，口渴，血压下降，血 Na^+ 130~150mmol/L。

3. 低渗性脱水 细胞外液中电解质丢失多于水的丢失，表现出细胞内水肿。常见于：①大量消化液丢失而只补充水，如大量呕吐、长期胃肠减压引流；②腹膜炎、胰腺炎形成大量腹腔积液、肠梗阻导致大量肠液在肠腔内积聚、胸膜炎形成大量胸腔积液等；③长期连续应用排钠利尿剂；④肾上腺皮质功能减退症，肾实质性疾病或肾小管酸中毒；⑤经皮肤丢失，如大量出汗、大面积烧伤等只补充水则可造成低渗性脱水。特点：血 Na^+ <130mmol/L。

（二）电解质平衡紊乱

1. 钠平衡紊乱 Na^+ 是细胞外液含量最高的阳离子，对保持细胞外液容量、调节酸碱平衡、维持正常渗透压和细胞生理功能有重要意义。体内可交换的 Na^+ 总量是细胞外液渗透压的主要决定因素，通过渗透压作用可影响细胞内液。细胞外液钠浓度的改变可由水、Na^+ 含量的变化而引起，故 Na^+ 平衡紊乱常伴有水平衡紊乱。水与 Na^+ 的正常代谢及平衡是维持人体内环境稳定的重要因素。

低钠血症通常是低渗透浓度的反映，又称低钠性低渗综合征。血浆渗透浓度降低导致水向细胞内转移，使细胞内水量过多，这是低钠血症产生症状和威胁生命的主要原因。血浆 Na^+ 浓度并不能说明钠在体内的总量。低血 Na^+ 可见于摄入少，丢失多、水摄入绝对或相对增多。根据原因可将低钠血症分为肾性和非肾性两类。高钠血症主要见于水摄入减少（如下丘脑损害引起的原发性高钠血症）、排水过多（如尿崩症）、钠的潴留（如原发性醛固酮增多症、Cushing 综合征）。

2. 钾平衡紊乱 是否钾平衡紊乱，主要考虑钾总量和血钾浓度两个方面原因，两者既有区别又有联系。钾总量是指体内钾的总含量，由于钾主要分布在细胞内（约占总量的98%），因此血 K^+ 浓度并不能准确地反映体内总钾量。临床以测血清钾为准。钾平衡失调时，除了测定血清 K^+ 浓度外，还应分别从影响钾代谢以及钾平衡失调后代谢变化的多方面检查，如肾功能指标、血浆醛固酮及肾素水平、酸碱平衡指标以及尿量、K^+、Na^+ 和 Cl^- 的浓度，以便综合分析钾平衡紊乱的原因及其对机体代谢失调的影响程度。

3. 氯平衡紊乱 Cl^- 具有调节渗透压和酸碱平衡的功能，Cl^- 参与胃液中胃酸的生成，肾脏是 Cl^- 的主要排出途径。Cl^- 在体内的变化与 Na^+ 基本保持一致；Cl^- 与 HCO_3^- 是细胞外液的主要阴离子，机体重吸收和再生碳酸氢盐时需经尿排出 Cl^- 以维持体液的电解质平衡，因此体液中的 Cl^- 与 HCO_3^- 水平呈负相关关系。氯平衡失调多为氯化钠的摄入减少或丢失增加而导致血清氯减低。

第二节　酸碱平衡紊乱的生物化学检验

正常人的血液缓冲系统、肺和肾脏等自身的酸碱平衡调节体系可以使血液 pH 维持在 7.35~7.45。机体通过各种调节机制将血液 pH 维持在正常范围内的过程称为酸碱平衡。体内酸碱物质的产生或丢失超过了机体调节能力，或调节机制本身发生障碍，会导致酸碱平衡紊乱。

一、酸碱平衡

血液的酸碱度通常用 pH 表示，pH 主要由 $[HCO_3^-]$ / $[H_2CO_3]$ 缓冲对决定，H-H 公式：

$$pH = pK_a + \lg \frac{[HCO_3^-]}{[H_2CO_3]} = pK_a + \lg \frac{[HCO_3^-]}{\alpha \times PaCO_2}$$

式中，37℃血液中 pK_a 值为 6.1；α（CO_2 溶解常数）为 0.03mmol/（L·mmHg）。当血浆 HCO_3^- 为

24.0mmol/L，二氧化碳分压（PCO_2）为40mmHg（5.3kPa）时，血浆 pH 是 7.40。由 H－H 公式可看出，$[HCO_3^-]/(\alpha \cdot PCO_2)$ 只要维持在 20/1，血液 pH 即可维持正常。任何原因引起 $[HCO_3^-]$ 或 PCO_2 改变而使该比例变化都将伴随 pH 的改变。酸碱平衡相关参数如下。

1. 酸碱度 参考区间：pH 7.35～7.45。血液 pH 处于正常范围，可能有三种情况：①正常人；②代偿性酸碱平衡紊乱；③混合型酸碱平衡紊乱。

2. 二氧化碳分压（partial presure of carbon dioxide，PCO_2） 指物理溶解在血液中的 CO_2 的压力，是衡量肺泡通气情况和酸碱平衡中反映呼吸因素的重要指标。

3. 氧分压（partial presure of oxygen，PO_2） 指物理溶解在血液中的 O_2 所产生的压力，是判断缺氧程度和呼吸功能的敏感指标。

4. 氧饱和度（oxygen saturation，SO_2） 指血液在一定的 PO_2 下，氧合血红蛋白（HbO_2）占全部 Hb 的百分比，可表示为：

$$SO_2 = \frac{HbO_2}{Hb + HbO_2} \times 100\% = \frac{氧含量}{氧容量} \times 100\%$$

式中，氧含量是指 100ml 血液中与 Hb 实际结合的氧量加上物理溶解的氧量；而氧容量则指血液中 Hb 完全变成 HbO_2 时结合的最大氧量及物理溶解的氧量。通常物理溶解在血液中的氧量极少，可忽略不计。

5. 实际碳酸氢盐与标准碳酸氢盐 实际碳酸氢盐（actual bicarbonate，AB）指血浆中 HCO_3^- 的实际浓度。标准碳酸氢盐（standard bicarbonate，SB）指在 37℃ 时用 PCO_2 为 40mmHg 及 PO_2 为 100mmHg 的混合气体平衡后测定的血浆 HCO_3^- 的含量。AB 和 SB 是反映代谢性酸碱中毒的重要指标。正常情况，AB＝SB，当 AB＞SB 时，提示呼吸性酸中毒，当 AB＜SB 时，提示呼吸性碱中毒。

6. 缓冲碱（buffer base，BB） 指血液中具有缓冲作用的阴离子总和，包括 HCO_3^-、Hb、血浆蛋白及少量的有机酸盐和无机磷酸盐。反映人体对抗酸碱失衡的缓冲能力。

7. 碱剩余（base excess，BE） 指在 37℃ 和 PCO_2 为 40mmHg 时，将 1L 全血 pH 调整到 7.40 所需酸碱量。正值为碱血症，负值为酸血症。可作为纠正酸碱失衡时估算用药剂量的参考。

8. 阴离子隙（anion gap，AG） 指未测定阴离子（unmeasured anion，UA）与未测定阳离子（unmeasured cation，UC）之差。UA 指除 Cl^- 和 HCO_3^- 外其他阴离子，如某些无机酸、有机酸；UC 指除 Na^+ 外其他阳离子如 K^+、Ca^{2+}、Mg^{2+} 等。在血液中阴阳离子的当量数相等，即 $(Na^+ + UC) = (Cl^- + HCO_3^- + UA)$，因而 AG 值为：

$$AG(mmol/L) = (UA - UC) = Na^+ - (Cl^- + HCO_3^-)$$

AG 升高表明固定酸增加，但是肠瘘、胆瘘、肾小管病变等由于 HCO_3^- 的丢失而引起的代谢性酸中毒时，HCO_3^- 减少由 Cl^- 增加代偿，而 AG 值变化不大，则为高氯型代谢性酸中毒。

9. 肺泡－动脉氧分压差（alveolar－arterial PO_2 difference，$A-aDO_2/P_{A-a}O_2$） 指肺泡气氧分压与动脉血氧分压之间的差值，是判断肺换气功能的指标，是反映心肺复苏预后的重要指标。

10. 潜在 HCO_3^- 指排除并存高 AG 代谢性酸中毒的掩盖作用以后的 HCO_3^-。根据电中性原则，即 AG 增加多少，HCO_3^- 即降低多少，因此假如无代谢性酸中毒影响时，潜在 HCO_3^-＝实测 $HCO_3^- + \Delta AG$。在代谢性碱中毒判断时有重要价值。

二、酸碱平衡项目的检测与评价

酸碱平衡主要通过血气分析仪直接测定血液的 pH、PCO_2、PO_2 三项项目，利用公式推算出其他项目，对酸碱平衡及呼吸功能进行判断分析。 ⓔ 微课/视频 1

（一）方法概述

pH 电极、PCO$_2$电极和 PO$_2$电极不断改进，含电解质（如 K$^+$、Na$^+$、Cl$^-$、Ca^{2+} 等）测定的血气分析仪大量使用，对酸碱平衡项目的测定也越来越准确高效。

（二）测定原理

其原理是电极电位法。血液抽吸进样本室的毛细管，与毛细管壁上的 4 个孔的 pH、PO$_2$和 PCO$_2$三支测量电极和一支 pH 参比电极电极感测头接触，电极将他们转换成各自的电信号，经过放大模数转换各自的电信号。详见本书第五章第五节。

（三）方法学评价

血气分析仪的维护、质控物的合理使用、电极的特性检验和测定温度的准确性等是获得可靠分析结果的重要保证。

1. 电极的线性　新电极需要验证厂商提供的线性相关数据。线性的验证需要有保证的气体和全血。对于 PCO$_2$电极，仪器用 5% 和 10% CO$_2$校准后用含 7% CO$_2$的气体来测定 PCO$_2$。PO$_2$电极的校准用 0% 和 20% O$_2$，用 10% O$_2$测定 PO$_2$。这种用于初始化验证的气体可在质量保证程序中用于定期的检查。

2. 温度控制　准确的温度控制是精确测定血气和 pH 的基础，仪器设定限为 37.0℃ ±0.1℃。仪器温度超出设定限时将发出报警。

3. 质量控制及室间评价　实验室及床旁 POCT 血气分析仪均需采用质控品进行室内质控，参加室间质评血气分析结果需在评价标准中的血气分析和酸碱分析可接受范围内。

4. 样本对检测结果的影响

（1）采集动脉全血　血气分析样本为全血。由于静脉血 O$_2$已被组织所利用，PO$_2$较低，PCO$_2$要高 2～8mmHg，pH 要低 0.02～0.05，因此常从桡动脉等处采集动脉血。静脉血一般在动脉血采集困难时才使用。

（2）肝素抗凝样本　全血样本收集一般使用无菌、含肝素的 1～5ml 注射器，避免普通塑料注射器通过管壁造成气体互换。抗凝剂的量为（0.05mg 肝素/ml 血），用足够的液体肝素（500U/ml 或 5mg/ml）吸入注射器，尽可能湿润注射器整个内表面，然后排出液体肝素，只留下注射器死区的肝素（约 0.1ml）即可。

（3）样本的密闭　全血样本采集后，严格按要求操作，密封好样本容器，避免样本与空气接触，及时排出采集时混入血样中的小气泡。检测前将样本充分混匀。大气中的 PCO$_2$大约 0.25mmHg，比血液中（40mmHg）少得多，血液暴露在空气中会降低 CO$_2$含量和 PCO$_2$，pH 会升高。大气中的 PO$_2$（155mmHg）要比动脉血高 60mmHg，比静脉血高 120mmHg。样本暴露到空气中，PO$_2$可以升高，而当患者吸氧治疗时，PO$_2$可能会降低。

（4）样本保存　因血细胞离体后继续进行代谢，O$_2$不断被消耗，CO$_2$不断地产生，故应尽可能在短时间内测定，不宜存放。如果血样本采集后 30 分钟内不能检测，应将样本放入冰水中保存，使其温度降至 0～4℃，但不超过 2 小时。

> **知识拓展** ◀ ┈┈
>
> **便携式血气分析仪的质量管理**
>
> 临床广泛应用的便携式血气分析仪，在临床使用前应按要求进行性能验证，严格按照标准操作规程进行样本检测，在做好室内质控情况下，参加国家卫生健康委临床检验中心室间质量评价，应达到的标准为：①pH，靶值 ±0.04；②PCO$_2$，靶值 ±5mmHg 或 ±8%（取大值）；③PO$_2$，靶值 ±10mmHg

或 ±10%（取大值）；④Na$^+$，靶值 ±4%；⑤K$^+$，靶值 ±6%；⑥Cl$^-$，靶值 ±4%。便携式血气分析仪的校准频度及方法应符合行业规范，一般每 12 个月校准 1 次，保存校准原始数据记录和校准报告；设备出现关键部件故障，应进行重新校准。另外，便携式血气分析仪的电解质项目应与本单位所用自动生化分析仪检测结果按照 CNAS - CL02 认可准则实验室间比对要求，每 6 个月进行 1 次比对与评估。

三、酸碱平衡参数的临床应用 微课/视频 2

（一）酸碱平衡紊乱的类型

若血浆中 $[HCO_3^-]/[H_2CO_3]$ 比值 <20/1，则血浆 pH 低于参考区间下限，称为酸中毒；若比值 >20/1，则血浆 pH 高于参考区间上限，称为碱中毒。由于 $[HCO_3^-]$ 的改变代表机体代谢因素的变化，故将血浆 HCO_3^- 水平下降造成的酸中毒称为代谢性酸中毒，HCO_3^- 增多造成的碱中毒称为代谢性碱中毒。同理，由于 H_2CO_3 的改变代表机体呼吸因素的变化，故将 H_2CO_3 增多造成的酸中毒称为呼吸性酸中毒，H_2CO_3 减少所造成的碱中毒称为呼吸性碱中毒。

发生酸碱平衡紊乱后，机体如果能调节 $[HCO_3^-]/[H_2CO_3]$ 比值至正常水平，称为代偿过程。血液 pH 维持在 7.35～7.45，称为代偿性酸或碱中毒。如果病情严重超出了机体调节的限度，不能使比值恢复到正常范围，则称为失代偿性酸碱中毒。

1. 单纯性酸碱平衡紊乱

（1）代谢性酸中毒　原发性 $[HCO_3^-]$ 降低，pH 下降，PCO_2 代偿性降低，BE < -2.5mmol/L。见于长期饥饿、糖尿病、低氧血症、肾衰、休克等。

（2）代谢性碱中毒　原发性 $[HCO_3^-]$ 升高，pH 升高，PCO_2 代偿性升高，BE 正值增大。见于慢性呕吐、利尿剂导致的低氯性碱中毒、低钾血症。

（3）呼吸性酸中毒　原发性 PCO_2 增高，pH 下降，HCO_3^- 正常或稍高。多见于呼吸中枢抑制、肺部疾病、呼吸肌麻痹、肺通气功能障碍。AB > SB，见于慢性呼酸。

（4）呼吸性碱中毒　原发性 PCO_2 下降，pH 升高，HCO_3^- 降低。多见于肺过度通气、中枢神经病变、神经肌肉兴奋性增强。AB < SB，见于慢性呼碱。

2. 混合性酸碱平衡紊乱　两种或三种单纯性酸碱平衡紊乱同时存在时，称为混合性酸碱平衡紊乱。通常是未代偿或代偿不充分（表 13 - 2）。

表 13 - 2　常见的混合性酸碱平衡紊乱类型及原因

酸碱失衡类型	pH	原发变化	代偿变化	常见原因
代谢性酸中毒合并呼吸性酸中毒	↓	$[HCO_3^-]$ ↓	PCO_2 ↓	糖尿病酮症酸中毒合并严重肺部感染、严重肺水肿、肺源性心脏病、慢性支气管炎并肾损害
代谢性碱中毒合并呼吸性碱中毒	↑↑	$[HCO_3^-]$ ↑	PCO_2 ↑	严重肝病伴呕吐或利尿、败血症、中枢神经系统疾病伴呕吐或明显利尿，长期鼻导管引流伴过度通气
代谢性酸中毒伴呼吸性碱中毒	↑↓N	$[HCO_3^-]$ ↓	PCO_2 ↓	水杨酸中毒、肾衰竭、糖尿病酮症、严重肝病
呼吸性酸中毒伴代谢性碱中毒	↑↓N	$[HCO_3^-]$ ↑↑	PCO_2 ↑↑	慢性肺功能不全伴呕吐、利尿剂、慢性气道阻塞性疾病伴噻嗪类药物
代谢性酸中毒伴代谢性碱中毒	N	$[HCO_3^-]$ ↑或↓	PCO_2 ↓或↑	肾衰竭和糖尿病酮症酸中毒伴低钾、呕吐

注：表中 PCO_2 单位为 mmHg；$[HCO_3^-]$ 单位为 mmol/L。

（二）酸碱平衡紊乱的判断

酸碱平衡紊乱的判断有图表法、代偿预估值计算法和计算机软件判断法。图表法简单，正确率低。计算机软件判断法需结合临床。常用代偿预估值计算法。

1. 了解病史 从病史了解酸碱平衡紊乱的原因是呼吸因素还是代谢因素引起的；根据病情进展估计酸碱失衡是急性还是慢性；用药、给氧、肺功能等情况。

2. 初步分析

（1）pH 异常 如 pH < 7.35 为酸中毒，pH > 7.45 为碱中毒。根据 HCO_3^- 与 PCO_2 指标变化方向或偏离参考区间中值幅度与 pH 的变化相对应来确定代谢性还是呼吸性。

（2）pH 正常 HCO_3^- 和 PCO_2 中有一个偏离正常者，则选择偏离正常者来确定呼吸性还是代谢性。HCO_3^- 和 PCO_2 中均偏离正常，根据均值幅度大偏离正常均值幅度大来确定代谢性还是呼吸性；HCO_3^- 和 PCO_2 均正常，则跳过代偿预估值的分析，进入第四步 AG 和电解质分析。

3. 代偿预估值计算及分析 通过发病时间和代偿性指标预估值计算，可进一步判断酸碱紊乱类型。单纯性酸碱紊乱时的代偿预计值计算公式见表 13 – 3。

表 13 – 3 单纯性酸碱紊乱时的代偿预计值

紊乱类型	原发变化	代偿变化	代偿时限	预计值公式	代偿极限
代谢性酸中毒	$[HCO_3^-]$ ↓	PCO_2 ↓	12 ~ 24h	$PCO_2 = 40 - (24 - [HCO_3^-]) \times 1.2 \pm 2$	10
代谢性碱中毒	$[HCO_3^-]$ ↑	PCO_2 ↑	3 ~ 5d	$PCO_2 = 40 + ([HCO_3^-] - 24) \times 0.9 \pm 5$	55
急性呼吸性酸中毒	PCO_2 ↑	$[HCO_3^-]$ ↑	几分钟	$[HCO_3^-]^- = 24 + (PCO_2 - 40) \times 0.07 \pm 1.5$	30
慢性呼吸性酸中毒	PCO_2 ↑	$[HCO_3^-]$ ↑	5 ~ 7d	$[HCO_3^-] = 24 + (PCO_2 - 40) \times 0.4 \pm 3$	42 ~ 45
急性呼吸性酸中毒	PCO_2 ↓	$[HCO_3^-]$ ↓	几分钟	$[HCO_3^-] = 24 - (40 - PCO_2) \times 0.2 \pm 2.5$	18
慢性呼吸性酸中毒	PCO_2 ↓	$[HCO_3^-]$ ↓	2 ~ 3d	$[HCO_3^-] = 24 - (40 - PCO_2) \times 0.5 \pm 2.5$	12 ~ 15

注：表中 PCO_2 单位为 mmHg；$[HCO_3^-]$ 单位为 mmol/L。

原发呼吸性酸中毒和呼吸性碱中毒分别以发病时间 > 72 小时和 > 48 小时作为选择慢性代偿公式的依据。

4. 混合性酸碱平衡紊乱判断 经过检测项目的初步分析确定原发紊乱后，将相应测定值代入代偿公式计算。若测定结果落在代偿范围内，为单纯性酸碱紊乱。如果低于或超过预计代偿范围，为混合性的酸碱紊乱。例如，代谢性酸中毒时，实测 PCO_2 超过代偿预估值上限，判为合并呼吸性酸中毒；低于预计代偿值下限，判为合并呼吸性碱中毒。

5. AG 值和电解质分析判断 病史分析如存在固定酸增多引起的代谢性酸中毒，pH、HCO_3^- 和 PCO_2 都正常，计算 AG 值，AG 值增高，说明同时合并代碱，或者高 AG 代酸合并高氯性代酸。

6. 三重性酸碱平衡紊乱判断 需根据 pH、PCO_2、HCO_3^- 以及 AG 值、代偿预估值、潜在 $[HCO_3^-]$、电解质和病史综合判断。由于呼吸性酸中毒和呼吸性碱中毒不可能同时存在，故判断三重性酸碱平衡紊乱关键是代谢性酸中毒与代谢性碱中毒共存时的鉴别。判断参考方法如下：①按照前述第 1 和第 2 两步确定呼吸性的酸碱平衡紊乱的类型，并计算其代偿预估值；②根据高 AG 值确定代谢性酸中毒的存在；③计算潜在 $[HCO_3^-]$，如潜在 $[HCO_3^-]$ 大于代偿预估值，则说明同时有代谢性碱中毒的存在。

7. 动态观察综合分析 酸碱失衡的诊断必须多次复查进行动态观察才能做出可靠诊断。

? 思考题

答案解析

案例　患者，女，44岁。

主诉：全身乏力2年，走路很慢。

现病史：2年前患者不明原因出现全身乏力，检查电解质血 K^+ 2.1mmol/L，Na^+ 140.2mmol/L，Cl^- 122.1mmol/L；肌酐112μmol/L，尿素9.89mmol/L，胱抑素C 2.11mg/L，抗核抗体强阳性，以低钾血症收入院补钾治疗好转。近期因再次出现恶心、呕吐等症状而入院，检查电解质血 K^+ 2.3mmol/L，Na^+ 143.2mmol/L，Cl^- 119.7mmol/L；肌酐110μmol/L，尿素9.83mmol/L，胱抑素C 2.07mg/L，抗SSA阳性。醛固酮307.00pg/ml，皮质醇186.2nmol/L，尿钾排泄量128mmol/24h。精神、饮食尚可，有口干，夜尿增多情况，但无明显体重减低。

既往史：不明原因出现全身乏力。无糖尿病、高血压等家族遗传病。

基本检查：体温、血压、脉搏正常，神志清楚，心肺听诊无异常发现，腹部平软肝脾肋下未触及，四肢肌力、肌张力正常，生理反射存在，病理反射未引出。

问题

（1）低钾血症的病因可能是什么？

（2）根据病史进一步检查指标的选择有哪些？

（3）根据以上实验结果，可能的诊断是什么？

（鄢仁晴）

书网融合……

重点小结　　　　题库　　　　微课/视频1　　　　微课/视频2

第十四章 骨代谢异常的生物化学检验

📝 **学习目标**

1. 通过本章学习，掌握血清钙、磷、镁和骨矿物质调节激素以及骨形成与骨吸收标志物的检测方法及应用评价；熟悉骨组织的组成，钙、磷、镁代谢异常的机制；了解骨代谢异常疾病的生物化学检测指标与应用评价。

2. 具有熟练操作检验仪器进行骨代谢生化标志物检测、实验结果解读和临床沟通能力。

3. 树立服务意识，关爱患者，科学宣传骨健康的正确认知、饮食管理、骨疾病的预防与检测。

骨代谢是破骨细胞吸收旧骨和成骨细胞形成新骨的过程，包括骨吸收和骨形成，循环往复维持骨的相对稳定。骨代谢受到骨矿物质（如钙、磷、镁等）及其调节激素（如甲状旁腺激素、活性维生素 D_3、降钙素及甲状旁腺激素相关蛋白）的调节，还受许多细胞内、外局部因子的调节，维持骨代谢的动态平衡。因此，血、尿中骨代谢生化指标的检测，对了解骨组织新陈代谢的情况，评价骨代谢状态、相关疾病的诊断分型和疗效评价、预测骨折风险以及流行病学研究等方面具有重要临床意义。

PPT

第一节 骨代谢异常的生物化学变化

一、骨组织的组成与代谢

（一）骨组织的组成

骨组织由骨组织细胞和细胞基质（骨基质）组成，骨组织与其他组织不同，细胞成分少而基质成分多。骨组织细胞在骨形成和骨吸收中起主导作用，骨组织细胞主要包括骨细胞（osteocyte）、成骨细胞（osteoblast）和破骨细胞（osteoclast）。成骨细胞为骨形成细胞，其主要功能是合成有机基质（胶原蛋白和非胶原蛋白），促进骨形成。破骨细胞为骨吸收细胞，其主要功能是分泌酸性物质溶解矿物质，合成蛋白水解酶消化有机质，促进骨吸收。骨细胞来源于成骨细胞终末分化，当成骨细胞被基质包埋后，逐渐转变为骨细胞。

骨基质包含有机成分和无机成分。无机成分称为骨矿物质或骨盐，其中95%是固体钙和磷等矿物质。有机成分由胶原蛋白、非胶原蛋白、蛋白多糖和脂质等构成，其中胶原蛋白占90%~95%，是一种结晶纤维蛋白原，能维持骨组织的强度和结构完整性。非胶原蛋白包括骨粘连素、纤维粘连素、骨钙素等，具有直接或间接促进骨形成或骨溶解的作用。骨的有机成分决定骨的形状和韧性，骨的矿物质决定骨的硬度。骨组织的基本组成如图 14-1 所示。

（二）骨代谢

骨依靠骨重建不断自我更新而维持代谢平衡，包括骨吸收和骨形成两个方面。骨重建循环过程如图 14-2 所示。

1. 骨吸收（bone resorption） 是破骨细胞移除骨矿物质和骨有机基质的过程，包括骨基质水解和骨盐溶解（脱钙），又称溶骨作用。在骨吸收过程中，起主要作用的是多核破骨细胞，它的多少以

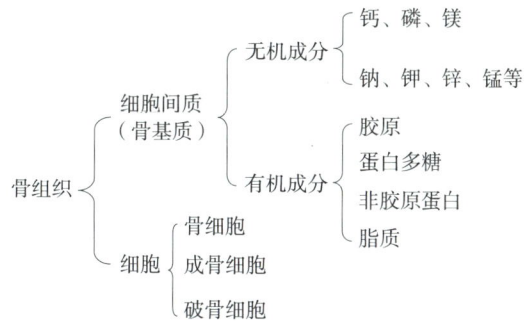

图 14-1　骨组织的基本组成

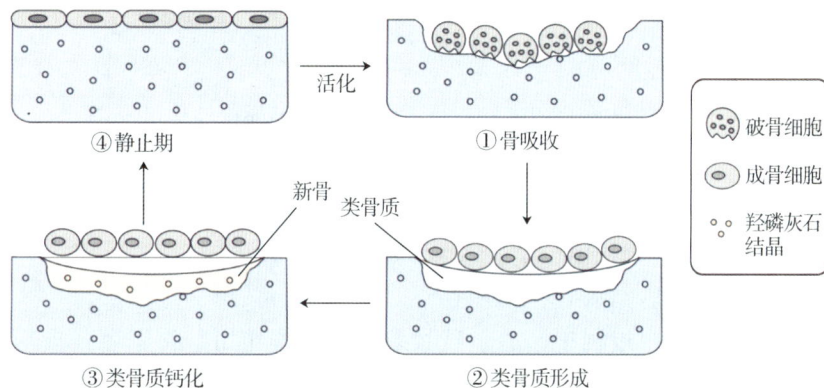

图 14-2　骨重建循环过程示意图

及活性直接决定着骨吸收的能力。破骨细胞在完成局部的溶骨作用后，可分泌一些细胞因子，启动成骨细胞的成骨作用。

2. 骨形成（osteogenesis）　主要包括成骨细胞介导的新骨发生和成熟过程，即骨的有机基质形成和骨盐沉积。成骨细胞首先分泌胶原蛋白和蛋白多糖等其他基质，形成类骨质，汇集成胶原纤维，为矿物质的沉积提供纤维网架。随后大量骨盐沉积于此，继而形成羟磷灰石结晶，从而完成类骨质矿化过程，形成新骨。

（三）骨代谢生化标志物

成骨细胞形成新骨所释放的代谢产物、破骨细胞活动所降解的骨基质成分和分泌产物进入血液和尿液中，便构成了反映破骨细胞活性的骨吸收指标和反映成骨细胞活性的骨形成指标，这两种指标统称为骨代谢生化标志物（biochemical markers of bone metabolism）。

1. 骨形成标志物　是指成骨细胞在不同分化阶段的产物，主要包括骨钙素（osteocalcin，OC）、骨性碱性磷酸酶（bone alkaline phosphatase，B - ALP）和Ⅰ型前胶原肽。

（1）骨钙素　OC 又称骨谷氨酰基蛋白（bone glutamyl protein，BGP），由成骨细胞在 $1,25 -(OH)_2D_3$ 调节下合成和分泌，是骨中含量最多的一种非胶原蛋白。BGP 与羟基磷灰石有较强的亲和力，约 50% 沉积于骨基质，其余 50% 进入血循环，迅速被肾脏清除，半衰期约 5 分钟。BGP 的主要生理功能是维持骨的正常矿化速率，抑制异常羟磷灰石结晶的形成，抑制软骨矿化速率。

（2）骨性碱性磷酸酶　ALP 是在碱性条件下催化磷酸酯水解的酶类，血清中的 ALP 约 50% 来自骨组织的成骨细胞，为 B - ALP。成骨细胞活性和骨形成增加时，B - ALP 活性增加。

（3）Ⅰ型前胶原前肽　Ⅰ型胶原占骨胶原总量的 90%，由成骨细胞以前胶原肽形式分泌。成骨细胞合成并分泌前胶原后，在蛋白分解酶作用下，两端的肽被切断，形成成熟的Ⅰ型胶原（图 14-3）。

被切掉的肽称为Ⅰ型前胶原羧基端前肽（procollagen Ⅰ carboxy – terminal propeptide，PICP）和Ⅰ型前胶原氨基端前肽（procollagen Ⅰ amino – terminal propeptide，PINP）。PICP和PINP从前胶原分子上切下，分子量分别为117kDa和70kDa，释放入血后与肝特异受体结合被其清除。由于前胶原前肽是骨胶原合成时的产物，且其与所形成的胶原分子存在1∶1的对应关系，故可反映胶原合成及成骨细胞活性。

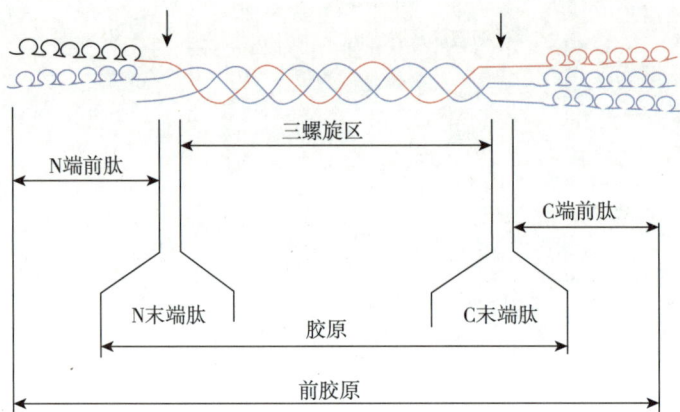

图14-3 Ⅰ型胶原的分子结构

2. 骨吸收标志物 在骨吸收过程中，由于破骨细胞的酶解作用，胶原等有机基质降解，产生肽类、游离氨基酸等产物，可从血或尿中检出。骨吸收标志物主要包括抗酒石酸酸性磷酸酶（tartrate – resistant acid phosphatase，TRACP）、尿半乳糖羟赖氨酸、吡啶酚（pyridinoline，Pyr）和脱氧吡啶酚（deoxypyridinoline，D – Pyr）、Ⅰ型胶原C – 端肽（C – telopeptide of type Ⅰ collagen，CTX）和N – 端肽（N – telopeptide of type Ⅰ collagen，NTX）。

（1）抗酒石酸酸性磷酸酶 是酸性磷酸酶6种同工酶中的第5型，具有抗酒石酸的特性。在正常人血清中，TRACP以两种不同的糖基化形式存在，即TRACP – 5a和TRACP – 5b，其含量基本相等。

（2）Ⅰ型胶原C – 端肽和N – 端肽 CTX和NTX是结合型的吡啶交联，为Ⅰ型胶原分解的产物（图14 – 3）。骨吸收增强时，骨胶原溶解释放出Ⅰ型胶原蛋白，并在肝脏中分解成为NTX和CTX。NTX和CTX不受饮食等因素干扰，是敏感性和特异性均较好的骨吸收指标。

（3）吡啶酚和脱氧吡啶酚 Pyr和脱氧吡啶酚是Ⅰ型胶原分子之间构成胶原纤维的交联物，起稳定胶原链的作用，由成熟胶原降解而来。骨吸收时Ⅰ型胶原被水解，交联物释放入血并从尿中排出，Pyr和D – Pyr分别是NTX和CTX的终末代谢产物。Pyr存在于各种骨骼和血管等结缔组织，以人体髓核椎间盘、关节软骨含量最高。而D – Pyr只存在于骨和牙齿的Ⅰ型胶原中，因牙齿在整体骨骼所占比例极小，故骨是D – Pyr主要来源。D – Pyr为降解产物释放到血液循环中，不经肝脏进一步降解而直接排泄到尿中，有更高的特异性和灵敏度。尿中Pyr和D – Pyr的浓度不受饮食和体力活动的影响，是反映骨胶原降解和骨吸收最灵敏和特异的指标之一。

二、骨矿物质的代谢与调节

骨矿物质又称骨盐，是骨组织中构成骨基质的无机成分，主要由钙、磷、镁等无机盐组成。成熟骨重量的60%是矿物质，矿物质晶体分子（主要为羟磷灰石）沉积并整合于骨基质有机物中的过程称为骨矿化（bone mineralization）。骨骼中矿物质沉积量称为骨量（bone mass）。正常成年人体内钙、磷、镁分布见表14 – 1。研究钙、磷、镁代谢有助于了解骨代谢以及相关疾病的病理机制。

表 14-1　人体内钙、磷、镁的分布

组织	占总重量的百分比（%）		
	钙	磷	镁
骨和齿	99	85	55
软组织	1	15	45
细胞外液	<0.2	<0.1	1
总量［克（mol）］	1000（25）	600（19.4）	25（1.0）

（一）钙的代谢

钙（calcium，Ca）是人体内含量最丰富的矿物质，占人体体重的 1.5%~2.2%，总量达到 1200~1300g，分布于细胞内外，其中 99% 存在于骨骼和牙齿中，其余 1% 存在于体液及软组织中，骨骼是钙的最大储备库。

1. 钙的吸收和排泄

（1）钙的吸收　正常成年人每日摄入钙量在 0.6~1.0g。小肠是钙吸收的主要场所，钙吸收率与年龄成反比。影响钙吸收的主要因素有：①活性维生素 D_3 是影响钙吸收的决定因素，能促进小肠黏膜细胞合成钙结合蛋白，促进钙、磷的吸收；②酸性环境有利于钙的吸收；③食物中草酸和植酸可与钙形成不溶性盐，影响钙吸收；④食物中钙磷比例，$Ca^{2+}:P^{3+}=2:1$ 时吸收最佳；⑤钙的吸收随机体对钙的需要而变化，机体对钙的需要增多，钙的吸收增加。

（2）钙的排泄　人体每日排出的钙，约有 80% 经肠道、20% 经肾脏排出。肠道排出的钙包括食物中未吸收的钙和消化液中未被重吸收的钙。尿钙的排出量受血钙浓度直接影响。

2. 血钙

约占机体总钙的 0.1%，血液中的钙几乎全部存在于血浆中，以三种形式存在。①离子钙：约占 50%，是起直接生理作用的部分。②蛋白结合钙：与血浆蛋白（主要是清蛋白）结合，约占 40%，它们不能透过毛细血管壁，又称非扩散钙，不具有生理功能。③可扩散结合钙：约 10% 的血钙与有机酸根离子结合形成不能解离的复合钙，如柠檬酸钙、磷酸钙等。可扩散结合钙和离子钙可以透过毛细血管壁，统称为可扩散钙（图 14-4）。非扩散钙和离子钙直接可互相转化。

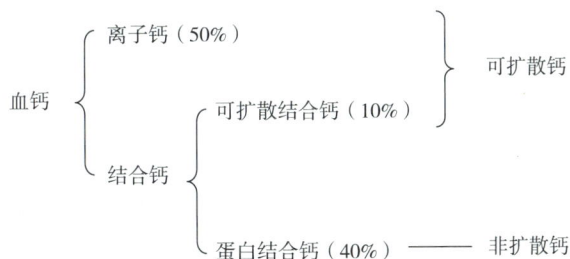

图 14-4　血浆中钙的存在形式

成年人血钙浓度为 2.25~2.58mmol/L，波动甚小，其中离子钙值为 1.10~1.34mmol/L。

3. 血浆 pH 对血钙浓度的影响

血钙的三种形式受血浆 pH 的影响，如图 14-5 所示，pH 下降时，清蛋白的氨基酸链带正电荷增多，结合钙减少，离子钙增加。pH 升高时，离子钙下降。因此，当碱中毒时，血浆总钙虽无明显变化，但离子钙浓度降低则引起临床异常，即神经肌肉的兴奋性增高，导致抽搐。而当血浆蛋白明显减少时，蛋白结合钙下降，但离子钙仍可正常，不出现手足抽搐。pH 每改变 0.1 单位，血浆游离钙浓度改变 0.05mmol/L，故在测定 Ca^{2+} 时要测 pH。临床上标准化钙是指 pH 为 7.4 时，血浆中游离钙浓度。

$$蛋白结合钙 \underset{[HCO_3^-]}{\overset{[H^+]}{\rightleftharpoons}} Ca^{2+} \underset{[HCO_3^-]}{\overset{[H^+]}{\longrightarrow}} 小分子结合钙$$

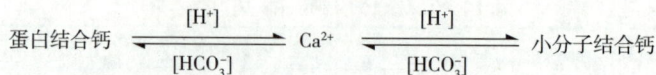

图 14 - 5 血钙的三种形式与 pH 关系

（二）磷的代谢

磷（phosphorus，P）占成年人体重的 0.8%~1.2%，其含量仅次于钙，分布于细胞内外，骨骼是最大储备库。

1. 磷的吸收和排泄

（1）磷的吸收 正常成年人每日摄取磷 1.0~1.5g，以有机磷酸酯及有机磷脂为主。磷的吸收部位在小肠上段。

（2）磷的排泄 肾脏是磷排泄的主要器官，肾脏排磷占磷总排出量的 70%，其余 30% 从粪便排出。当血磷浓度降低时，肾小管对磷的重吸收作用增强。肾功能不全时，尿磷减少，血磷升高，并可抑制肠黏膜吸收钙，使血钙下降，可引起肾性佝偻病。

2. 血磷 临床实验室检测的血磷是血清中的无机磷，正常成年人血磷浓度为 0.87~1.45mmol/L。血磷不如血钙稳定，与年龄密切相关。儿童时期因骨骼生长旺盛，血磷与碱性磷酸酶浓度都会增高，随着年龄的增长，逐渐下降到成年人水平。

血钙与血磷的浓度保持着一定的数量关系，正常人钙、磷浓度的乘积在 2.5~3.5mmol/L（36~40mg/dl）。当两者乘积大于 3.5mmol/L（40mg/dl），钙磷以骨盐形式过度沉积于骨组织中；若小于 2.5mmol/L（35mg/dl）时，则骨盐溶解增加，会产生佝偻病及软骨病。

（三）镁的代谢

镁（magnesium，Mg）占成年人体重的 0.03%，约为 24g，其中 50% 分布在骨中，主要以 $Mg_3(PO_4)_2$ 和 $MgCO_3$ 的形式存在，其余镁存在细胞内，含量仅次于钾离子，是细胞内主要阳离子之一。细胞外液镁含量仅占 1%。

1. 镁的吸收和排泄

（1）镁的吸收 镁存在于除脂肪以外的所有动物性食物及植物性食物中，每日摄入量约 300mg。镁的吸收主要在小肠，吸收率约 30%，受多种因素的影响，高蛋白饮食促进吸收，磷酸盐、钙、纤维、脂肪等则可减少镁的吸收。

（2）镁的排泄 肾脏是排泄镁离子的主要器官。正常情况下肾脏仅排出滤过量的 3%~5%，其余大部分被肾小管重吸收。肾脏对镁的排泄是决定血镁水平的重要因素。镁代谢可总结如图 14 -6 所示。

2. 血镁 正常成年人血清镁浓度为 0.75~1.25mmol/L。血清镁有三种存在形式：①离子镁，约占 55%；②与重碳酸、磷酸、柠檬酸等形成的阴离子结合镁，约占 15%；③与蛋白结合镁约占 30%。只有离子镁才具有生理活性。临床生化方法测定的是血清离子镁浓度，可大致反映体内镁的代谢动态。红细胞内镁含量约为血清镁的 3 倍。因此，测血清镁时应防止溶血。

（四）骨矿物质代谢调节的激素

钙、磷、镁及骨代谢的平衡需要甲状旁腺激素、甲状旁腺激素相关蛋白、降钙素以及 $1,25-(OH)_2D_3$ 等激素的调节。骨、肠和肾是激素发挥调节作用的主要靶器官。

1. 甲状旁腺激素（parathyroid hormone，PTH） 是由甲状旁腺主细胞合成和分泌的一种含有 84 个氨基酸残基的单链多肽。PTH 作用的主要靶器官是骨骼和肾脏，其次是小肠。PTH 总的作用是升高血钙、降低血磷、升高血镁、酸化血液、促进骨吸收。①对骨的作用：促进溶骨，升高血钙。②对

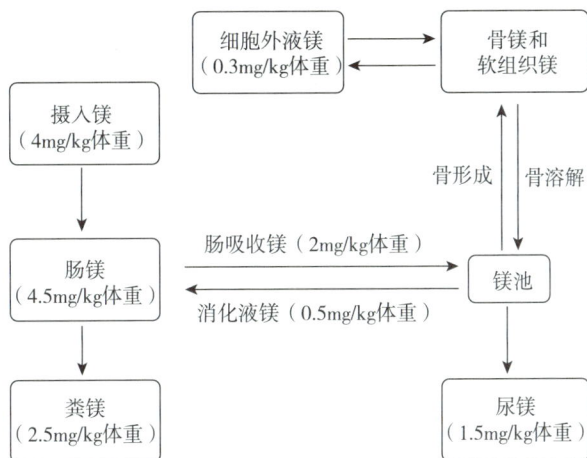

图 14 – 6　正常成年人镁代谢

注：镁代谢平衡值为零；数值的时间单位为每天（24 小时）

肾的作用：促进磷的排出和钙的重吸收，降低血磷，升高血钙。③ 对小肠的作用：通过 $1,25-(OH)_2D_3$ 促进小肠对钙和磷吸收的作用。④参与镁代谢调节的主要激素。PTH 可动员骨镁进入血液；促进肠道吸收镁；能直接增加肾小管对镁的重吸收，使血镁升高。

2. 降钙素（calcitonin，CT）　由甲状腺滤泡旁细胞（parafollicular cell，C 细胞）合成、分泌。CT 作用的靶器官主要是骨骼和肾脏，其主要作用是降低血钙和血磷。①对骨的作用：通过抑制破骨细胞产生、降低破骨细胞活性、促进成骨细胞生成，抑制骨吸收、促进骨形成的作用，下调血钙、血磷水平。②对肾的作用：抑制肾小管对钙、磷的重吸收，增加尿钙、尿磷的排泄，降低血磷和血钙；可抑制肾小管对镁的重吸收，降低血镁浓度。③对小肠的作用：CT 还可抑制 $1,25-(OH)_2D_3$ 的生成，降低肠钙的吸收。

3. 活性维生素 D_3　维生素 D 主要包括维生素 D_2（麦角钙化醇）及维生素 D_3（胆钙化醇），其中维生素 D_3（vitamin D_3）是体内钙磷代谢的主要调节激素。人体所需的维生素 D_3 除来自食物外，主要经日光照射后在皮下由 7 – 脱氢胆固醇转变而成。维生素 D_3 本身无生物学活性，必须在体内经过一系列代谢，转化成活性形式才能发挥生物学作用。肝和肾是其活化的主要器官，其活化过程如图 14 – 7 所示。皮肤中合成及膳食中摄取的维生素 D_3 首先被转运至肝脏，经维生素 D_3 –25 –羟化酶系（需 NAN-PH、Mg^{2+} 及分子氧参与）作用，形成 $25-(OH)D_3$。$25-(OH)D_3$ 经血液循环至肾脏，在 $25-(OH)D_3$ – 1α –羟化酶和 $25-(OH)D_3$ –24 –羟化酶作用下，第二次羟化为 $1,25-(OH)_2D_3$ 和 $24,25-(OH)_2D_3$，后者还可转变成 $1,24,25-(OH)_3D_3$，但 $1,24,25-(OH)_3D_3$ 和 $24,25-(OH)_2D_3$ 生理活性均极低。$1,25-(OH)_2D_3$ 是维生素 D 最主要的生物活性形式，其在血液循环中的半衰期大约 5 小时，可通过尿液和粪便排泄。

微课/视频 1

　　$1,25-(OH)_2D_3$ 作用的靶器官主要是小肠、骨骼和肾脏。$1,25-(OH)_2D_3$ 对钙、磷代谢的调节作用是升高血钙和血磷，调节骨盐溶解和沉积，促进骨的生长和更新。①对骨的作用：具有双重性，一方面促进钙、磷的吸收，增强成骨细胞活性，促进骨盐沉积和骨形成；另一方面，当血钙浓度降低时，又能提高破骨细胞活性，促进骨吸收，使血钙浓度升高。另外，$1,25-(OH)_2D_3$ 能增强 PTH 对骨的作用，在缺乏 $1,25-(OH)_2D_3$ 时，PTH 的作用明显减弱。②对肾的作用：促进肾小管上皮细胞对钙、磷重吸收，其机制是通过增加细胞内钙结合蛋白的生物合成来实现。③对小肠的作用：促进肠黏膜对钙的吸收，使肠细胞内钙浓度升高，同时也促进磷和镁的吸收。

　　PTH、CT 和 $1,25-(OH)_2D_3$ 三种激素对钙、磷代谢的调节作用见表 14 – 2。

血磷↓

7-脱氢胆固醇

1,25-(OH)₂D₅

紫外线 皮肤

肾 1-羟化酶

维生素D₃ 25-羟化酶 肝 25-(OH)D₅ PTH 血Ca²⁺↓

肾 24-羟化酶

24,25-(OH)₂D₅

激活或促进作用 —⊕→　　抑制作用 —⊖→

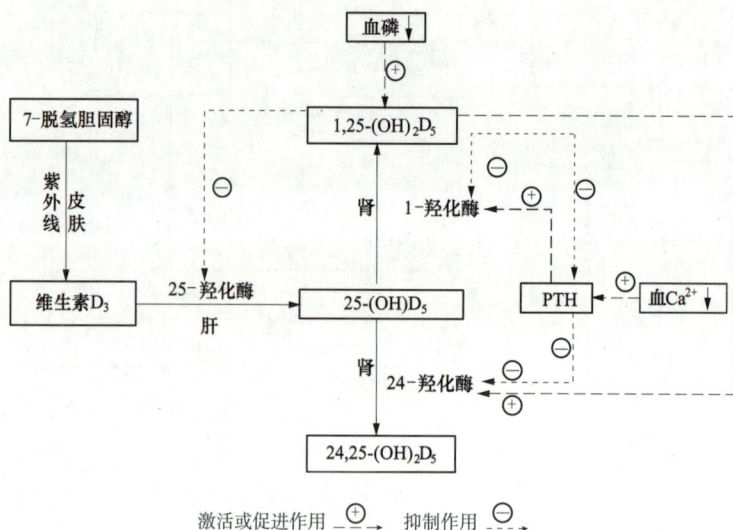

图 14-7　维生素 D_3 的代谢及主要调节作用

表 14-2　三种激素对骨矿物质与骨代谢的调节

调节因素	成骨	溶骨	肠钙吸收	血钙	血磷	肾排钙	肾排磷	血镁
$1,25-(OH)_2D_3$	↑	↑	↑↑	↑	↑	↓	↓	↑
PTH	↓	↑↑	↑	↑	↓	↓	↑	↑
CT	↑	↓	↓（生理剂量）	↓	↓	↑	↑	↓

3. 甲状旁腺激素相关蛋白（parathyroid hormone - related protein，PTHrP）　是一种多肽类物质，其 N 端与 PTH 的 N 端有类似氨基酸序列，可通过 N 端与 PTH 受体结合，发挥 PTH 样生物学活性，升高血钙，降低血磷。PTHrP 与 PTH 氨基末端前 13 个氨基酸残基序列比较如图 14-8 所示。PTHrP 由某些肿瘤细胞分泌，在肿瘤相关性高钙血症发病中执行重要作用，导致高钙血症和低磷血症。测定血中 PTHrP 对诊断由 PTHrP 引起的高血钙症是有价值的指标。

AA	1	2	3	4	5	6	7	8	9	10	11	12	13
PTH	H₂N	Ser	Val	Ser	Glu	Ile	Gln	Leu	Met	His	Asn	Leu	Gly	Lys
PTHrP	H₂N	Ala	Val	Ser	Glu	His	Gln	Leu	Leu	His	Asp	Leu	Gly	Lys

图 14-8　PTHrP 与 PTH 氨基末端前 13 个氨基酸残基序列比较

第二节　骨代谢生物化学标志物的检测与评价

PPT

在骨的代谢过程中，骨形成与骨吸收有关的成分和代谢产物会进入血液和尿液中，包括骨矿物质、骨代谢相关激素、反映骨形成和骨吸收的标志物等，检测这些生化标志物，有助于骨代谢疾病的诊断、预测骨丢失和监测药物疗效等。

一、骨矿物质的检验项目

前已述及，钙、磷、镁是构成骨的主要矿物质，体内钙、磷、镁代谢的精细调控一旦被打乱，将可能引起骨矿物质代谢异常。血液中这些物质的浓度与骨代谢密切相关。

（一）血钙

血钙浓度在激素和维生素等多种因素的调节下，处于相对稳定状态。这些调节过程的任何环节出现障碍都可能造成钙代谢异常。血清钙测定包括总钙测定和离子钙测定两种。在评价钙的生理功能方面，以测定离子钙为佳。在反映机体钙的总体代谢状况上看，总钙测定更为客观，两者不能完全相互替代。

1. 血清总钙

（1）方法概述　血清总钙测定有滴定法（氧化还原滴定法、络合滴定法）、比色法［邻甲酚酞络合酮（o-cresolphthalein complexone，O-CPC）法、偶氮胂Ⅲ法、甲基麝香草酚蓝法等］、火焰光度法、AAS法、同位素稀释质谱法（ID-MS）等。滴定法采用目测判断滴定终点，人为误差较大，易受到其他金属离子的干扰，特异性较差，已被其他方法取代。WHO推荐的决定性方法为ID-MS法，参考方法为AAS法。WHO和我国卫健委临床检验中心推荐的常规方法为O-CPC法。

（2）测定原理　O-CPC是金属络合指示剂，同时也是酸碱指示剂，在碱性溶液中与钙及镁螯合，生成紫红色的螯合物。O-CPC法原理是用8-羟基喹啉掩蔽 Mg^{2+}，在pH为12环境中，O-CPC与钙形成紫红色螯合物。

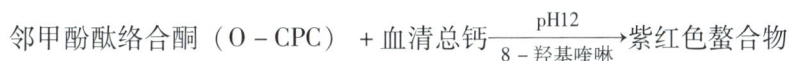

$$邻甲酚酞络合酮（O-CPC）+血清总钙\xrightarrow[\text{8-羟基喹啉}]{\text{pH12}}紫红色螯合物$$

在575nm测定紫红色螯合物吸光度，与同样处理的钙标准比色，可求得钙的含量。

（3）方法学评价　O-CPC法测定血浆总钙操作简便、快速、稳定，同时适用于手工和自动化分析仪。反应体系的pH对结果影响较大，而且反应对温度很敏感，要严格控制温度。溶血及服用抗高血压药物联胺嗪的样本可产生正偏差，而胆红素会引起负偏差。血浆总钙浓度易受总蛋白浓度的影响，尤其是清蛋白浓度的影响。当存在低清蛋白血症时，如肾病综合征患者，可导致血浆总钙降低，但离子钙正常。

（4）临床意义　血钙升高最常见的原因是恶性肿瘤骨转移和原发性甲状旁腺功能亢进；血钙降低见表14-3。

表14-3　引起低钙血症的常见病因

甲状旁腺功能减退	维生素D代谢障碍	慢性肾衰竭	其他
①PTH合成和分泌减少 ②PTH合成和分泌正常，但PTH靶器官受体异常，导致PTH抵抗	①维生素D缺乏：食物中维生素D缺乏或紫外线照射不足或肠吸收障碍 ②维生素D羟化障碍：肝硬化、肾衰、遗传性1α-羟化酶缺乏等，活性维生素D减少	①肾小球滤过率降低，磷酸盐排出受阻，血磷升高，血钙降低 ②肾实质破坏，1,25-$(OH)_2D_3$生成不足，肠钙吸收减少	慢性肝病、肾病综合征及营养不良等造成的低清蛋白血症；长期腹泻引起的肠道钙吸收不良

2. 血清离子钙

（1）方法概述　主要有生物学法、透析法、超滤法、金属指示剂法、ISE法。ISE是参考方法，也是目前临床实验室应用最多的方法。

（2）测定原理（ISE法）　在钙离子与钙离子选择膜结合后，如果钙离子在膜内、外两面分布不均，产生一个跨膜电位。因为电极内溶液离子钙浓度是恒定的，所以膜电位的变化与样品中离子钙浓度成正比，同样处理的钙标准比较就可计算钙离子的浓度。

（3）方法学评价　①ISE法操作简便、快速、重复性好，准确度和敏感性高，影响因素少；②测定离子钙的样本最好用血清，可减少纤维蛋白对电极的污染。不能使用 EDTA、柠檬酸盐、草酸盐和氟化物抗凝的样本。在急诊检验时，可使用肝素抗凝全血测定 Ca^{2+}，以减少血液凝固和离心分离血清的时间。但要控制肝素钠或肝素锂的终浓度在 15IU/ml 血液，可将肝素结合钙的影响降低至最低水平；③在异常清蛋白血症时，离子钙测定较为准确，蛋白浓度变化一般不影响离子钙的浓度；④血液离子钙受多种因素影响，其中样本 pH 的改变对离子钙的影响较大。pH 降低时，离子钙增加；pH 升高时，离子钙减少。

（二）血磷

磷代谢异常表现为血浆中无机磷水平异常升高或低下。血磷浓度是骨代谢的关键因素。血液中的磷以有机磷和无机磷两种形式存在，有机磷难以测定，血磷的测定通常是指血清中无机磷的测定，目前磷元素尚不能直接测定，临床实验室测定无机磷实际是对磷酸盐阴离子（$H_2PO_4^-$、HPO_4^{2-}）进行测定。

1. 方法概述 测定方法有磷钼酸还原法、磷钼酸非还原法、黄嘌呤氧化酶法、ID - MS 法、AAS 法等。决定性方法是 ID - MS 法。我国推荐的常规方法为以硫酸亚铁或米吐尔作还原剂的磷钼酸还原法。

2. 测定原理（磷钼酸还原法） 样本中的磷酸盐在酸性环境中与钼酸铵生成无色的磷钼酸复合物，用还原剂将磷钼酸还原成蓝色钼蓝。

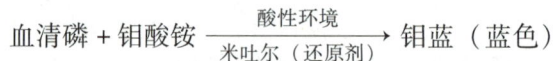

$$血清磷 + 钼酸铵 \xrightarrow[\text{米吐尔（还原剂）}]{\text{酸性环境}} 钼蓝（蓝色）$$

蓝色钼蓝在 575nm 处有最大吸收，与同样处理的磷标准液进行比较，可求得血清中磷的含量。

3. 方法学评价 ①磷钼酸还原法以硫酸亚铁作为还原剂，样本通常需要进行去蛋白处理，操作较繁琐，不适合自动生化分析仪的测定，但呈色稳定，特异性较高，线性范围较宽。米吐尔作为还原剂，操作简便、快速，不需去蛋白，适用于手工和自动化分析；②饮食对结果有影响，血样本应在空腹的清晨采血；③溶血影响结果：溶血后因红细胞释放有机磷和磷酸酯酶，有机磷在磷酸酯酶作用下分解生成无机磷，导致结果假性偏高，血样本采集后及时将血清与血细胞分离，避免溶血。

4. 临床意义 血磷升高和降低的意义分别见表 14 - 4 和表 14 - 5。注意儿童血磷高于成年人，其原因主要是骨骼生长旺盛期，碱性磷酸酶活性较高所致。另外，健康人血钙和血磷浓度的乘积在 (2.5 ~ 3.5) mmol/L，故血磷升高常导致血钙降低。乘积过高，钙磷以骨盐形式过度沉积于骨组织中；过低，易发生佝偻病或软骨病。

表 14 - 4 引起低磷血症的常见病因

肠道吸收减少	磷向细胞内转移	肾丢失
饥饿、呕吐、腹泻、维生素 D 缺乏、使用磷结合剂（主要为含铝的制酸药物）等	康复期肠道外营养治疗使磷进入细胞、呼吸性碱中毒（激活细胞内磷酸果糖激酶，加快糖酵解而增加磷消耗）、使用促进合成代谢的胰岛素和糖类等	原发性或继发性甲状旁腺功能亢进、慢性酒精中毒、肾小管性酸中毒、Fanconi 综合征等

注：肿瘤性高钙血症常伴低磷血症。

表 14 - 5 引起高磷血症的常见病因

肾排磷减少	摄入过多	磷向细胞外转移
肾小球滤过率降低，甲状旁腺功能减退（PTH 缺乏）、假性甲状旁腺功能减退（PTH 耐受）、肢端肥大症（活动期生长激素增多，促进肠钙吸收和减少尿磷排泄）	如经口或静脉补给磷酸盐药或使用含磷酸盐的缓泻剂和灌肠液等	大量溶血、淋巴瘤或白血病化疗、横纹肌溶解症、乳酸酸中毒、呼吸性酸中毒、糖尿病酮症酸中毒等

（三）血镁

镁和钙有许多相似的生理功能，其中之一发生紊乱时，常导致另一种物质的代谢紊乱。血清镁的浓度可反映机体镁代谢的情况，但有一定的局限性，原因主要是镁主要存在于细胞内，血清总镁的浓度不能完全反映细胞内镁的状况；血清中约25%的镁与蛋白质结合，结合镁不能反映镁离子的生理活性。

1. 方法概述 血清镁测定方法有甲基麝香草酚蓝（MTB）比色法、Calmagite 染料结合法、异柠檬酸脱氢酶法、AAS 法、ID－MS 法等。决定性方法是 ID－MS 法，参考方法是原子吸收分光光度法。我国推荐 MTB 比色法、Calmagite 染料结合法作为常规方法。

2. 测定原理

（1）MTB 比色法 MTB 是一种金属络合剂，血清镁离子和钙离子在碱性溶液中能与 MTB 结合，生成蓝紫色的复合物，加入乙二醇双－四乙酸（EGTA）可掩蔽钙离子的干扰，在 600nm 波长处有吸收峰，吸光度的大小与镁离子浓度成正比。

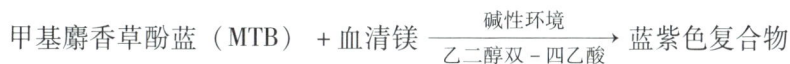

$$甲基麝香草酚蓝（MTB）＋血清镁 \xrightarrow[乙二醇双－四乙酸]{碱性环境} 蓝紫色复合物$$

（2）Calmagite 染料比色法 血清中的镁在碱性条件下与 Calmagite［1－（1－羟基－4－甲基－2－苯偶氮）－2 萘酚－4－磺酸］染料生成紫红色络合物，吸收峰为 520nm，颜色的深浅与镁的浓度成正比。应用 EGTA 为一种金属络合剂，在碱性条件下能络合血钙而不络合血镁，因此可消除钙的干扰，用氰化钾可抑制重金属络合物，使用表面活性剂可使蛋白胶体稳定，不必去除血清蛋白质而直接测定。

3. 方法学评价 ①MTB 比色法操作简便、实用，可用于自动化分析，但存在试剂空白吸光度高、胆红素和其他阳离子的干扰；②Calmagite 染料比色法显色性好、稳定，操作简便、快速，适合手工和上机操作；③血镁测定应空腹采血，避免溶血（红细胞内的镁是血浆镁的十几倍），不能使用枸橼酸盐、草酸盐、EDTA－Na_2等能与镁络合的抗凝剂的血浆。

4. 临床意义 血镁升高和血镁降低分别见表 14－6 和表 14－7。

表 14－6 引起低镁血症的常见病因

胃肠道丢失过多	肾脏丢失过多	镁离子在细胞内外重新分布
严重呕吐、腹泻、肠瘘、持续胃肠引流、吸收不良综合征等。消化液中含有大量的镁，故长期或短期大量丢失消化液是造成缺镁的主要原因	①利尿药：呋塞米、利尿酸等抑制肾小管重吸收镁，甘露醇、尿素或葡萄糖可致渗透性利尿 ②高钙血症：可使肾小管重吸收镁减少，因钙与镁在重吸收中存在竞争作用 ③严重甲状腺功能亢进、原发性和继发性醛固酮增多症等，可使肾小管重吸收镁减少 ④肾疾病：慢性肾炎多尿期或肾小管性酸中毒等，产生渗透性利尿和肾小管功能受损	①胰岛素治疗糖尿病酮症酸中毒：糖原合成需镁，故镁转入细胞内增多 ②甲状旁腺功能亢进伴严重骨病患者在甲状旁腺切除术后，过量 PTH 的突然清除使大量 Ca^{2+} 和 Mg^{2+} 进入骨细胞内，使血镁明显下降 ③急性出血性胰腺炎：大量镁盐沉积于坏死的胰腺周围脂肪组织中

表 14－7 引起高镁血症的常见病因

肾疾病	内分泌疾病	其他
慢性肾衰少尿期、尿毒症等情况下，肾小球滤过功能受损而导致血浆镁滞留	甲状旁腺功能减退症、甲状腺功能减退症、Addison 病等情况下血浆镁明显升高	①临床镁制剂应用不当，如静脉内补镁过快过多，则有可能出现明显高镁血症 ②痛风、流行性出血热、多发性骨髓瘤、急性病毒性肝炎、慢性阻塞性肺疾病等亦有可能出现高镁血症

二、骨代谢相关激素

骨代谢过程中，多种激素，如 PTH、活性维生素 D_3 和 CT 等发挥重要的调节作用，一旦激素的调节异常，将可能引起骨代谢的紊乱，因此，对骨代谢相关激素进行检测有助于代谢性骨病的诊断。

(一) 甲状旁腺素

1. 方法概述 PTH 在血液中的存在形式有 4 种：①完整 $PTH_{1\sim84}$ 片段，占 5%~20%，具有生物学活性；②PTH-N，氨基末端 $_{1\sim34}$ 片段，量很少，具有生物学活性，半衰期为几分钟；③PTH-C，包括羧基末端 $_{34,37,38,45\sim84}$ 片段和 $_{4,7,10,15\sim84}$ 片段，无生物学活性，半衰期长；④PTH-M，中段 PTH，无生物学活性，半衰期长。后二者占 PTH 的 75%~95%。目前应用较多的是测定全段 PTH，包括完整 $PTH_{1\sim84}$ 片段和羧基末端 $_{7\sim84}$ 片段。由于血清 PTH 片段组成不均一，采用何种方法，需要根据不同疾病状态以及 PTH 片段的性质、分布和水平而定。PTH 测定方法有 RIA、ELISA 法、CLIA 法和 ECLIA 等。目前我国应用最普遍的是 CLIA 法，具有快速、灵敏、无核素污染的优点。

2. 测定原理（CLIA 法） 将发光物质直接标记在 PTH 抗体上，与样本中的 PTH 进行免疫结合反应，测得 PTH 的浓度。

3. 方法学评价 ①CLIA 法将高灵敏度的化学发光技术与高特异性的免疫反应相结合，方便、快速、灵敏、无放射性、无毒性；②因血液中 PTH 的不均一性，所用的抗血清和抗原不同，血清 PTH 的参考区间差异较大，各实验室应建立自己的参考区间；③测定时应注意 PTH 不同片段间存在交叉反应，特别是肾功能不全患者体内羧基末端 $_{7\sim84}$ 片段积聚，导致全段 PTH 测定结果升高。目前第三代 PTH 试剂可以特异性检测完整的 $PTH_{1\sim84}$ 片段，有效避免 $_{7\sim84}$ 片段的交叉反应；④溶血时血红蛋白超过 1.5g/L 有干扰；⑤PTH 的浓度与年龄、性别、季节等有关，分泌存在昼夜节律（夜间完整 PTH 分泌增多），因此，临床应用中应注意年龄、性别、季节、样本采集时间等对测定结果的影响。

4. 临床意义 ①PTH 增高多见于原发性甲状旁腺功能亢进、异位性甲状旁腺功能亢进、继发于肾病的甲状旁腺功能亢进、假性甲状旁腺功能减退等；②PTH 减低多见于甲状腺手术切除所致的甲状旁腺功能减退症、肾功能衰竭和甲状腺功能亢进所致的非甲状旁腺性高血钙症等。

(二) 活性维生素 D

$1,25-(OH)_2D_3$ 是维生素 D 最主要的生物活性形式。血清 $1,25-(OH)_2D_3$ 半衰期 4~6 小时，血清浓度较低，测定方法较难，而 $25-(OH)D_3$ 在血中含量相对较高［是 $1,25-(OH)_2D_3$ 的 1000 倍］、半衰期较长约 21 天、稳定，是维生素 D_3 在体内的主要储存形式，同时又是合成 $1,25-(OH)_2D_3$ 的前体。因此，临床上以测定血清总 $25-(OH)D$ 水平或 $25-(OH)D_3$ 水平作为评估人体维生素 D 状况的主要指标。血清中总 $25-(OH)D$ 包括 $25-(OH)D_3$ 和 $25-(OH)D_2$。

1. 方法概述 $25-(OH)D$ 的测定方法有 RIA、ELISA、CLIA、LC-MS/MS 法等，LC-MS/MS 是测定 $25-(OH)D$ 的参考方法，CLIA 法是目前临床上大多数实验室的常用方法。

2. 测定原理

(1) 目前临床上 CLIA 法测定的是血清总 $25-(OH)D$。

(2) LC-MS/MS 法可利用内标法定量同时分别检测 $25-(OH)D_2$ 和 $25-(OH)D_3$。通常采用非衍生处理方法，利用正离子电喷雾离子化，多反应监测模式，同位素内标法检测 $25-(OH)D_2$ 和 $25-(OH)D_3$。

3. 方法学评价 ①临床上 CLIA 法通常检测的是血清总 $25-(OH)D$，而 LC-MS/MS 法能够区分 $25-(OH)D_3$ 和 $25-(OH)D_2$。总 $25-(OH)D$ 含量为 $25-(OH)D_3$ 和 $25-(OH)D_2$ 之和。天然食物中不含有维生素 D_2，因此大多数人体内维生素 D_2 含量极低。但使用维生素 D_2 补充剂治疗的患者体内维生素 D_2 含量可显著升高，此时需要关注 CLIA 方法对于维生素 D_2 的测定回收率，部分 CLIA 方法测定维生素 D_2 的回收率低，可导致总 $25-(OH)D$ 结果的假性降低；②$25-(OH)D_2$、$25-(OH)D_3$、视黄醇（维生素 A）、α-生育酚（维生素 E）、叶绿醌（维生素 K）均属于脂溶性维生素，LC-MS/MS 法可同时检测这些脂溶性维生素；③25 –（OH）D$_3$的水平是评估和监控体内维生素 D 含量及营养状态的理想指标，但受阳光照射及肝功能的影响；④25 –（OH）D$_3$的水平呈现季节变化的特点，冬春季比夏秋季低，主要是因为冬春季紫外线辐射少于夏秋季；⑤25 –（OH）D$_3$和 1,25（OH）$_2$D$_3$的水平有随年龄增加而下降的趋势，主要与老年人接受的紫外线减少和肾功能下降有关。

4. 临床意义 ①维生素 D 缺乏主要见于日光照射减少，佝偻病、骨质疏松、骨软化病、重症肝脏疾病、慢性肾功能不全、甲状旁腺功能减退等；还诱发高血压、心室肥大、动脉粥样硬化、心肌钙化等；增加 1 型糖尿病、类风湿关节炎、多发性硬化症等的发生率；②维生素 D 升高主要见于维生素 D 中毒、原发性甲状旁腺功能亢进、肿瘤性高钙血症、妊娠后期等；③25 –（OH）D$_3$水平为人体内营养状态评定的最佳标准，为国际公认的维生素 D 缺乏性佝偻病诊断指标，同时还可联合其他骨代谢指标，广泛用于诊断肿瘤、骨质疏松症和克罗恩病等疾病。

（三）降钙素

CT 由 32 个氨基酸残基构成，其分泌受血钙水平的调节，血钙升高，CT 分泌增加，反之，则抑制 CT 的分泌，其主要作用是降低血钙和血磷。

1. 方法概述 CT 在血中的含量甚微，测定方法有 ELISA、CLIA 和 ECLIA 法，目前常用 CLIA 法。

2. 测定原理 CLIA 法测定血清 CT 通常采用双抗体夹心法原理。

3. 方法学评价 CLIA 法测定血清 CT 灵敏度高、准确且能快速分析大量的样品。

4. 临床意义 ①CT 增高对诊断甲状腺髓样癌的诊断、判断手术疗效及观察术后复发有重要价值；CT 增高也可见恶性肿瘤，如燕麦细胞型肺癌、结肠癌、乳腺癌、胰腺癌、前列腺癌、严重骨病和肾脏疾病等；②CT 减低主要见于甲状腺切除术后、重度甲状腺功能亢进症等；③妊娠期妇女和儿童因骨骼生长，血清 CT 水平增高，妇女停经以后血清 CT 水平下降。

（四）甲状旁腺激素相关蛋白

测定血中 PTHrP 对诊断由 PTHrP 引起的高钙血症是有价值的指标。目前，已经建立了几种不同片段的免疫分析法测量血液中的 PTHrP 浓度。EIA 法检测 PTHrP 的原理是：用纯化的 PTHrP 抗体包被微孔板，制成固相载体，向微孔中依次加入样本或标准品、生物素化的抗 PTHrP 抗体、HRP 标记的亲和素，经过洗涤后用底物显色。颜色的深浅和样本中的 PTHrP 呈正相关。

三、骨形成标志物

检测骨代谢生化标志物，可以及时动态地反映正在进行的骨重建状况，对骨代谢疾病的早期诊断、预测骨丢失和监测药物疗效等，均具有重要的临床意义。反映骨形成生化指标主要有 OC、B – ALP 和Ⅰ型前胶原羧基/氨基端前肽（PICP/PINP）等。

（一）骨钙素

血清 OC 水平基本上能够反映近期成骨细胞的活性和骨形成的情况。完整的骨钙素由 49 个氨基酸残基构成，相对分子质量为 5.8kDa。血清的骨钙素具有多种形式：①完整骨钙素片段，1 ~ 49 个氨基酸残基；②氨基端 – 中段（N – MID）骨钙素片段，1 ~ 43 个氨基酸残基；③C 端氨基酸短肽，44 ~ 49 个氨基酸残基。

1. 方法概述 有 RIA、ELISA、BA – ELA 法、CLIA 法等。目前应用最多的是 CLIA 法。

2. 测定原理（CLIA 法） 通常采用双抗体夹心法。

3. 方法学评价 ①血中 OC 分子片段抗原的敏感性、特异性不同，其完整分子在血中不稳定，双抗体夹心 CLIA 法测定 N – MID 骨钙素片段，具有操作简单、敏感而特异的特点；②血细胞含有的蛋白酶可分解 OC，溶血样本影响测定，血清样本应在抽血后迅速处理，否则严重影响测定结果，造成测定结果假性偏低；③N－MID 骨钙素片段稳定，针对 N－MID 骨钙素片段的单抗既能测定完整 OC 的 N－端片段又能测定 N－MID 骨钙素片段。

4. 临床意义 女性血清 OC 浓度高于男性。血液中 BGP 是反映骨代谢状态的一个特异和灵敏的生化指标。OC 升高常见于高转换型的骨质疏松症、甲状旁腺功能亢进、骨折愈合过程中，肾功能衰竭、骨转移癌等。OC 降低常见于甲状旁腺功能减退、甲状腺功能减退、严重肝病、糖尿病、长期使用糖皮质激素治疗等。

（二）骨碱性磷酸酶

B－ALP 来源于成骨细胞，反映成骨细胞活性和骨形成上特异性较高，优于骨钙素。

1. 方法概述 血清 B－ALP 测定可以分为电泳法和非电泳法。非电泳法主要有化学抑制法、亲和沉淀法、免疫活性测定法、CLIA 法和 HPLC 等。HPLC 是 BALP 测定分辨率高的方法。目前，临床上应用较多的是 CLIA 法。

2. 测定原理（CLIA 法） 应用抗 B－ALP 的单克隆抗体，其原理同 CLIA 法测定 OC。

3. 方法学评价 CLIA 法有较好的灵敏度、重复性，易于推广，是目前定量分析 B－ALP 的最常用方法。目前的不足是检测应用的抗 B－ALP 抗体特异性不高，与肝性 ALP 存在 5%～20% 的交叉反应。血清 B－ALP 是临床上最常用的评价骨形成和骨转换的指标，B－ALP 在血清中较稳定，半衰期为 1～2天，且不受昼夜变化的影响，是临床上评价成骨细胞活动状况及骨形成的良好指标。

4. 临床意义 血清 B－ALP 不仅在骨病早期诊断中具有重要价值，而且对疗效的评价和预后的判断也具有一定作用。B－ALP 活性降低临床上少见，多数为 B－ALP 活性升高。血清 B－ALP 升高可见于高转换率的骨质疏松症、儿童佝偻病和成人骨软化症、Paget 骨病、甲状腺和甲状旁腺机能亢进、肾性骨营养不良和恶性肿瘤骨转移等。

（三）Ⅰ型前胶原前肽

1. 方法概述 PINP 和 PICP 测定方法主要采用 ELISA 和 CLIA 法。血清中的 PINP 以高分子量和低分子量两种形式存在，用抗 PINPα$_1$ 链的抗体建立的 CLIA 法是测定 PINP 的主要方法。

2. 测定原理（CLIA 法） 通常采用双抗体夹心法检测血清 PINP。

3. 方法学评价 ①CLIA 法检测血清 PINP 不受黄疸、溶血、脂血和生物素的影响；②Ⅰ型胶原同时也存在于骨外的多种组织中，故血清中 PINP 和 PICP 的水平评价骨形成的敏感性和特异性不如骨钙素和 B－ALP，但在评价体内 $1,25-(OH)_2D_3$ 代谢紊乱及替代治疗的疗效上，优于骨钙素和 B－ALP；③PINP 的清除对激素变化的敏感性较低，因而 PINP 作为骨形成的生化标志物可能优于 PICP；④PICP 和 PINP 水平在清晨时达到峰值，不受饮食影响；⑤血中的 PICP 和 PINP 经肝脏分解代谢，所以易受肝功能的影响，但不受肾功能影响。PICP 和 PINP 在生成时是等分子的，但是由于二者在血液循环中的半衰期不同，因此在血液循环中两者并不等分子存在，在不同的生理和病理情况下，比例有所变化。

4. 临床意义 ①血清中 PINP 升高常见于儿童发育期、妊娠期最后 3 个月、骨肿瘤和肿瘤的骨转移，特别是前列腺癌骨转移、乳腺癌骨转移、骨软化症、原发性甲状旁腺功能亢进、Paget 骨病、肾性骨营养不良症、畸形性骨炎、酒精性肝炎、肺纤维化等；②血清中 PINP 降低主要见于绝经期后骨质疏松患者经雌激素治疗（治疗 6 个月后可降低 30%），但降低的机制尚不清楚；③PICP/PINP 比值：正常成年人血清中约为 3；儿童低于 1；Paget 骨病时，比值接近 1。

四、骨吸收标志物

血清抗酒石酸酸性磷酸酶、尿液吡啶酚和脱氧吡啶酚、Ⅰ型胶原 C－端肽和 N－端肽等均是反映骨吸收的生化指标，可反映破骨细胞活性和骨吸收状态。

（一）抗酒石酸酸性磷酸酶

1. 方法概述　因血清中的 TRACP – 5b 主要来源于骨组织中的破骨细胞，其特异性高，且不受昼夜变化、饮食、肝、肾疾病的影响，是成熟破骨细胞的主要标志。血清抗酒石酸酸性磷酸酶（TRACP）的测定方法有酶联免疫分析法、酶动力学方法、电泳法和放射免疫法。目前多家酶联免疫分析法试剂盒是针对血清 TRACP – 5b 测定。

2. 测定原理（EIA 法）　通常采用样本抗原与酶标抗体加底物的 EIA 反应原理检测血清 TRACP – 5b 浓度。

3. 方法学评价　①因血液循环中 TRACP5b 来源于破骨细胞，所以在检测骨吸收时，检测高特异性的 TRACP5b 比检测 TRACP5a 更有意义；②溶血对 TRACP 测定影响较大，应避免溶血；③样本采用血清或肝素抗凝的血浆均可；④TRACP 在酸性环境中发挥作用，故血浆分离后应立即加入酸性稳定剂；⑤储存条件对 TRACP 的结果影响很大，在室温下，TRACP 的活性每小时下降 25%，如不经酸化，直接 4℃ 放置 24 小时，其活性可下降 15%；⑥高浓度脂血有可能降低吸光度，干扰检测结果。

4. 临床意义　①血清 TRACP 增高见于原发性甲状旁腺功能亢进、慢性肾功能不全、骨转移癌、卵巢切除术后、高转换型的骨质疏松患者；②血清 TRACP 降低见于甲状旁腺功能减退、甲状腺功能减退。

（二）吡啶酚和脱氧吡啶酚

Pyr 和 D – Pyr 是 Ⅰ 型胶原降解过程中产生的游离交联物，尿中 Pyr 和 D – Pyr 的浓度不受饮食和体力活动的影响，是反映骨胶原降解和骨吸收最灵敏和特异的指标之一。

1. 方法概述　临床上 Pyr 和 D – Pyr 的测定常以尿液作为样本，通常还需要用尿肌酐来校正。测定尿液 Pyr 和 D – Pyr 有 ELISA 法、RIA 法、纸层析法和 HPLC 法等。商品试剂盒多采用 ELISA 法。

2. 测定原理（ELISA 法）　用纯化的多克隆抗体包被微孔板，制成固相载体，加入样本、HRP 标记的亲和素，经过彻底洗涤后用底物显色，测定尿液 Pyr 和 D – Pyr。同时测定尿中肌酐，求两者的比值。

3. 方法学评价　①因 D – Pyr 几乎全部来自矿化骨的骨吸收，其作为骨吸收的标志物比 Pyr 更为特异；②Pyr 和 D – Pyr 水平存在昼夜节律改变，采集样本应固定在同一时间；③Pyr 和 D – Pyr 在强紫外线的照射下易分解，因此尿液样本如不能及时测定置 2~8℃ 冰箱避光保存，长期保存应置 –20℃ 冰箱，反复冻融不影响测定结果；④尿中 D – Pyr 的含量通常以尿肌酐来校正。因为肌酐是肌肉代谢的产物，其产生相对稳定。在尿液排泄过程中，肌酐的排泄量也相对恒定，常被用作校正其他物质排泄量的内源性标志物。当肌酐水平发生变化时，可能会影响尿液的浓缩或稀释程度，进而间接影响与它一同排泄的脱氧吡啶酚的浓度。所以在评估尿液中脱氧吡啶酚含量时，通常以尿肌酐水平进行校正，以获得更准确的结果来反映骨代谢的真实状态。

4. 临床意义　Pyr 和 D – Pyr 的测定已用于骨质疏松、Paget 病、原发性甲状旁腺功能亢进以及其他伴有骨吸收增加的疾病的诊断或病情评估。

（三）Ⅰ 型胶原 C – 端肽和 N – 端肽

1. 方法概述　CTX 和 NTX 是目前使用非常广泛的骨吸收标志物。血清和尿液均可检测 CTX 和 NTX，但以尿液作为样本通常需要用尿肌酐来校正。检测方法有纸层析法、HPLC 法、ELISA 法、RIA 法和 CLIA 或 ECLIA 等。目前在临床应用上主要为 CLIA 法。

2. 测定原理（CLIA 法）　通常采用夹心法原理检测血清 CTX 或 NTX 浓度。

3. 方法学评价 ①CTX 因同时存在于肝、肾等组织的胶原纤维中，其反映骨吸收的特异性低于NTX；②尿 NTX 是破骨细胞降解骨 I 型胶原的直接产物，具有较高的特异性和敏感性，既可以用于绝经后骨质疏松危险因素的筛查，也可监测机体对治疗的反应；③CTX 的抗原表位包括 α 和 β 两类，其中 α 型来源于新生胶原降解，而 β 型由成熟胶原降解产生，在某些新生骨发生快速骨转换的骨病，如多发性骨髓瘤、肿瘤骨转移和 Paget 病中，两种类型 CTX 水平均有所增加。

4. 临床意义 CTX 和 NTX 增加可见于骨质疏松、骨软化、Paget 病、原发性和继发性甲状腺功能亢进，以及其他伴有骨吸收增加的疾病。

第三节 骨代谢异常疾病生物化学检验项目的临床应用

PPT

骨吸收和骨形成的平衡有赖于钙、磷、镁代谢的影响，并受 PTH、CT 和 $1,25-(OH)_2D_3$ 等多种激素的严格调控。当骨吸收和骨形成失去动态平衡时，引起骨代谢性疾病。测定骨矿物质和调节激素，以及骨形成和骨吸收的生化标志物，对临床上常见骨代谢疾病的诊断、预测骨丢失和监测药物疗效等，具有重要的临床意义。

一、骨质疏松症

骨质疏松症（osteoporosis，OP）是由多种原因引起的一种全身性骨代谢障碍疾病，在骨代谢疾病中最为常见，凡是骨吸收过多或骨形成不足而引起骨代谢平衡失调的因素都会造成 OP。其特征是骨量减少和骨微细结构的变化。表现为骨质脆性增加，骨折危险增大。其中，骨量减少表现为骨矿物质成分和骨基质等比例的减少，骨组织微细结构破坏是由于骨组织吸收和形成失衡等造成的。

（一）骨质疏松症的分类与发病机制

根据 OP 的病因可将其分为原发性 OP、继发性 OP 和特发性 OP 三类。其中原发性 OP 最为常见。

原发性 OP 是随着年龄增长而发生的一种退行性病变，与患者的年龄有显著的相关性，又分为 I 型 OP，即绝经妇女 OP（postmenopausal osteoporosis，PMOP）和 II 型 OP，即老年性 OP（senile osteoporosis，SOP）。两者的特点见表 14-8。

表 14-8　I 型（绝经妇女）和 II 型（老年性）OP 的特点

项目	I 型	II 型
年龄	50~70 岁	70 岁以上
性别比（女∶男）	>6∶1	>2∶1
主要病因	雌激素缺乏	衰老
钙吸收	降低	降低
维生素 D	继发性减少	原发性减少
骨丢失	松质骨（腰椎）	松质骨和皮质骨（四肢）
骨丢失速率	加速性	匀速性
骨折部位	脊椎骨为主	脊椎骨和髋部
骨代谢	高转换型	低转换型
骨形成标志物	升高	正常或降低
骨吸收标志物	升高	正常或降低趋势

> **知识拓展**
>
> ### 肠道菌群及其代谢物与骨质疏松症的发生发展密切相关
>
> 近年来，肠道菌群与骨代谢的相关性研究逐渐成为广泛关注的热点，陆续有研究表明，肠道菌群及其相关代谢物的改变与骨质疏松症的发生和发展有关。肠道菌群产生的代谢物，如短链脂肪酸、胆汁酸、吲哚衍生物、脂多糖、维生素、多胺等，可通过参与神经、内分泌、免疫和氧化应激等多方面的调节作用，影响骨代谢，包括影响肠道钙吸收、间接调节胰岛素样生长因子－1、胰高血糖素样肽－1等激素的水平，以及抑制组蛋白去乙酰化酶活性等。随着肠－骨轴紧密联系机制的深入研究，基于肠道菌群及其代谢物的组学研究等相关策略为预防和治疗骨质疏松症提供了新的前景。

（二）骨质疏松症生化指标应用与评价

骨代谢生化标志物可反映骨代谢状态，是协助代谢性骨病的诊断、鉴别诊断、治疗以及疗效评价的重要指标，已被广泛应用于OP诊疗的全过程。

1. 骨代谢生化标志物的应用　在OP的检验诊断中，骨代谢生化标志物变化情况如下。①Ⅰ型OP：多数表现为骨形成和骨吸收均增高，呈现高转换状态。患者与绝经前妇女比较，血清钙、磷、ALP一般无差异，但血清OC、B－ALP、TRACP、尿NTX/Cr数值明显增高。多数患者血清维生素D水平下降。②Ⅱ型OP：多数患者表现为骨形成与骨吸收的生化指标正常或有降低倾向，呈现低转换型。血清维生素D明显下降，血清PTH有升高的趋势。$25-(OH)D_3$是血液中维生素D_3的主要存在形式，国际骨质疏松基金会（IOF）建议血清$25-(OH)D_3$低于$20\mu g/ml$可判断为维生素D缺乏，$23\sim30\mu g/ml$判断为维生素D不足，老年人高于$30\mu g/ml$可降低骨折危险。

2. 骨转换标志物的应用

（1）在OP诊断分型和鉴别诊断中的应用　骨转换标志物可反映骨代谢状况。绝经后女性骨转换标志物均值高于绝经前，但随着绝经年限的增加而逐渐下降，如果明显升高（超过参考值上限1.5倍），则应该排除继发性OP或其他代谢性骨病。因此，Ⅰ型OP患者，血清OC、B－ALP、TRAP、尿NTX/Cr数值明显增高，呈高转换型。多数Ⅱ型OP患者表现为骨形成与骨吸收的指标正常或有降低倾向，呈现低转换型。

（2）在骨折风险预测和骨折后评估中的应用　PMOP患者，骨丢失可致骨密度下降，增加骨折风险。骨转换标志物在骨折风险预测中有一定价值。在骨密度降低的人群中，骨转换标志物升高会额外增加骨折风险；而骨转换标志物水平低于绝经前女性平均值的个体，其骨折风险显著降低。

（3）在选择OP治疗方案中的应用　目前抗OP药物主要分为抑制骨吸收和促进骨形成两类。前者包括二膦酸盐、选择性雌激素受体调节剂、雌激素、降钙素等，后者以重组人PTH为代表。所以，临床上药物方案的选择需要综合考虑骨转换标志物、骨密度、脆性骨折史、骨折风险因素、并发症、是否有药物禁忌证、药物依从性等多种因素。

（4）在OP疗效监测中的应用　抑制骨吸收药物和促进骨形成药物对骨转换标志物有不同影响。使用抑制骨吸收药物后，骨吸收标志物先下降，之后骨形成标志物下降；使用促进骨形成药物后，骨形成标志物先上升，骨吸收标志物随后升高。药物导致的骨转换标志物改变还与剂量和给药途径有关。剂量越大，骨转换标志物变化程度越大；静脉给药比口服变化更快。CTX和PINP对药物治疗反应较好且在不同个体内变异小，被IOF推荐为监测OP患者疗效和依从性的首选标志物。

需要注意的是，临床医师在决定检查和进行结果解读时，需要充分考虑影响骨转换标志物水平的因素。升高骨转换标志物水平的因素包括绝经、骨折、制动、妊娠与哺乳、药物（抗惊厥药物、促骨形成药物等）；降低骨转换标志物水平的因素包括高龄、药物（糖皮质激素、噻嗪类利尿剂、肝素、抗骨吸收药物等）。

二、佝偻病 ⓔ 微课/视频2

佝偻病（rickets）发生于儿童骨骼生长期，由骨基质矿化缺陷引起。骨骼及软骨基质的生长板均钙化欠佳。骨骼钙化不足，致其硬度不足，不能正常承受体重而变形。

（一）佝偻病的分类与发病机制

根据佝偻病的发病原因可将其分为营养性维生素 D 缺乏性佝偻病、维生素 D 依赖性佝偻病 I 型、维生素 D 依赖性佝偻病 II 型和遗传性磷代谢障碍所致的佝偻病，其中营养性维生素 D 缺乏性佝偻病是佝偻病的最常见类型。

1. 营养性维生素 D 缺乏性佝偻病　营养性维生素 D 缺乏是引起佝偻病最主要的原因。我国婴幼儿，特别是小婴儿（3 个月以内）是高危人群，北方佝偻病患病率高于南方。营养性维生素 D 缺乏性佝偻病可看作是机体为维持血钙水平而对骨骼造成的损害，临床出现一系列佝偻病症状（如"串珠肋""手足镯""方颅"等）和血生化改变。营养性维生素 D 缺乏性佝偻病发病机制如图 14-9 所示。

ⓔ 微课/视频3

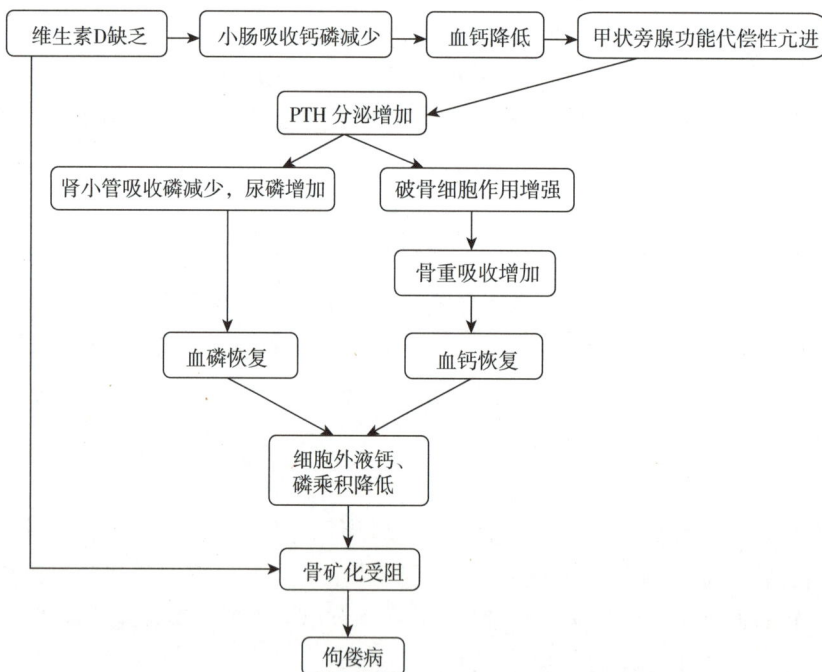

图 14-9　营养性维生素 D 缺乏性佝偻病发病机制

2. 维生素 D 依赖性佝偻病 I 型　该病为罕见的先天性疾病。其特点是用一般治疗佝偻病的维生素 D 剂量无效，故称之为"假性维生素 D 缺乏症"。从家族史研究，此病属常染色体隐性遗传。此种类型患者肾脏缺乏 25-羟维生素 D-羟化酶活性，不能合成 $1,25-(OH)_2D_3$。

3. 维生素 D 依赖性佝偻病 II 型　该病属罕见的常染色体隐性遗传性疾病，是由于 $1,25-(OH)_2D_3$ 受体（VDR）缺陷所致，血 $1,25-(OH)_2D_3$ 虽然正常或升高，但仍表现为佝偻病。

（二）佝偻病生化指标的应用与评价

佝偻病发生在儿童骨骼生长期，骨代谢一般生化标志物（血钙、血磷、尿钙、尿磷等）、骨代谢相关激素（PTH、维生素 D 及其代谢产物等）、骨形成标志物和骨吸收标志物等检验项目的改变比较明显。

1. 血钙和血磷　佝偻病由于病因和程度不同及有无甲状旁腺功能亢进症，其血钙和血磷可有不同的变化。在佝偻病初期（见于 6 个月以内，特别是 3 个月以内的小婴儿），血钙正常或稍低，血磷降低；在活动期（早期维生素 D 缺乏的婴儿，未经治疗，继续加重），血钙稍低，血磷降低更明显。低血钙与低血磷合并存在，对于诊断维生素 D 不足或代谢异常具有一定价值。低血钙与低血磷可发生于许多情况，必须逐一排除，如低清蛋白血症可造成血总钙降低，会误以为存在低钙血症，应同时测定血清清蛋白，计算出校正后血钙数值，或测定血离子钙，较为准确。

2. 血清 ALP 和 B-ALP　几乎所有佝偻病患者血清 ALP 水平都会显著升高，血清 ALP 是佝偻病的辅助诊断指标，ALP 升高和治疗后下降还代表疾病发展和好转，对评估预后有价值。B-ALP 诊断小儿佝偻病的灵敏度高于临床诊断或 X 线诊断，故测定血清 B-ALP 有利于早期发现、预防和治疗。

3. 尿 D-Pyr　迟发性佝偻病（一般见于 3～14 岁）可引起尿 D-Pyr 升高，故尿 D-Pyr 可作为迟发性佝偻病辅助诊断的可靠指标。

4. 血清 PTH 和维生素 D　绝大多数佝偻病有代偿性甲状旁腺增生，血清 PTH 可升高，少数患者伴有继发性甲状旁腺功能亢进时，PTH 升高明显。血清 PTH 在佝偻病的诊断、病变程度判断方面具有一定的作用。$25-(OH)D_3$ 是血液中维生素 D_3 存在的主要形式，是评估和监控体内维生素 D 含量及营养状态的理想指标；$1,25-(OH)_2D_3$ 是维生素 D_3 的活性形式，是反映维生素 D 功能的最适指标。血清 $25-(OH)-D_3$ 和血清 $1,25(OH)_2D_3$ 降低，是评价营养状况和诊断佝偻病的可靠指标。血清 $1,25-(OH)_2D_3$ 还可用于营养性维生素 D 缺乏性佝偻病与维生素 D 依赖性佝偻病 I 型/II 型的鉴别诊断。

5. 三种类型佝偻病的生化指标变化比较　①营养性维生素 D 缺乏性佝偻病：血钙、血磷降低，血 ALP 升高，血清 $25-(OH)D_3$ 和 $1,25-(OH)_2D_3$ 降低，通常剂量维生素 D 治疗有效。②维生素 D 依赖性佝偻病 I 型：血钙、血磷降低，血 ALP 升高，血清 $25-(OH)D_3$ 正常或降低，$1,25-(OH)_2D_3$ 显著降低，$1\,000～3\,000\,\mu g/d$ 剂量的维生素 D 治疗有效。③维生素 D 依赖性佝偻病 II 型：血钙、血磷降低，血 ALP 升高，血清 $25-(OH)D_3$ 和 $1,25-(OH)_2D_3$ 正常或降低，大于 $3\,000\,\mu g/d$ 剂量的维生素 D 治疗部分有效。

三、Paget 病

Paget 病（Paget disease of bone）即变形性骨炎，又名"畸形性骨炎""Paget 综合征"，为原因不明的慢性进行性局灶性病变。其病变特点是病灶处所有骨重建（吸收、形成和矿化）增强，由于过高的破骨细胞活性及破骨细胞数量增加引起高速的骨溶解，并导致成骨细胞增多和骨形成过多，形成的新骨常呈交织状而非板状，结构脆弱。该病是仅次于骨质疏松症的第二个常见骨病。

（一）Paget 病的发病机制与临床表现

变形性骨炎的病因未明。目前多认为其病因是慢性病毒性感染所致。变形性骨炎在不同个体之间因病变范围、部位和程度以及伴随的并发症不同而使临床表现差异很大。多数患者常无症状，呈隐匿起病。本病的并发症主要有骨折、腰腿痛、关节病变、心血管异常和耳聋。多发性骨肉瘤样病变是该病的最严重并发症之一。

（二）Paget 病生化检测指标的变化

1. 血清 ALP　不明原因升高有助于本病的诊断，正常时也不排除本病的可能。血清 ALP 水平与病变范围和病变的活动程度有关，体积小的骨骼病变时 ALP 正常，颅骨病变时 ALP 升高。如并发骨肉瘤，ALP 可急剧增高。

2. 尿 D – Pyr 反映骨重建的水平和病变程度，其水平增加。

3. 血钙、磷、镁和 PTH 通常正常，部分患者血钙升高，血磷稍低、PTH 上升。

四、肾性骨病

肾性骨病（renal osteopathy）又称肾性骨营养不良（renal osteodystrophy），是慢性肾功能不全伴随的代谢性骨病。钙、磷、PTH、维生素 D 代谢紊乱及铝沉积是肾性骨病发生的主要原因。

（一）肾性骨病发病机制与临床表现

肾性骨病的发生可能与多种因素有关，其临床表现多种多样，根据病理类型可分为 4 种。①高转换性骨病，也称为继发性甲状旁腺功能亢进骨病，常表现为纤维性骨炎；②低转换性骨病，表现为骨质软化与骨质减少；③混合性骨病，兼有上述两种骨病病理表现；④血液透析性骨病，常见于长期血液透析的患者，表现为骨与关节的 β_2 – 微球蛋白淀粉样沉积。肾性骨病的发病机制与临床表现如图 14 – 10 所示。

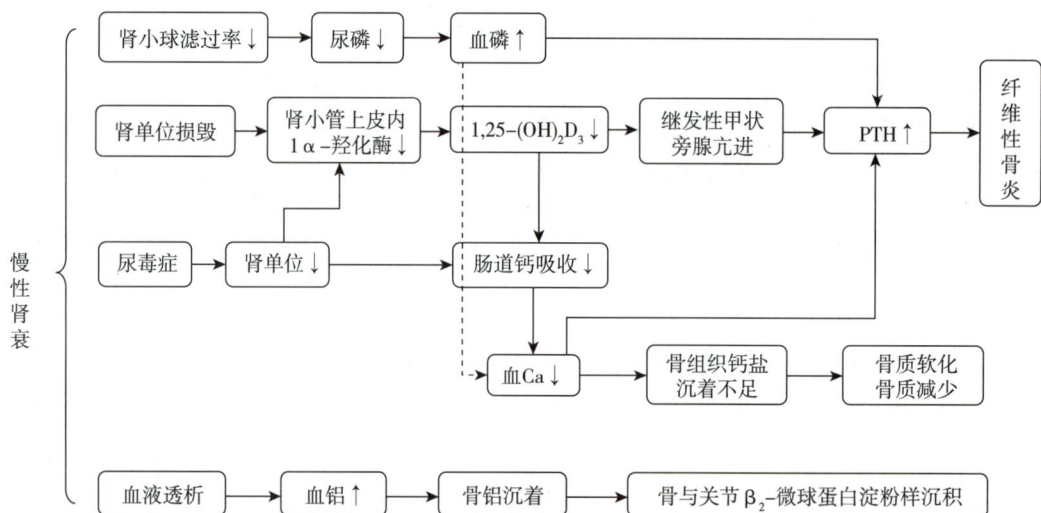

图 14 – 10　肾性骨病的发病机制和临床表现

（二）肾性骨病生化检测指标的变化

本病除了具有血清尿素、肌酐升高等肾衰竭表现，主要检测指标还包括血钙、血磷、B – ALP 及血 PTH 测定。这些检验指标在不同类型的肾性骨营养不良症中有不同的表现。①高转化性骨病：血钙降低、血磷及血 B – ALP 升高、血 PTH 显著升高；②低转化性骨病：血钙正常、血磷升高、B – ALP 及血 PTH 降低；③慢性肾衰时，β_2 – 微球蛋白排泄障碍，使其在血中蓄积，会引起血 β_2 – 微球蛋白水平升高。

需要注意的是，目前没有一种骨代谢疾病能通过骨代谢生化指标的特殊改变而得以确诊，骨代谢疾病的确诊不能以骨代谢生化指标为依据。但是骨代谢生化指标可快速、灵敏、及时地反映骨的转换率，对骨代谢性疾病的诊断又是不可或缺的。不同疾病状态下各种骨代谢生化标志物指标的变化见表 9 – 16。

表14-9　骨代谢性疾病状态下骨代谢生化标志物指标的变化

	B-ALP	BGP	PICP PINP	TRACP	D-Pyr Pyr	NTX CTX
骨质疏松症	↑	↑	O	↑	↑	↑
骨软化症/佝偻病	↑	↑/O	↑	N	↑	↑
Paget 骨病	↑	↑	↑	↑	↑	↑
肾性骨病	↑	↑	↑	↑	↑	↑
原发性甲状旁腺功能亢进症	↑	↑	↑	↑	↑	↑
甲状旁腺功能减退症	O	↓	O	N	↓	N
骨转移瘤	↑	↑	O	↑	↑	↑

注：↑增加；↓减少；O无变化；N未知。

? 思考题

答案解析

案例　患者，男，72岁，汉族。

主诉：腰部疼痛5天。

现病史：患者自述5天前骑自行车摔倒，致腰部疼痛，呈持续性钝痛，伴腰部活动受限，无发热；云南白药喷剂外用，效果不佳，遂就诊。门诊X线检查"L_3、L_5椎体压缩性骨折"收入院治疗。刚住院时，进行了如下检查。血、尿常规检查正常。睾酮18.2nmol/L（18.4~26.0nmol/L）。血钙2.07mmol/L（2.25~2.58mmol/L），血清无机磷0.91mmol/L（0.87~1.45mmol/L）。实验室检查：医生又进行了骨密度测定和骨代谢标志物的检测。骨密度<-2.5SD。PINP 14.8ng/ml（15.3~52.70ng/ml）；Ⅰ型胶原交联C-端肽特殊序列（β-CTX）0.691ng/ml（0~0.704ng/m）；N-MID骨钙素（OC）10.01ng/ml（11.00~43.00ng/ml）；25-（OH）D₃ 8.81ng/ml（10.0~30.00ng/ml）；PTH 66.0pg/ml（15.00~65.00pg/ml）。影像学检查：腰椎MRI L_3、L_5椎体压缩性骨折；腰椎退行性改变。

既往史：既往无消化道病变，无糖皮质激素使用史，无长期咖啡等饮用。否认家族遗传史。

基本检查：T 36.5℃，P 80次/分，BP 130/80mmHg，精神尚可，腰3、腰5椎体棘突及椎旁压痛、叩击痛，腰椎活动明显受限。

问题

（1）通过问诊、查体以及实验室检查，该患者可能的诊断是什么？

（2）请说明上述诊断的依据。

（3）为明确诊断，应进一步做哪些检查？

（常晓彤）

书网融合……

重点小结　　　　题库　　　　微课/视频1　　　　微课/视频2　　　　微课/视频3

第十五章 肝胆疾病的生物化学检验

✏ **学习目标**

1. 通过本章学习，掌握胆红素、胆汁酸检测方法与评价，溶血性、肝细胞性、梗阻性黄疸的代谢特点及其实验室鉴别诊断，丙氨酸氨基转移酶、天冬氨酸氨基转移酶、γ-谷氨酰转移酶和碱性磷酸酶等血清酶在肝胆疾病时的应用；熟悉血清酶、甘氨胆酸、血氨检测与评价，肝纤维化和肝癌相关检测项目与评价，肝炎、肝纤维化、肝癌、肝衰竭、酒精性肝病、非酒精性肝病、原发性胆汁性胆管炎、肝性脑病时生物化学检验项目的临床应用；了解肝脏的正常功能及损伤时的物质代谢变化。

2. 具有对肝胆疾病及相关检验项目的结果解读和临床沟通的能力，并结合患者的临床症状、体征和其他检查结果进行综合分析。

3. 树立肝胆疾病的生物化学检测项目的正确认知，科学宣传肝胆疾病的饮食管理、实验室诊断、治疗监测和并发症预防，维护患者的健康利益。

肝脏（liver）是人体消化系统最大和最复杂的多功能实质性器官，不仅参与糖类、脂类、蛋白质、维生素和激素等物质代谢，而且具有分泌、排泄和生物转化等重要功能，同时还参与机体血容量调节、体液平衡和免疫吞噬等作用。当受到体内外各种致病因子侵犯时，其结构和功能将受到不同程度的损害，而引起相应的功能异常和代谢紊乱。本章主要通过肝胆疾病代谢异常阐明其相关检验项目，以及对其进行检测和评价，直接或间接评估肝脏的功能，这对肝胆疾病的诊断、鉴别诊断、病程监测、疗效观察和预后判断均有重要作用。

第一节 肝胆疾病概述

PPT

肝脏的复杂结构为其执行多种生理功能提供了基础，包括蛋白质合成、碳水化合物代谢、脂肪代谢、药物和毒素的解毒、胆汁的分泌等。

一、肝脏的基本结构

肝脏是人体最大的内脏器官，重 1.5 ~ 2.0kg，位于腹腔右上方。肝的基本结构和功能单位是肝小叶，肝是人体重要器官之一。

肝脏通常被分为左右两个主要的叶，左叶较小，右叶较大。此外，肝脏还包括一个小的方形叶和一个尾状叶。肝脏的下方有一个凹陷区域称为肝门，是肝脏的主要血管（门静脉、肝动脉）和胆管（肝总管）进入和离开的地方。肝脏表面被一层称为 Glisson 囊的纤维膜覆盖，有助于保护肝脏并固定其位置。

肝脏的基本功能单位是肝小叶，是一个多边形结构，中心有一个中央静脉。以中央静脉为中心，肝、胆、肝血窦围绕着中央静脉呈辐射状分布，形成肝细胞索，肝细胞相互吻合成网，网眼间有窦状隙和血窦。因此，肝小叶由毛细胆管、肝细胞、血窦以及窦间隙共同组成。作为肝脏功能的基本单位，排列整齐且有序才发挥正常生理功能。

肝细胞具有各种特殊的代谢和排泄功能，负责各种物质的合成、分泌以及解毒。肝小叶之间的空隙称为肝窦，是血液从门静脉和肝动脉流入的地方。肝细胞从肝窦吸取营养物质和氧，并将代谢产物和解毒物质排回血液中。肝窦中还有一种特殊细胞称为库普弗细胞（Kupffer cells），是负责清除血液中细菌和异物的巨噬细胞。星状细胞负责储存脂肪并参与肝脏的纤维化过程。肝细胞分泌的胆汁先流入胆小管，再汇集到高一级胆管，最终经肝总管流入胆囊或直接进入十二指肠。

二、肝脏的物质代谢及其异常

（一）蛋白质代谢变化

除 γ - 球蛋白和血管性血友病因子外，肝脏能合成并分泌 90% 的血浆蛋白质，如 Alb、凝血酶原、纤维蛋白原、载脂蛋白和部分血浆球蛋白等。

1. 总蛋白与清蛋白　广泛的肝组织损伤会使血浆 TP 和 Alb 水平下降，下降水平与肝损害类型、严重程度和持续时间相关。由于肝脏具备强大的储备能力，各种蛋白质分泌速度不一，因此半衰期差异较大。急性肝损害时，血浆 TP 与 Alb 浓度变化不大，而半衰期短的蛋白质下降明显；慢性肝病时，血浆 Alb 下降，γ - 球蛋白反而升高，出现 Alb 与球蛋白（A/G）比值降低，甚至倒置；肝硬化患者，门静脉高压导致氨基酸向肝脏运输减少，Alb 合成不足引起血浆胶体渗透压降低，造成患者出现水肿和腹腔积液；重症肝炎尤其是急性黄色肝萎缩时，α - 球蛋白、β - 球蛋白、γ - 球蛋白均降低。

2. 凝血因子　肝脏可合成除血管性血友病因子外的其他凝血因子（如维生素 K 依赖的凝血因子Ⅱ、Ⅶ、Ⅸ、Ⅹ）及抗凝物质，后者包括凝血因子Ⅲ、β$_2$ - 巨球蛋白、α$_1$ - 抗胰蛋白酶、C$_1$酯酶抑制剂、蛋白 C 等。肝细胞严重损害，会导致凝血因子合成减少，患者呈现出血倾向，甚至出现弥散性血管内凝血，这与抗凝因子合成减少、激活的凝血因子清除减少以及肝细胞内组织凝血活酶释放有关。

3. 血氨基酸和血氨　晚期肝病患者血中氨基酸平衡紊乱，突出表现是血中支链氨基酸浓度明显下降，而芳香族氨基酸等浓度显著上升，支链氨基酸和芳香族氨基酸比值降低。严重肝病时，由于肝脏合成尿素以及清除氨的能力降低，以及门 - 体侧支循环建立，来自肠道的氨不经肝脏解毒，直接进入体循环，导致血氨增高。氨的神经毒性作用可引起肝性脑病，高血氨浓度与肝性脑病严重程度呈明显正相关关系。

（二）糖代谢变化

肝脏是维持血糖浓度的主要器官。糖原的合成与分解、糖异生和其他单糖的转化等均在肝脏进行，从而维持血糖水平动态平衡，保障全身组织，特别是大脑和红细胞能量供应；肝脏也是体内糖转化成脂肪、胆固醇及磷脂等主要场所。轻度肝损害通常较少导致糖代谢平衡紊乱，当肝细胞发生弥漫性严重损害时，由于肝糖原合成障碍且贮存减少，可表现出 FBG 降低，进食后易出现血糖升高并可持续较长时间。不同肝病时糖耐量曲线可呈低平型、高峰型、高坡型等异常曲线。

（三）脂类代谢异常

肝脏在脂类的消化、吸收、运输、合成与内部转化中具有重要作用。肝脏能合成 TG、PL 和 CH，转化 CH 为胆汁酸，同时也是体内产生酮体的唯一器官。发生肝硬化时，未酯化胆固醇、PL 增加，血浆 CE 含量减少，所占 CH 总量的百分比降低；血浆脂蛋白电泳图谱异常，出现异常迁移 β 脂蛋白。在慢性肝内外胆汁淤积患者，血 CH 和 PL 明显增高，可出现异常的脂蛋白 X（lipoprotein - X，Lp - X）。

在酒精性肝损伤，酒精可致 ApoA I 增高，HDL 特别是 HDL_3 可能升高。胆汁排泄障碍可引起脂类消化吸收不良，产生厌油腻和脂肪泻等症状。

三、胆红素代谢及其异常

胆红素（bilirubin）是胆汁中的主要色素，来源于血红蛋白中血红素（heme）的降解，肝脏通过摄取、转化和排泄等系列过程在胆红素代谢中发挥重要作用，胆红素代谢的变化通常反映肝功能异常。

（一）胆红素代谢

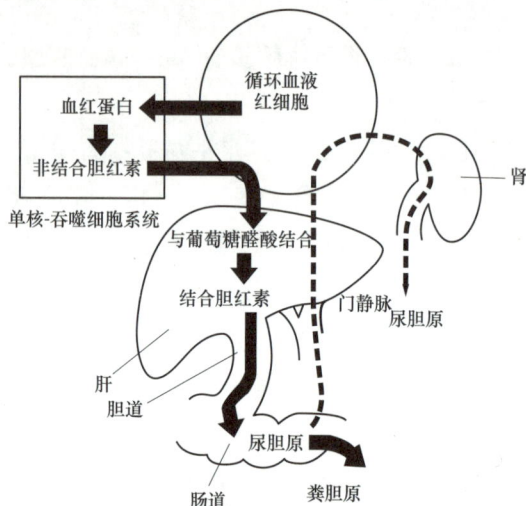

图 15-1　正常胆红素代谢示意图

胆红素是血红素的主要代谢产物。在脾脏巨噬细胞中，血红蛋白被裂解为游离的珠蛋白和血红素，血红素在微粒体内被血红素氧化酶氧化成胆绿素（biliverdin），再经胆绿素还原酶还原成胆红素，释放入血，与 Alb 结合经门脉系统运至肝脏。胆红素与 Alb 解离，并在肝细胞膜表面的窦状隙被肝细胞摄取。在胞液中胆红素与两种受体蛋白 Y 和（或）Z 蛋白结合，并被转运至内质网进一步代谢，在 UDP – 葡萄糖醛酸转移酶作用下，葡萄糖醛酸分子转移到胆红素分子上，形成双葡萄糖醛酸胆红素（占 85%）和单葡萄糖醛酸胆红素，称为结合胆红素（conjugated bilirubin，CB）。结合胆红素经胆管进入小肠，在小肠细菌作用下，胆红素还原为尿胆原（urobilinogen），尿胆原大部分被小肠黏膜重吸收，经门静脉入肝，形成肠肝循环。其余排入尿或氧化成粪胆素（urobilin）从粪便排出，粪便的褐色主要由粪胆素产生（图 15-1）。

（二）高胆红素血症与黄疸

1. 概述　凡引起胆红素生成过多或肝细胞摄取、结合和排泄胆红素障碍的因素均可使血中胆红素升高，即高胆红素血症（hyperbilirubinemia）。血清胆红素浓度超过 $34.2\mu mol/L$ 临床上可出现巩膜、黏膜及皮肤黄染，称为黄疸（jaundice）。若血清胆红素浓度超过参考区间上限但小于 $34.2\mu mol/L$，肉眼未见黄疸，称隐性黄疸。

黄疸按病因分为溶血性、肝细胞性和梗阻性黄疸。按病变部位分为肝前性、肝性和肝后性黄疸。根据血中升高胆红素的类型分为高未结合胆红素性黄疸及高结合性胆红素性黄疸。按皮肤、黏膜黄染是否肉眼可见分为隐性和显性黄疸。

肝前性高胆红素血症由溶血增加和血红素降解增加导致，常见于溶血性贫血、镰状细胞贫血和其他疾病造成红细胞破坏增多，血红蛋白释放增加，通常以血清未结合胆红素（unconjugated bilirubin，UCB）增高为主（图 15-2）。

肝细胞性黄疸由肝细胞受损，对未结合胆红素的摄取、转化和排泄发生障碍，胆红素在血中蓄积所致的黄疸。一般表现为未结合胆红素和结合性胆红素均增高（图 15-3）。

肝后性高胆红素血症通常因结合胆红素运输缺陷或肝脏胆汁排泄障碍所致，包括通往十二指肠的肝内小管、肝胆管和胆总管堵塞，也称梗阻性黄疸。一般表现为结合胆红素增加而未结合胆红素正常（图 15-4）。

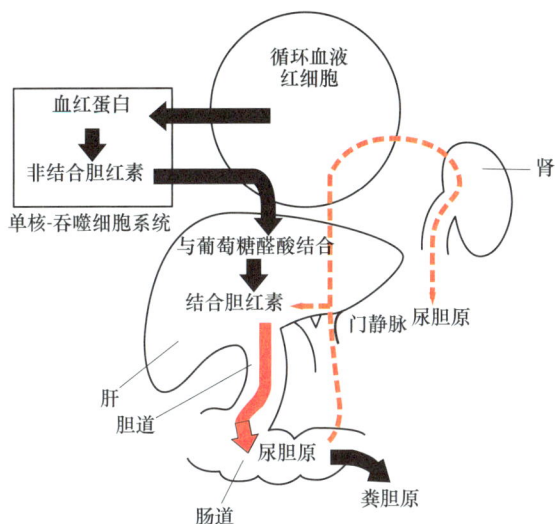

图 15-2　溶血性黄疸发生机制示意图

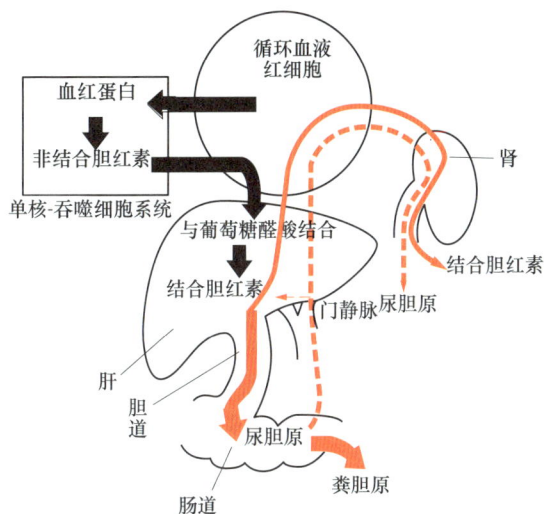

图 15-3　肝细胞性黄疸发生机制示意图

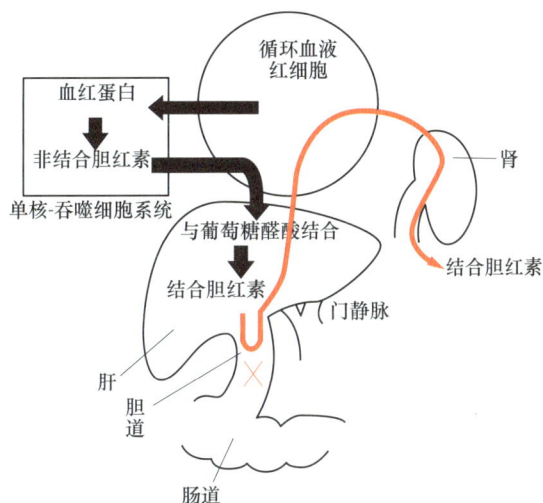

图 15-4　梗阻性黄疸发生机制示意图

2. 黄疸发生机制

（1）胆红素形成过多　体内胆红素形成过多，超过肝脏摄取、转运及结合能力，大量 UCB 在体内聚集而导致高未结合胆红素血症，如珠蛋白生成障碍性贫血等。

（2）肝细胞处理胆红素能力下降　肝细胞摄取、转化和排泄未结合胆红素的能力下降，UCB 和 CB 均升高。如临床上常见的新生儿生理性黄疸，主要原因是新生儿体内红细胞溶解产生胆红素过多；新生儿肝脏功能不成熟，肝细胞内 UDP-葡萄糖醛酸基转移酶活性不高；新生儿肝细胞内缺乏 Y 蛋白，摄取胆红素能力有限；母乳中含 UDP-葡萄糖醛酸转移酶抑制剂；无效红细胞生成以及肝细胞分泌胆汁能力有限。

（3）肝细胞功能低下或功能正常的肝细胞数量减少　由于肝脏的肝酶功能低下，或肝硬化晚期，或急性重型肝炎、肝功能衰竭，肝内残存的有功能的肝细胞很少，不足以摄取血液中未结合胆红素，导致未结合胆红素血中浓度增高而出现黄疸。

（4）肝细胞破坏致 CB 外溢　由于肝细胞发生广泛性损害（变性、坏死），对 UCB 摄取、结合功能障碍，导致血清 UCB 浓度增高。部分未受损的肝细胞能继续摄取、结合 UCB，转变为 CB，但部分

CB 不能排泄到毛细胆管中，而经坏死肝细胞间隙反流至肝淋巴液与血液，血清中 CB 浓度也增高，出现黄疸。

（5）胆红素肝外排泄障碍　各种原因引起的胆汁排泄障碍，肝内合成的 CB 随胆汁经破裂的小胆管和毛细胆管流入组织间隙和肝血窦，引起血中 CB 增多，见于结石、肿瘤、炎症、寄生虫等引起的胆道梗阻以及 Dubin－Johnson 综合征等。

四、胆汁酸代谢及其异常

胆汁酸（bile acid，BA）由肝细胞降解 CH 而成，随胆汁分泌到肠道，协助消化与吸收脂类物质。肠道中约95%的胆汁酸通过肝肠循环被重吸收，剩余的经粪便排出体外。胆汁酸合成、分泌、重吸收、加工及转化与肝脏、胆囊、肠道等器官关系密切。肝脏、胆囊或肠道疾病均可影响胆汁酸代谢，而胆汁酸代谢异常又必然影响上述脏器的功能以及胆固醇代谢。

（一）生理情况下的胆汁酸代谢

BA 是胆汁的主要成分，是一大类胆烷酸的总称。按其来源分为初级 BA 和次级 BA，在肝细胞内以胆固醇为原料合成的叫初级胆汁酸（primary bile acids），包括胆酸（cholic acid，CA）和鹅脱氧胆酸（chenodeoxycholic acid，CDCA）；初级 BA 在肠道经肠细菌中酶作用形成次级 BA（secondary bile acids），包括脱氧胆酸（deoxycholic acid，CDCA）、熊脱氧胆酸（ursodeoxycholicacid，UDCA）和石胆酸（lithocholic acid，LCA）。按其结构分为游离 BA 和结合 BA，初级与次级 BA 均属于游离 BA，结合 BA 是指上述 BA 与甘氨酸或牛磺酸结合的产物。无论游离或结合 BA，分子内均既含亲水基团（羟基、羧基、磺酰基），又含疏水基团（甲基及烃），可降低脂、水两相间的表面张力，促进脂类形成混合微团，对脂类物质消化吸收以及维持 BA 中 CH 溶解起着重要作用。

正常情况下人体每日合成 CH1.0～1.5g，其中 2/5 在肝内转化为 BA。肝细胞利用 CH 为原料首先合成初级 BA 和结合型初级 BA。一般分泌到胆汁中的天然 BA99% 为结合 BA。进入肠道的各种 BA 90%～95% 被肠壁重吸收，其中结合 BA 主要在回肠部主动吸收，游离 BA 则在肠道各部被动吸收。经肠道重吸收的胆汁酸经门静脉回到肝脏，肝细胞将其中的游离 BA 再合成为结合 BA，重吸收与新合成的结合 BA 再次随胆汁进入肠道，此即 BA 的肠肝循环。

（二）肝实质性病变时胆汁酸的代谢异常

肝胆疾病如急性肝炎，由于肝细胞摄取 BA 减少以及 BA 合成障碍而导致胆汁酸池变小，胆汁中 BA 浓度降低，血清 BA 增加。慢性活动性肝炎时，肝细胞摄取 BA 障碍和肝内胆汁淤积而使血清 BA 增高；当疾病复发时，血清 BA 增高出现于常规肝脏酶学异常之前，因此，血清 BA 水平可提示慢性活动性肝病病情好转、加重或复发。

（三）胆汁淤积时胆汁酸的代谢异常

胆道寄生虫、狭窄、结石或癌肿引起肝内胆汁淤积和肝外胆道梗阻致胆汁淤积时，胆汁出现反流和门脉分流，患者可表现血清总胆汁酸（total bile acids，TBA）浓度升高，尿中 BA 排出也增多。此外，由于结合 BA 分泌减少，血清中增高的主要是游离的 BA，胆汁淤积患者出现瘙痒，是游离胆汁酸在皮肤沉着所致。

（四）肠道疾病时胆汁酸的代谢异常

小肠在维持 BA 的肠肝循环中起着重要作用。小肠疾病时，如回肠切除、炎症或分流等，因 BA 的肠肝循环受阻，BA 回到肝脏的量减少，血清 BA 水平降低；同时因反馈抑制减弱，BA 的合成加速，血清 CH 浓度减低。此外，血清 BA 水平还可反映回肠吸收功能状况。餐后 BA 水平不高，提示可能有回肠病变或功能紊乱，该项实验在筛选隐匿性腹部病变（其可能来源于回肠）可能是有价值的。

第二节　肝胆疾病生物化学检验项目的检测与评价

PPT

肝脏受到体内外各种物理、化学和生物疾病因素侵袭，可引起肝细胞的功能性或器质性改变。目前，尚无一种理想的肝功能检查方法能够完整和特异地反映肝功能全貌。临床常检测蛋白质、酶学、胆红素、胆汁酸和甘胆酸等指标来评估肝脏功能。

一、肝脏酶学检验项目概述

肝细胞内酶含量十分丰富，约占肝蛋白总量的 1/3，体内几乎所有的酶都程度不等的存在于肝细胞中，其中有些酶仅分布或绝大部分分布于肝内。肝胆疾病时多种酶血清水平会发生明显变化，临床上应用最广的是 AST、ALT、LD、ALP、GGT 等。近年随着研究的深入，GDH、AFU、5′ - NT、单胺氧化酶（monoamine oxidase，MAO）、亮氨酸氨基肽酶（leucine aminopeptidase，LAP）、谷胱甘肽 S 转移酶（glutathione S transferases，GSTs）、山梨醇脱氢酶（sorbitol dehydrogenase，SDH）等也在临床应用中日渐普遍。

血清酶活性通常用连续监测法测定，连续监测法具有特异性好、精密度高、操作简便、有 IFCC 推荐方法等优点。另外，多种与肝胆疾病有关的酶均存在同工酶，如 AST、ALP、GGT、LD 等。测定同工酶可帮助判断肝胆损伤的起因、损伤程度，以及疾病的诊断和鉴别诊断。

肝胆疾病常用血清酶及同工酶的测定方法与评价详见本书第六章。

二、胆红素

1. 方法概述　血清胆红素测定不仅能反映肝脏损害的程度，对黄疸的鉴别尤其具有重要价值。根据化学反应中胆红素是否直接与重氮试剂反应，可分为直接胆红素（direct bilirubin，DBIL）和间接胆红素（indirect bilirubin，IBIL）。临床上一般情况下只测定总胆红素（total bilirubin，TBIL）和 DBIL。正常人血清 δ - 胆红素（清蛋白和胆红素间非酶促反应形成的共价结合物）含量较低，也可与重氮试剂直接反应，δ - 胆红素检测一般采用 HPLC 法。

测定胆红素的常用方法有改良 J - G 法、胆红素氧化酶法和钒酸盐氧化法。

2. 测定原理

（1）重氮试剂法　即改良 J - G 法，也称为对氨基苯磺酸法。在 pH 6.5 环境下，血清结合胆红素可以直接与重氮试剂反应，产生偶氮胆红素；在同样条件下，未结合胆红素在加速剂（咖啡因 - 苯甲酸钠 - 乙酸钠）作用下，破坏其分子内氢键后能与重氮试剂反应生成偶氮胆红素，乙酸钠维持 pH 并兼具加速作用。加入碱性酒石酸钠使紫色偶氮胆红素（吸收峰 530nm）转变为蓝绿色偶氮胆红素（吸收峰 598nm），可使灵敏度和特异性增加。反应式如下：

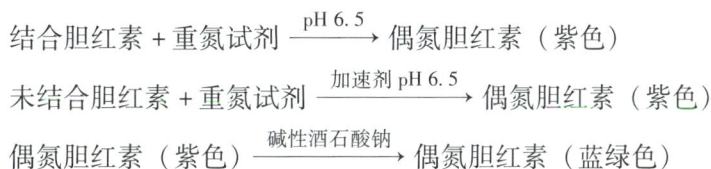

$$结合胆红素 + 重氮试剂 \xrightarrow{pH\,6.5} 偶氮胆红素（紫色）$$

$$未结合胆红素 + 重氮试剂 \xrightarrow{加速剂\,pH\,6.5} 偶氮胆红素（紫色）$$

$$偶氮胆红素（紫色）\xrightarrow{碱性酒石酸钠} 偶氮胆红素（蓝绿色）$$

（2）胆红素氧化酶法　胆红素氧化酶（bilirubin oxidase，BOD）能催化样品中胆红素氧化生成胆绿素，并进一步催化胆绿素氧化成一种结构未知的淡紫色化合物；在 450nm 波长处，其吸光度的下降值与血清中胆红素浓度成正比。由于 BOD 在碱性环境（pH 8.0～8.2）CB 及 UCB 均被氧化，利用这一特性可用于 TBIL 测定；而在酸性条件（pH 3.7～4.5），BOD 仅能催化结合胆红素，因而测定的值为 CB。

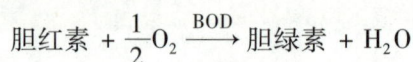

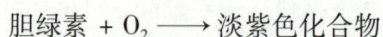

$$胆红素 + \frac{1}{2}O_2 \xrightarrow{\text{BOD}} 胆绿素 + H_2O$$

$$胆绿素 + O_2 \longrightarrow 淡紫色化合物$$

（3）**钒酸盐氧化法** 在 pH 3.0 左右，有表面活性剂（如溴化十六烷基三甲胺）存在时，样本中的 CB 和 UCB 均能被钒酸盐氧化为胆绿素，原胆红素特有的黄色就会减少，测定钒酸作用前后的吸光度差，可求得样品中的 TBIL 的浓度。在 UCB 抑制剂（如酒石酸盐）的存在下，样本中只有 CB 被氧化为胆绿素，原胆红素特有的黄色就会减少，此时测定钒酸作用前后的吸光度差，可求得样品中的 CB 的浓度。

3. 方法学评价 改良 J－G 法灵敏度高，精密度和准确度好，能同时检测 CB 和 UCB，误差因素少，溶血干扰小，适用于自动化分析。轻度溶血对该法无影响，但严重溶血可使结果偏低。叠氮钠能破坏重氮试剂，凡用其作防腐剂的质控血清可引起反应不完全，甚至不呈色。脂血及溶血对测定有干扰，应尽量取空腹血。本法测定血清 TBIL，在 10～37℃ 条件下不受温度变化影响，呈色反应在 2 小时内非常稳定。

胆红素氧化酶法样品和试剂用量小，特异性好、灵敏度高、重复性好，手工操作简便快速，精密度较重氮反应法高；抗干扰能力优于重氮法，溶血干扰小，适合于自动化仪器分析。但该方法在黄疸血清或肝素抗凝血浆测定反应中常出现浑浊而影响结果，故应避免使用肝素抗凝；此外，BOD 容易受到血清蛋白质，尤其是清蛋白的影响。

钒酸盐氧化法和传统的重氮法有良好的相关性，线性、特异性达到较理想的水平。试剂稳定、保存期长，可室温保存；操作简单，特别适宜各种生化仪的自动分析。维生素 C 对测定没有影响，氟化钠、肝素、EDTA 等抗凝剂没有干扰。抗溶血和脂血的能力明显优于重氮法。但该方法的反应液中的胆红素在无氧化剂存在时，也会缓慢地自发氧化成胆绿素致使 450nm 吸光度下降，这种自发氧化在酸性环境中更为明显。

4. 临床意义 胆红素检测用于评估和监测肝脏功能和胆道系统。

（1）**黄疸的诊断和分类** 溶血性黄疸 UCB（IBIL）升高；肝细胞性黄疸 CB（DBIL）和 UCB 都升高。梗阻性黄疸 CB 升高。

（2）**肝脏疾病监测** 在急性或慢性肝炎、肝硬化时，胆红素水平可升高。

（3）**胆道疾病诊断** 胆道阻塞、胆汁淤积时胆红素水平可升高。

（4）**药物性肝损伤评估** 胆红素检测有助于评估药物引起的肝损伤程度等。

三、胆汁酸

1. 方法概述 血清 TBA 检测主要有酶法和层析法等。酶法主要有酶比色法和酶循环法，酶循环法最常用，是目前临床推荐的分析方法。层析法有 GC 法、HPLC 法、GL－MS 联用法，以及 LC－MS/MS 法等，GC 法检测血清 TBA 须对样本进行预处理，可用于血清个别胆汁酸的定性分析；HPLC 法可对胆酸类化合物进行分离和定量检测；LC－MS/MS 现可分析胆汁酸 10 多种亚型。

2. 测定原理

（1）**酶循环法** 血清中胆汁酸在 3α－HSD 和 Thio－NAD^+ 作用下，被特异性地氧化生成 Thio－

NADH。而生成的 3 - 酮类固醇在 3α - HSD 和 NADH 作用下，又生成胆汁酸和 NAD^+。因此，样品中的胆汁酸在多次酶循环过程中被放大，同时使生成的 Thio - NADH 倍增。测定 Thio - NADH 在 405nm 处吸光度的变化，可求得 TBA 的含量（详见本书第七章第二节）。

（2）LC - MS/MS 法　将处理的血清样本分子经过离子化后，利用其不同质荷比（m/z）的离子在静电场或磁场中受到的作用力不同而改变运动方向，使其彼此在空间上分离，最后通过收集和检测这些离子得到质谱图谱，实现血清胆汁酸的定性和定量测定的一种方法。

3. 方法学评价　血清 TBA 循环法是一种通过脱氢酶 - 辅酶体系来循环底物的方法，灵敏度高，线性范围宽，特异性强，干扰小。酶循环法简便、快捷，可手工操作，也可自动化分析，是目前推荐的临床分析方法。HPLC 法一次进样可以检测多种胆汁酸；灵敏度尚可；部分低浓度的胆汁酸亚型也可定量测定；对于结构相似的胆汁酸需使用离子对色谱或手性柱分离。LC - MS/MS 法一次进样可以检测 10 多种胆汁酸，临床可根据需求计算各胆汁酸的比值；敏度高，低浓度的胆汁酸亚型也可定量测定；无交叉干扰，检测的准确度高。而且用血量少，分析时间短。

4. 临床意义

（1）TBA 检测用于评估和监测肝脏、胆道和胆道系统的功能　①肝脏疾病诊断：在急性或慢性肝炎、肝硬化等时，肝脏功能受损可能导致胆汁酸代谢异常，总胆汁酸水平可升高。②胆道疾病诊断：胆道阻塞、胆汁淤积时胆汁酸水平可升高。③妊娠期肝病监测：妊娠期肝内胆汁淤积症时总胆汁酸水平通常显著升高。④药物性肝损伤评估：某些药物可能导致肝损伤和胆汁淤积，胆汁酸检测有助于评估药物引起的肝损伤程度。

（2）胆汁酸亚型检测临床应用　①妊娠期胆汁淤积症（intrahepatic cholestasis of pregnancy，ICP）患者的胆汁酸谱与单纯性高胆汁酸血症及皮肤瘙痒患者有显著区别。②肝胆疾病的早期筛查：通过胆汁酸谱的检测，可有效鉴别早期肝炎、肝硬化、肝癌、脂肪肝、黄疸等疾病。③相关疾病诊疗效果监测：通过检测血清中各胆汁酸亚型，根据部分亚型的变化情况，可有效评估药物的治疗效果。

四、甘氨胆酸

甘氨胆酸（glycocholic acid，GC）是由胆酸和甘氨酸结合而成的一种结合胆汁酸，也称甘胆酸（cholyglycine，CG）。正常情况下，外周血中 GC 含量甚微，无论空腹或餐后，血 GC 浓度均稳定在低水平。当人肝细胞受损或胆汁淤积时，可引起 GC 代谢、循环紊乱，肝细胞摄取 GC 能力下降，导致血液 GC 含量升高，其值高低与肝细胞损害及胆汁酸代谢障碍严重程度相关。

1. 方法概述　主要有均相酶免疫法（HEIA）、ELISA 法、RIA 法、CLIA 法等。

2. 测定原理（HEIA 法）　整个反应在液相均相体系中发生，样品中的游离 GC 与 G6PD - GC 偶联物竞争性结合抗 GC 特异性抗体位点。样品中游离 GC 越多，竞争结合的抗体位点越多，抗体释放出的酶标偶联物就越多。游离出来的 GC 酶标偶联物催化 NAD^+ 转化为 NADH，样品中的甘氨酸浓度与 NADH 生成量成正比，通过 340nm 吸光度值变化可计算出 GC 含量。

3. 方法学评价　HEIA 分析灵敏度高，线性范围宽，精密度好（日内 CV < 5%，日间对胆酸类化合物 < 10%），准确度高（质控相对偏差 < 10%），并能去除本底误差，是目前 GC 的常用检测方法。与其他方法相比（如 RIA 法和胶乳免疫比浊法），具有相当的反应灵敏度，且克服了核素的放射性污染和胶乳颗粒污染比色杯的弊端。

4. 临床意义　GC 检测主要用于肝脏疾病和胆道疾病的诊断、监测和评估。

（1）肝脏疾病诊断　急性或慢性肝炎、肝硬化时肝脏功能受损，GC 水平升高。

（2）胆道疾病诊断　如胆结石、胆管炎、胆管癌等，胆道阻塞可导致胆汁酸回流到血液中，GC

水平升高。

（3）妊娠期肝病监测　GC是妊娠晚期血清中最主要的胆汁酸组分。GC检测是诊断ICP的重要方法，患者的GC水平通常显著升高。

（4）药物性肝损伤评估　某些药物可导致肝损伤和胆汁淤积，GC检测有助于评估药物引起的肝损伤程度。

（5）肝功能　评估GC水平可以作为肝功能的指标之一，其升高可提示肝功能受损。

五、血氨

1. 方法概述　血氨检测主要有显色法、酶法、离子交换法、氨电极法等。①直接显色测定法：床旁取静脉血2ml，以钨酸沉淀蛋白后，用酚 - 次氯酸盐显色，参照标准计算氨含量；②ISE酶法：在GLD作用下，检测NADPH吸光度的下降程度反映血氨量；③离子交换法：去蛋白血浆样本中的氨先被阳离子交换树脂吸附，再分离出来，用酚 - 次氯酸盐显色反应得出氨含量。④ISE法：特异性较高，方法准确度较高。临床实验室目前最常用GLD酶法。

2. 测定原理（GLD酶法）　在GLD作用下，血浆中氨与α - 酮戊二酸和NADPH反应，生成谷氨酸和NADP$^+$，反应体系中NADPH在340nm吸光度的下降程度与反应体系中氨的浓度成正比关系。

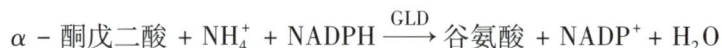

$$\alpha - 酮戊二酸 + NH_4^+ + NADPH \xrightarrow{GLD} 谷氨酸 + NADP^+ + H_2O$$

3. 方法学评价　酶法测定血浆氨特异、简便、快速，血浆用量小，可在自动生化分析仪上进行，操作流程标准化。试剂中ADP具有稳定GLD的作用，增进酶法测定试剂的稳定性，线性范围为0～150μmol/L。离子交换法需制作去蛋白血浆样品，步骤繁琐。ISE法特异性好、准确度较高，但耐用性差，且电极稳定性受温度、渗透压等多种因素影响。

4. 临床意义　血氨检测用于评估和监测患者的氨水平。血氨水平的升高可能与多种临床状况相关，包括肝功能障碍（肝硬化、急性肝衰竭患者由于肝脏功能受损，可能无法有效清除血液中的氨，导致血氨水平升高）；遗传性代谢疾病（如鸟氨酸转氨甲酰酶缺乏症、精氨酸琥珀酸尿症等，这些疾病导致尿素循环中的酶缺陷，使得氨无法有效转化为尿素，血氨水平升高）、某些药物的影响（如大剂量阿司匹林、水杨酸盐、某些抗生素等可能导致血氨水平升高）；以及胃肠道出血（血液在肠道中被细菌分解产生氨，可能导致血氨水平升高）等。

六、肝纤维化相关检验项目

肝纤维化（liver fibrosis）的实验室检测项目主要如下。①透明质酸（hyaluronic acid，HA）：由肝脏间质细胞合成，属于基质成分之一，该指标对肝脏内已经生成的纤维量及肝脏损伤情况敏感性较高。②层粘连蛋白（laminin，LN）：是基底膜中特有的非胶原性结构蛋白，可反映肝纤维化活动程度，也能反映肝纤维化致门静脉压力升高的情况，当发展到原发性肝癌时该蛋白明显升高。③Ⅲ型前胶原氨基端肽（Procollagen Ⅲ N - terminal peptide，PⅢNP或PⅢP）：血清中含量与肝纤维化程度一致；该蛋白肝脏特异性不高，其他器官纤维化时也可升高。④Ⅳ型胶原（type Ⅳ collagen，Ⅳ - C）：是构成基底膜的主要成分，可反映基底膜胶原的更新率，诊断肝纤维化早期具有极高敏感性。⑤单胺氧化酶（monoamine oxidase，MAO）：在胶原形成过程中，该酶参与胶原成熟最后阶段架桥形成，使胶原和弹性硬蛋白结合，故其活性与体内结缔组织增生呈正相关关系。⑥脯氨酰羟化酶（prolyl hydroxylase，PH）：是胶原合成关键酶，其催化胶原肽链上的脯氨酸羟化为羟脯氨酸，是胶原维持三螺旋稳定结构的基础。发生肝纤维化时，肝脏胶原纤维合成亢进，血清PH活性升高。慢性肝炎、肝硬化患者PH活性进行性增高，提示肝细胞坏死及纤维化程度加重。

除上述检测项目外，金属蛋白酶组织抑制因子（tissue inhibitor of matrix metalloproteinase 1，TIMP - 1）由肝星状细胞合成并储存，急性肝损伤时迅速释放入血，发挥拮抗基质金属蛋白酶的作用，阻止过多基质异位沉积，促进肝纤维修复。因此，血清 TIMP - 1 水平能反映肝星状细胞活化以及肝纤维化进程。慢性酒精性肝炎等慢性肝病进程中血清 TIMP 逐步升高，与血清 LN、PⅢNP、Ⅳ - C 等呈正相关。

1. 方法概述 肝纤维化实验室指标的检测方法主要有 RIA 法、ELISA 法、板式或全自动 CLIA 法。

2. 测定原理（CLIA 法） 通常采用双抗体夹心法原理进行检测。

3. 方法学评价 RIA 法在方法学上存在许多缺陷。如层粘连蛋白，由于血清中存在多种亚型，且降解片段较多，RIA 法无法克服其干扰，导致测定假阳性率偏高，不能准确反映病情；由于各种胶原结构、组成较为相似，发生肝纤维化时血清中多种胶原均可升高，采用多抗的放免竞争法测定会受其他胶原的干扰，测定值可能比真值偏高。此外，RIA 法操作繁琐，反应时间长，存在放射性污染，有效期短。

ELISA 法/板式 CLIA 法的手工实验操作较繁琐，易引起误差，微孔板载量受微孔板包被量限制，限制了其检测范围。全自动 CLIA 法，操作安全、简便、快捷，检测试剂使用有效期长，分析性能表现突出（如灵敏度高、特异性强、线性范围宽等特点），临床实验室广泛用于肝纤维化标志物检测。

4. 临床意义

（1）PⅢNP 与Ⅳ - C 晚期肝硬化患者相对早期肝硬化患者血中 PⅢNP 反而低，提示肝硬化晚期Ⅲ型胶原合成率减低，因此，对肝脏损害的患者血中 PⅢNP 浓度的动态观察更具有临床意义。Ⅳ - C 与肝纤维化及肝脏炎症坏死有关，是目前临床主要用于观察肝硬化的指标，其浓度基本可以反映肝纤维化的程度。急性肝炎时血清Ⅳ - C 浓度无明显增加，慢性活动性肝炎、肝硬化、肝细胞癌患者血清Ⅳ - C 浓度依次增加。

（2）LN 急性肝炎时 LN 浓度与正常人相比没有明显变化，而肝硬化、肝细胞癌患者血清 LN 浓度明显增高。故联合检测血清 HA、Ⅳ - C 及 LN 对于判断肝纤维化程度具有重要的意义。

（3）HA 各种疾病引起的肝纤维化、肝硬化患者血清中 HA 含量均明显升高；肾胚细胞瘤、成纤维细胞和网状细胞肉瘤、间皮瘤等患者血清中 HA 浓度升高；结缔组织疾病包括全身性硬皮病、类风湿关节炎、自发性骨髓纤维化等患者血清 HA 升高；遗传性疾病如 Werner 综合征和 Hutchinson - Giford 早衰综合征伴血清 HA 的代谢障碍，此类患者血和尿中 HA 水平达正常值的 10 倍。

七、肝癌相关检验项目

（一）甲胎蛋白

AFP 是一种在胎儿发育过程中由肝脏和卵黄囊产生的蛋白质。

1. 方法概述 AFP 的主要检测有 ELISA、RIA、CLIA、ECLIA 及 ITA 法等，其中应用较为广泛的是 CLIA 法。

2. 测定原理（CLIA 法） 在已包被抗 AFP 抗体的微珠试剂中，加入待测样本，经温育，再加入 ALP 标记的抗体，形成"抗体 - 抗原 - 酶标记抗体复合物"，经处理后，加入的 4 - 甲基伞型醋磷酸盐（4 - Mup）。在 ALP 作用下其磷脂键分解，脱磷酸根基团后形成 4 - 甲基伞形酮（4 - Mu），4 - Mu 在 360nm 激发光的照射下，发出 448nm 的荧光，经过荧光读数仪的记录、放大，计算出血清 AFP 的含量。

3. 方法学评价　CLIA 方法通常具有较高的灵敏度和特异性，操作相对简便，适用于大多数实验室。ECLIA 方法则提供了更高的自动化程度和检测效率。RIA 方法虽然灵敏度高，但由于涉及放射性物质，现在使用较少。ITA 法灵敏度和准确性可能较低。

4. 临床意义　AFP 检测在临床主要用于诊断、监测和筛查与 AFP 水平升高相关的疾病。

（1）肝癌的筛查和诊断　在慢性肝病患者中，定期检测 AFP 可帮助早期发现肝癌。

（2）肝癌治疗监测　在肝癌治疗过程中，AFP 水平的变化作为治疗效果和疾病复发的监测指标。

（3）肝病评估　在急性或慢性肝炎、肝硬化时，AFP 水平可升高，AFP 检测可以作为肝病严重程度和进展的辅助指标。也可应用于产前诊断、生殖细胞肿瘤的诊断和监测等。

（二）甲胎蛋白异质体

AFP – L$_3$（L$_3$ 亚型甲胎蛋白）是 AFP 的一种异质体，其在肝细胞癌患者中的比例通常比在非癌肝病患者中更高。

1. 方法概述　AFP 异质体检测方法主要植物凝集素亲和交叉免疫电泳分析法、亲和印迹法、亲和层析法、双位点 ELISA 法、TRFIA 法、全自动 CLIA 法等。

2. 测定原理（ELIA 法）　采用 ELIA 法同时检测 AFP 和 AFP – L$_3$ 含量，再计算 AFP – L$_3$ 占总 AFP 的百分比即为 AFP 异质体比率（AFP – L$_3$%）。

3. 方法学评价　CLIA 法与 AFP – L$_3$ 传统亲和层析吸附离心管法相比，使用简便、快速、结果更准确，并实现自动化检测。

4. 临床意义　AFP – L$_3$ 的检测可以帮助区分肝癌与良性肝病，提高肝癌诊断的特异性。AFP – L$_3$ 检测可用于鉴别诊断 AFP 阳性的急慢性肝病和原发性肝细胞癌、肝外肿瘤；AFP – L$_3$% 大于 10% 的人群患原发性肝细胞癌的风险明显增加。

（三）α – L – 岩藻糖苷酶

1. 方法概述　AFU 的检测方法主要有比色法、连续监测法、ELISA 法、CLIA 法、ECLIA 法、荧光法等。

2. 测定原理（连续监测法）　样本中 AFU 水解试剂中 2 – 氯对硝基 – α – L – 岩藻吡喃糖苷生成氯硝基苯酚和岩藻糖，而引起在波长 405nm 处吸光度的上升，其上升的速率与 AFU 活力成正比。通过监测 405nm 处吸光度上升的速率，可以计算出样品中 AFU 的活性。

3. 方法学评价　速率法测定 AFU 方法精密度高，TG ≤ 5.0mmol/L、Hb ≤ 2.5g/L、胆红素 ≤ 500μmol/L、维生素 C≤10g/L 时对检测结果干扰小，抗凝剂 EDTA – K$_2$、草酸钠对检测无明显干扰，而肝素可使 AFU 测定结果假性增高。速率法测定使用方便、反应快速、抗干扰能力强，适用于全自动生化分析。

4. 临床意义　AFU 的检测在临床主要用于肝脏疾病的诊断和监测。AFU 检测可以作为肝细胞癌诊断的一个辅助指标。在肝细胞癌治疗后，AFU 的水平可以用来监测疾病的复发等。但 AFU 的升高也可能与其他肝脏疾病相关，因此，AFU 的检测结果需要结合患者的临床情况、其他实验室检查（如 AFP、ALT、AST 等）和影像学检查结果进行综合评估。在临床实践中 AFU 通常与其他标志物联合使用，以提高诊断的准确性。

第三节　肝胆疾病生物化学检验项目的临床应用

PPT

　　肝胆疾病的生物化学检测项目是评估肝脏功能和诊断肝胆疾病的重要工具。这些检测项目可以了解肝脏的代谢、分泌、解毒等功能状态，以及是否存在炎症、纤维化、胆汁淤积等。为临床诊断肝胆疾病的类型、严重程度和进展情况，从而指导治疗决策和监测治疗效果提供实验室依据。

　　肝脏生理、生化功能极复杂。为检查肝脏的完整性、有无疾病与损伤，从不同角度设计了许多肝脏（包括胆道）实验室检查项目，灵敏度、特异性与准确度各不相同。任何单项实验室检查仅能反映肝脏功能的某一方面，并不能概括肝脏功能的全貌，因此，需根据诊疗目的合理筛选和运用。

一、肝功能检验项目的选择　微课/视频 1

　　常用肝功能检查项目主要包括肝脏酶学、蛋白质、胆红素及胆汁酸等，综合反映肝细胞损伤、肝脏合成功能、肝内炎症、胆红素代谢和胆汁淤积情况。

（一）反映肝细胞损伤检验项目

　　主要有血清 ALT、AST、LD 等，当肝细胞膜通透性改变或细胞坏死时，上述酶从肝细胞逸出，导致血循环中这些酶活性显著升高。其中，临床应用最多的是血清 ALT 和 AST 检测。

　　1. 丙氨酸氨基转移酶　ALT 主要分布在肝脏、骨骼肌和心肌，在肝脏主要存在于肝细胞的细胞质，细胞内外活性比为 5000∶1，即 1% 肝细胞被破坏或变性坏死，释放入血的 ALT 酶活性可升高一倍，因此，ALT 被认为是灵敏的肝细胞损伤标志物。

　　2. 天冬氨酸氨基转移酶　AST 主要分布在心肌、骨骼肌和肝脏。肝细胞中的 AST 有 2 种同工酶：存在于细胞质中的 ASTs 和存在于线粒体中的 ASTm。肝细胞受损较轻时释放 ASTs，此时，血清中 AST/ALT <1；肝细胞受损严重时，细胞器包括线粒体遭到破坏，ASTm 大量释放，血清 AST／ALT >1。AST 血浆半衰期比 ALT 短，因此在急性肝病恢复期，AST 先于 ALT 恢复正常。氨基转移酶在常见肝脏疾病中的变化见表 15-1。

表 15-1　氨基转移酶在常见肝脏疾病中的变化

疾病	ALT	AST	AST/ALT
急性病毒性肝炎	明显升高，与病情呈正相关，可达正常上限 10～100 倍	变化趋势同 ALT	<1
慢性病毒性肝炎	轻度上升或正常	轻度上升（100～200U/L）或正常	<1。若比值 >1，提示慢性肝炎可能进入活动期
重型肝炎	<20 倍参考区间上限，出现"胆酶分离"	<20 倍参考区间上限，出现"胆酶分离"	>1
酒精性肝病	常 <300U/L	常 <300U/L	≥2
梗阻性黄疸	常 <5 倍参考区间上限	常 <5 倍参考区间上限	不定，或 <1
肝癌	变化不定，常轻度增高	变化不定，常轻度增高	≥3，病情、病程越长，比值越高

　　氨基转移酶的变化不仅反映肝细胞损伤程度，还可帮助判断肝脏损伤程度。①氨基转移酶活性升高倍数反映肝脏损伤的面积：急性肝损害时（如各种急性病毒性肝炎、中毒性肝炎等），血清氨基转移酶在临床症状（如黄疸）出现前可急剧升高，升高程度与损伤面积成正比。急性病毒性肝炎时血清

氨基转移酶可达参考区间上限的 20～50 倍，甚至 100 倍。②AST/ALT 比值（即 DeRitis 比值）反映肝脏损伤程度：血清 AST/ALT 比值约为 1.15；急性肝炎时，AST/ALT ＜1；慢性肝炎和肝硬化时，AST/ALT 常 ＞2，提示肝细胞细胞器受损，且损伤不可逆。③胆酶分离：肝细胞损伤导致氨基转移酶升高，同时也使胆红素排泄障碍，血清氨基转移酶和胆红素均增高；但大量肝细胞坏死时，虽然早期血清氨基转移酶急剧升高，但很快逐渐下降，而患者黄疸持续加重，血清胆红素浓度进行性增高，即出现"胆酶分离"现象。 🔲 微课/视频 2

（二）反映肝脏合成功能的检验项目

肝细胞能合成多种血浆蛋白质，包括 Alb 和 PA、PChE 以及大部分凝血因子在内的 90% 以上的血浆蛋白质。肝细胞受损时，合成能力下降，血液中这些蛋白质含量下降，降低程度与合成功能受损程度呈正相关。

1. 血清清蛋白　血清中 Alb 的量反映了肝细胞的合成能力。肝病急性期血浆 Alb 浓度变化不明显，只有在肝脏病变达到一定程度或一定病程后，如亚急性或慢性肝病时，肝功能受损严重，Alb 合成不足导致血清 Alb 浓度下降。

2. 血清前清蛋白　检测血清 PA 浓度比 Alb 反映早期肝细胞损害更灵敏。另外，在急性炎症等任何急需合成蛋白质的情况下，血清 PA 含量也迅速下降。

3. 血清假性胆碱酯酶　PChE 由肝脏粗面内质网合成，与蛋白质合成同步，其酶活性变化比蛋白质含量的改变更敏感，故可作为反映肝细胞蛋白合成功能的标志物。

4. 血浆凝血酶原时间　由于大多数凝血因子由肝脏合成，故肝脏合成功能受损时，血浆凝血酶原时间延长。

（三）反映肝脏分泌与排泄功能的检验项目

肝细胞含有丰富的酶，参与胆红素和胆汁酸代谢，因此胆红素和胆汁酸代谢的变化通常可反映肝功能状态。

1. 血清胆汁酸　肝细胞损伤或胆道阻塞均可引起胆汁酸代谢异常，肝胆系统疾病（如急性肝炎、慢性活动性肝炎、肝硬化等）时，血中 TBA 浓度增加。

2. 血清胆红素　红细胞破坏过多、肝细胞胆红素转运缺陷、葡萄糖醛酸结合缺陷、排泄障碍、胆道阻塞等均可引起胆红素代谢障碍。三种类型黄疸的实验室鉴别诊断见表 15-2。

表 15-2　三种黄疸的实验室鉴别诊断

类型	血液			尿液		粪便颜色
	IBIL	DBIL	DBIL/TBIL	胆红素	胆素原	
正常	有	无或极微	＜0.2	阴性	阴性或弱阳性	棕黄色
溶血性黄疸	高度增加	正常或微增	＜0.2	阴性	显著增加	加深
肝细胞性黄疸	增加	增加	0.2～0.5	阳性	不定	不定
梗阻性黄疸	不变或微增	高度增加	＞0.5	强阳性	减少或消失	变浅/白陶土样

注：IBIL 间接（未结合）胆红素；DBIL 直接（结合）胆红素；TBIL 总胆红素。

（四）反映胆汁淤积的酶类检验项目

胆汁淤积时，除血清胆汁酸、胆红素及胆固醇浓度会明显升高，相应的血清酶活性也会显著改变。胆汁淤积时临床主要检测 GGT 和 ALP。

1. γ-谷氨酰转移酶　血清 GGT 活性升高的原因如下。①胆汁淤积：在胆汁排出受阻时，胆汁可使 GGT 从膜结合部位洗脱下来，导致血清中酶活力升高；胆道阻塞时，血清 GGT 活性可升高至正常参考上限 10 倍以上，此时 GGT、ALP 和结合胆红素增加呈平行关系。②活动性肝病变：急性病毒性肝炎时，GGT 活性轻中度升高，若恢复期 ALT 活性已恢复正常，而 GGT 活性持续升高，提示肝炎慢性化；慢性持续性肝炎 GGT 轻度增高；慢性活动性肝炎 GGT 活性明显增高，升高幅度常大于 ALP 和胆红素。值得注意的是，肝细胞严重受损时，微粒体遭到破坏，GGT 合成减少，故重症肝炎晚期 GGT 活性反而可能下降。③原发性肝癌：由于肝细胞产生特异性 GGT 同工酶，加之肿瘤压迫邻近胆道，导致血清中GGT 明显升高，升高幅度常大于 ALP 和胆红素。④乙醇或药物的诱导作用：GGT 经乙醇或药物诱导合成增加，因此酗酒者、酒精性肝炎、酒精性肝纤维化、药物性肝炎等患者血清 GGT 活性可升高。GGT显著升高是酒精性肝病的重要特征，酗酒者戒酒后 GGT 可随之下降。

2. 碱性磷酸酶　肝胆管梗阻性疾病 ALP 水平均可增高：①梗阻性黄疸时，如胆道结石、肿瘤、胰头癌，患者血中 ALP 浓度呈明显持续性升高，可高至 10 倍以上，梗阻消除后恢复正常。②肝炎或肝硬化时，ALP 活性可轻度增高，很少超过正常上限 3 倍。③原发或继发肝癌时，ALP 活性可轻度增高，肿瘤组织压迫附近胆小管引起阻塞，肿瘤组织或炎症可刺激周围肝细胞产生过多 ALP。如肝脏疾病患者 ALP 持续轻度升高，应检查肝有无占位性病变。

理想的肝脏功能实验室检查项目要求敏感性高、特异性强，对不同疾病鉴别较好。任何单项检查项目很难同时满足上述要求，因此需要进行合理选择，一般应遵循以下原则：①根据检查项目本身的应用价值，尽可能选用相对灵敏和特异的实验项目；②根据肝脏疾病检查目的合理选择项目，包括是否存在肝病、肝病类型、严重程度、治疗监测、预后判断等；③常规检查应选用几项诊断价值高、操作简便、结果可靠、易于标准化以及检查结果在不同医院可互认且费用低廉的项目进行组合，以反映肝脏不同方面的功能（表 15 - 3）。

表 15 - 3　肝脏功能的实验室检验项目

类型	检验项目
反映肝脏合成功能	PA、Alb、ChE、凝血因子
反映肝细胞损伤状况	AST、ALT、ALP、GGT、MAO、GLD、LAP、5′- NT 等
反映肝脏排泄能力	内源性：如胆汁酸、胆红素、氨等 外源性：如吲哚绿、半乳糖、磺溴酞钠等
反映肝脏代谢状况	药物、异源性物质、胆固醇、TG 等

二、肝炎

1. 急性肝炎（acute hepatitis）　指在各种致病因素侵害肝脏后，肝细胞受损，肝功能异常，这些损害病程不超过 6 个月，以肝细胞损伤为主。常用急性肝炎主要临床生物化学检验项目及临床意义见表 15 - 4。

表 15 - 4　常用急性肝炎主要临床生物化学检验项目及临床意义

检验项目	临床意义
氨基转移酶	血清 ALT、AST 均显著升高，轻、中度急性肝炎 AST/ALT < 1，重型肝炎 AST/ALT > 1
ALP	显著升高有利于肝外梗阻性黄疸的诊断有助于肝细胞型黄疸的鉴别
胆红素	成人患者中易出现黄疸，而儿童急性病毒性肝炎极少出现黄疸 黄疸型肝炎 DBIL 和 IBIL 均升高，尿胆红素和尿胆原也增高
氨	血氨浓度升高提示肝性脑病

2. 慢性肝炎（chronic hepatitis）　是指各种病因引起肝细胞发生持续性损伤，病程持续 6 个月以

上的肝脏坏死和炎症。常用慢性肝炎主要临床生物化学检验项目及临床意义见表 15 – 5。

表 15 – 5　常用慢性肝炎主要临床生物化学检验项目及临床意义

检验项目	临床意义
血清氨基转移酶	大多数慢性肝炎，氨基转移酶活性轻度上升，若氨基转移酶超过正常上限 2 倍，AST/ALT > 1，提示慢性肝炎可能进入活动期
血清 GGT	反映慢性肝损伤及病变活动时，比氨基转移酶敏感 慢性持续性肝炎 GGT 轻度增高；慢性活动性肝炎 GGT 明显增高 重症肝炎晚期或肝纤维化时，GGT 因合成减少而降低
血清胆红素	慢性肝炎时血清 DBIL 和 IBIL 均呈不同程度升高 慢性重症肝炎时可出现 ALT 快速下降、黄疸进行性加深、胆红素不断升高 "胆酶分离" 现象
血清蛋白质	血清 Alb 明显下降、球蛋白明显增加、A/G 比值倒置

三、肝纤维化

肝纤维化（hepatic fibrosis）是一个病理生理过程，指各种致病因子所致肝内结缔组织异常增生。肝脏经任何损伤在修复愈合过程中均经历肝纤维化过程，如果损伤因素长期不能去除，纤维化过程可持续较长时间而发展成肝硬化。诊断肝纤维化主要依赖肝组织病理学检查，其较客观地反映了肝纤维化程度，但该检查具有风险性和局限性。目前尚缺乏血清特异性肝纤维化诊断指标。单一血液指标对肝纤维化评估作用有限，联合检测和评估可提高诊断价值。

肝纤维化的临床生物化学检验项目主要有：①肝功能试验，代偿期轻度异常；失代偿期血清 Alb 下降、球蛋白升高、A/G 倒置。氨基转移酶、胆红素升高；②血氨可升高；③氨基酸代谢紊乱，支链氨基酸/芳香族氨基酸比例失调；④电解质紊乱等；⑤纤维化检测，HA、LN、P Ⅲ NP、Ⅳ – C、MAO、PH 水平上升。

四、肝癌

肝癌（liver cancer）是一种肝脏恶性肿瘤，包括原发性和继发性两大类，其中，原发性肝癌指肝细胞或肝内胆管上皮细胞发生的恶性病变；继发性肝癌又称转移性肝癌。常用的肝癌血清标志物如下。

1. 甲胎蛋白　AFP 是原发性肝癌诊断和疗效监测常用且较重要的一种标志物，肝癌患者 AFP 升高者占 60% ~ 70%，通常血清中 AFP 与肿瘤大小有关，但个体差异较大，妊娠期妇女、新生儿及睾丸或卵巢的生殖腺胚胎癌患者亦可出现 AFP 升高。原发性肝癌时 AFP 结果大于或等于 $400 \mu g/L$，AFP 异质体比率（AFP – L_3%）大于 10%。

2. α – 岩藻糖苷酶　AFU 是溶酶体酸性水解酶，对原发性肝癌的诊断阳性率可以达到 64% ~ 84%，特异性为 90% 左右。可用于肝细胞癌与其他肝占位性病变的鉴别诊断。

3. 磷脂酰肌醇蛋白多糖 – 3（glypican – 3，GPC3）　是一种膜性硫酸乙酰肝素糖蛋白，GPC3 的高表达与肝癌的侵袭性、转移性和预后不良有关，可以用于肝癌的诊断和预后评估的一种标志物。

4. γ – 谷氨酰转移酶同工酶 Ⅱ（gamma glutamyl transpeptidase isoenzyme Ⅱ，GGT2）　在肝癌中的表达水平明显升高，且与肝癌的发生、发展和预后密切相关。

5. 异常凝血酶原　凝血酶原的 γ – 羧谷氨酸区中一个或多个谷氨酸残基未完全羧化为 γ – 羧基谷氨酸，从而失去与钙离子和磷脂结合的能力及其凝血活性，称为脱 – γ – 羧基凝血酶原（des – γ – carboxy – prothrombin，DCP），又称维生素 K 缺乏或拮抗剂 – Ⅱ 诱导的蛋白质（protein induced by vitamin K absence or antagonist – Ⅱ，PIVKA – Ⅱ）。原发性肝癌患者血清 PIVKA – Ⅱ 水平常升高，可作为辅助诊断的血清标志物，但特异性较差，和 AFP 联用可提高诊断肝癌的敏感性。

6. 高尔基体蛋白 73（Golgi protein 73，GP－73） 是细胞高尔基体上的一种跨膜蛋白，可被切割释放入血。在乙型肝炎病毒（HBV）感染、肝纤维化、肝硬化或肝细胞肝癌存在的情况下，血清 GP73 水平增高。

知识拓展

甲胎蛋白异质体

甲胎蛋白（AFP）异质体是指 AFP 分子在糖链结构的亚结构上表现不同，这种结构上的差异常被称为 AFP 异质体。根据与小扁豆凝集素（LCA）亲和力不同分为 AFP－L_1、AFP－L_2 和 AFP－L_3。AFP－L_1 属 LCA 不反应型，在急慢性乙肝感染和肝硬化时升高；AFP－L_2 属 LCA 中间反应型，由卵黄囊瘤细胞分泌；AFP－L_3 属 LCA 亲和型，由肝癌细胞合成分泌，当肝细胞发生癌变时，部分 AFP 的糖链结构发生变化（岩藻糖基化），发生岩藻糖基化的 AFP 与 LCA 亲和性较高，其与肿瘤组织的大小、分化、恶性程度密切相关，特异性高于 AFP，可作为检测原发性肝细胞癌（HCC）的一个新的肿瘤标志物。通常将 AFP－L_3 与 AFP 之比称为甲胎蛋白异质体比率（AFP－L_3%），AFP－L_3% 大于 10% 为阳性，AFP、AFP－L_3 联合检测有助于提高 HCC 临床诊断效率。

五、肝衰竭

当肝脏受多种因素如病毒、乙醇、药物等严重损害时，肝细胞大量坏死，肝功能严重障碍至失代偿，将出现以凝血机制障碍、黄疸、肝性脑病、腹腔积液等为主要表现的一组症候群，称为肝衰竭（liver failure）。根据病理组织学特征和病情发展速度，肝衰竭分为四类。

1. 急性肝衰竭（acute liver failure，ALF） 起病急，2 周内出现 Ⅱ 度及以上肝性脑病，有厌食、腹胀、恶心、呕吐等严重消化道症状，血清 TBIL 每日上升≥17.1μmol/L，肝脏进行性缩小。

2. 亚急性肝衰竭（subacute liver failure，SALF） 急性起病，2~26 周出现极度乏力、腹胀、恶心等症状，凝血酶原活动度≤40%，血清 TBIL 超正常上限 10 倍。

3. 慢加急性（亚急性）肝衰竭（acute－on－chronic liver failure，ACLF） 有急性黄疸加深、凝血功能障碍等肝衰竭表现，可出现包括肝性脑病、腹腔积液、电解质紊乱、感染等并发症以及肝外器官功能衰竭。

4. 慢性肝衰竭（chronic liver failure，CLF） 在肝硬化基础上，缓慢出现肝功能进行性减退，血清 TBIL 低于正常上限 10 倍但高于正常上限，Alb 明显降低。

六、酒精性肝病

酒精性肝病（alcoholic liver disease，ALD）是长期大量饮酒导致的一种肝脏疾病。初期通常表现为脂肪肝，进而发展成酒精性肝炎、肝纤维化和肝硬化。主要临床特征为恶心、呕吐、黄疸、肝脏肿大和压痛，可并发肝功能衰竭和上消化道出血等。严重酗酒可诱发广泛肝细胞坏死，甚至肝功能衰竭。ALD 发病机制主要为乙醇及其衍生物在代谢过程中，直接或间接诱导炎症反应、氧化应激、肠源性内毒素、炎性介质、营养失衡和自身免疫等，多种因素相互作用最终导致的结果。

目前尚缺乏高度敏感和特异的诊断标志物，常用检测指标有：①血 ALT 及 AST 增高，前者增高不明显，AST/ALT 比值大于 2 有诊断意义。ALT 不灵敏是因乙醛使酶活性辅因子 B6 下降，肝组织内

ALT 比 AST 活性受抑制更显著；②ALP 活性增高，为正常值的 2~4 倍；③GGT 显著上升；④TBIL 升高；⑤凝血酶原时间延长；⑥平均红细胞体积（MCV）常常 >96fl；⑦氨基酸谱中 α 氨基丁酸和亮氨酸成比例升高；⑧靛氰绿滞留试验异常；⑨90% 患者血中出现 TRF 异质体（一种无糖基结合的 TRF）；⑩酒精性肝病血中肝细胞膜抗体阳性，阳性率为 74%。AST/ALT >2、GGT 升高、MCV 升高为酒精性肝病的实验室检查特点。

七、非酒精性肝病

非酒精性肝病（non–alcoholic liver disease，NALD）是指除乙醇以及其他明确致病因素导致的肝脏功能损害，表现为肝细胞内脂肪过度沉积，根据病变情况，可分为单纯性脂肪肝，非酒精性脂肪性肝炎，非酒精性脂肪性肝炎相关肝硬化，患者多无明显症状。常用的评估和监测 NALD 实验室检测项目如下。①血清酶学指标：ALT 及 AST 一般轻度或中度升高，可为正常高值的 2~3 倍，部分患者这两种酶升高明显，可为正常高值的 10 倍，AST/ALT 通常小于 1.0；ALP、GGT 也有改变。②血脂：TG 通常升高、TC 和 LDL–C 可能升高、HDL–C 可能降低。③血糖：部分患者存在血糖、尿糖增高或糖耐量异常。④肝炎病毒血清标志物：检测乙型肝炎病毒表面抗原、丙型肝炎病毒抗体等。⑤自身免疫标志物：抗核抗体、抗平滑肌抗体检测可协助鉴别有无自身免疫性肝病。⑥铁代谢检测：部分患者血清铁蛋白升高，少数患者血清运铁蛋白饱和度升高。⑦炎症标志物：CRP、血沉（ESR）可能升高。⑧肝纤维化标志物。NALD 诊断通常需要结合临床症状、体征、影像学检查和实验室检查结果来综合评估。

八、原发性胆汁性胆管炎

原发性胆汁性胆管炎（primary biliary cholangitis，PBC）又称原发性胆汁性肝硬化，原发胆汁性胆管炎是自身免疫性肝病的一种。诊断原发胆汁性胆管炎有多种方法，主要包括血清学检查、直接免疫荧光检查、组织学检查、逆行胰胆管造影检查等。原发性胆汁性胆管炎时胆汁淤积酶（GGT、ALP 等）异常升高，血清抗线粒体抗体阳性、抗线粒体抗体 M_2 型抗体阳性。

九、肝性脑病　微课/视频 3

肝性脑病（hepatic encephalopathy，HE）又称肝性昏迷，指严重肝病引起的、以代谢紊乱为基础的中枢神经系统功能失调综合征，主要临床表现为意识障碍、行为失常和昏迷。以肝硬化患者发生肝性脑病最多见，约占 70%。诱发肝性脑病的因素很多，如上消化道出血、高蛋白饮食、大量排钾利尿、放腹腔积液，使用安眠、镇静、麻醉药，便秘、尿毒症、感染或手术创伤等。肝性脑病生物化学机制主要如下。

1. 氨中毒学说　因肝功能严重受损，尿素合成障碍；加之门静脉短路，由肠管吸收回血的氨可不经肝脏解毒而直接进入体循环，造成血氨浓度增高，血氨能透过血–脑屏障，多方面影响脑功能。

2. 假性神经递质学说　肝清除肠源性酪胺和苯乙胺发生障碍，这两种胺进入脑组织，分别形成 β 羟酪胺和苯乙醇胺两种假性神经递质，使脑细胞神经传导发生障碍。

3. 血浆氨基酸失衡学说　肝脏受损时，血浆芳香族氨基酸增多，而支链氨基酸减少，从而使芳香族氨基酸进入脑组织，在脑组织内生成假性神经递质和过多的 5′–羟色胺，儿茶酚胺生成减少和儿茶酚胺能神经元功能降低，而引起中枢神经系统功能障碍。

4. 氨、硫醇和短链脂肪酸的协同毒性作用 甲基硫醇是蛋氨酸在肠道内被细菌代谢的产物，甲基硫醇及其转变的二甲基亚砜均可引起昏迷。肝臭可能是甲基硫醇和二甲基二硫化物挥发的气味，严重肝病血中甲基硫醇浓度增高，伴肝性脑病者增高更明显。短链脂肪酸（主要指戊酸、己酸和辛酸）在肝性脑病患者血浆和脑脊液中明显增多。在动物实验中，单独使用氨、硫醇和短链脂肪酸中的任何一种，如剂量较小，进入大脑浓度较低，不足以引发肝性脑病；若联合使用即使剂量不变，也能引发脑病症状。为此有人提出三者协同作用，可能在发病机制中占有重要地位。

5. 大脑敏感性增加 严重肝病时对缺氧、感染、低血压、低血糖、电解质紊乱、吗啡巴比妥类苯二氮䓬类异常敏感，易发生精神症状，甚至昏迷。

肝性脑病的生物化学检测项目如下。①肝功能异常、凝血功能异常反映肝细胞的功能状态。血生化检查如发生水、电解质及酸碱平衡紊乱可促进并加重肝性脑病。肾功能（肌酐、尿素氮）检查如异常仅预示即将或已发生肾功能衰竭。②血氨测定：约75%患者血氨浓度呈不同程度增加，在慢性型患者增高者较多，急性型患者增高者较少。③血浆氨基酸测定：若支链氨基酸浓度降低，芳香族氨基酸（特别是色氨酸）浓度增高，正常人血中支链氨基酸与芳香氨基酸的比值>3，门-体分流性HE患者的两者比例<1。测定γ-氨基丁酸也常增高。

思考题

答案解析

案例 患者，男，45岁。

主诉：乏力、纳差伴尿黄、肤黄，1周。

现病史：患者2年前乙型肝炎病毒标志物检测为HBsAg（＋）、HBeAg（－）、HBeAb（＋）、HBcAb（＋）。肝功能正常，未进一步检查和治疗。1周前患者出现无明显诱因乏力、胃纳减差、厌油腻饮食，后感尿黄加深如酱油色、家人发现或照镜子发现其有皮肤巩膜黄染，无发热、恶心、呕吐、腹痛、腹泻、腹胀、皮肤瘙痒、皮疹、关节酸痛等不适。前往医院门诊检查，发现肝功异常，建议住院治疗。发病以来，患者胃纳减差，精神尚可，尿色加深，无血尿、大便颜色正常一天一次，体重无明显变化。发病前无不洁饮食、接触毒物、特殊用药史，无输血、酗酒史。检查血中性粒细胞百分比70%（30.0%~60.0%），尿胆红素（＋）、血 AST 118U/L、ALT 138U/L、GGT 75U/L、Alb 34g/L、A/G 1.26、PA 160mg/L、TBIL 66.3μmol/L、DBIL 23.4μmol/L；肝炎病毒标志物检测为HBsAg（＋）、HBeAb（＋）、HBcAb（＋）。腹部B超检查：肝脏稍肿大，胆、胰、脾、肾均未见异常，腹腔积液（－）。

既往史：否认高血压、糖尿病、慢性心脏、肺部、肾脏等疾病史。否认烟酒嗜好。母亲有慢性乙型肝炎、肝硬化史，父亲患高血压病。

基本检查：T 36.8℃，P 70次/分，R 20次/分，BP 130mmHg/78mmHg。BMI 23.5，神清，全身皮肤、巩膜轻度黄染，肝掌、蜘蛛痣（－）。双肺呼吸音清，未闻及干湿啰音。心律齐，各瓣膜区未闻及病理性杂音。腹平软，肝肋下1指，质中，无触痛，脾肋下未及，肝肾区叩痛（－），移动性浊音（－）。双下肢无水肿。病理征（－）。

问题

（1）分析该患者尿胆红素阳性的可能原因是什么？

（2）分析该患者皮肤、巩膜轻度黄染的可能原因是什么？

（3）该患者所患哪一种类型的黄疸？如何与其他黄疸鉴别？

（倪培华）

书网融合……

| 重点小结 | 题库 | 微课/视频 1 | 微课/视频 2 | 微课/视频 3 |

第十六章　肾脏疾病的生物化学检验

📝 **学习目标**

1. 通过本章学习，掌握评估肾小球滤过功能、肾小球屏障功能、肾小管重吸收功能的生物化学检验项目及其检测方法；熟悉尿蛋白相关检验项目及其检测方法，常见肾脏疾病生物化学检验项目选择与应用；了解评估肾小管排泌功能的检验项目及其检测方法。

2. 具有分析肾脏疾病实验室检测结果并判断危急值的能力，能主动与医生、护士及相关人员及时有效地沟通。

3. 树立团队合作意识，培养严谨求实的科学态度，注重合理选择肾脏疾病实验室检查项目，制定适宜的实验方案，注重发挥可用卫生资源的大效益。

肾脏是人体重要器官，主要功能是排泄和内分泌。通过生成尿液排泄人体代谢废物，维持体内水、电解质和酸碱平衡，调节细胞外液和渗透压，保持机体内环境稳定。同时，肾脏分泌多种活性物质，调节血压、红细胞生成和钙磷代谢等。本章主要通过肾脏疾病生物化学变化阐明反映肾脏功能状态的检验项目及其常用检测方法和评价，通过评估肾小球滤过、肾小管和集合管重吸收及排泌功能，为肾脏疾病诊断、鉴别诊断、病程监测、疗效观察和预后判断提供重要参考依据。

第一节　肾脏疾病的生物化学变化

PPT

肾脏的复杂结构为其生理功能提供了基础，包括生成尿液、排泄废物，维持水、电解质、酸碱平衡，调节动脉血压等。

一、肾脏的基本功能

人体有两个肾脏，约 200 万个肾单位。肾单位由肾小体（包括肾小球和肾小囊两部分）和肾小管组成。集合管在功能上作为肾单位的一部分。肾间质是肾实质间的少量结缔组织和间质细胞。肾小球是血液过滤器，肾小球滤过率（glomerular filtration rate，GFR）即单位时间内（每分钟）经双侧肾的肾小球滤除的血浆量，与有效滤过压、滤过面积、滤过膜通透性及肾血流量有关。正常人每分钟肾血流量约 1200ml，肾小球滤出约 120ml（原尿），滤液流经肾小管，在醛固酮、心钠素、抗利尿激素（antidiuretic hormone，ADH）等作用下，99% 的水和部分溶质被选择性重吸收，钾、氢、氨和一些药物或毒物随代谢废物组成终尿排出体外。正常人每日尿量约 1500ml。肾小管各段均有泌氢功能，排泄有机酸，调节体内酸碱平衡。尿液生成过程受神经－内分泌调节，对保持体液容量及其成分平衡有极重要的作用。

肾脏分泌的激素分为血管活性激素和非血管活性激素两类。血管活性激素包括肾素、前列腺素和激肽，共同调节肾血循环和肾小球滤过率，与其他激素一起维持血压和水盐代谢平衡。非血管活性激素包括活性维生素 D 和促红细胞生成素。此外，肾脏还是胃泌素、胰岛素等多肽类激素降解的主要部位。

二、肾脏疾病时的生物化学变化

各种原因引起肾功能受损，即使轻度肾损伤，也可表现出尿量与血液生化变化，出现血中含氮代谢产物蓄积，水、电解质和酸碱平衡失调以及全身并发症。

(一) 体液蛋白质变化

肾脏疾病可引起低蛋白血症，即血浆 TP < 60g/L，或 Alb < 30g/L，原因主要是血浆从肾脏长期大量丢失蛋白质。正常情况下，中、高分子量蛋白质不能从肾小球滤过，小分子量蛋白质（≤40kDa）滤过很少，且≥95%被重吸收。肾小球疾病时，滤过膜通透性增加，血浆蛋白质滤出较多，超过肾小管重吸收能力，患者血浆蛋白明显降低，以 Alb 最明显，如肾病综合征（nephrotic syndrome，NS）。滤过膜屏障功能损伤较轻时，血浆大分子蛋白不被滤过，反而因维持血浆胶体渗透压而代偿性合成增加或炎症导致增加，如急性肾炎、继发性肾病时 γ - 球蛋白增高。

尿蛋白增多是肾脏疾病最常见的临床症状之一。正常情况下随尿排出的蛋白质仅 (20 ~ 150)mg/24h。尿蛋白持续超过 150mg/24h 称为蛋白尿。尿清蛋白排泄 (30 ~ 300)mg/24h 称微量清蛋白尿，>300mg/24h 为临床蛋白尿。尿蛋白 >3.5g/24h，称为大量蛋白尿。根据病因和致病机制，蛋白尿可分为肾小球性蛋白尿、肾小管性蛋白尿、混合性蛋白尿、肾后性蛋白尿、溢出性蛋白尿和生理性蛋白尿。

(二) 血浆非蛋白含氮化合物潴留

血浆非蛋白质含氮化合物代谢产物如肌酐、尿素、尿酸、氨等，因肾小球滤过功能降低而潴留，其血液浓度明显升高，称氮质血症（azotemia），是肾功能衰竭的主要临床表现之一。发生氮质血症的主要机制是：①肾脏排泄功能障碍，包括肾前性、肾性和肾后性的因素。肾前性指各种原因引起肾脏灌流不足，肾小球滤过率降低，尿液生成减少，如休克、严重脱水等；肾性指引起肾功能衰竭的肾脏疾病，如各种肾小球疾病；肾后性指尿路梗阻性疾病，如结石、肿瘤压迫等。②体内蛋白质分解增加，如肾衰竭时感染、组织创伤等导致蛋白质分解加强，含氮化合物代谢物产生增多。

(三) 水、电解质与酸碱平衡紊乱

1. 钠平衡紊乱　肾衰竭时主要表现为低钠血症，多数为水潴留引起稀释性低钠血症。在急性肾损伤（acute kidney injury，AKI）多尿期，由于大量钠（Na^+）随尿液排泄，导致真性低钠血症。肾脏疾病较少出现高钠血症。

2. 钾平衡紊乱　肾疾病时高钾血症或低钾血症均可能出现：①急性肾衰竭（acute renal failure，ARF）患者常出现高钾血症，原因除肾排泄钾减少外，严重创伤、烧伤、横纹肌溶解、酸中毒、组织分解过快等原因导致血钾浓度上升。慢性肾衰竭（chronic renal failure，CRF）患者 GFR 降至（20 ~ 25）ml/min 或更低时，由于肾排泄钾能力逐渐降低，易出现高钾血症，尤其当钾摄入过多、消化道出血等出现时更易发生；②肾功能衰竭或肾小管疾病也可能出现低钾血症。AKI 多尿期，由于肾小管功能不全，大量 K^+ 随尿排出，若不及时补充，可发生低钾血症。Ⅰ型、Ⅱ型肾小管性酸中毒因 $H^+ - K^+$ 交换增加，常表现低钾血症。

3. 钙、磷和镁平衡紊乱　CRF 早期，血钙、血磷仍可维持在正常范围，CRF 中、晚期（GFR < 20ml/min）则表现钙缺乏和磷过多。钙缺乏原因是钙摄入不足，肾生成的活性维生素 D [1,25 - $(OH)_2D_3$] 减少，同时骨骼对 PTH 的钙动员作用减弱，肾脏疾病时低钙血症比较常见，一般出现较晚。高磷血症与肾排磷功能受损有关。体内磷主要由肾排泄，GFR 下降导致尿排磷减少，CRF 晚期出现高磷血症。高浓度血磷又抑制近端肾小管产生 1,25 -$(OH)_2D_3$，刺激 PTH 分泌。PTH 促使骨钙释放，导致肾性骨营养不良发生。ARF 时也可出现低钙血症和高磷血症，但远不如 CRF 时明显。当 GFR 降至

20ml/min 以下，肾排泄镁减少，可出现轻度高镁血症。

4. 酸碱平衡紊乱　肾脏疾病时主要表现肾性代谢性酸中毒。当 GFR＜25ml/min，体内磷酸、硫酸等酸性代谢产物因肾排泄障碍而潴留，发生 AG 增高而血氯浓度正常的代谢性酸中毒。当发生肾小管性酸中毒时，远端肾小管上皮细胞分泌 H^+ 进入管腔出现障碍，或近端肾小管重吸收 HCO_3^- 障碍，此时发生 AG 正常而血氯浓度增高的代谢性酸中毒。部分轻、中度肾功能衰竭患者（GFR＞25ml/min），因肾小管功能障碍而出现肾小管性酸中毒。

5. 水平衡失调　各种原因引起肾脏的泌尿功能障碍，肾脏对尿液的浓缩稀释功能受损，可出现少尿（＜400ml/24h）、无尿（＜100ml/24h）或多尿（＞2500ml/24h），夜尿增多被视为肾小管功能障碍的早期症状。肾功能障碍导致过多液体积聚在组织间隙而发生组织肿胀，即肾源性水肿。

（四）脂代谢紊乱

高脂血症是 NS 的主要表现之一，血浆中各种脂蛋白成分几乎都增加，TC、TG、PL、LDL－C、VLDL－C 升高，HDL－C 浓度升高、正常或降低，ApoB 明显升高，ApoC 和 ApoE 轻度升高，ApoA Ⅰ降低。

第二节　肾脏疾病生物化学检验项目的检测与评价

PPT

肾脏疾病的实验室检测项目包括尿液检查、肾功能检查和肾脏免疫学检查，用于评估患者肾功能状况。本节主要介绍血或尿中与肾小球和肾小管功能相关的生物化学检测项目及其测定方法与评价。

一、肾小球功能相关检验项目

（一）肾清除试验

评价肾小球滤过功能最重要的参数是 GFR。物质经肾排出方式分为 4 种：①全部由肾小球滤过，不被肾小管重吸收也不分泌，如菊粉，是测定 GFR 的理想物质；②全部由肾小球滤过，不被肾小管重吸收，很少被排泌，如肌酐，可基本反映 GFR；③肾小球全部滤过，又被肾小管全部重吸收，如葡萄糖，可用于测定肾小管最大重吸收率；④除肾小球滤过外，大部分经肾小管周围毛细血管向肾小管分泌排出，如对氨基马尿酸（pare aminohip purate，PAH），用于测定肾血流量。

1. 方法概述　为测定 GFR，临床设计了多种外源性和内源性物质的肾血浆清除试验。外源性物质有菊粉、碘海醇、^{51}铬－乙二胺四乙酸和^{99}锝二乙烯三乙胺五乙酸等，内源性物质有肌酐（creatine，Cr）、尿素（urea）、α_1－微球蛋白（α_1－microglobulin，α_1－MG）、β_2－微球蛋白（β_2－microglobulin，β_1－MG）等。

2. 测定原理　以菊粉清除率为例，菊粉是果糖聚合而成的一种蔬菜中提取的小分子（5.2kDa）多糖聚合物，人体不含该物质，静脉注入机体不会被分解、结合、利用或破坏。

肾清除率指双肾于单位时间（分钟）内，能将若干毫升血浆中所含的某物质全部加以清除，结果以 ml/min 或 L/24h 表示。由于排尿能力有个体差异，肾脏大小与体表面积成正比，需进行标准体表面积 1.73m² 校正，计算公式为：

$$C = \frac{U \times V}{P} \times \frac{1.73}{A}$$

式中，C 为清除率（ml/min）；U 为尿中某物质的浓度；V 为每分钟尿量（ml/min）；P 为血浆中某物质的浓度；A 待测者体表面积（m²）。

3. 方法学评价 菊粉清除率是 GFR 测定金标准。由于需持续静脉滴注，多次取血、留尿，过程繁琐，一般仅用于试验研究。临床常采用内源性肌酐清除率（endogenous creatinine clearance rate，Ccr）反映 GFR。肾清除率除反映 GFR，也用于计算肾血流量、肾小管重吸收和分泌功能评估。

（二）肾小球滤过功能 🇪 微课/视频1

1. 肌酐 Cr 是肌肉中磷酸肌酸的小分子（113Da）代谢物，每日生成量稳定。血清肌酐（serum creatine，SCr）是评估肾小球滤过功能最常用的检测项目之一。

（1）**方法概述** 肌酐测定有化学法、酶法、HPLC 法、毛细管电泳法及电极法等，ID-MS 法是决定性方法，HPLC 法为参考方法。临床检测方法主要有两类：化学法（碱性苦味酸法，也称 Jaffe 法）和酶法，后者根据采用的酶又分为三种。①肌酐氨基水解酶（肌酐酶）法：肌酐酶-肌酸激酶-丙酮酸激酶-乳酸脱氢酶-NADH 反应体系；②肌氨酸氧化酶法：肌酐酶-肌酸酶-肌氨酸氧化酶-过氧化物酶反应体系；③肌酐亚氨水解酶（肌酐脱氨酶）法：肌酐亚氨水解酶-谷氨酸脱氢酶反应体系。其中肌氨酸氧化酶法为常用方法。

（2）**测定原理** 碱性苦味酸法利用碱性条件下肌酐为烯醇式，与碱性苦味酸反应生成红色复合物，在 500~520nm 波长处有特征性光吸收。为去除假肌酐的影响，常采用固定时间法（两点终点法）或速率法，利用真假肌酐反应速率时间差消除干扰，提高反应特异性，但仍不能完全消除。反应式如下。 🇪 微课/视频2

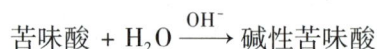

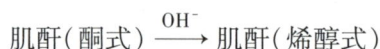

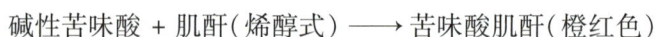

$$苦味酸 + H_2O \xrightarrow{OH^-} 碱性苦味酸$$

$$肌酐(酮式) \xrightarrow{OH^-} 肌酐(烯醇式)$$

$$碱性苦味酸 + 肌酐(烯醇式) \longrightarrow 苦味酸肌酐(橙红色)$$

肌氨酸氧化酶法原理详见本书第七章第二节。

（3）**方法学评价** 血中维生素 C、丙酮酸、丙酮、葡萄糖、乙酰乙酸、果糖、蛋白质、氨基马尿酸等也能与碱性苦味酸反应，这些不是肌酐而能生成红色复合物的物质统称为假肌酐。用血清作样本测定时，此类物质可占总发色强度的约 20%。此外，一些头孢类药物如甲氧噻吩头孢菌素等也可与苦味酸反应显色而引起正干扰。

较之碱性苦味酸法，酶法重复性好、线性范围宽、特异性高，临床实验室广泛使用。酶法也可能受到一些物质干扰，常见正向干扰物有溶血（高血红蛋白）、内源性肌酸药物（磷酸肌酸、N-乙基甘氨酸、DL-脯氨酸等）；负向干扰物有胆红素、维生素 C、药物（多巴类、羟苯磺酸钙、酚磺乙胺、安乃近等）。

（4）**临床意义** SCr 浓度受肌肉量、肌酐产生率、分布容积、肾外代谢和肾损害程度的影响。SCr 反映肾小球滤过功能并不敏感，GFR 降至正常水平的 50% 以下，SCr 才开始升高。GFR 与 SCr、尿素浓度关系如图 16-1 所示。肾源性或非肾源性因素导致 SCr 增高程度不同，肾功能衰竭患者 SCr 常超过 200μmol/L，心力衰竭患者虽因流经肾血液减少 SCr 浓度上升，但很少超过 200μmol/L。肌肉萎缩者代谢减少，妊娠妇女因正氮平衡蛋白质合成增加，SCr 可能稍低。间隔一定时间测得系列 SCr 的倒数值与肾小球功能减退程度呈直线关系，可预测终末期肾功能衰竭开始时间。

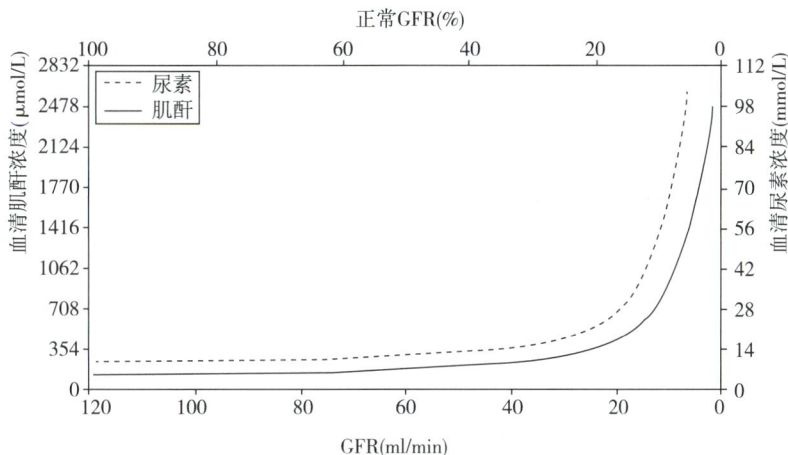

图 16－1　肾小球滤过率与血肌酐、尿素浓度的关系

2. 尿素　是体内蛋白质的代谢终产物，可自由滤过进入原尿，大部分被排泄，小部分被肾小管重吸收返回血流。蛋白质代谢恒定时，肾实质受损致 GFR 降低而血尿素浓度增加，由此粗略观察肾小球滤过功能。

（1）方法概述　尿素测定分直接化学法和尿素酶法两类。直接化学法利用尿素直接与试剂反应显色，包括二乙酰一肟法、邻苯二甲醛比色法及二苯吡喃醇比浊法，以二乙酰一肟法最常用。尿素酶法则利用脲酶催化尿素分解产生氨，用不同方法测定氨再换算成尿素的量，如酶偶联速率法、脲酶比色法、电导法、纳氏试剂显色法等，酶偶联速率法最常用。

（2）测定原理（尿素酶偶联速率法）　利用脲酶催化尿素生成的氨与 α－酮戊二酸及还原性辅酶 I（NADH）在谷氨酸脱氢酶（GLD）催化下，生成谷氨酸及 NAD$^+$。在 340nm 波长 NADH 吸光度下降率与待测样本中尿素的量成正比关系。反应式为：

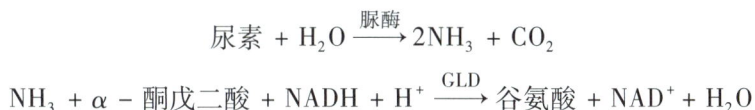

$$尿素 + H_2O \xrightarrow{脲酶} 2NH_3 + CO_2$$

$$NH_3 + \alpha - 酮戊二酸 + NADH + H^+ \xrightarrow{GLD} 谷氨酸 + NAD^+ + H_2O$$

（3）方法学评价　尿素酶偶联速率法准确性高，线性范围宽，是目前临床实验室的主要方法。该法干扰主要来自内源性氨，两点速率法可较好消除干扰。设计成双试剂利于试剂稳定。氟化钠抗凝血浆可致检测结果偏低，应避免样本溶血。

（4）临床意义　血尿素浓度受肾功能、蛋白质摄入量和分解代谢影响。肾前性、肾性和肾后性因素均可使血尿素增加。血尿素浓度增高幅度与肾损伤程度一致，提示 60%～70% 有效肾单位受损，见于慢性肾炎、肾盂肾炎、多囊肾、肾动脉硬化、肾结核或肾肿瘤晚期等器质性损害；蛋白质分解或摄入过多等肾前性因素致尿素浓度升高，见于消化道出血、严重创伤、大面积烧伤或高蛋白饮食等。或见于尿量显著减少，如脱水或循环功能衰竭，血容量不足致肾血流量减少，此时血肌酐升高不明显。肾后性因素为前列腺肥大、肿瘤、输尿管结石等能使尿路梗阻的疾病，均引起血液中尿素含量增加。

3. 半胱氨酸蛋白酶抑制剂 C　也称胱抑素 C（cystain C，Cys－C），是机体所有有核细胞产生的小分子蛋白（分子量 13kDa）。Cys－C 产生速率稳定，几乎完全从肾小球滤过，肾小管重吸收、降解，不再进入血循环。

（1）方法概述　血中 Cys－C 含量低，需采用灵敏度及特异度较高的免疫学检测方法，常见有三种：PETIA、PENIA 和 ELISA。此外，也用 RIA 法、FIA 法、TRFIA 法等。

（2）测定原理（PETIA 法）　样本中 Cys－C 与试剂中适量特异性标记抗 Cys－C 抗体结合，与相邻乳胶颗粒交联，形成不溶性免疫复合物，反应液浊度与血清样本 Cys – C 量成正比。

（3）方法学评价　PETIA 法为均相直接测定，检测灵敏度高，测定时间短，自动生化分析仪可用。溶血、黄疸、脂血对测定影响小，但要注意开瓶后试剂的均一性。FIA 法等方法为非均相检测，操作复杂、耗时，影响广泛使用。

（4）临床意义　血清 Cys – C 浓度与 GFR 呈高度负相关关系，且不受炎症、感染、肿瘤及肝功能影响，与性别、饮食、体表面积、肌肉量无关，是理想的反映 GFR 的内源性标志物，较 Scr 表现更佳。

4. 内生肌酐清除率　Ccr 指双肾在单位时间内将肌酐全部清除而处理的血浆量。　　微课／视频 3

（1）方法概述　Ccr 测定需收集 24 小时尿液，计算尿量，同时测定血清和尿肌酐浓度，经体表面积校正（欧美成年人体表面积均为 1.73m^2），公式计算获得。

（2）测定原理　公式如下。

$$Ccr(ml/min) = \frac{尿肌酐浓度(\mu mol/L) \times 每分钟尿量(ml/min) \times 标准体表面积(1.73m^2)}{血肌酐浓度(\mu mol/L) \times 受试者体表面积}$$

测试前连续 3 天低蛋白饮食（<40g/d），禁食肉类（无肌酐）、咖啡和茶，停用利尿剂，避免剧烈运动。第 4 天晨 8 时排净尿液后，准确收集所有尿液至次晨 8 时，即 24 小时尿，加甲苯 4～5ml 防腐。同时采静脉血（抗凝或不抗凝均可）送检。

（3）方法学评价　Ccr 反映 GFR 比较准确，较 SCr、尿素浓度评估肾功能损害程度敏感。老年人随年龄增长 Ccr 自然下降。西咪替丁、甲苯嘧啶等药物或长期限制运动可使 Ccr 下降。Ccr 测定步骤繁琐，尿量记录不准是 Ccr 测定误差的主要来源。肾小管少量排泌肌酐，Ccr 略高估 GFR。

（4）临床意义　Ccr 与菊粉清除率相关性好，Ccr 越低表示肾小球功能受损越严重。临床根据 Ccr 值将肾功能损害分为 4 期：51～80ml/min 为肾衰竭代偿期，20～50ml/min 为肾衰竭失代偿期，10～19ml/min 为肾衰竭期，<10ml/min 为尿毒症期。Ccr 也是肾病患者选择药物、调节用药剂量及作为肾移植术是否成功的依据之一。

5. 肾小球滤过率估算　应用 SCr 浓度和人口统计学等参数建立 GFR 评估方程，可估算肾小球滤过率（estimated GFR，eGFR），可避免 Ccr 测定的繁琐操作。

（1）方法概述　eCFR 公式有很多种，常用 Cockcroft – Gault（C – G）公式、肾病饮食改良（modification of diet in renal disease，MDRD）公式、慢性肾脏病流行病学协作（chronic kidney disease epidemiology collaboration equation，CKD – EPI）公式、Connhan – Banatp 公式、Schwonty 公式等。这些公式基于不同人群及其数据规模拟合建立并验证，估算不同年龄、性别、人种、肾病种类以及 CKD 分期患者 GFR 的准确性有所差异。

（2）测定原理（C – G 公式法）　美国国家肾脏病基金会肾脏病预后质量倡议（kidney disease outcome quality initiativ，KDOQI）推荐此公式，计算如下。

$$Ccr(ml/min) = \frac{(140 - 年龄) \times 体重(kg)}{72(女性85) \times SCr(mg/dl)}$$

MDRD 公式经简化，根据中国人特点进行改良，计算如下。

eGFR［ml/(min · 1.73m^2)］= 186 × SCr$^{-1.154}$ × 年龄$^{-0.203}$ × 0.742（女性）× 1.233（中国人）

注：该公式 SCr 测定方法为碱性苦味酸法，SCr 单位为 mg/dl，单位换算：1mg/dl = 88.4μmol/L。

CKD – EPI 公式如下。

$$eGFR［ml/(min · 1.73m^2)］= a \times (SCr/b)^c \times 0.993^{年龄}$$

其中，当男性 SCr≤79.56μmol/L（0.9mg/dl），女性 SCr≤61.88μmol/L（0.7mg/dL），男性 a = 141，b = 0.9，c = −0.411；女性 a = 144，b = 0.7，c = −0.329。SCr 单位 mg/dl。

当男性 SCr > 79.56μmol/L（0.9mg/dl），女性 SCr > 61.88μmol/L（0.7mg/dl），男女均 c =

−1.209，其余取值同上。

（3）方法学评价　C−G公式常高估GFR，简化MDRD公式仅包含性别、年龄、SCr三个变量，操作方便。用于中国人群的MDRD公式进一步减少了估算偏差。MDRD公式估算的GFR可用于CKD分期，但不能用于药物剂量调整。老年人、儿童、肥胖、水肿、肌肉量和BMI异常者以及妊娠者不适用，需留血、尿测定Ccr。CKD−EPI公式与GFR相关性较好，精确度及准确性更好，但仍对肾功能异常者有估计过高倾向。基于MDRD公式和CKD−EPI公式的eGFR软件在临床应用广泛。

（4）临床意义　GFR不能直接测量，用某些外源性或内源性标志物的肾脏或血浆清除率来估算。eGFR是评价正常或疾病个体肾小球功能的最佳指数之一，也是CKD诊断和分期依据的重要功能指标。

> **知识拓展**
>
> ### 联合Cys−C和SCr的eGFR估算公式
>
> 传统的eGFR多采用SCr浓度和人口统计学等参数建立GFR模拟方程计算而得，易受SCr的准确测定及不同人群、不同状态等数据影响。鉴于Cys−C独有的特性及其在临床已广泛检测应用，诸多学者将其与SCr结合，开发了一些联合Cys−C和SCr进行数学拟合用以计算eGFR的公式。联合Cys−C和SCr的CKD−EPI公式在估算肾病及CKD病程分期患者GFR的精确度、准确性以及与GFR参考方法的相关性等方面均优于仅以SCr为基础的传统eGFR估算公式。为提高一些特殊人群应用eGFR进行CKD诊断和分期的准确性，《慢性肾脏病早期筛查、诊断及防治指南（2022年版）》推荐高龄、营养不良、肌肉含量低及肝功能障碍人群应用中国eGFR协作组开发的Cys−C−Cr公式估算eGFR：
>
> $$eGFR\left[ml/(min \cdot 1.73m^2)\right] = 169 \times SCr^{-0.608} \times Cys-C^{-0.630} \times 年龄^{-0.157}（女性 \times 0.83）$$
>
> ［注：式中单位SCr（mg/dl）、Cys−C（mg/L）、年龄（岁）］。

（三）肾小球屏障功能

1. 尿蛋白　临床实验室测定尿蛋白有定性和定量两类方法，必要时还测定一些特定蛋白质，如Alb、TRF、微球蛋白等。

（1）方法概述　尿蛋白定性常用试带法、磺基水杨酸法、加热乙酸法，定量常用比浊法、邻苯三酚红比色法、染料结合法、免疫测定法等。以比浊法最常用，包括苄乙氯铵（benzethonium chloride，BEC）法、三氯乙酸法、磺基水杨酸硫酸钠法等。

为了解尿蛋白的组成，临床采用蛋白电泳法，常用醋酸纤维素薄膜电泳、十二烷基硫酸钠−聚丙烯酰胺凝胶电泳、琼脂糖凝胶高分辨率电泳（high resolution agarose gel electrophoresis，AGE）、免疫固定电泳等。目前实验室多采用全自动电泳仪进行尿蛋白AGE，将待检样本电泳出现的条带与蛋白质分子量标准条带对比，判断尿蛋白类型。

（2）测定原理　BEC比浊法利用碱性条件下，BEC与蛋白质形成稳定沉淀物，660nm波长比浊测定进行尿蛋白定量。

（3）方法学评价　BEC比浊法敏感性高（60mg/L），线性范围宽，测量重复性好，可用于自动化分析，对Alb和球蛋白反应均一，优于其他比浊法。磺基水杨酸硫酸钠法和高氯酸法线性范围窄，受温度、pH及多肽类物质影响大，重复性差，目前已少用。邻苯三酚红比色法简便、快速，是肾脏疾病诊断的初筛试验。

（4）临床意义　肾脏疾病和肾外疾病是蛋白尿的主要原因，24小时尿蛋白定量更能准确反映每天排泄的尿蛋白量。慢性肾小球肾炎、肾病综合征，尿蛋白含量甚至达（2～3）g/24h。区分尿中蛋白质是低分子蛋白、中分子蛋白、高分子蛋白还是混合性，可推断尿蛋白来源，确定肾小球性蛋白尿或肾小管性蛋白尿。

2. 尿清蛋白　Alb（分子量66kDa）正常不能从肾小球滤过，健康人尿Alb浓度极低（<150mg/24h）。肾小球基底膜通透性增高使Alb从肾脏滤出。临床目前多进行尿mAlb检测，用于糖尿病肾病的早期判断。

（1）方法概述　理想方法是留取24小时尿，也可用随机尿，以尿清蛋白/尿肌酐比值（urine albumin creatine ratio，UACR）形式报告，UACR与24小时尿Alb量相关性高，测定更简便、快速。目前主要以免疫学方法检测尿mAlb，包括PETIA、PENIA、RIA和TRFIA法等。其中PETIA法应用最广。

（2）测定原理（PETIA法）　通常采用液体双试剂检测。

（3）方法学评价　PETIA法操作简便，方法灵敏度高，性能稳定，测定时间短，可实现仪器自动分析。早期采用免疫电泳及免疫扩散法测定尿mAlb，操作繁琐，灵敏度低，精密度差，现已少用。

（4）临床意义　连续2~3次尿mAlb（或计算UACR）增高有诊断价值，可早期发现糖尿病性肾病、高血压性肾损害。

3. 选择性蛋白尿指数　肾小球滤过膜高选择性滤过血浆蛋白。当病变导致肾小球滤过膜通透性增高，各种分子量的血浆蛋白无选择滤过，超过肾小管重吸收能力而形成蛋白尿，称非选择性蛋白尿。尿中不同分子量蛋白质的比例有差异，其组成比例为选择性蛋白尿指数（selective proteinuria index，SPI），可反映肾小球滤过膜受损程度。

（1）方法概述　测定分子量相差较大的两种血浆蛋白的肾清除率，如TRF（分子量79kDa）和IgG（分子量170kDa），计算比值可得出SPI。

（2）测定原理　TRF和IgG采用免疫速率比浊法或单向免疫扩散法分别测定。计算公式如下。

$$SPI = \frac{尿\ IgG/\ 血\ IgG}{尿\ TRF/\ 血\ TRF}$$

（3）方法学评价　免疫速率比浊法为常用方法，敏感度、特异性好，易自动化测定。单向免疫扩散法操作繁琐，测定敏感度略低，现已少用。

（4）临床意义　SPI反映肾小球滤过膜受损程度。SPI<0.1为高选择性；0.1~0.2为中选择性，提示尿中排出少量大分子量蛋白，肾小球滤过膜功能尚好，病变较轻；≥0.2为低选择性，尿排出大分子蛋白较多，肾小球滤过膜损害较重。

二、肾小管功能相关检验项目

近端肾小管主要功能是重吸收和排泄，通常测定某些物质的排出量、重吸收率、排泄分数和最大重吸收量来评估。其中，内源性物质有葡萄糖、氨基酸、钠和外源性的酚磺酞、PAH等。远端小管和集合管功能是重吸收水分、调节尿渗透量，一般采用尿液浓缩稀释试验等评估。

测定尿中不同蛋白质的量，也可反映肾小管功能受损程度。肾小管重吸收能力下降导致的蛋白尿，主要成分是小分子量蛋白质，如血中Ig轻链等异常增加，可滤过但不能被肾小管完全重吸收，形成溢出性蛋白尿。肾小管受炎症或药物刺激，分泌IgA和尿T–H蛋白（Tamm–Harsefall protein，T–HP），为分泌性蛋白尿。临床上可出现肾小球性和肾小管性两种蛋白尿并存的情况，即混合性蛋白尿。

（一）近端小管功能

1. β_2–微球蛋白（β_2–microglobulin，β_2–MG）　是有核细胞产生的一种小分子（11.8kDa）球蛋白，可自由滤过肾小球，约99.9%被近端肾小管上皮细胞重吸收并分解破坏。

（1）方法概述　测定β_2–MG有RIA、ELISA、TRFIA、ITA、INA、PETIA法等。目前常用PETIA法。

（2）测定原理（PETIA 法） 与 PETIA 法检测 Cys－C 类似。

（3）方法学评价 该法受样本脂血影响。酸性环境 β_2－MG 稳定性差，尿 pH＜5.2 时极易分解，因此，随机尿需用 1mol/L NaOH 调 pH 7.0～7.5 后测定 β_2－MG。最好离心取上清测定，避免沉淀物干扰。

（4）临床意义 正常情况下，尿中 β_2－MG 含量极低。肾小管损伤或坏死时，尿 β_2－MG 浓度增高，与重吸收功能改变程度有关。肾小管对 α_1－MG 吸收障碍先于 β_2－MG，尿 β_2－MG 反映肾早期病变不如 α_1－MG。血 β_2－MG 浓度增高提示肾小球滤过功能降低。

2. α_1－微球蛋白（α_1－microglobulin，α_1－MG） 由淋巴细胞和肝细胞产生，分子量 26～33kDa，分游离型和结合型两种形式，生成量恒定。游离型可自由滤过肾小球，肾小管几乎全部重吸收。

（1）方法概述 早期方法多采用观察免疫反应沉淀物形成而测定，如免疫扩散免疫电泳、血凝试验、补体结合反应等，目前常用 PETIA 法。

（2）测定原理（PETIA 法） 与 PETIA 法检测 Cys－C 类似。

（3）方法学评价 反应中抗体过剩，可能出现可溶性复合物而产生测定误差。样本脂血影响浊度测定。免疫扩散免疫电泳等方法则测定时间长，灵敏度低。

（4）临床意义 各种原因致肾小管损伤，尿排出 α_1－MG 增高。当 GFR 下降，血 α_1－MG 浓度增高，与 SCr 浓度呈正相关关系，见于肾功能衰竭、肾小球肾炎、糖尿病肾病、狼疮性肾炎以及影响肾功能的系统性疾病等。

3. 视黄醇结合蛋白（retinol－binding protein，RBP） 是一种低分子量（21kDa）的视黄醇（维生素 A）特异性转运蛋白，肝脏合成分泌，血清含量稳定。RBP 可自由滤过肾小球，大部分被近端肾小管上皮细胞重吸收、降解，正常人尿中含量极低（仅 0.1mg/L）。

（1）方法概述 以免疫学检测方法为主，如 PETIA、ELISA、RIA 法和免疫电泳。

（2）测定原理（PETIA 法） 与 PETIA 法检测 Cys－C 类似。

（3）方法学评价 PETIA 法灵敏度高、实用性强，是目前主流检测方法，适用于自动生化分析仪。样本溶血和脂血会影响测定。PIA 法因带放射性而逐渐少用。

（4）临床意义 RBP 与肾小管间质损害明显相关。尿 RBP 量增高敏感地反映肾近端小管损害程度。肾损害药物可使尿 RBP 量升高，如氨基苷类抗生素、头孢菌素、解热镇痛药、多黏菌素、利福平、环孢霉素等。血清 RBP 升高见于口服避孕药以及肾小球滤过功能下降，如 NS、CRF、慢性肾小球肾炎、糖尿病肾病、慢性肾盂肾炎、肾结石等。此外，肝病或营养不良因合成减少血 RBP 降低。

4. 尿钠排出量和滤过钠排泄分数 尿钠排出量取决于钠滤过量和肾小管重吸收量。滤过钠排泄分数（fltration sodium exeretion fraction，FeNa）指尿钠排出部分占肾小球滤过钠总量的比例。

（1）方法概述 分别测定血清钠、肌酐浓度，按公式计算。

（2）测定原理 计算公式如下。

$$FeNa = \frac{尿钠排出量}{钠过钠总量} = \frac{尿钠（mmol/L）/ 血钠（mmol/L）}{尿肌酐（\mu mol/L）/ 血肌酐（\mu mol/L）} \times 100\%$$

（3）方法学评价 尿钠浓度与自由水清除率（free－water clearance，C_{H_2O}）成反比，醛固酮和 ADH 可使尿钠浓度向相反方向转变。FeNa 不受上述因素影响，可正确反映肾小管功能。

（4）临床意义 尿钠和 FeNa 均反映肾小管重吸收功能。尿钠仅具参考价值，FeNa 估计肾小管坏死程度，有鉴别诊断价值。肾前性肾衰竭时，肾小管对钠重吸收相对增高，尿排钠减少，尿钠＜20mmol/L，FeNa＜1；若尿钠为 20～40mmol/L，表明由肾前性氮质血症向 ARF 发展；ARF 时肾小管功能严重受损，无法重吸收钠，尿钠＞40mmol/L，FeNa＞1；急性肾小管坏死时，肾小管无法重吸收钠，尿钠排出增多，尿钠＞40mmol/L，FeNa＞2。

5. $N-乙酰-\beta-D-$氨基葡萄糖苷酶（$N-acetyl-\beta-D-glucosaminidase$，NAG） 是一种细胞内溶酶体酸性水解酶（分子量约140kDa），以肾皮质近端小管细胞含量最高。

（1）方法概述 NAG测定参考方法为荧光光度分析法，灵敏度高，工艺成熟。实验室普遍用分光光度法。酶催化底物有多种，如4-甲基伞形酮基乙酰氨基葡萄糖苷（4MU-NAG）、对硝基苯基-NAG（PNP-NAG）、间甲氧基硝基乙烯基-NAG（MNP-NAG）和间甲酚紫-NAG（MCP-NAG）等。

（2）测定原理（PNP-NAG法） 碱性溶液中，NAG水解PNP-NAG，505nm波长处吸光度值变化与样本中NAG活性成正比。

（3）方法学评价 商品试剂盒多采用PNP-NAG终点法，由于酶水解产生的色团PNP易受尿中色素干扰，需设空白对照。该法操作复杂、测定效率低、成本高。MNP-NAG底物难溶于水，碱性液中色团MNP易褪色。MCP-NAG底物为钠盐，易水解，试剂空白吸光度超过0.2，稳定性差，使用不方便。

（4）临床意义 尿NAG活性反映肾实质病变，尤其对AKI和疾病活动期敏感，观察肾移植排斥反应发生比尿蛋白、SCr及Ccr灵敏。中晚期妊娠、肝硬化、慢性活动性乙型肝炎患者血清NAG活性升高。

6. 中性粒细胞明胶酶相关脂质运载蛋白（nutrophil gelatinase-associated lipocalin，NGAL） 是激活中性粒细胞中发现的一种小分子量（25kDa）分泌性蛋白，存在于各种细胞，可自由滤过肾小球。肾小管受损时，肾小管上皮细胞释放大量NGAL到尿和血中，以保护肾组织免受炎性细胞伤害。

（1）方法概述 最初采用蛋白印迹法，临床实验室常用ELISA、PETIA法。

（2）测定原理 待测样本中NGAL与试剂中生物素标记或包被于聚苯乙烯粒子NGAL抗体结合，加入过氧化物酶标记的亲和素反应，彻底洗涤后用底物TMB显色（ELISA法），或与聚苯乙烯粒子形成不溶性免疫复合物（PETIA法），颜色或浊度与样本中NGAL量呈正相关关系，通过剂量/反应曲线求出样本NGAL浓度。

（3）方法学评价 ELISA法检测限达0.1ng/ml，但难以满足大量样本快速自动化检测。PETIA法可自动生化仪检测，灵敏度高，重复性好，操作简单、快速。

（4）临床意义 近端肾小管上皮细胞急性缺血性损伤时，血、尿NCAL浓度均明显升高，早于SCr浓度改变，见于狼疮性肾炎、IgA肾病、肾小球肾炎、多囊肾、肾移植后迟发型排斥反应、糖尿病肾病等。NGAL对AKI、继发性肾病的诊断、风险评估、疾病分期有意义，还能反映透析充分性。

7. 溶菌酶 一种主要来源于巨噬细胞的小分子量（14~15kDa）多糖水解酶，广泛存在于血液、体液和组织细胞，具有溶解某些细菌的作用。溶菌酶可从肾小球基底膜滤出被肾小管重吸收。正常尿液中很少或无溶菌酶。

（1）方法概述 溶菌酶测定方法较多，如琼脂扩散法（也称琼脂平板法）、比浊法、比色法、ELISA、HPLC法等。临床实验室常用琼脂扩散法和比浊法。

（2）测定原理 琼脂扩散法是将待测样本在琼脂板上扩散，扩散区域细菌溶解，测定溶菌圈直径而计算溶菌酶活性。比浊法则测定溶菌后细菌解体悬浮液的浊度。

（3）方法学评价 琼脂扩散法灵敏度低、重复性较差，且尿标本常需浓缩处理。比浊法和ELISA法简便、快速、灵敏度较高。

（4）临床意义 尿溶菌酶升高反映肾小管功能异常，见于：①急性肾小管坏死、肾小管性酸中毒、肾盂肾炎等肾小管损害疾病；②原发性肾小球病变，肾组织破坏而大量产生进入尿液；③急性单核细胞白血病、急性核细胞性白血病；④肾移植早期，尿溶菌酶降至阴性提示移植肾的肾小管重吸收功能恢复。临床应用溶菌酶辅助诊断肾脏疾病时，在注意血中浓度异常增高（如急性白血病）和尿路感染两种情况。

（二）远端小管功能

1. 尿比重与尿渗量

（1）方法概述　尿比重为尿液相对密度，测量方法有比重折射计检测法、称重量法、尿比重计法、试带法等。

尿渗量（Uosm）指溶解在尿液中具渗透作用的全部溶质微粒（含分子和离子）的总数量。渗量溶质清除率（osmoticclearance，Cosm）表示单位时间内肾能将多少血浆中的渗透性溶质清除。

（2）测定原理　尿比重计法利用特制比重计测定尿液与同体积水的重量之比，即尿比重。

Uosm 和血浆渗量（plasma osmolality，Posm）测定多采用冰点下降法。

Cosm 计算公式为：$Cosm = （Uosm/Posm）\times V$（ml/min）

（3）方法学评价　尿比重测定操作简便，成本低，但易受溶质性质影响，为初筛试验。冰点渗透压计测定 Uosm 和 Posm 准确性高，不受温度影响。Uosm 主要与溶质颗粒数有关，更能反映肾浓缩稀释能力。

（4）临床意义　尿比重和 Cosm 降低，说明远端肾小管清除渗透性溶质能力降低。Cosm 比 Uosm 反映肾浓缩功能更准确。Uosm/Posm 可直接反映尿中溶质浓缩倍数，Uosm 下降和 Uosm/Posm 变小反映肾小管重吸收水能力减退。

2. 自由水清除率

（1）方法概述　C_{H_2O} 指单位时间从血浆中清除到尿中不含溶质的水量。

（2）测定原理　计算尿渗量乘以每分钟尿量（ml/min）除以血浆渗量即为 C_{H_2O}。计算公式为：

$$C_{H_2O} = Uosm \times \frac{V}{Posm}$$

V 为每分钟尿量（ml/min）。

（3）方法学评价　同 Uosm 测定。

（4）临床意义　排等渗尿是肾功能严重损害的表现，C_{H_2O} 持续近于零表示肾不能浓缩、稀释尿液。C_{H_2O} 可灵敏地反映远端肾小管浓缩与稀释功能，常用于 ARF 早期诊断和病情观察，也可反映 ADH 对肾小管重吸收水的作用。

3. 氯化铵负荷（酸负荷）试验

（1）方法概述　一种检查远端小管功能的酸负荷试验。

（2）测定原理　患者口服一定剂量酸性药物氯化铵使机体处于酸性血症状态。远端肾小管功能若正常，可排泌 H^+ 酸化尿液，否则出现血、尿 pH 分离。通常观察每小时尿 pH 的变化，即可判断有无肾小管酸化功能障碍。服用氯化铵 2 小时后，血 HCO_3^- 降至 <20mmol/L，尿 pH > 5.5，为试验阳性。若尿 pH <5.5，为试验阴性。

（3）方法学评价　酸负荷试验适用于不典型或不完全肾小管性酸中毒患者，否则加重全身性酸中毒表现。

（4）临床意义　氯化铵负荷试验对诊断远端肾小管性酸中毒有价值。

4. 碳酸氢根负荷（碱负荷）试验

（1）方法概述　一种检查近端小管功能的碱负荷试验。

（2）测定原理　近端肾小管受损时，其重吸收 HCO_3^- 功能减退，大量 HCO_3^- 自尿排出。血 $NaHCO_3$ 不足而导致酸中毒，尿液因排出 $NaHCO_3$ 较多而偏碱性，血、尿 pH 呈分离现象。患者按一定剂量服用 $NaHCO_3$，使尿液碱化，以增加肾小管重吸收 HCO_3^- 的负担。用药期间监测血 HCO_3^- 浓度达

26mmol/L 时留取尿样，分别测定血和尿 HCO_3^- 和 Cr 浓度，按下式计算：

$$尿\ HCO_3^-\ 部分排泄率 = \frac{尿\ HCO_3^-\ （mmol/L）\ \times 血\ Cr\ （\mu mol/L）}{尿\ Cr\ （\mu mol/L）\ \times 血\ HCO_3^-\ （mmol/L）} \times 100\%$$

（3）方法学评价　该试验为体内试验，可判断近端肾小管性酸中毒，根据病情选择使用。

（4）临床意义　尿 HCO_3^- 部分排泄率可鉴别Ⅰ型和Ⅱ型近端肾小管性酸中毒。Ⅰ型肾小管性酸中毒者，碱负荷试验正常或仅轻度增多（<5%），Ⅱ型则 >15%。

5. 尿 T – H 蛋白　T – HP 是肾脏髓袢升支与肾远端小管上皮细胞分泌的一种糖蛋白（分子量 70kDa），主要存在于尿液，血中微量。T – HP 易聚合成大分子多聚体沉着于肾间质，是尿液管型的基质成分。

（1）方法概述　T – HP 测定有 RIA、FIA、ELISA、CLIA 法等。

（2）测定原理（RIA 法）　采用竞争法检测样本 T – HP 量。

（3）方法学评价　一般采集 24 小时尿液，混匀后取 50ml 送检。RIA 法影响因素较多，如不同批次标准品存在性质差异，标记物可辐射分解引起变性，有放射性污染等。目前 RIA 法逐渐被 CLIA 法替代。

（4）临床意义　泌尿道梗阻、感染时肾小管腔压力增高或肾小管破裂，导致 T – HP 返流至血清而浓度升高。间质性肾炎、自身免疫性或药物致肾损伤时，尿 T – HP 增多，排出量与损伤程度一致。肾实质病变、CRF 和急性肾小球肾炎等导致肾单位大量减少，GFR 降低，尿排 T – HP 较少。

（三）排泄功能

1. 酚磺酞排泄试验　酚磺酞（phenol sulfonphthalein，PSP）又称酚红，是一种对人体无害的指示剂。注入人体后经肝脏排泄小部分，肾脏排泄大部分。

（1）方法概述　慢性肾小球疾病时肾血流量减低，PSP 排泄降低，甚至较血清尿素和肌酐更早反映 GFR 减低。GFR 降至正常 20% 时，肾小管严重损害，PSP 排泄低至几乎测不到。

（2）测定原理　患者通过肌肉或静脉注射一定量 PSP 后，在不同时间收集尿液测定 PSP 排泄量。

（3）方法学评价　外源性物质测定肾小管排泄功能的还有肾小管葡萄糖最高重吸收量、对氨基马尿酸最大排泄率试验（tubular maximal – aminohippuric acid excretory capacity，TmPAH）等。由于操作繁琐，临床少用。内源性的尿钠排泄量和 FeNa 试验，评价肾小管功能更方便，患者易接受。

（4）临床意义　PSP 排泄试验主要反映肾血流量，其次是肾小管功能。PSP 排泄量减少见于慢性肾小球肾炎、肾小动脉硬化、晚期先天性多囊肾等以及心力衰竭等引起肾血流量减少的肾外疾病，也见于近端肾小管疾病，如 Fanconi 综合征。若患者存在肾前性因素，如肝硬化或尿路梗阻，PSP 排泄量改变不能反映肾功能真实情况。

2. 对氨基马尿酸最大排泄量试验

（1）方法概述　TmPAH 可较好地反映肾小管排泄功能，外源性 PAH 注入人体不被分解代谢，以原形从肾小球滤过约 20%，近端小管排泄 80%，不被重吸收，排泄量与血浆 PAH 水平正相关。

（2）测定原理　静脉滴注 PAH 至血浆浓度达肾小管排泄达最大限度（约 600mg/ml），即使增高血浆 PAH 浓度，尿排出不再增加，此时排出量为对氨马尿酸最大排泄量，该值减去肾小球滤过量（用菊粉清除率测得）为 TmPAH，可评估作肾小管数量和质量。

（3）方法学评价　TmPAH 试验较 PSP 排泄试验的特异性高，临床诊断价值大，但试验操作繁杂，仅用于临床研究。PAH 也用于测定血流量，较磺瑞特和 PSP 常用。

（4）临床意义　各种影响肾小管功能的肾脏或全身性疾病，可使 TmPAH 结果改变。轻型急性肾小球肾炎、心力衰竭患者 TmPAH 轻度降低；肾动脉硬化和肾盂肾炎患者 TmPAH 可中度降低；慢性肾小球肾炎、急进性肾炎、慢性肾盂肾炎及间质性肾炎等肾小管功能严重受损，TmPAH 可显著降低。

第三节 肾脏疾病生物化学检验项目的临床应用

PPT

肾脏疾病种类繁多，病因分类复杂。临床上应充分利用实验室方法，合理选择、正确分析结果，肾功能检查项目分类见表16-1。本节介绍生化检测项目在几类主要肾病中的综合应用。

表 16-1 肾功能检查项目分类

检查部位	检查功能	常用检测项目	其他检测项目
肾小球	滤过功能 屏障功能	内生肌酐清除率 血胱抑素 C 血肌酐 血尿素 24 小时尿蛋白定量 尿蛋白/肌酐比值 尿微量清蛋白	菊粉清除率 血 α_1 - 微球蛋白 血 β_2 - 微球蛋白 尿选择性蛋白指数 尿蛋白电泳
近端肾小管	重吸收功能	尿 α_1 - 微球蛋白 尿 β_2 - 微球蛋白 尿钠、FeNa	
	排泌功能	TmPAH 碱负荷（HCO_3^-）试验	PSP 排泄试验
	细胞受损	尿 BRP 尿 NAG 尿 NGAL	
远端肾小管	尿液浓缩稀释功能	尿比重 尿渗量	浓缩稀释试验 渗量溶质清除率 自由水清除率
肾血管	肾血流量	PSP 排泄试验	

一、肾小球肾炎

肾小球肾炎是以肾小球毛细血管增生为主要病理特征的一组疾病，包括膜增生性肾小球肾炎、感染相关肾小球肾炎、寡免疫复合物局灶节段坏死性肾小球肾炎等，是终末期肾病最常见病因。肾脏结构或功能异常超过 3 个月归为慢性肾脏病（chronic kidney disease，CKD），《CKD 早期筛查、诊断及防治指南（2022 年版）》危险分层以 GFR 值和 UACR 为依据，具体见表 16-2。

高风险人群（肾病家族史、糖尿病、高血压、高尿酸血症、>65 岁及肥胖）每年至少检测一次 UACR 和 SCr、eGFR，其他如 SCr、尿素、尿 α_1 - MG、β_2 - MG 等检查用于监测病情。

表 16-2 CKD 危险分层

分期	肾功能	GFR [ml/(min · 1.73m²)]	尿 UACR（mg/g）		
			A1（<30） 正常~轻度增加	A2（30~300） 中度增加	A3（>300） 显著增加
G1	正常或高	≥90	低危	中危	高危
G2	轻度减退	60~89	低危	中危	高危
C3a	轻度~中度减退	45~59	中危	高危	极高危
G3b	中度~重度减退	30~44	高危	极高危	极高危
G4	重度减退	15~29	极高危	极高危	极高危
G5	肾衰竭	<15	极高危	极高危	极高危

二、肾病综合征

肾病综合征是由于肾小球滤过膜通透性增高尿中丢失大量血浆清蛋白导致的一组临床症候群，诊断标准为：①尿蛋白 $> 3.5g/d$；②血浆清蛋白 $< 30g/L$；③水肿；④血脂升高。微小病变肾病、系膜增生性肾炎、膜性肾病和系膜毛细血管性肾炎、局灶性肾小球硬化等疾病可引起肾病综合征。

肾病综合征属 AKI。AKI 是各种原因引起肾功能损害，肾功能快速下降导致血中含氮代谢物积聚，水、电解质和酸碱失衡以及出现全身并发症。AKI 与 ARF 是同一疾病不同病理过程。2023 年发布的《中国急性肾损伤临床实践指南》中，AKI 诊断标准为肾功能 48 小时内突然减退，$SCr > 26.5\mu mol/L$（0.3mg/dl）或 7 天内 $SCr \geqslant 1.5$ 倍基础值或尿量 $< 0.5ml/(kg \cdot h)$ 持续超 6 小时。实验室检查可见轻度贫血、SCr 和血尿素进行性升高，血清钾浓度升高，血 pH 和 HCO_3^- 浓度降低，血清钠浓度正常或偏低，血钙降低，血磷升高。尿蛋白以小分子蛋白为主。肾小管重吸收功能损害，不能浓缩尿液，出现尿渗透压 $< 350mOsm/kgH_2O$，$Uosm/Posm < 1.1$，尿钠增高，$FeNa > 1$。

三、继发性肾病

肾病按病因分原发性、继发性和遗传性三类。继发性肾病（secondary nephrosis）指全身系统疾病导致肾损害的一组疾病，包括高血压、糖尿病、紫癜、肝病、原发性小血管炎、类风湿关节炎、急性风湿热、痛风、系统性红斑狼疮、恶性肿瘤等。以高血压肾病、糖尿病肾病最常见。

继发性肾病临床和病理变化以肾小球损害为主。早期发现肾损害并及时干预尤为重要。慢性继发性肾损害检测项目以尿微量清蛋白为主，急性继发性肾损害则以 SCr 为主。尿 mAlb 可反映内皮功能紊乱程度。糖尿病肾损害筛查主要依靠 UACR 及尿清蛋白排泄率，血清 Cys – C 有助于早发现微血管损伤，反映亚临床肾小球血管异常。β_2 – MG、SCr、eGFR、Ccr、尿素用于综合评估肾功能损害程度。

四、肾小管疾病

一组主要表现肾小管功能缺陷的疾病，儿童多发。成年人主要继发于炎症、免疫或毒物损害。肾小管疾病远较肾小球疾病少见。

肾小管性酸中毒较常见，由于远端或近端肾小管功能异常，导致尿液酸化功能障碍，即肾小管泌 H^+ 和（或）重吸收 HCO_3^- 障碍。常分为 4 型：Ⅰ型为低血钾型远端肾小管酸中毒；Ⅱ型为低血钾型近端肾小管酸中毒，HCO_3^- 重吸收障碍或高氯型代谢性酸中毒；Ⅲ型兼有Ⅰ型和Ⅱ型特点，为混合型；Ⅳ型为高血钾型，远端肾小管排泌 H^+ 和 K^+ 减弱，见于轻、中度慢性肾功能不全者，可出现高氯型酸中毒。

？思考题

答案解析

案例 患者，男，57 岁。

主诉：食欲不振、厌食，周身乏力。

现病史：因食欲不振、厌食、恶心、呕吐、上腹部不适 3 个月余，伴消瘦、周身乏力就诊。初步诊断为慢性胃炎，经抑酸、抗炎、保护胃黏膜治疗 6 周后病情无好转，以"消化不良"收入院。入院后生化检查结果：TP 57.1g/L，ALB 30.1g/L，Urea 16.2mmol/L，SCr 192μmol/L，Cys – C 2.08mg/L，

K^+ 5.65mmol/L，Ca^{2+} 2.11mmol/L，24 小时尿蛋白 220mg/24h，eGFR 39ml/min。追问病史，夜尿 4~5 次/夜。超声示双肾缩小，弥漫性肾实质损伤。排除继发性肾脏疾病。胃镜检查见胃窦部黏液增多，报告慢性浅表性胃炎。低蛋白饮食，静脉滴注必需氨基酸等半个月，复测检查结果：Urea 29.3mmol/L，SCr 429μmol/L，Cys－C 2.16mg/L，K^+ 5.85mmol/L，Ca^{2+} 1.82mmol/L，24 小时尿蛋白 220mg/24h，eGFR 28ml/min。肾功能逐渐衰竭，病情恶化，建议转上级医院治疗。

既往史：未示明显异常。

基本检查：体温 36.6℃，血压 136/90mmHg，呼吸 19 次/分，心率 73 次/分；贫血貌，面部及双下肢水肿；心肺未见明显异常，肝脾肋下未及。

问题

（1）如何分析该患者血液肾功能报告？

（2）该患者血清钾升高、血清钙降低的原因是什么？

（3）为什么初步诊断为慢性胃炎？

（余　楠）

书网融合……

| 重点小结 | 题库 | 微课/视频1 | 微课/视频2 | 微课/视频3 |

第十七章　心血管疾病的生物化学检验

✎ 学习目标

1. 通过本章学习，掌握心肌肌钙蛋白、利钠肽等临床常用心血管疾病生化检测项目的检测方法和临床应用，心肌损伤标志物的概念与临床应用原则；熟悉肌红蛋白、CK－MB等心血管疾病其他生化标志物；了解高血压的生化检验。

2. 具有合理选择、准确测定并科学应用心血管疾病生化检测项目的能力。

3. 树立科学的世界观、人生观和价值观，坚持精益求精、勇于探索的科学态度，关注心血管疾病的预防与管理，服务人类健康。

心血管疾病是以心脏和血管病变为主的循环系统疾病，是严重威胁人类健康的最常见疾病之一。心血管疾病发生和发展过程中，机体存在生物化学方面的多种改变，检测这些生化物质的变化，对心血管疾病的风险评估、临床诊断和预后判断等具有重要的意义。

第一节　心血管疾病的生物化学变化

PPT

心血管系统由心脏、血管以及调节血液循环的神经体液等组成，是血液循环的通道。心血管系统通过血液循环，将氧、营养成分、激素和酶等物质运送到全身各处，运走体内代谢废物，维持人体新陈代谢的正常进行。

一、心脏的结构和功能

（一）心脏的结构

心脏是人体最重要的器官之一，是一中空圆锥体器官，封闭在心包之中，位于纵隔上方，双肺中间偏左。心脏有左心房、右心房、左心室和右心室四个腔室，均与血管相连。心脏自身的血液供应由冠状动脉完成。心肌壁有三层结构，由外向内分别为心外膜、心肌和心内膜。

心肌细胞含有大量的肌原纤维，由粗、细两种肌丝规律排列而成。粗肌丝由肌球蛋白组成，细肌丝由肌动蛋白、原肌球蛋白和心肌肌钙蛋白（cardiac troponin，cTn）组成，其中cTn包括心肌肌钙蛋白T（cardiac troponin T，cTnT）、心肌肌钙蛋白I（cardiac troponin I，cTnI）和心肌肌钙蛋白C（cardiac troponin C，cTnC）三个亚单位（图17-1）。

（二）心脏的功能

心脏的功能主要包括血液循环功能和内分泌功能。在血液循环方面，心脏是人体血液循环的动力泵和循环枢纽。在内分泌方面，部分心肌细胞可以合成和分泌利钠肽、抗心律失常肽等多种活性物质，发挥利尿、排钠、扩张血管、降低血压等作用。

二、主要心血管疾病的生物化学变化

血浆脂蛋白代谢紊乱是心血管疾病的重要前提和基础，心血管疾病高风险个体常常会有血脂和脂

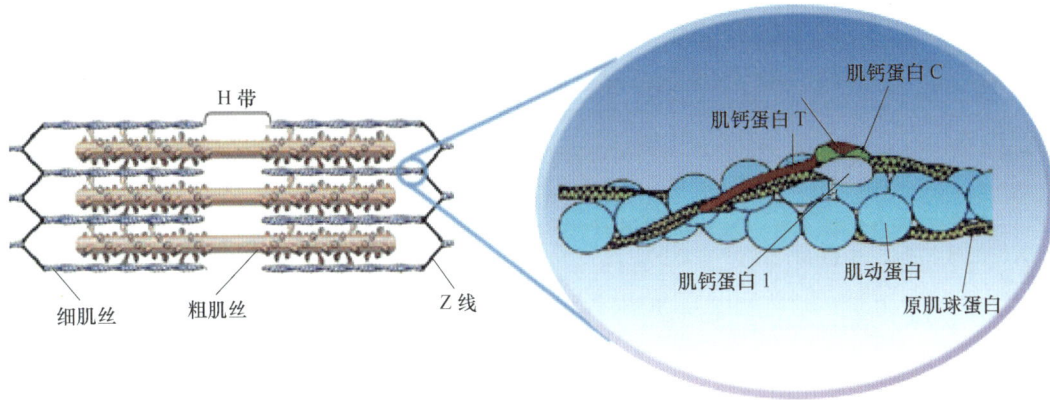

图 17 - 1　心肌肌节结构及细肌丝蛋白组成示意图

蛋白相关成分的异常变化。组织炎症反应和氧化应激损伤也不同程度地参与了心血管疾病的发生发展过程，相关物质如 hs - CRP、SAA、HCY、Lp - PLA$_2$ 等会有不同程度的变化。上述物质成分均为心血管疾病的风险标志物。🔲 微课/视频 1

急性冠脉综合征（acute coronary syndrome，ACS）等多种情况均会导致心肌损伤，心肌细胞膜的完整性发生不同程度的破坏，细胞内的物质成分会从细胞内释放出来进入血液，导致血液中这些物质成分的增加，主要包括 AST 及其同工酶、LD 及其同工酶、α-羟丁酸脱氢酶（α-hydroxybutyrate dehydrogenase，HBDH）、CK 及其同工酶 CK - MB、cTnT、cTnI、肌红蛋白、心脏型脂肪酸结合蛋白（heart - type fatty acid binding protein，H - FABP）、糖原磷酸化酶（glycogen phosphorylase，GP）同工酶 BB（GP - BB）和缺血修饰性清蛋白（ischemic modified albumin，IMA）等，这些都是心肌损伤标志物（图 17 - 2）。

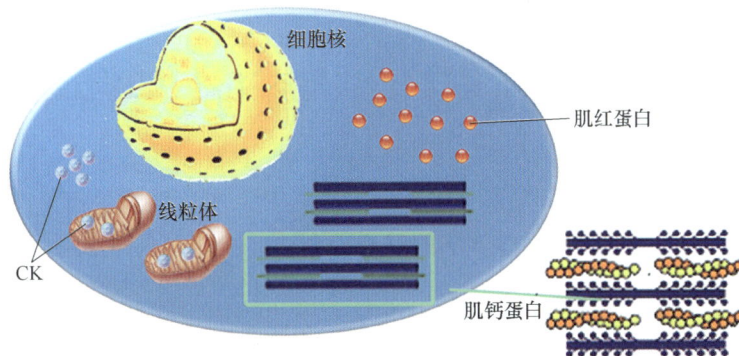

图 17 - 2　主要心肌损伤标志物

心力衰竭（heart failure，HF），简称心衰，是各种心脏结构或功能性疾病导致心室充盈和（或）射血功能受损，心排血量不能满足机体组织代谢需要，以肺循环和（或）体循环淤血，组织器官血液灌注不足为临床表现的一组综合征。心力衰竭时多种生化物质发生变化（表 17 - 1），部分物质可以用作心力衰竭标志物。

表 17 - 1　心力衰竭相关生物标志物

类型	生物标志物
心脏负荷/室壁张力相关	B 型利钠肽（BNP）；B 型利钠肽原 N 端肽（NT - proBNP）；A 型利钠肽原 N 端肽（NT - proANP）
心肌损伤相关	心肌肌钙蛋白 T（cTnT）；心肌肌钙蛋白 I（cTnI）；心脏型脂肪酸结合蛋白（H - FABP）；肌酸激酶同工酶 MB（CK - MB）；肌红蛋白（Mb）

续表

类型	生物标志物
心脏基质重构相关	可溶性生长刺激表达基因 2 蛋白（sST2）；半乳糖凝集素 – 3（Gal – 3）；Ⅰ 型前胶原氨基端原肽（PINP）；Ⅲ 型前胶原氨基端肽（P Ⅲ NP）；基质金属蛋白酶（MMPs）；基质金属蛋白酶组织抑制因子（TIMP）
肾功能不全相关	肌酐（Cr）；胱抑素 C（Cys – C）；尿素（Urea）；估算肾小球滤过率（eGFR）；尿清蛋白（Alb）；中性粒细胞明胶酶相关脂质运载蛋白（NGAL）；肾损伤分子 – 1（KIM – 1）
炎症相关	白介素 6（IL – 6）；C 反应蛋白（CRP）；降钙素原（PCT）；肿瘤坏死因子 α（TGF – α）；生长分化因子 – 15（GDF – 15）
神经内分泌激活相关	肾上腺髓质素（ADM）；精氨酸加压素（AVP）；和肽素（copeptin）；去甲肾上腺素（NE）；肾素（N）；血管紧张素 Ⅱ（angiotensin Ⅱ）
氧化应激相关	髓过氧化物酶（MPO）；尿酸（UA）；丙二醛（MDA）；氧化低密度脂蛋白（ox – LDL）
其他	糖蛋白抗原 125（CA125）；微小 RNA（miRNA）；内皮素 – 1（ET – 1）；铁调素（hepcidin）；D – 二聚体（D – dimer）；肝细胞生长因子（HGF）

心力衰竭发生发展过程中，心肌细胞合成和分泌大量的 B 型利钠肽（B – type natriuretic peptide，BNP）（又称脑钠肽）、B 型利钠肽原 N 端肽（N – terminal proBNP，NT – proBNP）、A 型利钠肽原 N 端肽（N – terminal proANP，NT – proANP）和可溶性生长刺激表达基因 2 蛋白（soluble growth stimulation expressed gene 2，sST2）等物质并释放到血液中。通过检测血液中这些物质可以进行心力衰竭的诊断、风险分层与预后判断。

高血压（hypertention）是以体循环动脉压升高为主要特征的心血管综合征，是心脑血管疾病最重要的危险因素。原发性高血压可能伴随多种合并症（如高脂血症、糖尿病、高尿酸血症等）和并发症（如冠心病、脑卒中和肾功能不全等），导致相关生物标志物的变化。内分泌功能异常是内分泌性高血压的原发病因，如原发性醛固酮增多症和库欣综合征等。H 型高血压患者 HCY 水平明显升高。

第二节　心血管疾病生物化学检验项目的检测与评价

PPT

心血管疾病生化检验项目在临床实践中应用广泛。基于免疫学检测等相关技术手段的不断进步，心血管疾病生化检验项目的测定方法也在不断的发展更新中，分析性能不断提升，能很好地满足临床心血管疾病诊治的需求。

一、心肌损伤标志物

心肌损伤时心肌细胞中部分物质成分会释放到血液中，导致其在血液中的数量增加，成为心肌损伤的标志。血液中这些能够反映心肌损伤的物质即为心肌损伤标志物。早期曾采用心肌酶谱来反映心肌损伤，包括 AST 及其同工酶、LD 及其同工酶、HBDH、CK 及其 CK – MB 同工酶等，其中 AST、LD 及其同工酶和 HBDH 由于临床诊断性能不能满足需求已较少使用。目前临床应用的心肌损伤标志物主要包括 cTnT、cTnI、CK – MB 和肌红蛋白（myoglobin，Mb 或 MYO），还有部分心肌损伤标志物处在临床验证和推广过程中。

（一）心肌肌钙蛋白　微课/视频 2

cTnT 和 cTnI 与其他肌肉组织来源的 TnT 和 TnI 不同，由单独基因编码，心肌组织特异性强。在心肌细胞中，cTn 主要以胞浆中细肌丝结构蛋白组分的形式存在，仅少量为游离形式。心肌损伤后，患者外周血中的 cTnI 多为复合物形式，cTnT 多为游离形式。循环中的 cTn 被降解、片段化后经肾脏清除。

1. 方法概述 cTn 多用免疫学方法进行检测，包括 ELISA、FIA、CLIA、ECLIA 和免疫比浊分析等。目前还有基于胶体金免疫层析、荧光免疫层析、量子点免疫层析和上转换发光技术（up‑converting phosphor technology，UPT）等原理的 POCT 检测试纸和设备供临床选用。

根据检测性能，cTn 的检测有传统方法和高敏方法之分，基本依据是健康人群中能检出超过空白限的比例和第 99 百分位参考上限（99th percentile upper reference limits，99th URL）处的总 CV。高敏方法要求在超过 50% 的健康人群中稳定可靠地检测到 cTn，浓度≥检测限（limit of detection，LoD）（又称为检出限），同时在性别特异性 99th URL 浓度下的总 CV≤10%。传统方法是在 20%~50% 健康人群中检测到 cTn，浓度≥LoD，同时 99th URL 浓度下的总 CV≤10% 为指南可接受，总 CV≤20% 为临床可接受。目前推荐采用高敏方法检测，此即高敏心肌肌钙蛋白（high‑sensitivity cTn，hs‑cTn），包括 hs‑cTnT 和 hs‑cTnI。

2. 测定原理 CLIA 法检测 cTnI 和 ECLIA 法检测 cTnT 的具体原理详见本书第五章第三节。

3. 方法学评价 cTn 的检测需要很高的灵敏度和特异性，诸多因素会影响检测结果的准确性，包括溶血、生物素、微凝块、肌钙蛋白自身抗体、异嗜性抗体等，主要如下。

（1）样本中 cTn 的变化 cTnI 在血液中存在多种形式，某种形式 cTnI 的特异性抗体可能不会识别另一形式 cTnI，影响检测结果。①蛋白水解酶的影响：AMI 发生后若心脏血供未重新建立，心肌细胞会坏死并释放多种蛋白水解酶。cTnI 的氨基端和羧基端均易受蛋白水解酶作用，而其中心区域（第 28 位和第 110 位氨基酸残基之间）稳定性较高。因此，如抗体的识别表位在 cTnI 的中心区域，可提高检测的准确性。②蛋白激酶 A 的影响：cTnI 的第 22 位丝氨酸和第 23 位丝氨酸残基易受蛋白激酶 A 作用磷酸化，可能改变 cTnI 的抗原性，影响某些抗体的识别和结合。③氧化反应或还原反应的影响：cTnI 的第 79 位和第 96 位氨基酸是半胱氨酸，容易发生氧化反应或还原反应，改变 cTnI 的抗原性，影响检测。

（2）样本抗凝剂的影响 EDTA 是 Ca^{2+} 螯合剂，可促进 cTnI‑cTnC 复合物的解离，使游离型 cTnI 增加；肝素带有负电荷，cTnI 带有较多正电荷，二者易于形成复合物，这些都可能影响抗原抗体反应，导致 cTnI 测定值的变化。

4. 临床意义 cTnT 和 cTnI 在正常人血液中水平极低，心肌损伤后显著升高；由于二者分子量较小，AMI 后 1~6 小时即可升高，10~24 小时达到峰值，cTnI 峰值可达基线水平的 20~50 倍，cTnT 峰值可达基线水平的 30~200 倍；AMI 后 cTnI 在血液中会以较高的浓度水平持续 7~14 天，cTnT 持续 5~10 天，比其他标志物具有更长的检测窗口期。cTnT 和 cTnI 心肌组织特异性强，较少受其他肌肉病的影响。cTn 由肾脏排泄，肾功能受损时，血中 cTnT 和 cTnI 浓度会升高，分子量较大的 cTnT 升高更为明显。

目前心肌损伤的诊断标准为 cTn 高于 99th URL。如果 cTn 高于 99th URL 且变化幅度超过 20%，考虑为急性心肌损伤；如持续升高状态，且增幅变化<20%，则可能为慢性心肌损伤。手术、感染、药物治疗等因素均能导致心肌损伤，需要注意鉴别。cTn 可用于判断微小心肌损伤和心肌缺血再灌注是否成功。cTn 在血液中持续时间较长，有利于诊断延迟就诊的 ACS 患者，但不利于判断近期发生的心肌再梗死。

（二）肌红蛋白

Mb 是一种氧转运蛋白，分子量为 17kDa。Mb 主要存在于骨骼肌和心肌的胞浆中，参与肌细胞中氧气的储存和运输。

1. 方法概述 血清（浆）Mb 测定多应用免疫学方法，如 ELISA、FIA、CLIA、免疫比浊法和胶体金免疫层析等，临床常用 PETIA 法和 CLIA 法。

2. 测定原理（CLIA 法） 采用双抗体夹心法定量分析样本 Mb 的浓度，相关原理详见本书第五章。

3. 方法学评价 应用不同来源的抗体检测 Mb 的结果可能出现差异。PETIA 法能在自动生化分析仪上进行，LoD 为 $0.037\mu g/L$，平均回收率为 99%，CV 在 5% 以内，完全满足临床要求。

4. 临床意义 由于 Mb 在心肌中含量较丰富，存在于胞浆中，分子量较小，故在心肌损伤后的极早期即可大量漏出至血中，导致血中 Mb 水平在短时间内显著升高，是心肌损伤早期标志物：①在 AMI 发作后 0.5～2 小时就能在血中检测到 Mb 的升高，5～12 小时达到峰值，可达基线水平的 5～20 倍，18～30 小时恢复正常；②Mb 能用于 AMI 的排除，患者胸痛发作后 6 小时内肌红蛋白的阴性预测值接近 100%；③Mb 可用于判断再灌注是否成功和是否发生心肌再梗死。

由于心肌细胞来源和骨骼肌来源的 Mb 分子结构上没有差异，导致 Mb 缺乏心肌组织特异性。联合应用碳酸酐酶Ⅲ（carbonic anhydrase Ⅲ，CAⅢ）可以提高诊断 AMI 的特异性，因为骨骼肌损伤时 Mb 和 CAⅢ都会升高，心肌损伤时仅 Mb 升高。

（三）肌酸激酶及其同工酶 MB

CK 是一种存在于骨骼肌、心肌、脑和肾脏等组织细胞中的激酶，包括 3 种胞浆同工酶（CK－BB、CK－MB 和 CK－MM）和 1 种线粒体同工酶（CK－Mt）。心肌中总 CK 活性的 10%～20% 来自 CK－MB。CK 作为心肌损伤标志物包括总 CK 及 CK－MB，目前倾向于应用 CK－MB。

1. 方法概述 临床推荐应用酶偶联速率法测定血清总 CK 活性。CK－MB 有活性浓度和质量浓度之分，CK－MB 活性浓度的经典测定方法是电泳法，临床常用免疫抑制法；CK－MB 质量浓度测定常用免疫学方法，如免疫比浊分析、CLIA、ECLIA 等，也有一些非均相免疫检测方法供实验室选用。

2. 测定原理 酶偶联速率法测定血清总 CK 活性浓度、免疫抑制法测定 CK－MB 活性浓度和免疫化学法测定 CK－MB 质量浓度的基本原理参见本书第六章和第五章。

3. 方法学评价 ①酶活性抑制法测定 CK－MB 活性时，脂血、黄疸和溶血等会影响检测结果；由于其他疾病在血液中出现 CK－Mt、巨 CK（CK－MB 和免疫球蛋白等组成的巨大复合物），以及中枢神经疾病所致的 CK－BB 升高，均可出现 CK－MB 活性测定结果升高，若检测结果显示 CK－MB 占总 CK 百分比超过 25%，需要注意排除上述因素的影响。②进行 CK－MB 质量浓度测定时，使用 CK－MB 特异性抗体，不会识别和结合 CK－MM、CK－BB、CK－Mt，提高了检测的特异性。该法的灵敏度较高，最低检出限（limit of detection，LoD）为 $1\mu g/L$，线性范围宽。

4. 临床意义 CK－MB 相对 CK 总活性有更强的组织特异性，能更加特异地反映心肌损伤，一度被用作 AMI 实验室诊断的金标准，但还是有部分非心肌疾病导致血清 CK－MB 升高，包括肌营养不良症、多肌炎、终末期肾病和健康群体剧烈运动等情况。目前推荐测定 CK－MB 质量浓度。同时测定 CK－MB 和总 CK 的活性或质量，计算 CK－MB 百分相对指数（CK－MB 质量/CK 总活性的比值）和百分 CK－MB（CK－MB 活性/CK 总活性的比值），有助于心肌损伤的诊断和鉴别诊断。

CK－MB 是临床上 AMI 较为快速、经济、有效的标志物，能够用于心肌梗死范围的大致判断和溶栓再灌注效果、再梗死的判断。CK－MB 在 AMI 后 3～8 小时升高，9～30 小时达峰，可达基线水平的 5～20 倍，48～72 小时恢复正常。CK－MB 对于微小心肌损伤和 6 小时以内、36 小时以前的心肌梗死敏感度较低。临床上应用 CK－MB 诊断心肌梗死时，还应注意以下因素的影响：①部分骨骼肌病尤其是肾衰时的尿毒症性肌病患者，会出现心肌损伤样血清 CK－MB 改变。产妇分娩时挤压胎盘，胎儿血液回流至母体，以及其他肌肉损伤，也可能出现与心肌损伤类似的 CK－MB 改变；②甲状腺功能紊乱的影响。甲状腺功能减退导致胆固醇升高，患者易患冠状动脉疾病以及 AMI；另一方面甲状腺功能减退患者常有抽筋、肌痛等骨骼肌损伤现象，因此，甲状腺功能减退患者血清 CK－MB 可能增高。甲状腺功能亢进时血清 CK 显著降低，即使同时发生心肌损伤，也不会有明显升高。因此，用 CK 和 CK‐MB 诊断 AMI 时，甲状腺功能减退者易出现假阳性，甲状腺功能亢进者易出现假阴性；③药物影响。两性霉素 B、琥珀酰胆碱、拉贝洛尔、利多卡因、奎尼丁、贝特类等药物可致血清 CK‐MB 水平升高。

（四）心脏型脂肪酸结合蛋白

脂肪酸结合蛋白（fatty acid binding protein，FABP）是与长链脂肪酸非共价结合的胞浆蛋白，在细胞内脂肪代谢过程中转运游离脂肪酸，由 126～137 个氨基酸残基组成，分子量为 14～15kDa。目前已经发现 9 种不同的 FABP，其中特异性分布于心肌细胞质的 FABP 为 H‐FABP。

1. 方法概述　血清（浆）H‐FABP 的检测多采用免疫学方法，如 PETIA、ELISA、免疫传感器法和胶体金免疫层析法等，临床常用 PETIA 法。

2. 测定原理（PETIA 法）　与 PETIA 法检测 Cys‐C 类似。

3. 方法学评价　样本中 H‐FABP 的准确测定依赖高质量的抗体。由于目前已经发现多种不同的 FABP，实际检测中应用的 H‐FABP 特异性抗体可能与其他类型的 FABP 发生交叉结合反应，导致检测结果的假性升高。PETIA 法定量分析 H‐FABP 时，线性范围为 2.5～160ng/ml，批内 CV 和批间 CV 分别在 2% 和 3% 以内。

4. 临床意义　心肌梗死后 H‐FABP 先于 Mb 发生变化，是敏感的心肌损伤早期标志物。为提高 H‐FABP 诊断特异性，可同时测定 Mb 和 H‐FABP，计算 Mb/H‐FABP 比值。由于心肌中 FABP 比骨骼肌丰富，FABP 若来源于心肌，该比值在 10 以内，FABP 若来源于骨骼肌，则比值远远高于 10。

（五）糖原磷酸化酶同工酶 BB

GP 催化糖原分解生成葡萄糖‐1‐磷酸，是糖原分解的限速酶。人 GP 是由相同亚基组成的二聚体，有三种同工酶：GP‐BB、GP‐LL 和 GP‐MM。其中 GP‐BB 主要存在于脑和心肌，分子量大（188kDa），脑组织来源的 GP‐BB 不能通过血‐脑屏障，因此血中的 GP‐BB 主要来自心肌。

1. 方法概述　早期曾用抗体抑制法测定 GP‐BB 活性，但因其灵敏度较低、影响因素多而逐渐被淘汰。后来建立免疫学方法检测 GP‐BB 的质量浓度，包括 ELISA、免疫比浊法和胶体金免疫层析 POCT 等方法。

2. 测定原理（ELISA 法）　目前常用双抗体夹心法检测血清 GP‐BB 质量浓度。

3. 方法学评价　应用 ELISA 检测 GP‐BB 时，所用抗体特异性高，与 GP‐LL、GP‐MM 两种同工酶的交叉免疫反应均低于 1%。测定范围为 1～200μg/L，批内 CV 和批间 CV 分别在 5% 和 10% 以内，但是检测结果会受血红蛋白、胆红素和胆固醇的影响。应用 POCT 方法时，可用全血、血清和血浆样本，检测时间在 15 分钟以内，LoD 可达 10μg/L。

4. 临床意义　GP‐BB 浓度在胸痛发作 1～4 小时后开始增加，24～48 小时恢复正常，可用于发现早期心肌缺血性损伤，是 AMI 早期诊断项目。

（六）缺血修饰性清蛋白

IMA 是指因组织缺血而发生变化的 Alb。正常情况下人血清 Alb 的氨基末端能和铜、钴、镍等部分金属元素结合，缺血时，自由基等因素促使清蛋白氨基末端 2～4 个氨基酸发生乙酰化或缺失，导致其结合金属元素的能力下降，这种因缺血导致的与部分金属元素结合能力发生改变的 Alb 就是 IMA。

1. 方法概述　目前公认 Alb‐Co^{2+} 结合试验为 IMA 测定的最佳方法。

2. 测定原理　根据 IMA 结合过渡金属元素 Co^{2+} 的能力下降的特点，采用 Alb‐Co^{2+} 结合试验对血清 IMA 进行测定。在检测体系中，加入一定量的 Co^{2+}，部分 Co^{2+} 与体系中的 Alb 结合，然后用二硫苏糖醇与游离的 Co^{2+} 结合发生呈色反应，在 500nm 处有吸收峰，经过和同样处理的校准品进行比较，测定血清样本中 Alb 结合 Co^{2+} 的能力,计算 IMA 的浓度水平。

3. 方法学评价 Alb－Co^{2+} 结合试验目前已经实现自动化分析,测定单位体积血清失去结合 Co^{2+} 的能力,结果以 U/ml 表示,其中单位定义为 1ml 血清的 Alb 失去结合 6.892μg Co^{2+} 的能力。

4. 临床意义 IMA 在心肌缺血发生后 6 小时内升高,且升高程度与心肌缺血程度相关,是心肌缺血的良好标志物。用于 ACS 诊断时,IMA 的临床灵敏度与 cTnI、cTnT 和 Mb 等项目相当,FDA 曾批准 IMA 用于 ACS 的排除诊断。在氧化应激相关的慢性疾病中 IMA 也会升高,需要注意区分。

二、心力衰竭标志物

(一) B 型利钠肽与 B 型利钠肽原 N 端肽 e 微课/视频 3

在 BNP 和 NT－proBNP 生成过程中,细胞首先表达含有 134 个氨基酸残基的 B 型利钠肽原前体(pre－proBNP),在细胞内去掉信号肽后,生成含有 108 个氨基酸残基的 B 型利钠肽原(proBNP)并释放入血。血液中的 proBNP 在肽酶的作用下水解,生成等分子数的含有 32 个氨基酸残基的 BNP 和含有 76 个氨基酸残基的 NT－proBNP,分子量分别为 3.5kDa 和 8.5kDa。右心室血容量增加和左心室压力超负荷均可刺激 BNP 异常高表达,大量的 BNP 和 NT－proBNP 被合成释放入血。血液中 BNP 主要通过与相关受体结合而被清除,只有少量通过肾脏清除;NT－proBNP 通过肾脏排泄清除。BNP 和 NT－proBNP 的半衰期分别为 20 分钟和 120 分钟。BNP 和 NT－proBNP 的生物学特征见表 17－2。

表 17－2 BNP 和 NT－proBNP 的特征

特点	BNP	NT－proBNP
氨基酸残基数	32	76
来源	proBNP 裂解而来	proBNP 裂解而来
分子量	3.5kDa	8.5kDa
生物学活性	利尿、排钠、扩血管、降血压	无
年龄影响	有影响	影响大
主要清除机制	利钠肽清除受体	肾清除
血液中半衰期	20 分钟	120 分钟
肾功能影响	影响小	影响大
稳定性	室温 4 小时	室温 72 小时
主要检测方法	免疫学方法	免疫学方法
基本临床应用	诊断心力衰竭	诊断心力衰竭

1. 方法概述 BNP 和 NT－proBNP 都是应用免疫学方法检测,包括 ELISA、CLIA、ECLIA、RIA 和 UPT 等。目前市场上还有成熟的 POCT 试纸条(卡)和设备用于这些项目的定性和定量检测。HPLC－MS、离子交换色谱－质谱联用等新型方法也有用于检测 BNP 和 NT－proBNP。

2. 测定原理 CLIA、ECLIA 和 POCT 方法测定 BNP 和 NT－proBNP 的原理详见本书第五章。

3. 方法学评价 由于血液循环中存在多种形式的 BNP 相关肽段,免疫检测的具体对象取决于抗体识别表位所处的位置。早期采用 ELISA 法,灵敏度高,特异性好,线性范围较宽,但操作比较繁琐,不易自动化。后来发展的 CLIA 法,能够进行自动化分析,在数分钟完成测定,分析性能大幅提高,成为目前 BNP 和 NT－proBNP 测定的主流方法。相关指南要求 BNP 和 NT－proBNP 检测方法的 CV < 10%,检测下限均应达到 5ng/L,检测上限分别达到 5000ng/L 和 30000ng/L。检测 BNP 时使用 EDTA 抗凝血浆;检测 NT－proBNP 时选择血清或血浆,EDTA 抗凝血浆检测结果较血清和肝素抗凝血浆低约 10%。检测 BNP 用塑料管收集血液,检测 NT－proBNP 用玻璃或塑料管均可。BNP 样本最好使用冰浴

管收集并迅速处理，在 4 小时之内完成检测，以避免体外降解；NT‐proBNP 稳定性较好。NT‐proB-NP 中段区域存在 9 个糖基化位点，慢性心力衰竭时糖基化较多，可能影响抗体的识别与结合。目前用于 NT‐proBNP 检测的抗体和校准品均有公认的唯一来源性，故其检测结果之间的协调性较好。

4. 临床意义　BNP 和 NT‐proBNP 血浆浓度水平随年龄增长而升高，NT‐proBNP 增加尤为显著。正常女性的 BNP 和 NT‐proBNP 高于男性，肥胖人群的 BNP 和 NT‐proBNP 水平较低。目前 BNP 和 NT‐proBNP在心力衰竭所有标志物中推荐级别最高，已成为心力衰竭高危人群识别、诊断和预后评估的最主要的标志物。BNP 和 NT‐proBNP 的临床意义相近，但也存在一定差异，二者在血液中的浓度不呈完全平行关系，不能相互转换。在心力衰竭诊断方面，BNP < 35ng/L 或 NT‐proBNP < 125ng/L 可排除慢性心力衰竭；BNP < 100ng/L 或 NT‐proBNP < 300ng/L 可排除急性心力衰竭；BNP > 400ng/L 可诊断急性心力衰竭。NT‐proBNP 诊断界值应根据年龄进行分层，高龄者界值更高。肥胖患者（BMI ≥ 30kg/m²）BNP 排除心力衰竭的界值应 < 50ng/L，BNP 和 NT‐proBNP 诊断心力衰竭界值应降低 50%。肾功能不全患者的 NT‐proBNP 诊断心力衰竭界值应 > 1200ng/L，BNP 排除心力衰竭界值应 < 200ng/L。需要注意排除其他原因所致升高。

（二）A 型利钠肽原 N 端肽

ANP 合成过程中首先合成含有 151 个氨基酸残基的 A 型利钠肽原前体（pre‐proANP），然后切除 N 端 25 个氨基酸的信号肽，生成含有 126 个氨基酸残基的 A 型利钠肽原（proANP）。proANP 经酶作用进一步裂解成含有 28 个氨基酸残基的 ANP 和含有 98 个氨基酸残基的 A 型利钠肽原 N 端肽（NT‐proANP），二者同时分泌入血。

1. 方法概述　由于血清（浆）中的 ANP 不稳定，加上方法学原因，临床上较少检测 ANP，检测 NT‐proANP 较多。NT‐proANP 多用免疫学方法检测，如 RIA、ELISA、CLIA 及 ECLIA 等，临床常用 CLIA 法。

2. 测定原理（CLIA 法）　采用双抗体夹心法检测样本 NT‐proANP 浓度。所用捕获抗体和检测抗体均识别 NT‐proANP 的中间区域，校准品为人工合成的 NT‐proANP 的 53 ~ 90 号氨基酸多肽，因此实际检测的是中间区段 proANP（middle region of proANP，MR‐proANP）。

3. 方法学评价　NT‐proANP 测定灵敏度高，稳定性好。检出限为 20pmol/L，样本在室温下 24 小时内基本不降解，7 天内降解量在 20% 以内。

4. 临床意义　NT‐proANP 在判断心力衰竭方面的诊断性能和 BNP、NT‐proBNP 相近。①用于鉴别呼吸困难的病因，如果该浓度在 169pmol/L 以上，提示心力衰竭导致的呼吸困难；②用于判断慢性心力衰竭左心室收缩障碍程度时，性能与 BNP/NT‐proBNP 相当；③用于预测慢性心力衰竭死亡率方面，NT‐proANP、BNP 和 NT‐proBNP 浓度升高 1 倍时，对应的死亡风险分别增加 54%、27% 和 23%。

（三）可溶性生长刺激表达基因 2 蛋白

生长刺激表达基因 2 蛋白（growth stimulation expressed gene 2，ST₂）是白细胞介素‐1（IL‐1）家族成员，有膜结合型 ST₂ 即 ST₂ 配体（ST₂ ligand，ST₂L）和可溶性 ST₂（soluble ST₂，sST₂）两种类型。生理情况下，IL‐33 与 ST₂L 结合，发挥抗心肌肥厚和抗心肌纤维化的作用。心力衰竭时心室壁张力增加，大量分泌 sST₂，作为诱骗受体与 IL‐33 结合，弱化 IL‐33 与 ST₂L 结合所介导的心脏保护活性。此时较多的 sST₂ 会出现在血液循环中。

1. 方法概述　多用免疫学方法检测，如 ELISA、CLIA 及 ECLIA 等。

2. 测定原理　目前最为成熟的是双抗体夹心 ELISA 或 CLIA 测定 sST₂。

3. 方法学评价 测定 sST$_2$ 的 ELISA 试剂可检测 EDTA 抗凝血浆、肝素抗凝血浆或血清样本。sST$_2$ 检测的批内 CV < 4%，批间 CV < 10%；在 0 ~ 200μg/L 范围内线性良好。

4. 临床意义 sST$_2$ 不受年龄、性别、肾功能、体重指数等因素的影响。sST$_2$ 作为一种心脏基质重构相关生物标志物，在心力衰竭患者中明显升高，其升高程度与心力衰竭严重程度、左心室射血分数、NT - proBNP 等相关；sST$_2$ 可独立预测心力衰竭患者中短期死亡率。部分非心力衰竭疾病，如部分肺部疾病、肝脏疾病、ACS、脓毒症、创伤、肿瘤和自身免疫性疾病等，sST$_2$ 也会有不同程度的升高。

三、其他重要检测项目

（一）高敏 C 反应蛋白

炎症也是心血管疾病发生发展的重要机制，常用的标志物包括 hs - CRP、SAA 和炎性细胞因子等，以 hs - CRP 应用最为广泛。hs - CRP 并不是一种新的 CRP，其实是根据测定方法更敏感而命名。

1. 方法概述 临床常规测定普通 CRP 的方法检测线性一般为 3 ~ 200mg/L，因缺乏较高的灵敏性已不足以预测心血管事件的危险。hs - CRP 是采用高灵敏度方法（检测低限为 0.005 ~ 0.10mg/L 不等），准确检测血清等样本中低浓度的 CRP（如 0.15 ~ 10mg/L），多用免疫学方法检测，临床以 PETIA 法为主。

2. 测定原理（PETIA 法） 与 PETIA 检测 Cys - C 类似。

3. 方法学评价 hs - CRP 检测要求样本新鲜，避免反复冻融；血清样本必须彻底凝固后吸取，并在离心后不含任何颗粒或纤维蛋白。试剂盒分析性能良好，线性范围在 0.1 ~ 100mg/L，总 CV < 9%，回收率在 104% ~ 108%。

4. 临床意义 hs - CRP 轻度升高与冠状动脉事件、脑卒中及周围血管病相关联，是 ASCVD 一种独立的危险因素，是预测 ACS 患者、稳定型心绞痛患者及支架置入患者未来事件的因素。血清 hs - CRP < 1.0mg/L 为低危，1.0 ~ 3.0mg/L 为中危，3.0 ~ 10.0mg/L 为高危。联合应用 hs - CRP 和血清 TC/HDL - C 可以更好地评估发生 ACS 的危险性。血清 hs - CRP 与血清清蛋白的比值（hs - CRP/Alb）可用于预测 ACS 患者死亡风险，比值越大，死亡风险越高。

（二）同型半胱氨酸

HCY 由甲硫氨酸去掉甲基后代谢而成。在相关代谢酶、维生素 B$_6$ 和叶酸等物质缺乏等情况下，HCY 水平会异常升高。高水平的 HCY 会损伤血管内壁，促进血管平滑肌增生，使血管壁增厚，血管内膜粗糙，管腔狭窄、阻塞，引发动脉粥样硬化和冠心病。

1. 方法概述 以往采用 FPIA、ELISA、HPLC 等方法。现多用酶循环法进行 HCY 测定。

2. 测定原理（酶循环法） 具体原理详见本书第七章第二节。

3. 方法学评价 血液离体后红细胞会释放 HCY，因此需要尽快分离血清或血浆；分离后的样本室温可稳定 4 天，4℃可稳定 4 周，-20℃可长期保存；明显溶血和脂血样本会影响检测结果。酶循环法测定的线性范围为 3.0 ~ 50μmol/L，批内 CV 和批间 CV 在 10% 以内。

4. 临床意义 男性 HCY 水平高于女性，年龄大者 HCY 水平更高；使用 S - 腺苷甲硫氨酸、甲氨蝶呤、卡马西平、苯妥英钠等药物和高动物蛋白饮食均可使 HCY 升高。HCY 升高是叶酸和维生素 B$_6$ 缺乏的敏感指标，同时还与 AS 和冠心病的危险性相关，是 ASCVD 的独立危险因素。伴有 HCY 升高的高血压占我国高血压人群的大部分，患者中 HCY 升高与高血压对心脑血管的损害具有协同作用。

（三）髓过氧化物酶

髓过氧化物酶（myeloperoxidase，MPO）是一种白细胞衍生的血红素酶，来自活化的中性粒细胞、单核细胞和巨噬细胞，是中性粒细胞活化标志物。MPO 连接炎症反应与氧化应激，产生大量活性氧，损害血管内皮功能，促进心血管疾病等多种疾病的发生和进展。

1. 方法概述　早期应用连续监测法测定 MPO 的活性浓度，目前多用免疫学方法测定其质量浓度，包括 CLIA、ELISA、胶体金免疫层析、荧光免疫层析、免疫比浊法等。

2. 测定原理（PETIA 法）　与 PETIA 法检测 Cys – C 类似。

3. 方法学评价　常用血清样本，及时分离血清，室温下保存不超过 8 小时，4℃保存不超过 48 小时，–20℃可以长期保存，但要避免反复冻融。溶血、脂血和细菌污染样本会影响检测结果。检测线性范围 0 ~ 700ng/mL，批内 CV≤8%，批间 CV≤12%，正确度偏倚≤10%。

4. 临床意义　MPO 不仅是 AS 斑块不稳定的标志，也是氧化应激和损伤的标志，是冠心病患者心血管事件的预测因子。体内 MPO 含量升高提示有 AS 以及冠心病的风险增加，是心肌梗死的早期预警；MPO 浓度升高与 hs – CRP 存在一定的相关性。

此外，Lp – PLA$_2$ 也是临床常用的心血管疾病生化项目，不仅可以预测 AS 的发生，还可以反映斑块的稳定性，相关信息详见本书第十一章。

第三节　心血管疾病生物化学检验项目的临床应用

PPT

心血管疾病是严重威胁人类健康的重要疾病，相关生物化学检验项目在心血管疾病的筛查、诊断和预后判断等过程中发挥重要作用，在 ACS 和心力衰竭方面应用尤为广泛。

一、急性冠状动脉综合征

ACS 在临床上可以分为不稳定型心绞痛（unstable angina，UA）、非 ST 段抬高型心肌梗死（non – ST – segment elevation myocardial infraction，NSTEMI）和 ST 段抬高型心肌梗死（ST – segment elevation myocardial infraction，STEMI）三种情况。ACS 的诊断依据包括患者病史、症状和体征，结合心电图、实验室检查和影像学检查结果，诊断标准如表 17 – 3 所示。

表 17 – 3　各种类型的 ACS 的诊断标准

ACS 类型	生物标志物	其他特征
UA	cTn 阴性	缺血性胸痛；心电图表现为一过性 ST 段压低或 T 波低平、倒置，少见 ST 段抬高（血管痉挛性心绞痛）
NSTEMI	cTn > 99th URL 或 CK – MB > 99th URL	同时伴有下列情况之一或以上：持续缺血性胸痛；心电图表现为新发的 ST 段压低或 T 波低平、倒置；超声心动图显示节段性室壁活动异常；冠状动脉造影异常
STEMI	cTn > 99th URL 或 CK – MB > 99th URL	心电图表现为 ST 段弓背向上抬高，伴有下列情况之一或以上：持续缺血性胸痛；超声心动图显示节段性室壁活动异常；冠状动脉造影异常

1. 心肌损伤标志物的临床应用原则　①放弃以前的心肌酶谱分析，即不再将 LD、AST、HBDH、CK、LD 同工酶和 CK – MB 活性测定用于 ACS 的诊断，条件有限时可考虑 CK – MB 质量测定；②用 cTnT 或者 cTnI 作为心肌损伤诊断的首选项目；③在充分保证分析性能的前提下，测定 hs – cTnT 或 hs – cTnI 中的一项就足以明确诊断；④不能测定 hs – cTn（包括不能测定 cTn 或只能测定普通 cTn 两种情况）时，可以测定 Mb 作为心肌损伤的早期标志物；⑤如患者已有典型的心电图变化，应立即进行针对 AMI 的治疗；⑥对于发病超过 6 小时的患者，无需测定 Mb 等早期标志物，直接分析 cTnT 或 cTnI 等确诊性标志物。AMI 后各心肌损伤标志物的变化特征见表 17 – 4 和图 17 – 3。

表 17 - 4　AMI 后心肌损伤标志物变化特征

标志物	分子量（kDa）	升高时间（AMI 后，小时）	达峰时间（小时）	升高倍数	恢复时间
总 LD	135	8 ~ 18	24 ~ 72	3 ~ 5	6 ~ 10 天
LD₁	135	8 ~ 18	24 ~ 72	5 ~ 10	6 ~ 10 天
总 CK	86	3 ~ 8	10 ~ 36	5 ~ 25	3 ~ 4 天
CK - MB	86	3 ~ 8	9 ~ 30	5 ~ 20	2 ~ 3 天
Mb	17.8	0.5 ~ 2	5 ~ 12	5 ~ 20	18 ~ 30 小时
cTnI	22.5	1 ~ 6	14 ~ 20	20 ~ 50	7 ~ 14 天
cTnT	39.7	1 ~ 6	10 ~ 24	30 ~ 200	5 ~ 10 天

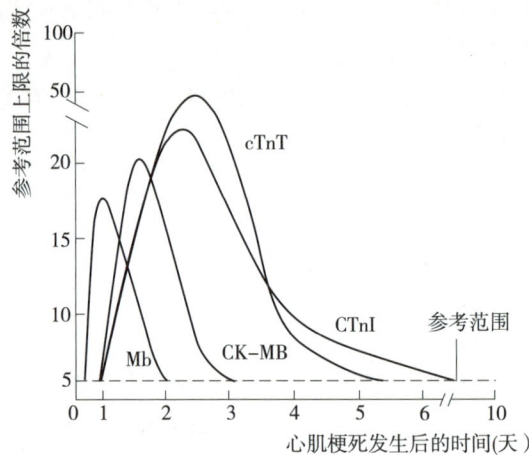

图 17 - 3　AMI 后血中主要心肌损伤标志物的动态变化示意图

2. 生物化学检测项目应用于 ACS 诊断　心肌损伤标志物的检测是 ACS 生化诊断的主要方式，包括 cTn、Mb 和 CK - MB 等，其中 cTnT 和 cTnI 是首选项目和核心项目，二者具有相同的诊断价值。①cTn 是 AMI 诊断的特异性高、敏感性好的标志物，cTn > 99ᵗʰURL 提示心肌损伤，有诊断意义，但应注意排除非冠状动脉事件的 cTn 升高；②临床建议所有疑似 ACS 患者均应检测 cTn，首选 hs - cTn 检测，如果结果未见增高（阴性），应间隔 1 ~ 3 小时再次采血检测，并与首次结果比较，若增高超过20%，应考虑诊断急性心肌损伤。若初始两次检测结果仍不能明确诊断而临床提示 ACS 可能，则在3 ~ 6 小时后重复检查；③若不能检测 cTnI 或 cTnT，应用 Mb 或 CK - MB 质量检测来替代，后者还可评价溶栓治疗效果并在 AMI 早期判断有无再梗死或梗死病灶扩大；④POCT 在 ACS 诊治时效性方面具有特殊意义，推荐在院前（救护车）、急诊科（室）推广使用并加强管理；⑤在初始诊断基础上，常规检查 BNP/NT - proBNP、D - 二聚体及凝血功能、血糖、血脂、电解质与肝肾功能，以及动脉血气分析等，有益于全面评价病情和不良风险。

3. ACS 生化检验相关注意事项　①新近指南提示 cTn 水平及变化是确立 ACS 诊断和疾病分类最重要的依据，建议首选 0h/1h 快速诊断/排除流程，次选 0h/2h 流程，以缩短急诊停留时间；②AMI 是ACS 中的严重形式，cTn 水平出现上升和下降的动态变化，且至少有 1 次高于 99ᵗʰ URL，同时具有任意临床缺血证据可诊断 AMI；如无心肌缺血的表现和证据，则应诊断为心肌损伤；③针对表现为急性胸痛或伴呼吸困难的急诊首诊患者，除常规心电图外，推荐检测 hs - cTn、D - 二聚体、BNP/NT - proBNP 三项标志物，以便对患者进行鉴别与诊断、治疗决策和预后评估。

二、心力衰竭

根据发生的时间、速度和严重程度，心力衰竭可分为急性心力衰竭和慢性心力衰竭。心力衰竭的发展过程分为 A（有心力衰竭危险）、B（临床前心力衰竭）、C（症状性心力衰竭）和 D（晚期心力衰竭）四个阶段。多种生物标志物用于心力衰竭的早期筛查、诊断与鉴别诊断、危险分层与预后判断。

1. 用于心力衰竭的早期筛查　①BNP/NT-proBNP 可作为心室功能障碍的筛查项目，是新发心力衰竭的独立预测因子；心力衰竭 A 期和 B 期患者应检测 BNP/NT-proBNP，并对 BNP > 35ng/L 或 NT-proBNP > 125ng/L 者及时干预；②在没有心肌缺血或冠脉疾病的情况下，心力衰竭患者血 hs-cTn 水平也可能升高。cTnT/cTnI 持续升高可能是 B 阶段心力衰竭患者存在心肌受损和心脏负荷增加的标志，可能预示着心力衰竭的发展，但需要除外其他因素引起 cTnT/cTnI 升高。

2. 用于心力衰竭的诊断和鉴别诊断　①在 BNP/NT-proBNP 方面：对于有症状怀疑心力衰竭的患者，推荐检测 BNP/NT-proBNP，浓度升高者支持心力衰竭诊断，处在正常范围内则排除心力衰竭诊断。②在 cTn 方面：对于有症状疑似急性心力衰竭合并 ACS 的患者，推荐检测基线 cTn 及动态监测 cTn 用于 ACS 的诊断和排除；推荐急性心力衰竭患者检测基线 cTn 水平以评估心力衰竭严重程度。③在 sST$_2$ 方面：与其他原因引发的呼吸困难相比，急性心力衰竭患者的 sST$_2$ 水平更高；对于同时伴有心力衰竭症状和 BNP/NT-proBNP 升高的患者，sST$_2$ 可以进一步辅助急性心力衰竭的诊断，sST$_2$ < 35ng/ml 时，急性心力衰竭可能性小；sST$_2$ 介于 35 ~ 70ng/ml 间时，常为轻中度心力衰竭；sST$_2$ > 70ng/ml 时，提示心力衰竭严重。

3. 用于心力衰竭的危险分层与预后判断　①出院前的血浆 BNP/NT-proBNP 检测有助于评估心力衰竭患者后期心血管事件风险；②慢性心力衰竭患者，动态监测 BNP/NT-proBNP 水平和 cTn 水平可进行患者的危险分层、治疗指导及和预后评估；③sST$_2$ 是慢性心力衰竭患者发生全因死亡、心血管相关死亡和心力衰竭再住院的独立预测因子。

三、高血压

1. 高血压生化检验的主要目的　高血压的实验室检查主要是为了明确引起血压异常升高的原因，鉴别诊断原发性高血压和继发性高血压；明确高血压是否存在合并症和并发症。

2. 原发性高血压的生化检验　原发性高血压尚无特异的生化标志物，主要通过检测相关生化项目评估患者是否存在相关合并症和并发症。如通过检测血浆中肾素活性、血管紧张素 I/II 和醛固酮的浓度，可以评估肾素-血管紧张素-醛固酮系统（RAAS）的活性，进而帮助判断高血压的类型和病因。这些检查通常需要在特定条件下进行，如禁食、停用某些药物等，以确保结果的准确性。检测结果可以帮助制定个性化的治疗方案，并监测治疗效果。此外，HCY 测定可辅助诊断伴 HCY 升高的高血压即 H 型高血压。相关基因检测可能有助于部分遗传性高血压的诊断。

3. 继发性高血压的生化检验　继发性高血压的生化检查旨在帮助查找导致高血压的原发病因，包括以下方面。

（1）肾性高血压　大多数肾病如肾炎、肾功能衰竭等都因肾素、醛固酮分泌增加而并发高血压，常表现为舒张压升高。实验室检查可见：①血肾素和醛固酮升高；②肾小球滤过率下降，血肌酐、尿素升高；③血浆 Alb 降低（因蛋白尿而致）；④严重时可出现电解质异常；⑤微量清蛋白尿，临床上常根据患者尿 mAlb 定量检测来确定降压治疗时机和血压控制目标。

（2）内分泌性高血压　内分泌性高血压是内分泌疾病导致的继发性高血压，以治疗原发性疾病为主，因此其病因诊断极为关键。①嗜铬细胞瘤与副神经节瘤：典型症状为"头痛、心悸、多汗"三联征，基本原因为儿茶酚胺增多，临床常用生化筛查方式为血或尿甲氧基肾上腺素、甲氧基去甲肾上腺素等测定，常用 LC‑MS/MS 等方法进行。②原发性醛固酮增多症：主要表现为高血压伴或不伴低血钾，其筛查项目首选血醛固酮/肾素比值，若升高，则需进行确诊试验，如生理盐水试验等。③库欣综合征：基本原因是机体糖皮质激素过量，典型表现为满月脸、紫纹等，75%～80% 患者发生高血压，其筛查和诊断方式包括血、尿皮质醇测定和地塞米松抑制试验等。

知识拓展

心脏疾病的新型生物标志物——微小 RNA

微小 RNA（miRNA）是一种内源性小分子 RNA，通过转录后调节基因表达，参与多种病理生理过程。近年来，miRNA 已成为包括心力衰竭在内多种疾病的潜在诊治靶点。研究发现，miR‑1、miR‑133a、miR‑208 和 miR‑499 是心肌组织中表达最为丰富的 miRNA，参与心脏发育和心肌细胞分化的调节；AMI 时，心肌中高表达的 miR‑1、miR‑133a、miR‑499 和 miR‑208 大量释放到血液中，导致其血浆水平上调；心力衰竭患者 miR‑499 和 miR‑126 循环水平升高，升高程度与纽约心脏病协会心功能分级相关；循环 miRNA‑21 可有效预测心力衰竭的严重程度、预后和再住院风险；miRNAs 表达谱分析可有效评估心力衰竭患者心脏射血分数的变化。miRNA 作为极具潜力的 CVD 诊断和风险预测标志物，目前尚需进一步完善相关检测技术及标准化检测流程，以尽快应用于临床大规模评估、验证及常规检验。

？思考题

答案解析

案例 1 患者，男，68 岁

主诉：突发胸闷、胸痛约 2 小时。

现病史：患者就诊前 2 小时无明显诱因出现心前区疼痛，疼痛向左肩背部放射，气促，胸闷，不能忍受，到医院急诊就诊。实验室检查血常规、尿常规无异常，肝功、肾功无异常，CK 385U/L（↑），CK‑MB 95U/L（↑），Mb 265μg/L（↑），hs‑cTnI 3 900ng/L（↑），BNP 135ng/L，hs‑CRP 9.5mg/L。心电图 ST 段抬高，Q 波。余无异常。

既往史：高血压、糖尿病近十年，服药控制，无手术及输血史、药物过敏史、毒物及放射性物质接触史。

基本检查：急性面容，神志清，面色苍白。心率 80 次/分，呼吸 30 次/分，血压 140/90 mmHg，氧饱和度 90%，端坐位，口唇微绀。心律齐，腹部平软，无压痛、反跳痛。

问题

（1）该患者可能的诊断是什么？有哪些依据？

（2）什么是心肌损伤标志物？临床常用的心肌损伤标志物有哪些？

案例 2 患者，女，70 岁。

主诉：反复劳力性胸闷、气短半年余，尿少，腹胀。

现病史：半年前常有劳累后胸闷，气短，纳差，乏力，休息后可缓解。此后劳力性胸闷气短反复发作，逐渐加重。实验室检查血常规、尿常规无异常，肝功、肾功无异常。血 K^+ 3.6mmol/L，BNP 550ng/L（↑），hs‑cTnI 20ng/L，余无异常。B 超提示左心增大，左室收缩功能减退。

既往史：高血压近 5 年，服药控制。无手术及输血史、药物过敏史、毒物及放射性物质接触史。

基本检查：精神可，口唇无发绀，血压 135/89 mmHg，心率 92 次/分，呼吸 28 次/分。心界两侧扩大，心律不齐。余无异常。

问题

（1）患者可能的诊断是什么？有哪些依据？

（2）BNP 和 NT - proBNP 分别有哪些特点和临床应用？

（陈　安）

书网融合……

| 重点小结 | 题库 | 微课/视频 1 | 微课/视频 2 | 微课/视频 3 |

第十八章 内分泌疾病的生物化学检验

✎ **学习目标**

1. 通过本章学习，掌握生长激素、促甲状腺激素、三碘甲状腺原氨酸、甲状腺素、皮质醇、催乳素、睾酮、雌二醇、孕酮、黄体生成素、促卵泡激素的测定与应用评价；熟悉内分泌功能和调控机制，垂体、甲状腺、肾上腺、性腺等常见内分泌疾病相关激素的变化特点；了解激素的种类，内分泌疾病的实验室诊断方法。

2. 具有常见内分泌疾病相关激素、调节蛋白和自身抗体检测的实验操作能力，具有对激素检测相关的质控评价、误差分析、结果解读、与临床有效沟通的能力。

3. 树立正确分析并合理应用内分泌疾病的生物化学检验项目的科学态度，认真对待激素测定的影响因素对检测结果分析的影响，维护患者的健康利益。

内分泌系统（endocrine system）是由垂体、甲状腺、肾上腺和性腺等主要内分泌腺及某些内分泌组织和细胞组成的体液调节系统，与神经系统共同调节体内各系统、器官、细胞的代谢和功能、维持内环境稳定。内分泌功能障碍导致激素（hormone）分泌失常会引起相应的临床表现。因此，激素及其相关代谢产物、调节蛋白、自身抗体等检验项目对于内分泌疾病的诊断、鉴别诊断和治疗监测等具有重要意义。

第一节 内分泌疾病的概述

PPT

一、激素及其分泌调控

（一）激素的概念、分类和作用机制

激素是由内分泌细胞合成和分泌的具有生物活性的化学物质，通过与特定靶细胞上的受体（receptor）特异性结合，从而启动靶细胞内的化学反应，并调节相应靶细胞的代谢和功能。

根据激素的化学性质不同，可以分为含氮激素和类固醇激素两大类。含氮激素又可细分为胺类激素和肽类激素，其中胺类激素包括肾上腺素（epinephrine，E）、去甲肾上腺素（norepinephrine，NE）、甲状腺素（thyroxine，T_4）和三碘甲状腺原氨酸（triiodothyronine，T_3）等；肽类激素主要为多肽或蛋白质，包括生长激素（growth hormone，GH）、促肾上腺皮质激素（adrenocorticotropic hormone，ACTH）、促甲状腺激素（thyroid stimulating hormone，TSH）、促卵泡激素（follicle stimulating hormone，FSH）、黄体生成素（luteinizing hormone，LH）、催乳素（prolactin，PRL）等。类固醇激素又称为甾体激素，包括雌激素、雄激素、肾上腺皮质激素等。

大多数激素通过与特异的细胞膜表面或细胞内的激素受体结合来启动特定的细胞应答，从而发挥激素的效应。激素发挥生物学作用的过程包括以下几个方面：激素的生物合成、激素的储存和分泌、将激素运输至靶细胞、激素与受体结合、靶细胞应答并产生效应、激素的降解。

（二）激素的分泌调控

机体内有一套复杂的调控系统调节各种激素的水平，其中下丘脑－垂体－内分泌腺调节轴是激素

调控最重要的机制。下丘脑激素促进腺垂体合成和分泌促激素，促激素促进甲状腺、肾上腺、性腺等内分泌腺合成和分泌功能激素，功能激素又可负反馈抑制腺垂体和下丘脑激素的分泌（图18-1）。下丘脑-垂体-内分泌腺中的任一环节发生异常，均可导致体内激素水平紊乱，产生相应的内分泌疾病。

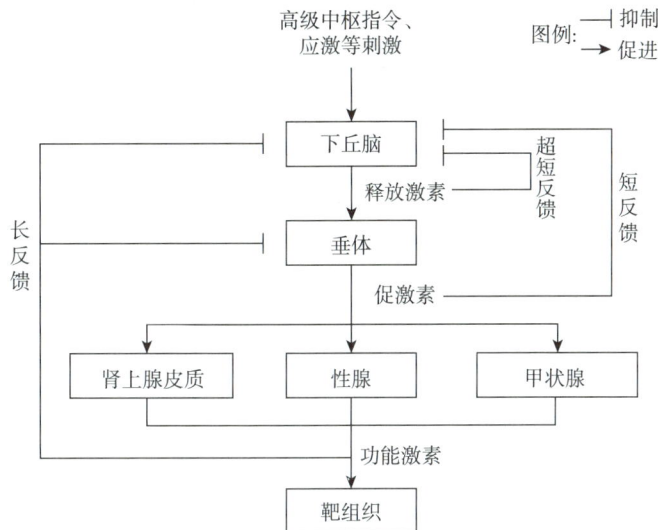

图 18-1　下丘脑-垂体-内分泌调节轴的激素调节

二、不同腺体分泌的激素及调节

（一）下丘脑垂体分泌的激素与调节

1. 垂体分泌的激素　垂体主要包括腺垂体和神经垂体，分别分泌腺垂体激素和神经垂体激素，这些激素均为肽类或蛋白质。垂体分泌的激素、生理作用和作用的靶器官见表18-1和图18-2。

表 18-1　主要的垂体激素及其生理作用

激素名称	生理作用
腺垂体激素	
GH	促进生长发育
TSH	促进甲状腺激素的合成及释放
ACTH	促进肾上腺皮质激素的合成及释放
FSH	促进卵泡或精子合成
LH	促进排卵和黄体生成，刺激孕激素、雄激素的合成和分泌
PRL	刺激乳房发育及泌乳功能
MSH	刺激黑色素细胞合成黑色素
神经垂体激素	
ADH	收缩血管，促进远曲小管重吸收水
OT	促进子宫收缩，乳腺泌乳

注：黑色素细胞刺激激素（melanocyte stimulating hormone, MSH）；抗利尿激素（antidiuretic hormone, ADH）；催产素（oxytocin, OT）。

2. 下丘脑分泌的激素　下丘脑的特化神经细胞可分泌多种控制腺垂体激素释放的调节激素，通过垂体门脉系统作用于腺垂体。按照功能不同，可以分为释放激素与抑制激素，这些激素的种类和功能见表18-2。

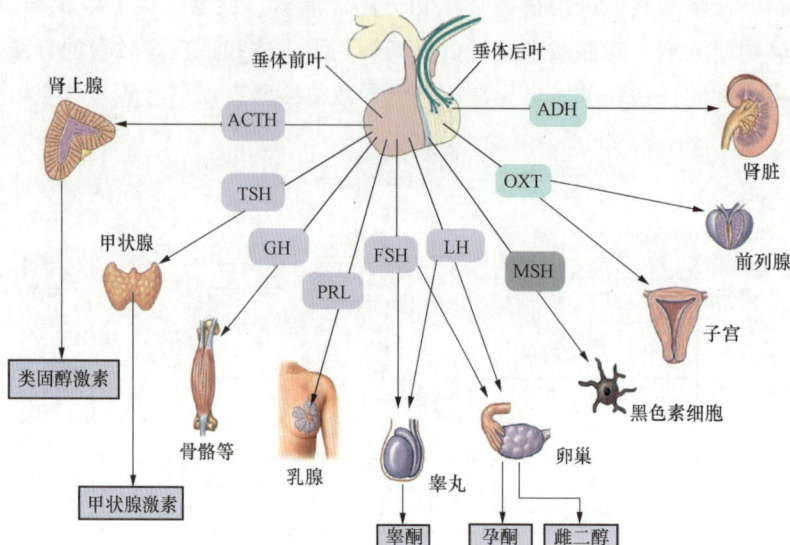

图 18 - 2 　垂体分泌的调节激素

表 18 - 2 　下丘脑分泌的主要调节激素

激素名称	调节的腺垂体激素
释放激素	
促甲状腺激素释放激素（throtropin - releasing hormone，TRH）	TSH、PRL、GH、FSH
促肾上腺皮质激素释放激素（corticotropin - releasing hormone，CRH）	ACTH
促性腺激素释放激素（gonadotropin - releasing hormone，GnRH）	LH、FSH、PRL
生长激素释放激素（growth hormone - releasing hormone，GHRH）	GH
催乳素释放激素（prolatin - releasing hormone，PRH）	PRL
促黑素细胞激素释放因子（melanocyte stimulating hormone releasing factor，MRF）	MSH
抑制激素	
生长激素抑制激素（growth hormone - inhibiting hormone，GHIH）	GH、TSH、ACTH、PRL
催乳素释放抑制激素（prolatin - releasing - inhibiting hormone，PRIH）	PRL
促黑素细胞激素抑制因子（melanocyte stimulating hormone inhibitory factor，MRIF）	MSH

3. 下丘脑 - 腺垂体激素分泌的调节　下丘脑通过神经和体液调节相应的腺垂体激素的分泌。神经垂体在结构和功能上都与下丘脑密切相关。下丘脑从中枢神经系统的所有其他部位接受信息，经整合后输出至垂体，调节垂体释放各种促激素，从而刺激全身各内分泌腺（主要为甲状腺、肾上腺皮质和性腺）分泌相应的激素。下丘脑感知血循环中各内分泌腺产生的激素的浓度变化后，增加或减少对垂体的刺激，以维持机体内的平衡。甲状腺、肾上腺皮质和性腺产生的激素也可以通过负反馈调节的方式，抑制腺垂体促激素的分泌。

（二）甲状腺激素的合成与调节

1. 甲状腺激素的合成　与分泌受下丘脑 - 腺垂体 - 甲状腺轴的调节，其合成过程包括碘的摄取、碘的活化以及 T_4 和 T_3 的合成 3 个步骤。

甲状腺可聚集体内 70%～80% 的碘，是体内碘吸收最强的组织。细胞中的碘被过氧化物酶氧化为"活性碘"，使核糖体上的甲状腺球蛋白酪氨酸残基碘化，生成一碘酪氨酸（monoiodotyrosine，MIT）或二碘酪氨酸（diiodotyrosine，DIT）。在过氧化物酶催化下，1 分子 MIT 和 1 分子 DTT 缩合成 1 分子

T_3，2 分子 DIT 缩合成 T_4。

甲状腺分泌的 T_4 释放到外周后约有 40% 在脱碘酶的催化下脱碘转变成 T_3，另外约有 45% 会脱碘形成反 T_3（reverse T_3，rT_3），rT_3 并没有生物学活性。体内至少有 85% 的 T_3 和几乎所有的 rT_3 均由 T_4 脱碘而来，而非甲状腺直接合成。T_3 的生物活性至少是 T_4 的 3~5 倍。

外周循环中绝大部分的 T_3 和 T_4 与血浆蛋白可逆结合，最主要为甲状腺素结合球蛋白（thyroxine - binding globulin，TBG），另外还有甲状腺素结合前清蛋白和清蛋白。因此只有极小一部分没有和血浆蛋白结合的游离的甲状腺激素具有生物学活性，包括游离 T_3（free T_3，FT_3）和游离 T_4（free T_4，FT_4），其中 FT_3 仅占总 T_3 的 0.1%~0.3%，FT_4 仅占总 T_4 的 0.02%~0.05%。

2. 甲状腺激素的调节 甲状腺激素的合成与分泌受下丘脑 - 垂体 - 甲状腺轴调节，涉及下丘脑分泌的 TRH、垂体分泌的 TSH 和甲状腺滤泡细胞合成的甲状腺激素。TRH 可促进垂体合成和分泌 TSH，TSH 通过甲状腺滤泡细胞的 TSH 受体促甲状腺激素的合成和释放。血液中的 FT_3 和 FT_4 可以负反馈调节 TRH 和 TSH 释放，其中对垂体释放 TSH 的负反馈调节最为重要。

（三）肾上腺激素的分泌与调节

肾上腺位于肾的上缘，分为外部的皮质区和内部的髓质区，皮质区由外向内分别为球状带、束状带和网状带，不同区域分泌的激素不同，功能也不同，详见表 18 - 3。

表 18 - 3 肾上腺分泌的激素和种类

部位	主要激素	激素种类
皮质		
球状带	醛固酮	盐皮质激素
束状带	皮质醇	糖皮质激素
网状带	硫酸脱氢异雄酮、雄烯二酮	雄激素
	雌二醇	雌激素
髓质	肾上腺素，去甲肾上腺素	儿茶酚胺

1. 肾上腺髓质激素 肾上腺髓质中的嗜铬细胞合成和分泌肾上腺素（E）、去甲肾上腺素（NE）及微量的多巴胺（dopamine，DA），这三种物质在化学结构上均含有儿茶酚及乙胺侧链，且功能相似，故统称为儿茶酚胺类激素（图 18 - 3）。体内的儿茶酚胺大部分经降解代谢后排出，它们的代谢产物除各自的 3 - 甲氧衍生物外，E 和 NE 在儿茶酚氧位甲基转移酶的作用下可以被降解为甲氧基肾上腺素（metanephrine，MN）和甲氧基去甲肾上腺素（normetanephrine，NMN）。E 和 NE 的代谢终产物为香草扁桃酸（vanillymandelic acid，VMA）而 DA 的最终产物是高香草酸（homovanitic acid，HVA）。

儿茶酚胺属神经介质，生理功能广泛而复杂，E 和 NE 均可使心脏收缩力增强、心跳加快、心搏量增加，E 可使机体处于能量动员，NE 对血管的收缩作用较为广泛。

2. 肾上腺皮质激素 肾上腺皮质不同区域所分泌的三类激素都是胆固醇衍生物，称为类固醇激素。

（1）盐皮质激素 醛固酮（aldosterone，ALD）是功能强大的盐皮质激素，具有保钠排钾的功能。ALD 的合成和分泌受肾素 - 血管紧张素系统（renin - angiotensin system，RAS）的调控。血容量降低、心排血量降低、全身性血管舒张、低钠血症等情况可刺激肾素的释放，从而促进血管紧张素原向血管紧张素 I 和血管紧张素 II 转化，促进醛固酮的合成和分泌。肾素的合成和分泌受到醛固酮的负反馈调控。

（2）糖皮质激素 皮质醇是最主要的糖皮质激素，其受体分布广泛，作用也多种多样。糖皮质激素主要作用靶点和激素过多或缺乏导致的不良后果见表 18 - 4。肾上腺皮质激素的代谢产物主要有 17 - 羟皮质类固醇（17 – hydroxycorticosteroid，17 – OHCS）及 17 – 酮类固醇（17 – ketosteroide，17 – KS）。

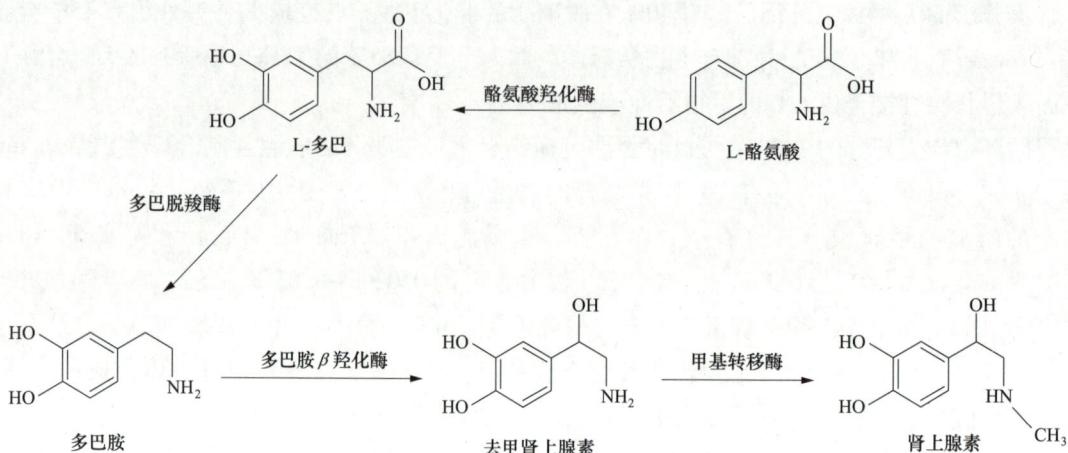

图 18 – 3　肾上腺髓质激素的代谢

表 18 – 4　糖皮质激素的主要作用靶点和激素过多或缺乏导致的不良后果

靶器官	不良后果	
	激素过量	激素缺乏
中枢神经系统	多食 抑郁或精神错乱	厌食 抑郁
内分泌系统		
糖代谢	高血糖	低血糖
游离脂肪酸、甘油三酯	增加	无特殊影响
体重	增加	降低
脂肪分布	向心性	无特殊影响
垂体功能	TSH 降低	无特殊影响
骨骼肌和结缔组织		
肌肉	萎缩	无特殊影响
皮肤	变薄	无特殊影响
骨骼	骨质疏松	无特殊影响
免疫系统	免疫抑制	无特殊影响

　　皮质醇的合成和分泌受下丘脑 – 垂体 – 肾上腺轴调节，CRH 通过脉冲式释放引起 ACTH 释放，ACTH 刺激皮质醇分泌，而皮质醇又负反馈调节 CRH 和 ACTH 的合成和分泌。ACTH 和皮质醇具有明显的节律性，生理情况下，早晨 6 ~ 8 点为峰值，夜间 22 ~ 24 点为低谷。

（四）性激素的分泌与调节

1. 性激素的生理和主要功能

　　（1）性激素的生理　性激素属类固醇类激素，主要包括雄激素和雌激素两大类。雄激素中活性最高的为睾酮（testosterone，T），主要由睾丸间质细胞合成。雌二醇（estradiol，E_2）为活性最高的雌激素，可由卵巢、睾丸、肾上腺皮质合成。体内主要的孕激素是孕酮（progesterone，P），主要由卵巢的黄体分泌，也可由肾上腺、睾丸、胎盘分泌。血浆中 90% 以上的性激素均和血浆蛋白结合，其中雄激素和雌激素主要与肝脏合成的性激素结合球蛋白（sex hormone – binding globulin，SHBG）结合。

　　（2）性激素的主要功能　性激素除在性器官的发育、形态和功能的维持上发挥重要作用外，还广泛参与体内的代谢调节。孕激素的生理功能在于保证受精卵着床和维持妊娠，对组织代谢也有影响。

2. 性激素的调节　性激素的分泌受下丘脑 – 垂体 – 性腺轴的调节。男性进入青春期后，GnRH 呈脉冲式分泌，促进垂体大量合成和释放 FSH 和 LH，血睾酮水平急剧上升，从而产生青春期特有的性和体格发育，形成第二性征。

女性进入青春期后也出现 GnRH 的大量释放以及 FSH、LH 的分泌，完成青春期的性和体格发育，形成女性第二性征。

女性性发育成熟后的整个生育期内，下丘脑、垂体和卵巢之间紧密协调，周期性形成一个成熟卵泡并排卵，雌激素和孕激素的周期性分泌导致子宫内膜周期性改变而形成月经。月经周期中各激素在血清中的浓度变化如图 18 – 4 所示。在卵泡期，FSH 调节卵泡的生长和 E_2 的生成，此时卵泡的内膜细胞分泌雌激素，卵泡发育成熟后 LH 的上升达峰值而促发排卵。排卵之后，在 FSH 和 LH 调控下卵泡转变成黄体，并分泌 E_2 和孕酮。

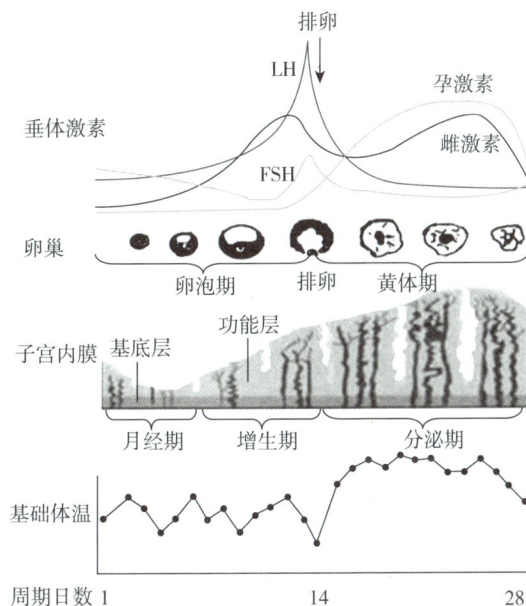

图 18 – 4　月经周期的生理变化及性激素变化示意图

第二节　内分泌疾病生物化学检验项目的检测与评价

内分泌疾病生物化学检验项目包括激素、激素调节蛋白和自身抗体等，在内分泌疾病的诊断、鉴别诊断和治疗监测中具有重要价值。

一、检测方法和评价

内分泌疾病相关生化项目的检测方法包括免疫法和质谱法。

（一）检测方法

1. 免疫法　免疫法根据抗体或抗原的标记物不同，又分为 RIA、IRMA、ELISA 和 CLIA，ECLIA 也是 CLIA 的一种，两者的区别主要是发光底物和发光方式不同。目前，RIA 和 ELISA 在常规检测中的应用越来越少，而 CLIA 和 ECLIA 是目前激素测定的常用检测方法。

2. 质谱法 LC－MS/MS 在激素的检测中发挥着越来越重要的作用。

（二）方法学评价

CLIA 法和 ECLIA 法均具有灵敏度高、检测速度快、自动化程度高、可用于临床批量检测等优点，但是不同检测系统之间结果一致性不理想，个别样本还会受到异嗜性抗体、自身抗体、药物、生物素等干扰，产生错误结果。

LC－MS/MS 法基于不同物质的分子量与质荷比对待测物进行定量分析，可以有效避免免疫学方法可能受到的干扰，使得 LC－MS/MS 法已成为相关激素检测的金标准方法。另外，LC－MS/MS 具有高通量性的优点，可以同时检测多种激素，在类固醇激素、儿茶酚胺类激素、甲状腺激素等检测上逐渐发挥着重要的作用，特别是在免疫学方法无法检测或疑似存在干扰时。

> **知识拓展**
>
> ### 免疫法检测激素时可能存在的干扰和识别
>
> 血清样本中可能存在异嗜性抗体、自身抗体、药物、生物素、类风湿因子等物质，这些物质有时可以和试剂中的抗体结合，导致免疫法检测激素时结果假性升高；有时候可以抑制待测物与试剂中抗体的结合，而产生假性降低的激素检测结果。不论是假性升高，还是假性降低，都可能因为错误的结果而影响临床决策，包括疾病的诊断、疗效评估及预后判断等。当患者的激素检验结果与临床表现和（或）影像等检查结果不一致时，应怀疑可能存在干扰。此时，可以使用更换不同的检测系统复测、聚乙二醇（polyethylene glycol，PEG）沉淀、稀释测定、异嗜性抗体阻断剂等方式对干扰进行排除。条件允许时可以使用 LC－MS/MS 方法对样本进行复测，以获得真实可靠的激素检测结果。

二、下丘脑－垂体功能相关检验项目

（一）生长激素和胰岛素样生长因子

1. 生长激素 GH 的主要生理作用是促进成年前长骨的生长，加速基因及蛋白黏多糖及软骨细胞的分裂增殖。

GH 分泌具有昼夜节律性，并具有脉冲式分泌特点，半衰期为 20～30 分钟。一般采血时间应在午夜或清晨起床前安静平卧时，临床实验室多用免疫法测定血清或血浆中 GH 浓度，两者无明显差异。因 GH 波动较大，不能仅凭一次 GH 结果作出 GH 功能紊乱的有关诊断，通常同时进行兴奋试验鉴别 GH 水平是否缺乏，如果兴奋试验中 GH 的分泌无法达到峰值，则表示 GH 是缺乏的。在 GH 升高的个体中，利用抑制试验评估升高的 GH 能否被抑制，不能被抑制则说明 GH 的分泌过量。

（1）测定原理 ELISA、CLIA、ECLIA 法，以 CLIA 法最常用。

（2）临床意义 儿童时期 GH 分泌不足时，会造成生长迟滞而导致侏儒症（dwarfism），分泌过量则导致巨人症（gigantism）。成年人 GH 不足表现为肌肉质量减少和力量减弱、耐力下降、注意力和记忆力受损、血脂异常、骨质疏松等，分泌过量则导致肢端肥大症（acromegaly）。

2. GH 相关的动态功能试验

（1）药物激发试验 主要包括胰岛素低血糖激发试验、左旋多巴激发试验和精氨酸激发试验等。于用药前及用药后 30、60、90、120 分钟采血测定血糖和 GH。对于异常结果的定义没有统一标准且随方法的不同而异，我国通过激发试验诊断生长激素缺乏（growth hormone deficiency，GHD）的阈值仍然定义为 $<10\mu g/L$，完全性 GHD 阈值为 $<5\mu g/L$，严重 GHD 通常定义为 $<3\mu g/L$。

（2）运动激发试验 简单的筛选试验可通过剧烈运动激发垂体释放 GH。首先空腹取血，之后让患者剧烈运动 20～30 分钟，运动后休息 20～30 分钟再采血，检测两次血样本中的 GH 含量并做对比，如血浆 GH 值较运动前明显升高且 GH 浓度 >7ng/ml 可排除 GH 缺乏。

（3）抑制试验　空腹采血后，口服含 75g 无水葡萄糖，分别于服糖后 30、60、90 和 120 分钟采血测定血糖和 GH 水平。正常人服糖后最低血清 GH <2ng/ml 或在基础水平的 50% 以下。垂体腺瘤或异位 GH 综合征所致巨人症或肢端肥大症者，GH 不会被明显抑制，《中国肢端肥大症诊治共识（2021版）》将服糖后 GH 的最低浓度 ≥1ng/ml 作为肢端肥大症的诊断界值。

3. 胰岛素样生长因子（insulin - like growth factor 1，IGF - 1）　是在 GH 作用下，由肝细胞合成和释放的多肽，GH 可通过 IGF - 1 发挥促进软骨生长的作用。IGF - 1 半衰期长，较 GH 稳定，因此测定 IGF - 1 能够更加准确地反映体内 GH 的水平，可作为 GH 过量或缺乏的首选项目。

（1）测定原理　ELISA、CLIA、ECLIA 法，以 CLIA 法最常用。

（2）临床意义　IGF - 1 升高见于肢端肥大症、巨人症、糖尿病视网膜病变、垂体功能亢进、肥胖、性早熟、妊娠等。IGF - 1 下降见于侏儒症、神经性厌食、肝硬化、糖尿病、慢性疾病、营养不良等。

（二）催乳素

PRL 由腺垂体细胞合成和分泌，其主要生理功能是促进乳腺发育和泌乳，故又称泌乳素。正常 PRL 的分泌随时间不同而变化，晚上为白天的 2～3 倍。PRL 通常在月经中期出现轻微的升高。血中的 PRL 有单体、二聚体和聚合形式的 PRL，后两者生物活性极低，但具有免疫反应性，在免疫学检测中可能被检测到，造成 PRL 浓度升高，需要和病理性升高鉴别。

1. 测定原理　ELISA、CLIA、ECLIA 法，以 CLIA 法最常用。

2. 临床意义　PRL 升高主要见于分泌 PRL 的垂体腺瘤、甲状腺功能减退、肾功能不全、女性不孕、男性性功能减退等。

（三）抗利尿激素

ADH 由下丘脑神经细胞合成并储存于神经垂体，主要生理功能是调节肾脏对水的重吸收，影响尿液的浓缩和稀释，保持人体水平衡。ADH 是调节血浆渗透压最主要的激素，细胞外液渗透压只要增加 2%，就会刺激神经垂体释放 ADH，血浆渗透压 >280mOsm/kg 是 ADH 释放的渗透阈值。ADH 的分泌还受到压力 - 容积变化的影响，血浆容量下降或者动脉压降低均能刺激 ADH 的分泌。

1. 测定原理　RIA、CLIA 法，以 CLIA 法最常用。

2. 临床意义　临床上主要用于尿崩症的诊断和鉴别诊断。中枢性尿崩症时 ADH 降低或缺乏，根据 ADH 的缺乏程度，可分为完全性尿崩症和部分性尿崩症。某些药物如苯妥英钠、可乐定、氯丙嗪等或抑制 ADH 释放。ADH 升高主要见于肾性尿崩症，即肾小管对 ADH 不敏感，临床表现与中枢性尿崩症相似，但血 ADH 升高或正常。某些肿瘤、肺部感染、中枢神经病变及应用某些药物，可使内源性 ADH 持续分泌，血浆 ADH 升高。

三、甲状腺功能相关检验项目

主要包括 TSH、T_4 和游离 T_4（free T_4，FT_4）、T_3 和游离 T_3（free T_3，FT_3）以及相关结合蛋白、自身抗体的检测等。

（一）促甲状腺激素

TSH 为腺垂体细胞合成和分泌的糖蛋白激素，是下丘脑 - 垂体 - 甲状腺调节系统的主要调节激素。TSH 的生理功能主要是促进甲状腺上皮细胞的代谢及胞内核酸、蛋白质的合成，使细胞呈柱状增生。血中甲状腺激素水平的变化可负反馈致 TSH 水平出现指数级变化，且 TSH 不和血浆蛋白结合，因此

TSH 与甲状腺素相比更能灵敏地反映甲状腺功能。

TSH 分泌有昼夜节律性，凌晨 2 点左右为其分泌峰值，午后 3 点左右为其分泌谷值。服用硫脲类药物、注射 TRH 以及低碘饮食可使 TSH 升高；服用类固醇激素则引起 TSH 下降。妊娠早期 TSH 下降，妊娠中期开始 TSH 逐渐恢复至正常水平，而妊娠晚期开始轻度升高。

1. 测定原理 血清 TSH 测定方法已经经历了 4 个阶段的改进：第一代 TSH 测定主要采用 RIA，灵敏度较差（1~2mU/L）；第二代 TSH 测定以 IRMA 为代表，灵敏度（0.1~0.2mU/L）和特异性明显提高；第三代 TSH 测定以免疫化学发光法（ICMA）为代表，灵敏度（0.01~0.02mU/L）；第四代 TSH 测定以 TRFIA 为代表，灵敏度可达 0.001mU/L。第三、四代称为高敏感 TSH 检测，包括 CLIA、ECLIA 法这两种目前临床常用方法。

2. 临床意义 在下丘脑-垂体功能正常的患者，TSH 检测主要用于排除甲状腺功能减退或甲状腺功能亢进，监测甲状腺功能减退或亢进的治疗效果。

（二）总 T_3、T_4 和游离 T_3、T_4 及 rT_3

与甲状腺功能相关的甲状腺激素测定包括总 T_3（total T_3，TT_3）、T_4（total T_4，TT_4）、FT_3、FT_4 和 rT_3。血清中 99% 以上的 T_3 和 T_4 均与血浆蛋白（主要是 TBG）结合，因此 TBG 的浓度可能影响 TT_3 和 TT_4。当 TBG 升高时，TT_3 和 TT_4 也升高；当 TBG 降低时，TT_3 和 TT_4 也降低。FT_3 和 FT_4 不受血清 TBG 含量的影响，且只有 FT_3 和 FT_4 才具有生物活性，因此与 TT_3 和 TT_4 相比，FT_3 和 FT_4 更能真实反映甲状腺功能状况，具有更重要的临床价值。

rT_3 没有生物学活性，通常情况下与 T_3、T_4 的变化一致。一些非甲状腺疾病，如心肌梗死、肝硬化、糖尿病、尿毒症、脑血管意外和一些肿瘤患者，血清中 rT_3 增加，T_3/rT_3 比值降低，对于上述疾病程度的判断、疗效观察和预后评估具有重要意义。

1. 测定原理 TT_3、TT_4、FT_3、FT_4 的常用检测方法为 CLIA 或 ECLIA 法，平衡透析法结合 LC-MS/MS 是 FT_4 检测的金标准方法，但由于方法操作复杂，设备昂贵，尚无法在普通实验室开展。rT_3 的测定方法包括 CLIA、RIA 和 LC-MS/MS 法。

2. 临床意义 FT_3、FT_4 测定的重要意义在于诊断和确认甲状腺疾病。FT_3、FT_4 升高见于 Graves 病、亚急性甲状腺炎、毒性甲状腺结节或继发性甲状腺功能亢进。FT_3、FT_4 降低主要见于各种原因导致的甲状腺功能减退。解读 FT_3、FT_4 的结果通常要结合 TSH，临床意义见表 18-5。

表 18-5 FT_3、FT_4、TSH 的临床意义

FT_3/FT_4	TSH	临床意义
↑	↓	Graves 病、毒性多发性结节性甲状腺肿、毒性腺瘤、甲状腺炎、药物（胺碘酮）、碘摄入过多、甲状腺素摄入过多、妊娠呕吐、葡萄胎、先天性甲状腺功能亢进
↑	↔或↑	中枢性甲状腺功能亢进、甲状腺素替代治疗、药物（胺碘酮、肝素）、非甲状腺疾病（包括急性精神异常）、新生儿期、甲状腺激素抵抗、甲状腺激素转运/代谢异常、家族性清蛋白异常性高甲状腺素血症、分析干扰
↓	↑	自身免疫性甲状腺炎、放射性碘治疗后、甲状腺切除术后、甲状腺炎甲状腺功能减退期、药物（胺碘酮、锂、酪氨酸激酶抑制剂、抗甲状腺药物）、碘缺乏或过量、颈部照射、Riedel's 甲状腺炎、甲状腺浸润（肿瘤、淀粉样变）、先天性甲状腺功能减退
↓	↔或↓	中枢性甲状腺功能减退、单纯性 TSH 缺乏综合征、非甲状腺疾病、低 T_3 综合征、分析干扰
↔	↑	亚临床甲状腺功能减退、甲状腺素依从性差、甲状腺素吸收不良、胺碘酮、非甲状腺疾病恢复期、TSH 抵抗、分析干扰
↔	↓	亚临床甲状腺功能亢进、甲状腺功能亢进治疗中、药物（类固醇、多巴胺）、非甲状腺疾病、分析干扰

注：↑升高；↓降低；↔参考区间内。

（三）抗甲状腺自身抗体

抗甲状腺自身抗体包括抗甲状腺球蛋白抗体（thyroglobulin antibody，TgAb）、抗甲状腺过氧化物酶抗体（thyroperoxidase antibodies，TPOAb）和 TSH 受体抗体（thyrotropinreceptor antibodies，TRAb），与自身免疫性甲状腺疾病密切相关。

1. 测定原理 检测方法有 RIA、CLIA、ECLIA 法等，以 CLIA 法最常用。

2. 临床意义 测定抗甲状腺自身抗体的目的是对甲状腺功能亢进和甲状腺功能减退的患者做病因诊断。TgAb 和 TPOAb 在桥本甲状腺炎患者和 Graves 病患者的血清中均可检出，而 TRAb 通常在 Graves 病中呈阳性而在桥本甲状腺炎中不常见。

在甲状腺功能正常人群中也可以检出上述自身抗体，特别是 TgAb 和 TPOAb，但并没有特殊价值，只有当患者出现甲状腺功能亢进或甲状腺功能减退时，检测上述自身抗体才有意义。

（四）甲状腺素结合球蛋白

甲状腺素结合球蛋白（TBG）在肝细胞内合成，是甲状腺激素的主要结合蛋白。TBG 的浓度变化可影响总甲状腺激素的水平，但不影响游离甲状腺激素的水平。

1. 测定原理 检测方法有 ELISA、RIA、CLIA 法等，以 CLIA 法最常用。

2. 临床意义 血清 TBG 的浓度测定常用来排除非甲状腺功能紊乱所引起的 T_3、T_4 变化。在非甲状腺疾病，如妊娠、应用雌激素或避孕药、急性肝炎、6 周内的新生儿，血清 TBG 明显增高；在应用雄激素、糖皮质激素、水杨酸、苯妥英钠等药物治疗，以及重症营养不良、严重感染、重症糖尿病、恶性肿瘤、急性肾功能衰竭、呼吸衰竭、肢端肥大症，还有肝硬化、肾病综合征等低蛋白血症时，血清 TBG 浓度降低。

（五）甲状腺球蛋白

甲状腺球蛋白（thyroglobulin，Tg）是甲状腺滤泡上皮细胞分泌的大分子糖蛋白，绝大多数由甲状腺细胞合成并释放进入甲状腺滤泡的残腔中。TSH、甲状腺体内碘缺乏和甲状腺刺激性免疫球蛋白等因素可刺激其产生。Tg 也被认为是甲状腺体形完整性的特殊标志物，可作为分化型甲状腺癌患者治疗后随访的重要参考指标。

1. 测定原理 检测方法有 ELISA、RIA、CLIA 或 ECLIA 法等，以 CLIA 法最常用。RIA 法也可以进行 Tg 的检测，但已较少使用。

2. 方法学评价 患者血清中如果存在 TgAb，则可能严重干扰 Tg 的检测结果，如果使用 CLIA 或 ECLIA 法检测，可能导致 Tg 假性降低。因此，在分化型甲状腺癌的治疗监测过程中，需要同时检测 TgAb 和 Tg。国外极少数实验室也建立了 LC－MS/MS 检测 Tg 的方法，可以完全避免 TgAb 的干扰，但该方法操作复杂，灵敏度还有待提高。

3. 临床意义 Tg 是分化型甲状腺癌治疗监测的理想标志物。甲状腺全切术后，理论上体内不存在 Tg，如果 Tg 被检出则提示肿瘤可能复发或转移。另外，甲状腺炎等甲状腺组织受到破坏时，也可能出现 Tg 显著升高。

四、肾上腺功能相关检验项目

（一）肾上腺髓质激素

1. 测定原理 以往多使用荧光测定法、放射酶学分析法、HPLC 法测定血浆儿茶酚胺；分光光度法、HPLC 法测定尿液儿茶酚胺及其代谢产物。目前临床上推荐使用 LC－MS/MS 法检测血浆或尿液 E、NE、DA、MN、NMN、VMA 及 HVA 等。

2. 方法学评价 部分食物与药物会影响血中儿茶酚胺的水平，采血前需禁食中药、香蕉、茶叶、巧克力等3天以上。另外有很多其他影响因素，如采血技术、患者情绪、样本的抗凝、保存等均会影响检测结果。尿液中儿茶酚胺的浓度较低，且易受到样本氧化和降解代谢的干扰，24小时尿送检要加浓盐酸或硼酸以酸化尿液。

定量分析尿液VMA之前需先排除苯酚类、酸性酚和芳香环化合物等代谢物干扰。重氮化对硝基苯胺显色法需先使用醋酸乙酯和碳酸钾溶液从尿液中提取VMA，并与重氮化对硝基苯胺反应，再用三氯甲烷抽提重氮化的VMA，然后用氢氧化钠溶液提取红色重氮化合物进行比色测定。受试者在检测前后数日应停止食用香蕉、咖啡、茶等含香草的食品，可部分避免假阳性。尿VMA测定用于诊断嗜铬细胞瘤的敏感性和特异性均不如MN和NMN，因此只有无法检测MN和NMN时，才可以使用尿VMA替代。

3. 临床意义 儿茶酚胺及其代谢产物的检测对原发性高血压、嗜铬细胞瘤、副神经节瘤等疾病的诊断和鉴别诊断有较好的辅助意义。MN和NMN与E和NE相比在体内更加稳定，因此已经替代E和NE作为嗜铬细胞瘤诊断的首选标志物。

（二）肾上腺皮质激素

1. 皮质醇（cortisol） 是最主要的糖皮质激素，主要影响蛋白质、脂肪和糖的代谢，能增强心肌收缩力和神经系统的兴奋性。

（1）测定原理 血皮质醇检测的常用方法为CLIA和ECLIA法，CLIA法可检测尿皮质醇，ECLIA法可检测唾液皮质醇。LC-MS/MS法检测血、尿和唾液皮质醇的敏感性和特异性更好，但操作较复杂，设备昂贵，目前还不是实验室检测的常用方法。

（2）临床意义 测定血清、尿液或唾液中的皮质醇，可用于筛查或辅助诊断各种皮质醇增多或减少。血清皮质醇测定需注意明显的昼夜节律变化，傍晚皮质醇的浓度通常低于清晨皮质醇浓度的一半。皮质醇增多症时此节律消失，为诊断皮质醇增多症的依据之一。24小时尿皮质醇测定不受昼夜节律影响，能可靠地反映皮质醇的浓度，是皮质醇增多症诊断的主要筛查指标，但留取样本时要准确记录尿量，还需要考虑尿量和患者肾功能的影响。如需鉴别肾上腺皮质功能异常是原发性还是继发性时，还需要结合ACTH的变化以及动态功能试验。

2. 促肾上腺皮质激素 正常促肾上腺皮质激素（ACTH）分泌存在与皮质醇相同的昼夜节律，清晨含量达到最高峰，随后逐渐下降，到夜间降到最低点。在肾上腺皮质功能紊乱时，ACTH的分泌节律也大多消失。ACTH不稳定，且易被玻璃器皿大量吸附，因此需要使用塑料材质的EDTA抗凝采血管，采血后将样本置于冰浴上立即送检，低温离心分离血浆后尽快检测。

（1）测定原理 检测方法有ELISA、CLIA、ECLIA法等，以CLIA法最常用。

（2）临床意义 ACTH检测一般不作为筛查首选项目，而是配合皮质醇测定用于诊断肾上腺皮质功能紊乱的种类和病变部位。ACTH和皮质醇均升高，提示为下丘脑、垂体病变或异源性ACTH综合征导致的肾上腺皮质功能亢进。皮质醇升高而ACTH降低，应考虑为原发性肾上腺皮质功能亢进。皮质醇降低而ACTH升高，应考虑原发性肾上腺皮质功能减退或某些先天性肾上腺皮质增生症。

3. 地塞米松抑制试验 地塞米松为人工合成的强效糖皮质激素类药物，效价是皮质醇的30~40倍，能抑制CRH和ACTH的分泌。因此，地塞米松抑制试验（dexamethasone suppression test，DST）可以评估下丘脑和垂体对糖皮质激素的反应。

（1）1mg过夜DST 为午夜11~12点口服地塞米松1mg，次日晨8点检测服药后血皮质醇。服药后血皮质醇≥50nmol/L（1.8μg/dl）为不抑制。

（2）经典的小剂量DST 为检查前留24小时尿游离皮质醇（24h urine free cortisol，24h UFC）或清晨血皮质醇作为对照，之后开始口服地塞米松0.5mg，每6小时1次，连续2天，在服药的第2天再留 24h UFC 或服药 2 天后测定清晨血皮质醇水平，若 UFC 未能下降到参考区间下限以下或服药后血皮质醇≥50nmol/L（1.8μg/dl），为经典小剂量 DST 不被抑制。

（3）经典的大剂量 DST 为检查前留 24h UFC 或清晨血皮质醇作为对照，之后口服地塞米松 2.0mg，每 6 小时 1 次，连续 2 天，在服药的第 2 天再留 24h UFC 或服药 2 天后测定清晨血皮质醇水平，若 24h UFC 或者血皮质醇下降到对照值的 50％以下为经典大剂量 DST 被抑制，说明病变部位在垂体。

4. 醛固酮 ALD 主要通过作用于肾脏来维持体内水盐平衡，最主要的作用为排钾保钠。ALD 水平在卧位和立位差别很大，卧位采集样本时，应在睡眠后的次日清晨；立位采集样本时，应在受试者直立位或步行持续 2 小时之后。高钠饮食也可以引起醛固酮分泌减少。

（1）方法学概述 醛固酮的检测方法主要有 RIA、CLIA 和 LC－MS/MS 法等，以 CLIA 法最常用。RIA 法使用越来越少。LC－MS/MS 法检测醛固酮的特异性和敏感性最为理想，但由于操作方法复杂、设备昂贵，一般实验室尚难开展。

（2）测定原理（CLIA 法） 具体检测原理详见本书第五章。

（3）临床意义 醛固酮对调节细胞外液容量、血压和钾钠平衡非常重要，主要用于区分原发性高血压和原发性醛固酮增多症引起的继发性高血压。继发性醛固酮增多症主要是肾素分泌增加的结果，多见于肾性高血压、肾素分泌肿瘤、血容量减少（脱水）、低钠血症等。

醛固酮分泌减少主要见于肾上腺皮质功能减退，如艾迪生病（Addison's disease）。

五、性腺功能相关检验项目

（一）促卵泡激素

FSH 由腺垂体分泌，主要刺激卵泡的发育和成熟、刺激雌激素分泌、促进男性精子生成。

1. 测定原理 检测方法有 ELISA、CLIA、ECLIA 法，以 CLIA 法最常用。

2. 临床意义 FSH 测定主要用于辅助诊断月经不调（排卵障碍、更年期等）、不孕不育和青春期性发育异常等。女性 FSH 的分泌为脉冲式，脉冲频率和振幅的变化受月经周期的影响。在正常的月经周期，黄体期末和早卵泡期 FSH 有轻微的升高，并促进卵巢中卵泡的生长与成熟，之后 FSH 会下降并维持在较低的浓度。在月经中期 FSH 小幅上升，之后在黄体期受到雌二醇的负反馈影响而被抑制，直到月经末期，FSH 又开始轻微的升高启动下一个月经周期。绝经后，由于卵巢的雌激素和孕激素分泌下降，导致 FSH 浓度显著升高。

（二）黄体生成素

LH 作用于成熟卵泡、引起排卵和黄体生成，在男性可刺激睾丸间质细胞的发育及功能活化、睾酮的产生。LH 的分泌均为脉冲式分泌，脉冲频率和振幅的变化受月经周期的影响，且个体差异较大。月经周期中 LH 的分泌高峰与卵巢排卵密切相关，LH 峰值出现，则预示着 24～36 小时内卵巢排卵，因此可以在月经周期中监测 LH 的峰值，以确定最佳受孕时间。绝经后，由于卵巢的雌激素和孕激素分泌下降，导致 LH 浓度显著升高。

1. 测定原理 检测方法有 ELISA、CLIA、ECLIA 法，以 CLIA 法最常用。

2. 临床意义 LH 测定主要用于辅助诊断月经不调（排卵障碍、更年期等）、不孕不育和青春期性发育异常等。LH/FSH 常被用于多囊卵巢综合征等的诊断，LH/FSH 降低时可能与垂体功能减退有关，而 LH/FSH 升高且伴随雌激素或雄激素下降，则考虑性腺疾病，如更年期、卵巢切除术后、卵巢不成熟等。

（三）雌二醇

E_2 的主要功能为促进女性生殖器官的发育，促进子宫的发育和子宫内膜周期性的变化及阴道的生长发育，促进乳腺发育，预防骨质疏松等。

1. 测定原理 检测方法有 ELISA、CLIA、ECLIA 法等，以 CLIA 法最常用。但由于免疫学方法的干扰因素较多，已开始有实验室使用 LC – MS/MS 法检测 E_2。

2. 临床意义 血清 E_2 检测是下丘脑 – 垂体 – 性腺轴功能测定的指标之一。E_2 可用于监测卵巢功能，评估性成熟、闭经的原因、不孕等。

月经期和早卵泡期的 E_2 浓度最低，随着卵泡的发育 E_2 逐渐升高，并在卵泡成熟即将排卵时即 LH 峰值之前达到第一次峰值。随后 E_2 浓度略下降，直到黄体期才会再升高，准备受精卵着床。如果未发生受精，黄体分泌的 E_2 逐渐减少，准备进入下一个月经周期。在辅助生殖治疗期间，促性腺激素刺激后常规检测 E_2，用来确定卵泡的状态。

（四）睾酮

睾酮（T）的主要生理功能是促进生殖器官的生长发育，维持前列腺和精囊的功能和生精作用，还可促进骨骼生长及红细胞的生成。血中98%的睾酮与血浆蛋白结合，2%游离存在，只有游离的睾酮才有生物活性，其分泌受垂体 – 下丘脑 – 性腺轴负反馈机制的影响。成年男性血液中睾酮的分泌呈脉冲节律式分泌，个体差异大。一般上午高于晚上20%左右。

1. 测定原理 检测方法有 ELISA、CLIA、ECLIA 法等，以 CLIA 法最常用。但由于免疫学方法的干扰因素较多，已开始有实验室使用 LC – MS/MS 法检测睾酮。

2. 临床意义 男性睾酮异常低下见于性腺功能减退、垂体功能减退、高催乳素血症、肾功能不全、肝硬化等。肾上腺和睾丸肿瘤、先天性肾上腺增生或下丘脑 – 垂体 – 睾丸轴异常也导致男性睾酮升高。

女性睾酮浓度持续升高主要见于多囊卵巢综合征、肾上腺和卵巢肿瘤、先天性肾上腺增生等。

（五）孕酮

体内主要的孕激素是孕酮（P），又称黄体酮，属于类固醇激素，由黄体和胎盘产生。在月经周期中的卵泡期，孕酮一直处于较低水平，排卵之后由于黄体持续产生孕酮，使血中孕酮的浓度显著升高，于排卵后 6~8 天达到高峰，孕酮浓度升高使子宫产生变化，有利于受精卵着床。如没有发生着床，则血清中孕酮浓度迅速下降。

1. 测定原理 检测方法有 ELISA、CLIA、ECLIA 法，以 CLIA 法最常用。但由于免疫学方法的干扰因素较多，已开始有实验室使用 LC – MS/MS 法检测孕酮。

2. 临床意义 孕酮升高可见于肾上腺增生、黄体囊肿、脂肪性卵巢肿瘤、滋养细胞肿瘤、性早熟等。孕酮下降可见于闭经、月经周期无排卵、胎儿异常或流产、黄体功能不足、多囊卵巢综合征、胎盘功能不足等。

第三节 内分泌疾病生物化学检验项目的临床应用

PPT

内分泌疾病的实验室诊断步骤包括：首先确定患者是否存在某种内分泌功能紊乱；如存在紊乱，则进一步通过激素相关调节蛋白、自身抗体、动态功能试验等确定病变的原因、部位和性质。诊断过程中需要结合临床表现和相关影像学检查最终做出正确诊断。

一、下丘脑－垂体内分泌功能紊乱

（一）垂体性侏儒

生长激素缺乏症（GH deficiency，GHD），又称垂体性侏儒（pituitary dwarfism）。因生长发育期 GH 分泌不足或功能障碍，造成儿童或青少年生长发育障碍，身材矮小，常有促性腺激素、TSH、ACTH 缺乏。

GHD 的诊断不能单凭一次随机的 GH 检测，常使用 GH 激发试验判断是否是真正的 GH 缺乏，但通常不能使用一个实验独立诊断 GH 缺乏。多达 30% 的能正常分泌 GH 的受试者在做 GH 激发试验时 GH 分泌量没有达到预期增高，因此需要使用至少 2 种激发试验（如低血糖、左旋多巴、精氨酸激发试验），若均不能激发 GH 分泌，才能明确是 GH 缺乏。

GH 缺乏患者 IGF－1 水平低，但由于其他疾病引起的生长障碍的患者也会存在 IGF－1 降低，因此 IGF－1 降低对于 GHD 的诊断缺乏特异性，但如果 IGF－1 水平正常，通常可排除 GHD。

（二）巨人症与肢端肥大症

幼年时 GH 分泌过多时可导致巨人症（gigantism），成年时 GH 分泌过多可导致肢端肥大症（acromegaly）。

大部分 GH 分泌过多的患者患有 GH 分泌型垂体瘤。约有 10% 的肢端肥大症患者随机血清 GH 在参考区间内。GH 抑制试验可以辅助诊断肢端肥大症，最常用的为高血糖抑制试验，正常人在口服 75g 葡萄糖 1~2 小时后，能将其 GH 的浓度抑制到较低水平。几乎所有的肢端肥大症患者高血糖抑制试验结果都有异常。活动性肢端肥大症患者血清 IGF－1 水平升高，与疾病严重程度的相关性优于葡萄糖与 GH 的相关性。

（三）催乳素瘤

催乳素瘤（prolactinoma）为功能性垂体腺瘤中常见肿瘤，表现为闭经、溢乳、月经稀少、不孕和性功能减退等，多数患者血浆 PRL 水平显著增高。PRL 能抑制 GnRH 的分泌，使患者的促性腺激素即 FSH 和 LH 降低，从而出现低促性腺激素相关的临床表现。

PRL 瘤是最常见的垂体内分泌肿瘤。PRL 持续高于 200ng/ml 时，则需要考虑 PRL 瘤的诊断，特别是在影像学检查已证实有腺瘤时。血清 PRL 升高也可能是因为巨 PRL，即 PRL 与免疫球蛋白形成的复合体或由 PRL 单体形成的多聚体。

二、甲状腺疾病 e 微课/视频1

（一）甲状腺功能亢进

甲状腺功能亢进（hyperthyroidism），简称甲亢，包括原发性甲亢和继发性甲亢。原发性甲亢表现为 FT_3 和 FT_4 增高，TSH 降低甚至无法测出。继发性甲亢是由于 TSH 过量所引起的，最常见的原因为垂体 TSH 瘤。血清 TSH 浓度被抑制后降低，但 FT_3 和 FT_4 处于参考区间内，被称为亚临床甲亢，患者几乎不出现甲亢相关的临床表现。

甲亢以 Graves 病最为常见，Graves 病是一种自身免疫性甲状腺疾病，TRAb 为一组抗甲状腺细胞膜上 TSH 受体的自身抗体，即使在没有 TSH 的情况下，也可以刺激甲状腺合成和分泌甲状腺素，从而导致血液中 FT_3 和 FT_4 的含量显著升高而出现甲亢，实验室检查特点为 FT_3 和 FT_4 增高、TSH 降低、TRAb 阳性。

桥本甲状腺炎和其他甲状腺炎患者临床过程中的某一阶段，由于甲状腺组织被破坏导致甲状腺激素大量释放，从而出现一过性甲亢，需要与 Graves 病鉴别，TRAb 检测有助于 Graves 病与其他原因引起的甲亢相鉴别。

疑似甲状腺功能亢进时的实验室诊断策略如图 18 – 5 所示。

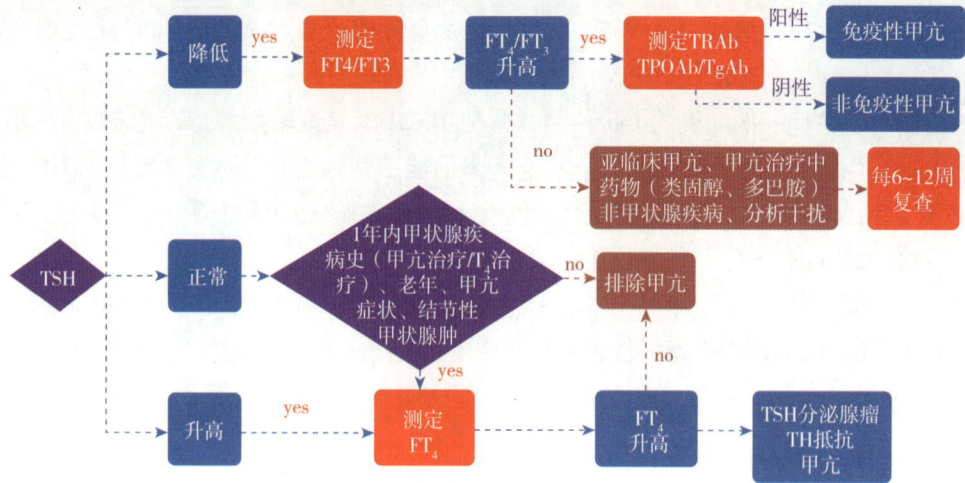

图 18 – 5　疑似甲状腺功能亢进时的实验室诊断策略

（二）甲状腺功能减退

甲状腺功能减退（hypothyroidism），简称甲减，表现为甲状腺激素分泌或功能不足。病变位于甲状腺的甲减为原发性甲减，最常见的病因为桥本甲状腺炎和病毒或细菌性甲状腺炎，常表现为 FT_3 和 FT_4 降低，TSH 升高。病变位于垂体、下丘脑的甲减为继发性甲减，也称为中枢性甲减，除 FT_3 和 FT_4 降低外，TSH 可正常、轻度升高或轻度降低。亚临床甲状腺功能减退时，FT_3 和 FT_4 浓度维持在参考区间内，但 TSH 浓度可以持续升高。

1. 桥本甲状腺炎　也称为慢性淋巴细胞性甲状腺炎，是由 TPOAb 介导的自身免疫性疾病。疾病初期甲状腺滤泡被破坏，腺体增大，甲状腺激素释放，20% ~ 30% 的患者会出现一过性甲亢。但后期随着时间的推移，腺体萎缩甚至纤维化，甲状腺激素合成不足而出现甲减。TPOAb 和 TgAb 检测对本病的诊断有重要意义，阳性率达 80% ~ 90%。

2. 病毒性或细菌性甲状腺炎　一些针对甲状腺的病毒感染（如亚急性甲状腺炎或巨细胞性甲状腺炎）或者细菌感染（如急性甲状腺炎或脓肿）会严重损害甲状腺并引起甲状腺功能减退。

亚急性甲状腺炎的发病初期甲状腺滤泡内贮存的甲状腺激素释放入血引起甲亢表现，经过短暂的甲状腺功能正常期，在发病 1 ~ 3 个月后出现甲状腺功能减退。大部分患者为自限性，甲状腺激素水平恢复正常后，很少遗留并发症。

疑似甲状腺功能减退时的实验室诊断策略如图 18 – 6 所示。

三、肾上腺功能紊乱

（一）嗜铬细胞瘤

嗜铬细胞瘤（pheochromocytoma，PHEO）和副神经节瘤（Paraganglioma，PPGL）是一组起源于肾上腺髓质或肾上腺外交感神经链的神经内分泌肿瘤，为继发性高血压的病因之一。实验室检查项目包括血或尿儿茶酚胺及其代谢产物，其中 MN 和 NMN 不受肿瘤阵发性发作的影响，是 PHEO 和 PPGL 的

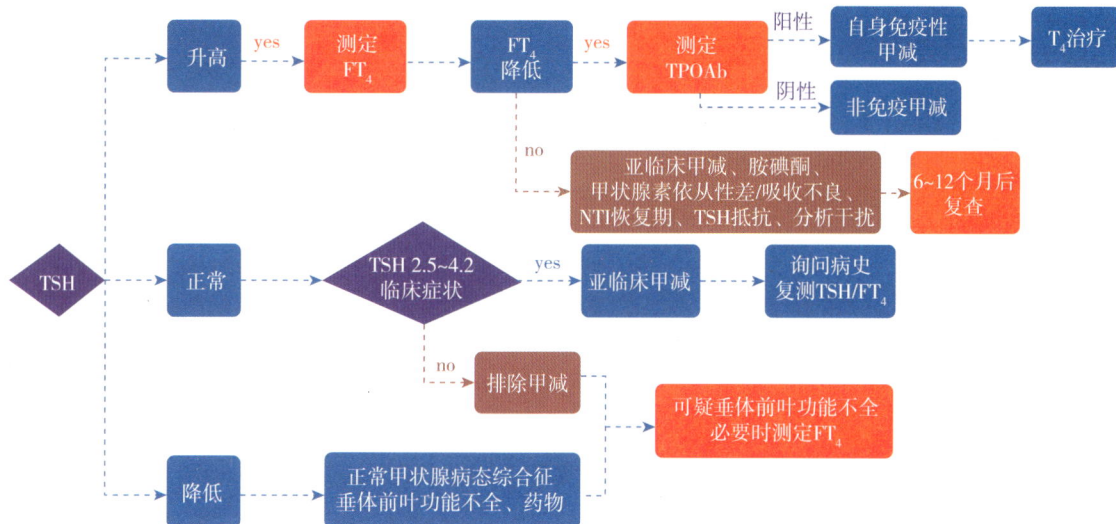

图 18-6 疑似甲状腺功能减退时的实验室诊断策略

首选生化检测指标，通常使用 LC-MS/MS 方法检测。无法检测 MN 和 NMN 时，也可以使用尿儿茶酚胺（E、NE 和 DA）或尿 VMA 替代，诊断的特异性和敏感性不如 MN 和 NMN。

（二）皮质醇增多症

皮质醇增多症（hypercortisolism）又称库欣综合征（cushing's syndrome，CS），是由于各种原因产生过多皮质醇所导致的一系列综合征，典型的临床表现包括躯干肥胖、满月脸、水牛背、多毛、高血压、继发性骨质疏松等。使用 24h UFC 等可进行皮质醇增多症的筛选。

CS 可分为 ACTH 依赖性和非依赖性 CS。ACTH 依赖性 CS 包括库欣病和异位 ACTH 综合征，库欣病是 CS 的一种垂体依赖形式。库欣病时垂体肿瘤导致 ACTH 分泌过多引起肾上腺皮质增生和皮质醇分泌过多。异位 ACTH 综合征时，非内分泌肿瘤可分泌 ACTH，从而导致肾上腺皮质增生、皮质醇分泌过多，并抑制垂体分泌 ACTH。ACTH 非依赖性 CS 包括先天性肾上腺皮质增生和功能性肾上腺皮质瘤、肾上腺癌。

皮质醇增多症的筛查试验包括 24h UFC 测定、午夜血清/唾液皮质醇测定、1mg 过夜 DST 和经典小剂量 DST。如上述两项以上检查异常，则高度怀疑 CS。小剂量 DST 对于皮质醇增多症诊断的敏感性和特异性可以达到 95% 以上。

经典大剂量 DST 可用于皮质醇增多症的定位诊断，如大剂量 DST 被抑制，说明病变部位在垂体，则支持库欣病的诊断。

（三）肾上腺皮质功能减退症

肾上腺皮质功能减退症可分为原发性、继发性和三发性。

原发性肾上腺皮质功能减退又称为艾迪生病（addison's disease），发病的主要原因为感染性疾病（如肾上腺结核、真菌感染等），主要的检验项目变化为血和尿皮质醇下降、ACTH 增高伴低血糖、低血钠、高血钾、高血钙等。

在继发性和三发性肾上腺皮质功能减退症中，皮质醇分泌不足的主要原因为下丘脑和（或）垂体损伤。最常见的三发性肾上腺皮质功能减退症的原因为长期使用糖皮质激素从而抑制了 CRH 的分泌，导致 ACTH 分泌减少和皮质醇分泌减少，最终导致肾上腺萎缩。继发性肾上腺皮质功能减退的主要原因为垂体 ACTH 分泌能力下降。

可使用 ACTH 兴奋试验评估肾上腺合成皮质醇的能力，有助于区分原发性肾上腺皮质功能减退症与继发性及三发性肾上腺皮质功能减退。在该试验中，根据肾上腺皮质受到 ACTH 的刺激后是否合成并释放皮质醇，评估肾上腺皮质对 ACTH 兴奋的反馈情况。

（四）原发性醛固酮增多症 📱 微课/视频2

原发性醛固酮增多症（primary aldosteronism，PA）是指由于肾上腺醛固酮腺瘤或肾上腺特发性增生导致醛固酮分泌过多而出现的综合征，以高血压和低血钾为临床特点。PA 的检测项目结果特点为低血钾；血、尿醛固酮增高 3~4 倍；血浆肾素降低。

PA 的诊断依靠血浆醛固酮浓度（plasma aldosterone concentration，PAC）和肾素比值的检测。由于肾素有两种不同的检测方法，即血浆肾素活性（plasma renin activity，PRA）和直接肾素浓度（Direct renin concentration，DRC），因此醛固酮/肾素比值（aldosterone renin ration，ARR）包括 PAC/PRA 和 PAC/DRC。PRA 和 DRC 的检测方法和单位均不同，因此 ARR 也存在两个不同的切值，以 PAC（ng/dl）和 PRA［ng/(ml·h)］为单位，最常用的 ARR 切值为 30；以 PAC（ng/dl）和 DRC（mU/L）为单位，最常用的 ARR 切值为 3.7。

当 ARR 超过切值时，可初步诊断为 PA，可进一步使用动态功能试验来确诊。生理盐水抑制试验、卡托普利抑制试验、氟氢可的松抑制试验是 PA 诊断的确证试验，在上述功能试验中，如果血浆醛固酮的浓度不被抑制，则可确诊为 PA，需要注意的是不同的功能试验，诊断的切值也不尽相同。

四、性发育异常

（一）性早熟

性早熟（precocious puberty）指青春期提前，女性多见。根据是否有下丘脑－垂体－性腺轴发动，分为中枢性性早熟、外周性性早熟。

中枢性性早熟（central precocious puberty）又称促性腺激素依赖性性早熟（gonadotrophin dependent precocious puberty，GDPP）或真性性早熟（true precocious puberty），因下丘脑－垂体－性腺轴提前激活所致，下丘脑提前分泌和释放 GnRH，激活垂体分泌促性腺激素使性腺发育并分泌性激素，从而使内、外生殖器发育和第二性征呈现。生物化学指标的特点为垂体促性腺激素和性腺激素水平均升高甚至达到成年人水平。

外周性性早熟（peripheral precocious puberty，PPP）也称假性性早熟（pseudo－precocious puberty，PPP），因各种原因引起的体内性激素升高至青春期水平，第二性征提早出现。由于下丘脑－垂体－卵巢轴并未激活，生物化学指标的特点为性腺激素水平均升高甚至达到成年人水平，但垂体促性腺激素仍然处于低水平。

GnRH 兴奋试验是诊断中枢性性早熟的金标准，当性腺轴功能已启动而促性腺激素基础值不升高时，GnRH 兴奋试验是重要的诊断手段，GnRH 兴奋试验峰值显著升高是中枢性性早熟的重要特征。兴奋试验中 LH 峰值的判断标准因检测系统的差异而略有不同，一般来说 LH 峰值 >5.0U/L 时，可诊断真性性早熟，即青春期的 LH 反应。

LH 基础值可作为初筛，如 LH >5.0U/L，即可确定其性腺轴已发动，不必再进行 GnRH 兴奋试验。

（二）青春期延迟

青春期延迟（delayed puberty）是指已进入青春期年龄但仍没有性发育，一般是指男性 18 岁以后，女性 17 岁以后才出现性发育者。青春期延迟只是性发育推迟，但可以性发育成熟。

青春期延迟者，性激素及 LH、FSH 均低于同龄同性别的参考区间，对 GnRH 兴奋试验有正常反应。

（三）性幼稚症

性幼稚症（sexual infantilism）是指由于下丘脑－垂体－性腺轴任何环节的病变，导致男性 20 岁、女性 19 岁后，性器官和第二性征仍未发育或发育不全。性幼稚症如不及时治疗，可能终生不会性成熟。

根据病变部位不同，性幼稚症可以分为原发性性幼稚症和继发性性幼稚症。原发性性幼稚症是指由于性腺先天性缺陷或者病变，其下丘脑－垂体功能正常，性激素水平明显降低，但可负反馈地促进 LH、FSH 释放增多。

继发性性幼稚症是指由于各种下丘脑、垂体疾病或损伤所致，实验室检查大多表现为性激素及 LH、FSH 水平均低下。使用 GnRH 和氯米酚兴奋试验与青春期延迟相鉴别，并有助于确认继发性性幼稚症的病变部位是在下丘脑还是垂体。

？思考题

答案解析

案例 患者，女，38 岁。

主诉：痤疮、多毛 6 年，头部胀痛 1 年。

现病史：患者于 5 年前因颜面及背部痤疮，两鬓及颌下毳毛增粗，应用多种外用药物，效果不明显。后面部逐渐变圆，四肢变细，体重增加。近 1 年前开始出现头部胀痛，血压升高，使用多种降压药治疗，效果不佳。血压 170/100mmHg，晨 8 时血皮质醇 26.2μg/dl（参考区间 4.0 ~ 22.3μg/dl），下午 4 时血皮质醇 24.9μg/dl，午夜 12 时血皮质醇 21.4μg/dl；连续 3 天的 24hUFC 分别为 170μg/24h、180μg/24h、189μg/24h（参考区间 12.3 ~ 103.5μg/24h）。ACTH 60pg/ml（参考区间 0 ~ 46pg/ml）。血电解质正常。影像学检查垂体 MRI 显示鞍底略下凹，垂体柄略左移，肾上腺 CT 未见明显异常。

既往史：无糖尿病、冠心病病史。

基本检查：颜面略黑，皮肤变薄干燥，无紫纹，双足背皮肤毛细血管网可见，胸背部皮肤散发痤疮，全身毳毛较重，满月脸，颈背部及锁骨上窝脂肪垫明显，腹隆起，立位悬垂，双下肢轻度凹陷性水肿。

问题

（1）该患者实验室检查的特点是什么？

（2）如需进一步诊断和鉴别诊断，需要做哪些动态功能试验？最可能的动态功能试验的结果是什么？

（3）该患者最可能的诊断是什么？并说明诊断依据。

（程歆琦）

书网融合……

重点小结　　　　题库　　　　微课/视频 1　　　　微课/视频 2

第十九章　消化系统疾病的生物化学检验

学习目标

1. 通过本章学习，掌握胃蛋白酶原、胃泌素、淀粉酶、脂肪酶检测的方法与评价；熟悉常见胃肠胰疾病的病因、发病机制和检测项目的临床应用；了解胃肠胰的主要生理功能，胃酸分泌量、尿胰蛋白酶原Ⅱ、胰外分泌功能试验检测方法与应用。

2. 具有对胃肠胰相关实验室检验项目进行检测、并对检测结果能够正确分析及与临床进行有效沟通的能力。

3. 树立终身学习理念，增强对消化系统疾病的生物化学检验的探索与创新研究，为这类疾病防控的早发现、早诊断、早治疗贡献力量。

胃肠胰等消化器官结构精致、功能独特。它将各种外源性食物经过化学和物理的作用，消化并吸收后为机体利用。在这一过程中，胃肠胰器官各自有独特的功能，但彼此又互相协调，还依赖于神经体液包括内分泌系统的调节共同完成消化和吸收过程。

第一节　消化系统疾病的生物化学变化

PPT

一、胃部疾病的生物化学变化

胃具有运动、分泌、消化、吸收、杀菌等多种功能。其中胃黏膜对于分泌、消化、吸收承担最为重要的作用。胃黏膜分泌的盐酸和胃蛋白酶是消化食物不可或缺的重要成分；分泌的黏液则与碳酸氢盐组成覆盖于胃表面的黏液－碳酸氢盐屏障，从而保护胃黏膜免受 H^+ 的侵蚀。胃壁细胞还分泌一种称为内因子的糖蛋白，与维生素 B_{12} 结合成复合物以免受肠液破坏。胃液的分泌尚受一些内源性物质调节，如乙酰胆碱、胃泌素和组胺等。一旦胃液的分泌失调，分泌的生物化学物质发生变化，即可发生胃部病变。

（一）消化性溃疡

消化性溃疡（peptic ulcer，PU）指发生在消化道暴露于胃酸及胃蛋白酶的任何部位的溃疡，因其发生与胃酸及胃蛋白酶的"消化作用"有关而得名。发生在胃和十二指肠的溃疡分别称之为胃溃疡和十二指肠溃疡。

健康状态的胃黏膜分泌的黏液与 HCO_3^- 形成保护黏膜的屏障，抵御了胃酸和蛋白酶侵袭。由于内因或外因的作用，防御机制被破坏即可发生自身消化道溃疡。

1. 内在因素

（1）胃黏膜屏障功能减弱　胃黏膜屏障包括：①胃黏膜上皮细胞顶部的类脂质细胞膜以及上皮细胞间的紧密连接的结构，此称细胞屏障；②胃黏膜分泌的黏液和 HCO_3^- 等成分构成复合体覆盖在胃黏膜上，此为黏液屏障。在 PU 患者的胃切除样本中，发现有不同程度的胃黏液层变薄，黏液中多聚糖蛋白含量降低，凝胶状结构减弱及 HCO_3^- 分泌减少等，这些变化即为胃黏膜的黏液屏障功能减弱。

（2）胃黏膜血供障碍 血流正常对维持胃黏膜内正常酸碱度、增强黏膜抵抗力有重要作用。胃黏膜血供减少后，抵抗力降低，易受胃酸侵蚀。

（3）防御因子作用减弱 前列腺素（prostaglandin，PG）、表皮生长因子（epidermal growth factor，EGF）、生长抑素（somatostatin，SS）等防御因子可增强胃黏膜上皮对攻击因子的抵抗力。其合成、分泌减少，必将减弱胃黏膜的保护功能，促进溃疡形成。

（4）胃液的消化作用 胃酸和胃蛋白酶过多是胃和十二指肠溃疡形成的直接原因。而胃黏膜分泌的黏液，却是保护胃黏膜不受损害的重要成分，因某种原因分泌的黏液减少或不敌胃酸和酶的侵袭也是不可忽视的原因。

2. 外在因素

（1）药物 非甾体药阿司匹林、甾体抗炎药、糖皮质激素、乙醇、某些抗菌药物、高渗盐、高渗糖等。这些药物除了对胃肠黏膜的直接损伤作用外，还能通过抑制内源性前列腺素合成、降低胃和十二指肠黏膜血流量以及削弱胃黏膜屏障功能，诱发 PU 的发生。反流入胃的胆盐可破坏胃黏膜细胞膜双层类脂质而引起黏膜炎症，降低胃黏膜电位差，并使 H^+ 逆向弥散入胃壁，促使胃黏膜上皮细胞自身消化。

（2）生物因素 如幽门螺杆菌（Helicobacter pylori，Hp）和其他细菌感染。Hp 可导致多种上消化道疾病，包括慢性胃炎和 PU。这一发现打破了"无酸则无溃疡"的论断，从而将防治溃疡的战略由抑酸扩展为根除 Hp 的感染。Hp 引起 PU 机制是：Hp 可穿透其他细菌不易通过的胃黏膜表面的黏液层，同时分泌高活性的尿素酶。这些机制可导致胃泌素（gastrin）分泌增多和壁细胞增生，促进胃酸分泌。Hp 感染造成的胃炎和胃黏膜屏障的损害，是促使 PU 发生和难于愈合的重要因素。

（3）某些化学因素 如乙醇可引起胃黏膜微静脉收缩，导致血流淤滞及黏膜缺血，破坏胃黏膜屏障，还能抑制环氧酶活性而阻碍前列腺素的合成。

胃溃疡常伴发十二指肠溃疡。两者发病机制各自具有特点：胃黏膜功能减弱在胃溃疡中意义较大，而胃酸、胃蛋白酶过多在十二指肠溃疡中较为重要。

（二）卓－艾综合征

卓－艾综合征又称佐林格－埃利森综合征（Zollinger－Ellison syndrome，ZES），系一种胃肠胰神经内分泌肿瘤，以难治性、反复发作或不典型部位的 PU、高胃酸分泌为特征。临床表现为腹痛、腹泻、体重减轻，易出现溃疡并发症等。因与胃泌素异常分泌有关，故也称胃泌素瘤。

二、胰腺疾病的生物化学变化

胰腺是人体重要的消化腺，是具有内分泌和外分泌双重功能的器官。胰腺的内分泌功能主要是调节代谢，通过分泌胰岛素和胰高血糖素来调节血糖水平，对人体的能量代谢起到关键作用。外分泌功能主要是分泌胰液和多种消化酶。胰液是无色的碱性液体，略带黏性，pH 为 $7.4 \sim 8.4$，渗透压与血浆相似，主要含有水、电解质和各种消化酶。其中电解质，阳离子主要有 Na^+、K^+、Ca^{2+}、Mg^{2+} 等，阴离子主要有 HCO_3^- 和一定量的 Cl^-，两者总和维持恒定。胰液中高浓度 HCO_3^- 可中和进入十二指肠的胃酸，避免肠黏膜受强酸侵蚀，并提供小肠内多种消化酶最适宜的 pH 环境。消化酶由腺泡细胞分泌，这些酶的主要功能是消化、分解碳水化合物、脂肪和蛋白类物质。包括糖类消化酶［淀粉酶（amylase，AMY）、胰淀粉酶（pancreatic amylase，P－AMY）、胰蔗糖酶等］、蛋白消化酶（胰蛋白酶、糜蛋白酶、弹性蛋白酶、氨基肽酶、羧基肽酶 A 和 B 等）、脂肪水解酶［脂肪酶（lipase，LPS）、胆固醇酯酶、磷脂酶 A 和 B 等］、核酸水解酶（核糖核酸酶、脱氧核糖核酸酶）等。食物是刺激胰液分泌的重要天然调节因素，进食时胰液分泌受神经和体液的双重控制，但以体液调节为主。

（一）胰腺炎

胰腺炎是指各种原因所致胰腺内酶类异常激活，胰腺自身及其周围脏器的自我消化而引起的炎症性疾病。临床上根据病理变化分为单纯水肿型和出血坏死型两类。根据病程和病因可分为急性胰腺炎（acute pancreatitis，AP）和慢性胰腺炎（chronic pancreatitis，CP）。

引起胰腺炎的病因甚多，国内以胆道疾病（结石、炎症、蛔虫等）为主，西方国家则以酗酒最为多见。其他病因包括结构异常、损伤、内分泌紊乱、代谢性疾病、感染因子及毒素、药物中毒、血管疾病等。

1. 急性胰腺炎　各种原因导致的胰腺急性炎症，主要发病因素为胆道疾病和酗酒，根据病理变化分为急性水肿型和急性出血坏死型两类。临床表现为急性上腹部疼痛，伴有血、尿 AMY 和 LPS 升高。

2. 慢性胰腺炎　各种原因导致的胰腺慢性炎症，发病因素与 AP 相似，主要有胆道疾病、酒精中毒。以反复发作的轻度炎症、胰腺腺泡组织逐渐被纤维组织所取代为特征。临床主要表现为上腹疼痛、营养不良、脂肪泻和糖尿病等。

（二）胰腺的自我保护机制

正常情况下，胰腺可通过一系列的保护机制，避免消化酶激活而造成自身消化。这些机制归纳起来主要是：①分泌的酶类处于非激活状态，即酶原形式；②在细胞内，由内质网和酶原颗粒的膜与蛋白质等底物隔开；③胰腺分泌物中酶原与抑制物（如 α_1 - 抗胰蛋白酶）共存。

（三）胰腺炎发生的病理机制

当在各种病因作用下，胰腺自身消化防卫机制被削弱，胰消化酶原被异常激活，并启动其他消化酶原的级联活化，引发胰腺组织自身消化。由于这些酶的破坏作用，最终造成胰腺组织的出血坏死。

其中起主要作用的消化酶有磷脂酶 A、激肽释放酶、弹性蛋白酶和 LPS。如：磷脂酶 A_2 在少量胆酸的参与下，分解细胞膜的磷脂。而磷脂被分解后的产物（溶血磷脂酰胆碱和溶血脑磷脂）具有引起胰腺实质凝固性坏死，脂肪组织坏死及溶血作用；激肽释放酶使激肽原变成缓激肽和胰激肽从而使血管舒张和通透性增加，进而引起水肿和休克；弹性蛋白酶溶解血管的弹性纤维引起出血和血栓形成；LPS 参与胰腺及周围脂肪组织的坏死和液化作用。

由于这些消化酶的共同作用，造成胰腺实质和邻近组织的水肿、出血和坏死，后者又促进消化酶的释放，形成恶性循环。消化酶和坏死组织通过血液循环和淋巴管运输至全身，引起多脏器损害，成为胰腺炎的多种并发症和致死原因。

三、肠道疾病的生物化学变化

小肠是食物消化吸收的主要部位。食糜中的糖、蛋白质、脂肪和核酸等物质受胰液、胆汁和小肠液的化学消化和小肠运动的机械消化，许多营养成分被吸收。大肠内没有重要的消化活动，主要是吸收水分、无机盐及维生素。

（一）肠功能紊乱

肠功能紊乱主要是指缺乏对某些营养素的消化或吸收障碍。主要表现为消化吸收不良和慢性腹泻。

1. 消化吸收不良　主要系指由于消化酶缺乏或胃肠功能紊乱致使的吸收不良综合征（malabsorption syndrome）。主要病因如：肝、胆、胰疾病导致胆盐及胰消化酶缺乏；胃大部切除术后、短肠综合征等所致的肠腔内营养物不能很好地裂解或水解以致影响消化和吸收。消化与吸收两者概念不同却密切相关。

2. 慢性腹泻　属于功能性腹泻，包括结肠过敏、情绪性、消化不良引起的腹泻。反复发作可达数月、数年不愈。

（二）肠功能紊乱的发生机制

1. 腔内原因 常见于多种疾病，如胃结肠瘘、胃肠吻合术等导致的食物与胃液混合不充分；CP、乳糖酶缺乏症等导致的消化因子不足；卓 – 艾综合征、细菌过度生长 – 盲袢等引起的"环境"不良；急性感染、乙醇等引起的急性上皮异常等。

2. 黏膜异常 如小肠手术致黏膜表面积减少；黏膜损害（乳糜腹泻）；遗传性黏膜生物化学缺陷（乳糖酶或蔗糖酶缺乏）；肠扭转、肠套叠、梗死等引起的肠道缩短以及肠淋巴管扩张、乳糜管阻塞 – 淋巴瘤等导致的输送障碍等广发性小肠壁浸润性病变等。

3. 转运异常 淋巴系统发育畸形；淋巴管堵塞；肠系膜血液循环障碍等所致的营养物质利用减少。

四、胃肠激素

胃肠道不仅是消化器官，而且拥有大量、多种类的神经内分泌细胞，构成了人体最大的内分泌器官。由散在胃肠道黏膜上和胰腺内的内分泌细胞所分泌的激素统称为胃肠激素，共有 11 个家族，其结构均为多肽，分子量为 2000～5000。胃肠激素的作用方式主要有内分泌、旁分泌、外分泌、神经分泌和自分泌等方式，主要功能是调节消化器官的运动、分泌和吸收，调节胆汁和胰腺激素分泌并影响血管张力、血压和心排血量等。常用的胃肠激素有以下几种。

1. 胃泌素 由胃窦和上段小肠黏膜 G 细胞分泌的多肽类激素。主要功能是促进胃酸胃蛋白酶原分泌，促进消化道黏膜生长，以及增强由胃肠运动和胆囊收缩等。

胃泌素的分泌受诸多因素影响，包括食物中蛋白质的消化产物（特别是色氨酸和苯丙氨酸）、机械刺激、化学刺激和迷走神经兴奋。某些胃肠激素和神经递质也可调节胃泌素的释放，如蛙皮素能促进胃泌素释放，生长抑制素则抑制胃泌素释放。

2. 缩胆囊素（cholecystokinin，CCK） 即胆囊收缩素，由十二指肠和空肠的 I 细胞分泌，主要功能是引起胆囊收缩和胆总管括约肌松弛，促进胰酶分泌。CCK 对胰腺有重要的营养作用，能促进胰腺组织的生长。

3. 促胰液素 主要由十二指肠等的 S 细胞分泌，刺激其释放的主要物质是进入十二指肠腔的胃酸。促胰液素的主要功能是促进胰腺分泌水和 HCO_3^-，并能刺激肝细胞分泌胆汁，加强 CCK 的促胰酶分泌作用，抑制胃泌素的释放和胃酸的分泌等。

4. 抑胃肽 由十二指肠和空肠的 K 细胞分泌，能刺激胰岛素分泌，抑制胃酸、胃蛋白酶和胃液分泌，抑制胃排空。

5. 促胃动素 主要由胃和小肠等的 M 细胞分泌，能在消化期间促进胃和小肠运动。

第二节 消化系统疾病生物化学检验项目的检测与评价

PPT

一、胃酸

胃酸即壁细胞分泌的盐酸。有两种形式，即游离盐酸和结合盐酸，后者系盐酸与蛋白质结合存在的形式。

1. 方法概述 胃酸检测指标包括基础胃酸分泌量（basic acid output，BAO）、最大胃酸分泌量（maximum acid output，MAO）和高峰胃酸分泌量（peak acid output，PAO）。测定方法有胃液酸度滴定及其酸量计算、五肽胃泌素胃酸分泌试验、胰岛素低血糖刺激胃酸分泌试验及胃内 pH 连续监测法等。

2. 测定原理

（1）BAO 测定　基础胃酸分泌主要表示胃对神经、精神、体液因素等内源性刺激的应答。在采集胃液时患者应尽量保持在生理状况，周围环境应安静。患者要远离食物，保持情绪稳定。当抽完空腹胃液后，继续抽取胃液，收集 1 小时内的全部胃液送检，测定酸量即为 BAO（mmol/h）。

（2）MAO 和 PAO 测定　MAO 指当再增大刺激物剂量，胃排出盐酸量也无明显增加，即当把组胺从 0.04mg/kg 体重再加大时，胃的盐酸分泌量也不再增加，此胃酸分泌量即为 MAO（mmol/h）。现在则以五肽胃泌素取代组胺测 MAO。注射五肽胃泌素后 15 分钟达最大分泌量并维持约 30 分钟，60 分钟时可回到基础水平，可由 MAO 计算 PAO。由 MAO 与 PAO 可以推算出壁细胞数量。据估计每 5000 万个壁细胞可以分泌盐酸 1mmol/h。假设 PAO 为 20mmol/h，估计壁细胞为 10 亿。正常人壁细胞量约 9.8 亿。

测定时，每份胃液均需测定其体积与可滴定酸量。取胃液 5ml 加酚红指示剂 2 滴，用 0.1mol/L 的氢氧化钠溶液滴定至终点，也可用 pH 计指示终点。由所用胃液量及氢氧化钠量计算出酸度和酸量，求出 BAO、MAO 与 PAO。

3. 方法学评价　胃酸分泌呈昼夜变化，入睡后几小时达高峰，晨起之前最低。且受性别、年龄、体位、精神状态等的影响。对胃液盐酸测定，因为需测定基础酸与最大酸分泌，所以要给刺激物，曾用过的刺激物有各种试验餐及组胺等，前者虽符合生理状况，但因食物影响，不易测定胃分泌功能，且不能引起最大酸分泌；后者虽能引起最大酸分泌，但易产生过敏等有不良反应，二者均已被淘汰，而由五肽胃泌素所取代。

4. 临床意义　胃酸增多见于胃泌素瘤、幽门梗阻、十二指肠溃疡、慢性 Hp 感染、肥大细胞增多症及保留胃窦的胃部分切除术；胃酸减低见于胃癌、萎缩性胃炎等。

> **知识拓展**

食管 24 小时 pH 监测

食管 24 小时 pH 监测是从鼻腔插入 pH 电极，置于食管下括约肌上方 5cm 处，连续记录 24 小时食管 pH 变化，从而了解食管环境酸碱度、食管排空情况的一种方法，是胃食管反流目前最常见的量化检查。主要用于了解人体胃酸的分泌状态、测定十二指肠胃反流情况、评价胃排空能力。其主要的指标为酸暴露时间百分比（acidexposure time, AET），即 24 小时内食管 pH <4 的时间百分比。中国人群 AET >4%，认为存在病理性酸反流，可诊断为胃食管反流病。食管阻抗 – pH 监测还可识别各类型（酸、弱酸、非酸）的反流事件，从而计算反流次数，并能通过症状指数和症状相关概率判断患者症状是否与这些事件相关。

二、胃蛋白酶原

胃蛋白酶原（pepsinogen, PG）是胃蛋白酶的前体，分泌进入胃腔后被胃酸激活转化为胃蛋白酶（pepsin）。PG 根据生化结构和免疫活性分为胃蛋白酶原Ⅰ（PG Ⅰ）和胃蛋白酶原Ⅱ（PG Ⅱ）两个亚群，分子量均为 42000 的单链多肽链。血清 PG Ⅰ、PG Ⅱ水平反映了不同部位胃黏膜的形态和功能。PG Ⅰ是胃底腺的主细胞和颈黏液细胞分泌，PG Ⅱ除主细胞和颈黏液细胞分泌外，贲门腺、幽门腺和十二指肠腺亦可产生（图 19 – 1）。

1. 方法概述　血清 PG 测定一般可采用 RIA、TRFIA、PETIA、ELISA、CLIA、流式荧光发光法等

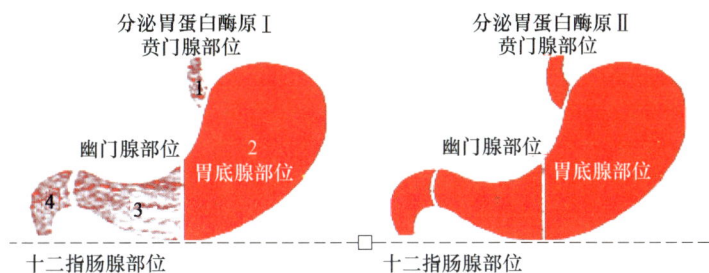

图 19 – 1　胃蛋白酶原 I 和 II 的分泌部位

检测方法。RIA 法试剂具有放射性且有效期短，不作为首选，目前临床常用 CLIA 和 PETIA 法测定。

2. 测定原理（CLIA 法）　采用双抗体夹心法检测血清 PG I、PG II 浓度并同时计算 PG I/PG II 比值。

3. 方法学评价　PG 检测建议使用血清，PG I/PG II 没有日内变化和季节变化，不受饮食的影响，个体有较稳定的值；PG I/PG II 受质子泵抑制剂、H_2 受体抑制剂的影响，胃切除患者会引起 PG 阳性，故检测 PG 时有必要确认用药史和病史。要求检测试剂盒稳定、精密度好，基本不受脂血、溶血、黄疸、维生素 C 及 RF 等物质的干扰。

4. 临床意义　PGI浓度≤70μg/L 且 PGI/PGII≤3.0 可作为胃癌高危人群标准，但不同实验室由于方法学不同界值可能有差异。需要注意的是，胃癌筛查仍然推荐内镜学检查，《胃癌筛查与早诊早治方案（2024 版）》中不建议将血清 PG、血清胃泌素（即 G – 17）检测或血清胃癌相关抗原 MG7 等检测单独用于胃癌筛查。也不推荐使用其他生物标志物检测、上消化道钡餐造影、PET 检查等进行胃癌筛查。

三、胃泌素

在众多的胃肠激素中，胃泌素是很重要的激素。对刺激胃酸和消化酶的分泌以及胃的蠕动具有不可或缺的作用。血浆中胃泌素分子结构有多种形式，主要含两种异构体 G – 17 和 G – 34，其中由 17 个氨基酸残基所组成的小胃泌素 17 即 G – 17 活性最强，约占总量 2/3，反映胃窦黏膜的损伤。因此常使用 G – 17 和蛋白质结合物免疫动物制备特异性抗体用于免疫学检测。

1. 方法概述　血清中胃泌素含量测定，可采用 RIA、ELISA、CLIA、LC – MS/MS 法。

2. 测定原理（ELISA 法）　采用双抗体夹心法检测血清胃泌素 G – 17 浓度。

3. 方法学评价　ELISA 和 CLIA 是目前胃泌素检测的常用方法，但免疫学方法由于仅测量 G – 17 或因与硫酸化形式（尤其是硫酸化 G – 17）的交叉反应，而导致浓度偏低或假性增高。血浆蛋白（包括胆囊收缩素 8 和嗜异性抗体）也可能引起交叉干扰。LC – MS/MS 可定量测量胃泌素亚型，可同时确定几种性质不同的胃泌素，如 G – 17ns、G – 17s、G – 34ns、G – 34s 的浓度，且不受硫酸化 G – 17 的影响。

严重溶血样本会影响实验结果；胃泌素很不稳定，4℃ 48 小时活性失去 50%，故不适合使用测活性的方法。抗酸剂、抗副交感神经药和 H_2 受体抑制剂药物在采集样本前 24 小时停止使用。胃泌素的释放受迷走神经兴奋的影响，也受食物及体液因素影响，因此一般情况下建议清晨安静状态下采集空腹静脉血。当需进行蛋白刺激时，可禁食 10 小时后服用含蛋白质的饮料，饮用 20 分钟后采集血样。食物中蛋白的刺激或缺乏酸会导致 G – 17 水平升高，但在严重萎缩性胃炎中，其基础水平低，蛋白刺激后不会增加。

4. 临床意义　胃泌素增高见于药物（PPI）、炎症（Hp 感染）、胃泌素瘤、胃溃疡、A 型萎缩性胃炎、迷走神经切除术后、甲亢、贲门失弛缓症、十二指肠溃疡、胃体癌。临床高胃泌素血症常见的疾病见表 19 - 1。胃泌素降低见于 B 型萎缩性胃炎、胃食管反流、胃窦萎缩、胃窦切除、胃窦癌。

表 19 - 1　高胃泌素血症的临床评价

基础酸分泌	临床评价
正常或低分泌	常见于胃溃疡、胃癌、萎缩性胃炎、恶性贫血、肝硬化、慢性胰腺炎、慢性肾衰、小肠大部切除、胃窦 G 细胞增生、迷走神经切除、嗜铬细胞瘤、非胰岛细胞瘤
6～15mmol/h	常见于慢性胃通道阻塞、胃窦功能亢进
>15mmol/h	常见于卓 - 艾综合征

四、淀粉酶

AMY 主要有两种同工酶，即唾液型 AMY（S - AMY）和胰型 AMY（P - AMY）。作为胰腺疾病尤其是 AP 诊断的试验，P - AMY 检测是最佳选择。AMY 分子量小，可从肾小球滤过出现在尿中，也是唯一能在正常时出现在尿液中的血清酶。当肾功能障碍时，血清 AMY 升高，而尿 AMY 降低。此外，1%～2% 人群血液中尚可检出巨淀粉酶（M - AMY）。M - AMY 是 AMY 与血浆蛋白，主要是免疫球蛋白（IgA 或 IgG）的复合物。由于分子量大，不易从肾脏排出，以致测出的血 AMY 活性增高，而尿 AMY 活性正常。

1. AMY 测定（EPS 法）　具体原理详见本书第六章第六节。

2. 临床意义　血 AMY 升高的常见疾病有以下几大类。①胰腺疾病是最常见的原因，且此时升高程度可达正常值3～5倍；②急腹症，如肠梗阻、胃穿孔、肠系膜梗死和异位妊娠破裂等均可导致血清 AMY 升高，但是这些情况下血 AMY 升高程度不如急性胰腺炎明显，往往低于正常上限3倍；③非胰源性消化系统疾病，如胃肠炎、胆囊炎和胆石症可引起血清 AMY 活性轻度升高；④恶性肿瘤，最常见的是卵巢癌、肺癌及多发性骨髓瘤。肿瘤组织异位合成是引起这一现象的原因；⑤腮腺炎，90% 患者的血清 AMY 有轻度和中度增高。

五、脂肪酶 🄴 微课/视频

LPS 分子量约为 3.8kDa，是一群低度专一性酶，主要来源于胰腺，其次为胃、小肠，能水解多种含长链（8～18C 链）脂肪酸的甘油酯。LPS 可由肾小球滤过，被肾小管重吸收，因此尿中检测不到 LPS。正常血清 LPS 含量极少，但胰腺受损或病变时，显著升高。LPS 与 AMY 比较，因不受唾液腺和胰腺的影响，特异性更高。LPS 不易从肾脏清除，在血中稽留时间较 AMY 长，对于某些未能及时就诊的胰腺炎患者更具有诊断价值。

1. LPS 测定（酶偶联显色法）　常以 1,2 - DG 为底物的酶偶联显色法检测血清或尿 LPS 活性，具体原理详见本书第六章第三节。

2. 临床意义　①升高：急慢性胰腺炎、胰液淤滞（胰腺癌、胰腺囊肿、胆管癌、胆石症、乳头癌等）、肾功能不全、胰腺损伤、穿孔性腹膜炎、胰腺导管阻塞（结石、炎症、肿瘤）。②降低：胰腺癌晚期、胰大部切除等。

六、尿胰蛋白酶原 Ⅱ

胰蛋白酶原是胰蛋白酶的非活性前体，由胰腺泡细胞分泌入胰液，人体有两种形式的胰蛋白酶原，胰蛋白酶原 Ⅰ 和胰蛋白酶原 Ⅱ。胰蛋白酶原分子量小，可由肾小球滤过，肾小管对胰蛋白酶原 Ⅱ 的重吸收低于胰蛋白酶原 Ⅰ，因此胰蛋白酶原 Ⅱ 在尿中浓度较高。急性胰腺炎时胰蛋白酶原大量释放入血，尿中浓度也升高。

1. 方法概述　测定尿胰蛋白酶原Ⅱ多采用定性试验，常用免疫层析法；定量常用 FIA 法。

2. 测定原理（免疫层析法）　定性检测样本胰蛋白酶原Ⅱ，具体原理参见本书第五章。

3. 方法学评价　目前胰蛋白酶原Ⅱ检测多为定性或半定量试验，POCT 试剂条测定检测简便、快速。

4. 临床意义　主要用于急性胰腺炎急诊筛选和胆石症、胆囊炎和其他胰腺疾病的辅助诊断。

七、胰腺外分泌功能试验

直接试验是检测胰腺外分泌功能的金标准，其敏感度、特异度均超过 90%，此方法用胰泌素直接刺激胰腺分泌后，通过内镜下逆行胰胆管造影胰管插管或十二指肠插管，收集胰液，了解其外分泌状态，但因成本高昂、属侵入性检查，临床开展受限。间接试验包括粪便脂肪检测、粪便弹性蛋白酶 1（faceal elastase 1，FE - 1）测定、^{13}C - 混合甘油三脂呼气试验、尿苯甲酰酪氨酰对氨基苯甲酸试验等，间接试验成本相对低廉，易于操作，但敏感度和特异度相对不足。

1. 胰腺外分泌功能试验的检测方法、原理和方法学评价　见表 19 - 2。

表 19 - 2　胰腺外分泌功能试验

试验名称	方法	检测指标	特点
[直接试验]			
促胰液素试验	静脉注射促胰液素前后，十二指肠插管收集胰液测定	胰液分泌量、碳酸氢盐、AMY	经典标准方法，有较好的敏感性和特异性，但需插管，试剂昂贵
促胰液素 - 胆囊收缩素试验	静脉注射两种激素前后，十二指肠插管收集胰液测定	胰液分泌量、碳酸氢盐、AMY	增加刺激胰酶分泌
[间接试验]			
FE - 1 测定	称取 100mg 粪便样本，匀浆提取 FE - 1，以一定比例稀释后，采用 EIA 法检测	FE - 1	FE - 1 是胰腺分泌的酶产物，其在胃肠道运输过程中保持相对稳定。其结果不受外源性胰酶替代治疗影响。FE - 1 < 200mg/g 视为异常，是较常用的检测胰腺外分泌功能间接检测项目
^{13}C - 混合甘油三酯呼气试验	受试者摄入含有^{13}C 标记的甘油三酯固体餐	呼气中^{13}CO$_2$	甘油三酯固体餐在十二指肠内被胰酶水解吸收，在肝脏代谢为^{13}CO$_2$ 并随呼气排出体外，呼气中的^{13}CO$_2$ 与十二指肠被水解的脂肪量直接相关，可间接反映胰酶分泌量
粪便脂肪试验	便前两天和留便当天，连续进食高脂食谱（含脂量 80 ~ 100g/d）3 天，同时测定其粪脂量	定量测定粪便脂肪含量。苏丹Ⅲ染色后镜检脂肪滴可作为初筛	72 小时粪便脂肪含量超过 7g/d 可诊断脂肪泻，但该试验需每天给予患者固定脂肪量的饮食，同时连续收集患者 3 天粪便，因较差的依从性和检测的复杂性，其应用受限

此外，脂溶性维生素、血清清蛋白、前清蛋白、镁、视黄醇结合蛋白、脂蛋白等实验室检查指标有助于反映患者的营养吸收情况，可间接提示胰腺外分泌功能不全的存在。

2. 临床意义　慢性胰腺炎是成人胰腺外分泌功能不全最常见的病因，囊性纤维化、胰腺切除、胰管梗阻等均可出现胰腺外分泌功能不全。

八、双标记 Schilling 试验

双标记 Schilling 试验又称为维生素 B$_{12}$吸收试验，维生素 B$_{12}$吸收的主要部位在回肠末端，吸收过程需要内因子和胰蛋白酶参与。该试验主要用于鉴别不同病因引起的维生素 B$_{12}$缺乏。

1. 方法概述 维生素 B_{12} 在胃酸性环境中与 R 蛋白结合形成的 $R-B_{12}$ 结合物被小肠胰蛋白酶降解，释放出的维生素 B_{12} 才能与内因子（IF）形成 $IF-B_{12}$ 复合物被机体吸收，因此通过口服放射性钴标记的维生素 B_{12} 后测定尿中放射性钴的排出率，评估肠道对维生素 B_{12} 的吸收情况。

2. 测定原理 服用 ^{57}Co 标记的 $IF-B_{12}$ 和 ^{58}Co 标记的 $R-B_{12}$ 后，收集 24 小时尿，测定尿中两者比值（24 小时尿 $R-B_{12}/IF-B_{12}$ 放射活性比值）。

3. 方法学评价 本法简便、快速，但试验条件要求较高。对于反映胰腺功能，特异性较好，如给予必需氨基酸刺激胰腺，可提高试验敏感性。

4. 临床意义 比值减少见于回肠末段吸收功能不良或切除术后、恶性贫血、胰外分泌功能不足、小肠细菌过度生长。

第三节 消化系统疾病生物化学检验项目的临床应用

PPT

一、消化性溃疡

PU 是常见病、多发病，主要是胃溃疡和十二指肠球部溃疡，也可发生于食管下段，胃空肠吻合口附近及 Meckel 室。多数患者可根据周期性发作和节律性中上腹疼痛等症状进行初步诊断，但最后确诊则需内镜检查、影像学检查并结合实验室检查进行综合分析后诊断，后续的治疗也需实验室检查结果来指导。

1. 胃酸测定 胃酸是引起胃和十二指肠黏膜损伤的主要因素。十二指肠溃疡患者常有胃酸分泌过多，其 BAO 和 MAO 均明显增高。有高胃酸分泌的十二指肠溃疡患者发生出血、穿孔并发症的机会大；十二指肠溃疡手术后若 BAO 仍 >5mmol/h、MAO >15mmol/h 时，应考虑溃疡复发的可能。胃溃疡患者胃酸分泌多正常或稍高于正常，但有些患者胃酸分泌不增反降，可能是这些患者胃黏膜结构的缺陷，H^+ 大量自胃反向弥散入黏膜而致。

目前胃酸测定临床使用较少，但对于以下情况有诊断或参考价值：①怀疑胃泌素瘤所致的消化道溃疡时，如 BAO 超过 15mmol/h，MAO 超过 60mmol/h，或 BAO/MAO 比值大于 60%，提示胃泌素瘤可能；②区别胃溃疡是良性或恶性时可参考 MAO 结果，胃酸缺如应怀疑为恶性；③症状比较典型结合 MAO 大于 60mmol/h 提示活动性十二指肠球部溃疡；④评估迷走神经切断是否完全有帮助，成功的迷走神经切断术后最大胃酸排出量较切断前下降 70%。

2. 粪便隐血试验 消化道溃疡活动期，粪便隐血试验阳性，经积极治疗后多在 1~2 周转阴，如持续阳性，应怀疑恶性肿瘤可能。

3. 幽门螺杆菌检测 Hp 是 PU 的重要致病因子，胃溃疡患者 Hp 检出率可达 72%~100%，十二指肠溃疡为 73%~100%。Hp 检测还有助于观察溃疡愈合及复发情况。Hp 感染的检测方法包括侵入性和非侵入性两类。侵入性方法包括组织学检查、快速尿素酶试验、Hp 培养和聚合酶链反应（PCR）等。非侵入性方法包括 $^{13}C/^{14}C$-尿素呼气试验、免疫学方法检测粪便中 Hp 抗原或血清中 Hp 抗体，其中首选 $^{13}C/^{14}C$-尿素呼气试验。常规的血清学试验检测 Hp 抗体 IgG，其阳性不一定是现症感染，不能用于根除治疗后复查。如患者既往未接受抗 Hp 治疗，Hp 抗体阳性可视为现症感染。在 PU 出血、胃 MALT 淋巴瘤和胃黏膜严重萎缩等疾病中，患者因服用质子泵抑制剂、铋剂、抗生素或患者胃黏膜 Hp 菌量少时，血清学检查优于其他方法，其阳性可视为现症感染。

4. 胃蛋白酶原测定 PG I 是检测胃泌酸腺细胞功能的指标，PG II 与胃黏膜病变相关性较大。

（1）用于胃功能判断 胃酸分泌增多 PGⅠ升高，分泌减少或胃黏膜腺体萎缩 PGⅠ降低；PGⅡ与胃底黏膜病变的相关性较大（相对于胃窦黏膜），其升高与胃底腺管萎缩、胃上皮化生或假幽门腺化生、异型增殖有关；PGⅠ/PGⅡ比值进行性降低与胃黏膜萎缩、胃癌进展相关。

（2）评价 Hp 根除治疗效果 Hp 感染与血清 PG 水平间存在相关性；感染者初期，血清 PGⅠ和 PGⅡ均高于非感染者（尤其是 PGⅡ），PGⅠ/PGⅡ比值下降，除菌后血清 PGⅠ和 PGⅡ则显著下降；除菌组 PGⅠ/PGⅡ比值变化率（治疗前/治疗后）在治疗结束后即升高，且持续至第 12 个月；未除菌组该值在治疗后一个月升高，此后逐渐下降，至第 9 个月时已与治疗前无显著差异。

（3）PU 复发的判定指标 胃溃疡初发患者 PGⅠ升高明显；胃溃疡复发者 PGⅡ升高明显；十二指肠溃疡复发患者的 PGⅠ/PGⅡ均显著升高。

5. 血清胃泌素测定 高胃泌素血症是卓 – 艾综合征的诊断指标。卓 – 艾综合征溃疡常发生于不典型部位，具有下列三联症：高空腹血清胃泌素、高胃酸分泌、伴有反复发作胃或十二指肠难治性溃疡。

6. 内因子抗体检测 内因子抗体是针对内因子的自身抗体，属于 IgG 类，分为两型，Ⅰ型是阻断抗体，抑制内因子与维生素 B$_{12}$结合；Ⅱ型是结合抗体，与内因子 – 维生素 B$_{12}$复合体结合并阻断复合体与回肠黏膜受体的附着，可用于萎缩性胃炎亚型区分。常用 ELISA 法等免疫学方法进行检测，测定内因子抗体对恶性贫血的诊断有一定帮助。

二、胰腺炎

1. 急性胰腺炎 AP 病因众多，在我国胆石症是主要病因，其次为高甘油三酯血症及过度饮酒。AP 的诊断标准（《中国急性胰腺炎诊治指南（2021 版）》）包括以下 3 项：①上腹部持续性疼痛；②血清 AMY 和（或）LPS 浓度高于正常上限值 3 倍；③腹部影像学检查结果显示符合急性胰腺炎影像学改变。上述 3 项标准中符合 2 项即可诊断为 AP。

（1）AMY 血清 AMY 测定是 AP 的重要诊断指标之一，AP 发病后，血和尿中的 AMY 显著升高，发病后 8 ~ 12 小时血清 AMY 开始增高，12 ~ 24 小时达高峰，2 ~ 5 天下降至正常。而尿 AMY 则在发病后 12 ~ 24 小时才开始升高，下降比血清 AMY 慢，在 AP 后期测定尿 AMY 更有价值。P – AMY 在 AP 腹痛 3 ~ 6 小时后开始升高，20 ~ 30 小时达高峰，3 ~ 4 天内恢复正常。

（2）LPS 血清 LPS 在 AP 发病后 2 ~ 12 小时内升高，24 小时达峰值，一般可持续 8 ~ 15 天。LPS 活性升高与 AMY 基本平行，特异性大于 AMY。肾小球滤过的 LPS 可被肾小管全部重吸收，所以尿中一般测不到 LPS 活性。因 LPS 在 AP 病程中持续升高的时间比 AMY 长，故测定血清 LPS 可用于 AP 后期的诊断，特别是在血清 AMY 和尿 AMY 已恢复正常时，更有诊断意义。此外，有些疾病如腮腺炎伴发腹痛时，可用 LPS 作鉴别诊断，因为单纯腮腺炎不累及胰腺时，只表现为 AMY 升高而 LPS 正常。对于发病 12 小时后至 3 天内就诊的患者，AMY 的敏感性更高，而对于早期或者后期就诊的患者，LPS 的敏感性可能更高，但二者的活性高低与病情严重程度无相关性。

血、尿 AMY 和 LPS 对于胰腺炎的诊断意义如图 19 – 2 所示。

（3）尿胰蛋白酶原Ⅱ AP 时胰蛋白酶原很快被激活，释放进入胰液，尿中排出量可增高 10 ~ 40 倍，阳性率约为 AMY 的 2 倍。检测尿中的胰蛋白酶原Ⅱ的方法简单、灵敏度高，与胰腺炎的严重程度有很好的相关性。有研究报道 AP 时尿胰蛋白酶原Ⅱ检测的敏感性为 94%，优于 AMY，是一个比较敏感的诊断指标。临床诊断中，尿胰蛋白酶原Ⅱ阴性可排除急性胰腺炎，若阳性结果，仍需结合其他试验结果作出判断。故尿胰蛋白酶原Ⅱ可作为急诊时的筛选试验。

（4）急性时相反应蛋白 CRP 是组织损伤和炎症的非特异性标志物，近期研究揭示，测定 CRP 水平对 AP 早期诊断很有价值，并有助于对病情严重程度的评估。以 CRP 浓度 120mg/L 作为区别水肿型

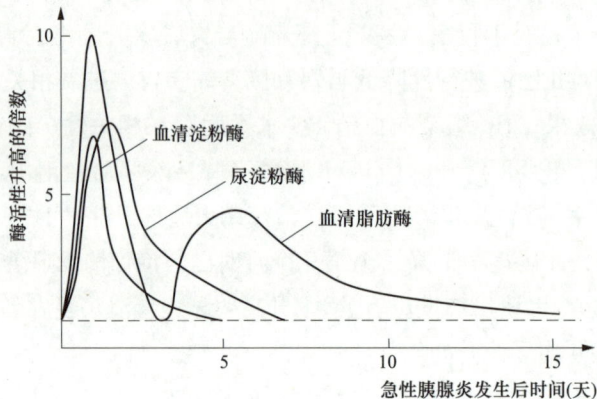

图 19-2　血、尿 AMY 和 LPS 在胰腺炎发病后不同时间的活性水平

和坏死型 AP 的临界值，诊断准确率达 85%。CRP 测定方法简便，适合作为胰腺炎患者的常规检查。其他急性时相反应蛋白如 α_2-巨球蛋白、α_1-抗胰蛋白酶、α_1-抗糜蛋白酶等对 AP 的诊断价值与 CRP 相似。

（5）其他项目　包括白细胞、血糖、血钙、血气、凝血指标等。AP 患者多有白细胞增多和中性粒细胞核左移，会出现暂时性血糖增高，但持续的高血糖（>10mmol/L）反映胰腺坏死可能。低钙血症（<2.0mmol/L）常见于重症胰腺炎，血钙降低的程度与临床严重程度呈正相关，血钙低于 1.5mmol/L 提示预后不良。

2. 慢性胰腺炎　CP 患者可表现为间歇性腹痛或持续性腹痛，其诊断主要依赖影像学检查和病理学改变，另外实验室检查也可提供次要依据。

（1）AMY、LPS　CP 急性发作期 AMY、LPS 可一过性增高，后期可不增高或增高不明显，如合并胸、腹腔积液，胸、腹腔积液中的 AMY 含量会明显增高。

（2）胰腺外分泌功能　胰腺外分泌功能测定通过直接和间接试验来了解胰腺外分泌功能状态。80%~90% CP 有胰外分泌功能异常。

（3）胰腺内分泌功能　主要包括糖尿病的相关实验检查见相关章节内容。

（4）基因检测　重点对于特发性、青少年（起病年龄低于 20 岁）以及有胰腺疾病家族史的 CP 患者，可针对我国 CP 相关基因，如 *PRSS1*、*SPINK1*、*CTRC*、*CFTR* 等进行基因测序分析。

（5）其他实验室检查　血钙、血脂、甲状旁腺激素、病毒、IgG4 等检查有利于病因分析，另外 CP 患者可出现血清 CA199 增高，但如明显增高，应警惕合并胰腺癌的可能。

三、吸收不良综合征

吸收不良综合征是指由于多种原因所致营养物质吸收障碍而产生的一组综合征。通常包括消化或吸收障碍或消化吸收同时缺陷导致小肠对脂肪、蛋白质、碳水化合物、维生素等一种或多种营养成分吸收不良。吸收不良综合征临床主要表现为慢性腹泻、腹胀、体重减轻和维生素缺乏。

1. 营养素水平检查　肠道疾病通常以吸收不良综合征和慢性腹泻两种形式表现，患者通常有营养不良症状。

（1）血清 β-胡萝卜素浓度测定是脂肪吸收不良的非特异性试验。低于 100mg/100ml 提示脂肪泻，低于 47mg/100ml 提示严重脂肪泻。

（2）检测宏量营养素，如蛋白质（主要是 Alb）、脂蛋白水平减低是判断营养不良的必不可少的检验项目。对于伴有骨痛、手足搐搦甚至病理性骨折患者，需检查血液维生素 D 和钙水平。出现舌炎、口角炎、周围神经炎等症状与 B 族维生素吸收不良有关；维生素 B_{12}、叶酸水平减低是营养性大细胞性贫血的诊断依据，而血清铁和铁蛋白水平减低或转铁蛋白水平升高是诊断缺铁性营养性贫血的依据。

2. 肠道消化和吸收功能检查　诸多生物化学方法用于检测肠道消化和吸收功能。粪便脂肪含量测定、^{131}I 标记脂肪消化吸收试验、乳糖耐量试验、乳糖酶加乳糖试验及右旋木糖吸收试验。

（1）粪便脂肪含量　采用重量法，直接测定粪便中脂肪含量。

（2）^{131}I 标记脂肪消化吸收试验　以 ^{131}I－甘油三酯为底物，被 LPS 水解后生成甘油一酯和脂肪酸，被肠道吸收。若肠道对脂肪消化、吸收障碍，^{131}I－甘油三酯排出，粪便中 ^{131}I 辐射量增强。需要检测同位素的设施。粪便中 ^{131}I 辐射量大于界值，而血浆中 ^{131}I 辐射量低于界值者为脂肪消化、吸收障碍。文献报道，^{131}I 标记脂肪消化吸收试验并不如粪脂肪定量试验可靠，因可能有 15% 的假阴性和 10%~20% 的假阳性。

（3）乳糖耐量试验　主要用于检查乳糖酶缺乏。受试者口服乳糖 50g，每 2 小时抽血测量血糖，正常情况下口服乳糖经小肠黏膜乳糖水解为葡萄糖和半乳糖而吸收。正常人服用乳糖后，血糖水平上升 FBG 超过 1.1mmol/L。乳糖缺乏者血糖水平上升不明显，同时可出现腹鸣、腹痛、嗳气等乳糖不耐受症状。

（4）尿液右旋木糖排泄量　右旋木糖是一种五碳糖，与其他单糖不同，它在小肠通过易化扩散而不完全吸收（50%）。吸收后从尿中排泄。口服一定量的右旋木糖后，测定尿中排泄量，间接反映肠道吸收能力。右旋木糖不需要消化即可在小肠直接吸收，肾小管不重吸收，约有 40% 从尿液中排出。右旋木糖的被动吸收的能力很大程度上依赖于胃肠道黏膜的完整性，因此，口服木糖后尿中排出的右旋木糖量即反映小肠黏膜的被动吸收能力。

3. 乳糜泻相关实验室检查　乳糜泻（celiac disease，CD）又称麦胶性肠病，是一种由于摄入麦胶蛋白而引起的慢性小肠疾病，通常以多种营养物质吸收不良、小肠绒毛萎缩和去除饮食中麦胶蛋白后症状改善为特征。对于可疑 CD 患者或高危人群可行血清学抗体筛查和内镜及病理活组织检查。其血清学特异性抗体检查包括：抗组织谷氨酰胺转移酶抗体（tTG）、抗平滑肌肌内膜抗体（EMA）、抗麦胶蛋白抗体（AGA），其中血清 tTG 抗体是诊断 CD 的首选方法，EMA 是检测 CD 特异性抗体的参考标准，以上抗体均有 IgA 和 IgG 两种，IgA 抗体敏感性较高，IgG 抗体在 IgA 缺陷者中起重要作用。

4. 炎症性肠病相关实验室检查　如患者除消化不良外，还有腹痛腹泻症状，应确定这些症状是否由炎症性肠病（inflammatory bowel disease，IBD）发作引起。可通过粪便钙卫蛋白（fecal calprotectin，FC）测定评估肠道炎症。FC 是一种主要来源于嗜中性粒细胞的含钙白蛋，粪便中含量最高。FC 可用免疫学方法（如 FIA 等）进行检测，用于区分下消化道 IBD 和非 IBD（如肠易激综合征），可作为特异性的肠道炎症动态监测指标，已列入我国 IBD 指南。FC 在参考范围内（通常 <50μg/g）提示黏膜疾病很可能处于缓解期。如果检测结果高于参考范围，可通过回结肠镜和（或）小肠影像学检查评估黏膜是否存在活动性炎症。除外其他病因，CRP 或血沉升高通常提示存在活动性肠道炎症。

四、胃肠胰神经内分泌瘤

胃肠胰神经内分泌肿瘤（gastroenteropancreatic neuroendocrine neoplasm，GEP－NENs）是神经内分泌肿瘤的一种，主要发生在消化道或胰腺，能产生胺类物质和肽类激素，如胰高血糖素、胰岛素、胃泌素或促肾上腺皮质激素等。根据部位可分为胰腺神经内分泌肿瘤（pancreatic neuroendocrine neoplasm，p－NENs）和胃肠道神经内分泌肿瘤（gastrointestinal neuroendocrine neoplasm，GI－NENs）。常用的生化指标如下。

1. 嗜铬粒蛋白 A（chromograninA，CgA）　是一种由 439 个氨基酸残基组成的分子量为 48kDa 的耐热性、酸性、亲水性分泌蛋白，广泛存在于神经内分泌细胞的嗜铬性颗粒内，是胰抑释素、儿茶酚抑素和血管抑制因子 Ⅰ 和 Ⅱ 的前体。CgA 曾被认为是神经内分泌肿瘤重要的标志物，但由于其检测结果受药物或非肿瘤性疾病影响，在神经内分泌肿瘤诊断与预后判断中的价值有限。具体表现在：①一些药物，特别是质子泵抑制剂和某些食物会增加 CgA 水平，从而导致假阳性结果；因此最好是在空腹状态检测 CgA，且停用质子泵抑制剂后至少等 2 周再检测；②CgA 水平在非肿瘤性疾病中也会升高，如慢性萎缩性胃炎、肾衰竭和炎症性疾病；③目前尚无公认的 CgA 检测国际标准，不同测定方法差异很大，准确性也各异；④CgA 对晚期 GEP – NENs 患者（包括功能性和非功能性 GEP – NENs）具有较好敏感性和特异性。但对于局限性病变或转移性肿瘤负荷较低的患者，CgA 敏感性有限。生长抑素类似物治疗会显著降低血浆 CgA 水平，将血清 CgA 用作提示肿瘤负荷变化的标志物时需谨慎。

2. 5 – 羟色胺和 5 – 羟吲哚乙酸　部分患者合并类癌综合征时可释放大量 5 – 羟色胺（5 – hydroxytryptamine，5 – HT），进一步代谢生成 5 – 羟吲哚乙酸（5 – hydroxyindoleaceticaic，5 – HIAA）。测定 24 小时尿 5 – HIAA 是诊断类癌综合征的重要依据。某些食物和药物会导致血浆 5 – HIAA 水平升高，检测时应严格控制饮食，防止出现假阳性和假阴性的情况。部分不典型类癌综合征的患者血液中 5 – HT 或尿液中 5 – HIAA 水平正常。

3. 神经元特异性烯醇化酶（neuron – specific enolase，NSE）　是一种存在于神经元和神经内分泌细胞浆中的可溶性蛋白。当分化良好的神经内分泌瘤中 NSE 水平较高可提示侵袭性疾病，预后不良。

4. 功能性 GEP – NENs 的实验室指标　对于功能性 GEP – NENs，应根据不同的肿瘤类型选择不同的生化指标进行检测。功能性 pNETs 的常见类型和实验室检查见表 19 – 3。

表 19 – 3　功能性 pNETs 的常见类型和实验室检查

肿瘤类型	pNETs 中占比	分泌激素	转移占比	实验室指标
胰岛素瘤	20% ~ 30%	胰岛素	< 10%	血糖、胰岛素、胰岛素原、C – 肽
胃泌素瘤	15% ~ 20%	胃泌素	60% ~ 90%	胃泌素、内镜检测胃内 pH
胰高血糖素瘤	1% ~ 3%	胰高血糖素	50% ~ 80%	血糖、糖化血红蛋白、胰高血糖素
生长抑素瘤	0% ~ 1%	生长抑素	> 70%	生长抑素、糖化血红蛋白
ACTH 瘤	少见	ACTH	> 95%	ACTH、皮质醇
VIP 瘤	2% ~ 4%	VIP	40% ~ 70%	电解质、VIP

注：pNETs 为胰腺神经内分泌肿瘤；ACTH 为促肾上腺皮质激素；VIP 为血管活性肠肽。

（1）胃泌素　胃泌素瘤常见于十二指肠和胰，98% 以上的胃泌素瘤患者空腹血清胃泌素水平升高，但特异度不高。胃泌素的检测有助于分化良好的胃神经内分泌肿瘤的分型，1 型、2 型由高胃泌素血症引起的肠嗜铬样细胞 NENs，患者血清胃泌素升高，3 型血清胃泌素正常。根据内镜、病理及临床表现特点，怀疑 1 型胃神经内分泌肿瘤的患者可化验抗胃壁细胞抗体、内因子抗体、维生素 B_{12} 水平以协助诊断自身免疫性胃炎。

（2）72 小时饥饿试验　当怀疑为胰岛素瘤时可通过饥饿试验检测胰岛素、C – 肽、血糖、β – 羟丁酸的水平，患者在低血糖状态下，胰岛素分泌没有受到抑制，说明胰岛素瘤在自主分泌胰岛素。

（3）其他功能性神经内分泌瘤实验室检查　如怀疑胰高血糖素瘤，应检测血清胰高血糖素；怀疑血管活性肠肽瘤，应检测血清血管活性肠肽等。对于 pNETs 伴有库欣综合征的患者，应当检测 24 小时尿皮质醇、午夜血浆或唾液皮质醇、ACTH 以及行地塞米松抑制试验。

答案解析

？ 思考题

案例 患者，男，55岁。

主诉： 上腹部疼痛10小时。

现病史： 10小时前无明显诱因出现上腹部疼痛，表现为上腹部持续性胀痛不适，伴恶心呕吐，呕吐4~5次，呕吐物为胃内容物，当时伴胸闷气促不适，无黑便、发热寒战、心慌心悸等不适。T 38.7℃，P 110次/分，BP 110/80mmHg。心电图无异常。彩超：肝回声均匀，胆囊7cm×4cm×3cm，胆囊壁增厚，约0.4cm，内有多发强光团，胆总管直径0.9cm。胰腺明显肿胀，胰管增粗。CT全腹部普通扫描示：胰腺弥漫性肿大，胰周少量渗出。肝内胆管扩张，胆总管下端可疑小结石。总胆汁酸288.1μmol/L，TBIL 50μmol/L，DBIL 32μmol/L，ALT 175U/L，AST 351U/L，ALP 221U/L，GGT 158U/L，WBC $15.0×10^9$/L，中性粒细胞百分比88.5%，降钙素原0.45ng/ml，CRP 145mg/L。

既往史： 3年前体检发现有胆囊结石，未予治疗。

基本检查： 急性病容，皮肤巩膜轻度黄染，全腹广泛压痛伴明显肌紧张，反跳痛。肝脾触诊不满意，肝浊音界在右第6肋间，移动性浊音（±），肠鸣音弱。

问题

（1）根据上述症状和检查首先考虑哪种诊断？

（2）如果需要进一步明确诊断，需要选择哪些临床生化检测项目？

（3）如查血液AMY 2723U/L，LPS 7173U/L，根据患者临床表现、实验室检查和影像学检查分析病因。

（张 玫）

书网融合……

重点小结　　　题库　　　微课/视频

第二十章　神经精神疾病的生物化学检验

📝 **学习目标**

1. 通过本章学习，掌握脑脊液蛋白、神经元特异性烯醇化酶、5-羟色胺、血液β淀粉样蛋白、磷酸化 Tau 蛋白等检验项目的检测方法和评价；熟悉阿尔茨海默病、帕金森病等常见神经精神疾病的生物化学检验项目的临床应用；了解常见神经精神疾病的基本概念、生物化学变化。

2. 具有对神经精神疾病相关检验项目进行检测、结果分析的能力，并能与临床进行有效沟通，具有持续关注与学习相关新技术和新方法的能力。

3. 树立终身学习和自我提升理念，培养创新意识和批判性思维，敬老爱老、勇于创新探索与研究，为全方位全周期健康管理提供强有力支持。

神经系统是由神经细胞（神经元）和神经胶质组成，神经系统在维持机体内环境稳态，保持机体完整统一性及其与外环境的协调平衡中起着主导作用。在社会劳动中，人类的大脑皮层得到了高速发展和不断完善，产生了语言、思维、学习、记忆等高级功能活动，使人不仅能适应环境的变化，而且能认识和主动改造环境。任何原因引起的神经系统结构和功能的改变，或者神经系统与其他系统相互关系的失调，都可能导致神经、精神疾病。因此，寻找合适敏感性、特异性的生物化学检测项目和检验方法，为神经精神疾病的精准诊疗提供科学依据具有非常重要的意义。

第一节　神经精神疾病的生物化学变化

神经系统的功能与其特定的组织结构和物质代谢密不可分。神经元所处内外环境的稳定是保证神经功能的基础，而神经递质的正常代谢和细胞间信息的有效传递是维持神经功能的关键因素。

一、血-脑屏障及脑脊液

中枢神经系统中神经元的正常生理活动，有赖于其周围微环境的稳定。血液和脑组织之间，血液和脑脊液（cerebrospinal fluid，CSF）之间均存在着特殊的组织结构和物质交换途径，以维持微环境的稳定。

1. 血-脑屏障（blood-brain barrier，BBB）　是由无孔或少孔的内皮细胞、连续的基底膜和有疏松连结的星形胶质细胞血管周足等构成的脑内固有保护屏障。能限制物质在血液与脑组织之间的自由交换，维持中枢神经元代谢和功能正常进行。某些神经精神疾病可能会导致大脑毛细血管内皮细胞间紧密连接开放，屏障的通透性显著提高，致使血浆 Alb 等大分子物质都可通过；同时，脑组织中某些蛋白质和神经递质也可通过 BBB 进入血液。

2. 脑脊液　是充满在各脑室、蛛网膜下腔和脊髓中央管内的无色透明液体，相对密度为 1.004～1.007，呈弱碱性。正常成年人 CSF 总量为 100～150ml，主要由脑室脉络丛产生，并沿着一定的方向流动，形成 CSF 循环。CSF 的性状和压力受多种因素影响，若中枢神经系统发生病变，神经细胞代谢紊乱，将使 CSF 的性状和成分发生改变；若 CSF 的循环路径受阻，颅内压将增高。因此，当中枢神经系统受损时，CSF 的生化检测成为重要的辅助诊断手段。

二、神经组织的生物化学代谢

1. 蛋白质和氨基酸代谢 蛋白质是神经组织中最重要的物质之一，其代谢特点主要有以下表现：①含量多，几乎占人脑干重的一半，是构建脑细胞的物质基础；②种类多，包括 Alb、球蛋白、核蛋白、谷胱甘肽等；③更新快，外周组织蛋白约 74 天更新一次，而脑组织蛋白质仅需 85 小时更新一次；④主要靠自身合成，血浆及 CSF 中的氨基酸进入脑组织的量，受脑内氨基酸合成系统和 BBB 的严密控制及精确调节。

2. 葡萄糖和能量代谢 葡萄糖可通过 BBB，是神经组织最主要的能量来源。神经组织中糖代谢的特点主要有以下表现：①在供氧充足情况下，主要通过糖的有氧氧化，产生较多 ATP，满足神经组织的能量需求；②磷酸戊糖途径非常活跃，产生大量 $NADPH + H^+$，参与多种氧化还原反应；③葡萄糖还可通过三羧酸循环的中间产物，参与谷氨酸、天冬氨酸等非必需氨基酸和神经递质的合成，并为脂肪酸等物质的合成提供碳骨架；④神经组织中糖原含量很低，但更新很快，这有利于葡萄糖不足时对神经组织的功能维持，但其维持时间不超过 5 分钟；⑤脑组织能量需求多，其耗氧量很大。

3. 脂质代谢 神经组织中脂质含量丰富，这些脂质成分以类脂为主，TG 很少。鞘脂中主要是脑苷脂和神经节苷脂，它们是神经组织中特有的脂类。通常情况下，脑内大多数脂类代谢缓慢，而磷脂酰胆碱和磷脂酰肌醇转换较快，这与大脑内复杂的信息传递和信号转换有关。神经系统脂质在神经髓鞘及膜相关物质的合成和能量供应中起重要作用，亦参与神经系统与周围环境的相互作用，并与神经的可塑性及学习记忆等高级活动有关。

4. 核酸代谢 脑组织中核酸的含量丰富，RNA 含量在全身各组织中最高。DNA 主要存在于神经细胞核内，线粒体中含量很少，成熟神经元内 DNA 含量相当恒定，而 RNA 的含量和代谢速率与其所处的功能状态相关，如电刺激、光、低强度声波等因素，可加大脑组织核苷酸代谢率，还与脑组织中神经生长因子（nerve growth factor，NGF）、生长激素等生物活性物质的含量有关。

三、神经精神疾病的生物化学机制

神经系统疾病除了常见的病原体感染、脑血管意外、脑组织肿瘤和精神障碍之外，还有一类重要的代谢性疾病，那就是神经变性病。随着我国人口老龄化的到来，这类疾病的发病率越来越高，对家庭和社会造成的危害也越来越大。

神经变性病（neurodegenerative disorder）是指以神经元变性为主要病理改变的一类慢性疾病，其特点是中枢神经系统某种或某些特定部位神经元进行性变性以至坏死，伴胞质内结构紊乱。发生机制包括基因突变、能量代谢缺陷、自由基代谢异常、异常钙离子通道开放、异常蛋白磷酸化和蛋白糖基化作用、神经细胞凋亡、神经营养因子缺乏等方面。

1. 基因突变 许多神经变性病的发生与遗传物质改变有关。由于基因突变，参与神经细胞代谢、信号传递及各种功能活动的蛋白质分子结构发生改变，不能正常发挥功能，从而导致神经元变性乃至死亡。利用克隆技术及快速 DNA 测序技术，已明确了一些神经、精神疾病遗传缺陷的相关突变基因，例如，阿尔茨海默病（Alzheimer's disease，AD）的病理基因定位于第 21 号、1 号和 14 号染色体。

2. 神经递质异常 神经递质代谢及其受体的异常在神经、精神疾病的发生中起着重要作用，如 AD 的发病与乙酰胆碱代谢障碍相关，帕金森病（Parkinson disease，PD）的发生与 5 - 羟色胺（5 - HT）组胺系统平衡失调有关等。5 - HT 是一种抑制性神经递质，其代谢终产物主要是 5 - 羟吲哚乙酸（5 - HIAA）。此外，兴奋性氨基酸释放过度，可以通过对其相应受体的作用，诱导离子通道改变，在神经变性病发病过程中起着重要的作用。多巴胺（DA）是重要的抑制性神经递质，其代谢终产物主要是 HVA。当脑内多巴胺能神经元减少 60%～80% 时或者多巴胺含量降至正常的 30% 时，就会有帕金森病的症状出现。

3. 钙离子通道开放异常　钙超载是导致中毒性细胞死亡的最后共同通路。静息状态下，细胞内外游离 Ca^{2+} 浓度相差近万倍，细胞外液中的 Ca^{2+} 可以通过电压门控通道和兴奋性氨基酸受体门控通道进入细胞内。当兴奋性氨基酸释放过度时，相应的受体门控通道开放，Ca^{2+} 内流增加，胞内 Ca^{2+} 浓度增加，引起细胞内钙超载，受其调节的磷脂酶、蛋白酶、核酸内切酶等被激活，导致膜磷脂分解，细胞变性坏死。

4. 能量代谢缺陷　在线粒体中进行的能量代谢过程有多达几十种蛋白质的参与，包括参与线粒体DNA 复制、转录、翻译过程的蛋白质，这些蛋白质通过信号肽引导转运到线粒体特定区域发挥作用。以上过程任何环节存在缺陷，都将导致线粒体功能障碍，损伤神经细胞。

5. 自由基分子代谢异常　在某些神经精神疾病中，机体内自由基产生与清除的动态平衡受到破坏，过多的自由基不仅可直接损伤细胞和细胞间质成分，还可触发脂质过氧化反应，生成有毒性的LPO，并诱发蛋白氧化、水解，ATP 消耗，DNA 破坏等一系列连锁反应导致细胞损伤。另外，自由基可促进兴奋性氨基酸释放，增强对神经细胞的毒性作用。

第二节　神经精神疾病生物化学检验项目的检测与评价

PPT

因为 CSF 在解剖学上接近大脑，故以往神经精神疾病生物化学检验项目的检测样本常用 CSF，检测的内容多为蛋白质、酶类、神经递质和其他代谢产物。早期发现几个 CSF 生物标志物如 β 淀粉样蛋白（β‐amyloid protein，Aβ），包括 Aβ42 和 Aβ40、总 Tau 和磷酸化 Tau 蛋白，已被证明具有重要的诊断效能。然而，由于腰椎穿刺过程的侵入性，大大限制这些项目作为筛查试验的临床使用。近年来，随着超灵敏的免疫测定法或质谱法等新的定量检测技术的发展及大规模神经退行性疾病（特别是 AD）临床研究的开展，越来越多新的血液蛋白类生物标志物已引起临床关注与重视。🅴 微课/视频

一、脑脊液蛋白

CSF 中的蛋白质 80% 以上来源于血浆清蛋白，还有一些是 CSF 特有蛋白，为中枢神经系统合成。CSF 蛋白总量随年龄增长而增加，但新生儿较高，为 1g/L，早产儿可高达 2g/L。正常情况下，CSF 中的 Alb 含量甚微。中枢神经系统疾病时，会引起 BBB 结构和功能的变化，如感染时可致 BBB 通透性显著增加以致血浆清蛋白这类大分子物质都可以通过屏障。因此，CSF 清蛋白是一种特别适用的指示性蛋白，可较早反映脑损伤程度。

1. 方法概述　CSF 蛋白定量方法有凯氏定氮法、染料结合法、比浊法、酚试剂法、直接紫外吸收法。常用邻苯三酚红钼络合法（pyrogallol red‐molybdate complex method，PRM 法）、单一钨酸比浊法、磺基水杨酸‐硫酸钠比浊法和考马斯亮蓝法等。考马斯亮蓝法虽然灵敏度很高，但对球蛋白显色较浅而使结果偏低。CSF 清蛋白定量方法主要为免疫比浊法。

2. 测定原理

（1）CSF 蛋白定量（PRM 法）　磷钼酸和磷钨酸在碱性条件下易被酚类化合物还原而呈蓝色反应，蛋白质中含有带酚基的酪氨酸，故有此反应。邻苯三酚红和钼酸络合形成红色复合物，吸收峰在

475nm，该复合物在酸性条件下与蛋白质形成络合体，使吸收峰移至604nm，在604nm处，吸光度值与蛋白质浓度成正比。

（2）CSF清蛋白定量（INA法）　具体原理详见本书第五章第三节。

3. 方法学评价　PRM法的灵敏度为单一钨酸比浊法的12～22倍，样本用量较小，可自动分析，是目前临床上较适用的方法。考马斯亮蓝法，具有灵敏度较高、样本用量少、重复性好等优点，但对pH要求严格，具有染料黏附比色杯的缺点。采用INA法进行CSF清蛋白定量，灵敏度、精密度均较高，但需专门特种蛋白分析仪（散射免疫浊度分析仪），检测成本稍高。

需要注意的是，不同穿刺部位的CSF样本其蛋白含量有很大差异，腰池液为150～450mg/L；脑池液为100～250mg/L；脑室液为50～150mg/L。因此，掌握CSF样本的采取部位是正确解释CSF蛋白浓度变化意义的关键之一。损伤性穿刺可因血液混入CSF而使其蛋白含量明显增高，据报道每1000个红细胞可使CSF蛋白增加约10mg/L。

4. 临床意义　CSF蛋白含量增加常见于脑、脊髓及脑膜的炎症（其中化脓性脑膜炎显著增高）、肿瘤、出血等以及脑软化、脑退化性疾病、神经根病变和引起脑脊液循环梗阻的疾病等。当脑脊液蛋白在10g/L以上时，流出后呈黄色胶冻状凝固，而且还有蛋白-细胞分离现象，临床上称为Froin综合征，是蛛网膜下腔梗阻性CSF的特征。

CSF清蛋白指数主要反映BBB的完整性，计算公式为清蛋白指数＝［CSF清蛋白（mg/L）/血清清蛋白（g/L）］。此比值增高时提示BBB损害，比值越大损害越重（7.5～10为轻度损害、10～30为中度损害、>30为重度损害）。

二、脑脊液 IgG

生理情况下，血液中Ig可通过正常BBB而进入CSF内。IgG分子量略低于IgA，较易通过BBB，而IgA略难，IgM分子量大，更难通过BBB，所以IgG、IgA、IgM在CSF中的浓度依次递减。1948年由Kabat等用免疫化学方法定量测定CSF中Ig，发现多发性硬化（multiple sclerosis，MS）患者CSF中γ-球蛋白与总蛋白比值增高，并由他首先提出CSF IgG鞘内合成假说，认为CSF γ-球蛋白的增高不依赖其血清Ig水平而变化。正常情况下，中枢神经系统每天可产生3mg左右的IgG，在某些疾病状态下，CSF中IgG的合成量与病情变化密切相关。

1. 方法概述　临床上常用的CSF中IgG检测方法主要有两种：免疫固定结合酶标电泳定性测定CSF中的单克隆区带和免疫浊度法定量测定IgG鞘内合成量并计算IgG生成指数。定量测定IgG鞘内合成的方法适用于无或仅有轻微BBB破坏的患者。

2. 测定原理（INA法）　具体原理详见本书第五章第三节。

3. 方法学评价　INA法灵敏度高、准确性好，但多用专用仪器（同CSF清蛋白定量）。

4. 临床意义　正常CSF中Ig含量极少，主要为IgG。检测CSF中的IgG对于疾病的诊断和鉴别诊断具有重要价值。

（1）IgG升高见于多发性硬化、格林-巴利综合征、急性脑血管病、精神分裂症等；IgG减少见于癫痫、X线照射、服用类固醇药物等。

（2）IgG和清蛋白比率　IgG和清蛋白比率＝CSF IgG（mg/L）/CSF清蛋白（mg/L）。该比率反映中枢神经系统病变时，鞘内Ig的合成是否增加。

（3）IgG指数　许多学者认为IgG指数是鞘内合成IgG的指标，IgG指数＝［CSF IgG（mg/L）×血清清蛋白（g/L）］/［CSF清蛋白（mg/L）×血清IgG（g/L）］。该指数反映鞘内IgG产生速度，用于判断CSF中IgG含量增加的来源，即来源于中枢神经系统合成增加还是血中的IgG透过损伤的BBB

进入脑组织。其上限值为0.7，超过该值提示IgG鞘内合成增加，表明CSF中的IgG主要由中枢神经系统鞘内合成。

三、脑脊液蛋白电泳

利用蛋白电泳技术分析CSF中蛋白组分的含量变化，特别是通过检测CSF寡克隆区带电泳并结合IgG指数、IgG合成率等项目，对MS、神经梅毒、亚急性硬化性全脑炎及格林巴利综合征等疾病的临床诊断及治疗监测具有一定的提示作用。

1. 方法概述　CSF蛋白电泳通常用琼脂糖凝胶作为载体，由于CSF蛋白质含量较低，电泳前CSF样本多在高分子聚乙二醇或右旋糖酐透析液中采用透析法进行浓缩处理。电泳条件同SPE。若采用等电聚焦电泳可提高电泳图谱的分辨率。将浓缩的CSF与稀释血清采用高分辨电泳进行平行比较，可用免疫固定结合酶标电泳、金染色高分辨琼脂糖凝胶电泳检测CSF寡克隆区带。近年来应用高效毛细管电泳法（high performance capillary electrophoresis，HPCE）尤其是毛细管区带电泳（capillary zone electroporesis，CZE）进行CSF蛋白质电泳分析，可进一步提高分辨率且样本无需浓缩。

2. 测定原理

（1）毛细管区带电泳　基于各物质的净电荷与质量之间比值的差异，不同离子按照各自表面电荷密度的差异，以不同的速度在电解质中移动而导致分离。当分离后样本通过检测器时，检测器会记录不同蛋白质组分的迁移时间和强度等信息，从而生成CSF蛋白电泳图谱，操作流程如图20-1所示。

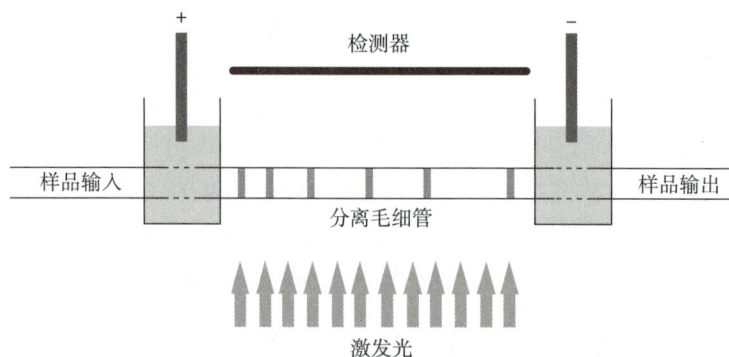

图 20-1　毛细管蛋白电泳操作流程图

（2）金染色高分辨琼脂糖凝胶电泳　CSF不需浓缩，高分辨琼脂糖凝胶电泳分离CSF和血清样本蛋白后，采用金染色，仪器记录电泳图谱进行自动或人工对比分析。

3. 方法学评价　CZE法具有样本用量小、快速、分离效率高、灵敏度高、操作简便、分析成本低等优点，但也存在技术门槛较高、检测灵敏度受限等缺点。金染色高分辨琼脂糖凝胶电泳法提高了检测灵敏度，分辨率可高达0.06ng/条带，被欧美作为检测CSF寡克隆Ig的金标准。此外，此法要求在同一时间段同时采集患者CSF与血清（应避免对Ig浓度产生影响的药物或其他治疗），CSF蛋白电泳与血清蛋白电泳同时进行检测（包括蛋白电泳与Ig检测），同时计算IgG指数、IgG合成率，用于分析是否有总体的IgG合成，即了解Ig是来自血液（两者分别相同）还是来自中枢神经系统（出现寡克隆区带）。

4. 临床意义　正常CSF蛋白电泳带与血清蛋白电泳带有不同之处：CSF出现较多的PA而血清中较少；CSF的β-球蛋白略高于血清；γ-球蛋白仅为血清的一半。CSF蛋白电泳指标和临床意义见表20-1。

表 20 – 1 CSF 蛋白电泳组分及其变化的临床意义

蛋白组分	脑脊液（%）	血清（%）	临床意义
前清蛋白	2 ~ 6	微量	增高：帕金森病、脑外伤、脑积水等 降低：脑膜炎及其他脑内炎症
清蛋白	44 ~ 62	56	增高：脑肿瘤、椎管阻塞、脑出血、脑梗死 降低：脑外伤
α_1 – 球蛋白	4 ~ 8	4.5	增高：脑膜炎、脊髓灰质炎
α_2 – 球蛋白	5 ~ 11	9.5	增高：脑肿瘤 降低：脑外伤急性期
β – 球蛋白	13 ~ 26	12	增高：肌萎缩和帕金森病等退行性病变
γ – 球蛋白	6 ~ 13	18	增高：感染、多发性硬化、脱髓鞘疾病

国际上通常将同一患者 CSF 和血清配对样本蛋白电泳结果分为 5 型：①1 型，正常 CSF；②2 型，CSF 中存在寡克隆区带；③3 型，CSF 中有寡克隆区带但 CSF 和血清中同时有另外相同的带；④4 型，CSF 和血清中有相同的寡克隆区带；⑤5 型，CSF 和血清中有相同的单克隆区带。检测临床意义为：2 型 CSF 中存在寡克隆区带，血清中未见明显的相应异常提示鞘内有 IgG 合成，见于 MS；3 型 CSF 和血清中均有 IgG 带，表明有全身性免疫反应，但 CSF 中又有另外的 IgG 带，见于多发性硬化、系统性红斑狼疮（systemic lupus erythematosus，SLE）及肉瘤病等；4 型不提示鞘内有 IgG 合成，CSF 中的区带可能是全身性免疫反应被动扩散入 CSF 所致，见于格林巴利综合征；5 型 CSF 和血清中都有单克隆带，来源于中枢神经系统之外，见于骨髓瘤、单克隆免疫球蛋白病。

四、神经元特异性烯醇化酶

神经元特异性烯醇化酶（neuron – specific enolase，NSE）是一种存在于神经元和神经内分泌细胞中的酶。

1. 方法概述 CSF 中 NSE 的检测方法有酶活性测定法和酶质量测定法两种，酶活性测定采用连续监测法，酶质量测定最常见的方法是 CLIA 和 ECLIA 法。

2. 测定原理 采用双抗体夹心法检测样本 NSE 浓度。

3. 方法学评价 CLIA 法操作简便，特异性好且灵敏度高。

4. 临床意义 CSF 中 NSE 含量的改变是神经元损伤的特异性生物化学标志，在脑梗死、癫痫、颅内高压等中枢神经损害时，NSE 含量均增加。血清 NSE 可作为小细胞肺癌和神经母细胞瘤的肿瘤标志物。

五、基质金属蛋白酶

基质金属蛋白酶（matrix metalloproteinases，MMP）是一类能够降解细胞外基质（ECM）的蛋白水解酶。

1. 方法概述 MMP 的主要检测方法有明胶酶谱分析法、ELISA 法和 PETIA 法。明胶酶谱分析法是基于 SDS – PAGE 和反相凝胶染色的蛋白酶检测方法。常用的是 ELISA 和 PETIA 法。

2. 测定原理（PETIA 法） MMP 与其相应抗体致敏胶乳颗粒在溶液中相遇，发生凝集反应，产生一定的浊度。该浊度高低与 MMP 浓度成正比，在 700nm 波长下，与同样处理的标准品比较，计算出样品中 MMP 的浓度。

3. 方法学评价 样本浓度为 1600ng/ml 时不出现 Hook 效应。血红蛋白≤5.0g/L、TG≤5000mg/L、

胆红素≤400mg/L、类风湿因子≤500IU/ml，对测定不产生干扰。

4. 临床意义 测定血清或 CSF 中不同类型的 MMP 和基质金属蛋白酶组织抑制因子（tissue inhibitor of metalloproteinases，TIMP）对脑卒中的诊断有指导意义。急性缺血性脑卒中（acute ischemic stroke，AIS）患者血清 MMP-2 浓度和 MMP-2/TIMP-2 比值明显低于正常对照组，但是 TIMP-2 浓度则高于对照组；完全性前循环梗死（total anterior circulation infarct，TACI）患者的血清中 MMP-9 浓度和 MMP-9/TIMP-1 比值明显高于其他脑卒中亚型或对照组；除 TACI 亚型外，所有卒中亚型中 MMP-2 水平与 MMP-9 和 MMP-9/TIMP-1 比值呈负相关。

六、S-100 蛋白

S-100 蛋白是一种酸性钙结合蛋白，是由 α 和 β 两种亚基组成的异源或同源二聚体。在脑卒中、颅脑损伤、新生儿缺血缺氧性脑病或心脏外科手术等情况下，S-100 蛋白从细胞液渗出进入 CSF，再经受损的 BBB 进入血液，导致 CSF 和血液中 S-100 蛋白浓度都会升高。

1. 方法概述 目前主要针对 S-100 的不同二聚体或亚型设计 S-100 免疫学检测方法，包括免疫放射测定法（IRMA 法）、RIA 法、CLIA、ECLIA、ELISA 和固相免疫层析法。

2. 测定原理 ①固相免疫层析法：在试剂盒的检测区包被有鼠抗人 S-100 单克隆抗体，质控区包被有抗鼠 IgG 抗体。血液样本扩散层析通过包埋金标记抗体的滤膜，与滤膜中的金标记抗体相互作用向上层析，在检测线（T）区域内，S-100-金标记抗体复合物与预先包被在检测线区内的另一单克隆抗体接触。若样本中 S-100 蛋白浓度大于 0.08ng/ml，被检测线区包被抗体捕获，出现可被免疫定量分析仪识别的信号，分析软件自动将信号值与标准曲线比较，即可产生被测样本中 S-100 蛋白的定量检测结果。②ECLIA 法：采用双抗体夹心法检测血清 S-100 蛋白浓度。

3. 方法学评价 固相免疫层析法的优点是特异性强、敏感性高、速度快。样本可选择全血或血清（浆），全血样本采集后宜立即检测，血清（浆）样本可在 2~8℃下保存 1 天。ECLIA 灵敏度高、反应时间短、线性范围宽（0.005~2.13μg/L）、试剂稳定性好，是目前较为常见的检测方法，但需专门仪器且试剂价格昂贵，限制了其临床应用。

4. 临床意义 CSF 或血浆 S-100 蛋白是中枢神经系统损伤特异和灵敏的生化标志物，有助于判断神经组织病灶大小、治疗效果和预后。出血性脑卒中第 1 天及中线移位的脑出血患者，S-100 蛋白浓度显著升高；S-100 蛋白也可协助诊断脑梗死，其浓度与梗死体积相关；卒中后 48 小时 S-100 蛋白浓度超过 0.2μg/L，提示 3 个月后功能预后差。此外，S-100 蛋白检测还应用于不同分娩模式、急慢性脑损伤、急性眩晕及 MS 等疾病的临床诊治。

七、β 淀粉样蛋白

Aβ 是由 40~42 个氨基酸残基构成的多肽。从神经炎斑中分离的淀粉样蛋白与 AD 患者脑血管斑分离的 β-蛋白属同系物。通过分子杂交技术对人脑 cDNA 基因文库进行筛选，找到 β-淀粉样蛋白前体（β-amyloid precursor protein，*APP*）基因，该基因定位于人类第 21 号染色体上。Aβ 是 *APP* 的一种亚单位，它们由同一个宿主基因编码。

1. 方法概述 血浆和 CSF 中 Aβ 检测主要包括 Aβ40 和 Aβ42 两种，常用方法有 ELISA、CLIA 法和单分子免疫阵列分析、免疫沉淀联合质谱法（immunoprecipitation-mass spectrometry，IP-MS）等。

2. 测定原理（ELISA 法） 采用双抗体夹心法检测样本 Aβ40、Aβ42 浓度并计算 Aβ42/Aβ40 比值。

3. 方法学评价 ELISA 法灵敏度高，最低检测浓度小于 1.0pg/ml，特异性高，重复性好，板内变异系数小于 10%，板间变异系数小于 15%，检测范围可达 10～320pg/ml。血浆样本用 EDTA 或肝素作为抗凝剂，样本在采集后的 30 分钟内于 2～8℃ 1000r/min 离心 15 分钟，取上清即可检测，或将上清置于 -20℃ 或 -80℃ 保存，但应避免反复冻融。新鲜脑脊液中 Aβ 浓度在室温可稳定 2 天，-20℃ 或者 -80℃ 保持至少可稳定 2 周。相对于 Aβ42，Aβ42/Aβ40 比值更少受到检测前因素的影响。

4. 临床意义　Aβ 增高对于 AD 的诊断、治疗和监测具有重要意义。此外，在颅脑损伤、中枢神经系统感染、唐氏综合征等疾病也可见 Aβ 增高；Aβ 降低较少见，可能与个体差异、生理因素有关。CSF Aβ42/Aβ40 比值下降，反映了大脑中神经炎性斑块的形成，比 Aβ42 绝对值更能反映脑内淀粉样蛋白沉积。

八、磷酸化 Tau 蛋白

Tau 蛋白是主要的微管结合蛋白（microtubule‑associated protein，MAP），存在于正常脑组织神经元轴突中，可促进微管蛋白组装，稳定微管结构与功能。在病理条件下，Tau 蛋白过度磷酸化会降低其对微管的亲和力。CSF 中 tau 蛋白主要来自坏死的神经细胞。Tau 蛋白分子中 181 和（或）217 位的苏氨酸被磷酸化，生成磷酸化 Tau 181 蛋白（p‑Tau181）和磷酸化 Tau 217 蛋白（p‑Tau 217），聚集成病理性复合物，是 AD 神经原纤维缠结和额颞叶痴呆（frontotemporal dementia，FTD）中细胞内包涵体的主要成分。

1. 方法概述　血浆、CSF 中磷酸化 Tau 蛋白检测主要包括 p‑Tau181 和 p‑Tau 217 两种，常用方法有 ELISA、CLIA、荧光免疫层析及液相色谱串联高分辨率质谱法（LC‑MS/HRMS）等。

2. 测定原理（荧光免疫层析法）　p‑Tau181 与包被在玻璃纤维上的荧光微球标记的 p‑Tau181 单克隆抗体结合形成复合物，该复合物在层析作用下沿着硝酸纤维素膜向前扩散至包被有 p‑Tau181 另一种单克隆抗体的检测区，形成双抗体夹心复合物，而游离的荧光抗体则附着在质控区。当检测卡插入荧光免疫分析仪后，分析仪自动扫描检测区和质控区的荧光强度，通过两种荧光强度的比值计算待测样本中 p‑Tau181 的含量。质控区内所显现的值是判定样本量是否足够、层析过程是否正常的依据，同时也作为试剂的内控标准。

3. 方法学评价　荧光免疫层析法灵敏度高，空白检测限不大于 5pg/ml，特异性高，重复性好，批内和批间 CV 应≤15%，回收率在 85%～115%，结果可报告范围为 5～300pg/ml。采血后应尽快分离血清或血浆，以免溶血。分离后的样本应尽可能立即使用，如不能及时检测，2～8℃ 保存不超过 48 小时或 -20℃ 冷冻 4 周，使用前恢复到室温（20～30℃）。血红蛋白 >10g/L、胆红素 >342μmol/L、TG >50mmol/L 时可能会影响检测结果。

4. 临床意义　p‑Tau 蛋白增高主要见于 AD、PD、FTD、慢性创伤性脑病等。通过检测血清 p‑Tau217 和 p‑Tau181 两种标志物，能够高效诊断 AD，并能够区分 AD 与 FTD 等其他神经退行性疾病（p‑Tau217 更优）。p‑Tau 蛋白降低较少见，可能与药物治疗导致 Tau 蛋白降解途径的修复有关。

九、神经丝轻链蛋白

神经丝轻链蛋白（neurofilament light chain，NFL）是位于神经元细胞质中的圆柱形蛋白质，作为神经丝的一个亚单位，可以维持神经元结构的稳定性。正常情况下，轴突会释放低水平的 NFL，随着年龄的增高，NFL 的释放逐渐增多。

1. 方法概述　NFL 检测常用方法有 CLIA、数字式单分子免疫阵列分析和 ELISA 法。

2. 测定原理（ELISA 法）　采用双抗体夹心法检测样本 NFL 浓度。

3. 方法学评价　ELISA 法灵敏度高，最低检测浓度小于 0.1ng/ml，特异性高，重复性好。

4. 临床意义 病理条件下，如炎症、神经退行性病变、创伤或血管损伤导致的中枢神经系统轴突损伤，会使 NFL 的释放急剧增加，经 CSF 通过 BBB 进入到外周血中。NFL 浓度增高可以作为评估神经元轴突损伤的重要指标，用于 AD、MS、渐冻症等神经系统疾病的诊断、鉴别诊断、治疗监测和预后评估。

十、胶质纤维酸性蛋白

胶质纤维酸性蛋白（glial fibrillary acidic protein，GFAP）是一种主要在中枢神经系统的星形胶质细胞中表达的第 III 类中间丝状蛋白。星形胶质细胞在支持、引导、滋养和信号传导神经元的结构和活动中起着多种关键作用。GFAP 是星形胶质细胞骨架蛋白的特有成分，可作为星形胶质细胞的特异性标志物。研究表明，在患有 AD 的个体中，CSF 中 GFAP 水平持续改变。

1. 方法概述 GFAP 检测常用方法有 CLIA、ELISA 和 HPLC 法等。

2. 测定原理（ELISA 法） 采用双抗体夹心法检测样本 GFAP 浓度。

3. 方法学评价 ELISA 法操作简便，特异性好且灵敏度较高。

4. 临床意义 GFAP 增高见于中枢神经系统疾病如 AD、中枢神经系统感染、脑肿瘤尤其是胶质瘤等；GFAP 降低见于某些神经退行性疾病、星形胶质细胞损伤等。研究表明，血浆 GFAP 比 CSF GFAP 更准确地区分 Aβ 阳性和 Aβ 阴性个体，这表明血浆 GFAP 可能是检测 Aβ 病理改变的敏感生物标志物。

十一、其他生物标志物

1. 脑脊液葡萄糖 CSF 中葡萄糖含量为血糖的 50%～80%（平均 60%），其高低与血糖浓度、BBB 的通透性、葡萄糖的酵解程度有关。CSF 葡萄糖多采用 GOD 法或 HK 法测定。

2. 脑脊液氯离子 正常情况下，CSF 中氯化物含量高于血液中氯化物含量，是 CSF 比重的主要成分之一。通过检测 CSF 中氯离子的含量，可以为中枢神经系统疾病的诊断提供参考依据。目前临床上测定 CSF 氯离子常用 ISE 法。

3. 脑脊液 5－羟色胺 主要方法有 ELISA 法、HPLC 法和荧光法等。

第三节　神经精神疾病生物化学检验项目的临床应用

PPT

近年来，对于神经精神疾病的病理机制和生物化学变化的研究取得较大突破。但由于神经精神系统具有极为复杂的结构和功能，以往主要依据临床症状结合影像学检查（如 MRI、PET、SPECT 等）进行诊断，临床生物化学检验项目对该类疾病的辅助诊断作用有限。近年来，随着一些新的生物标志物检测与临床应用，实验诊断在神经精神疾病的临床诊治中发挥越来越重要的作用。

一、帕金森病

（一）生物化学变化

PD 是常见的老年性椎体外系变性疾病，1917 年由英国医生 James Parkinson 首次报道和描述。该病危害严重，发病率高，占神经变性病的第二位。PD 患者的主要病理和生化改变为黑质致密部广泛、进行性多巴胺能神经元变性及纹状体多巴胺缺失等。

PD 的发生、发展是通过多种级联反应导致多巴胺能神经细胞凋亡、变性和坏死引起的。这种级联反应不仅涉及线粒体功能障碍和谷氨酸毒性，还与基因突变、蛋白水解应激、氧化应激等诸多机制有关。

1. 神经递质代谢变化 PD 患者脑组织中存在着单胺类（特别是 DA）的代谢缺陷，可见黑质－纹状体中神经元退变和消失，患者纹状体内 DA 和 NE 含量比正常人减少。DA 及其代谢产物 HVA 减少的程度与黑质细胞丧失的程度成正比，与 PD 的主要病理改变成正比。

PD 患者 DA 释放减少，乙酰胆碱的功能相对占优势，破坏了抑制性的 DA 和兴奋性的乙酰胆碱之间的功能平衡机制。PD 的发生与 5－HT 组胺系统平衡失调有关，PD 患者的 5－HT 减少而组胺相对增多，应用 5－HT 前体 5－羟色氨酸或抗组胺药物可治疗 PD。

2. 分子生物学改变 近年来，PD 的遗传学研究已经确定了 *PARK*1～*PARK*10 10 个单基因与该病的发生有关，并得到成功克隆。其中 3 个基因产物与家族性 PD 有关，分别是 α－synuclein（*PARK1*）、parkin（*PARK2*）和泛素蛋白 C 末端羟化酶－L1（*PARK5*），它们均参与 Lewy 小体的形成，在 PD 的发病过程中扮演重要角色。虽然另外几个基因或对应蛋白的功能未知，但已经在染色体上找到相应的位置。

（二）实验室检查

1. 多巴胺与高香草酸 PD 患者主要表现为 DA 和（或）HVA 降低。在 PD 患者 CSF 中 HVA 含量普遍较低，尿中 HVA 的排泄量也减少。黑质胞体和纤维的缺失愈严重，酶活性和 HVA 的改变也愈明显。所以，HVA 可作为间接反映脑内 DA 含量变化的指标。

2. 5－羟色胺与 5－羟吲哚乙酸 PD 患者 CSF 中 5－HT 及其代谢产物 5－HIAA 含量均降低。去甲肾上腺素、5－羟色胺和多巴胺同属单胺类神经递质，有着相似的酶系统。在帕金森病患者累及多巴胺系统时，NE、HVA 等也可能受到不同程度的影响。

二、阿尔茨海默病

（一）生物化学变化

AD 是一种以记忆障碍、认知功能衰退和行为异常为主要特征的进行性神经退行性疾病。主要临床表现为痴呆综合征。据报道，60%～70% 的老年痴呆症患者是由 AD 引发的。阿尔茨海默病的确切致病机制尚不完全明确，但目前研究已表明，其致病机制涉及蛋白异常沉积、神经纤维缠结、神经递质失衡和炎症反应等多个方面，特征表现为大脑中 Aβ 和 Tau 蛋白积累、进行性萎缩以及认知功能下降。

AD 是不断进展的神经退行性疾病，包括临床前 AD、AD 源性轻度认知障碍（mild cognitive impairment，MCI）、AD 源性痴呆。临床前 AD 患者无明显症状，及时进行干预可以延缓疾病的进展，因此早期诊断对 AD 的治疗至关重要。AD 患者脑中明显的病理改变是老年斑（senile plaque，SP）、神经原纤维缠结及脑血管壁淀粉样变性，这些病变都与 Aβ 等异常蛋白质出现有关。淀粉样蛋白的沉积是一个正常的神经老化过程，而在 AD 患者中变得异常严重和广泛。目前认为，淀粉样蛋白沉积发生于 AD 形成的早期，引起轴突异常生长和其他神经病理学特征的病灶。Aβ 等异常蛋白质经 BBB 进入血液，作为血液生物标志物，在临床研究及实践中常被用于早期预测和诊断 AD。研究发现，随着年龄的增长（从中年期到晚年期），Aβ42/Aβ40 比值降低、p－Tau181、NFL 和 GFAP 水平升高，且患者携带有载脂蛋白 Eε4（*APOEε4*）等位基因，则上述生物标志物变化幅度更大。

▶ **知识拓展** ━━━━━━━━━━━━━━━━━━━━━━━━━━━━━━━━━━━━

阿尔茨海默病与 *APOEε4* 基因、环境和生活方式

AD 是最常见的一种痴呆症，其作为一种神经系统退行性疾病，发病机制复杂且目前尚无法治愈。

APOEε4 等位基因是散发性或晚发性 AD 最强的遗传危险因素，分别与神经炎症增高和胶质代谢改变有关。2024 年 5 月，一项基于全球最大样本量的研究显示，超过 95% 的 *APOEε4* 纯合子都表现出 AD 病理，与 *APOEε3* 纯合子相比，从 55 岁起 AD 生物标志物的水平明显更高。到 65 岁时，几乎所有人的 CSF 中都有 Aβ 水平异常，并且 75% 的人 Aβ 扫描呈阳性。此外，另有研究还揭示 *APOEε2* 对认知功能具有保护性作用，而 *APOEε4* 仅对 LDL－C 低水平人群的认知功能具有有害影响。这表明除了遗传因素外，代谢指标与居住环境、生活方式等因素的相互作用也在 AD 的预防和延缓中扮演重要角色。

（二）实验室检查

2023 年美国衰老研究所与阿尔茨海默病协会（NIA－AA）发布了 AD 诊断标准提案草案，该草案首次引入基于血液的生物标志物的检测，解决了 CSF 样本难以获得的难题。即通过 Aβ40、Aβ42、p－Tau181、p－Tau217、NFL、GFAP 等生物标志物来辅助诊断 AD，特别是这些标志物的合理选择与组合检测应用。对于 AD 确诊，仍需要依靠临床表现和影像学等综合手段。

1. Aβ40 和 Aβ42 作为大脑中 β－淀粉样斑块的主要成分，CSF 及血液中 Aβ40 和 Aβ42 常被认为与 AD 引起的认知障碍相关，但由于 Aβ40 在疾病进展期的变化并不明显，常与 Aβ42 联合使用，以 Aβ42/Aβ40 比值的形式用于评估 AD 引起的认知障碍。血浆 Aβ42/Aβ40 较单一 Aβ42 在检测脑 Aβ 病理时拥有更高的诊断价值，是 AD 早期鉴别诊断的理想指标。

2. p－Tau181 和 p－Tau217 血浆磷酸化 Tau 蛋白浓度在 AD 疾病进展过程中逐渐增加，故可能对监测疾病进程有潜在作用。p－Tau181 和 p－Tau217 是反映 AD 病理变化的一种高度特异性的生物标志物，p－Tau217 对区分 Aβ－PET 扫描阳性参与者和 Aβ－PET 扫描阴性参与者具有更高的准确性。p－Tau217 在病理和临床诊断的 AD 患者中升高，而在其他常见的神经退行性痴呆症中通常不升高，可用于 AD 的鉴别诊断。血浆 p－Tau217 与影像学和 CSF 生物标志物结果相当。p－Tau217 和 Aβ42/Aβ40 比值联合检测，可以更准确地在早期阶段识别出 AD 患者。

3. NFL 有研究显示，血浆 NFL 水平在 MCI 及 AD 痴呆患者中明显升高，具有较高的诊断准确性（ROC 曲线的 AUC 为 0.87），且对 MCI 向 AD 转化的风险预测具有较好的辅助诊断价值。同时，NFL 对临床多种疾病的诊断、预后判断、生物标记、疾病严重程度的预估、监测药物的有效性等方面都有重要的指导意义。

4. GFAP AD 病理的潜在驱动因素之一可能是反应性星形胶质细胞增生。我国人群的大规模横断面和纵向队列研究变化证实，血浆 GFAP 可有效识别 AD，并在区分 AD 和非 AD 痴呆方面诊断准确性较高，并随着其他血浆生物标志物如 Aβ42/ Aβ40、p－Tau 和 NFL 的联合检测，诊断准确性显著增加。

三、肝豆状核变性

（一）生物化学变化

肝豆状核变性（hepatolenticular degeneration，HLD）由 Wilson 在 1912 年首先描述，故又称为威尔逊病（Wilson Disease，WD），是一种常染色体隐性遗传的铜代谢障碍性疾病。致病基因 *ATP7B* 定位于染色体 13q14.3，编码一种 1411 个氨基酸组成的铜转运 P 型 ATP 酶。*ATP7B* 基因突变导致 ATP 酶功能减弱或消失，致血清 Cp 合成减少以及胆道排铜障碍，蓄积在体内的铜离子在肝、脑、肾、角膜等处沉积，引起进行性加重的肝硬化、锥体外系症状、精神症状、肾损害及角膜色素环（Kayser－Fleischer-ring，K－F 环）等。依据中华医学会神经病学分会帕金森病及运动障碍学组《肝豆状核变性的诊断与治疗指南》，HLD 根据临床症状不同可分为肝型、脑型和其他型。

HLD 的世界范围发病率为 1/30 000～1/100 000，致病基因携带者约为 1/90。本病在我国较多见。

我国 HLD 患者的 *ATP7B* 基因有 3 个突变特点，即 *R778L*、*P992L* 和 *T935M*，占所有突变的 *60%* 左右。近年研究发现，除 *ATP7B* 以外，其他基因如 *COMMD1*、*XIAP*、*Atox1* 等也与该病相关。HLD 好发于青少年，男性比女性稍多，如治疗不及时将会致残甚至死亡。HLD 也是少数几种可治的神经遗传病之一，关键是早发现、早诊断、早治疗。

（二）实验室检查

1. 体液铜及铜蓝蛋白　正常情况下，24 小时尿铜排出量 <40μg，但在肝豆状核变性的患儿中，这个值可高达 100~1000μg，并伴有血清铜浓度降低，Cp 通常低于 200mg/L。

2. 肝肾功能检查　血清 Tp 降低、γ-球蛋白增高、肌酐增高等，提示出现不同程度的肝肾功能损害。

四、亨廷顿病

（一）生物化学变化

亨廷顿病（Huntington's disease，HD）最初于 1872 年由 George Huntington 报道，后以其名字命名。HD 是一种以不自主运动、精神异常和进行性痴呆为主要临床特点的显性遗传性神经系统变性病，属基因动态突变病或多谷酰胺重复病的范畴。因亨廷顿病以舞蹈为突出的临床症状，曾被命名为大舞蹈病、亨廷顿舞蹈病、慢性进行性舞蹈病或遗传性舞蹈病。HD 的临床症状包括三方面，即运动障碍、认知障碍和精神障碍，这些临床表现均可以作为首发症状出现。目前认为亨廷顿病为第 4 号染色体短臂 4p16.3 的亨廷顿基因（*IT15 基因*）突变所致，*IT15* 基因 1 号外显子内含有一段多态性的三核苷酸（CAG）重复序列，当 CAG 重复拷贝数大于 36 次时可引起发病。

（二）实验室检查

1. 遗传学检测　是确诊 HD 的重要方式。采用 PCR 法检测亨廷顿基因（*HTT* 基因或 *TT15*）中 CAG 重复拷贝数。正常人 <38 个拷贝，患者 >39 个拷贝，至今未发现重叠现象，阳性率高，只需检测患者本人，可作为疾病症状前诊断和产前诊断等。

2. 脑脊液的生物化学检验　CSF 可发现 γ-氨基丁酸水平下降。血清、尿和 CSF 常规检查无特殊异常。

? 思考题

答案解析

案例　患者，男，75 岁。

主诉：记忆力进行性下降一年余，加重一个月。

现病史：一年前无明显诱因出现近期记忆力减退，不记得刚发生的事，不认识家人及回家的路，远期记忆尚可，生活尚能自理，一个月前上述症状加重。尿蛋白（+）、红细胞（−）、尿蛋白 1.3g/L、WBC 0 个/HP、RBC 0 个/HP、颗粒管型 0~1/LP、透明管型 0~2/LP，WBC 4.94×10⁹/L、N% 79.15%；葡萄糖 13.3mmol/L、血 Cr 70μmol/L、TG 1.48mmol/L、TC 5.73mmol/L、TP 82.2g/L、Alb 43.7g/L、Glb 38.5g/L、A/G 1.14、糖化血红蛋白 9.4%，FIB 3.01g/L；心电图显示窦性心动过速；头颅 MRI 显示双侧半卵圆中心、侧脑室旁陈旧腔隙性梗死灶，右侧基底节区软化灶，深部脑白质缺血性改变，老年性脑改变。

既往史：一年前无明显诱因出现近期记忆力减退，远期记忆尚可，生活尚能自理。

基本检查：意识清楚，定向力、判断力、计算力下降，可回答自己的姓名、年龄，四肢肌张力增高，四肢肌力 5 级，双侧病理征阳性。

问题

（1）该患者初步诊断为哪种疾病？

（2）诊断该疾病的依据是什么？

（3）如需确诊，还需要做哪些实验室检查？

（郗　娟）

书网融合……

| 重点小结 | 题库 | 微课/视频 |

第二十一章 妊娠与新生儿疾病的生物化学检验

✎ 学习目标

1. 通过本章学习，掌握产前筛查的定义、指标及在胎儿先天性缺陷诊断中的应用、新生儿疾病筛查的定义、苯丙酮尿症（PKU）、先天性甲状腺功能减退症（CH）、葡萄糖-6-磷酸脱氢酶缺乏症（G6PD 缺乏症）、先天性肾上腺皮质增生症（CAH）的筛查项目与评价；熟悉正常妊娠及妊娠早期生物化学诊断、妊娠对母体的影响；了解正常妊娠和异常妊娠，PKU、CH、G6PD 缺乏症、CAH 的发病机制和临床表现。

2. 具有对产前筛查、新生儿疾病筛查检验结果初步分析判断及与临床沟通的能力。

3. 树立服务意识，遵循患者的知情同意和隐私保护原则，培养严谨求实的工作态度，为保障妇女儿童健康提供高效及专业的技术支持。

妊娠是胚胎和胎儿在母体内发育成长的过程。妊娠期母体各系统和器官会发生一系列的变化以适应胎儿生长发育的需要。自胎儿娩出结扎脐带起至出生后满 28 天，称为新生儿期。临床实验室对妊娠期妇女和新生儿血液、尿液及羊水等样本进行检测，不仅能够诊断早孕、早产，而且还能了解胎儿在宫内发育成熟状态及早期发现遗传性疾病，并能对各种妊娠并发症进行诊断。目前我国已建立出生缺陷防治三级预防体系，部分省市已实施区域性免费的产前筛查和新生儿疾病筛查，以预防出生缺陷，保证妇女儿童健康。

第一节 妊娠与新生儿疾病的生物化学变化

PPT

妊娠属于正常生理现象，涉及胚胎和母体相互作用。通常将妊娠分为早期妊娠（13 周末以前）、中期妊娠（14~27 周末）、晚期妊娠（28 周及以后）三个时期。在整个妊娠过程中可能会出现各种异常情况。临床实验室检测在妊娠保健中发挥重要作用，为临床医师及时、正确地处理不同的异常情况提供一定的依据。

一、妊娠对母体的影响

妊娠过程中产生大量雌激素、孕激素、催乳素和类固醇激素等，均会影响母体的生物化学代谢、生理及内分泌功能。故非妊娠女性的某些实验室检测指标的参考区间不再适合于妊娠期女性。

（一）血液学变化

母体在妊娠期的血容量平均增加 40%~45%，但血浆容量的增加多于红细胞的增加。尽管红细胞的生成是增加的，但是血红蛋白、红细胞计数在正常妊娠时出现生理性稀释，反而下降。白细胞计数轻度增加，在分娩期和产褥期可显著增加。

（二）物质代谢的变化

1. 电解质 妊娠期总钾、总钠储存增多，但由于血容量增加，机体电解质基本不发生变化，必要时可补充钙剂、铁剂。

2. 糖代谢　妊娠期胰岛功能旺盛，胎盘产生的胰岛素酶、激素等拮抗胰岛素导致其分泌相对不足。妊娠妇女 FBG 值略低于非妊娠期妇女，餐后高血糖和高胰岛素血症，利于对胎儿葡萄糖的供给。OGTT 血糖增高幅度大且恢复延迟；妊娠期孕妇肾糖阈降低，可出现尿糖。

3. 脂代谢　由于妊娠期激素水平的变化，可导致妊娠期高血脂，当能量消耗过多时，体内动员大量脂肪，使血中酮体增加，易发生酮血症。妊娠期肠道吸收脂肪能力增加，血清 TG、胆固醇、磷脂、游离脂肪酸均可增加约 40%，其中 TG 升高幅度最大；血清 HDL-C/LDL-C 比值则下降。分娩后血清脂质可逐渐恢复到妊娠前水平，但 HDL-C 水平在妊娠结束后 1 年仍处于降低水平。

4. 蛋白质代谢　妊娠期妇女对蛋白质的需要量增加，呈正氮平衡状态。由于血液稀释，从妊娠早期血浆蛋白开始降低，在妊娠末期清蛋白可减少至约 35g/L；α_1 - 球蛋白、α_2 - 球蛋白及 β - 球蛋白则缓慢升高；许多具有运输作用的球蛋白，包括皮质醇结合球蛋白（cortisol binding globulin，CBG）、甲状腺素结合球蛋白（thyroxine binding globulin，TBG）和性激素结合球蛋白（sex hormone - binding - globulin，SHBG）显著增加。β - 脂蛋白水平增高 180%，致使妊娠期妇女容易发生 AS 及血栓栓塞；妊娠期妇女血中 IgG 轻度下降，IgA、IgM 水平基本不变。若蛋白储备不足，血浆蛋白减少，组织间液增加，可出现水肿。

（三）肝功能的改变

血清 ChE 酯酶活性降低，而 ALP 活性升高可达 2~3 倍，主要源于 ALP 同工酶升高。此外妊娠期多种凝血因子含量增加，血浆纤维蛋白原增加约 65%，血液处于高凝及纤溶系统活性降低的状态。

（四）肾功能的改变

妊娠期肾脏略大。妊娠时血容量增加，妊娠妇女及胎儿代谢产物增加，肾脏负担加重，肾血浆流量和 GFR 于妊娠早期均增加，整个妊娠期维持高水平状态。在妊娠 20 周时 GFR 可增至 170ml/（min·1.73m²），加快了肾脏对尿素、尿酸和肌酐的清除，多数妊娠期妇女这三种物质血清浓度会轻微降低；但在妊娠期末 4 周，尿素及肌酐浓度将轻度增加，同时因肾小管对尿酸的重吸收明显增加，使血清尿酸浓度水平高于非妊娠期。分娩后 GFR 逐渐恢复到妊娠前的情况。妊娠期蛋白质从尿中丢失增加。

（五）内分泌的变化

妊娠期母体中多种激素发生不同程度的改变，见表 21-1。

表 21-1　妊娠期母体激素水平变化

激素名称	变化
孕酮	在妊娠早期，母体卵巢黄体可分泌足量孕酮来维持妊娠，一直持续到胎盘能够产生足够孕酮为止
皮质醇	血浆中皮质醇增加，昼夜节律性仍然存在；醛固酮在妊娠期增多 4 倍，但起活性作用的游离醛固酮仅为 30%~40%，睾酮分泌略增加
甲状旁腺激素	PTH 在妊娠早期降低，但中晚期逐渐升高，增加约 40%，而血浆游离钙离子浓度基本不变
甲状腺激素	TT_4 和 TT_3 浓度升高，FT_4 浓度在妊娠中、晚期轻微降低
其他	整个妊娠期雌激素水平增加，使催乳素分泌增加达 10 倍，并抑制 LH 和 FSH 的分泌，两者的浓度低于检出限。妊娠早期 TSH 有所下降，但是妊娠中期之后 TSH 会升高。降钙素不一定增加，但 1,25 - 二羟基维生素 D_3 升高

二、异常妊娠与胎儿先天性缺陷疾病的生物化学变化

妊娠与其他临床情况不同，必须考虑到母亲和胎儿两个方面，且二者互相影响。临床医师必须对妊娠导致的病理性变化做出早期的判断。

（一）异常妊娠及其生物化学变化

异常妊娠主要指早产、异位妊娠和妊娠滋养细胞疾病等发生时（葡萄胎、侵蚀性葡萄胎、绒毛膜

癌等）胎盘分泌和产生的激素在量和活性等方面发生较大改变时，可使妊娠期妇女体内各系统发生一系列病理变化。早产是指妊娠满 28 周至不满 37 足周分娩者。目前主要有 2 种方法用于早产的预测，一是超声检测宫颈长度；另一种方法检测宫颈、阴道分泌物的胎儿纤维连接蛋白（fetal fibronectin, fFN）。fFN 是一种位于羊膜与子宫侧壁之间的大分子蛋白，在妊娠 20 周前浓度很高，分娩后浓度明显降低。异位妊娠和妊娠滋养细胞疾病时人绒毛膜促性腺激素（human chorionic gonadotropin, hCG）浓度会发生改变，有利于其诊断。

（二）胎儿先天性缺陷的生物化学变化

常见的胎儿先天性缺陷主要有神经管缺陷（neural tube defects, NTDs）、唐氏综合征（Down's syndrome, DS）、18 - 三体综合征（18 - trisomy syndrome）。胎儿发生先天性缺陷时母体血清 AFP、hCG、游离 E_3 即非结合雌三醇（unconjugated E_3, uE_3）、抑制素 A（inhibin A）、妊娠相关血浆蛋白 A（pregnancy associated plasma protein - A, PAPP - A）浓度等发生变化。唐氏综合征胎儿由于肝脏发育不全，AFP 合成减少，所以母体血中含量相应减少，开放性脊柱裂时由于神经管未闭合，大量的 AFP 进入羊水中导致 AFP 浓度增高，18 - 三体综合征时 AFP 降低。妊娠早期，游离 β - hCG 升高很快，妊娠 8 ~ 10 周到达高峰，后逐渐下降，在中期妊娠时正常妊娠期妇女的血 hCG 水平已下降为维持量，而唐氏综合征胎儿的胎盘成熟较正常胎儿晚，有可能仍停留在胚胎发育初期，所以 hCG 水平升高，而 18 - 三体综合征时 hCG 降低。妊娠第 7 ~ 9 周，母体血清 uE_3 水平增高，并在此后持续增高。妊娠后 3 个月母体 uE_3 水平降低，提示新生儿体重过轻及胎儿窘迫。PAPP - A 在妊娠 4 ~ 5 周即可检出，伴随孕周增加而持续上升，足月时达到峰值，产后迅速下降。妊娠期妇女血中 PAPP - A 水平下降见于异位妊娠、先兆流产、罹患唐氏综合征等。

三、胎儿及新生儿的生物化学变化

自妊娠 11 周起称为胎儿，随着胎儿的发育至出生后，新生儿需迅速完成生理过渡，会发生一系列的生物化学变化，主要包括肾功能、肝功能、肺功能、血液系统等变化。

1. 肾功能　伴随胎儿的发育和肾功能的逐渐成熟，导致羊水中尿素、肌酐和尿酸浓度增加，在妊娠 37 周羊水中尿素及肌酐浓度为正常人血清浓度的 2 ~ 3 倍。胎儿的水、电解质平衡主要靠胎盘完成，即使胎儿肾功能不完善，也不会出现水、电解质紊乱。

2. 肝功能　妊娠早期，胎肝是主要的造血器官，妊娠 22 ~ 24 周骨髓则成为主要的造血器官。胚胎卵黄囊及胎儿肝产生的 AFP 进入胎儿血液循环后，通过尿液排入羊水，胎儿内吞入母体循环，以清除羊水 AFP。临床上测定母体血中 AFP 浓度可作为神经管缺陷的过筛试验。由于刚出生的新生儿肝发育不成熟，肝对胆红素的处理能力低下，新生儿可出现生理性黄疸。

3. 肺功能　出生前胎儿已具备呼吸道、肺循环、呼吸肌等，新生儿肺功能的正常发挥有赖于肺的结构与功能是否发育成熟，后者系肺泡 Ⅱ 型细胞内的板层小体能合成肺表面活性物质，包括卵磷脂（lecithin）和磷脂酰甘油（phosphatidylglycerol）等，这些表面活性物质能降低肺泡表面张力，有助于肺泡扩张。

4. 血液系统　妊娠前半期均为胎儿血红蛋白，至妊娠最后 4 ~ 6 周，成年人血红蛋白增多，至临产时胎儿血红蛋白仅占 25%。妊娠 8 周以后，胎儿血液循环出现粒细胞。妊娠 12 周，胸腺、脾产生淋巴细胞，成为体内抗体主要来源。妊娠足月时白细胞计数可高达 $(15 ~ 20) \times 10^9/L$。

新生儿出生后常规进行新生儿疾病筛查（neonatal screening），筛查的病种有新生儿遗传代谢病和新生儿听力障碍。本章重点讲述新生儿遗传代谢性疾病筛查。目前，我国新生儿遗传代谢病筛查仍以苯丙酮尿症（phenylketonuria, PKU）和先天性甲状腺功能减退症（congenital hypothyroidism, CH）为主，某些地区则根据疾病的发生率选择如葡萄糖－6－磷酸脱氢酶（glucose－6－phosphate dehydrogenase，G6PD）缺乏症、先天性肾上腺皮质增生症（congenital adrenal cortical hyperplasia，CAH）等筛查。随着新生儿筛查疾病种类增多，特别是 LC－MS/MS 技术可同时进行多种氨基酸、有机酸、脂肪酸等的广泛应用，众多少见新生儿遗传代谢病的筛查逐渐普及。新生儿疾病筛查作为降低出生缺陷的一道"安检"，是一项成功且影响深远的公共卫生举措。

第二节　妊娠与新生儿疾病生物化学检验项目的检测与评价

PPT

妊娠与新生儿健康是每个家庭、社会都极为关注的问题。在妊娠与新生儿疾病的诊断与治疗中，生物化学检验发挥着不可替代的作用。本节将重点阐述胎儿先天性缺陷疾病的产前筛查和新生儿疾病筛查检测项目与应用评价。

一、胎儿先天性缺陷的产前筛查常用生物化学检验项目

（一）人绒毛膜促性腺激素

确定妊娠最重要的标志是定量血液或尿 hCG。当尿 hCG 含量超过停经后第一周含量时，即可诊断妊娠。血清 hCG 则在妊娠期第 8 周达高峰。hCG 的清除主要在肝脏和肾脏，在妊娠末期 hCG、β－hCG 和 α－hCG 都会消失。

1. 方法概述　尿液 hCG 定性试验主要采用胶体金免疫层析法（colloidal gold immunochromatography assay，GICA）、免疫酶法。定量检测血清 hCG 常用 CLIA 法、ELISA 及 TRFIA 法等。

2. 测定原理　GICA 有两种抗人 β－hCG 单克隆抗体，一种抗体吸附于硝酸纤维膜（NC 膜）上，另一种抗体结合于金溶胶颗粒表面。总 β－hCG 测定采用双位点夹心 CLIA 法；ECLIA 采用夹心法检测游离 β－hCG；TRFIA 测试是一种固相、两位点荧光免疫测定法，采用定向"三明治"夹心技术，通过两个单克隆抗体（小鼠源）针对游离 β－hCG 分子上两个独立的抗原决定簇进行检测。

3. 方法学评价　GICA 法定性检测尿液 hCG，具有快速、敏感、结果直观和操作简便等特点。测定时最好使用首次晨尿，此时 hCG 含量最高。尿中存在干扰物质，试验有 1% 的假阳性，低于 25～50U/L 的 hCG 浓度不能检出，检测结果出现假阴性。不宜使用严重的血尿、菌尿样本检测 hCG；饮水可能稀释样本，取样前 1 小时不宜大量饮水。

hCG 定量试验结果准确，应用最广。血清样本应尽可能及时检测，若 8 小时内不能检测应置于 2～8℃保存，不应超过 3 天，在 －20℃存放不应超过 6 个月，并避免反复冻融；血清 hCG 检测用于诊断妊娠较尿液 hCG 检测更早。但测定均应避免样本严重溶血或脂血，或者排除个别患者体内可能存在的异嗜性抗体。但是对于接受高剂量生物素治疗的患者，以上 2 种方法必须在末次生物素治疗 8 小时后采集样本。

4. 临床意义　hCG 对于早期妊娠诊断具有重大意义，妊娠期血清中 hCG 水平下降提示有流产、异位妊娠、妊娠期高血压疾病、死胎的可能。同时作为胎儿先天性缺陷疾病产前筛查的常用标志物。

（二）雌三醇

E_3 是雌二醇、雌酮的主要代谢产物，多由卵巢中成熟的卵泡和黄体分泌，在妊娠时主要由胎盘分泌。目前临床上多检测妊娠妇女血清或尿液总 E_3 或 uE_3 水平，以了解胎盘的功能和鉴别胎儿疾病。

1. 方法概述 总 E_3 或 uE_3 的检测方法有 RIA、TRFIA、CLIA、ELICA 等，可根据需要选择血清或尿液样本进行检测。

2. 测定原理（CLIA 法） 采用竞争法检测样本 uE_3。

3. 方法学评价 雌激素具有昼夜节律性，因此动态观察时每天均应在同一时间采样。CLIA 法样本严重溶血时会影响测定结果，血清样本不能及时测定时应置于 $-20℃$ 存放，并避免反复冻融。测定尿液 E_3，通常要按要求留取 24 小时尿液，记录总尿量，取 $30～50ml$ 送检。此外，当室温过低（如 $4℃$）时，结合型 E_3 会自发解离，导致 uE_3 浓度假性增加。

4. 临床意义 正常妊娠 29 周尿 E_3 迅速增加，正常足月妊娠尿 E_3 排出量平均值为 88.7nmol/24h，连续多次均在 37nmol/24h（10mg/24h）以下，提示胎盘功能减退；在 22.2nmol/24h（6mg/24h）以下，提示胎盘功能显著减退，但应考虑 E_3 的产生和排泄受多因素的影响。E_3 减少还见于胎儿肾上腺发育不良、无脑儿畸形、妊娠期妇女肝肾功能不全等。此外，生活在高原地区尿 E_3 亦低。增加见于胎儿先天性肾上腺皮质功能亢进症、巨大儿或多胎妊娠、母儿血型不合（胎儿近于死亡可稍高或正常）等。母体血清或尿 uE_3 超过参考区间的上限提示双胞胎的可能。血清 uE_3 目前主要用于妊娠中期的产前筛查，中期妊娠的唐氏综合征患儿母体血清 uE_3 浓度降低，筛查胎儿先天性缺陷时血清 uE_3 水平也最有价值。

（三）甲胎蛋白

具体内容详见本书第十五章。

（四）抑制素 A

抑制素（inhibin）是由性腺所分泌的一种糖蛋白激素，由两个不同的亚单位（α 和 β 亚单位）经二硫键连接而成。抑制素 A 是由排卵前卵泡及黄体产生，胎盘滋养层细胞也产生抑制素 A。目前认为胎儿胎盘是抑制素 A 升高的主要来源。

1. 方法概述 抑制素 A 的检测方法有 TRFIA、ELISA 等。

2. 测定原理 采用双抗体夹心法。

3. 方法学评价 冰冻的样本在实验前应解冻，并充分混匀。严重溶血、脂血样本影响检测结果，含有嗜异性抗体的样本可造成假性升高。TRFIA 法测定时高于治疗水平的钙、球蛋白和阿司匹林可造成干扰。因所含成分对铕的螯合作用，不能使用血浆样本。

4. 临床意义 母体血清抑制素 A 在妊娠早期开始上升，在妊娠的 8～10 周达到高峰，在 15 周开始下降，到 15～25 周水平比较稳定。唐氏综合征患儿母体血清抑制素 A 是正常妊娠的二倍，而且一直升高。

（五）妊娠相关血浆蛋白 A

PAPP-A 为大分子糖蛋白，属于胰岛素样生长因子结合蛋白 4 相关的蛋白酶。PAPP-A 由胎盘合体滋养层细胞及蜕膜细胞分泌，在孕卵着床、胚胎发育、妊娠维持和胎儿胎盘生长发育等方面起着重要作用。

1. 方法概述 PAPP-A 的检测方法有 TRFIA、ECLIA 等。

2. 测定原理（TRFIA 法） 采用双抗体夹心法检测 PAPP-A。

3. 方法学评价 黄疸（胆红素 $≤500μmol/L$）、溶血（血红蛋白 $<5g/L$）的血清样本对 TRFIA 法均无显著干扰，但脂浊血清有明显干扰。含有嗜异性抗体的样本可能导致结果升高。

4. 临床意义 PAPP-A 在妊娠早期阶段母血中即可测到。当其他妊娠蛋白水平开始下降时，母血 PAPP-A 仍维持在较高水平，它是唯一的一种在母血中浓度最高，羊水中次之，而在胎血中不含有的妊娠蛋白。目前研究发现 PAPP – A 并不仅仅是妊娠的特异性蛋白，非妊娠妇女或男性也可测到PAPP – A。

血清 PAPP – A 检测主要用于妊娠早期唐氏综合征的筛查，胎儿发育状况的监测，妊娠高血压综合征的辅助诊断及先兆流产预后评估。妊娠前 3 个月血中 PAPP – A 水平显著下降可提示胎儿患有唐氏综合征。

二、新生儿筛查常用生物化学检验项目

新生儿遗传代谢性疾病筛查是通过实验室检测滤纸干血片相关指标来实现的，因此滤纸干血片的质量至关重要，直接影响检测结果。

（一）滤纸干血片采集、递送及保存

1. 采血时间　正常采血时间为出生 72 小时后，7 天之内，并充分哺乳 6 ~ 8 次以上；对于各种原因（早产儿、低体重儿、正在治疗疾病的新生儿等）未采血者，采血时间一般不超过出生后 20 天。

2. 采血滤纸　血片采集的滤纸应当与试剂盒标准品、质控品血片所用滤纸一致。

3. 采血部位及采血方法　乙醇消毒后用一次性采血针刺足跟内侧或外侧，深度小于 3mm，用干棉球拭去第 1 滴血，从第 2 滴血开始取样。将滤纸片接触血滴，切勿触及足跟皮肤，使血液自然渗透至滤纸背面，避免重复滴血，血滴自然渗透，滤纸正反面血斑一致，连续采集至少 3 个血斑，且每个血斑直径大于 8mm，血斑无污染，血斑无渗血环。

4. 样本的保存与递送　将血片悬空平置，自然晾干呈深褐色，及时将检查合格的滤纸干血片置于密封袋内，密闭保存在 2 ~ 8℃冰箱中，有条件者可 0℃ 以下保存。采集血片后应及时递送，最迟不宜超过 5 个工作日。

（二）苯丙氨酸

PKU 是一种常见的氨基酸代谢病，是由于苯丙氨酸代谢异常所致。

1. 方法概述　滤纸干血片苯丙氨酸的检测方法包括细菌抑制法、荧光分析法、定量酶法、串联质谱技术等。其中荧光分析法有较高的灵敏度和特异性。

2. 测定原理（荧光分析法）　滤纸干血片中的苯丙氨酸与茚三酮形成荧光复合物，在 pH 5.7 ~ 5.9 下，加入二肽物质（L – 亮氨酸 – L – 丙氨酸），使荧光反应增强，加入铜试剂，稳定荧光复合物，并增强荧光信号强度，在波长 390nm/485nm 下进行荧光比色，通过测定校准物和样品的荧光信号强度，计算苯丙氨酸含量。

3. 方法学评价　荧光分析法的相对偏差低于细菌抑制法，但易出现试剂加样误差和内源性荧光干扰，同时受样本萃取时间、孵育温度、时间等影响。定量酶法检测方便快捷、不受样本中的内源荧光成分和抗生素干扰的特点，但结果易受温度和条件的影响。因此不能用单一的方法进行诊断，需结合临床病情和其他的试验方法最终确诊。

4. 临床意义　干血片苯丙氨酸测定临床上主要用于新生儿 PKU 筛查，避免或减少因苯丙氨酸浓度过高导致的身体功能损害。但需注意早产儿、未成熟儿、肝损害患儿可出现假阳性，样本采集时若受检者蛋白质负荷不足，可出现假阴性。此外，当苯丙氨酸浓度 > 240μmol/L 时，应复查或采静脉血定量测定苯丙氨酸和酪氨酸，鉴别诊断 PKU 和四氢生物蝶呤缺乏症，当酪氨酸浓度降低时，应进一步检查以确诊四氢生物蝶呤缺乏症。

（三）促甲状腺激素

先天性甲状腺功能减退症（CH）是由于甲状腺结构异常，或甲状腺素合成、分泌及利用降低导致

的一组疾病。由甲状腺结构及功能异常导致的 CH 为原发性甲状腺功能减退症，由垂体及下丘脑异常导致的 CH 为继发性甲状腺功能减退症。目前国内通过检测滤纸干血片中 TSH 筛查 CH。

1. 方法概述　滤纸干血片中 TSH 检测方法包括 ELISA、TRFIA、CLIA 及 ECLIA 法等。

2. 测定原理（TRFIA 法）　具体内容见本书第十八章。

3. 方法学评价　ELISA 灵敏度低，检测结果易受检测底物、标准品、质控品、待检测样本污染的影响。TRFIA 的检测灵敏度可达 0.025mU/L，干血片法为 1mU/L，因检测试剂易受污染，应现配现用，检测结果易受反应温度、EDTA 螯合、试剂盒中示踪剂、缓冲液中叠氮化钠等影响。随着全自动设备在实验室的应用，TRFIA 法已成为主流的检测方法。

4. 临床意义　干血片 TSH 可筛查因甲状腺缺如、萎缩或发育不良导致的原发性 CH，对垂体或下丘脑功能低下引起的继发性 CH 或 TSH 延迟升高者可能出现假阴性。新生儿 TSH 出生后有生理性增高，血样本应在新生儿生后 48～72 小时充分哺乳后采集，故对有疑问的样本，需重新采血送检，或直接进行甲状腺功能检测。

（四）葡萄糖-6-磷酸脱氢酶

G6PD 缺乏症因调控 G6PD 基因突变导致其 G6PD 活性降低所致。目前国内多个省份已将 G6PD 缺乏症列入新生儿疾病常规筛查。

1. 方法概述　干血片中 G6PD 检测方法包括高铁血红蛋白还原试验、硝基四氮唑蓝纸片试验、G6PD 缺陷变性珠蛋白小体试验、荧光定量法。荧光定量法通量和自动化程度高，具有较高的特异度与灵敏度，被大多新生儿筛查实验室采用，是目前推荐方法。

2. 测定原理（荧光定量法）　滤纸干血片的 G6PD 作用于底物葡萄糖-6-磷酸（G-6-P）及烟酰胺腺嘌呤二核苷酸磷酸（NADP），将 G-6-P 氧化为 6-磷酸葡萄糖酸（6-PG），同时将 NADP 还原为 NADPH，在特定激发波长 355nm 和发射波长 460nm 下检测 NADPH 的荧光强度，计算 G6PD 酶的活性。

3. 方法学评价　荧光定量法优点是操作简单、耗时少、费用低。但也存在女性杂合子检出率低、检测结果易受滤纸干血片质量、样本储存时间、温度等影响。荧光斑点试验因其结果判断受主观因素较大、不适用于血红蛋白 <60g/L 的患儿，现较少使用。

4. 临床意义　定量测定滤纸干血片中 G6PD 的浓度，主要用于新生儿 G6PD 缺乏症筛查。需要注意的是，当检测结果等于切值或位于切值附近，应注意排除女性杂合携带者。

（五）17α-羟孕酮

17α-羟孕酮（17-hydroxyprogesterone，17-OHP）由肾上腺皮质及性腺产生，为孕酮在 17α-羟化酶/17,21-聚合酶（CYP17A1）作用下形成的产物，也可由 17α-羟孕烯醇酮通过 3β-羟类固醇脱氢酶（3β-HSD）作用合成。妊娠时胎儿、胎盘及肾上腺可产生大量 17α-OHP。妊娠 32 周后 17α-OHP 浓度急剧升高直到分娩期，17α-OHP 也存在于新生儿的脐带血中。国内常检测滤纸干血片 17α-OHP 浓度用于新生儿 CAH 的筛查。

1. 方法概述　17α-OHP 的常规测定方法分为免疫学方法和 LC-MS/MS 法。平血片 17α-OHP 检测方法主要采用 TRFIA、ELISA、CLIA 等。LC-MS/MS 法具有灵敏度高、特异度强的特点，已成为 CAH 的二级筛查方法。

2. 测定原理　TRFIA 采用固相二抗抗原竞争法，ELISA 采用竞争法。

3. 方法学评价　TRFIA 为国内 CAH 筛查的主要方法，但其检测结果受 Eu 弃液污染、洗涤不完全、试剂保存不当等影响。ELISA 检测结果受孵育温度、时间和污染试剂等影响。需结合患者临床症状和实验室检测结果联合分析判断。

4. 临床意义 17α-OHP 测定仅检测 21-羟化酶缺乏引起的 CAH，不包括由于其他酶引起的 CAH。17α-OHP 延迟升高等因素也可导致 CAH 筛查假阴性，筛查阴性及临床高度疑似者仍需进行诊断性实验（含基因检测）。

第三节　妊娠与新生儿疾病生物化学 检验项目的临床应用

一、妊娠期特有疾病

（一）异位妊娠

受精卵在子宫体腔以外着床称为异位妊娠。hCG 测定可用于诊断异位妊娠，异位妊娠母体血清 hCG 水平低于同妊娠期正常妊娠妇女，尿妊娠试验阴性并不能排除异位妊娠的可能性。如果 48 小时内血清 hCG 升高程度 <60%，则异位妊娠的可能性较大。

（二）滋养层细胞疾病

葡萄胎时，因妊娠胎盘绒毛滋养细胞高度增生并合成分泌大量 hCG，血清 hCG 含量通常高于相应孕周的正常妊娠值，而且在停经 12 周后，随着子宫增大继续持续上升。术后 1 个月内尿 hCG 下降，大多数患者在 3 个月内可转为阴性。葡萄胎排空后 9 周以上，或流产、足月产、异位妊娠后 4 周以上，血 β-hCG 水平持续高水平，或曾一度下降后又上升，排除妊娠物残留或再次妊娠，结合临床表现可诊断为滋养细胞肿瘤。

（三）妊娠期高血压疾病

妊娠期高血压疾病（hypertensive disorders of pregnancy，HDP）发生于妊娠 20 周以后，HDP 以妊娠女性出现的血压异常为主要表现，伴有蛋白尿，严重时可出现头痛、视力模糊、上腹痛、昏迷、抽搐、凝血功能障碍和重要脏器功能衰竭等临床症状，除此之外可表现为血液黏滞度高，血浆中纤维蛋白原降解产物增多，血浆纤维连结蛋白 ≥4.0g/L 时，94% 的妊娠期妇女将发展成先兆子痫；其中可溶性酪氨酸激酶 1、胎盘生长因子和胎盘蛋白 13 对子痫前期预测敏感性和特异度较高，都是先兆子痫风险评估的有效标志物。

二、妊娠并发症

（一）妊娠糖尿病

具体内容参见本书第十章。

（二）HELLP 综合征

HELLP 综合征（hemolysis, elevated liver enzymes, and low platelet count syndrome, HELLP syndrome）以溶血、肝酶升高和血小板计数降低为特点，是妊娠期高血压的严重并发症，常危及母儿生命。70% 以上发生在产前。其临床表现多样，典型的临床表现为乏力、右上腹疼痛及恶心呕吐，体重骤增，脉压增宽，但少数患者高血压、蛋白尿临床表现不典型。确诊主要依靠实验室检查，如血小板计数 $<100 \times 10^9/L$，血管内溶血外周血涂片中见破碎红细胞、球形红细胞等异形细胞。5% 的患者可出现黄疸，LD 水平显著升高，ALT 和 AST 常达正常上限 2~10 倍。LD 升高和血清 Hp 降低是诊断

HELLP 综合征的敏感指标，常在血清 IDIL 升高和血红蛋白降低前出现。

（三）妊娠期肝内胆汁淤积症

妊娠期肝内胆汁淤积症（intrahepatic cholestasis of pregnancy，ICP）是妊娠中晚期特有的并发症，ICP 对妊娠期妇女是一种良性疾病，但对围产儿可能造成严重的不良影响。临床主要以弥漫性无皮肤损伤的瘙痒为首发症状，血清 TBA 测定是诊断 ICP 的最主要的实验室项目，也是监测病情及其治疗效果的重要指标。大多数 ICP 患者的 AST、ALT 轻至中度升高，一般不超过 1000U/L，部分患者 GGT、胆红素升高，但以 CB 升高为主。ALP 可超过正常参考区间上限的 4~6 倍，血小板异常升高，凝血酶原时间也可升高。同时，诊断 ICP 应排除病毒感染，需完善肝炎病毒、EB 病毒等病毒感染检测。

三、胎儿先天性缺陷的产前筛查 🅔 微课/视频 1

产前筛查（prenatal screening）是产前诊断的一部分，通过血清学、影像学等简便、经济和无创的方法，从妊娠期妇女群体中发现某些有先天性缺陷和遗传性疾病胎儿的高风险妊娠期妇女，是出生缺陷二级预防的重要措施。产前筛查可以提前评估胎儿健康状况，在世界范围内得到广泛应用。胎儿先天性缺陷的产前筛查适用于预产年龄在 35 岁以下的非高危妊娠期妇女。产前筛查的病种通常包括：开放性神经管缺陷、21-三体综合征、18-三体综合征。

我国的产前筛查模式主要包括妊娠早期、妊娠中期血清学筛查及联合筛查，大多数筛查在妊娠中期（从妊娠 13 周起到 27 周末期间）进行。通常将某个妊娠期妇女的实际检测值与相同孕周的正常妊娠期妇女检测值中位数进行比对，得出实际检测值相当于中位数的倍数（multiple of mediun，MoM），即 MoM 值，计算各指标的发病似然比，最后结合年龄、孕周等综合得出生育某种非整倍体患儿的风险，风险率以 $1/n$ 表示。血清学筛查模式包括：妊娠早期筛查：PAPP-A + β-hCG 同时结合胎儿颈部透明带厚度超声。妊娠中期筛查：两联筛查 AFP + β-hCG；三联筛查 AFP + β-hCG + uE$_3$；四联筛查 AFP + β-hCG + uE$_3$ + 抑制素 A。除母体血清学指标作产前筛查外，随着妊娠期妇女外周血中胎儿游离 DNA 片段的发现和高通量测序技术的发展，无创胎儿染色体非整倍体检测（noninvasive prenatal testing，NIPT）在产前筛查与产前诊断领域逐步得到应用。

◤ 知识拓展 ◢

无创产前检测技术 NIPT

NIPT 也称无创产前 DNA 检测，是通过新一代高通量基因测序技术检测外周血中游离胎儿 DNA 片段，结合生物信息技术分析，判断胎儿是否发生染色体非整倍体变异的方法。目前在临床上主要用于 21-三体综合征、18-三体综合征、13-三体综合征等疾病筛查。此技术与传统的血清学筛查相比，准确性高，假阳性率低。因此，NIPT 技术开创了产前筛查的新时代，并迅速得到全球的普遍认可，对降低出生缺陷率，减少不必要的有创性产前诊断具有重要意义。但值得注意的是，即使 NIPT 的准确率很高，但依然还是筛查手段。即使 NIPT 提示高风险，仍需进行羊膜腔穿刺和胎儿染色体核型分析进行产前诊断。

（一）神经管缺陷

NTDs 发生于胚胎发生期。如果神经管不能融合，会导致永久性的脑和（或）脊髓发育缺陷，即无脑畸形、脊柱裂和脑积水。新生儿无脑畸形和脊柱裂的发生概率为 1/1800。所有无脑畸形和 95% 的脊柱裂都是开放性的，没有皮肤覆盖，直接与羊水接触。AFP 可大量进入羊水中，使母体血液循环中

AFP 浓度增加，因此测定母体 AFP 水平，可检出约 90% 的开放性 NTD_s，AFP ≥2.0~2.5MoM 者为高风险妊娠。应结合胎儿超声检查，以准确查出无脑儿和脊柱裂畸形。

（二）21-三体综合征

21-三体综合征即唐氏综合征，又称 Down 综合征或先天愚型，是最常见的常染色体的畸变所致疾病。妊娠期妇女年龄越大，本病的发病率越高，35 岁以后发病率明显增加。唐氏综合征筛查多采用检测妊娠期妇女血清 AFP、β-hCG、uE_3、抑制素 A 含量的四联筛查，以提高检出率。唐氏综合征筛查结果采用 1/270 为阳性切割值（临界值），即筛查结果风险率 ≥1/270 者为高风险妊娠。

唐氏综合征时母体血液中 AFP 降低，一般范围为 0.7~0.8MoM。而 β-hCG、抑制素 A 越高，uE_3 越低，胎儿患病机会越高。两联筛查对唐氏综合征的检出率 ≥60%，假阳性率 <8%；三联筛查的检出率 ≥70%，假阳性率 <5%；四联筛查的检出率 ≥80%，假阳性率 <5%。但确诊唐氏综合征患儿一般都用羊膜腔穿刺进行染色体核型分析。

为更早地发现唐氏综合征，可在妊娠早期进行筛查，也可以将妊娠早期和妊娠中期的筛查指标联合检测，以提高检出率，降低假阳性率。

（三）18-三体综合征

减数分裂时染色体不分裂，造成胎儿 18 号染色体额外复制是 18-三体综合征的主要病因。虽然发生率仅为 1/8000，但它仍然是胎儿常见的染色体缺陷。大部分在妊娠过程中出现流产，出生患儿常难以存活。母体血清三联筛查结果常是 AFP、hCG 和 uE_3 三者浓度均降低，可以筛查出 60% 以上的 18-三体综合征患儿。三联筛查的参考区间为风险率 <1/350 为低风险妊娠。

进行产前筛查时，对于筛查结果为高风险的妊娠期妇女，应由产前咨询和（或）遗传咨询人员解释筛查结果，向其介绍进一步检查或诊断的方法，并由妊娠期妇女知情选择。

此外，胎儿肺成熟度评价有助于为妊娠并发症和高龄妊娠期妇女选择适宜分娩时机，有效降低新生儿呼吸系统疾病发病率。如胎儿肺不成熟，应在产前使用皮质激素促进胎儿肺成熟，推迟分娩或进行产科干预，以防止早产，预防新生儿特发性呼吸窘迫综合征（IRDS）发生。评价胎儿肺成熟度最有价值的生化检验项目是直接和（或）间接检测羊水表面活性物质含量，包括：①羊水卵磷脂/鞘磷脂比率（L/S）和双饱和磷脂酰胆碱（DSPC）；②测定肺成熟度组合试验，即同时测定 L/S 比率、饱和卵磷脂/总卵磷脂比率、（磷脂酰甘油 + 磷脂酰肌醇）/总磷脂比率；③泡沫稳定性指数（FSI）；④羊水荧光偏振度测定。但这些评估胎儿肺成熟度项目都需要行羊膜腔穿刺采集羊水样本，技术要求高，有一定风险性，加之特异性不高，操作复杂，目前已逐步被无创产前超声检查等影像学检测技术所取代。

四、新生儿疾病筛查 微课/视频2

新生儿疾病筛查是指在新生儿期对严重危害新生儿健康的先天性、遗传性疾病实施专项检查，提供早期诊断和治疗的母婴保健技术。常见新生儿疾病筛查主要有 PKU、CH、G6PD 缺乏症、CAH 四种疾病。筛查时对于 2 次实验结果均大于阳性切值的结果，须追踪、确诊、随访。确诊后的患儿要及时给予长期、正确的药物治疗或饮食控制，以保证新生儿疾病筛查的社会效果。

（一）苯丙酮尿症

PKU 是由于苯丙氨酸羟化酶或其辅酶四氢生物蝶呤（tetraphdrobiopterin，BH_4）缺乏，引起高苯丙氨酸血症（hyperphenylalaninemia，HPA）并引起一系列临床症状的常染色体隐性遗传病，PKU 是 HPA 的主要类型。患儿出生时正常，3 个月后出现症状，如智力障碍、惊厥发作、皮肤毛发色浅（色素减少）、生长发育迟缓、汗液、尿液有特殊的鼠尿味。

新生儿血苯丙氨酸浓度持续 >120μmol/L，同时伴有苯丙氨酸/酪氨酸 >2.0，可确诊为 HPA。其他生化检查：尿有机酸分析提示苯乙酸、苯乳酸、苯丙酮酸增加；血红细胞二氢蝶啶还原酶（dihydropteridine reductase，DHPR）活性测定及尿蝶呤分析可帮助鉴别 HPA 病因。在条件有限的地区，尿液三氯化铁试验阳性提示尿中苯丙氨酸升高，可协助 PKU 初步筛查。HPA 排除 BH4 缺乏症后，血苯丙氨酸浓度 >360μmol/L 为 PKU，血苯丙氨酸 ≤360μmol/L 为轻度 HPA。基因诊断是 PKU 的确诊方法。

（二）先天性甲状腺功能减退症

CH 是由于出生时下丘脑 - 垂体 - 甲状腺轴功能障碍，导致甲状腺激素（thyroid hormone，TH）分泌不足，继而出现轻至重度 TH 缺乏，或 TH 作用受损所致。通过新生儿筛查及早发现和治疗 CH，可避免 CH 患儿发生不可逆神经发育迟缓并改善发育结局。干血片 TSH 检测为 CH 的筛查指标，当 TSH 增高时，需进一步进行确诊。CH 确诊的生化指标包括血清 TSH、FT_4 浓度等。血 TSH 增高，FT_4 降低者，可诊断为 CH。血 TSH 增高，FT_4 正常，诊断为高 TSH 血症。甲状腺超声检查、骨龄测定以及甲状腺同位素扫描等可作为辅助诊断手段。

（三）葡萄糖 - 6 - 磷酸脱氢酶缺乏症

G6PD 缺乏症是由于红细胞膜的 G6PD 缺陷，导致红细胞戊糖磷酸途径中谷胱甘肽还原酶的辅酶 - 还原型烟酰胺腺嘌呤二核苷酸磷酸（NADPH）生成减少，使得维持红细胞膜稳定性的还原型谷胱甘肽生成减少而不能抵抗氧化损伤，最终导致红细胞破坏并溶血的一种遗传病，又称"蚕豆病"。G6PD 缺乏症的筛查指标为干血片 G6PD。对新生儿 G6PD 缺乏症筛查阳性者需立即召回，进行诊断性 G6PD 酶活性检测。基因诊断也是可靠的确诊方法，有条件的实验室可同时开展。

（四）先天性肾上腺皮质增生症

CAH 为常染色体隐性遗传代谢病，由于类固醇激素合成过程中某种酶（如 21 - 羟化酶、11β - 羟化酶、3β - 羟类固醇脱氢酶等）的先天性缺陷，导致肾上腺皮质功能减退，部分患儿伴有电解质紊乱及性腺发育异常。其中，21 - 羟化酶缺乏症（21 - hydroxylase deficiency，21 - OHD）为 CAH 最常见的病因，占 90%~95%。新生儿 CAH 的筛查主要指 21 - OHD 缺乏症的筛查。21 - 羟化酶缺乏导致相应的前体 17α - OHP 和孕酮增多。因此 21 - OHD 缺乏症的筛查的指标为干血片 17α - OHP，血 17α - OHP 持续增高是 21 - OHD 缺乏症的重要诊断指标。

正常婴儿出生后 17α - OHP 可 >90nmol/L，12~24 小时后降至正常。17α - OHP 水平与出生体重有一定关系，正常足月儿 17α - OHP 水平在 30nmol/L 以下，早产及低体重儿可有不同程度的增高。出生后的新生儿如合并某些心肺疾病时 17α - OHP 也会上升，由于上述原因可导致假阳性率和召回率升高。CAH 筛查的实验室不同，采用的 17α - OHP 阳性切值也不同，目前推荐足月儿或正常体重儿多采用 30nmol/L 为阳性切值，早产或低体重儿 <2500g 为 50nmol/L。由于 CAH 筛查有较高的假阳性率及较低的阳性预测值，尤其是早产儿或低体重儿，使筛查面临极大的挑战。因此，有条件的实验室可探索性采用 LC - MS/MS 方法进行二次筛查。

? 思考题

答案解析

案例　孕妇，31 岁。

主诉：停经16^{+2}周，妊娠中期产前筛查。

现病史：既往月经规律，末次月经2023年8月19日，预产期2024年5月26日。停经50天就诊彩超提示宫内早孕。停经2个月出现恶心、呕吐等早孕反应，持续1月消失，社区建卡，我院产检2次，实验室检查未见异常，NT未见异常。妊娠前体重65kg，至今体重增长5kg。今日行产前筛查，结果报告如下：AFP＝0.8 MoM值，21－三体综合征风险值为1/177，18－三体综合征风险值为1/21256。

既往史：人工流产2次，无手术、外伤、输血史，配偶身体健康。

基本检查：四测正常，心肺听诊无闻及异常，宫底位于脐下两横指，胎心率145次/分，质软无压痛。

问题

（1）如何分析该唐氏综合征筛查结果？

（2）该筛查项目适用人群及产前筛查的临床意义是什么？

（3）除母体血清学指标做产前筛查外，在产前筛查与诊断领域逐步得到应用的还有什么技术及其适用疾病？

（张丽翠）

书网融合……

| 重点小结 | 题库 | 微课/视频1 | 微课/视频2 |

第二十二章 氧化应激的生物化学检验

✏️ 学习目标

1. 通过本章学习，掌握抗氧化和氧化应激检测项目的方法和评价；熟悉自由基、活性氧、氧化应激、脂质过氧化作用的概念与种类，氧化应激的原因、损伤机制，抗氧化应激的防御系统组成与作用；了解氧化应激与疾病和衰老的关系。

2. 具有检测和评估抗氧化能力和氧化应激程度的能力；具备综合评估抗氧化防御系统功能的能力。

3. 树立终身学习理念，培养综合分析和批判性思维，积极开展氧化应激的系统研究，为亚健康及人口老龄化所带来的相关疾病的综合管理提供技术支持。

氧化应激的概念最早源于人类对衰老的认识。1956 年，美国学者哈曼指出衰老与体内氧自由基的产生和抗氧化防御与修复的失衡有关。在此后半个世纪的时间里，包括 9 位诺贝尔奖得主在内的科研工作者们在此领域不断探索，形成并拓展了氧化应激理论。随着人口老龄化的加剧和衰老相关疾病的高发，抗氧化和氧化应激的生物化学检验已越来越受到临床及公众关注。

第一节 氧化应激的生物化学变化

PPT

氧化应激（oxidative stress，OS）是指机体受到各种内外源因素的干扰，使体内的活性氧（reactive oxygen species，ROS）自由基和活性氮（reactive nitrogen species，RNS）自由基等相关物质产生过多，超出抗氧化物的清除能力，氧化和抗氧化系统失衡，从而导致分子、细胞和机体损伤的状态。

一、活性氧和氧自由基及其产生原因

（一）活性氧和氧自由基的概念 📱 微课/视频

生物体系中产生的自由基主要是氧自由基，即含有未成对电子的氧分子，例如超氧阴离子自由基（$O_2^{\cdot-}$）、羟自由基（$\cdot OH$）、脂氧自由基（$LO\cdot$）和烷氧基（$RO\cdot$）等。其化学反应能力主要来自未成对电子的存在，具有较高的活性。ROS 是一组更广泛的化学物质，包括所有的氧自由基，如 $O_2^{\cdot-}$、$\cdot OH$、氢过氧自由基（$HO_2\cdot$）、烷氧基（$RO\cdot$）、烷过氧基（$ROO\cdot$）等，它们既是自由基也是 ROS。但 ROS 并非都是自由基，也包括一些氧化性分子，如过氧化氢（H_2O_2）、氢过氧化物（ROOH）、单线态氧（$^1O_2$）、次卤酸（HOX）和臭氧（O_3）等，虽都含氧且活性较强，但因不含不成对电子，所以不属自由基；同样，自由基中也有不属于 ROS 的成分，如基态氧（$^3O_2$）、氯自由基（$Cl\cdot$）等。生物体内的自由基反应常被表述成过氧化（氧化）反应，而自由基清除作用常被表述为抗氧化作用。

（二）活性氧和氧自由基的产生

1. **外源性因素** 电离辐射如 γ 射线和 X 射线、紫外照射可使人体内产生 $\cdot OH$ 等自由基；环境污

染、工业污染、土壤污染都与自由基产生相关。某些药物如解热镇痛药、抗结核药等进入体内可产生 O_2^{-}、$\cdot OH$ 及 H_2O_2 等。营养过剩、脂肪摄入过量都能使自由基含量增加。

2. 内源性因素

（1）线粒体内产生　线粒体是生成活性氧的主要场所。

（2）胞液中产生　细胞液中的黄嘌呤氧化酶（xanthine oxidase，XO）催化的酶促反应可产生 O_2^{-} 和 H_2O_2。

（3）质膜内产生　质膜内的 NADPH 氧化酶和 NADH 氧化酶可使 O_2 还原为 O_2^{-}，并进一步反应产生 H_2O_2、$\cdot OH$ 和 $^1O_2$。此反应多发生在中性粒细胞。

（4）内质网中产生　在细胞色素 P_{450} 促乙醇氧化的实验中，可检测到 O_2^{-}、H_2O_2 和 $\cdot OH$。此反应多发生在内质网中。

二、氧化应激的病理生理作用

（一）活性氧和氧自由基对机体的作用

O_2^{-}、H_2O_2、$\cdot OH$、$^1O_2$ 和次氯酸根离子（ClO^-）等可杀灭外来病原微生物；参与合成某些重要的生物活性物质，如花生四烯酸、凝血酶原、甲状腺激素、第二信使 cAMP 和 cGMP；参与酶促羟化反应，生成胶原蛋白结构中的羟脯氨酸、羟赖氨酸等；参与解毒作用，使有毒化学物质在肝细胞光面内质网上细胞色素 P_{450} 的作用下，降低毒性排出体外；O_2^{-} 参与羟化作用，羟化作用是肝微粒体进行细胞内解毒作用的基础。

（二）氧化应激对机体的损害效应

1. 生物膜的损伤　细胞膜和线粒体膜、内质网膜、溶酶体膜、核膜等多种膜系统结构统称为生物膜。氧自由基最容易攻击生物膜中多不饱和脂肪酸（polyunsaturated fatty acid，PUFA）的不饱和共价键，引发生物膜的脂质过氧化作用，形成脂质过氧化产物，如丙二醛（malonaldehyde，MDA）、4 - 羟基壬烯酸（4 - hydroxynonenal，HNE）等，使细胞膜的流动性减低，通透性增加，最终导致细胞结构不稳定和功能不全，甚至导致细胞凋亡。

2. 蛋白质和酶的损害

（1）蛋白质变性和破坏　氧化应激通过直接作用和脂质过氧化物（lipid hydroperoxide，LOOH）间接作用于蛋白质，使蛋白质的结构发生变化，导致细胞功能紊乱。还可通过脂质过氧化和非酶糖基化作用生成活性羰基类物质介导蛋白质羰基化和蛋白质交联。

（2）对酶活性的影响　通过自由基链反应，使酶分子发生聚合；通过 LOOH 中的 MDA 使酶分子发生交联；通过破坏酶分子中氨基酸以及与酶分子中的金属离子反应。这些变化都会影响酶活性。

3. 核酸和染色体的损害　氧自由基对核酸的毒性作用包括染色体畸变、碱基突变、DNA 断裂等。DNA 双链断裂（DSBs）是细胞内多种类型的 DNA 损伤中最危险、最严重的一种。

4. 糖分子的损害　氧化应激可使细胞膜中的糖分子羟基化，破坏细胞膜上的多糖结构，影响细胞功能的发挥。

三、体内抗氧化防御系统

（一）抗氧化酶类

抗氧化酶在体内广泛分布，种类繁多，且具有独特性质：①细胞含量高度特异，常定位于某一细胞器；②富含金属如铁、铜、锰、硒等。另外抗氧化酶之间可相互协同，相互保护。因此，系统中某一成员改变都会影响氧化酶的抗氧化作用，细胞损伤就会发生。

1. 超氧化物歧化酶（superoxide dismutase，SOD）　是体内唯一以 $O_2^{\cdot-}$ 为底物的酶，需氧代谢的细胞内都含有 SOD。其作用是催化歧化反应以清除 $O_2^{\cdot-}$。

$$2O_2^{\cdot-} + 2H^+ \xrightarrow{\text{SOD}} H_2O_2 + O_2$$

SOD 是金属酶，包括三种同工酶，它们含不同的金属辅基。在真核细胞胞液中，以 $Cu^{2+}-Zn^{2+}$ 为辅基，称为 $CuZn-SOD$；在原核细胞及真核细胞的线粒体中以 Mn^{2+} 为辅基，称为 $Mn-SOD$；还有在原核细胞中以 Fe^{3+} 为辅基的 $Fe-SOD$。

2. 过氧化氢酶（catalase，CAT）　可清除 $O_2^{\cdot-}$ 的歧化产物 H_2O_2，而后者往往是 $\cdot OH$ 的前体。

$$2H_2O_2 \xrightarrow{\text{CAT}} 2H_2O + O_2$$

3. 谷胱甘肽过氧化物酶（glutathione peroxidase，GPx 或 GSH-Px）　是体内可分解过氧化物的重要的酶，有 8 个亚型，可分为两大类：GPx1-4 含硒（SeGPx）和 GPx5-8 不含硒谷胱甘肽过氧化物酶（non-SeGPx）。前者包括细胞外谷胱甘肽过氧化物酶（extracellular GPx，eGPx）和磷脂氢过氧化物谷胱甘肽过氧化物酶（phospholipid hydroperoxide GPx，PHGPx），后者已被证实为谷胱甘肽硫转移酶（Glutathione S-transferases，GST）。GPx 可利用谷胱甘肽（glutathione，GSH）催化过氧化氢及许多有机过氧化物，主要的功能如下。

（1）SeGPx　可清除 LOOH 或 H_2O_2，从而抑制自由基的生成反应，保护生物膜结构和功能不受干扰和损害。

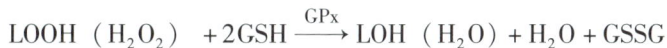

$$LOOH\ (H_2O_2)\ +2GSH \xrightarrow{\text{GPx}} LOH\ (H_2O) + H_2O + GSSG$$

（2）PHGPx　能清除生物膜上的磷脂氢过氧化物（PLOOH），防止生物膜的脂质过氧化。

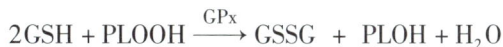

$$2GSH + PLOOH \xrightarrow{\text{GPx}} GSSG\ +\ PLOH + H_2O$$

（3）GST　只清除 LOOH，而不能清除 H_2O_2。

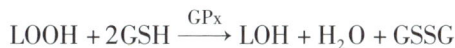

$$LOOH + 2GSH \xrightarrow{\text{GPx}} LOH + H_2O + GSSG$$

4. 与抗氧化作用相关的其他酶　如醛酮还原酶，可催化脂肪醛和脂肪醛-谷胱甘肽加成物的还原，以清除脂质过氧化作用的毒性产物。

（二）非酶类抗氧化系统

1. 脂溶性抗氧化剂　包括维生素 E、类胡萝卜素（Carotenoid，CAR）、还原型辅酶 Q、胆红素等。维生素 E 和 CAR 可直接清除 $O_2^{\cdot-}$、$\cdot OH$、$LOO\cdot$ 及 $^1O_2$ 等自由基，维生素 E 还能和 GPx 协同地终止脂质过氧化作用。

2. 水溶性小分子抗氧化剂　包括维生素 C（又称抗坏血酸）、GSH、尿酸等。维生素 C 能直接清除 $\cdot OH$、$O_2^{\cdot-}$ 和 $^1O_2$，并协同维生素 E 抗氧化；GSH 是体内含量最高的非蛋白质巯基化合物，为 H_2O_2、LOOH、$\cdot OH$ 和 $^1O_2$ 的重要清除剂；目前认为尿酸也是一种很好的抗氧化剂，可有效地清除 $^1O_2$ 和 $\cdot OH$，抑制脂质过氧化。

3. 铜蓝蛋白、金属硫蛋白等蛋白性抗氧化剂　都可有效清除 $O_2^{\cdot-}$、$\cdot OH$ 和脂过氧自由基（$LOO\cdot$）、活性氯（OCl^-）等。

4. 其他　近年来发现别嘌呤醇、二甲亚砜及甘露醇、普罗布可、钙通道阻断剂尼可地平、硝苯地平、维拉帕米和硫氮䓬酮和小分子氨基酸衍生物 N-乙酰半胱氨酸等可直接或间接地减少自由基生成。

第二节　氧化应激生物化学检验项目的检测与评价

PPT

评价氧化与抗氧化系统的方法大致分为三类：①测定活性氧及其化合物的含量；②测定抗氧化酶和抗氧化剂的量；③测定氧化应激的标志物，主要包括脂质过氧化标志物检测、蛋白质氧化损伤标志物检测和核酸 DNA/RNA 损伤检测。氧化应激检测项目如表 22 - 1 所示。

表 22 - 1　氧化应激检测项目

分类	检测项目
ROS	$O_2^{\cdot-}$、$\cdot OH$、H_2O_2、NO 等
抗氧化物：酶类抗氧化物	SOD、SeGPx、CAT 等
非酶类抗氧化物	GSH、维生素 E、维生素 C 等
氧化应激标志物	过氧化脂质、LOOH、蛋白质羰基和硝基含量、8 - 羟化脱氧鸟苷等

值得注意的是，不论是测定氧化应激产物，还是测定氧化应激防御酶或非酶自由基清除剂，对疾病的诊断均缺乏特异性，但对多种疾病的发病机制以及病情和预后判断还是具有重要的临床参考价值。

一、活性氧

（一）$O_2^{\cdot-}$

1. 方法概述　$O_2^{\cdot-}$ 测定有直接法和间接法。电子自旋共振波谱（electron spin resonance，ESR）又称电子顺磁共振波谱（electron paramagnetic resonance，EPR）分析法，是一种物理测量技术，可直接测定 $O_2^{\cdot-}$ 的浓度和活性。此法不仅可作为参考方法，也是常用的研究方法之一，是自由基研究中的有效方法。常用间接测定方法有化学发光法、分光光度法和荧光探针法；其中分光光度法包括羟胺氧化法、氮蓝四唑（nitroblue tetrazolium，NBT）还原法、细胞色素 C 还原法和肾上腺素氧化法等。

2. 测定原理（羟胺氧化法）　$O_2^{\cdot-}$ 可氧化羟胺生成亚硝酸，在酸性条件下，亚硝酸与氨基苯磺酸和 N - 甲萘基二氨基乙烯反应生成红色化合物，后者在 550nm 处有吸收峰，可依此检测 $O_2^{\cdot-}$。

3. 方法学评价　ESR 作为检测自由基的首选方法，具有灵敏度高（10^{-10} mol/L）、测定后样本不受破坏以及对化学反应没有干扰等优点。但 ESR 波谱仪价格昂贵，被测样品需低温保存，需分析波谱才能获得检测结果。羟胺氧化法灵敏度高、特异性好、操作简单，适合作为常规检测方法。

4. 临床意义　$O_2^{\cdot-}$ 的水平可用于评估疾病的氧化应激状态，监测 $O_2^{\cdot-}$ 可以辅助预测疾病的进展和患者的预后。例如，高水平的 $O_2^{\cdot-}$ 与心血管疾病、糖尿病及其并发症的发生相关。监测其水平有助于评价抗氧化治疗效果和制定针对性治疗方案等。

（二）$\cdot OH$

1. 方法概述　$\cdot OH$ 是生物体内最活泼的活性氧，寿命极短，给检测带来困难。目前有自旋捕捉法、HPLC、化学发光法、荧光分析法、分光光度法、自动电位滴定法和极谱法等多种检测 $\cdot OH$ 方法，其中分光光度法有溴邻苯三酚红光度法、邻二氮菲 - Fe^{2+} 氧化法、细胞色素 C 氧化法和水杨酸比色法等。

2. 测定原理（溴邻苯三酚红光度法）　H_2O_2/Fe^{2+} 体系通过 Fenton 反应产生 $\cdot OH$，溴邻苯三酚红与 $\cdot OH$ 形成有色化合物，后者在 560nm 处有吸收峰，可依此检测体系中 $\cdot OH$ 的含量。

3. 方法学评价　激光诱导荧光成像法是目前唯一的 $\cdot OH$ 直接检测方法。溴邻苯三酚红光度法稳定性好、操作简便、测定快速，是较好的分光光度间接检测法。极谱法终点判断简单、操作简便、稳定性好、测定快速，可作为简便易行的测定·OH浓度的新方法。

4. 临床意义　·OH在疾病预后评估和治疗效果评价中至关重要。血清·OH水平在癌症、心血管疾病和神经退行性疾病患者中常升高。通过监测其水平，可以评估疾病活动性和进展，以及抗氧化治疗的效果。高水平通常预示疾病严重性和预后不良，而有效的治疗能显著降低其水平，表明抗氧化效能良好，进而改善病情。

（三）H_2O_2

1. 方法概述　H_2O_2在化学上常作为弱氧化剂，与·OH、$O_2^{\cdot-}$、$^1O_2$比较而言，H_2O_2是最稳定的活性氧。H_2O_2测定方法较多，有滴定法、分光光度法、化学发光法、荧光法、酶法、电化学法等。

2. 测定原理（酶法）　在弱酸性环境下，过氧化物酶－氧化酶反应中的NADH往往被完全消耗。而在较高pH下，NADH至少在反应的开始阶段并不完全被消耗，测定340nm吸光度下降值计算NADH被消耗量，根据其消耗量与溶液体系中的H_2O_2的浓度成正比，可计算H_2O_2的含量。

3. 方法学评价　过氧化物酶－氧化酶法是基于经典的分光光度法，属于反应终点法的测定方法，是一种操作简便、灵敏度较高（可达10^{-9}mmol/L水平）的方法。

4. 临床意义　H_2O_2水平的升高是氧化应激和炎症的标志，可用于评估疾病活动性。慢性疾病患者的H_2O_2水平通常升高，反映病情严重度，多与不良预后相关。

二、一氧化氮与一氧化氮合酶

（一）一氧化氮（nitric oxide，NO）

1. 方法概述　目前NO的检测方法一般有两类：一类是直接法，但在生命体系中，平均每个细胞仅释放极微量NO，故测定难度很大。另一类为间接法，即测定其代谢终产物NO_2^-和（或）NO_3^-。目前常用的NO测定方法多为间接法，如Griess分光光度法、催化动力学光度法、HPLC法等，化学发光法和荧光法也属此类。

2. 测定原理（Griess分光光度法）　因生物样本内的NO易氧化生成NO_2^-和NO_3^-，故测定NO_2^-和NO_3^-总量可间接反映体内NO水平。用硝酸盐还原酶或金属镉将血清中的NO_3^-还原成NO_2^-，后者在酸性环境下与对氨基苯磺酸发生重氮反应，并进一步与N-（1-萘基）-乙二胺发生反应（Griess反应），产物浓度与NO_2^-有线性关系。在540～560nm处有最大吸收峰，可依此计算NO含量。

3. 方法学评价　Griess分光光度法检测血清NO水平无需特殊的设备和昂贵试剂，操作快速简便，在一般实验室均可开展，可适用于临床大批量样品测定。鲁米诺化学发光法中只有NO可以激发Griess反应，而NO_2^-和NO_3^-则不能，所以该方法能对溶液中的NO进行实时测定。

4. 临床意义　血清NO的测定不仅有助于疾病的诊断、监测和预后评估，还支持个体化治疗和健康管理。因NO在胰岛B细胞功能和胰岛素分泌中起重要作用，测定NO水平是评估糖尿病及其并发症（如糖尿病性视网膜病变和糖尿病性肾病）的重要指标。此外，NO水平的变化与癌组织的生长和转移相关，测定NO水平对癌症的早期筛查和预后评估有重要意义。

（二）一氧化氮合酶（nitric oxides synthase，NOS）

1. 方法概述　NOS测定方法有化学发光法、分光光度法和荧光法等。

2. 测定原理（分光光度法）　NOS催化L－精氨酸生成的NO可与氧合血红蛋白（HbO_2）反应生成高铁血红蛋白（methemoglobin，MetHb），在pH为7.7时，HbO_2于401nm有最大吸收峰，而MHb与HbO_2的混合液在411nm有等位光吸收峰。通过测定401nm和411nm处吸光度的变化监测NO含量的变化，借以可反映 NOS 的活性。

3. 方法学评价 由于影响 HbO_2 转化的因素较多，导致血红蛋白分光光度法检测 NOS 的敏感性、特异性也受影响。化学发光法的灵敏度较高，为一种常用检测方法。

4. 临床意义 NOS 的过度激活与各种急性和慢性炎症性疾病，如 AP 和脓毒症的病情加重及不良预后相关。检测 NOS 活性和（或）NO 水平的变化，有助于评估炎症的严重程度和治疗效果。此外还可评估氧化应激程度，监测疾病进展，以及指导治疗方案的调整等。

三、抗氧化酶活性

（一）超氧化物歧化酶

1. 方法概述 SOD 的催化底物是 O_2^{-}，一般多以一定时间内产物生成量或底物的消耗量作为酶活性单位。由于 O_2^{-} 自身很不稳定，且不易制备，测定 SOD 的方法除少数采用脉冲辐射分解法、EPR、核磁共振法等直接测定外，一般多采用间接法如化学法、化学发光法、免疫学方法及电泳法。化学法常用的有细胞色素 C 还原法（McCord 法）、邻苯三酚自氧化法、NBT 还原法、肾上腺素法、光化学扩增法、Cyte 还原法等。

2. 测定原理［邻苯三酚自氧化法（改良 Marklund 法)］ 在碱性条件下，邻苯三酚迅速自氧化成中间产物红橘酚，同时产生 O_2^{-}，加入 SOD 催化 O_2^{-} 发生歧化反应从而抑制邻苯三酚的自氧化，用紫外 – 可见光谱跟踪波长为 325nm、420nm 或 650nm（经典为 420nm）处吸收峰，可见吸光度下降，代表 SOD 抑制邻苯三酚自氧化，抑制率可反映样品中的 SOD 含量。

3. 方法学评价 邻苯三酚自氧化法具有特异性强、所需样本量少（仅 $50\mu l$）、操作快速简单、重复性好、灵敏度高、试剂简单等优点。细胞色素 C 还原法（McCord 法）是间接法中的经典方法，但灵敏度较低。以上化学法测定的是 SOD 活性，免疫学方法如化学发光法则可测定样品中 SOD 质量，可应用于 SOD 的微量测定，不仅灵敏度高、简便易行，而且特异性与准确性也较好。临床上，全血、血清和血浆均可进行 SOD 检测，其中血清样本相对较为常用，样本需在 4℃ 下尽快离心，以防止酶的降解。

4. 临床意义 SOD 作为氧化应激指标在临床较为常用。心血管疾病中，SOD 活性降低与 AS 和高血压的风险增加密切相关；在 DM 及其并发症中，SOD 水平的变化可以反映氧化应激的程度，从而帮助监测病情和治疗效果。肿瘤中，SOD 活性的变化可以提供有关肿瘤恶性程度和预后的信息；而在慢性炎症性疾病中，SOD 水平的检测有助于评估疾病活动性和治疗反应。因此，通过监测 SOD 水平，医生可以更准确地评估疾病状态、调整治疗方案并优化患者管理。

（二）谷胱甘肽过氧化物酶

细胞内 non – SeGPx 只能催化除 H_2O_2 外的过氧化物还原，而 SeGPx 则可催化 H_2O_2 及其他过氧化物还原。

1. 方法概述 SeGPx 测定方法有 5,5′ – 二硫代双（2 – 硝基苯甲酸）（5,5′ – dithiobis – 2 – nitrobenzoic acid，DTNB）直接显色法、酶偶联法和荧光测定法等。

2. 测定原理（酶偶联法） SeGPx 催化 H_2O_2 及其他过氧化物使 GSH 氧化成 GSSG，在 NADPH 及 GSH 还原酶作用下，GSSG 重新转变为 GSH，同时 NADPH 转变成 $NADP^+$，在这一过程中 340nm 处的光吸收下降，根据其下降程度可确定 SeGPx 活性。

3. 方法学评价 酶偶联法特异性强、灵敏度高，很适用于酶含量不高的样品。但此法需 GSH 还原酶，其成本高是本法的缺点。

4. 临床意义 GPx 的测定在临床上具有较广泛的应用价值判断。因此，GPx 活性的测定，不仅有助于疾病的辅助诊断和风险评估，还能指导治疗方案的优化和调整。GPx 活性降低与氧化应激升高有关，测定 GPx 水平可帮助评估心血管疾病风险，判断肿瘤的发生和预后。对于慢性炎症性疾病（如类风湿关节炎和炎症性肠病），GPx 的测定可以反映炎症活动性和治疗效果。

四、常用抗氧化剂

（一）还原型谷胱甘肽

1. 方法概述　还原型 GSH 的含量是反映细胞抗氧化能力的一个指标。目前测定 GSH 的方法主要有分光光度法、荧光法、HPLC 法和极谱法等。

2. 测定原理（间接分光光度法）　利用还原型 GSH 易被氧化的性质，以 Fe^{3+} – 邻菲罗啉混合液为显色剂，在一定酸度条件下，还原型 GSH 将 Fe^{3+} 还原为 Fe^{2+}，Fe^{2+} 再与邻菲罗啉显色，从而间接测出还原型 GSH 的含量。

3. 方法学评价　间接分光光度法准确性较好，灵敏度高于直接分光光度法，并且操作简便，易于临床开展，可用于血浆或器官组织 GSH 水平的检测，也适用于血小板中 GSH 含量测定。

4. 临床意义　GSH 在临床上具有显著意义。在心血管疾病、糖尿病等多种疾病中，血浆 GSH 水平降低，提示体内抗氧化防御机制受损，氧化应激水平升高。在肿瘤和炎症性疾病中，GSH 水平的变化则可为疾病的早期检测和进展评估提供有价值的信息。

（二）总抗氧化能力

血浆的总抗氧化能力（total antioxidant capacity，TAC）是机体酶促与非酶促两个体系中多种抗氧化剂清除氧自由基的总能力，是反映防御体系损伤的重要组成部分，也可反映体液中已知和未知的抗氧化剂的含量，被认为是氧化应激一个较好的指标。

1. 方法概述　TAC 测定有分光光度法和化学发光法等。分光光度法有 2,2′ – 联氮 – 双（3 – 乙基 – 苯并噻唑 – 6 – 磺酸）二铵盐法［2,2′ – azino – bis（3 – ethylbenzothiazoline – 6 – sulfonic acid），ABTS］和铁离子还原/抗氧化能力法（ferric reducing ability of plasma，FRAP）较为常用。

2. 测定原理（FRAP 法）　酸性条件下抗氧化物可以还原 Fe^{3+} – TPTZ 产生蓝色的 Fe^{2+} – TPTZ，该化合物在 593nm 处有最大吸收峰，可依此推知样品的 TAC。

3. 方法学评价　FRAP 法由于反应在酸性条件下进行，因此可以抑制内源性的一些干扰因素。由于反应体系中的铁离子或亚铁离子是和 TPTZ 螯合的，样品本身含有的少量金属离子螯合剂通常也不会显著影响检测反应。然而在疾病中，胆红素或尿酸盐的增加可掩盖其他抗氧化剂的缺失。如对于肾功能衰竭患者，由于尿酸亦有抗氧化作用，因而不能用 TAC 反映肾功能衰竭患者真正的抗氧化能力。临床上，血清和血浆均可进行 TAC 检测，血浆样本不能完全避免其他代谢物的干扰。样本均需在 4℃ 下尽快离心，以防止酶的降解。

4. 临床意义　TAC 的测定主要用于评估体内抗氧化系统的整体功能。TAC 水平的下降可能提示疾病的进展或治疗不充分，而水平的提高则标志着有效的治疗。低 TAC 水平则可能与慢性疾病的风险增加相关。因此，TAC 的测定除可评估疾病进展和治疗效果外，还可以用于早期筛查和风险评估。

五、氧化应激的生物标志物

（一）脂质过氧化标志物

脂质过氧化反应可形成 MDA、HNE、F_2 – 异前列腺素（F_2 – isoprostanes，F_2 – IsoPs）、乙烷、共轭

二烯、荧光产物及其能产生化学荧光的产物。反应生物体中脂质过氧化程度最常用的方法就是检测脂质过氧化的产物，如 MDA、HNE 和 F_2 – IsoPs 等。

1. MDA

（1）方法概述　常用方法有分光光度法、荧光法和 HPLC 法。

（2）测定原理（TBA 荧光法）　LOOH 水解释放的 MDA 可充分与 TBA 形成荧光缩合物，在反应终止后，用甲醇沉淀蛋白质减少非特异性干扰。一般激发波长选择 515nm，发射波长则为 550nm。

（3）方法学评价　TBA 荧光法灵敏度高，最低检出限为 0.16μmol/L，与 HPLC 法接近。操作较为简便、结果准确、荧光稳定、不需特殊试剂、经济方便。

（4）临床意义　MDA 也是临床较常用的反应氧化应激的重要指标之一。血清 MDA 水平升高反映脂质过氧化加剧，提示氧化应激和细胞损伤，可能与疾病进展有关；而降低则表明治疗有效。某些疾病如肿瘤，MDA 水平的升高与预后较差相关。

2. 脂氢过氧化物

LOOH 是指脂质氧化过程中生成的脂质过氧化物中间产物，是含有氢过氧化物官能团（ROOH）的化合物。LOOH 在细胞膜的脂质双层中形成，反映了氧化应激的程度。因一些金属离子、还原剂和某些酶使得 LOOH 不稳定，因此在生物体系中检测 LOOH 是很困难的。

（1）方法概述　LOOH 的检测方法有 HPLC、GC – MS、碘量法、SeGPx 法、FOX 法、亚甲基蓝法、环加氧酶法、二氢荧光素法等。

（2）测定原理（SeGPx 法）　SeGPx 在与 H_2O_2 和 LOOH 反应的同时，GSH 氧化为 GSSG，GSH 还原酶则催化 GSSG 还原为 GSH，同时消耗底物 NADPH。当过量的 SeGPx 存在时，GSH 和 GSH 还原酶消耗 NADPH 的速率与体系中的过氧化物的含量有关。

（3）方法学评价　SeGPx 法快速简便，具有很高的特异性和较高的灵敏度；其缺点是易产生干扰，预先加入 CAT 除去体系中的 H_2O_2，可防止测定过程引起的过氧化干扰。HPLC 或 GC – MS 法定量的特异性较高，但操作繁琐。亚甲基蓝法操作简便，特异性较高。另外，脂质过氧化产生的羧基（或醛基）化合物可与蛋白质的氨基基团反应生成一种有很强的光吸收和荧光发射的 Schiff 碱，检测荧光相对强度是间接反映体内脂质过氧化水平的一种简便方法。此类方法的优点是荧光产物只与脂质过氧化反应本身有关，不受其他因素的影响。

（4）临床意义　LOOH 水平的升高反映了体内氧化应激的增强，通常与疾病的严重程度和不良预后相关；LOOH 水平的降低通常提示抗氧化治疗有效。因此，LOOH 水平有助于氧化应激水平的评估、疾病的早期筛查、进展监测和治疗效果评价。

（二）蛋白质氧化损伤标志物

目前对于蛋白质氧化损伤的检测指标主要包括蛋白质羰基化和蛋白质氧化硝基化（形成二酪氨酸）。测定蛋白的羰基化水平是评价蛋白质总氧化水平的常用方法。

1. 蛋白的羰基化

（1）方法概述　蛋白的羰基化的测定方法较多，包括 2,4 – 二硝基苯肼法（2,4 – dinitrophenyl-hydrazone，DNPH）、硼氢化钠法、荧光素肼法、荧光胺法、ELISA 法和免疫印迹法等。

（2）测定原理（DNPH 法）　羰基可与 DNPH 反应生成 2,4 – 二硝基苯腙（2,4 – dinitrophenyl-hydrazone），此化合物在 445nm 处有吸收峰，可依此测定样本中蛋白质羰基含量。

（3）方法学评价　DNPH 法操作简单，但误差较大，不能满足精密的蛋白质羰基化测定要求。

（4）临床意义　蛋白羰基化水平的升高与心血管疾病、糖尿病、慢性肾病、神经退行性疾病及癌症等多种疾病的发生和进展相关，其水平变化可用于此类疾病的早期筛查和预后评估。而蛋白羰基化水平的下降，通常提示有效的抗氧化治疗。

2. 蛋白质硝基化

（1）方法概述　有荧光法、ELISA 法和免疫印迹法。

（2）测定原理（荧光法）　参照标准曲线，直接检测样本中硝基化蛋白内 3 - 硝基酪氨酸的含量。

（3）方法学评价　该法检测灵敏度可达 0.2nmol/L。

（4）临床意义　蛋白硝基化水平的升高与多种慢性疾病的发生和进展相关，包括心血管疾病、糖尿病、肿瘤和神经退行性疾病等，可用于这些疾病的早期检测和预后评估。而抗氧化和抗感染治疗通常会降低蛋白硝基化水平。因此，蛋白硝基化水平的动态变化可以反映治疗的有效性。

3. 晚期氧化蛋白产物和晚期糖基化终产物　晚期氧化蛋白产物（advanced oxidation prod-ucts，AOPP）是由吞噬细胞生成的次氯酸氧化血浆清蛋白的产物，晚期糖基化终产物（advanced glyca-tion end products，AGE）是葡萄糖氧化长寿命蛋白的产物，两者均可作为蛋白氧化损伤的标志物，多以免疫学方法测定。

（三）DNA/RNA 损伤标志物

1. 8 - 羟基脱氧鸟苷　8 - 羟基脱氧鸟苷（8 - hydroxy - 2' - deoxyguanosine，8 - OHdG）是活性氧自由基如羟自由基、单线态氧等攻击 DNA 分子中的鸟嘌呤碱基第 8 位碳原子而产生的一种氧化性加合物，是内源性及外源性因素对 DNA 氧化损伤中最常用的生物标志物。

（1）方法概述　8 - OHdG 检测方法主要有 GC - MS/MS、ELISA 和 HPLC - ECD 法等。

（2）测定原理（ELISA 法）　采用固相双抗体夹心法检测样本 8 - OHdG 浓度。

（3）方法学评价　ELISA 法灵敏度高、重复性好、操作简便，缺点是可能存在交叉反应，导致结果假性偏高。GC - MS/MS 法样品需进行衍生，操作繁琐且易出现假阳性。HPLC - ECD 法灵敏，但需HPLC 仪。

（4）临床意义　8 - OHdG 作为体内 DNA 氧化损伤的标志物，可用来评估氧化损伤和修复的程度，氧化应激与 DNA 损伤的相互关系，对研究退行性疾病、衰老机制、癌发生机制、环境毒物与氧化应激的关系等均有重要的意义，也可以用来评价抗氧化剂治疗 DNA 氧化损伤的效果。

2. 无嘌呤嘧啶位点　无嘌呤嘧啶位点（apurinic/apyrimidinic site／AP site，AP 位点）指 DNA 分子中核糖 - 磷酸骨架完整但嘌呤或嘧啶碱基的位点已丢失，即 DNA 中糖苷键断裂形成的脱碱基位点，是常见的 DNA 损伤类型之一，由核苷酸自发水解产生，也是 DNA 碱基切除修复途径中的关键中间体。因此，对于 AP 位点的检测有助于理解氧化应激和对基因毒性物质的毒性评价。目前检测 AP 位点的方法有 ^{14}C 或 ^{32}P 后标记法、ELISA 和 LC - MS 法等。

3. 彗星试验　又称"单细胞凝胶电泳实验"。一种在单细胞水平上检测 DNA 损伤的技术。在电泳时，如果 DNA 受损，其断裂的碎片将向阳极迁移，形成拖尾，荧光染色后能看见彗星样尾；如果 DNA 没有损伤，则将停留在原位，无拖尾形成。本法简单快捷，检测低浓度遗传毒物具有高灵敏性，数小时内能有效地检测并定量分析细胞中 DNA 单、双链缺口损伤的程度。

◆┃ **知识拓展** ┃◆━━━━━━━━━━━━━━━━━━━━━━━━━━━━━━━━━━━━━━━

氧化应激研究热点

抗氧化应激机制、促进氧化系统作用机制、两者之间的相互作用及平衡机制是氧化应激研究的热点问题。具体可从以下三个方面进行：①了解氧化应激信号传递的分子通路，包括但不限于 MAPK、PI3K/Akt、NF - B 等通路的调节作用，可发现新的治疗靶点或开发新的药物。②通过系统生物学和网络分析的方法，揭示氧化应激调控网络在疾病发生和发展中的整体作用，为疾病治疗提供新的思路和策略。③利用高通量筛选技术，寻找和评估潜在的药物靶点或化合物，以干预氧化应激相关疾病。此外，除检测由活性氧修饰的化合物、活性氧消化系统酶和抗氧化物质的量、含有转录因子的氧化应激指示物等三类氧化应激的定量评价方法外，新型生物标志物的研究也是目前研究热点。

第三节　氧化应激生物化学检验项目的临床应用

PPT

机体各个器官和组织中都存在活性氧代谢的动态平衡，因此氧化应激可直接或间接地导致亚健康甚至疾病。心血管疾病、肿瘤及衰老等多种病生理过程均与体内自由基产生过多或清除自由基能力下降有密切关系。

一、氧化应激与心血管疾病

AS是以血管内皮细胞完整性破坏，平滑肌细胞和成纤维细胞增生为主的疾病，是血管病中常见而最重要的一种。研究揭示氧化应激是AS发生的关键因素之一，是脂质条纹形成、斑块破裂和血栓形成的主要诱因。"氧化假说"理论认为AS是血管壁中LDL被ROS氧化修饰的结果。AS发生的危险因素，如糖尿病、高血压、肥胖及吸烟等都会诱导ROS的过量产生。

二、氧化应激与肿瘤

氧化应激可在诸多化学致癌物代谢过程中产生，并可能与其协同发挥致癌作用。许多因素可导致细胞氧化应激的增加，过多的氧化应激可与细胞内许多重要的生物分子如核酸、蛋白质、脂和多糖等作用，造成细胞结构和功能的改变，由此引起和促进肿瘤的发生和发展。

氧化应激的致癌、促癌作用是一个多环节的复杂过程。研究表明，活性氧自由基导致肿瘤产生过程，具有一定的效应－剂量反应关系。急性、高浓度ROS通过氧化应激作用导致蛋白质、脂质甚至DNA结构改变而引起细胞凋亡坏死；中等浓度的ROS可暂时性、甚至是永久性的导致细胞在其分裂周期中停滞于某一时期，从而通过一系列生理反应过程最终引导细胞产生分化；慢性、低水平的ROS可促进细胞有丝分裂，引起细胞增殖，并且其新生细胞中的基因组不稳定性增加，可诱导肿瘤发生发展。

三、氧化应激与衰老

随年龄的增长，人体内自由基水平呈增长趋势，同时自由基清除机制却呈退化趋势，结果造成体内自由基大量积聚。过多的自由基可引发细胞膜脂质氧化、细胞内核酸变性及功能障碍，进而加速机体向衰老化发展。线粒体衰老学说表明，和氧化应激有关的线粒体DNA损伤和缺失以及线粒体内能量消耗的不断累积，又引起线粒体氧化应激的积累增加，导致线粒体功能的缺失，由此导致机体的不断衰老过程。

四、氧化应激与其他疾病

氧化应激是细胞内外产生的一种失衡状态，可能导致细胞损伤和炎症，从而影响多种疾病的发展和进程。例如，神经退行性疾病（如阿尔茨海默病和帕金森病）、炎症性疾病（如类风湿关节炎和炎症性肠病）、神经精神疾病（如抑郁症和焦虑症）、糖尿病、自身免疫疾病、白癜风等，都与氧化应激的程度和生物标志物的变化密切相关。此外，肠道菌群与氧化应激之间的关系也是一个新兴研究领域。

肠道微生物可通过代谢产物（如短链脂肪酸）、抗氧化物质的生成和对免疫调节的影响，影响宿主的氧化应激水平。通过氧化应激的生物化学检测，如氧化还原状态、抗氧化酶活性和氧自由基产生率等，可以评估这些疾病的发展和治疗效果，为个体化医疗提供重要参考。

答案解析

？思考题

案例 患者，女，60岁。

主诉：手指关节反复肿痛和活动受限6年。

现病史：近2月手指关节反复肿痛和活动受限。无黑便、发热寒战、心慌心悸等不适。T 37.0℃，P 70bpm，BP 120/80mmHg，R 16次/分。白细胞计数 8.05×10^9/L，C反应蛋白125mg/L，血清谷胱甘肽过氧化物酶活性显著降低。

既往史：长期服用甲泼尼龙龙和甲氢化可的松。

基本检查：双侧手指关节肿胀、变形，压痛明显。

问题

（1）对于该患者，为进一步明确病因，还可以对其体内的哪些生理状态进行评估？

（2）如果需要评估该患者此种状态，有哪些临床生化检测项目可以选择？

（吴永华）

书网融合……

重点小结

题库

微课/视频

第二十三章　肿瘤的生物化学检验

✎ 学习目标

1. 通过本章学习，掌握肿瘤标志物概念和分类、常见肿瘤标志物的实验室检验方法和方法学评价、肿瘤标志物的临床应用；熟悉理想的肿瘤标志物特点和测定原理；了解肿瘤发病因素、生物化学变化和肿瘤标志物发展史。

2. 具有对常见肿瘤标志物进行实验室检测、质量评价、检测结果解读、与临床有效沟通的能力。

3. 树立科学的肿瘤防治观念，科学认识肿瘤预防和肿瘤早诊早筛的意义和价值，注重发挥可用卫生资源的大效益。

肿瘤是人体组织器官、细胞经内在或外来有害物质长期作用所产生的一种失去了正常生物调控的新生物，其在早、中期无明显临床症状，易从原发灶通过淋巴道、血道或种植转移至其他组织脏器，导致不良预后。临床实验室通过血液、体液、分泌物或排泄物等样本检测肿瘤相关的糖蛋白、激素、酶类、代谢物、核酸或癌细胞等标志物，是肿瘤防、筛、诊、治、康等过程中有效诊断和监测肿瘤的重要手段。

第一节　肿瘤标志物

PPT

一、肿瘤的发病因素和生物化学变化

（一）诱发因素与易感性

肿瘤的发生是环境因素与遗传因素共同交互作用多步骤综合病变的过程。烷化剂类、多环芳烃类、芳香胺类、偶氮染料、亚硝基化合物等化学因素是肿瘤发生的最主要诱发因素；电离辐射、紫外线、热辐射、强电磁场、机械刺激和石棉等物理因素以及细菌与病毒等生物因素也是肿瘤的危险因子。

环境因素仅仅是肿瘤发生的诱发因素，而个人遗传背景决定肿瘤发病易感性。通过对遗传性或家族性肿瘤综合征的研究，人们已经鉴定出部分肿瘤致病基因，如 *BRCA1/2* 基因突变导致的遗传性乳腺癌、错配修复基因突变导致的林奇综合征。然而，上述遗传性肿瘤占比极低，而绝大部分肿瘤起因于环境致病因素，是环境与遗传因素共同作用的结果。癌基因、抑癌基因、DNA 修复和细胞代谢酶相关基因等遗传物质结构改变或基因多态性决定了肿瘤遗传易感性。肿瘤易感基因携带者发生肿瘤风险比正常人高数倍至数十倍。

（二）肿瘤的生物化学变化

人类细胞在癌变启动、促进和演进三阶段中，癌基因激活而抑癌基因失活，肿瘤细胞代谢合成或消耗大量的蛋白、酶类、糖脂类、激素和核酸等物质，表现为代谢重编程，其主要生物化学变化如下。

1. 糖代谢　肿瘤细胞代谢主要通过糖酵解途径供应其自身迅速生长所需的 ATP。此过程中，肿瘤细胞激活糖酵解和三羧酸循环相关基因表达，调控肿瘤细胞糖代谢。在有氧情况下，肿瘤组织大量消耗葡萄糖产生乳酸，优先利用糖酵解途径产生 ATP，进行有氧糖酵解，形成利于肿瘤生长的酸性微环

境，导致血清乳酸水平升高，该现象也称为"Warburg 效应"。

2. 脂代谢 肿瘤患者脂代谢变化包括脂肪贮存减少和脂肪动员增加，总体脂肪减少，从头合成脂肪酸和胆固醇等脂质增加，脂肪酸氧化增加，同时利用花生四烯酸等脂肪酸和短链脂肪酸、长链脂肪酸、胆固醇等脂质代谢产物及磷酸戊糖途径为维持肿瘤细胞增殖、侵袭和转移提供所需能量、生物膜成分和所需的信号分子。

3. 氨基酸和蛋白质代谢 肿瘤细胞增殖中表现为蛋白质合成代谢增加、氨基酸分解代谢减弱并重新用于蛋白质合成，同时依赖谷氨酰胺、丝氨酸、精氨酸、色氨酸和支链氨基酸等途径促进肿瘤自身生长。而肿瘤患者在高代谢状态下造成骨骼肌蛋白质分解加速和蛋白质合成不足，加速肌肉蛋白质分解，最终导致肌肉减少症的发生。

4. 核苷酸代谢 三磷酸核苷酸和脱氧核苷酸的过度合成和应用、DNA 生物合成能力增加是肿瘤细胞的一个普遍特征。而 DNA 突变、缺失、扩增、拷贝数增加等分子遗传改变或 DNA 和 RNA 分子甲基化修饰等表观遗传改变可激活癌基因或失活抑癌基因，促进肿瘤的发生和发展。

二、肿瘤标志物的概念和特点

（一）肿瘤标志物概念

肿瘤标志物是指在恶性肿瘤的发生和增殖过程中，由肿瘤细胞本身所产生的或是由机体对肿瘤细胞反应而异常产生和（或）升高的，反映肿瘤存在和生长的一类物质，包括蛋白质、激素、酶（同工酶）、多胺及癌基因产物等。肿瘤标志物存在于患者的血液、体液、细胞或组织中，可用生物化学、免疫学及分子生物学等方法进行测定，对肿瘤的辅助诊断、鉴别诊断、疗效观察、复发监测以及预后评估具有一定的价值。

（二）理想的肿瘤标志物特点

理想的肿瘤标志物应符合以下条件：①敏感性高，可早期检测出肿瘤患者；②特异性好，可准确鉴别肿瘤与非肿瘤患者；③具有器官特异性，能有助于肿瘤的定位；④标志物浓度与病情严重程度、肿瘤的大小或分期相关；⑤半衰期短，标示物浓度可协助疗效观察和预后判断；⑥存在于血液等体液中，易于检测。

（三）肿瘤标志物发展史

肿瘤标志物发展主要包括以下四个阶段。①第一阶段为肿瘤标志物的开创期：标志性事件是 1847 年发现在多发性骨髓瘤患者尿液中存在的一种随温度变化而凝溶的本周蛋白（Bence - Jones protein，BJP），该蛋白也是人类发现的首个肿瘤标志物。②第二阶段为肿瘤标志物发展期：主要发现肿瘤发生而伴随异常升高的激素、酶和同工酶及蛋白质。如库欣综合征和小细胞肺癌患者血液中检测出含量改变的 ACTH。随后发现肿瘤患者常伴随血清 LD 水平升高以及用于前列腺癌诊断的 ACP。③第三阶段为肿瘤标志物成熟期：其代表性事件为 1963 年发现 AFP 可用于原发性肝癌的诊断，随后又发现癌胚抗原（carcinoembryonic antigen，CEA）等胚胎蛋白类标志物。另一代表性事件是在单克隆抗体技术助力下发现了大量的糖类抗原如糖类抗原 19 - 9（carbohydrate antigen 19 - 9，CA19 - 9）、糖类抗原 72 - 4（carbohydrate antigen 72 - 4，CA72 - 4）和糖类抗原 153（carbohydrate antigen 153，CA153）等。④第四阶段为肿瘤标志物的新时期：表现为高通量检测和组学技术的应用，发现大量新的基因和蛋白标志物，如 1976 年发现的首个原癌基因 *src*。之后许多与肿瘤相关的基因标志物陆续被发现。肿瘤标志物研究也进入了基因和组学时代。

三、肿瘤标志物的分类

根据肿瘤标志物的特异性，将其分为两类：一类是肿瘤特异性标志物，它是由某一种肿瘤产生的特异性物质，如前列腺特异性抗原（prostate specific antigen，PSA）为前列腺癌的特异性标志物，AFP为原发性肝细胞癌的特异性标志物，此类标志物目前还比较少；另一类为肿瘤非特异性标志物，它是一类组织类型相似却由不同类型肿瘤产生的物质。此类标志物常在健康或良性肿瘤个体中也可检出，但在恶性肿瘤患者中含量明显增高。目前多数临床应用的肿瘤标志物都属于广谱类肿瘤标志物。

肿瘤标志物可存在于细胞表面、细胞质、细胞核和外周血及体液中。根据肿瘤标志物本身的化学特性，可将其分类为：①胚胎抗原类肿瘤标志物；②糖类抗原肿瘤标志物；③激素类肿瘤标志物；④酶类肿瘤标志物；⑤蛋白类肿瘤标志物；⑥基因类肿瘤标志物；⑦受体或循环肿瘤细胞等其他类型肿瘤标志物。临床常用肿瘤标志物见表23-1。

表23-1　临床常用肿瘤标志物

肿瘤标志物分类	代表性肿瘤标志物
胚胎抗原类肿瘤标志物	甲胎蛋白、癌胚抗原
糖类抗原肿瘤标志物	CA125、CA15-3、CA50、CA19-9、CA72-4、CA242
激素类肿瘤标志物	降钙素、生长激素、儿茶酚胺、促肾上腺皮质激素、人绒毛膜促性腺激素
酶类肿瘤标志物	AFU、LD、前列腺特异性抗原、神经元特异性烯醇化酶
蛋白类肿瘤标志物	本周蛋白、组织多肽特异性抗原、铁蛋白、β_2-微球蛋白、人附睾蛋白4、甲状腺球蛋白、脱-γ-羧基凝血酶原、细胞角蛋白19片段抗原12-1、鳞状细胞相关抗原、胃蛋白酶原Ⅰ/Ⅱ、核基质蛋白-22、S100蛋白
基因类肿瘤标志物	Her-2/neu和ras基因、BCR/ABL、PML/RARα、Rb、p53、APC、WT1、BRCA1/2、Septin9甲基化
其他类型肿瘤标志物	雌激素/孕激素受体、表皮生长因子受体、微小RNA、肿瘤突变负荷、外泌体、循环肿瘤细胞、循环肿瘤或游离DNA

第二节　肿瘤标志物的测定与评价

PPT

一、胚胎抗原类标志物

在人体发育的过程中，许多蛋白质仅在胚胎期分泌，随着婴儿的出生逐渐停止合成和分泌。然而上述部分已"关闭"的基因在肿瘤发生和发展中可再次激活，重新合成和分泌胚胎期所特有的蛋白质，这些蛋白质被称为胚胎抗原类肿瘤标志物，以AFP和CEA为代表。

（一）甲胎蛋白及其异质体

AFP是胎儿卵黄囊、肝脏、睾丸非精生殖细胞癌、恶性肝细胞合成的一种糖蛋白。该糖蛋白不同糖链结构与不同植物凝集素亲和力各异，可依据该特性对AFP进行分型，其中小扁豆凝集素可将AFP分类为AFP-L1、L2、L3三种亚型；刀豆凝集素可将AFP分类为AFP-C1、C2两个亚型；芸豆凝集素可将AFP分类为AFP-P1、P2、P3、P4、P5等五种亚型。临床主要检测AFP-L3亚型为主。

1. 方法概述　具体内容详见本书第十五章。

2. 测定原理　具体内容详见本书第十五章。

3. 方法学评价　具体内容详见本书第十五章。

4. 临床意义　AFP检测在临床主要用于与AFP水平升高相关疾病的早期筛查、诊断、诊疗监测及预后判断。①肝癌的筛查、诊断和鉴别诊断：AFP 是辅助诊断原发性肝癌的最常用标志物，在慢性肝病患者中定期检测 AFP 和 AFP – L$_3$ 含量有助于诊断和鉴别诊断肝癌患者。但值得注意的是，有 20% ~ 30% 的原发性肝细胞癌患者 AFP 不升高，但 AFP – L$_3$% 增高。②肝癌的诊疗监测和预后判断：在肝癌治疗过程中，AFP 阳性患者的含量变化可反映手术和治疗药物疗效及患者疾病进展和预后水平。③产前血清学筛查和生殖细胞瘤的应用：妊娠早或妊娠中期妊娠妇女检测 AFP 有助于发现 NTDs 等胎儿病变；高危人群中检测 AFP 有助于早期辅助诊断并监测生殖细胞瘤。

（二）癌胚抗原

CEA 是 1965 年由 Gold 和 Freedman 从胎儿和结肠癌组织中发现的一种多糖蛋白复合物，其编码基因位于 19 号染色体。CEA 属于细胞表面的糖蛋白家族，由 641 个氨基酸组成，分子量为 150 ~ 300 kDa，其分子量在正常结肠和不同癌细胞中由于糖链差异而不同，是免疫球蛋白超家族成员，与 IgG 的 γ – 重链结构极相似。胎儿早期消化道、支气管、唾液腺、尿道、胰腺和肝脏均可合成分泌 CEA，6 个月后含量逐渐减低，出生后明显降低。成年人肠道、胰腺和肝脏组织中表达少量 CEA，但血清和体液中 CEA 极微量（多小于 5ng/ml）。

1. 方法概述　CEA 检测方法有 RIA、ELISA、CLIA 和 ECLIA 法等，其中应用较为广泛的是 CLIA 法。

2. 测定原理（CLIA 法）　采用 CLIA 双抗夹心法检测样本 CEA 浓度。

3. 方法学评价　CLIA 法敏感性好、特异性高、精密度高、线性范围宽，易于自动化，操作相对简便，适用于大多数实验室。样本采集和保存中被汗液、唾液和呼吸道分泌物污染后，CEA 假性升高。妊娠妇女、肾功能不全患者和吸烟个体血清 CEA 也可升高，但阳性率较低。

4. 临床意义　CEA 是一个典型的广谱非特异性的肿瘤标志物，主要用于 CEA 水平升高相关肿瘤的鉴别诊断、复发和转移监测及疗效和预后判断。①结直肠癌的辅助诊断：CEA 是公认的最可信的与结直肠癌相关的标志物，在消化道良性病变中定期检测 CEA 可辅助鉴别诊断结直肠癌。②结直肠癌的诊疗监测和预后判断：CEA 浓度与 Duke 分期相关，连续随访监测可用于监测疗效和疾病进展及判断患者预后。③血清 CEA 升高还见于胃癌等其他消化系统、泌尿生殖系统、血液系统肿瘤，在肺癌、乳腺癌、甲状腺髓样癌和脑肿瘤中也升高。

二、糖类抗原标志物

依据碳水化合物含量，将其含量 <4% 的糖蛋白分类为狭义糖蛋白、含量 ≥4% 的糖蛋白分类为黏蛋白。糖蛋白所结合的碳水化合物是唾液酸和岩藻糖等含氮黏多糖。细胞膜表面有丰富的糖蛋白，细胞恶变后其糖蛋白发生变异，形成与正常细胞不同的特殊抗原，该抗原可通过单克隆抗体技术检测。在肿瘤细胞表面存在的特殊糖蛋白称为糖类抗原，其又可分类为血型类抗原和高分子黏蛋白抗原，其中 CA19 – 9 和 CA72 – 4 是血型类抗原代表标志物，CA125 和 CA153 是高分子黏蛋白抗原代表标志物。

CA19 – 9 是采用单克隆抗体 116NS – 19 – 9 所识别的单唾液酸神经节糖苷脂肿瘤相关抗原。该抗原结构为 Le^a 血型抗原物质和唾液酸 Le^{xa} 的结合物，存在于胎儿胰腺、胆道、胃肠和肝等细胞中，在成人胃肠道和肺组织中含量极低。CA72 – 4 是由抗人转移乳腺细胞膜单克隆抗体 B72 – 3 和抗 TAG72 单克隆抗体 CC49 所识别的一种血清黏蛋白样肿瘤相关糖蛋白，其分子量 >400kDa，表面结构有多种不同的表位。CA125 则是 Bast 等在 1981 年用卵巢浆液性囊腺癌细胞株 OVCA433 作抗原制成的单克隆抗体 OC125 所发现的一类高分子多聚黏蛋白，其分子量 >200kDa。CA153 则采用小鼠单克隆抗体 115 – D8 和乳腺癌细胞特异的单克隆抗体 b – DF3 所识别的多形上皮黏蛋白，其分子量为 400kDa，属于乳腺癌相关抗原。上述糖类抗原在健康人群血清中含量低。

1. 方法学概述 CA19 - 9、CA72 - 4、CA125 和 CA15 - 3 等糖类抗原检测方法有 RIA、ELISA、CLIA 和 ECLIA 等，其中应用较为广泛的是 CLIA 法。

2. 测定原理 CLIA 法检测上述糖类抗原标志物的原理基本一致，通常采用双抗体夹心法。

3. 方法学评价 CLIA 法优缺点见 CEA 方法学评价。女性妊娠和经期 CA19 - 9 和 CA125 含量及老年人 CA15 - 3 都可出现生理性升高。CA19 - 9 在唾液、精液、胃液、羊水、尿液等含黏蛋白的体液中含量极高，CA125 在良性和恶性胸腹腔积液及羊水样本中含量较高，而 CA15 - 3 对微生物蛋白酶和神经酰胺酶很敏感。为此，CA19 - 9、CA125 和 CA15 - 3 等项目待检血清样本应避免上述体液和微生物污染，以免出现假阳性结果。上述标志物在肾或心功能不全患者中含量可升高，而肝胆疾病患者应在胆道减压后和胆红素水平恢复正常后检测 CA19 - 9。

4. 临床意义 CA19 - 9、CA72 - 4、CA125 和 CA15 - 3 都属于非器官和肿瘤特异性标志物，主要用于消化道肿瘤和妇科肿瘤的辅助诊断、复发和转移监测及疗效和预后判断。①CA19 - 9 在胰腺癌中检出率最高，是其首选标志物，CA19 - 9 还可作为 CEA 和 CA125 之后的次选标志物分别用于结直肠癌和卵巢癌的辅助诊断和诊疗监测。需要注意的是携带 Lewis 血型抗原阴性患者不表达 CA19 - 9，不能轻易认为 CA19 - 9 阴性或低值判断患者未患肿瘤或体积小；②CA72 - 4 对胃癌的灵敏度高，是胃癌诊疗监测及预后判断的首选标志物；该标志物在卵巢癌中阳性率较高，CA72 - 4 与 CA125 联用可明显改善卵巢癌辅助诊断和复发判断水平；③CA125 在妇科肿瘤，特别是卵巢癌检出率高，是卵巢癌辅助诊断、监测疗效和疾病进展的首选标志物，CA125 亦可作为 CA19 - 9 之后胰腺癌辅助诊断的次选标志物；④CA15 - 3 主要用于乳腺癌病情评估、疗效预测、复发或转移监测，不适用乳腺癌的早期筛查和诊断；⑤上述糖类抗原在消化道、泌尿生殖道、肺癌和非霍奇金淋巴瘤等肿瘤中都可检出，在消化、呼吸、生殖系统及妇科和自身免疫等良性病变中升高。为此，分析结果时需结合临床体征和影像学检查等进行综合判断。

三、激素类肿瘤标志物

正常不分泌激素细胞如肺组织细胞发生癌变后开始大量分泌异位激素；而具有内分泌功能的细胞发生癌变后，会导致激素量异常分泌。激素合成分泌量的改变可反映肿瘤存在，其作为肿瘤标志物还有以下特点：①除良性肿瘤外，恶性肿瘤异位激素分泌不恒定且少；②肿瘤和分泌激素不固定，一种肿瘤可分泌多种激素，或多种肿瘤分泌同一种激素，如小细胞肺癌；③激素本身未改变，肿瘤发生后激素受体改变，如乳腺癌雌激素受体和孕激素受体数量改变。

(一) 降钙素

CT 是甲状腺滤泡旁细胞合成和分泌的一种单链多肽激素，由 32 个氨基酸残基组成，分子量为 3.5kDa，半衰期为 4 ~ 12 分钟。

1. 方法概述 具体内容详见本书第十四章。

2. 测定原理 具体内容详见本书第十四章。

3. 方法学评价 具体内容详见本书第十四章。

4. 临床意义 CT 是辅助诊断和监测甲状腺髓样癌的特异而敏感的肿瘤标志物，术后 CT 水平长期持续增高，提示肿瘤残余或已转移。①甲状腺髓样癌患者血清 CT 明显升高，可用于甲状腺髓样癌无症状家族成员的筛查和临床诊疗监测。②肺癌、乳腺癌、胃肠道癌及嗜铬细胞瘤癌患者的异位激素分泌或高钙血症导致 CT 升高；③甲亢和高胃泌素血症及胰腺炎患者 CT 也可升高。

(二) 人绒毛膜促性腺激素

hCG 是孕卵着床后由胎盘滋养层细胞分泌的一种糖蛋白激素，由 α 链和 β 链组成，其中 β 链具有抗原特异性。正常妇女受孕后 9~13 天后即可检出血 β-hCG，妊娠期第 8 周达高峰，然后下降并维持在较高水平，直至足月分娩，胎儿出生后 2 周降至母体血清含量降至正常水平。

1. 方法概述 具体内容详见本书第二十一章。

2. 测定原理 具体内容详见本书第二十一章。

3. 方法学评价 具体内容详见本书第二十一章。

4. 临床意义 hCG 检测主要用于妇科肿瘤和胚胎细胞肿瘤的诊断、诊疗监测和预后判断，适用于隐睾、睾丸瘤患者单卵孪生兄弟等睾丸肿瘤高危人群的筛查，也适用于妊娠诊断及胎儿产前血清学筛查。①血清 hCG 含量在绒毛膜癌异常升高，在胚胎性肿瘤、睾丸母细胞瘤、精原细胞瘤中明显升高；②血清 hCG 可用于正常妊娠、异位妊娠及葡萄胎的诊断和鉴别诊断，检测妊娠早或妊娠中期女性外周血 hCG 可评估胎儿 18-三体综合征和 21-三体综合征的发病风险；③血清 hCG 在消化道肿瘤、乳腺癌和肺癌中偶见升高，在肝硬化、十二指肠溃疡、炎症等病变中也可升高，需注意鉴别诊断。

四、酶类肿瘤标志物

酶及同工酶是重要的肿瘤标志物。由于肿瘤细胞破坏或细胞膜通透性改变，胞内酶释放入血。肿瘤特异的生长方式，代谢改变也导致了酶的异常，特别是同工酶谱的改变。酶类作为肿瘤标志物具有如下特点：①酶类广泛存在，但特异性不高；②敏感性较高，但低特异性限制了酶类标志物的应用；③同工酶的检测提高了酶类标志物的敏感性和脏器特异性；④目前以测酶活性为主，干扰因素多，稳定性差。

（一）前列腺特异性抗原

PSA 是前列腺上皮细胞分泌的丝氨酸蛋白酶，分子量为 34kDa，属单链糖蛋白，主要存在于精浆中，促进精液液化。外周血中，PSA 与 α_1-抗糜蛋白酶、α_2-巨球蛋白、α_1-抗胰蛋白酶结合构成结合型 PSA（cPSA），cPSA 含量占总 PSA（tPSA）的 80%，其余则为游离型 PSA（fPSA）。PSA 在健康人群血清中含量极微量，在前列腺病变中升高。

1. 方法概述 PSA 检测方法见 CEA 方法概述，其中 CLIA 法应用较广泛。

2. 测定原理（CLIA 法） 采用 CLIA 双抗体夹心法检测样本 PSA 浓度。

3. 方法学评价 CLIA 法优缺点见 CEA 方法学评价。PSA 随着年龄增长出现生理性升高。抗雄激素治疗前列腺癌时可抑制 PSA 产生，导致 PSA 假阴性结果。服用高浓度的二价或三价金属离子、嘌呤类、吲哚和胍类、维生素 C 等药物可致血清 PSA 假阳性结果，而检测前进行前列腺按摩、穿刺、射精、导尿或直肠镜检查都会导致 PSA 假性升高。

4. 临床意义 PSA 属前列腺癌敏感性高和特异性强的肿瘤标志物，可用于前列腺癌筛查、诊断和鉴别诊断、诊疗监测和预后判断。①前列腺癌的筛查和诊断：在大于 50 岁或有前列腺癌家族史的 45 岁以上男性中，定期检测血清 PSA 可助于发现早期前列腺癌。②前列腺癌的鉴别诊断：tPSA 在前列腺癌、前列腺良性病变、肾脏和泌尿生殖系统疾病中都可升高。值得注意的是，约有 25% 前列腺癌患者和 95% 的前列腺良性病变患者 tPSA 值都介于 4.0~10.0μg/L 的检测灰区，可通过检测血清 tPSA、cPSA 和 fPSA/tPSA 比值联合直肠指检和超声检查进行鉴别诊断。③前列腺癌的诊疗监测：在前列腺癌诊疗过程中，血清 PSA 含量变化可作为治疗效果和疾病进展的监测标志物。④血清 PSA 在肾癌、膀胱癌、肾上腺癌、乳腺癌中也可升高，需注意鉴别诊断。

（二）神经元特异性烯醇化酶

NSE 是神经元和神经内分泌细胞合成分泌的酸性蛋白酶，分子量为 78kDa，属糖酵解催化酶。该酶在脑组织中含量最高，在正常红细胞、血小板和神经内分泌肿瘤中高表达。

1. 方法概述　NSE 检测方法见 CEA 方法概述，其中 CLIA 法应用广泛。

2. 测定原理（CLIA 法）　采用 CLIA 双抗体夹心法检测样本 NSE 浓度。

3. 方法学评价　CLIA 法优缺点见 CEA 方法学评价。值得注意的是，样本采集完成后需 1 个小时内分离血清，同时避免样本中的血小板和红细胞代谢后释放 NSE，导致 NSE 检测假阳性结果。无法在规定时间内检测的样本，应低温冷冻保存。

4. 临床意义　血清 NSE 主要用于小细胞肺癌、神经母细胞瘤、精原细胞瘤的诊断与鉴别诊断、诊疗监测和预后判断。①NSE 是小细胞肺癌的首选肿瘤标志物，可监测其诊疗疗效和疾病进展情况及判断患者预后。②NSE 可用于神经母细胞瘤的辅助诊断及与肾母细胞瘤的鉴别诊断，监测神经母细胞瘤病程、评估疗效和预测复发。③NSE 在精原细胞瘤中升高，在转移性精原细胞瘤中显著升高。④NSE 在嗜铬细胞瘤、胰岛细胞瘤、甲状腺髓样癌、黑色素瘤等神经内分泌肿瘤中可升高。良性肺病和脑部疾病时也亦见升高（主要见于 CSF 中），需注意鉴别诊断。

（三）α-L-岩藻糖苷酶

1. 方法概述　具体内容详见本书第十五章。

2. 测定原理　具体内容详见本书第十五章。

3. 方法学评价　具体内容详见本书第十五章。

4. 临床意义　AFU 是早期筛查和诊断肝细胞肝癌的有效标志物，特别是对 AFP 阴性和小细胞肝癌；AFU 也是检测肝细胞肝癌小型肿瘤（小肝癌）的高灵敏标志物。动态监测 AFU 有助于肝癌与良性肝病的鉴别诊断、判断临床疗效和评估疾病进展情况。

五、蛋白类肿瘤标志物

蛋白质类肿瘤标志物是最早发现的标志物，种类多，特异性差，但检测相对容易，常作为常规检测项目。

（一）细胞角蛋白 19 片段抗原 21-1

细胞角蛋白 19 片段抗原 21-1（cytokeratin 19 fragment antigen 21-1，CYFRA21-1）是一种存在于肺泡上皮细胞和支气管上皮细胞中，由 BM19.21 和 KS19.1 两单克隆抗体特异性识别的细胞角蛋白 19 的片段抗原。该标志物在健康人群血清中含量极低。

1. 方法概述　CYFRA21-1 检测方法见 CEA 方法概述，其中 CLIA 法应用广泛。

2. 测定原理（CLIA 法）　采用 CLIA 双抗体夹心法检测样本 CYFRA21-1 浓度。

3. 方法学评价　CLIA 法优缺点见 CEA 方法学评价。需注意的是，妊娠后期、组织外伤和肾功能不全个体可见 CYFRA21-1 含量假性升高，待检样本需避免唾液污染导致 CYFRA21-1 检测假阳性结果。

4. 临床意义　CYFRA21-1 属非器官和肿瘤特异性的蛋白类肿瘤标志物，主要用于肺癌鉴别诊断、病情评估、疗效预测和复发或转移监测。①CYFRA21-1 是非小细胞肺鳞癌的首选肿瘤标志物，其灵敏度和特异度优于 CEA 和 NSE，也优于 SCCA。也可作为肺癌手术和放化疗后追踪早期复发的有效指标；②血清 CYFRA21-1 在食管癌、鼻咽癌、膀胱癌等鳞状上皮细胞肿瘤中升高，在消化道和妇科肿瘤中可见升高，在消化和泌尿生殖系统良性病变中也可升高（如肝病、肾衰竭等），需注意鉴别诊断。

（二）鳞状细胞相关抗原

鳞状细胞癌抗原（squamous cell carcinoma antigen，SCCA）是肿瘤抗原 TA-4 的亚组分，分子量

42~48kDa。该蛋白在鳞癌中特异性表达，但敏感度低，其血清含量与鳞癌细胞分化水平相关。

1. 方法概述 SCCA 检测方法见 CEA 方法概述，其中 CLIA 法应用广泛。

2. 测定原理（CLIA 法） 采用 CLIA 双抗体夹心法检测样本 SCCA 浓度。

3. 方法学评价 CLIA 法优缺点见 CEA 方法学评价。需值得注意的是，肾功能不全个体可见血清 SCCA 含量假性升高。

4. 临床意义 SCCA 属于非器官和肿瘤特异性的蛋白类肿瘤标志物，常用于宫颈癌、肺癌、食管癌和头颈鳞状上皮癌的辅助诊断、诊疗监测和预后判断。①SCCA 对食管鳞状细胞癌特异性最高，可作为该肿瘤首选标志物，也是外阴、阴道、子宫鳞状细胞癌最有效及敏感的标志物，但 SCCA 不属于鳞状细胞癌的特异性标志物，不适用于临床筛查；②血清 SCCA 在耳鼻喉头颈、食管、肺、泌尿生殖道等部位鳞状细胞癌中明显升高，其与疾病进程相关，可用于诊疗监测和预后判断；③血清 SCCA 在肝炎、肝硬化、胰腺炎、肺炎、肺结核、银屑病等良性病变中也可检出升高，需注意鉴别诊断。

（三）核基质蛋白 - 22

核基质蛋白22（nuclear matrix protein 22，NMP - 22）是细胞核网状骨架结构的组成成分，该蛋白分布于细胞有丝分裂较为活跃的上皮细胞，特别是尿路上皮细胞。细胞恶变后，核内染色质分配极度异常，该蛋白含量激增，其可从凋亡细胞中释放，以可溶性复合物或片段溶解于尿液中。NMP - 22 在健康人群尿液样本中含量极低。

1. 方法概述 NMP - 22 的检测方法有 EIA、胶体金免疫层析法和 CLIA 法，其中胶体金免疫层析法应用广泛。

2. 测定原理（胶体金免疫层析法） 首先采用抗 NMP - 22 的单克隆抗体作为捕获抗体、羊抗鼠 IgG 特异性抗体作为指示抗体分别包被在免疫层析条带上构成该试剂的检测带和质控带。将待测尿液样本加入反应孔后，待测抗原 NMP - 22 与胶体金结合粒子结合形成反应复合物。当该复合物流经检测带被捕获抗体捕获后呈现阳性反应，流经质控带时指示抗体与胶体金标记抗体结合也呈现阳性反应。质控带和检测带双阳性，提示尿液样本存在待测物 NMP - 22。

3. 方法学评价 该方法简便、快捷，但试剂批间差异大，灵敏度低，标记物不稳定，只能报告定性或半定量结果。

4. 临床意义 尿液 NMP - 22 在低分化膀胱癌和尿路移行细胞癌中的阳性率分别为 60% 和 86%，是上述肿瘤较为特异的肿瘤标志物。该标志物可作为尿液脱落细胞学和血尿分析的补充指标，用于监测膀胱癌的临床疗效和复发转移，但不能作为该肿瘤的筛查标志物。

六、基因类肿瘤标志物

肿瘤的发病是一个多因素参与、多基因变异积累和多阶段演变的复杂病理过程。癌基因激活和抑癌基因失活及凋亡调节基因及 DNA 错配修复基因功能异常，诱发后续表达异常，导致靶细胞癌变。肿瘤相关基因分子遗传变异如 Her - 2/neu、K - ras、BRCA1/2 基因突变和表观遗传改变如 Septin9、SDC2、SHOX2、RASSF1A、MGMT 等基因甲基化及蛋白表达异常可用于肿瘤早筛早诊、诊疗监测和预后判断。

（一）Her - 2/neu 基因

Her - 2/neu 基因又称 erbB2 基因，它属于 src 癌基因家族，位于染色体 17q23。该基因编码跨膜糖蛋白，分子量为 185kDa，是人表皮生长因子受体家族成员之一。有 20%~30% 的乳腺癌患者可检出 Her - 2/neu 基因扩增或过表达，该过表达蛋白可通过 MAPK、PI3K - Akt、cAMP 等通路诱导细胞癌变。

1. 方法概述 Her - 2/neu 基因扩增的检测方法有荧光原位杂交（fluorescence in situ hybridization，

FISH)、实时荧光定量聚合酶链反应（polymerase chain reaction，PCR）、数字 PCR、二代测序，其中 FISH 法应用广泛。免疫组织化学法（immunohistochemistry，IHC）可检测肿瘤组织 Her－2/neu 蛋白表达，ELISA 和 CLIA 法检测血清 Her－2/neu 含量。

2. 测定原理（FISH 法） 首先用不同的荧光物质分别标记 Her－2/neu 基因探针（红色）和第 17 号染色体着丝粒探针（绿色）。原位杂交后，采用荧光显微镜下观察荧光信号，计数一定细胞红、绿信号比值。红/绿荧光点比值 >2，提示存在 Her－2/neu 基因扩增。

3. 方法学评价 FISH 法探针稳定、经济、安全、灵敏度高，可定位长达 1kb 的 DNA 序列。该方法只能定性检测，步骤多，易造成信号丢失，可导致假阴性结果。

4. 临床意义 Her－2/neu 是乳腺癌分子分型的重要标志物，可指导乳腺癌和胃癌等 Her－2 阳性肿瘤进行抗 Her－2 治疗、用于上述肿瘤的诊疗监测和预后判断。①Her－2/neu 基因扩增和过表达主要见于乳腺癌，与其临床分级和淋巴结转移相关，此类患者极易复发、预后差。②除乳腺癌，Her－2/neu 基因扩增和过表达在部分卵巢癌和胃肠道肿瘤也可检出，可指导临床选用曲妥珠单克隆抗体进行抗 Her－2 治疗。

（二）ras 基因

人 ras 族基因由 H－ras、K－ras 和 N－ras 三种构成，其分别定位于染色体 11p15.5、12p12.2、1p22－p32，共同编码分子量为 21kDa 的酪氨酸激酶（p21 蛋白）。K－ras N 端第 12、13、61 密码子发生点突变后，激活该基因并大量表达 p21 蛋白，促进肿瘤浸润和转移。临床主要检测 K－ras 和 N－ras 中 2 号外显子的 12、13 密码子、3 号外显子的 59、61 密码子以及 4 号外显子的 117 和 146 密码子突变情况。

1. 方法概述 K－ras 和 N－ras 突变检测方法主要有 Sanger 测序法、焦磷酸测序法和二代测序法、荧光定量 PCR 法、高分辨率熔解曲线法、数字 PCR 法等，可检测肿瘤组织、外周血或肺泡灌洗液及痰液等样本，其中 PCR－高分辨率熔解曲线法应用广泛。

2. 测定原理（PCR－高分辨率熔解曲线法） 首先采用 ras 基因特异引物扩增目标序列，利用标记了 FAM 荧光基团和淬灭基团的双标记探针抑制野生型基因扩增，同时扩增后采用熔解曲线法实现对扩增产物的分析。未杂交时，荧光探针的荧光基团和淬灭基团相互接近而淬灭，不发荧光；杂交时，两者分离发出荧光。该荧光探针分别于突变基因和野生型基因的杂交产物进行熔解曲线分析时，表现为熔解曲线导数图中出现不同位置峰，通过分析位置峰的差异予以区分野生型或突变型基因。

3. 方法学评价 PCR－高分辨熔解曲线法具有检测高通量、高灵敏度和特异性、重复性好、操作简便、快速，其扩增和检测在同一单管中反应可避免污染等优点。该方法对 DNA 样本质量要求高，难以辨别峰位置相差较小的突变位点。

4. 临床意义 K－ras 突变可在大约 30% 的人类肿瘤中检出，其主要用于筛选晚期结直肠癌患者中表皮生长因子受体单克隆抗体如西妥昔单抗靶向药物明显获益的 K－ras 野生型人群。痰液样本中检出 K－ras 突变可早期诊断肺癌。检测循环 K－ras 基因突变可早期诊断胰腺癌。

（三）Septin9 基因甲基化

Septin9 基因是定位于染色体 17q25.3，编码与细胞微丝结构及细胞骨架相关的三磷酸鸟苷结合蛋白。该基因通过破坏胞质正常分裂和 CpG 岛位点高度甲基化等途径促进结直肠癌的发生。正常肠黏膜细胞 Septin9 不发生甲基化，而结直肠癌患者肠黏膜易检出该基因 V2 区胞嘧啶甲基化修饰。凋亡或坏死的癌细胞释放 Septin9 甲基化片段入血。为此，临床常通过检测血浆 Septin9 甲基化水平对该肿瘤进行早筛早诊。

1. 方法概述 Septin9 基因 DNA 甲基化检测方法主要有甲基化特异性 PCR、PCR 甲基化敏感高分辨率溶解曲线法、甲基化荧光定量 PCR 法、甲基化特异性 PCR 联合 HPLC 法及辅助依赖性链式反应等，其中甲基化荧光定量 PCR 法应用广泛。

2. 测定原理（甲基化荧光定量 PCR 法）　此法是结合甲基化特异性 PCR 和实时荧光定量 PCR 两种技术。首先采用重亚硫酸盐处理待测 DNA 片段，以处理后的产物作为模板，加入甲基化特异性引物和荧光探针进行实时定量 PCR 反应，最后通过测定荧光强度判断 *Septin9* 甲基化水平。

3. 方法学评价　甲基化荧光定量 PCR 法具有高灵敏度和特异性以及高检测准确度特点，可实时监测和定量分析 *Septin9* 甲基化程度。

4. 临床意义　*Septin9* 甲基化测定主要用于结直肠癌早期筛查、辅助诊断，也可用于该肿瘤的疗效监测和预后判断。*Septin9* CpG 岛甲基化检出率高达 90%，是结直肠癌的早期诊断分子标志物。该标志物在进展期结直肠腺瘤中敏感度低，不可用于结直肠癌前病变的筛查。卵巢癌和乳腺癌等肿瘤中也可检出该基因异常甲基化，但其检出率较低，需注意鉴别诊断。

七、其他类型肿瘤标志物

除上述类型肿瘤标志物，还包括受体类肿瘤标志物、循环肿瘤细胞、外泌体、微小 RNA、肿瘤突变负荷、循环肿瘤或游离 DNA 等，其中受体类肿瘤标志物是以细胞受体为检测对象，分析不同水平受体相关蛋白对肿瘤诊断和治疗中的临床价值。

（一）雌激素受体、孕激素受体

类固醇激素受体如雌激素受体（estrogen receptor，ER）和孕酮受体（progesterone receptor，PR）在两性生殖系统均有表达。雌激素、孕酮等类固醇激素通过与正常乳腺上皮细胞内 ER 和 PR 受体高亲和性结合调控乳腺生长和发育。细胞癌变后，ER、PR 减少或消失，肿瘤细胞增殖就不受类固醇激素调控，诱导肿瘤细胞低分化，最终导致患者不良预后。

1. 方法概述　乳腺癌组织样本 ER 和 PR 检测方法主要有配体-受体结合法、ELISA 和 IHC 法，其中 IHC 法应用最为广泛。

2. 测定原理　以 IHC 法为例，首先采用抗 ER 或 PR 单克隆抗体与乳腺癌组织切片上的 ER 或 PR 结合形成 ER 或 PR 受体抗体复合物，加入酶标记抗抗体识别 ER 或 PR 受体复合物，通过酶促反应诱导加入的底物显色。最后通过显微镜观察判断表达情况。

3. 方法学评价　IHC 法检测灵敏度和特异度高，能够准确检测和定位 ER 或 PR，操作简便、成本低，但该方法属于半定量方法，可能存在交叉反应和非特异性染色的问题，容易产生结果判断的主观差异。

4. 临床意义　ER 和 PR 检测主要用于乳腺癌的分子分型，指导乳腺癌临床治疗方案选择，判断患者疗效和预测预后水平。ER 或 PR 阳性患者对内分泌激素治疗敏感，对他莫昔芬等内分泌激素治疗有效，其有效率为 70%～80%，预后好。ER 或 PR 阴性患者化疗更为理想。

（二）表皮生长因子受体

表皮生长因子受体（epidermal growth factor receptor，EGFR）是由胞外的氨基酸末端、疏水跨膜区及胞内区三部分构成的具有跨膜糖蛋白，属于酪氨酸激酶受体家族的成员。表皮生长因子（EGF）和转化生长因子-α 是该受体的天然配体。上述配体与 EGFR 结合后，激活细胞核内的相关基因表达，促进细胞增殖。头颈部肿瘤、乳腺癌、非小细胞肺癌及结直肠癌等多种肿瘤中可检出 *EGFR* 突变和蛋白过表达，其突变位点最常见于第 18～21 外显子。

1. 方法概述　*EGFR* 突变的检测方法有 PCR-突变扩增阻滞系统（amplification refractory mutation system，ARMS）、变性 HPLC 技术、Sanger 测序法、焦磷酸测序法和二代测序法、荧光定量 PCR 法、

数字 PCR 法等方法，可检测肿瘤组织、外周血或肺泡灌洗液及痰液等样本，其中临床应用较为常见的方法是 PCR – ARMS。

2. 测定原理（PCR – ARMS 法）　首先利用特异引物扩增 *EGFR* 突变靶序列，进一步在实时荧光定量 PCR 平台上利用 Taqman 探针对样品扩增产物中的突变进行检测，通过荧光信号值判断野生型或突变型等位基因。

3. 方法学评价　该方法灵敏度和特异性高、操作简单、成本低，可实现闭管操作以避免污染，但该方法检测通量低，只能针对已知突变位点进行检测。

4. 临床意义　结直肠癌、非小细胞肺癌、头颈部肿瘤、乳腺癌等肿瘤组织中 EGFR 过表达，提示预后差；*EGFR* 突变检测可指导非小细胞肺癌临床治疗方案选择，筛选 EGFR 络氨酸酶抑制剂如吉非替尼、厄洛替尼、埃克替尼等靶向药物明显获益人群。

第三节　肿瘤标志物的临床应用

PPT

一、肿瘤标志物的临床应用价值 微课/视频

肿瘤标志物的合理应用需要考虑其本身的灵敏度和特异性，进行单一标志物或联合检测。标志物的灵敏度和特异性往往是相对矛盾的存在。灵敏度反映检出肿瘤的能力，灵敏度高可提高肿瘤检出率，相对特异性降低可致肿瘤假阳性率升高，导致患者不必要的恐慌。特异性反映识别肿瘤的能力，特异性高可提高肿瘤诊断的准确率，相对灵敏度降低可致其检出率下降，导致患者失去早诊和早治机会。少数肿瘤标志物具备组织或器官特异性，但多数标志物在不同类型肿瘤都可升高或同一种肿瘤存在多个标志物含量异常现象。为此，临床可通过科学分析、严格筛选几种灵敏度高、特异性互补的标志物进行联合检测，以提高肿瘤标志物的辅助诊断价值并确定何种标志物用于治疗后的随访监测。常用肿瘤标志物联合检测组合见表 23 – 2。

表 23 – 2　常见肿瘤联合检测组合

常见肿瘤	联合检测组合
肺癌	CEA、NSE、CYFRA21 – 1、SCCA、proGRP、EGFR 基因
肝癌	AFP、AFP – L3、AFU、脱 – γ – 羧基凝血酶原
胃癌	CEA、AFP、CA72 – 4、CA19 – 9、胃蛋白酶原 Ⅰ/Ⅱ、胃泌素 – 17、幽门螺杆菌抗体
结直肠癌	CEA、CA19 – 9、CA242、CA50、*Septin9* 基因甲基化
胰腺癌	CA19 – 9、CEA、CA125、CA242、CA50
乳腺癌	CEA、CA125、CA15 – 3、*BRCA1/2* 基因、雌激素受体、孕激素受体、Her – 2/neu 受体、*Her – 2/neu* 基因
卵巢癌	HE4、CA125、CEA、β – hCG、CA19 – 9
前列腺癌	tPSA、fPSA 或 cPSA 和 PAP
生殖细胞肿瘤	AFP、β – hCG

肿瘤标志物应用于高危人群筛查时应遵循以下原则：①该标志物对早期肿瘤检出灵敏度高；②检测方法的灵敏度、特异性和重复性好；③操作简便、经济实用；④筛查标志物异常升高，但无症状和临床体征者，必须复查和随访。如粪便隐血试验，该方法简便经济，对筛查消化道恶性肿瘤有一定价值。血清 PSA 和 CT 分别对前列腺癌和甲状腺髓样癌的早期筛查具有重要价值。

需要注意的是，大部分肿瘤标志物的灵敏度和特异性均有限，在早期肿瘤中检出率低。为此，多数肿瘤标志物不具备肿瘤的早筛和早诊价值，其主要用于肿瘤的辅助诊断和鉴别诊断，如 SCCA 可辅助诊断食管癌、肺鳞癌、宫颈癌等鳞状上皮细胞癌，CEA 和 NSE 可鉴别诊断胃肠道腺癌或是神经内分泌肿瘤。而肿瘤标志物筛查和辅助诊断阳性患者必须进一步经"金标准"细胞病理检查及结合临床症状等多因素综合考虑予以确诊。

知识拓展

液体活检助力肿瘤早筛早诊

《"健康中国 2030"规划纲要》提出，建立全国完善肿瘤防控体系，做到肿瘤的早诊早筛和早治，保障全民生命健康。肿瘤早诊早筛依赖检测技术的进步，其中"液体活检"等新型肿瘤标志物检测技术的快速兴起，为提升我国早期筛查水平提供了良好契机。液体活检是通过检测外周血中肿瘤脱落的循环肿瘤 DNA、循环肿瘤细胞、肿瘤外泌体、小分子 RNA 等物质，可高效和精准检测肿瘤，达到肿瘤的早诊早筛目的。该技术具有微创、快捷、适用人群广及易于动态监测等优势，但循环肿瘤 DNA 和细胞等物质含量低，需经富集后采用高灵敏的新型检测技术进行分析。随着微流控、新一代测序和人工智能技术的不断应用，"液体活检"将会全面应用于临床，助力我国肿瘤的早筛早诊。

部分肿瘤标志物可用于指导临床治疗方案选择。检测 *K-ras* 或 *EGFR* 是否突变确定结直肠癌或非小细胞肺癌患者是否可以选用 EGFR 单克隆抗体药物或其络氨酸酶抑制剂等靶向药进行治疗。多数肿瘤标志物可通过连续动态监测判断肿瘤疗效、监测疾病进展及判断患者预后。目前尚无一种能被普遍认可的，采用肿瘤标志物浓度评价临床治疗疗效的标准。一般认为：肿瘤标志物浓度下降 95% 以上，提示肿瘤治疗有效；肿瘤标志物浓度下降至参考范围内，提示肿瘤治疗效果显著；肿瘤标志物浓度下降但仍持续在参考范围以上，下降 <50%，提示肿瘤残留或转移或治疗无效；肿瘤标志物浓度下降但仍持续在参考范围以上，下降 >50%，提示肿瘤治疗改善；肿瘤标志物浓度降至参考范围之下一段时间后又升高，提示肿瘤复发或转移。动态监测肿瘤标志物时间间隔需根据其半衰期（表 23-3）予以确定。一般建议，治疗后第六周进行第一次测定，前三年每 3 个月测定一次，3~5 年每 6 个月测定一次，5~7 年每年一次。如果肿瘤标志物升高（高于首次值 25%），应在 2~4 周后，再测定一次，连续 2 次升高提示复发或转移。然而临床初次诊断时标志物浓度不仅是治疗监测的基础浓度，还可以用于评估患者预后。一般来说，肿瘤标志物的基础水平越高，越可能处于癌症晚期，预后会比较差。如手术及治疗前 CA125 的血清浓度越高，宫颈癌患者的预后越不理想；乳腺癌患者 *Her-2/neu* 基因扩增，提示治疗预后差、生存期短。

表 23-3　主要肿瘤标志物半衰期

肿瘤标志物	半衰期
CEA	2~8 天
AFP	2~8 天
CA19-9	4~8 天
CA72-4	3~7 天
CA15-3	5~7 天
CA125	5 天
PSA	2~3 天

续表

肿瘤标志物	半衰期
hCG	12~36 小时
SCCA	1 天
CYFRA21-1	1 天
NSE	2 天

二、肿瘤标志物在肿瘤诊疗中的应用

(一) 肺癌

按照组织病理类型分类，肺癌包括小细胞肺癌 (SCLC) 和非小细胞肺癌 (NSCLC)。SCLC 侵袭性强、预后差，但放化疗效果好；NSCLC 约占肺癌总数的 75%，包括鳞癌、腺癌、大细胞癌等。临床常用标志物有 NSE、CYFRA21-1、CEA、SCCA、胃泌素释放肽前体 (pro-gastrin-releasing peptide, proGRP)、*EGFR* 基因突变等。NSE 和 proGRP 都是 SCLC 的首选标志物，NSE 尤其适合于疗效监测，NSE、proGRP 和 CYFRA21-1 联合可用于 SCLC 治疗前检测及后续诊疗监测。CYFRA21-1 是 NSCLC 的首选标志物，CEA 亦可用于肺癌特别是肺腺癌的疗效监测，CYFRA21-1 和 CEA 联合用于肺大细胞癌和肺腺癌治疗前检测和病程监测。SCCA 可协助诊断肺鳞癌，CYFRA21-1 和 SCCA 联合用于肺鳞癌治疗前检测和病程监测。CYFRA21-1、CEA、SCCA、NSE 和 proGRP 联合检测可确定肺癌组织分型。*EGFR* 基因突变检测可指导 NSCLC 患者进行靶向药物的精准治疗。

(二) 肝癌

肝癌分为原发性肝癌和继发转移性肝癌。临床常用标志物有 AFP、AFP-L₃、AFU、脱 γ 羧基凝血酶原 (异常凝血酶原)、ALP 及其同工酶、γ-GT 及其同工酶等。①AFP 检测联合腹部超声检查可用于乙型或丙型肝炎病毒感染者、长期酗酒或原发性肝癌家族史个体等高危人群原发性肝癌的筛查；②AFP 和 AFU 常用作肝细胞癌诊断和肝癌高危人群的监测，其中 AFP、AFP-L₃ 和异常凝血酶原及 AFU 联合检测可提高早期肝癌检出率；③AFU、γ-GT 和 ALP 联合检测对 AFP 阴性肝癌和小肝癌辅助诊断有一定参考价值；④AFP 和 AFU 是诊疗监测和预后判断的重要标志物。术后 AFP >200ng/ml 或 AFU 升高，提示肝癌组织残留或已转移；AFP 急剧升高提示肝癌转移；AFP >500ng/ml，胆红素 >2mg/L 的患者预后差，生存期短。

(三) 胃肠道肿瘤

随着生活方式和饮食习惯改变，胃肠道肿瘤的发病率和死亡率都明显升高。临床常用标志物有 CEA、CA72-4、CA19-9、CA242、CA50、PG Ⅰ/PG Ⅱ、G-17、*ras* 基因、*Septin9* 甲基化、*APC* 和 *DCC* 及 *p53* 基因等。①PG Ⅰ/PG Ⅱ 和 G-17 联合 Hp 检测可用于筛查萎缩性胃炎以评估早期胃癌的发病风险；检测 *p53* 基因可了解腺瘤的癌变倾向，有助于发现早期胃肠道肿瘤。②CA72-4、CA19-9 和 CEA 联用可提高胃癌分期预测和诊疗监测水平。③血浆 *Spetin9* DNA 甲基化测定联合免疫法粪便隐血试验可提高结直肠腺瘤和早期结直肠癌的检出率，CEA 与 CA19-9、CA242、CA50 联用可提高结直肠癌的检出率。④有遗传倾向的患者应进行 *APC* 和 *DCC* 检测，*ras* 基因突变分析可指导临床选择合适的靶向治疗方案。

(四) 胰腺癌

胰腺癌是一类恶性程度高、早期诊断困难、手术切除率低和预后极差的恶性肿瘤。临床常用标志物主要有 CA19－9、CA125、CA242、CA50、CEA 以及 *CDKN2A*、*BRCA1/2* 和 *PALB2* 等。CA19－9 应用价值最高，可用于胰腺癌的辅助诊断、诊疗监测和预后判断。未经治疗的胰腺导管癌患者 CA19－9 含量可高达 1000U/ml。5%～10% 的患者 Lewis 抗原阴性，不分泌或极少分泌 CA19－9。临床上，CA19－9、CA125、CA242、CA50 和 CEA 联用可提高胰腺癌的检出率。*CDKN2A*、*BRCA1/2* 和 *PALB2* 等基因突变分析可诊断家族性胰腺癌。

（五）乳腺癌

乳腺癌是女性发病率最高的恶性肿瘤。临床常用肿瘤标志物有 CA15－3、CEA、ER/PR、*Her－2/ neu*、组织多肽特异性抗原、*BRCA1/BRCA2* 等。①CA15－3 是乳腺癌的重要标志物，CEA、CA125 和 CA15－3 联用可以提高乳腺癌的检出率，助力于提高乳腺癌诊疗监测和预后预测价值；②CA15－3 和组织多肽特异性抗原联合是诊断转移性乳腺癌的最佳组合；③*BRCA1* 和 *BRCA2* 联合检测有助于评估患者亲属的乳腺癌发病风险；④*Her－2/neu* 基因扩增预示恶性程度高，预后差；⑤ER、PR 和 Her－2 联合检测主要用于乳腺癌的分子分型，指导临床治疗方案选择。ER 和 PR 阳性，Her－2 阴性为 Luminal A 型乳腺癌，此类患者预后最好，内分泌治疗有效；ER 单阳性或三蛋白阳性属于 Luminal B 型乳腺癌，此类患者可从化疗联合内分泌治疗获益；单一 Her－2 阳性乳腺癌可从化疗联合曲妥珠单抗联合治疗中获益；三蛋白阴性属于三阴乳腺癌，此类患者易复发转移，预后最差，仅能从辅助化疗中获益。

（六）卵巢癌

卵巢癌的病死率位列女性生殖道肿瘤的第一位。临床常用标志物有 CA125、人附睾蛋白 4（human epididymis protein 4，HE_4）、AFP、β－hCG、NSE、CA199、CEA 及 *BRCA1* 和 *BRCA2* 基因突变检测等。CA125 是最为常用的指标，是浆液性卵巢癌的首选标志物，其阳性率与肿瘤分期、组织学类型相关。HE_4 不受月经周期及绝经状态影响，对卵巢癌的诊断特异度高于 CA125。临床上，①CA125 连续监测联合盆腔 B 超检查可早期发现卵巢癌。CA125 和 HE_4 联用，并计算 ROMA 指数，可提高卵巢癌检出率；②CA125、HE_4、CA199 和 CEA 主要用于胃肠道转移性卵巢癌的鉴别诊断；③AFP 和 β－hCG 主要用于卵巢恶性生殖细胞肿瘤的鉴别诊断；④NSE 则用于卵巢癌伴有神经内分泌分化肿瘤的鉴别诊断；⑤*BRCA1* 和 *BRCA2* 突变筛查用于发现卵巢癌发病高危人群，指导治疗药物选择。

（七）前列腺癌

前列腺癌是男性生殖系统最常见的恶性肿瘤，以腺癌为主，发病率随年龄而增长。多数都为激素依赖型，其发生发展与雄激素有关。临床常用肿瘤标志物有 tPSA、fPSA、cPSA、PAP、*BRCA1* 和 *BRCA2* 基因。临床上，①tPSA 可用于大于 50 岁或有前列腺癌家族史的 45 岁以上男性等高危人群的前列腺癌的筛查，与直肠指检及经直肠超声检查联合提高无明显症状人群的前列腺癌检出率；②tPSA、fPSA 或 cPSA 和 PAP 联用有助于早期前列腺癌的检出率、辅助和鉴别诊断、鉴别转移性癌来源。fPSA/tPSA 比值、cPSA、PSA 密度、PSA 年龄特异性参考区间、移动带 PSA 密度和前列腺特异性抗原前体、PSA 同源异构体 2 和前列腺健康指数等参数有助于检测灰区人群的鉴别诊断，其中 tPSA＞10.0μg/L，fPSA/tPSA＜0.1，患前列腺癌的概率为 56%；fPSA/tPSA＞0.25，患前列腺癌的概率仅为 8%；fPSA/tPSA＜0.16 建议进行前列腺穿刺活检；③检测 *BRCA1* 和 *BRCA2* 基因突变情况可评估早发前列腺癌和前列腺癌死亡风险。

（八）生殖细胞肿瘤

生殖细胞肿瘤是发生于颅内、性腺内或性腺外的肿瘤，主要包括生殖细胞瘤、卵黄囊瘤、绒毛膜癌、胚胎性癌、性腺母细胞瘤、畸胎瘤以及混合性生殖细胞肿瘤。临床常用肿瘤标志物有 AFP、β－hCG。上述两指标常用生殖细胞肿瘤的诊断和鉴别诊断、疗效评价和预后监测。卵黄囊分泌 AFP，绒

毛膜分泌 β-hCG。AFP 和 β-hCG 在含有卵黄囊或绒毛膜成分的生殖细胞肿瘤都分别升高。CSF 样本检测比血清检测更敏感。为此，生殖细胞瘤和成熟畸胎瘤 AFP 和 hCG 都为阴性，部分生殖细胞瘤患者有合体滋养细胞存在 β-hCG 可轻度升高（≤50mUL/ml）；绒毛膜上皮细胞癌 β-hCG 明显升高，卵黄囊瘤/内胚窦瘤 AFP 升高，胚胎瘤 AFP 和 β-hCG 两者都升高，未成熟畸胎瘤 AFP 轻度升高。

？ 思考题

答案解析

案例 患者，男，68 岁。

主诉： 近期持续消瘦、2 个月体重降 10 斤、咳嗽、低烧不退、痰中有血丝。

现病史： 一月前轻微咳嗽、体温 38.0℃，自行服用头孢克肟和阿莫西林三天未见好转；自行前往当地医院就诊，实验室检查白细胞正常，中性粒细胞轻微升高，单核细胞和血小板升高、淋巴细胞轻微减低，CT 检查右肺中部靠支气管处有 1.2cm 结节，边缘较为整齐，住院静脉滴注头孢克洛等抗生素 1 周，未见好转；后使用阿奇霉素和奥司他韦颗粒治疗后低烧持续。近日患者痰中偶带有血丝，咳嗽加剧。为进一步治疗，转上级医院治疗。门诊拟"低烧和肺部结节"收住入院。肺部 CT 检查右肺中部靠支气管处结节增至 1.5cm，密度不均一、形态不规则、边缘出现毛刺。全血中性粒细胞 $11 \times 10^9/L$，血小板 $409 \times 10^9/L$，单核细胞 $1.8 \times 10^9/L$，淋巴细胞 $0.6 \times 10^9/L$，全血 CRP 25g/L；血清清蛋白 45g/L，前清蛋白 138mg/L，LD 380U/L；纤维蛋白原 4.9g/L；癌胚抗原 7.9g/L，NSE 85.65ng/ml，血浆 ACTH 78pmol/L，CA19-9 和 AFP 都低于参考值。

既往史： 吸烟一天一包，从事喷漆工作，家族无肿瘤、糖尿病等遗传病史。

基本检查： 部分皮肤黝黑，声带麻痹，锁骨上窝淋巴结肿大。

问题

（1）对该患者的初步临床诊断是什么？诊断的依据有哪些？

（2）为进一步验证初步诊断，实验室应进一步检测哪些肿瘤标志物？

（3）如果用 NSE 作为该患者手术或放疗后的疗效监测，建议多长时间再进行检测？

（应后群）

书网融合……

重点小结   题库   微课/视频

第二十四章　治疗药物监测

✏ 学习目标

1. 通过本章学习，掌握治疗药物监测的目的和意义，血液和唾液样本的采集和处理，常用色谱法和免疫化学法等测定方法及评价；熟悉药物在体内的基本过程，临床药物代谢动力学常用的房室模型和非线性动力学模型，个体给药方案设计的步骤，药物浓度监测中常用参数的应用；了解治疗药物监测可行性。

2. 具有临床药物浓度监测的实验操作、结果分析及与临床沟通能力。

3. 树立精准用药与个体化医疗理念，保证治疗药物监测的科学性、伦理性、合法性，使患者最大程度获益。

治疗药物监测（therapeutic drug monitoring，TDM）是利用各种分析技术，测定血液或其他体液中药物及其代谢物浓度，获得有关药代动力学参数，指导临床合理用药，以提高疗效、减少毒副作用、使临床用药方案个体化的一门应用性学科。通过 TDM 可提高临床治疗水平，需要临床医生、临床药师、临床检验师和护士等的配合完成。我国要求三级医院必须具备开展 TDM 的能力。

第一节　治疗药物监测概述

PPT

临床治疗中，有些药物的剂量或血药浓度的微小变化可能导致治疗失败或严重不良反应，严重者可致残甚至危及生命。对这类药物的使用，必须严格监测血药浓度，调整用药方案。

一、开展治疗药物监测的必要性

（一）不同药物的药效学不同

1. 不同药物的有效血药浓度范围不同　有效血药浓度范围（therapeutic range）通常是指最低有效浓度（minimum effect concentration，MEC）与最低毒副反应浓度（minimum toxic concentration，MTC）之间的血药浓度范围，也称治疗窗（表 24 - 1）。临床上常将此血清浓度范围作为个体化给药的目标值，以期达到最佳治疗效果和最小毒副反应。

有些药物有效血药浓度范围窄，如苯妥英钠抗癫痫的治疗浓度为 10 ~ 20mg/L，高于 20mg/L 就有毒副作用，低于 10mg/L 则无治疗效果。

2. 不同治疗目的使用血药浓度不同　有些药物由于不同的治疗目的需要不同的血药浓度。如地高辛对慢性充血性心力衰竭的治疗血药浓度为 0.8 ~ 1.6μg/L，治疗心房颤动或心房扑动所需血药浓度为 2μg/L 左右甚至更高。

3. 不同个体或状态其药物浓度存在差异　有些长期用药的患者，依从性差；或者长期使用某药后产生耐药性；或者由于肝脏功能改变引起药物清除能力降低或升高从而使药物浓度发生变化。

4. 部分药物的毒副作用与疾病症状相似　某些药物毒副作用的临床表现与某些疾病的症状相似，因此使用该类药物时，需要进行血药浓度监测。如地高辛、呋塞米等。

有效血药浓度范围是一个统计学概念，建立在大量临床观察的基础之上，对大部分人而言是有效且能很好耐受的范围，但并不适用于每一个人，不存在一个浓度范围对所有人均有效而无毒副反应。

表 24 – 1　部分药物的有效血药浓度范围（血清样本）

名称	浓度范围	名称	浓度范围
洋地黄毒苷	14 ~ 30μg/L	普鲁卡因胺	4 ~ 8mg/L
地高辛	0.8 ~ 2μg/L	普萘洛尔	20 ~ 50μg/L
苯妥英钠	10 ~ 20mg/L	地西泮	0.5 ~ 2.5μg/L
扑米酮	10 ~ 20mg/L	丙戊酸钠	40 ~ 100mg/L
苯巴比妥	10 ~ 20mg/L	庆大霉素	4 ~ 10mg/L
卡马西平	3 ~ 8mg/L	胺碘酮	0.5 ~ 1.5mg/L
乙琥胺	40 ~ 75mg/L	奎尼丁	2 ~ 5mg/L
利多卡因	1.5 ~ 4mg/L	磺胺嘧啶	80 ~ 150mg/L
去甲替林	50 ~ 140μg/L	磺胺异噁唑	90 ~ 100mg/L
茶碱	10 ~ 20mg/L	水杨酸盐	150 ~ 300mg/L
甲苯磺丁脲	53 ~ 96mg/L	丙米嗪	50 ~ 160μg/L
碳酸锂	0.8 ~ 1.2mmol/L	环孢素	100 ~ 400μg/L

（二）不同药物药动学不同

1. 具有非线性动力学消除的药物　有些药物个体差异大，具有非线性动力学消除的特点，因此很难通过剂量控制来达到治疗效果。此类药物在使用时需要进行药物浓度监测。如苯妥英钠、保泰松和水杨酸等。

2. 患有影响药物代谢疾病的个体用药物　当用药个体有某些特殊疾病，如口服用药时胃肠道疾病影响药物的吸收，肝脏疾病影响药物的代谢，肾脏疾病影响药物的排泄，这些都需要进行药物浓度监测。

3. 合并用药的影响　合并用药时，由于药物相互作用而引起药物的吸收、分布或代谢的改变。

不是所有的用药都需要监测，有些药物本身具有客观而简便的效应指标和检验项目时，可通过对临床指标和检验项目的观察来评价药物的疗效，如治疗高血压药物可通过测量血压进行调控，治疗糖尿病药物可通过监测血糖进行调控等。

临床常需要进行 TDM 的药物见表 24 – 2。

表 24 – 2　临床需要进行 TDM 的药物

分类	药品
强心苷	地高辛、洋地黄毒苷
抗心律失常药	利多卡因、普鲁卡因胺、奎尼丁、胺碘酮等
抗癫痫药	苯妥英钠、苯巴比妥、卡马西平、扑米酮、丙戊酸钠、乙琥胺、拉莫三嗪、托吡酯等
β 受体阻断剂	普萘洛尔、阿替洛尔、美托洛尔等
抗抑郁药	丙米嗪（米帕明）、地昔帕明、去甲替林、阿米替林、多虑平（多塞平）等
抗躁狂症药	碳酸锂
抗哮喘药	茶碱
解热镇痛抗炎药	水杨酸盐
免疫抑制剂	环孢素、他克莫司（他克罗姆）
抗生素	氨基糖苷类、磺胺类、万古霉素、氯霉素等
抗恶性肿瘤药	甲氨蝶呤、环磷酰胺、阿霉素等

二、药物在体内的基本过程及药物代谢动力学模型

（一）药物在体内的基本过程

药物经吸收进入血液循环分布到相应组织器官，到达靶细胞，与受体结合，产生生物学效应，包括治疗效应和毒副效应。同时，进入体内的药物还要经肝脏代谢以及肾脏排泄而消除。

（二）药物代谢动力学模型

本章主要介绍房室模型（图 24 – 1）和消除动力学模型。

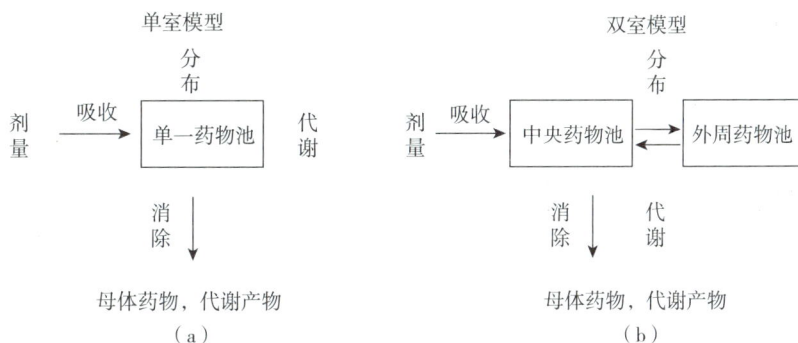

图 24 – 1　单室和双室药代动力学模型

1. 房室模型（compartment model）　将机体看成由一个或几个房室组成的系统，即具有相同或相近转运速率的器官、组织便组成一个房室。

在体内不同部位间，转运速率相近的药物属单室模型。这类药物在体内可迅速达到分布平衡，血药浓度将只受吸收和消除的影响。某些药物在吸收后，很快进入机体的某些部位（主要是血流丰富的器官，如肝脏、肾脏等），较难进入另一些部位（如脂肪、骨骼等），药物要完成向这些部位的分布需要一段时间，则将血液和药物较快分布的部分视作中央室，其余划归周边室，此即为多室模型。

对于单室模型 [24 – 1（a）]，给药剂量被认为包含在体内的单一药物池中。对于双室模型 [24 – 1（b）]，药代动力学估计必须考虑药物在中央室和外周室之间的平衡。从体内的最终消除通常发生在中央室的药物池中，因此外周分布的药物必须重新进入中央室才能被清除。

2. 消除动力学模型　消除动力学（elimination kinetics）是根据药物浓度变化速率的规律，将药物消除速度分为一级消除动力学过程和零级消除动力学过程。一级消除动力学过程，指药物在体内某部位的传送速度与该部位血药浓度的一次方成正比。大多数药物常用剂量在体内的吸收、分布、代谢和排泄过程具有或近似一级动力学过程。零级消除动力学过程，指药物的传送速度在任何时候都是恒定的，与浓度无关。临床上恒速静脉滴注的给药速度以及理想的控释剂中，药物的释放速度均为零级消除过程。

当药物在其体内浓度未达到机体最大消除能力时，都将按一级动力学方式消除；一旦其浓度超过机体最大消除能力后，将只能以最大消除能力恒量进行零级动力学方式消除，即饱和消除，表现为消除动力学模型转换。存在消除动力学方式转换的药物，不能用一种统一的线性过程描述，因此，此类药物消除称作非线性动力学消除（nonlinear elimination kinetics）。

三、个体化给药方案的设计

为达到最佳的治疗效果和最小的毒副作用，常需要对单个患者制定个体化给药方案，TDM 最主要的用途便是为患者设计给药方案，如图 24 – 2 所示，首先必须明确目标血药浓度范围及相应药物药代

动力学参数。

（一）目标血药浓度范围

可通过文献报道或相关指南确定的安全有效血药浓度范围为目标浓度范围。

（二）相应药物药代动力学参数

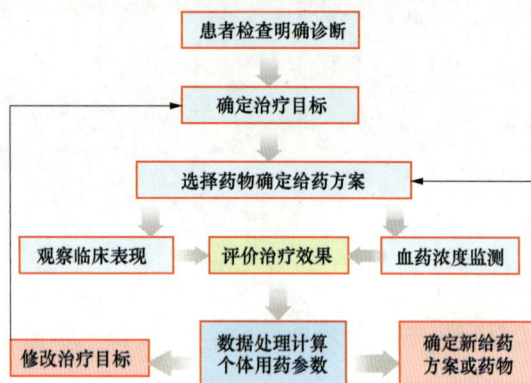

可利用文献或相关指南的群体药代动力学参数。特殊患者（如胃切除、烧伤、肝功能衰竭等）需要测定并计算个体化参数。

无论是药物的治疗作用还是毒副作用，其实质都是通过药物和靶位受体间的相互作用而产生的。药物是否有效，取决于靶位药物浓度，除直接局部用药外，靶位药物均由血液循环分布所致。大多数药物的血清（浆）浓度与药物的作用强度成平行关系，但也存在个体差异。有些药物如苯妥英钠常规处方为每日 300mg，有些患者尚不能有效控制癫痫发作，而另一些患者则已出现神经系统的副作用。又如采用地高辛治疗心力衰竭、奎尼丁治疗心律失常和三环类药物治疗抑郁症时，仅凭临床表现难以判断所用剂量是否恰当。

图 24-2　个体化给药方案的步骤

四、治疗药物监测的常用参数

（一）消除半衰期

消除半衰期（elimination half-life，$t_{1/2}$）表示体内药量或血药浓度下降一半所需要的时间。药物的消除半衰期与消除速率常数一样，可以反映体内药物消除速度的快慢，存在个体差异，因此，消除半衰期是疾病状态下调整给药方案的重要参考依据。

（二）稳态血药浓度

稳态血药浓度又称坪浓度（steady state plasma concentration，c_{ss}）是指从体内消除的药量与进入体内的药量相等时的血药浓度，此时血药浓度维持在一个恒定水平。

（三）达峰时间

达峰时间（time of the peak concentration，t_p）指血管外用药时，血药浓度上升到某一浓度后开始下降，达到最高血药浓度所需的时间即 t_p。

（四）峰浓度

峰浓度（maximum concentration，c_{max}）指血管外用药时所能达到的最大血药浓度。

第二节　治疗药物浓度的测定方法

治疗药物浓度测定的方法很多，主要有免疫化学法、光谱法、层析法、质谱法等。不同的药物、不同的剂量及不同用药方式，药物在体内的分布和代谢过程都不相同，因此，选择不同的样本类型、适当的采样时间及必要的预处理是获得正确药物浓度结果的关键。 微课/视频

一、样本的采集与预处理

（一）常用样本

血液是药物运输、分布和清除的主要途径，是 TDM 检测最常用的样本。同时血浆中药物可以被动扩散进入唾液，因此唾液中药物浓度与血浆中游离药物浓度有较高的相关性，因此临床也常用唾液样本，但唾液分泌量易受机体状态的影响，所以测定结果可出现假性升高或假性降低。实际工作中，多用于唾液和血浆中浓度比值较恒定的药物（如碳酸锂）。

（二）取样时间

由于 TDM 的特殊性，需特别注意样本的采集时间。

1. 多剂量服药的血样本采集时间　采集时间定在多剂量服药达到稳态血药浓度后采血。此时药物的吸收速率与消除速率达到平衡，血药浓度相对稳定，测定的血药浓度才具有临床意义。若在稳态浓度前采样，测得的血药浓度较稳态浓度低，若以此为依据提高剂量，则易因药物在体内的进一步蓄积而致过量中毒。

2. 急诊患者血样本采集时间　急诊患者一般在首剂负荷剂量后再采峰值血样。对于急诊患者，给予负荷剂量是期望血药浓度能尽快达到治疗窗的范围。但此时要特别注意由于首剂翻倍造成血药浓度过高，而引起严重的不良反应，因此测定稳态血药浓度才有临床价值。

3. 诊断急性药物中毒的血样本采集时间　急性药物中毒的患者应立即采集血样进行分析，以利于及时采取治疗措施。

4. 计算个体药动学参数的血样本采集时间　由于血管外用药及多室模型药 – 时关系公式的计算，常采用残差法：先假设时间 t 足够大后，血药浓度不受吸收和分布的影响，只受消除相影响，即进入消除相，计算出消除相方程及参数，在此基础上再分别计算吸收相、分布相的方程式。因此，消除相方程的准确计算甚为重要。此外，由于两点之间只能有唯一的直线，此时任一点药物浓度的测定误差和取样时间的错误，都将产生明显影响。因此，取样时间应按以下原则确定：①每一指数项（代表不同的药动学相）的采样点不少于 3 个，以确保能够准确确定每个相的方程式；②在药动学的两相转折点附近至少应有 2 个采样点，这有助于更准确地识别和确定转折点；③消除相取样尽量靠后，并保证时间跨度至少在两个半衰期。

（三）样本预处理

药物浓度监测中，很少直接对样本进行分析，多数情况下需要对样本进行必要的预处理，以达到浓缩纯化待测组分，减少干扰，提高检测灵敏度和特异性。预处理包括去蛋白、提取和衍生化处理。

1. 去蛋白　血清样本中的蛋白质对多种测定方法有干扰，因此，进行药物浓度测定前要进行去蛋白处理，方法包括沉淀离心法、超滤法和超速离心法。沉淀离心法简便快捷，是常用方法。

2. 提取　目的是为了浓缩和纯化待测组分，提高分析的灵敏度。临床工作中常用的提取方法包括液 – 液提取法和液 – 固提取法。

（1）液 – 液提取法　大多数药物属于有机化合物，因此在特定的 pH 溶液中，利用药物在两相中的分配系数不同而分开，从而达到提取目的。

（2）液 – 固提取法　根据待测组分的理化性质，选用合适的常压提取短层析柱，将去蛋白后的样本通过柱子，再用适当的溶剂洗脱，从而达到提纯和浓缩的目的。

3. 衍生化　TDM 常用光谱法和层析法检测药物浓度，但是多数药物不具有光吸收性质，因此应根据待测物的化学结构和检测方法的需求，通过衍生化反应引入特异性的基团使其显色，提高检测灵敏度和特异性。

二、常用方法

常用方法主要包括光谱法、HPLC、GC、RIA、EIA、FIA、CLIA 等技术。近年来，LC－MS/MS 技术以其高特异性、高通量的特点，已逐步应用于 TDM。在实际应用中，一种药物往往有多种可选的检测方法。此时，应根据该药物最小治疗浓度水平要求的灵敏度，是否需同时测定多组分，可供使用的仪器及检测成本等综合考虑，以确定选用何种检测方法。

（一）光谱法

1. 方法概述 光谱法包括紫外分光光度法和荧光分光光度法。适用于血药浓度水平较高、安全范围相对较宽的药物，如阿司匹林、对乙酰氨基酚、氨茶碱、苯妥英钠等。

2. 测定原理 物质吸收波长范围在 200～760nm 的电磁辐射能而产生的分子吸收光谱称为该物质的紫外－可见吸收光谱，利用紫外－可见吸收光谱进行物质的定性、定量分析。

3. 方法学评价 光谱法多数药物或代谢物本身在紫外光区即存在吸收峰，一些药物或代谢物受激发后，本身即可发射荧光；而另外一些药物还可通过特异的显色反应用分光光度法检测。但无论是可见光分光光度法、紫外分光光度法还是荧光光度法用于体液中药物检测时，都存在灵敏度低、特异性差的缺点，特别是易受代谢物干扰。

（二）层析法

1. 方法概述 又称色谱法，根据样本中各组分理化性质的不同，通过层析技术进行分离，再以适当的方法进行定量检测的技术。根据分离原理可分为吸附层析、分配层析、离子交换层析与排阻层析等。层析法根据两相状态可分为 GC 法和 LC 法，HPLC 是 LC 中效果较好的方法，临床最常用。

2. 测定原理 色谱法原理是互不相溶的两相（流动相和固定相）和待分离组分在两相中的分配差异进行分离。常用的填料有葡聚糖凝胶、琼脂糖凝胶、微孔聚合物、微孔硅胶等，用水或有机溶剂作为流动相。HPLC 是色谱法的一个重要分支，以液体为流动相，采用高压输液系统，将具有不同极性的单一溶剂或不同比例的混合溶剂、缓冲液等流动相泵入装有固定相的色谱柱，在柱内各成分被分离后，进入检测器进行检测，从而实现对样本的分析。

3. 方法学评价 GC 和 HPLC 采用了高效层析和联机检测，使用微电脑控制层析条件、洗脱方式和数据处理，其特异性、灵敏度、重复性均好；并且可对同一样本中多种药物及其代谢物同时进行检测。

（三）免疫化学法

1. 方法概述 大多数药物都是半抗原或抗原，通过制备药物相应的特异性抗体，应用免疫学方法对其进行检测。包括 EIA、EMIT、FIA、CLIA 法等。尤其是 FPIA 及 CLIA 和 EMIT 技术是 TDM 最常用的免疫化学检测方法。

2. 测定原理 作为半抗原或抗原的药物与相应的带有酶标记或发光物质标记的抗体特异性反应，再通过测定酶促产物的变化或发光强度的变化进行定量测定。

3. 方法学评价 样本需要量少；不用进行预处理，操作简便；有现成的商品化试剂盒和自动化分析仪，便于推广。

（四）其他技术

1. 方法概述 LC－MS/MS 技术是一种联合 LC 和 MS 分析的检测技术，结合了色谱对物质的高分离能力和质谱对物质结构的分析能力，具有高选择性、高特异性以及高灵敏度的特点，在临床诊断治疗领域应用日益广泛。

2. 测定原理 样本首先经液相色谱柱进行分离，再在质谱仪中根据被测物的质荷比（m/z）进行定量分析。

3. 方法学评价 无论待测物分子量大小，LC－MS/MS 技术不仅解决了其免疫学检测的交叉反应问题，而且分辨率较高，有效提升了定量检测的特异性、准确性与灵敏度。同时，可以实现多种药物一并检测，相互之间没有干扰，检测效率高。

第三节 需要进行治疗药物监测的常用药物

PPT

目前，临床已明确需要进行 TDM 的药物，按其作用可分为强心苷类、抗心律失常药、β 受体抑制剂（降压药）、抗癫痫类，三环类抗抑郁药、抗狂躁药、抗哮喘药、氨基糖苷类及其抗生素、抗恶性肿瘤药、免疫抑制剂及解热镇痛抗炎药等。

一、强心苷类

强心苷是一类由植物提取的糖苷类强心物质。目前在临床使用的主要有毒毛花苷 K、毛花苷 C、地高辛和洋地黄毒苷。地高辛治疗药物浓度范围窄，个体差异大，药效强，作用机制复杂，治疗剂量接近中毒剂量，其用量不足与剂量偏高的临床表现又很相似，是国内外公认的常规监测药物。

（一）药效学与有效血药浓度范围

成人地高辛的有效血药浓度范围为 $0.8 \sim 2.0\mu g/L$，这个范围非常狭窄。当血药浓度超过 $1.5\mu g/L$ 时，患者有可能出现毒性反应。一旦血药浓度超过 $2.0\mu g/L$，毒性反应的风险将显著增加。

（二）药动学

TDM 取样时间应选在消除相，因地高辛吸收后的分布属二房室模型，$8 \sim 12$ 小时转入消除相。地高辛表观分布容积为 $6 \sim 10 L/kg$，成人消除半衰期为 36 小时。血浆蛋白结合率低。长期口服给药后，$5 \sim 7$ 天达到稳态血药浓度。

（三）其他影响血药浓度的因素

地高辛的特异性差，可出现假性升高；当患者有肾功能减退时，血药浓度显著升高；甲状腺功能亢进血药浓度降低，而甲状腺功能减退血药浓度升高；使用奎尼丁、钙通道阻断剂、胺碘酮、普罗帕酮等可致地高辛血药浓度升高；使用苯妥英钠等可使地高辛血药浓度下降。

二、抗心律失常药

使用奎尼丁（quinidine）、利多卡因、胺碘酮、普鲁卡因胺、异丙吡胺等抗心律失常药的患者，往往存在心血管、肝、肾功能改变，影响该类药的体内过程。故本类药物大多需进行 TDM。奎尼丁为典型的 Ia 类抗心律失常药，可用于治疗各种快速性心律失常，为最常用的口服抗心律失常药物之一。

（一）药效学与有效血药浓度范围

奎尼丁的推荐有效血药浓度范围是 $2 \sim 5mg/L$，超过 $8mg/L$ 可能导致中毒。本药治疗指数低，约 1/3 患者发生不良反应，密切监测血药浓度对于确保患者安全至关重要。

（二）药动学

奎尼丁口服吸收快且完全，生物利用度在 $45\% \sim 98\%$，个体差异大。蛋白结合率为 $70\% \sim 80\%$，表观分布容积为 0.47L/kg。口服后 30 分钟起效，1~3 小时达最大作用，持续约 6 小时。成人半衰期为 6~8 小时，小儿为 2.5~6.7 小时，肝功能不全者延长。药物主要通过肝代谢消除，经肾排泄，其中以原形药形式排出占总用药量的 10%~20%，尿液酸化利于药物排泄，尿液碱化排泄减少。

(三) 其他影响血药浓度的因素

严重肝病、老年患者对药物的肝脏清除率下降；维拉帕米、胺碘酮可使奎尼丁血药浓度升高；西咪替丁可降低肝血流量，引起奎尼丁血药浓度升高；因大量抗酸药、碳酸氢盐等增加肾小管对奎尼丁的重吸收，常用剂量也能引起毒性反应；苯巴比妥、苯妥英钠、利福平降低血药浓度。

三、抗癫痫药

抗癫痫药物是一类控制与预防癫痫发作的药物，这类药物有卡马西平、苯妥英钠、苯巴比妥、扑米酮、丙戊酸钠、乙琥胺、拉莫三嗪、加巴喷丁、奥卡西平、左乙拉西坦、噻加宾、托吡酯、唑尼沙胺以及氨己烯酸等。其中苯妥英钠最常用。

(一) 药效学与有效血药浓度范围

苯妥英钠的有效血药浓度范围为 10~20mg/L，90% 患者在此范围内可满意控制癫痫发作。中毒反应与癫痫发作有时难区别。

不良反应：20mg/L 以上眼球震颤；25~30mg/L 共济失调、步履困难；40mg/L 出现嗜睡、发音障碍；70mg/L 以上出现意识障碍；100mg/L 以上出现角弓反张。

(二) 药动学

口服苯妥英钠后，达峰时间为 3~12 小时，吸收过程可持续 48 小时，分布容积 V 平均为 0.7L/kg，与血浆蛋白结合率高，为 88%~92%。CSF 与唾液中的药物浓度约为血药浓度的 10%，而脑组织药物浓度与血药浓度相近，相当于血中游离药物浓度。苯妥英钠属非线性动力学药物，增加小剂量给药剂量即可出现中毒，其没有相对恒定清除率、半衰期与达稳态时间，一般情况下，有效血药浓度范围内，苯妥英钠成人消除半衰期为 18~30 小时，达稳态时间 5~14 天。

(三) 其他影响血药浓度的因素

1. 药物相互作用 同时服用苯巴比妥、卡马西平、利福平等肝药酶诱导剂，可致肝药酶活性增强，苯妥英钠代谢加快，血药浓度降低；相反，使用异烟肼、胺碘酮等肝药酶抑制剂，可使苯妥英钠血药浓度升高。

2. 血浆蛋白结合率的改变 苯妥英钠在血中的游离药物浓度仅为 10%，绝大部分与血浆蛋白结合，因此，游离药物浓度受血浆蛋白量以及血浆中与苯妥英钠竞争蛋白结合位点物质的影响。如肾功能衰竭、低蛋白血症等患者可致游离药物浓度升高；同时服用保泰松、水杨酸类、磺胺类等药物时，可使苯妥英钠蛋白结合率下降，游离药物浓度升高而总浓度无变化。

3. 肝功能状况 肝功能影响苯妥英钠的最大消除速率 V_{max}，如肝炎、年龄增大，会导致 V_{max} 下降，血药浓度增高，因此，老年人的用药剂量往往比年轻人要低。

四、抗情感性精神障碍药

临床上情感性精神障碍可分为抑郁发作、躁狂发作、双相障碍和持续性心境障碍四种类型。抗抑郁药和抗躁狂药大多需进行 TDM。

(一) 三环类抗抑郁药

1. 药效学与有效血药浓度范围 三环类抗抑郁药，包括丙米嗪、地昔帕明、去甲替林、阿米替林和多塞平等，通过抑制脑内突触前神经细胞膜上的 NE 和 5 - HT 再摄取，增加这些单胺递质在中枢神经系统的浓度，发挥抗抑郁作用。这类药物的治疗作用和毒性反应都与血药浓度紧密相关，因此监测血药浓度对于确保安全和有效性至关重要。

2. 药动学 血中三环类抗抑郁药90%左右与血浆 Alb、脂蛋白、AAG 结合，游离药物能迅速分布至各组织。该类药绝大部分经肝转化后，由肾排泄。其中丙米嗪、阿米替林、多塞平的去甲基化代谢物，都有和原药同样的药理活性，并且地昔帕明、去甲替林本身也为三环类抗抑郁药。

值得注意的是，多数血药浓度存在特殊的"治疗窗"现象，即低于"治疗窗"范围无效，而高出此范围，不但毒副作用增强，并且治疗作用反下降。常用三环类抗抑郁药药动学参数与有效血药浓度范围见表24 - 3。

表24 - 3 常用三环类抗抑郁药药动学参数与有效血药浓度范围

	丙米嗪	地昔帕明	去甲替林	阿米替林	多虑平
生物利用度（%）	26 ~ 68	33 ~ 68	46 ~ 56	56 ~ 70	17 ~ 37
血浆蛋白结合率（%）	89 ~ 94	90 ~ 93	93 ~ 96	82 ~ 96	> 90
表观分布容积（L/kg）	9 ~ 21	26 ~ 42	14 ~ 22	6 ~ 10	12 ~ 28
原形药半衰期（h）	10 ~ 16	13 ~ 23	18 ~ 44	10 ~ 20	11 ~ 23
治疗血药浓度（$\mu g/L$）	150 ~ 300*	150 ~ 300	50 ~ 140	150 ~ 250*	30 ~ 150*
中毒血药浓度（$\mu g/L$）	> 500*	> 500	> 500	> 500*	> 500*

注：* 原型药和有活性的去甲基代谢物总浓度。

（二）碳酸锂

1. 药效学与有效血药浓度范围 碳酸锂作为一种抗躁狂药物，其作用机制主要包括抑制脑内 NE 的释放并促进其再摄取，从而降低突触间隙中的 NE 浓度。此外，它还能抑制 α_1 - 肾上腺素受体激动后的胞内信使物质生成。这些作用共同贡献于其抗躁狂效果。

由于治疗剂量与中毒剂量较接近，故治疗期间，碳酸锂的有效血药浓度需严格控制。通常规定在达稳态后的某次用药后12 小时标准血清锂浓度（12h - stS Li^+）应维持在 0.8 ~ 1.2mmol/L 的范围内，以确保疗效并降低毒性风险。血 Li^+ 浓度超过 1.4mmol/L 时，患者可能面临中毒风险，碳酸锂的毒性反应与血 Li^+ 浓度呈依赖性。

2. 药动学 碳酸锂在体内的分布符合二室模型，其表观分布容积大约为 0.79L/kg 体重。由于 Li^+ 不与血浆蛋白结合，其在体内的分布较为均匀。碳酸锂的消除动力学呈双相，首先是半衰期约为24 小时的快速消除阶段，随后是半衰期为 48 ~ 72 小时的慢速消除阶段。Li^+ 几乎完全通过肾脏分泌排泄。在治疗过程中，通常在患者达到稳态后，即在末次用药大约12 小时后的次日早晨采血，测定血清 Li^+ 浓度，以评估治疗效果和调整剂量。

3. 其他影响血药浓度的因素

（1）肾功能损伤时，血 Li^+ 浓度明显升高。

（2）合并使用噻嗪类、呋塞米等中强效利尿药，可升高血 Li^+。

（3）螺内酯等保钾利尿药、茶碱、碳酸氢钠及大剂量各种含钠药物，均促进 Li^+ 肾排泄，降低血 Li^+ 浓度。

通常在药物达到稳态后，选择在最后一次服药大约12 小时后的次日早晨进行采血，以检测12 小时的标准血清锂浓度（12h - stS Li^+）。由于 Li^+ 以主动转运方式入唾液，唾液 Li^+ 浓度为血的 2 ~ 3 倍，但对同一个体比值相当恒定。故在确定监测对象二者比值后，亦可考虑用唾液做样本。

五、免疫抑制剂

免疫抑制剂常用于治疗各种自身免疫性疾病，在器官移植中免疫抑制主要用于预防和治疗术后移植物排斥反应和移植物抗宿主病。免疫抑制在诱导移植受者产生特异性耐受过程中也发挥重要作用。根据其作用机制，免疫抑制剂可分为以下几类。①细胞因子合成抑制剂：如环孢素 A（cyclosporin A，CsA）类、他克莫司（FK506）。②细胞因子作用抑制剂：西罗莫司，Leflunomide。③DNA 或 RNA 合成抑制剂：咪唑立宾、骁悉（mycophenolate mofetil，MMF）。④细胞成熟抑制剂：脱氧精瓜素。⑤非特异性抑制细胞生长诱导剂：SKF105685。现以环孢素 A 为例介绍。

（一）药效学与有效血药浓度范围

CsA 是一种免疫抑制剂，提取自环孢菌培养基，通过作用于免疫应答过程的多个环节，选择性地抑制辅助性 T 淋巴细胞的增殖和功能。CsA 主要用于器官移植后的抗排斥反应，以及治疗多种自身免疫性疾病。尽管 CsA 的毒性作用相对较少，但仍可能导致肝肾损害、震颤和高血压等不良反应。CsA 的治疗作用和毒性反应都与血药浓度密切相关，因此需要进行 TDM 以确保安全和有效。CsA 的有效血药的全血治疗浓度范围为 $100 \sim 400 \mu g/L$，最小中毒浓度范围为 $600 \mu g/L$。

（二）药动学

CsA 口服与肌内注射均吸收慢、不完全且不规则，约 4 小时达峰浓度，剂量与血药浓度间无可靠相关性。t_p 约 5 小时，生物利用度随移植物不同而有差异，大多为 30% 左右。该药在血中 95% 以上和血细胞（主要为红细胞）与血浆蛋白结合，其分布呈多室模型，易分布至细胞内。表观分布容积个体差异大，平均约 $4L/kg$。CsA 消除需先经代谢转化为 30 余种代谢物，再由肾、胆排泄，其消除呈双相，首先是半衰期约 5 小时的快消除相，继之出现半衰期约 16 小时的慢消除相。

（三）其他影响血药浓度的因素

1. 药物相互作用　同时使用大环内酯类、氨基糖苷类、磺胺、两性霉素、酮康唑等化疗药，可干扰 CsA 消除，升高血药浓度。而苯妥英钠、利福平等肝药酶诱导剂则降低 CsA 的血药浓度。

2. 肝、肾、心脏功能状况　肝、肾、心移植前，移植后不同功能恢复期，以及长期用药中影响体内过程的任一环节发生改变，都将导致血药浓度变化。

六、氨基糖苷类抗生素

氨基糖苷类抗生素包括链霉素、庆大霉素、妥布霉素、阿米卡星等。此类药物在治疗某些耐药菌感染方面具有优势，因其有耳毒性和肾毒性的风险，故 TDM 对此类药物非常重要。

（一）药效学与有效血药浓度范围

氨基糖苷类抗生素通过抑制病原菌的蛋白质合成和改变菌膜的通透性来发挥杀菌作用。这些药物主要用于治疗需氧革兰阴性杆菌、某些阳性球菌和结核分枝杆菌引起的感染。然而，这些药物也有可能具有耳毒性和肾毒性，包括第八对脑神经损伤、肾功能损害以及神经－肌肉接点的阻断作用，因此，血药浓度的监测对于确保治疗效果和减少毒性风险至关重要。

治疗期间，应维持血清稳态谷浓度在安全有效的范围内。具体来说，庆大霉素和妥布霉素的有效药物浓度为 $4 \sim 10mg/L$，而阿米卡星的有效药物浓度为 $15 \sim 30mg/L$。

（二）药动学

氨基糖苷类抗生素在口服给药时不吸收，但通过肌内注射时吸收迅速且完全，t_p 约为 1 小时。这些药物的极性强，与血浆蛋白的结合率低，通常不超过10%，主要分布在细胞外液，表观分布容积大约为0.3L/kg，儿童的分布容积可能较大。氨基糖苷类抗生素的消除几乎完全通过肾脏以原形排泄，具有2~3小时的消除半衰期。肾功能的状态对这些药物的清除有显著影响，因此在肾功能不全的患者中需要调整剂量。

（三）其他影响血药浓度的因素

心力衰竭、肾功能损害是影响血药浓度的主要因素。肾功能减少10%即可显著延长该类药消除半衰期，肾衰者半衰期可延长数十倍，该类药物有肾毒性，可加重肾衰，形成恶性循环，尤应重视。

知识拓展

治疗药物监测新技术

微透析法和热生物传感法是治疗药物监测的两类新技术。微透析法是一种新型的膜采样和膜分离技术。在取样组织或器官中提前埋置导管，在动物意识清醒状态下插入探针，对细胞间液内的物质进行连续采样，检测药物浓度，其优点是可实时采集靶部位样品，动态测定组织部位药物浓度；探针膜的阻拦作用使透析液中不含蛋白质、酶等生物大分子，无需进行复杂的前处理即可直接进样；可连续采样节省实验动物。热生物传感法，是β-内酰胺类抗生素的检测方法，其检测原理是检测酶促反应产生的热量，如青霉素酶对内酰胺类抗生素酶解反应时产生的热量，优点是无需样本前处理，即时检测，缺点是仅限于分析对酶敏感的药物。

思考题

答案解析

案例1 患者，女，70岁，住院。

主诉：情感低落、睡眠障碍、体重下降2个月，总病程2年。

现病史：患者对生活没有希望，体重下降，睡眠障碍，精神萎靡，头痛，对任何事情都呈现悲观状态，焦虑，偶尔心情低落时有自残行为。因抑郁症和焦虑症服用文拉法辛缓释胶囊（225mg/d），症状有显著改善。连续服药5周后剂量减少1/3，联合用药左美丙嗪，用药后出现胃肠道紊乱，腹泻。

既往史：有自杀史，吸烟（>10支/天）。

基本检查：进行临床总体印象量（CGI评分），评分情况为CGI-S 4分。排查腹泻并无特殊原因。

问题

（1）根据CGI-S评分，该患者诊断结果是什么？

（2）该患者是否需要进行TDM，在进行TDM时采样时间段有何要求？

（3）如该患者进行TDM后，结果显示：文拉法辛168ng/ml，O-去甲文拉法辛251ng/ml，但文拉法辛+O-去甲文拉法辛的有效药物浓度范围为100~400ng/ml。如何解释检测结果不在推荐的参考区间内？对该患者的用药有何建议？

案例2 患者，女，42岁。

主诉：凭空闻人语、疑心重、冲动吵闹4个月余，总病程7年。

现病史：家人描述其对一切失去热情、对亲人不关心、害怕见人，把自己关在家中，经常因一点小事而发脾气，莫名其妙地伤心落泪或欣喜等。长期失眠，易惊醒，整夜做噩梦，有时睡眠超过24小时。敏感多疑，别人在交谈，总认为是在议论她；别人偶尔看她一眼，认为是不怀好意；非常注意别人的一举一动。自语自笑、生活懒散、发呆发愣，有外出游荡、夜不归家现象。

既往史：有家族遗传。

基本检查：排查因肿瘤和阿尔茨海默症等原因导致的精神症状，初步确定该患者为精神分裂症，排查头痛无其他因素后，初步判断其为服用药物利培酮、阿立哌唑后出现头痛、头晕等不良反应。

问题

（1）该患者是否需要进行TDM？

（2）若TDM检测结果如下：利培酮48.61ng/ml，9-羟利培酮166.89ng/ml，此结果是否正常？不良反应发生的可能原因是什么？（有效药物浓度范围：利培酮+9-羟利培酮20-60ng/ml；警戒值是120ng/ml）

（3）对该患者有何建议？

（袁丽杰）

书网融合……

| 重点小结 | 题库 | 微课/视频 |

第二十五章　临床毒物检验

✎ **学习目标**

1. 通过本章学习，掌握一氧化碳中毒、氰化物中毒、乙醇中毒以及有机磷农药中毒的常用检验方法、检测原理及方法学评价；熟悉毒物和中毒的概念，临床毒物检验的注意事项；了解毒物的分类、影响毒物作用的因素以及临床常见毒物及药物中毒机制。

2. 具有能根据毒物样本，选择不同的检验方法，并进行临床毒物检验的实验操作、结果分析的能力。

3. 树立辩证思维，培养严谨求实的科学态度，不断提升毒物检验效率和质量，为救活生命、防毒禁毒和维护社会稳定贡献力量。

中毒是各大综合医院急诊科日常接诊最多的病种之一，第三次全国死因调查结果显示，急性中毒病例占同期急诊患者的 2.7%～3.6%，呈逐年增长趋势，急性中毒患者病死率居高不下。因此，临床实验室应重视临床毒物检验，快速确定中毒物质，及时为临床医生提供诊断及治疗的依据，为抢救患者生命赢得宝贵时间。

第一节　临床毒物检验的概述

PPT

临床毒物检验是以为临床中毒患者提供诊疗依据为目的，对体液或组织样本中的毒物、毒物代谢过程中的产物或毒物作用于机体后产生变化的某些特异性生化物质，进行定性或定量分析的过程。它有别于法医学及疾病预防控制领域的毒物检验。

一、毒物与毒品的概念与分类

（一）概念

1. 毒物（toxicant）　是指在一定条件下，进入人体后即可引起人体生理功能改变或器质性损害，甚至危及生命的化学物质。

2. 毒品（narcotic drugs）　原指具有成瘾性的麻醉药物。我国刑法对毒品的规定是指鸦片、海洛因、甲基苯丙胺（冰毒）、吗啡、大麻、可卡因以及国家规定管制的其他能够使人形成瘾癖的麻醉药品和精神药品。所以，毒品是依照法律规定而实行严格管制的特殊药物。

3. 药物滥用（drug abuse）　指故意不按医学所规定的用途，多次、连续地摄入一些天然或人工合成的麻醉药品及精神药品以满足其精神处于兴奋、欣快或抑制、幻觉状态。用药者采用自身给药形式，导致药物的精神依赖和身体依赖，造成精神错乱和一些行为异常。临床上使用的具有一定毒性的药物，适量使用对人体能起到治疗作用。反之，即使是人体正常生活所必需的物质，如果大量进入人体，也会导致机体紊乱，甚至可能导致中毒而死亡。

植物、动物、微生物、食物、药物及被污染的土壤、水源、空气等都能引起临床中毒，"万物皆可毒"，毒物的定义是有条件和相对的，而且是不断发展变化的，迅速找到引起中毒的毒物是实施临床救治和厘清法律责任的关键。

（二）毒物的分类

单纯根据某一原则进行分类，很难把所有的毒物种类阐述清楚，各种分类方式大同小异，都存在一定的不足和偏差，较常用的是按毒物的来源、用途和毒性作用综合分类（表25-1）。

表25-1　毒物的分类

类型	毒物
腐蚀性毒物	硫酸、盐酸、硝酸、苯酚、氢氧化钠、氨及氢氧化铵等
重金属毒物	砷、汞、铅、铬、铊及其他能引起组织损害的重金属盐类
障碍功能的毒物	乙醇、甲醇、镇静剂、阿托品、阿片、可卡因、苯丙胺、致幻剂等能障碍脑脊髓功能的毒物；氰化物、亚硝酸盐和一氧化碳等能障碍呼吸功能的毒物
农药	有机磷、氨基甲酸酯、有机汞、有机氯、有机氟、百草枯等
灭鼠药	磷化锌、敌鼠强、杀鼠灵等
植物毒物	乌头碱植物、钩吻、曼陀罗、夹竹桃、毒蕈、雷公藤等
动物毒物	蛇毒、蜂毒、河豚、蟾蜍等
细菌及真菌	沙门菌、椰毒假单胞菌、黄曲霉等真菌

二、中毒

中毒（poisoning）指机体受到毒物作用而引起器官、组织、细胞代谢和（或）形态结构损害而出现功能性或器质性改变的疾病状态或死亡。根据中毒发生及发展的过程，可分为急性中毒、亚急性中毒及慢性中毒。中毒的严重程度与毒（药）物剂量或浓度有关，多呈剂量-效应关系。

毒物作用于机体后，通常会表现出一些全身中毒症状，如消化系统的恶心、呕吐、腹泻；神经系统的头晕、头痛、全身无力、抽搐；呼吸系统的呼吸困难、急促等。

中毒机制各有不同，有些毒物通过多种机制产生毒性作用。中毒机制主要包括9类：①干扰酶的活性；②破坏细胞膜的功能；③阻碍氧的交换、输送和利用；④影响新陈代谢；⑤改变递质释放或激素的分泌；⑥损害免疫功能；⑦光敏作用；⑧对组织的直接毒性作用；⑨非特异性机制和原因不明等其他机制。

（一）临床常见的中毒

1. 一氧化碳中毒　一氧化碳（carbon monoxide，CO）中毒，俗称煤气中毒，主要是在密闭的环境中使用煤炭取暖或煤气泄漏所致，一氧化碳与血红蛋白的亲和力比氧高，吸入机体后与血红蛋白结合成稳定的碳氧血红蛋白（carboxyhaemoglobin，HbCO）。HbCO解离的速度远慢于氧合血红蛋白（oxygenated hemoglobin，HbO_2），并抑制HbO_2的解离，从而导致组织缺氧，出现中毒症状。

2. 氰化物中毒　氰化物进入机体后解离出氰根离子（CN^-），后者与细胞色素氧化酶体系中的Fe^{3+}结合使酶丧失活性，抑制细胞内氧的利用。当患者严重氰化物中毒时，会出现强直性痉挛及"闪电样"猝死，在极短的时间内患者因呼吸麻痹而死亡。

3. 乙醇中毒　乙醇（ethanol）俗称酒精，具有脂溶性，可迅速通过血-脑屏障和神经细胞膜，并作用于膜上的酶而影响细胞功能。小剂量饮用乙醇，机体会出现兴奋作用；中度剂量会引起共济失调，表现为步履蹒跚、语无伦次；较高剂量饮用时，患者易进入昏睡状态，昏睡过程中可出现呕吐物误吸、血压下降、呼吸衰竭，严重者瞳孔散大、抽搐、休克甚至昏迷，不及时抢救可能导致患者死亡。长期大量饮酒会导致酒精性肝病、慢性胃肠炎、酒精性精神病等慢性疾病。在酗酒者较多的一些欧美国家，乙醇测定是临床实验室常规检验项目。

4. 农药中毒

（1）有机磷农药中毒 有机磷农药是我国使用最多最广的杀虫剂，主要包括敌敌畏、对硫磷（1605）、乐果、敌百虫等。有机磷农药进入机体后，与体内乙酰胆碱酯酶结合，生成较稳定的磷酰化胆碱酯酶，使组织中乙酰胆碱聚积，导致胆碱能受体的器官发生功能障碍。

（2）氨基甲酸酯类农药中毒 氨基甲酸酯类农药也是我国广泛使用的杀虫剂和除草剂，该类农药进入人体后与 ChE 结合，形成一种疏松的复合体氨基甲酰胆碱酯酶。该络合物在适当的条件下很容易分解，故其毒性较有机磷农药小。

5. 药物中毒

（1）抗抑郁类药物中毒 主要用于治疗各种抑郁症和抑郁状态，常见的有单胺氧化酶抑制剂（monoamine oxidase inhibitor，MAOI）和三环类抗抑郁药（tricyclic antidepressants，TCA）。TCA 具有抑制心肌收缩、降低心脏输出量，并影响化学和压力感受器，从而引起低血压，导致周围循环衰竭。心脏传导障碍和心律失常也是本类药物常见的致死原因。

（2）抗精神病药物中毒 包括吩噻嗪类、硫杂蒽类、丁酰苯类以及氯氮平等，此类药物中毒病因多为自杀、误服以及用药剂量过大。高浓度药物可抑制大脑皮质及皮下中枢，抑制脑干心血管中枢，造成低血压、反射性心跳加快，并对肝脏、皮肤、造血系统造成损害。

（3）抗组胺类药物中毒 包括苯海拉明、异丙嗪，大多数属 H_1 受体抑制剂具有抗乙酰胆碱作用。苯海拉明容易通过血 - 脑屏障，从而抑制中枢 H_1 受体，中毒患者多死于呼吸麻痹，儿童中毒主要表现为中枢兴奋，出现幻觉、运动失调、手足徐动及瞳孔固定且散大等。

（4）抗胆碱能药物中毒 包括阿托品、山莨菪碱、东莨菪碱、颠茄、解痉灵（丁溴东莨菪碱）、普鲁本辛等，阿托品为抑制 M 胆碱受体的抗胆碱药，能解除平滑肌的痉挛；抑制腺体分泌；解除迷走神经对心脏的抑制，使心跳加快；散大瞳孔，使眼压升高；兴奋呼吸中枢。阿托品中毒常导致患者出现昏迷及呼吸麻痹，最终因呼吸、循环衰竭而死亡。

（5）对乙酰氨基酚中毒 对乙酰氨基酚又称醋氨酚，是一种解热、镇痛治疗药物。该药过量使用后，通过细胞色素 P_{450} 系统代谢产生毒性产物 N - 乙酰基 - 对苯醌亚胺，导致还原性谷胱甘肽耗竭，引起线粒体功能障碍、活性氧和过氧化硝酸盐的形成，最终导致肝细胞肿胀坏死，严重的引起肝衰竭。

（6）巴比妥类药物中毒 巴比妥类药物对中枢神经系统产生抑制，特别是对大脑皮层及间脑下丘视部作用强烈，使反射机能逐渐麻痹。大量使用时抑制呼吸中枢和循环系统，最后患者因延髓呼吸中枢麻痹而死亡。

（二）毒品中毒

国际公约将毒品分为麻醉药品和精神药品两大类，麻醉药品在临床医疗中具有麻醉、镇痛等作用，连续使用后易产生身体和精神依赖性、能形成瘾癖的药品，主要包括大麻类、阿片类（天然与合成）和可卡因类三种；精神药品是指作用于中枢神经系统使其兴奋、抑制或致幻，连续使用能产生依赖性的药品，主要包括兴奋剂、镇静剂和致幻剂三类。

1. 大麻酚类毒物中毒 大麻叶中含有多种大麻酚类衍生物，主要活性成分为四氢大麻酚（tetrahydrocannabinol，THC）、大麻酚（cannabinol，CBN）和大麻二酚（cannabidiol，CBD）。大麻低剂量使用时对机体具有兴奋、致幻作用，使机体产生一种异常的欣快感，高剂量使用时则以抑制作用为主。THC 及其代谢产物均为高脂溶性化合物，长期吸食可在脂肪中积蓄，机体清除较慢。

2. 阿片类毒物中毒 阿片（opium）也叫鸦片，包括自然生成的阿片和其衍生物吗啡、可待因，以及用于临床治疗而合成的阿片类药物如双氢可待因、海洛因等。吗啡对中枢神经具有特有的麻醉作用，服用 10mg 吗啡就会消除所有疼痛，曾广泛用于前线伤员救治。吗啡对呼吸中枢具有强烈的抑制作用，呼吸麻痹是吗啡中毒致死的主要原因。海洛因是吗啡衍生物中最有效的止痛剂之一，曾广泛用于临床的镇咳、镇痛。海洛因的生理作用比吗啡更强烈，也比吗啡具有更强的依赖性，因而在临床医疗中已被淘汰。

3. 新型毒品 冰毒、k粉、摇头丸、咖啡因、"笑气"（一氧化二氮）等。此类药物极易成瘾，吸食后使人兴奋，出现幻听、幻视症状，严重损害大脑神经的功能。有强烈的运动感，吸食者常会因过度运动而导致身体缺水，肌肉损伤，甚至还会有痉挛和猝死的症状。长期服用会造成行为失控，机体的免疫功能降低，肝肾功能衰竭，从而导致死亡。

三、影响毒物作用的因素

1. 致毒因素 毒物的化学结构和理化性质如纯度、分散度、溶解度、挥发性、酸碱度、熔点、沸点和比重等均影响其毒性作用。毒物的浓度越高，接触的时间越长，则中毒发生的越快。

2. 机体因素 性别、年龄、个体差异、健康与营养条件、机体的激素水平、免疫因素、遗传因素等也都会影响毒物的作用。

3. 环境因素 高温、高湿、高气压均可加速机体中毒。

4. 其他因素 毒物进入机体的途径不同，其表现出的效应也不同，如苦杏仁苷静脉注射时对人体无害，若口服时，经胃内酶的水解，析出氰氢酸而导致中毒。毒物的联合作用如可卡因和乙醇一同摄入会产生乙基苯酰爱康宁，增加了对机体的毒性作用。

四、发生突发性中毒事件时的分析步骤

突发性中毒事件（poisoning incident）是指短时间内，毒物通过一定条件作用于特定人群造成的群发性健康影响事件。 微课/视频1

（一）采集中毒病史

毒物分析与刑事侦查和法医鉴定有着密切关系，发生突发性中毒事件时，应依照司法鉴定技术规范，采集详尽的中毒病史是诊断的首要环节，包括：①了解中毒人数；②了解是已知毒物造成的中毒还是未知毒物造成的中毒，是单独毒物中毒还是两种或两种以上毒物中毒；③了解发生中毒的时间、中毒的途径和毒物数量；④了解患者采取过的治疗措施、治疗药物及剂量、患者对治疗的反应等。

（二）观察临床表现

1. 根据患者的呼气、呕吐物及体表的气味判断 蒜臭味多数为有机磷农药中毒；酒味多为乙醇、甲醇等中毒；苦杏仁味是氰化物中毒。

2. 根据患者的皮肤黏膜颜色判断 发绀常见于亚硝酸盐中毒；潮红见于抗胆碱类药物、抗组胺类药物、乙醇等中毒；樱桃红常见于一氧化碳、氰化物中毒；黄色为对乙酰氨基酚中毒导致急性肝损害所致黄疸等。

3. 根据患者的瞳孔大小判断 瞳孔扩大见于抗胆碱类药物、抗组胺类药物、可卡因等中毒；瞳孔缩小常见于胆碱酯酶抑制剂、氯丙嗪、阿片类、抗胆碱药等中毒。

（三）实验室检测

1. 特异性项目的检测 ①直接测定毒物或毒品及其成分；②有些毒物中毒后，会引起机体相关特异性生化标志物改变，检测这些标志物能够协助诊断、判断中毒程度、观察治疗效果。如有机磷农药

中毒时，ChE 活性的测定；一氧化碳中毒时，HbCO 含量的测定；亚硝酸盐、苯胺中毒时高铁血红蛋白的检测等。

2. 非特异项目的检测 根据中毒患者病情的变化，进行相关的实验室检查和辅助检查，如血常规、尿常规、血液生化检查以及脑电图、心电图、肌电图、影像学检查等。

3. 毒物样本的检测

（1）定性分析 对现场遗留的样本进行颜色、形态的观察以及气味的检查；对送达实验室的样本根据毒物可能的理化性质进行定性试验。

（2）定量检测 在定性分析的基础上，使用适当的方法测定样本中某种毒物的浓度。

第二节 临床常见毒物检测与评价

PPT

临床毒物检验具有许多自身的要求与特点，主要是：①毒物样本组分比较复杂，毒物在其中含量较低。②毒物在机体中分布不一，获得毒物的纯品困难。③毒物品种多，很多是新增的未知物。④中毒可以是一人也可为一群体，往往有的患者就医时已经昏迷，要求检验时间尽可能短，检验结果必须准确。⑤中毒发生后要查清中毒原因，往往涉及多部门、多学科，如医疗机构、疾病预防控制中心、市场监督部门、法医学部门等。

一、样本的采集与处理

临床毒物检验的样本不仅来源于患者的血液、尿液等，有些生物样本含有脂肪、蛋白质、色素等内源性物质，在检测前必须对样本做适当的预处理。

（一）毒物检验样本分类

一般分为体外样本和体内样本两大类。

1. 体外样本 是未经人体消化的检验样本，如患者接触或使用过的固体或液体物质。

2. 体内样本 指毒物或药物经人体消化、吸收、代谢和排泄等过程后，取自患者体内的检验样本，包括患者的呕吐物、粪便、尿液、透析液、血液以及其他体液、毛发等。

（二）毒物检验样本处理

预处理主要是指样本制备、调整酸碱度、去除蛋白以及进行结合物的解离等。在临床医疗活动中，以急性中毒患者较多，往往患者已经出现严重中毒症状甚至昏迷，送检样本大多为血液、尿液等，预处理相对简单。对患者样本采集与处理需要注意以下方面。

1. 取样前尽量不要用水冲洗待检部位，也不要使用消毒药品（静脉抽血除外），防止毒物流失或消毒剂混入样本影响检验结果。如果做醇类毒物的检测，不能使用含乙醇消毒剂消毒。

2. 取样所使用的器皿要干燥清洁，不能沾有消毒药液。取出的样本要放置于清洁干净的密封容器，贴好唯一性标识或条形码，注明采集时间及采集者，尽快送检。如不能即刻送检，应放入冰箱内冷藏或冷冻保存。

3. 血液样本采集应根据检测项目不同选用不同的采样管，多数情况下同时采集三管。肝素锂抗凝管用于 HbCO、高铁血红蛋白、血氨检测；氟化钠防腐剂草酸钾抗凝剂管用于做毒物检测；EDTA抗凝管用于做血液常规检验、DNA 分析或基因研究。

4. 如果怀疑是挥发性物质中毒，保存样本的试管塞内壁应涂有聚四氟乙烯，以防止挥发性毒物通过橡胶塞扩散。

5. 毒品检验时，血液试验容易出现假阴性，建议同时留取尿液样本送检。

二、常见毒物的检测

便携式毒物检测方法及设备主要包括：①检气管，可以快速检测有毒气体，辨别有毒气体种类；②便携式气体测定仪，用于现场有毒有害气体检测；③毒物测定箱，主要采用化学法进行常见毒物的测定；④快速综合毒性检测仪，主要用于快速检测污染饮用水中的化学毒物和病原体；⑤便携式酒精测试仪，检测乙醇中毒；⑥便携式醇类速测箱，检测甲醇、乙醇中毒；⑦常见食物中毒快速检测箱，可检测有机磷农药、有毒气体、亚硝酸盐、毒鼠强、敌鼠钠、安妥定、氰化物以及部分有毒动植物毒物等。

实验室毒物检测方法主要有：①层析法，包括 GC、HPLC 和薄层层析法；②MS 法，包括 ICP - MS、GC - MS、LC - MS/MS 法；③光谱分析方法，包括原子吸收光谱 AAS 法、原子荧光光谱、红外吸收光谱、紫外吸收光谱、核磁共振波谱及 X 射线光谱法；④其他，如快速广谱药物筛选系统分析法、化学法、胶体金法等。

目前可以检测的常见中毒毒物的种类见表 25 - 2。

表 25 - 2 可检测毒物的种类

类别		毒物的种类
有毒有机物	气体毒物和挥发性毒物	气体毒物包括一氧化碳、硫化氢、氰化物毒气、苯系物（苯、甲苯、二甲苯等）、含氯类化合物（三氯丙烷、二氯乙烯等）、苯胺类（硝基苯胺）、氯气、磷化氢、沼气等。挥发性毒物包括醇类（甲醇、乙醇）、醛类（甲醛、水合氯醛）、醚类（乙醚）、卤代烃（四氯化碳、三氯甲烷）和苯（苯胺、硝基苯、苯酚）的衍生物等
临床药物	合成药物	镇静催眠药（包括巴比妥类、苯二氮草类及三代安眠药唑吡坦、佐匹克隆等）、中枢神经兴奋药、麻醉药、抗精神病药物（如吩噻嗪类药物）、抗癫痫药、解热镇痛药、消炎镇痛药、降压药、降糖药、抗肿瘤药（如秋水仙碱等）、抗生素及其他（如西地那非等）
	天然药物或毒物	有毒植物：乌头（含乌头碱类）、钩吻（含钩吻碱类）、颠茄草、曼陀罗（含莨菪碱类）、雷公藤（含雷公藤碱类）、苦杏仁（含氰苷类）、蓖麻籽（含蓖麻毒素）等 有毒动物：河豚（河豚毒素）、蛇毒、斑蝥（含斑蝥素）等 菌类或藻类毒素：肉毒杆菌（含肉毒毒素）、毒蘑菇（主要含鹅膏毒肽或毒伞肽）、有毒藻类（主要含神经性贝类毒素、麻痹性贝类毒素、腹泻性贝类毒素、雪卡毒素 CTX 等）
成瘾类物质	毒品或滥用药物	中枢神经抑制剂：阿片生物碱（海洛因、吗啡等）、哌替啶、美沙酮 中枢神经兴奋剂：安非他明类（冰毒、摇头丸等）、苯丙胺类兴奋剂、可卡因 致幻剂：大麻、氯胺酮
农药	杀虫剂及除草剂	杀虫剂：有机磷杀虫剂、氨基甲酸酯类杀虫剂、拟除虫菊酯类杀虫剂、杀虫双（杀虫单）、杀虫脒 除草剂：百草枯、五氯酚钠、乙草胺、2,4 - D 丁酯等
	杀鼠剂	有机合成杀鼠剂、香豆素类杀鼠剂、茚满二酮类杀鼠剂、有机氟杀鼠剂、毒鼠强、无机磷化物杀鼠剂
重金属	金属毒物	如铅、汞、砷、铬、镉、铊等

（一）有毒有机物

1. CO 中毒

（1）方法概述 检测 CO 中毒的方法分两类，一类是利用血液中 HbCO 相对稳定的特点，直接检测 HbCO 的百分含量；另一类是用化学试剂促使 HbCO 解离，释放出 CO 后再对 CO 进行检测。目前检测方法主要有定性试验和定量试验，定性试验包括煮沸法、氢氧化钠法及氯化钯试验，煮沸法及氢氧化钠法方法简单、快速，不需特殊试剂，适合 CO 中毒的快速筛选。氯化钯试验是利用 CO 与氯化钯溶液反应生成有黑色金属光泽的钯沉淀，该方法灵敏度较高，血液中 HbCO% 大于 10% 即可检出，但是样本中的还原性物质对本法有干扰。定量试验包括可见分光光度法及 GC 法等。GC 法是在待检血中加入释放剂，释放出 CO，再通过镍氢电池反应将 CO 还原生成甲烷，通过检测器定量测定甲烷，最终换算成 CO 的含量。在各类定量分析的方法中，以分光光度法应用较多。

（2）测定原理　CO 进入机体后与血红蛋白结合成 HbCO，血液中血红蛋白以还原血红蛋白、氧合血红蛋白、HbCO 及高铁血红蛋白四种形式存在。不同血红蛋白在紫外可见光下有不同的吸收光谱，在还原剂的作用下，氧合血红蛋白和高铁血红蛋白被还原为还原血红蛋白，HbCO 不被还原，还原后的血液中血红蛋白以还原血红蛋白和 HbCO 两种形式存在，利用这两种物质不同的吸收特性及吸光度值，计算 HbCO 的百分比或绝对值。

（3）方法学评价　分光光度法所需设备简单、操作简便、干扰少、分析误差小，特别适合普通实验室使用。

2. 氰化物中毒

（1）方法概述　氰化物中毒的检测方法有普鲁士蓝法、比色法及顶空 – 气相色谱法（head space gas chromatography，HS – GC）等。氰化物毒性极强，致死剂量低，定性检出即可。食品安全国家标准中食品氰化物的测定方法有 GC、GC – MS 法、离子色谱法、流动注射/连续流动 – 分光光度法。

（2）测定原理　①普鲁士蓝法，氰化物在酸性条件下生成氰化氢气体，能使硫酸亚铁氢氧化钠试纸生成亚铁氰化钠，用酸酸化后与高铁离子（由亚铁离子部分氧化而得）作用，形成蓝色的亚铁氰化高铁，即普鲁士蓝。普鲁士蓝快速法：取适量样本于锥形瓶内，加水调成粥状，加 10% 酒石酸酸化，立即塞好插有玻璃管的胶塞，迅速在玻璃管上加盖一张现场制备的 NaOH – FeSO₄（10% NaOH 加 20% FeSO₄）滤纸片，待瓶内蒸汽上冒片刻后用镊子取下滤纸片，滴加 10% H_2SO_4 溶液冲洗滤纸片上的沉淀物，若滤纸片上有蓝色斑，则表明样本中含有氰化物。②比色法，利用氰氢酸和溴作用生成溴化氰，后者与吡啶 – 联苯胺作用，生成红色化合物，据此可对氰化物进行定性及定量分析。待测样本在碱性条件下加热除去高沸点有机物或在酸性条件下加热蒸馏，用氢氧化钠溶液溶解或吸收后，在 pH7.0 条件下，用氯胺 T 将氰化物转变为氯化氰，再与异烟酸 – 吡唑啉酮作用，生成蓝色染料，与标准系列比较定量。③HS – GC 法，利用衍生化的方法在密闭的体系中将样本中的 CN⁻ 与衍生化的试剂氯胺 T 衍生成氯化氰气体，以电子捕获检测器检测电负性较大的氯元素，可以间接地检测和计算出样本中的 CN⁻ 及其含量。依据氯化氰的保留时间可以定性，外标工作曲线法可进行定量测定。

（3）方法学评价　普鲁士蓝法适用于呕吐物、胃内容物、食物（固体、半固体液体）血液、空气样品吸收液等，该方法简便快速，现场即可操作。比色法反应灵敏、操作简单、检验结果直观，对现场遗留的毒物、各种可疑物、剩余食物及滥用药物，少量即可进行检验，检出限为 10μg 氰化氢。如氰氢酸含量不多，则出现蓝绿色。如未出现蓝色或蓝绿色，应连续重复操作 3~5 次，确保不存在氰氢酸时才能下结论。怀疑为吸入中毒的患者应采集血液送检。HS – GC 法、GC 法、GC – MS 法、离子色谱法、流动注射/连续流动 – 分光光度法测定准确度和灵敏度都更高，但操作复杂，需要专用设备。

3. 乙醇中毒

（1）方法概述　急性乙醇中毒是临床上常见的中毒性疾病之一，其检测方法较多，常见的有呼气法、Lieben 碘仿反应、酶法及 HS – GC 法等。呼气法检测乙醇只能作为判断酒驾或某些需要检测乙醇场合的初筛试验。Lieben 碘仿反应除甲醇外丙酮、乙醛及含有 CH₃CO⁻ 基团的化合物均为阳性。HS – GC 法利用乙醇是小分子极性化合物，沸点较低的特性，可直接对血液、尿液中的乙醇进行定性、定量测定。目前，临床实验室多采用酶法测定乙醇浓度。

（2）测定原理　①呼气法，测定原理有红外光谱法和燃料电池法，红外光谱法原理是乙醇会吸收特定波长的红外光，通过测量红外光的吸收情况，可以间接得出呼出气体中乙醇的浓度。燃料电池法原理是在燃料电池中，乙醇与氧气发生反应产生电能，通过检测产生的电流大小，推算出呼出气体中乙醇的含量。②酶法，样本中的乙醇被乙醇脱氢酶氧化为乙醛，此过程中 NAD^+ 转化为 NADH，NADH 引起的 340nm 处吸光度的变化与样品中乙醇的浓度成正比。

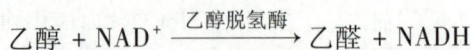

$$乙醇 + NAD^+ \xrightarrow{\text{乙醇脱氢酶}} 乙醛 + NADH$$

③HS – GC 法，将样品置于封闭的顶空瓶中，加热使样品中挥发性物质在气–固或气–液界面处逸出，使被测物在固/液样本中的浓度与在顶空气体中的浓度处于平衡状态，通过进样口进入气相色谱仪进行分离和检测。经与平行操作的对照品比较，以保留时间（retention time）进行定性分析，以峰面积为依据，采用内标法或外标法定量测定。

（3）方法学评价　①酶法测定乙醇与 HS – GC 法具有很好的相关性，乙醛、丙酮及甲醇对该方法不产生干扰；②与乙醇结构相似的物质如乙二醇、正丙醇、异丙醇、正丁醇会对测定产生干扰；③采血时禁用乙醇消毒，从采血到测定完成应控制在 2 小时内；④患者死亡后或濒死前的样本中存在极高浓度的乳酸脱氢酶和乳酸盐，会使乙醇测定结果假性增高，对于这类阳性的样本应通过气相色谱法进行确认；⑤HS – GC 法是国家公共安全行业标准推荐方法，不受其他醇类等物质的干扰，准确度和灵敏度都很高，但操作复杂，需要专用设备。　◉ 微课/视频 2

（二）临床药物

1. 抗抑郁药物中毒

（1）方法概述　三环类抗抑郁药物检测方法有化学定性法、金标记免疫层析法、HPLC 法、GC 法、GC – MS 法、LC – MS/MS 法、毛细管电泳 – 电化学发光法等。三环类抗抑郁药分析方法甚多，其中 HPLC 法应用较广，尤其是反相 HPLC 法。

（2）测定原理　反相 HPLC 法固定相多采用非极性的十八烷基键合硅胶，流动相为甲醇–水–四甲基乙二胺，冰醋酸调整 pH 至 6.4；检测波长 254nm。选用安定为内标，体液样本在碱性条件下，用无水乙醚提取，氮气流吹干后用流动相溶解进样。标准曲线方程或单点内标法校正后求算血药浓度。

（3）方法学评价　反相 HPLC 法简便、快速、灵敏，可同时测定全血中三环类抗抑郁药多塞平、阿米替林、丙米嗪、氯丙米嗪等。氯丙嗪对氯丙米嗪有干扰，其他抗精神病药物和抗癫痫药保留时间与本类药物不重叠，不干扰本类药物的血药浓度的测定。

2. 抗精神病药物中毒

（1）方法概述　吩噻嗪类药物可以使用化学显色法、分光光度法、薄层色谱法、GC 法、HPLC 法及 LC – MS/MS 法等方法来检测。样本以尿液为佳，还可采集患者血液、胃内容物等。取样后尽快送检，样本在碱性条件下用有机溶剂萃取。薄层色谱法快速、简便、分离效果好，能做个别药物检验，既可以检验原型药物，又可检验代谢产物亚砜。光谱法、GC 法及 LC 法定性分析时，必须在空白对照无干扰时，阳性结果才可靠。吩噻嗪类药物具有弱碱性，易被氧化成亚砜类、醌类而显色，还可与某些金属离子如钯离子形成配合物而显示不同的颜色。

（2）测定原理（氯化钯试验）　利用 0.1% 的氯化钯盐溶液在 pH2.0 时与吩噻嗪类药物形成有色配合物。此反应是钯离子与吩噻嗪环上未被氧化的硫原子生成配位化合物。氯丙嗪、奋乃静显橙红色，异丙嗪显紫色，三氟拉嗪显橙黄色，氯普噻嗪显浅黄色。当使用标准品同时进行测定时，可采用分光光度法对其进行定量分析。

（3）方法学评价　该方法的优点在于可选择性地用于未被氧化的吩噻嗪类药物的测定，砜或亚砜类均不显色。缺点是反应所形成的配合物溶解度较小，若使用二烷基硫酸酯钯盐，则可增大产物的溶解度，提高测试的灵敏度。

3. 抗组胺药物中毒

（1）方法概述 抗组胺药物中毒临床以苯海拉明中毒较常见，检测方法有中和滴定法及层析法等。薄层层析法可以作为该类药物中毒的初筛试验，GC 法、HPLC 法可作为该类药物中毒的确认方法。

（2）测定原理（中和滴定法） 利用样本加冰醋酸与醋酐溶解后，加醋酸汞试液与结晶紫指示液，用 0.1mol/L 高氯酸滴定液滴定至溶液显蓝绿色，记录高氯酸滴定液的使用量，按 1ml 高氯酸滴定液相当于 29.18mg 的盐酸苯海拉明计算。

（3）方法学评价 该方法虽然操作较繁琐，灵敏度不高，但却是定量测定苯海拉明的经典方法，且所需设备及试剂简单，仍然不失为基层实验室检测该类药物中毒的一种快速有效的方法。

（三）滥用药物

临床上可能会被滥用的药物及其化合物很多，常见的有苯丙胺类、巴比妥类药物、大麻、可卡因、阿片及阿片类药物、对乙酰氨基酚等。

1. 方法概述 滥用药物通常采用胶体金免疫层析法对尿液样本进行检测，该方法检测时间短，不需特殊仪器设备且不受时间和地点限制，是检测苯丙胺类、大麻类及阿片类毒物中毒的快速筛选方法。其它定性试验采用化学反应的方法，如巴比妥类药物中毒时的碱性钴盐试验、大麻类中毒的快蓝 B 试验、苯丙胺类及阿片类中毒的甲醛 – 硫酸试验等。此外，紫外分光光度法、薄层层析法、GC 法、GC – MS 法以及 HPLC 法等均可定性或定量检测这些滥用药物。对乙酰氨基酚中毒，临床常使用比色法进行定量测定。

2. 测定原理（比色法） 对乙酰氨基酚经芳香酰基酰胺酶水解生成对氨基苯酚，对氨基苯酚经不同途径反应生成不同的有色产物，对氨基苯酚在高碘酸钠和邻甲酚催化下生成 N – 对羟苯基对苯醌亚胺，在 600nm 波长处（副波长为 800nm）测定吸光度的变化，与样本中对乙酰氨基酚含量成正比。

3. 方法学评价 当对乙酰氨基酚浓度达到 331μmol/L，黄疸、溶血、脂血无明显干扰；血清 TP 浓度在 20～120g/L 无明显干扰；阿米替林和丙米嗪会出现明显的负干扰（≥10%）。该方法检测线性范围可达 7.9～3972μmol/L，最低检测限甚至可至 1.3μmol/L。

（四）农药类

有机磷酸酯类化合物中毒及氨基甲酸酯类化合物中毒都属于胆碱能制剂中毒。

1. 方法概述 杀虫剂不是医疗用药，在正常饮食中不应含有，因此该类毒物的检验只需定性检出即可认定中毒。薄层层析法、气相层析法、GC – MS 法、LC – MS/MS 法都是检测该类农药的重要方法。有机磷农药及氨基甲酸酯类农药中毒时，都会出现 ChE 活性可大大降低，所以临床实验室常通过检测血清 ChE 活性用于的诊断与疗效监测。

2. 测定原理（连续监测法） 丁酰硫代胆碱可被 ChE 水解为丁酸和硫代胆碱，硫代胆碱使黄色的铁氰化钾还原为无色的亚铁氰化钾，在 405nm 连续监测吸光度的变化，其下降的速率与样品中 ChE 的活力成正比。

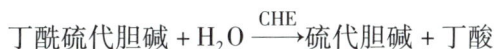

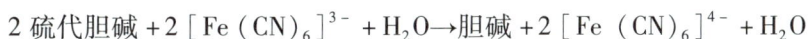

$$丁酰硫代胆碱 + H_2O \xrightarrow{CHE} 硫代胆碱 + 丁酸$$

$$2\,硫代胆碱 + 2\left[Fe\left(CN\right)_6\right]^{3-} + H_2O \rightarrow 胆碱 + 2\left[Fe\left(CN\right)_6\right]^{4-} + H_2O$$

3. 方法学评价 自动生化分析仪和干化学法快速准确，特别适合急诊检验。除布洛芬、普鲁卡因胺、非那吡啶、L – 多巴等对测试有干扰外，其他药物对干化学法测定 ChE 干扰非常小。

（五）重金属

1. 方法概述　有毒金属一般多为重金属如镉、铅、汞、铊等，少量摄入即可引起机体功能损伤和器官改变。检测方法主要有 AAS 和 ICP－MS 法等。

2. 测定原理（原子吸收分光光度法）　含待测元素的血液样品在高温下进行原子化，被解离为基态原子，当锐线光源发射出的 283.3nm（铅）、228.8nm（镉）特征谱线，穿过一定厚度的样品原子蒸气时，光的一部分被原子蒸气中铅、镉基态原子吸收，检测系统测量出透射光的强弱变化，根据朗伯－比尔定律，在一定范围内吸光度的大小与原子化器中待测元素原子浓度成正比的关系，求得待测铅、镉元素含量。

3. 方法学评价　原子吸收分光光度法检测血铅最低浓度 $<3\mu g/L$，精密度相对偏差（relative standard deviation，RSD）$<10\%$，镉最低检测浓度 $<0.2\mu g/L$，$RSD<10\%$。检测前，所用器皿均用 10%（体积分数）硝酸溶液浸泡过夜，用去离子水冲洗干净，晾干备用。在测定过程中，干燥、灰化温度和时间的选定很重要，应防止样品产生飞溅造成丢失。各片钨舟原子化器的电阻值略有差异，如更换钨舟原子化器后应重新制作标准曲线。近年来，ICP－MS 因可同时测定多种元素、分析速度快、精密度好、检出限度，已逐步成为重金属检测的首选方法。

> **知识拓展** ◄
>
> #### 毒物检验新技术
>
> 　　当代青少年应该"谈毒色变"、摒除不良嗜好、养成良好习惯和行为模式，让"毒手"无机可乘。中毒后迅速查出中毒的毒物是关键。灵敏度和特异性较高的色谱与质谱联用技术已在临床广泛应用，新的检验技术也层出不穷，分子印迹技术是一种特异性识别目标分子的技术，离子探针技术能有效避免复杂基质对质谱仪的污染，适用于体液、组织切片、蔬菜水果等各类样本，生物传感器是利用酶、抗体、微生物等生物活性物质与被检测物质接触时的其理化反应而进行分子识别，人工智能技术则可以预测未知新型毒品的化学结构等。

三、注意事项

1. 安全要求　严格遵守实验室生物安全，做好个人防护；严格遵守水、电、气使用安全，实验室要通风良好，对于有毒气体检测应在通风橱中进行，注意尾气处理。实验室要严格防爆炸、防腐蚀、防中毒、防失火，做好应急预案和必要的防范措施。

2. 样本要求　所有样本要有唯一标识，严格按照要求正确采集样本，确保样本的质量和代表性，避免样本污染。不同毒物检测可能对样本采集时间有特殊要求，比如要考虑毒物摄入后在体内代谢的时间规律。样本如果不能及时检测，应在 $-20\sim-10℃$ 的冰箱中低温储存，检测完成后要放回冰箱中妥善保管，以备复检。在运输过程中也要保证样本的稳定性。

3. 检测方法选择　根据具体情况选择合适的检测方法，要考虑方法的准确性、灵敏度、特异性等，同时要了解该方法可能存在的局限性。做好质量控制，包括定期进行仪器校准和室内质控等，以保证检测结果的可靠性。

4. 与临床结合　检测结果要结合患者的临床表现、病史、用药史等进行综合分析，不能单纯依靠检测结果来诊断或排除中毒。

5. 法律问题　在涉及可能的法律问题时，要注意检测流程的合法性和证据的保存，注意保护患者隐私。

? 思考题

答案解析

案例 患者，男，59 岁。

主诉：意识障碍约 5 小时。

现病史：患者 5 小时前于加重密闭环境烤炭火睡眠，下午 18：30 被家属发现意识障碍，呼之不应，伴有恶心呕吐，为胃内容物，身旁无农药及镇静类药物，无抽搐，无发热，未行治疗，呼救"120"急诊来院。P 127 次/分，R 25 次/分，BP 69/41mmHg，SpO_2 97%。

既往史：否认高血压、冠心病、糖尿病，否认外伤手术史，否认既往脑血管病。否认药物过敏史。

基本检查：神志昏迷，伴有肢体及肌肉震颤，不能配合检查。皮肤、现膜未见黄染，皮肤未见皮疹、蜘蛛痣、静脉曲张；全身浅表淋巴结未见肿大；双瞳孔等大等圆，直径约 2.5mm，对光反射存在。颈软，无颈静脉怒张，肝颈返流征阴性，气管居中，双肺呼吸音清，两肺未闻及干湿性啰音；心律不齐，第一心音强弱不等，各瓣膜听诊区未闻病理性杂音，未闻及心包摩擦音；腹平坦，腹软，腹部体检无法配合，右侧小腿部有烧伤，局部水泡形成，神经系统检查生理反射存在，巴氏征未引出。

问题

（1）患者初步诊断可能是哪种疾病？下一步要做哪些实验室检查？

（2）如果是 CO 中毒，则上述实验室检查可能会出现哪些异常？

（毛达勇）

书网融合……

重点小结　　题库　　微课/视频 1　　微课/视频 2

附　录

附录1　临床生物化学检验常用参考区间、危急值和医学决定水平

编号	类别	项目	方法	单位	参考区间	危急值	医学决定水平
1	肝功能	血清总蛋白（TP）	双缩脲法	g/L	65~85	—	45、60、80
		血清清蛋白（ALB）	溴甲酚绿法/溴甲酚紫法	g/L	40~55	—	20、35、55
		清蛋白/球蛋白比值	—	g/L	(1.2~2.4)∶1	—	—
		血清丙氨酸氨基转移酶（ALT）	IFCC推荐法	U/L	男：9~50；女：7~40	—	20、60、300
		血清丙氨酸氨基转移酶（ALT）[a]	IFCC推荐法	U/L	男：9~60；女：7~45	—	20、60、300
		血清天冬氨酸氨基转移酶（AST）	IFCC推荐法	U/L	男：15~40；女：13~35	—	20、60、300
		血清天冬氨酸氨基转移酶（AST）[a]	IFCC推荐法	U/L	男：15~45；女：13~40	—	20、60、300
		血清碱性磷酸酶（ALP）	IFCC推荐法	U/L	男：45~125；女（20~49岁）：35~100；女（50~79岁）：50~135	—	—
		血清γ-谷氨酰胺基转移酶（GGT）	重氮反应比色法	U/L	男：10~60；女：7~45	—	15、45、150
		血清总胆红素（TBIL）	重氮法/矾酸盐氧化法	μmol/L	男：≤26.0；女：≤21.0	—	25、40、350
		血清直接胆红素（DBIL）	重氮法	μmol/L	≤4.0	—	—
		血清总胆汁酸（TBA）	酶比色法	μmol/L	空腹：4.90±2.38；餐后2小时：8.22±2.91	—	—
		血清胆碱酯酶（ChE）	MTTC法	U/L	5000~12000	—	—
		血清前清蛋白	免疫透射比浊法	mg/L	男：200~430；女：180~350	—	—
2	肾功能	血清尿素（Urea）	酶法	mmol/L	男（20~59岁）：3.1~8.0；男（60~79岁）：3.6~9.5；女（20~59岁）：2.6~7.5；女（60~79岁）：3.1~8.8	—	2.0、10.0、18.0
		血清肌酐（Cr）	酶法/苦味酸法	μmol/L	男（20~59岁）：57~97；男（60~79岁）：57~111；女（20~59岁）：41~73；女（60~79岁）：41~81	—	50、140、530
		血清尿酸（UA）	尿酸酶-POD法	μmol/L	男：208~428；女：155~357	—	120、470、630
		血清β₂-微球蛋白（β₂-MG）	免疫比浊法	mg/L	18~59岁：1.0~2.3；≥60岁：1.3~3.0	—	
		内生肌酐清除率		mL/min	男：105±20；女：95±20	—	
		尿微量清蛋白（mALB）	免疫比浊法	mg/24h	24小时尿：<30	—	
				μg/mg Cr	随机尿：<30	—	
		尿N-乙酰-β-D-氨基葡萄糖苷酶（NAG）	比色法	U/L	<22	—	

续表

编号	类别	项目	方法	单位	参考区间	危急值	医学决定水平
3	糖代谢	血清葡萄糖（GLU）	葡萄糖氧化酶法	mmol/L	3.9～6.1	<2.7 或 >22.2	2.7、7.0、11.1
		全血糖化血红蛋白（HbA$_{1C}$）	色谱层析法		4.8%～6.0%	—	—
		血清果糖胺（GSP）	比色法	μmol/L	205～285	—	—
		空腹血糖	葡萄糖氧化酶法	mmol/L	0 小时 <6.1 0.5～1 小时达到高峰 <11.1 2 小时 <7.8	—	
		餐后30分钟血糖					
		餐后1小时血糖					
		餐后2小时血糖					
4	脂代谢	血清总胆固醇（TC）	酶法	mmol/L	3.11～5.18	—	—
		血清甘油三酯（TG）	酶法	mmol/L	0.56～1.70	—	—
		血清高密度脂蛋白胆固醇（HDL‐C）	直接法	mmol/L	1.04～1.55	—	—
		血清低密度脂蛋白胆固醇（LDL‐C）	直接法	mmol/L	2.07～3.37	—	—
		血清载脂蛋白‐AI(ApoAI)	免疫透射比浊法	g/L	1.2～1.6	—	—
		血清载脂蛋白‐B（ApoB）	免疫透射比浊法	g/L	0.8～1.2	—	—
		血清脂蛋白（a）［Lp(a)］	免疫透射比浊法	mg/L	0～300	—	—
5	心肌酶	血清天冬氨酸氨基转移酶（AST）	IFCC 推荐法	U/L	男：15～40；女：13～35	—	—
		血清天冬氨酸氨基转移酶（AST）[a]	IFCC 推荐法	U/L	男：15～45；女：13～40	—	—
		血清乳酸脱氢酶（LDH）	速率法	U/L	120～250	—	200、450、800
		血清 α‐羟丁酸脱氢酶（HBDH）	DGKC 推荐法	U/L	72～182	—	—
		血清肌酸激酶（CK）	速率法	U/L	男：50～310；女：40～200	—	60、200、1500
		肌酸激酶同工酶 MB（CK‐MB）	DGKC 推荐法	U/L	<10	—	
6	胰腺功能	血清淀粉酶（AMY）	麦芽七糖法	U/L	35～135	—	90、225、370
		尿淀粉酶（AMY）	碘‐淀粉比色法	U/L	100～1200	—	—
		血清脂肪酶（LPS）	酶法	U/L	1～54	—	—
		血清胰淀粉酶（P‐AMY）	免疫抑制偶联酶比色法	U/L	血：13～53；尿：<350	—	—
7	电解质与酸碱平衡	血清钾（K）	间接离子选择电极法	mmol/L	3.5～5.3	<2.8 或 >6.20	3.0、5.8、7.5
		血清钠（Na）	间接离子选择电极法	mmol/L	135～145	—	115、135、150
		血清氯（Cl）	间接离子选择电极法	mmol/L	99～110	—	90、112
		血清总钙（Ca）	邻甲酚酞络合酮比色法	mmol/L	2.11～2.52	<1.6 或 >3.50	1.75、2.75、3.38
		血清无机磷（IP）	磷钼酸紫外法	mmol/L	0.85～1.51	—	—
		血清镁（Mg）	二甲苯胺蓝法/比色法	mmol/L	0.75～1.02	—	—
		总二氧化碳（CO_2）	离子选择电极法	mmol/L	22～29	—	—

续表

编号	类别	项目	方法	单位	参考区间	危急值	医学决定水平
7	电解质与酸碱平衡	血液酸碱度（pH）	离子选择电极法		7.35~7.45	<7.20 或 >7.55	—
		动脉血二氧化碳分压（PCO₂）	电极法	mmHg	35~45	<20 或 >70	—
		动脉血氧分压（PO₂）	电极法	mmHg	75~100	<45 或 >145	—
		血氨（NH₃）	酶法	μmol/L	18~72	—	—
8	铁代谢	血清铁（Fe）	亚铁嗪比色法	μmol/L	男：10.6~36.7 女：7.8~32.2	—	—
		血清总铁结合力（TIBC）	亚铁嗪比色法	μmol/L	男：50~77 女：54~77	—	—
		血清转铁蛋白（TRF）	免疫透射比浊法	g/L	2.0~3.6	—	—
9	脑脊液生化	脑脊液总蛋白质（TP）	比色法	mg/L	150~450	—	—
		脑脊液葡萄糖（Glu）	葡萄糖氧化酶法	mmol/L	成年人：2.5~4.5；儿童：2.8~4.5	—	—
		脑脊液氯化物（Cl）	离子选择电极法	mmol/L	110~130	—	—
10	血清蛋白电泳	血清蛋白（A）	琼脂糖凝胶电泳法		52%~63%	—	—
		α₁-球蛋白（α₁）			4%~5%	—	—
		α₂-球蛋白（α₂）			6%~9%	—	—
		β-球蛋白（β）			9%~12%	—	—
		γ-球蛋白（γ）			15%~23%	—	—
11	激素	血清促黄体素（LH）	化学发光法	U/L	成年女性：卵泡期：2~30；排卵期：40~200 黄体期：0~20；绝经期：40~200 成年男性：5~20	—	—
		血清尿促卵泡素（FSH）		U/L	女性青春期前后：<2.5；成年女性：卵泡期：5~20；排卵期：12~30；黄体期：6~15；绝经期：20~320；成年男性：5~20	—	—
		血清催乳素（PRL）		mIU/L	<400	—	—
		血清睾酮（T）		nmol/L	男：9.4~37.0；女：0.18~1.78	—	—
		血清雌二醇（E₂）		nmol/L	卵泡期：0.18~0.27；排卵期：0.34~1.55；黄体期：0.15~1.08；绝经期：0.01~0.14 成年男性：0.19~0.24	—	—
		血清孕酮（P）		nmol/L	卵泡期：0.6~4.7；排卵期：2.4~9.4；黄体期：5.3~86.0；绝经期：0.3~2.5	—	—
		血清人绒毛膜促性腺激素（hCG）		U/L	男性及未孕女性：<5.0；绝经后女性：<10.0	—	—
		血清三碘甲状腺原氨酸（T₃）		nmol/L	1.1~2.2	—	—

续表

编号	类别	项目	方法	单位	参考区间	危急值	医学决定水平
11	激素	血清甲状腺素（T_4）	化学发光法	nmol/L	70～148	—	—
		血清游离三碘甲状腺原氨酸（FT_3）		pmol/L	4.0～6.20	—	—
		血清游离甲状腺素（FT_4）		pmol/L	12.0～20.2	—	—
		血清促甲状腺激素（TSH）		mIU/L	0.6～4.4	—	—
		血清胰岛素（INS）		pmol/L	12～150	—	—
		血清 C 肽（C－P）		ng/mL	0.78～1.89	—	—
		血清甲状旁腺素（PTH）		ng/L	15～65	—	—
		血清生长激素（GH）		μmol/L	成人＜94.92	—	—
12		血清 C 反应蛋白（CRP）	免疫散射比浊法	ng/L	≤6.0		

注：参考区间、危急值和医学决定水平可因不同地区、不同环境条件和不同测定方法而有所变化，表中数据来源南昌地区，仅供参考，建议各实验室应通过验证并与临床沟通确立实际应用的参考区间、危急值和医学决定水平。[a]试剂中含有 5′－磷酸吡哆醛。

附录 2　临床生物化学检验常规项目的自动化仪器检测参数设置示例

测试名称	ALT	AST	ALP	GGT	CHE	TBA	TBIL	DBIL	ALB	TP
单位	U/L	U/L	U/L	U/L	U/L	μmol/L	μmol/L	μmol/L	g/L	g/L
方法学	RATEA	RATEA	RATEA	RATEA	RATEA	RATEA	2 Point End	2 Point End	1 Point	1 Point
反应时间	10min	10min	10min	10min	10min	10min	10min	10min	5min	10min
读点 A1～A2	24～34	24～34	24～34	20～27	19～29	24～34	16～34	16～34	7～0	34～0
波长（副波/主波）	405～340	405～340	505～405	505～405	505～405	505～405	546～450	546～450	700～600	700～546
样本量（μl）	12	12	5	25	2	2	5	5	2	2
试剂 1（R1）	200	200	200	200	160	120	140	140	200	200
试剂 2（R2）	0	0	0	0	0	0	0	0	0	0
试剂 3（R3）	50	50	50	50	40	30	35	35	0	0
反应界限吸光度/反应方向	5000 DEC	5000 DEC	32000 INC	32000 INC	32000 INC	32000 INC	0 DEC	0 DEC	32000 INC	32000 INC
前带检测限制	0 UPPER	0 UPPER	0 UPPER	0 UPPER	0 UPPER	0 UPPER	0 UPPER	0 UPPER	0 UPPER	0 UPPER
校准类型	Linear	Linear	Linear	Linear	Linear	Linear	Linear	Linear	Linear	Linear
校准品个数	2	2	2	2	2	2	2	2	2	2
量程点	2	2	2	2	2	2	2	2	2	2
校准因子	—	—	—	—	—	—	—	—	—	—
线性范围	5～1000	4～1000	0.5～1000	3～600	100～25000	02～00	0.5～500	0.3～300	10～60	10～150
sTD（1）Conc	0.0	0.0	0.0	0.0	0.0	0.0	0.0	0.0	0.0	0.0
sTD（2）Conc	*	*	*	*	*	*	*	*	*	*
试剂空白	≥1.000	≥1.000	≤1.0	≤0.8	≤0.800	≤0.500	≤0.500	≤0.300	≤0.600	≤0.500

测试名称	PA	AFU	5′-NT	ADA	CG	UREA	UA	CREA	CysC
单位	mg/L	U/L	U/L	U/L	mg/L	mmol/L	μmol/L	μmol/L	mg/L
方法学	2 Point End	RATEA	RATEA	RATEA	2 Point End	2 Point RATE	2 Point End	2 Point End	2 Point End
反应时间	10min	10min	10min	10min	10min	10min	10min	10min	10min
读点 A1~A2	16~34	24~34	23~34	24~34	18~34	20~27	16~34	16~34	18~34
波长（副波/主波）	700~340	505~405	0~546	800~546	340~410	405~340	700~546	700~546	0~600
样本量（μl）	4	25	4	6	12	2	5	4	2
试剂1（R1）	160	200	180	180	200	160	200	180	180
试剂2（R2）	0	0	0	0	0	0	0	0	0
试剂3（R3）	40	50	90	40	50	40	50	60	60
反应界限吸光度/反应方向	32000 INC	32000 INC	32000 INC	32000 INC	32000 INC	0 DEC	32000 INC	32000 INC	32000 INC
前带检测限制	0 UPPER	0 UPPER	0 UPPER	0 UPPER	0 UPPER	0 UPPER	0 UPPER	0 UPPER	0 UPPER
校准类型	spline	Linear	Linear	Linear	Log-4p	Linear	Linear	Linear	spline
校准品个数	5	2	2	2	5	2	2	2	6
量程点	2	2	2	2	2	2	2	2	3
校准因子	—	—	—	—	—	—	—	—	—
线性范围	20~650	1~200	1~200	1.5~200	1.58~80.0	0.2~40	10~1190	107~700	0.15~8.00
sTD（1）Conc	0.00	0.00	0.00	0.00	0.00	0.00	0.00	0.00	0.00
sTD（2）Conc	多点定标	*	*	*	多点定标	*	*	*	多点定标
试剂空白	≤0.200	≤0.500	≤0.500	≤0.500	≤0.800	≥0.900	≤0.030	≤0.030	≤0.800

测试名称	RBP	β_2-MG	α_1-MG	NAG	mALB	UTRF	NGAL	CK	CK-MB	HBDH
单位	mg/L	mg/L	mg/L	U/L	mg/L	mg/L	ng/ml	U/L	U/L	U/L
方法学	2Point End	2Point End	2Point End	RATEA	2Point End	2Point End	2Point End	RATEA	RATEA	RATEA
反应时间	10min	10min	10min	10min	10min	10min	10min	10min	10min	10min
读点 A1~A2	18~34	18~34	20~34	20~30	16~34	19~34	18~34	20~34	27~34	24~34
波长（副波/主波）	0~600	0~600	0~570	405~340	700~340	0~570	0~546	546~340	546~340	405~340
样本量（μl）	10	2	2	8	7	5	2	10	10	3
试剂1（R1）	200	160	200	120	140	210	160	200	200	120
试剂2（R2）	0	0	0	0	0	0	0	0	0	0
试剂3（R3）	67	40	67	30	35	70	40	50	50	30
反应界限吸光度/反应方向	32000 INC	32000 INC	32000 INC	32000 INC	32000 INC	32000 INC	32000 INC	32000 INC	32000 INC	0 DEC
前带检测限制	0 UPPER	0 UPPER	0 UPPER	0 UPPER	0 UPPER	0 UPPER	0 UPPER	0 UPPER	0 UPPER	0 UPPER
校准类型	spline	spline	spline	Linear	spline	spline	spline	Linear	Linear	Linear
校准品个数	5	5	6	2	5	5	5	2	1	2
量程点	3	3	3	2	3	3	3	2	0	2
校准因子	—	—	—	—	—	—	—	—	8360.0	—
线性范围	0.5~140	0.3~21.51	0.201~37.0	2~200	2~400	0.2~15	30~5000	4~1000	2~500	5~1200
sTD（1）Conc	0.0	0.0	0.0	0.0	0.0	0.0	0.0	0.0	0.0	0.0
sTD（2）Conc	多点定标	多点定标	多点定标	*	多点定标	多点定标	多点定标	*	*	*
试剂空白	≤1.500	≤0.80	≤1.500	≤0.020	≤0.040	≤0.80	≤1.600	≤0.400	≤0.400	≥1.000

测试名称	LDH	cTnI	MYO	ACE	H－FABP	IMA	CHOL	TG	HDL－C	LDL－C
单位	U/L	ng/ml	ng/ml	U/L	ng/ml	U/ml	mmol/L	mmol/L	mmol/L	mmol/L
方法学	RATEA	2Point End	2Point End	2Point End	2Point End	2Point End	1Point End	1Point End	2Point End	2Point End
反应时间	10min	10min	10min	10min	10min	10min	10min	10min	10min	10min
读点 A1～A2	24～34	23～34	20～34	16～34	19～34	16～34	0～34	0～34	16～34	16～34
波长（副波/主波）	405～340	0～700	800～570	405～340	0～700	700～505	700～500	700～505	700～546	700～546
样本量（μl）	5	25	6	25	6	15	2	2	2	2
试剂 1（R1）	200	150	180	250	100	100	200	200	160	160
试剂 2（R2）	0	0	0	0	0	0	0	0	0	0
试剂 3（R3）	50	50	60	0	100	50	0	0	53	53
反应界限吸光度/反应方向	32000INC	32000 INC	32000 INC	0 DEC	32000 INC	32000 INC	32000 INC	32000 INC	32000 INC	32000 INC
前带检测限制	0 UPPER	0 UPPER	0 UPPER	0 UPPER	0 UPPER	0 UPPER	0 UPPER	0 UPPER	0 UPPER	0 UPPER
校准类型	Linear	Spline	Spline	Linear	Spline	Linear	Linear	Linear	Linear	Linear
校准品个数	2	5	5	2	6	2	2	2	2	2
量程点	2	2	2	2	3	2	2	2	2	2
校准因子	—	—	—	—	—	—	—	—	—	—
线性范围	5～1000	0.5～25.0	8～800	1.0～250	2.5～160	10～150	0.1～22	0.1～10	0.1～4	0.5～10
sTD（1）Conc	0.00	0.00	0.00	0.00	0.00	0.00	0.00	0.00	0.00	0.00
sTD（2）Conc	*	多点定标	多点定标	*	多点定标	*	*	*	*	*
试剂空白	≤0.500	≤2.000	≤1.000	≥0.8000	≤1.8000	≥0.8000	≤0.300	≤0.500	≤0.300	≤0.300

测试名称	ApoA I	ApoB	Lp（a）	APoE	NEFA	HCY	GLU	Insulin	GA－L
单位	g/L	g/L	mg/L	mg/L	mmol/L	μmol/L	mmol/L	μIU/ml	%
方法学	2 Point End	2 Point End	2 Point End	2 Point End	2 Point End	2 Point End	2 Point End	2 Point End	2 Point End
反应时间	10min	10min	10min	10min	10min	10min	10min	10min	10min
读点 A1～A2	16～34	16～34	20～34	16～34	16～34	22～34	16～34	18～34	16～34
波长（副波/主波）	700～340	700～340	0～600	700～340	0～546	700～340	405～340	0～600	700～546
样本量（μl）	2	2	2	2	4	7	2	20	2
试剂 1（R1）	160	160	150	160	200	130	160	180	160
试剂 2（R2）	0	0	0	0	0	0	0	0	0
试剂 3（R3）	40	40	57	40	50	35	40	90	40
反应界限吸光度/反应方向	32000 INC	32000 INC	32000 INC	32000 INC	32000 INC	0 DEC	32000 INC	32000 INC	32000 INC
前带检测限制	0 UPPER	0 UPPER	0 UPPER	0 UPPER	0 UPPER	0 UPPER	0 UPPER	0 UPPER	0 UPPER
校准类型	spline	spline	spline	spline	spline	spline	Linear	spline	Linear
校准品个数	5	5	5	2	5	3	2	6	2
量程点	3	3	2	2	2	2	2	3	2
校准因子	—	—	—	—	—	—	—	—	—
线性范围	0.20～2.50	0.20～2.50	5～982	10～200	0.2～3.0	0～50	0.2～40.0	1.0～100.0	1～60
sTD（1）Conc	0.00	0.00	0.00	0.00	0.00	0.00	0.00	0.00	0.00
sTD（2）Conc	多点定标	多点定标	多点定标	多点定标	多点定标	多点定标	*	多点定标	*
试剂空白	≤0.500	≤0.500	≤1.400	≤0.400	≤0.400	>0.80	≤0.600	≤2.000	≤0.200

测试名称	β-HB	HbA₁c	GSP	Fbg	D-D	FDP	ASO	RF	C₃	C₄
单位	mmol/L	%	mmol/L	g/L	μg/ml	mg/L	IU/ml	IU/ml	g/L	g/L
方法学	2Point End	2Point End	2Point End	2Point End	2Point End	2Point End	2Point End	2Point End	2Point End	2Point End
反应时间	10min	10min	10min	10min	10min	10min	10min	10min	10min	10min
读点 A1~A2	16~34	19~34	18~34	16~34	18~34	18~34	18~34	18~34	16~34	16~34
波长（副波/主波）	800~505	800~660	700~546	700~340	0~600	0~570	0~600	0~600	700~340	700~340
样本量（μl）	6	4	10	2	6	3	3	3	2	2
试剂1（R1）	210	150	160	225	180	100	140	168	225	225
试剂2（R2）	0	0	0	0	0	0	0	0	0	0
试剂3（R3）	35	50	40	75	60	100	35	42	75	75
反应界限吸光度/反应方向	32000 INC	32000 INC	32000 INC	32000 INC	32000 INC	32000 INC	32000 INC	32000 INC	32000 INC	32000 INC
前带检测限制	0 UPPER	0 UPPER	0 UPPER	0 UPPER	0 UPPER	0 UPPER	0 UPPER	0 UPPER	0 UPPER	0 UPPER
校准类型	Linear	spline	Linear	spline	spline	spline	spline	spline	spline	spline
校准品个数	2	5	2	5	5	6	5	5	5	5
量程点	2	3	2	2	2	3	2	3	3	3
校准因子	—	—	—	—	—	—	—	—	—	—
线性范围	0.02~3.20	0.3~14	0~6	0.5~8.0	0.2~20.0	1.0~80.0	30~800	2~200	0.30~4.50	0.00~1.20
sTD（1）Conc	0.00	0.00	0.00	0.00	0.00	0.00	0.00	0.00	0.00	0.00
sTD（2）Conc	*	多点定标	*	多点定标	多点定标	多点定标	多点定标	多点定标	多点定标	多点定标
试剂空白	≤0.3000	≤0.800	≤1.200	≤0.300	≤2.000	≤1.500	≤1.500	≤1.500	≤0.1500	≤0.200

测试名称	IgG	IgA	IgM	IgE	hs-CRP	PG I	PG II	Ca²⁺	P³⁺	Mg²⁺
单位	g/L	g/L	g/L	IU/ml	mg/L	ng/ml	ng/ml	mmol/L	mmol/L	mmol/L
方法学	2Point End	2Point End	2Point End	2Point End	2Point End	2Point End	2Point End	1Point	1Point End	1Point End
反应时间	10min	10min	10min	10min	10min	10min	10min	5 min	10min	10min
读点 A1~A2	16~34	16~34	16~34	17~34	18~34	18~34	18~34	7~0	27~0	27~0
波长（副波/主波）	800~600	700~340	700~340	0~600	0~600	0~700	0~700	700~660	700~340	700~505
样本量（μl）	2	3	3	3	2	6	6	2	5	2
试剂1（R1）	250	250	250	200	200	162	162	200	250	200
试剂2（R2）	0	0	0	0	0	0	0	0	0	0
试剂3（R3）	50	50	50	100	67	30	30	0	0	0
反应界限吸光度/反应方向	32000 INC	32000 INC	32000 INC	32000 INC	32000 INC	32000 INC	32000 INC	32000 INC	32000 INC	32000 INC
前带检测限制	0 UPPER	0 UPPER	0 UPPER	0 UPPER	0 UPPER	0 UPPER	0 UPPER	0 UPPER	0 UPPER	0 UPPER
校准类型	spline	spline	spline	spline	Log-4p	spline	spline	Linear	Linear	Linear
校准品个数	5	5	5	6	6	6	6	2	2	2
量程点	3	3	3	3	3	3	3	2	2	2
校准因子	—	—	—	—	—	—	—	—	—	—
线性范围	0.4~44	0.1~8.4	0.05~5.20	25~1000	0.10~299	2.5~250.0	2~100	0.20~3.75	0.05~5	0.2~2.05
sTD（1）Conc	0.00	0.00	0.00	0.00	0.00	0.00	0.00	0.00	0.00	0.00
sTD（2）Conc	多点定标	多点定标	多点定标	多点定标	多点定标	多点定标	多点定标	*	*	*
试剂空白	≤0.300	≤0.300	≤0.400	≤2.000	≤1.000	≤1.500	≤1.500	≤1.500	≤0.800	≤0.800

测试名称	Zn²⁺	Fe²⁺	Cu²⁺	CO₂	AMM	SA	Fer	总 AMY	LAC
单位	μmol/L	μmol/L	μmol/L	mmol/L	μmol/L	mg/dl	ng/ml	U/L	mmol/L
方法学	2 Point End	2 Point End	2 Point End	2 Point End	RATEA	RATEA	2 Point End	RATEA	2 Point End
反应时间	10min	10min	10min	10min	10min	10min	10min	10min	10min
读点 A1 ~ A2	16 ~ 34	16 ~ 34	16 ~ 34	7 ~ 14	18 ~ 22	24 ~ 34	18 ~ 34	20 ~ 27	16 ~ 34
波长（副波/主波）	700 ~ 546	700 ~ 546	700 ~ 546	505 ~ 405	405 ~ 340	405 ~ 340	0 ~ 570	505 ~ 405	700 ~ 500
样本量（μl）	25	30	30	2	21	3	10	5	3
试剂 1（R1）	200	200	200	200	200	120	120	200	240
试剂 2（R2）	0	0	0	0	0	0	0	0	0
试剂 3（R3）	50	50	50	0	50	35	90	50	50
反应界限吸光度/反应方向	32000 INC	32000 INC	32000 INC	0 DEC	0 DEC	0 DEC	32000 INC	32000 INC	32000 INC
前带检测限制	0 UPPER	0 UPPER	0 UPPER	0 UPPER	0 UPPER	0 UPPER	0 UPPER	0 UPPER	0 UPPER
校准类型	Linear	Linear	Linear	Linear	Linear	Linear	Spline	Linear	Linear
校准品个数	2	2	2	2	2	2	6	2	2
量程点	2	2	2	2	2	2	3	2	2
校准因子	—	—	—	—	—	—	—	—	—
线性范围	0.1 ~ 60.0	1 ~ 60	2 ~ 60	6 ~ 50	10 ~ 1000	1 ~ 200	10 ~ 1000	4 ~ 1000	0.0 ~ 16.6
STD（1）Conc	0.00	0.00	0.00	0.00	0.00	0.00	0.00	0.00	0.00
STD（2）Conc	*	*	*	*	*	*	多点定标	*	*
试剂空白	≤0.800	≤0.800	≤0.500	≥0.500	≥1.200	≥0.800	≤2.000	≤0.800	≤1.000

注：检验项目在自动化仪器中的参数设置应严格按照实验室使用的仪器和试剂说明书进行设置，本表所列为某品牌自动生化分析仪器中非配套试剂检验项目实验室自建系统的参数设置示例。

附录3 生物变异值理想的分析试验质量标准

分析项目		生物变异		质量标准				
		CV_w	CV_b	不精密度（%）	偏倚（%）	总误差（%）<0.05	总误差（%）<0.01	
血清	11 – 脱氧皮质（甾）醇	21.3	31.5	10.7	9.5	27.1	34.3	
血清	17α – 羟孕酮	19.6	52.4	9.8	14.0	30.2	36.8	
尿液	5 – 吲哚乙酸	20.3	33.2	10.2	9.7	26.5	33.4	
血清	5′ – 核苷酸酶	23.2	19.9	11.6	7.6	26.8	34.7	
血清	α₁ – 酸性糖蛋白	11.3	24.9	5.7	6.8	16.2	20.0	
血清	α₁ – 抗胰蛋白酶	5.9	16.3	3.0	4.3	9.2	11.2	
血清	α₁ – 球蛋白	11.4	22.6	5.7	6.3	15.7	19.6	
血清	α₂ – 球蛋白	10.3	12.7	5.2	4.1	12.6	16.1	
血清	α₂ – 巨球蛋白	3.4	18.7	1.7	4.8	7.6	8.7	
血清	淀粉酶	8.7	28.3	4.4	7.4	14.6	17.5	
尿液	淀粉酶	94	46	47.0	26.2	103.7	135.7	
血清	胰淀粉酶	11.7	29.9	5.9	8.0	17.7	21.7	

续表

分析项目		生物变异		质量标准			
		CV_w	CV_b	不精密度（%）	偏倚（%）	总误差（%）＜0.05	总误差（%）＜0.01
血清	酸性磷酸酶	8.9	8	4.5	3.0	10.3	13.4
血浆	活化部分凝血活酶时间	2.7	8.6	1.4	2.3	4.5	5.4
血浆	脂联素	18.8	51.2	9.4	13.6	29.1	35.5
血清	甲胎蛋白	12	46	6.0	11.9	21.8	25.9
血清	丙氨酸氨基转移酶	24.3	41.6	12.2	12.0	32.1	40.4
血清	清蛋白	3.1	4.2	1.6	1.3	3.9	4.9
尿液	清蛋白	36	55	18.0	16.4	46.1	58.4
血清	醛固酮	29.4	40.1	14.7	12.4	36.7	46.7
尿液	醛固酮，24小时	32.6	39	16.3	12.7	39.6	50.7
血清	碱性磷酸酶	6.4	24.8	3.2	6.4	11.7	13.9
尿液	氨基乙酰丙酸	16	27	8.0	7.8	21.0	26.5
尿液	氨，24小时	24.7	27.3	12.4	9.2	29.6	38.0
血清	雄烯二酮	11.5	51.1	5.8	13.1	22.6	26.5
血清	血管紧张素转换酶	12.5	27.7	6.3	7.6	17.9	22.2
血浆	抗凝血酶Ⅲ	5.2	15.3	2.6	4.0	8.3	10.1
血清	载脂蛋白 A I	6.5	13.4	3.3	3.7	9.1	11.3
血清	载脂蛋白 B	6.9	22.8	3.5	6.0	11.6	14.0
血清	抗坏血酸（维生素C）	26	31	13.0	10.1	31.6	40.4
血清	天冬氨酸氨基转移酶	11.9	17.9	6.0	5.4	15.2	19.2
血清	维生素 E	13.8	13.3	6.9	4.8	16.2	20.9
血清	β_2-微球蛋白	5.9	15.5	3.0	4.1	9.0	11.0
血浆	嗜碱性粒细胞分类	28	54.8	14.0	15.4	38.5	48.0
血清	β-球蛋白	10.1	9.1	5.1	3.4	11.7	15.2
血清	结合胆红素	36.8	43.2	18.4	14.2	44.5	57.1
血清	总胆红素	23.8	39	11.9	11.4	31.1	39.1
血清	C 肽	9.3	13.3	4.7	4.1	11.7	14.9
血清	补体 C_3	5.2	15.6	2.6	4.1	8.4	10.2
血清	补体 C_4	8.9	33.4	4.5	8.6	16.0	19.0
血清	糖类抗原125	24.7	54.6	12.4	15.0	35.4	43.8
血清	糖类抗原15-3	5.7	42.9	2.9	10.8	15.5	17.5
血清	糖类抗原19-9	24.5	93	12.3	24.0	44.3	52.6
血清	糖类抗原549	9.1	33.4	4.6	8.7	16.2	19.3
血清	钙	1.9	2.8	1.0	0.8	2.4	3.1
尿液	钙	27.5	36.6	13.8	11.4	34.1	43.5
尿液	钙离子	1.7	2.2	0.9	0.7	2.1	2.7
血清	碳水化合物缺乏的转铁蛋白	7.1	38.7	3.6	9.8	15.7	18.1
血清	癌胚抗原	12.7	55.6	6.4	14.3	24.7	29.1
血清	游离肉碱	7.6	15.2	3.8	4.2	10.5	13.1
血清	总肉碱	7.7	13.8	3.9	4.0	10.3	12.9

续表

分析项目		生物变异		质量标准			
		CV_w	CV_b	不精密度（%）	偏倚（%）	总误差（%）<0.05	总误差（%）<0.01
血清	CD₄	25		12.5			
血清	铜蓝蛋白	5.7	11.1	2.9	3.1	7.8	9.8
血清	氯	1.2	1.5	0.6	0.5	1.5	1.9
血清	胆固醇	5.4	15.2	2.7	4.0	8.5	10.3
血清	胆碱酯酶	7	10.4	3.5	3.1	8.9	11.3
血清	CB-MB，活性	19.7	24.3	9.9	7.8	24.1	30.8
血清	CB-MB，质量法	18.4	61.2	9.2	16.0	31.2	37.4
血浆	铜	8	19	4.0	5.2	11.8	14.5
血清	铜	4.9	13.6	2.5	3.6	7.7	9.3
血清	皮质醇	20.9	45.6	10.5	12.5	29.8	36.9
血清	C反应蛋白	42.2	76.3	21.1	21.8	56.6	71.0
血清	肌酸激酶	22.8	40	11.4	11.5	30.3	38.1
血清	肌酐	5.3	14.2	2.7	3.8	8.2	10.0
尿液	肌酐	24	24.5	12.0	8.6	28.4	36.5
血清	细胞角蛋白19片段	22.5	31.1	11.3	9.6	28.2	35.8
血清	胱抑素C	4.6	13	2.3	3.4	7.2	8.8
血浆	半胱氨酸	5.9	12.3	3.0	3.4	8.3	10.3
血清	硫酸脱氢表雄酮	4.2	29.3	2.1	7.4	10.9	12.3
全血	嗜酸性粒细胞计数	21	76.4	10.5	19.8	37.1	44.3
全血	红细胞计数	3.2	6.1	1.6	1.7	4.4	5.5
血清	雌二醇	18.1	19.7	9.1	6.7	21.6	27.8
血浆	Ⅶ因子	6.8	19.4	3.4	5.1	10.7	13.1
血浆	Ⅷ因子	4.8	19.1	2.4	4.9	8.9	10.5
血清	铁蛋白	14.2	15	7.1	5.2	16.9	21.7
血浆	纤维蛋白原	10.7	15.8	5.4	4.8	13.6	17.2
血清	叶酸	24	73	12.0	19.2	39.0	47.2
全血	叶酸	12	66	6.0	16.8	26.7	30.8
血清	尿促卵泡素	8.7	18	4.4	5.0	12.2	15.1
血清	游离四碘甲状腺原氨酸	7.6	12.2	3.8	3.6	9.9	12.4
血清	果糖胺	3.4	5.9	1.7	1.7	4.5	5.7
血清	总球蛋白	5.5	12.9	2.8	3.5	8.0	9.9
血清	葡萄糖	5.7	6.9	2.9	2.2	6.9	8.9
全血	葡萄糖-6-磷酸脱氢酶	32.8	31.8	16.4	11.4	38.5	49.6
全血	谷胱甘肽过氧化物酶	7.2	21.7	3.6	5.7	11.7	14.1
血清	糖化清蛋白	5.2	10.3	2.6	2.9	7.2	8.9
血浆	结合珠蛋白	20.4	36.4	10.2	10.4	27.3	34.2
血清	结合珠蛋白	20.4	36.4	10.2	10.4	27.3	34.2
血浆	高密度脂蛋白胆固醇	7.1	19.7	3.6	5.2	11.1	13.5
血清	高密度脂蛋白胆固醇	7.1	19.7	3.6	5.2	11.1	13.5

分析项目		生物变异		质量标准			
		CV$_w$	CV$_b$	不精密度（%）	偏倚（%）	总误差（%）<0.05	总误差（%）<0.01
全血	红细胞压积	2.8	6.4	1.4	1.7	4.1	5.0
全血	血红蛋白	2.8	6.6	1.4	1.8	4.1	5.1
全血	血红蛋白 A$_{1C}$	3.4	5.1	1.7	1.5	4.3	5.5
血清	超敏 C 反应蛋白	42.2	76.3	21.1	21.8	56.6	71.0
血浆	同型半胱氨酸	9	40.3	4.5	10.3	17.7	20.8
尿液	羟脯氨酸	36.1	38.8	18.1	13.2	43.0	55.3
血清	免疫球蛋白 A	5.4	35.9	2.7	9.1	13.5	15.4
血清	免疫球蛋白 M	5.9	47.3	3.0	11.9	16.8	18.8
血清	免疫球蛋白 G	4.5	16.5	2.3	4.3	8.0	9.5
血清	胰岛素	21.1	58.3	10.6	15.5	32.9	40.1
血清	铁	26.5	23.2	13.3	8.8	30.7	39.7
血清	kappa－链	4.8	15.3	2.4	4.0	8.0	9.6
血浆	乳酸	27.2	16.7	13.6	8.0	30.4	39.7
血清	乳酸脱氢酶	8.6	14.7	4.3	4.3	11.4	14.3
血浆	Lamuda－链	4.8	18	2.4	4.7	8.6	10.2
血清	乳酸脱氢酶同工酶$_1$	6.3	10.2	3.2	3.0	8.2	10.3
血清	乳酸脱氢酶同工酶$_2$	4.9	4.3	2.5	1.6	5.7	7.3
血清	乳酸脱氢酶同工酶$_3$	4.8	5.5	2.4	1.8	5.8	7.4
血清	乳酸脱氢酶同工酶$_4$	9.4	9	4.7	3.3	11.0	14.2
血清	乳酸脱氢酶同工酶$_5$	12.4	13.4	6.2	4.6	14.8	19.0
血清	低密度脂蛋白胆固醇	8.3	25.7	4.2	6.8	13.6	16.4
全血	粒细胞计数	10.9	19.6	5.5	5.6	14.6	18.3
血清	脂肪酶	23.1	33.1	11.6	10.1	29.1	37.0
血清	脂蛋白（a）	8.5	85.8	4.3	21.6	28.6	31.5
血清	黄体生成素	14.5	27.8	7.3	7.8	19.8	24.7
全血	淋巴细胞计数	10.4	27.8	5.2	7.4	16.0	19.5
血清	镁	3.6	6.4	1.8	1.8	4.8	6.0
尿液	镁	45.4	37.4	22.7	14.7	52.2	67.6
全血	平均红细胞血红蛋白	1.6	5.2	0.8	1.4	2.7	3.2
全血	平均红细胞血红蛋白浓度	1.7	2.80	0.9	0.8	2.2	2.8
全血	平均红细胞体积	1.3	4.8	0.7	1.2	2.3	2.8
全血	平均血小板体积	4.3	8.1	2.2	2.3	5.8	7.3
全血	单核细胞计数	17.8	49.8	8.9	13.2	27.9	34.0
血清	肌红蛋白	13.9	29.6	7.0	8.2	19.6	24.4
血清	N 末端 B 型钠尿肽前体	17.2	28.8	8.6	8.4	22.6	28.4
血清	血浆渗透压	1.3	1.2	0.7	0.4	1.5	2.0
血清	骨钙素	6.3	23.1	3.2	6.0	11.2	13.3
全血	二氧化碳分压	4.8	5.3	2.4	1.8	5.7	7.4
全血	pH	3.5	2	1.8	1.0	3.9	5.1

续表

分析项目		生物变异		质量标准			
		CV$_w$	CV$_b$	不精密度（%）	偏倚（%）	总误差（%） <0.05	总误差（%） <0.01
血清	苯乙酸	6.6	25.2	3.3	6.5	12.0	14.2
血清	磷酸盐	8.5	9.4	4.3	3.2	10.2	13.1
血清	磷脂酰胆碱	6.5	11.1	3.3	3.2	8.6	10.8
全血	血小板	9.1	21.9	4.6	5.9	13.4	16.5
尿液	胆素原	17	31	8.5	8.8	22.9	28.6
血清	钾	4.8	5.6	2.4	1.8	5.8	7.4
尿液	钾	27.1	23.2	13.6	8.9	31.3	40.5
血清	前清蛋白	10.9	19.1	5.5	5.5	14.5	18.2
血清	前列腺素（男）	6.9	61.2	3.5	15.4	21.1	23.4
血清	前列腺特异抗原	18.1	72.4	9.1	18.7	33.6	39.7
尿液	蛋白质	39.6	17.8	19.8	10.9	43.5	57.0
血浆	蛋白 C	5.8	55.2	2.9	13.9	18.7	20.6
血浆	蛋白 S	5.8	63.4	2.9	15.9	20.7	22.7
血清	总蛋白	2.7	4	1.4	1.2	3.4	4.4
血浆	凝血酶原时间	4	6.8	2.0	2.0	5.3	6.6
尿液	吡啶酚/肌酐	8.7	17.6	4.4	4.9	12.1	15.0
全血	丙酮酸	15.2	13	7.6	5.0	17.5	22.7
全血	红细胞分布宽度	3.5	5.7	1.8	1.7	4.6	5.7
血清	网织红细胞计数	11	29	5.5	7.8	16.8	20.6
血浆	维生素 A	6.2	21	3.1	5.5	10.6	12.7
血清	维生素 A	13.6	19	6.8	5.8	17.1	21.7
血清	类风湿因子	8.5	24.5	4.3	6.5	13.5	16.4
血清	鳞状细胞癌相关抗原	39.4	35.7	19.7	13.3	45.8	59.2
全血	硒	12	14	6.0	4.6	14.5	18.6
血清	性激素结合球蛋白	12.1	42.7	6.1	11.1	21.1	25.2
血清	钠	0.7	1	0.4	0.3	0.9	1.1
尿液	钠	24	26.8	12.0	9.0	28.8	37.0
血清	甲状腺原氨酸摄取率检查	4.5	4.5	2.3	1.6	5.3	6.8
血清	睾丸激素	9.3	23.7	4.7	6.4	14.0	17.2
血清	甲状腺球蛋白	0.2	0.4	0.1	0.1	0.3	0.3
血清	甲状腺球蛋白抗体	8.5	82	4.3	20.6	27.6	30.5
血清	甲状腺过氧化物酶抗体	11.3	147	5.7	36.9	46.2	50.0
血清	促甲状腺激素	19.3	19.7	9.7	6.9	22.8	29.4
血清	促甲状腺激素释放激素受体抗体	4.8		2.4			
血清	甲状腺激素结合球蛋白	4.4	12.6	2.2	3.3	7.0	8.5
血清	四碘甲腺原氨酸	4.9	10.9	2.5	3.0	7.0	8.7
血清	组织多肽抗原	36.1	108	18.1	28.5	58.3	70.5
尿液	总儿茶酚胺，24 小时	24	32	12.0	10.0	29.8	38.0
血清	转铁蛋白	3	4.3	1.5	1.3	3.8	4.8

续表

分析项目		生物变异		质量标准			
		CV_w	CV_b	不精密度（%）	偏倚（%）	总误差（%） <0.05	总误差（%） <0.01
血清	甘油三酯	20.9	37.2	10.5	10.7	27.9	35.0
血清	三碘甲腺原氨酸	8.7	17.2	4.4	4.8	12.0	15.0
血清	尿酸	9	17.6	4.5	4.9	12.4	15.4
尿液	尿酸	24.7	22.1	12.4	8.3	28.7	37.1
血清	尿素	12.3	18.3	6.2	5.5	15.7	19.8
尿液	尿素	22.7	25.9	11.4	8.6	27.3	35.1
尿液	香草扁桃酸，24 小时	22.2	47	11.1	13.0	31.3	38.9
血浆	维生素 B_1	4.8	12	2.4	3.2	7.2	8.8
全血	维生素 B_{12}	5.2	40	2.6	10.1	14.4	16.1
全血	维生素 B_2	5.8	10	2.9	2.9	7.7	9.6
全血	维生素 B_6	1.4	44	0.7	11.0	12.2	12.6
血浆	血管黏附因子	0.001	28.3	0.0005	7.1	7.1	7.1
血浆	血管黏附因子抗原	5	18	2.5	4.7	8.8	10.5
血清	γ–球蛋白	14.6	12.3	7.3	4.8	16.8	21.8
血清	γ–谷氨酰转移酶	13.8	41	6.9	10.8	22.2	26.9
血浆	锌	11	14	5.5	4.5	13.5	17.3
血清	锌	9.3	9.4	4.7	3.3	11.0	14.1

摘自香港医务化验所总会编写《医学实验室定量实验室内质量控制操作指导（建议指南）》；其中，CV_w 为个体内变异；CV_b 为个体间变异。

附录4　临床生物化学检验常规项目分析质量指标

检验项目	允许不精密度	允许偏倚	允许总误差（TE_a）
钾	2.5%	2.0%	0.2mmol/L（≤3.3mmol/L）；6.0%（>3.3mmol/L）
钠	1.5%	1.5%	4.0%
氯	1.5%	1.5%	4.0%
钙	2.0%	2.0%	0.1mmol/L（≤2mmol/L）；5.0%（>2mmol/L）
碳酸根离子	4.0%	3.0%	10%
葡萄糖	3.0%	2.0%	0.21mmol/L（≤3mmol/L）；7.0%（>3mmol/L）
尿素	3.0%	3.0%	0.32mmol/L（≤4mmol/L）；8.0%（>4mmol/L）
尿酸	4.5%	4.5%	12.0%
肌酐	4.0%	5.5%	6μmol/L（≤50μmol/L）；12.0%（>50μmol/L）
总蛋白	2.0%	2.0%	5.0%
清蛋白	2.5%	2.0%	6.0%
总胆固醇	3.0%	4.0%	9.0%
甘油三酯	5.0%	5.0%	14.0%
高密度脂蛋白胆固醇	6.0%	8.0%	0.16mmol/L（≤0.8mmol/L）；20.0%（>0.8mmol/L）
低密度脂蛋白胆固醇	6.0%	8.0%	0.4mmol/L（≤2mmol/L）；20.0%（>2mmol/L）

检验项目	允许不精密度	允许偏倚	允许总误差（TE_a）
载脂蛋白 A I	8.0%	10.0%	0.2g/L（≤0.8g/L）；25.0%（>0.8g/L）
载脂蛋白 B	8.0%	10.0%	0.15g/L（≤0.6g/L）；25.0%（>0.6g/L）
脂蛋白（a）	10.0%	10.0%	45mg/L（≤150mg/L）；30.0%（>150mg/L）
总胆红素	6.0%	5.0%	2.4μmol/L（≤16μmol/L）；15.0%（>16μmol/L）
直接胆红素	8.0%	6.7%	1μmol/L（≤5μmol/L）；20.0%（>5μmol/L）
丙氨酸氨基转移酶	6.0%	5.0%	6U/L（≤40U/L）；15.0%（>40U/L）
天冬氨酸氨基转移酶	6.0%	5.0%	6U/L（≤40U/L）；15.0%（>40U/L）
碱性磷酸酶	5.0%	10.0%	9U/L（≤50U/L）；18.0%（>50U/L）
淀粉酶	4.5%	7.5%	9U/L（≤60U/L）；15.0%（>60U/L）
肌酸激酶	5.5%	5.5%	15.0%
乳酸脱氢酶	4.0%	4.0%	11.0%
γ-谷氨酰基转移酶	3.5%	5.5%	4.4U/L（≤40U/L）；11.0%（>40U/L）
α-羟丁酸脱氢酶	7.5%	10.0%	25.0%
胆碱酯酶	6.0%	8.0%	20.0%
铁	6.5%	4.5%	2.1μmol/L（≤14μmol/L）；15.0%（>14μmol/L）
镁	5.5%	5.5%	0.12mmol/L（≤8mmol/L）；15.0%（>0.8mmol/L）
胱抑素 C	6.0%	8.0%	20.0%
肌酸激酶-MB（μg/L）	10.0%	10.0%	4.5μg/L（≤15μg/L）；30.0%（>15μg/L）
肌酸激酶-MB（U/L）	10.0%	8.0%	3.75U/L（≤15U/L）；25.0%（>15U/L）
肌红蛋白	10.0%	10.0%	30.0%
同型半胱氨酸	8.0%	10.0%	3μmol/L（≤12μmol/L）；25.0%（>12μmol/L）
HbA_{1c}（NGSP 单位）	2.0%	3.0%	0.4%（≤6.7%）；6.0%（>6.7%）
pH（血气）	0.02	0.015	0.04
CO_2 分压	4.0%	4.0%	5mmHg（≤62.5mmHg）；8.0%（>62.5mmHg）
氧分压	5.0%	5.0%	6mmHg（≤60mmHg）；10.0%（>60mmHg）
免疫球蛋白 G	6.0%	8.0%	20.0%
免疫球蛋白 A	6.0%	8.0%	20.0%
免疫球蛋白 M	7.5%	10.0%	25.0%
补体 C_3	6.0%	8.0%	20.0%
补体 C_4	7.5%	10.0%	25.0%
C 反应蛋白	7.5%	10.0%	25.0%
类风湿因子	7.5%	10.0%	25.0%
抗链球菌溶血素 O	7.5%	10.0%	25.0%
前清蛋白	7.5%	10.0%	25.0%
游离三碘甲状腺原氨酸	7.0%	8.0%	0.7pmol/L（≤3.5pmol/L）；20.0%（>3.5pmol/L）
总三碘甲状腺原氨酸	7.0%	8.0%	0.26nmol/L（≤1.3nmol/L）；20.0%（>1.3nmol/L）
游离四碘甲状腺原氨酸	7.0%	8.0%	2.4pmol/L（≤12pmol/L）；20.0%（>12pmol/L）
总四碘甲状腺原氨酸	7.0%	8.0%	24nmol/L（≤120nmol/L）；20.0%（>120nmol/L）
促甲状腺激素	7.0%	8.0%	0.1U/L（≤0.5mU/L）；20.0%（>0.5mU/L）
皮质醇	7.0%	8.0%	20nmol/L（≤100nmol/L）；20.0%（>100nmol/L）

续表

检验项目	允许不精密度	允许偏倚	允许总误差（*TEa*）
雌二醇	8.0%	10.0%	50pmol/L（≤200pmol/L）；25.0%（＞200pmol/L）
尿促卵泡素	7.0%	8.0%	2IU/L（≤10IU/L）；20.0%（＞10IU/L）
黄体生成素	7.0%	8.0%	2IU/L（≤10IU/L）；20.0%（＞10IU/L）
孕酮	7.0%	8.0%	2nmol/L（≤10nmol/L）；20.0%（＞10nmol/L）
催乳素	7.0%	8.0%	20mIU/L（≤100mIU/L）；20.0%（＞100mIU/L）
睾酮	7.0%	8.0%	1nmol/L（≤5nmol/L）；20.0%（＞5nmol/L）
C－肽	7.0%	8.0%	0.25nmol/L（≤1.25nmol/L）；20.0%（＞1.25nmol/L）
胰岛素	8.0%	12.0%	35pmol/L（≤140pmol/L）；25.0%（＞140pmol/L）
叶酸	9.0%	12.0%	2.4nmol/L（≤8nmol/L）；30.0%（＞8nmol/L）
维生素 B_{12}	8.0%	10.0%	25.0%
甲状腺球蛋白	10.%	10.0%	2μg/L（≤8μg/L）；25.0%（＞8μg/L）
甲状旁腺素	7.5%	10.0%	3pmol/L（≤10pmol/L）；30.0%（＞10pmol/L）
前列腺特异抗原	7.5%	10.0%	0.75μg/L（≤3μg/L）；25.0%（＞3μg/L）
游离前列腺特异抗原	7.5%	10.0%	0.35μg/L（≤1.4μg/L）；25.0%（＞1.4μg/L）
癌胚抗原	7.5%	10.0%	1.5μg/L（≤6μg/L）；25.0%（＞6μg/L）
甲胎蛋白	7.5%	10.0%	2.5ng/ml（≤10ng/ml）；25.0%（＞3ng/ml）
糖链抗原19－9	7.5%	10.0%	5kIU/L（≤20kIU/L）；25.0%（＞20kIU/L）
糖链抗原125	7.5%	10.0%	10kIU/L（≤40kIU/L）；25.0%（＞40kIU/L）
糖链抗原15－3	7.5%	10.0%	7.5kIU/L（≤30kIU/L）；25.0%（＞30kIU/L）
β_2－微球蛋白	7.5%	10.0%	0.5mg/L（≤2mg/L）；25.0%（＞2mg/L）
铁蛋白	7.5%	10.0%	6μg/L（≤24μg/L）；25.0%（＞24μg/L）
糖链抗原72－4	7.5%	10.0%	25.0%
细胞角蛋白19片段	7.5%	10.0%	25.0%
特异性神经元烯醇化酶	7.5%	10.0%	25.0%
鳞状细胞癌抗原	7.5%	10.0%	25.0%

摘自《临床化学检验常用项目分析质量标准》（WS/T 403—2024）。

（应后群　刘利东）

参考文献

［1］ 郑铁生，鄢盛恺．临床生物化学检验［M］.4 版．北京：中国医药科技出版社，2020.

［2］ 郑铁生，倪培华．临床检验医学［M］.2 版．北京：人民卫生出版社，2024.

［3］ 尹一兵，倪培华．临床生物化学检验技术［M］．北京：人民卫生出版社，2015.

［4］ 尚红，王毓三，申子瑜．全国临床检验操作规程［M］.4 版．北京：人民卫生出版社，2015.

［5］ 王维鹏，邹琳，王治国．新生儿疾病筛查与产前诊断实验室管理［M］．北京：人民卫生出版社，2018.

［6］ 樊绮诗，钱士匀．临床检验仪器与技术［M］．北京：人民卫生出版社，2015.

［7］ 褚美芬．医学检验报告单解读［M］．北京：高等教育出版社，2022.

［8］ 葛均波，王辰，王建安．内科学［M］.10 版．北京：人民卫生出版社，2024.

［9］ 孔北华，马丁，段涛．妇产科学［M］.10 版．北京：人民卫生出版社，2024.

［10］ 廖林川．法医毒物分析［M］.5 版．北京：人民卫生出版社，2016.

［11］ 张秀明，黄宪章，曾方银，等．临床生化检验诊断学（上、下册）［M］．北京：人民卫生出版社，2012.

［12］ Burtis CA，Ashwood ER，Bruns DE. Tietz Fundamentals of Clinical Chemistry［M］.7th ed. Philadelphia：W. B. Saunders Company，2014.

［13］ Murphy MJ，Srivastava R，Deans KA. Clinical Biochemistry：An Illustrated Colour Text［M］.7th ed. Edinburgh：Elsevier，2023.

［14］ Rifai N. Tietz Fundamentals of Clinical Chemistry and Molecular Diagnostics［M］.9th ed. Philadelphia：Elsevier，2023.

［15］ Kaplan LA，Pesce AJ，Kazmierczak SC. Clinical Chemistry：Theory，Analysis，Correlation［M］.5th ed. St. Louis：Mosby，2009.

［16］ Burtis CA，Bruns DE. Tietz Fundamentals of Clinical Chemistry and Molecular Diagnostics［M］.7th ed. Philadelphia：W. B. Saunders Company，2014.

［17］ 鄢盛恺，崔丽艳．临床医学检验专业技师（医师）系列资格考试应试指导［M］．北京：中国协和医科大学出版社，2021.

［18］ 印晓星．治疗药物监测［M］．北京：人民军医出版社，2011.

［19］ 王华梁，杨颖华．医学实验室建设与质量管理［M］．上海：上海科学技术出版社，2021.

［20］ 中华医学会检验医学分会，中国医师协会检验医师分会，中国生物化学与分子生物学会脂质与脂蛋白专业委员会，等．中国临床血脂检测指南［J］．中华检验医学杂志，2022，45（10）：1017－1033.

［21］ 中国血脂管理指南修订联合专家委员会．中国血脂管理指南（2023 年）［J］．中国循环杂志，2023，38（3）：237－271.

［22］ 中华预防医学会出生缺陷预防与控制专业委员会．新生儿筛查遗传代谢病诊治规范专家共识［J］．中华新生儿科杂志，2023，38（7）：385－394.

［23］ 中华医学会糖尿病学分会．中国 2 型糖尿病防治指南（2020 年版）［J］．中华糖尿病杂志，

2021，13（4）：315 –409.

［24］《中国骨质疏松杂志》骨代谢专家组．骨代谢生化指标临床应用专家共识（2023 修订版）［J］．中国骨质疏松杂志，2023，29（4）：469 –476.

［25］急诊胸痛心血管标志物联合检测共识专家组，中国医疗保健国际交流促进会急诊医学分会．急诊胸痛心血管标志物检测专家共识［J］．中华急诊医学杂志，2022，31（4）：448 –458.

［26］国家慢性肾病临床医学研究中心，中国医师协会肾脏内科医师分会，中国急性肾损伤临床实践指南专家组．中国急性肾损伤临床实践指南［J］．中华医学杂志，2023，103（42）：3332 –3366.

［27］中国医师协会检验医师分会心血管专家委员会．心肌肌钙蛋白实验室检测与临床应用中国专家共识［J］．中华医学杂志，2021，101（37）：2947 –2961.

［28］鄢盛恺，汪俊军．重视临床血脂检测与血脂管理：从新指南看 ASCVD 的防治［J］．中华检验医学杂志，2023，46（7）：656 –659.

［29］鄢盛恺．美国临床生化科学院检验医学实践指南：急性冠状动脉综合征和心力衰竭的生物标志物［J］．临床检验杂志，2009，27（5）：S1 –S52.

［30］张萌萌．中国老年学学会骨质疏松委员会骨代谢生化指标临床应用专家共识［J］．中国骨质疏松杂志，2014，20（11）：1263 –1271.